서울시 및 지방 공무원 임용시험 대비

간호직

전과목 총정리

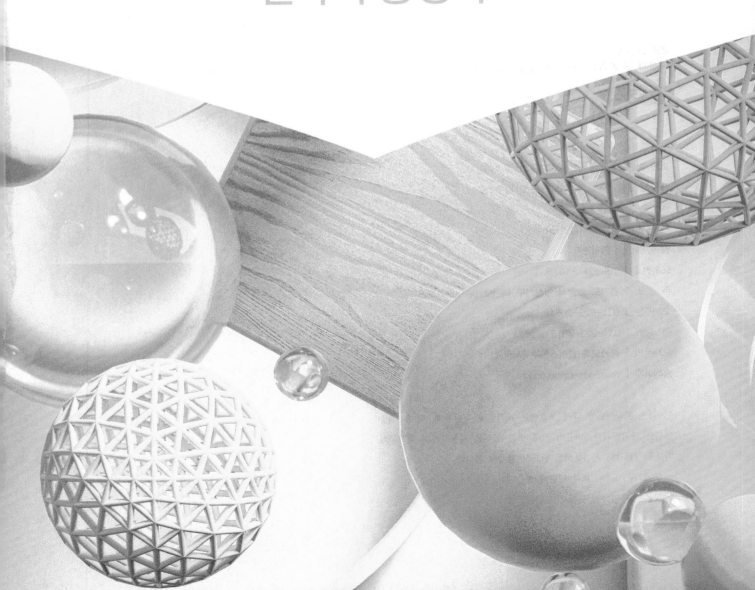

8급 공무원
서울시 및 지방직 경력경쟁 임용시험 대비

간호직

초판 발행	2022년 01월 14일
개정판 발행	2023년 01월 12일

편 저 자 | 공무원시험연구소
발 행 처 | (주)서원각
등록번호 | 1999-1A-107호
주　　소 | 경기도 고양시 일산서구 덕산로 88-45(가좌동)
교재주문 | 031-923-2051
팩　　스 | 031-923-3815
교재문의 | 카카오톡 플러스친구 [서원각]
홈페이지 | www.goseowon.co.kr

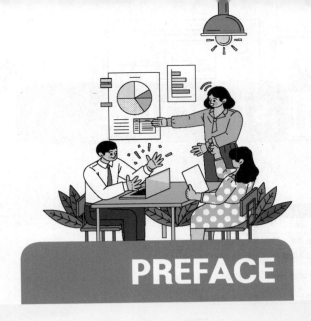

서울특별시 및 지방직 8급 간호직 경력경쟁채용은 간호사 자격증 소지자를 대상으로 치러지며, 시험 과목은 생물, 간호관리, 지역사회간호의 3과목으로 구성됩니다.

학습해야 할 양이 방대하기 때문에 단기간에 최상의 학습효과를 얻기 위해서는 꼭 필요한 핵심이론을 파악하고 충분한 문제풀이를 통해 문제해결능력을 높이는 것입니다. 즉, 자주 출제되는 이론과 빈출유형의 문제를 파악하고 다양한 유형의 문제를 반복적으로 접해 완벽히 자신의 지식으로 만드는 것이 중요합니다.

본서는 서울시 및 지방직 8급 경력경쟁 임용시험에 대비하기 위한 전과목 총정리로, 수험생들이 단기간에 최상의 학습효율을 얻을 수 있도록 주요 이론을 정리하고 빈출 유형문제를 수록하였습니다.

먼저 체계적으로 정리된 이론 학습을 통해 기본 개념을 탄탄하게 다지고, 최근 출제되는 기출문제 분석을 통해 각 과목별, 단원별 출제경향을 파악한 뒤, 다양한 난도의 예상문제를 풀어봄으로써 학습의 완성도를 높일 수 있습니다.

신념을 가지고 도전하는 사람은 반드시 그 꿈을 이룰 수 있습니다. 서원각이 수험생 여러분의 꿈을 응원합니다.

STRUCTURE

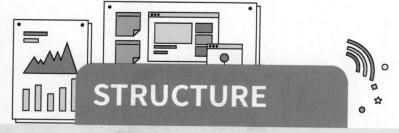

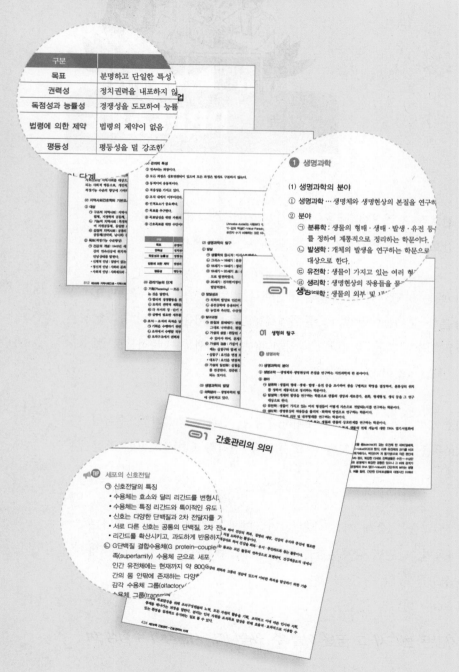

핵심이론정리

간호직 경력경쟁 임용시험 3과목에 대해 체계적으로 편장을 구분한 후 해당 단원에서 필수적으로 알아야 할 내용을 정리하여 수록했습니다. 출제가 예상되는 핵심적인 내용만을 학습함으로써 단기간에 학습 효율을 높일 수 있습니다.

이론팁

과년도 기출문제를 분석하여 반드시 알아야 할 내용을 한눈에 파악할 수 있도록 Tip으로 정리하였습니다. 문제 출제의 포인트가 될 수 있는 사항이므로 반드시 암기하는 것이 좋습니다.

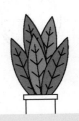
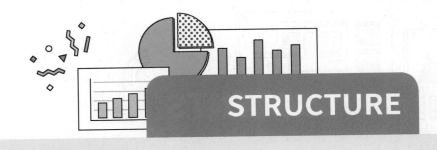

최근 기출문제분석

실제로 시험에 출제된 문제를 수록하여 기출경향 파악에 도움이 되도록 구성하였습니다. 이론 학습이 바로 기출문제 풀이로 이어져 학습의 효율을 높일 수 있습니다.

출제예상문제

출제가 예상되는 문제를 엄선하여 다양한 난도와 유형의 문제를 수록하였습니다. 충분한 문제풀이를 통해 실전에 확실하게 대비할 수 있도록 구성하였습니다.

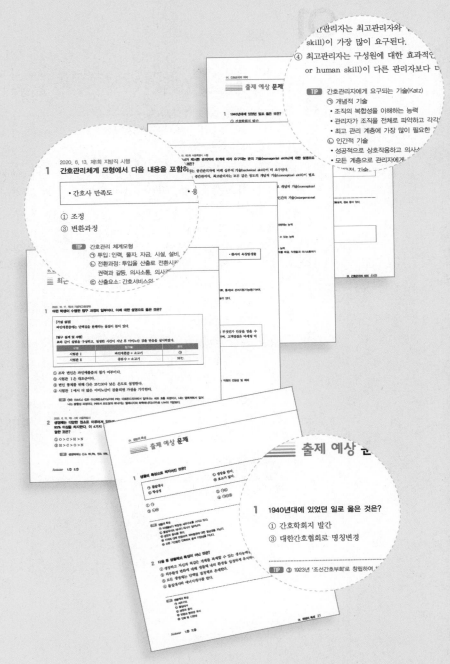

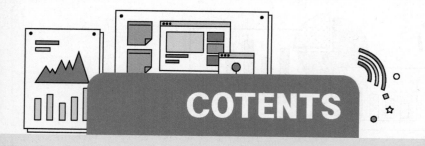

COTENTS

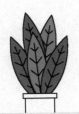

CONTENTS

생물

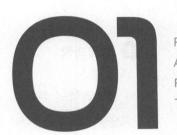

01
PART

생명의 특성

⊜1 생명의 특성

01 생명의 탐구

❶ 생명과학

(1) 생명과학의 분야

① 생명과학 … 생명체와 생명현상의 본질을 연구하는 자연과학의 한 분야이다.

② 분야

   ㉠ 분류학 : 생물의 형태·생태·발생·유전 등을 조사하여 종을 구별하고 학명을 결정하며, 분류상의 위치를 정하여 계통적으로 정리하는 학문이다.

   ㉡ 발생학 : 개체의 발생을 연구하는 학문으로 생물의 생장과 세포증가, 분화, 형태형성, 생식 등을 그 연구대상으로 한다.

   ㉢ 유전학 : 생물이 가지고 있는 여러 형질들이 어떻게 자손으로 전달되는지를 연구하는 학문이다.

   ㉣ 생리학 : 생명현상의 작용들을 물리적·화학적 방법으로 연구하는 학문이다.

   ㉤ 형태학 : 생물의 외부 및 내부형태를 연구하는 학문이다.

   ㉥ 생태학 : 생물과 환경의 상호관계 또는 생물과 생물의 상호관계를 연구하는 학문이다.

   ㉦ 유전체학 : 유전학 및 분자생물학의 기술을 유전자나 특정 생물의 전체 게놈에 대한 DNA 염기서열화에 적용하여 데이터를 분석하고 정립하는 학문이다.

> 📢 **유전체의 크기**
>
> 1950년 휴슨 스위프트(Hewson Swift, 1920 ~ 2004)는 각 생물 종(species)이 갖는 유전체 한 세트(일배체, haploid)의 DNA 양은 일정하다는 것을 발견하고 이를 C-값(C-value)이라고 했다. 이후 유전체의 크기를 비교해보니 대장균과 같은 원핵생물의 유전체의 크기는 ~10Mb(메가베이스, 백만(10^6) 개 염기쌍)으로 작은 편인데 비해, 진핵생물의 유전체는 단순한 단세포의 경우 50 ~ 200Mb 정도, 복잡한 다세포 진핵생물은 수천 ~ 수십만 Mb 크기의 유전체를 가진다. 유전체의 크기가 클수록 대체로 생명체가 복잡한 경향은 있으나 그 비례 관계가 반드시 성립하는 것은 아니다. 즉, 아주 복잡하게 보이는 생명체의 DNA 양(C-Value)이 간단하게 보이는 생명체의 DNA 양(C-Value)보다 훨씬 적은 경우가 종종 있다. 예를 들면, 간단한 단세포생물의 대명사인 아메바

(Amoeba dubia)는 사람보다 무려 200배 이상 더 많은 DNA를 가지고 있다. 이렇게 역설적으로 보이는 현상을 'C-값의 역설(C-Value Paradox)'이라고 한다. 이러한 역설적 현상은 이후 유전체의 크기와 암호화할 수 있는 유전자 수가 비례하는 것은 아니라는 것을 발견하면서 어느 정도 설명할 수 있게 되었다.

(2) 생명과학의 탐구

① 발달

- ㉠ 생물학의 창시자 : 아리스토텔레스
- ㉡ 그리스 ~ 18세기 : 분류학, 형태학 등이 발달하였다.
- ㉢ 18세기 ~ 19세기 : 생리학, 유전학 등이 발달하였고, 진화론이 대두되고 현대과학이 확립된 시기이다.
- ㉣ 19세기 ~ 20세기 초 : 유전학이 발전을 이룬 시기로, 멘델의 유전법칙이 재발견된 이후로 유전학이 급속도로 발전하였다.
- ㉤ 20세기 : 전자현미경이 발명되어 생물학 연구에 큰 발전을 가져왔으며, 분자생물학과 환경생물학 분야가 발달하였다.

② 발달성과

- ㉠ 의학의 발달로 인간의 수명이 연장되었다.
- ㉡ 유전공학에 응용되어 생물자원을 개발하고 활용하게 되었다.
- ㉢ 농업과 축산업, 수산업이 발달함으로 인간의 생활을 윤택하게 하는데 도움이 되었다.

③ 탐구과정

- ㉠ 관찰과 문제제기 : 관찰대상의 성질과 상태를 빠짐없이 객관적으로 관찰하고 관찰로 알게 된 사실들을 그대로 나타낸다. 관찰결과에 대해서 우리가 아는 지식으로 설명할 수 없을 때 문제를 제기한다.
- ㉡ 가설의 설정 : 관찰된 사실과 문제점을 설명하기 위해서 가설을 설정한다. 가설은 문제에 대한 해답을 줄 수 있어야 하며, 문제의 설명과 새로운 사실까지 예측할 수 있어야 한다.
- ㉢ 가설의 검증 : 가설이 옳은지 그른지에 대한 검증은 반드시 실험을 통해서 이루어져야 한다. 실험을 할 때는 실험구와 함께 대조구를 설정하여 실험결과를 비교하는 기준으로 삼아야 한다.
  - 실험구 : 요인을 변경 또는 제거하여 실험하는 것
  - 대조구 : 요인을 변경하지 않고 실험하는 것으로 실험구의 결과와 비교할 수 있는 기준이 되는 것
- ㉣ 가설의 일반화 : 실험을 통해서 가설의 옳고 그름을 가려내어 성립된 가설이 일반화될 수 있는가의 여부를 검증한다. 검증된 가설이 일반화되면 하나의 학설로 성립되고, 학설에 예외가 없으면 원리나 법칙이 되는 것이다.

(3) 생명과학의 발달

① 의학분야 … 생명과학의 발달은 인간의 수명연장과 불치병 치료를 통해 생명연장의 꿈을 실현시켜 인류발전에 공헌하고 있다.

㉠ 형질전환을 통한 치료제 개발
　　　• 보람이 : 인간의 모유와 닮은 우유를 생산하는 유전자를 가진 젖소
　　　• 새롬이 : 빈혈 치료제를 생산하는 유전자를 가진 돼지
　　　• 메디 : 백혈병 치료제를 만들어 내는 흑염소
　　㉡ 의약품의 대량생산·공급 : 생명공학은 생물체에서 생산되는 인슐린과 단백질 의약품들을 유전공학적인 방법을 통해 대량생산이 가능하게 하였다. 이로써 저렴한 가격으로 당뇨병 환자들에게 인슐린을 공급할 수 있게 되었다.
　　㉢ 유전자 치료법 : 정상적인 유전자나 치료효과가 있는 유전자를 환자의 몸에 직접 투입하거나 바이러스와 같은 유전자 운반체를 이용하여 투입한 후 유전자를 발현시켜 암, AIDS, 유전병 등의 불치병을 유전자 수준에서 치료하는 방법이다.
　　㉣ 인공장기 : 질병으로 손상된 장기를 대체해 장기의 기능을 유지시켜 수명을 연장시키는 방법이다.
　　　예 인공 심장, 인공 뼈, 인공 귀, 인공 눈, 인공 판막, 인공 혈관, 인공 피부 등이 계속해서 개발되고 있다.

② 농업분야
　　㉠ 슈퍼 옥수수의 개발 : 김순권 박사는 아프리카 풍토병에 안전한 150여 종의 슈퍼 옥수수 개발로 4억 인구의 기아를 해결하였다.
　　㉡ 신종 벼의 개발 : 김주곤 교수는 잡초의 유전자를 벼의 유전자에 삽입하여 냉해와 가뭄 등 악조건에 대한 저항력을 크게 높인 신종 벼를 개발하여 벼의 수확량을 획기적으로 증가시켰다.

(4) 생명과학과 환경오염
① 환경오염 방지·처리 기술
　　㉠ 생물학적 방법
　　　• 미생물을 이용해 하수와 폐수에 들어 있는 오염물질을 처리하는 방법이 있다.
　　　• 유전자 재조합 기술을 통해 선박사고로 유출된 기름이 바다를 오염시키기 전에 미생물로 기름을 분해하는 방법이 연구 중이다.
　　㉡ 생물공학적 방법
　　　• 미생물을 이용해 플라스틱을 분해하거나 중금속을 흡착처리하여 분해하기 어려운 오염물질들을 제거한다.
　　　　예 포플러 나무의 효용(1998. 4. 3) … 포플러 나무에 유전공학기술을 응용한 결과 잎에서 간염치료용 백신의 원료 생물체를 생산하게 되었고, 줄기와 잎 조직의 연구결과 토양의 중금속 오염을 정화할 수 있는 수종을 개발하였다.
　　　• 썩는 플라스틱, 무공해 생물농약, 분해가 쉬운 세제 등의 친환경 제품을 개발한다.
　　　• 생명공학기술을 이용해 무공해 청정 에너지를 개발하는 방법이 있다.
　　　• 미생물을 이용하여 쓰레기에서 메탄가스를 대량 생산하는 방법이 있다.
　　　• 미생물을 이용하여 알코올과 수소를 대량으로 생산하는 방법이 있다.

② 생명과학의 응용분야 … 유전공학, 세포공학, 발효공학, 생체공학 등 여러 분야에서 응용되어 사회발전에 기여할 것이다.

(5) 생명공학의 윤리성 및 발전가능성

① 생명과학의 윤리성(생명 윤리) … 생명과학은 인류의 복지증진에 기여하는 면이 큰 반면, 연구과정 및 실행 단계에서 사회·윤리적인 문제점이 발생된다. 이에 대한 올바른 대책 또한 생명과학의 중요한 과제이다.

② 생명과학의 발전가능성 … 인류가 현재 직면하고 있는 질병문제, 노화문제, 식량문제, 환경오염문제 등의 각 종 사회문제를 생명과학의 발전을 통해 원만하게 해결할 수 있는 가능성을 찾을 수 있다.

❷ 생명의 특성

(1) 생명체의 특성

① 유기물 … 생명체는 유기물로 이루어져 있으며 탄수화물, 지방, 단백질, 핵산 등의 고분자 물질의 화학결합 으로 구성되어 있다.

② 세포 … 세포를 기본단위로 하는 특정한 구조를 가지고 있다. 생물체는 세포를 기능적·형태적 단위로 하여 이루어져 있으며, 다세포생물은 세포가 모여서 조직을, 조직이 모여 기관을 이루고 기관들이 모여 하나의 개체를 구성한다.

③ 물질대사 … 생물체는 외부로부터 물질을 받아들여서, 그 물질을 바탕으로 새로운 물질을 합성하는 동화작 용과 영양물질을 분해하여 생명유지와 생활에 필요한 에너지를 얻는 이화작용을 한다.

④ 조절과 항상성 … 생물체는 외부환경의 변화를 감지하고 환경의 변화에 적절한 반응을 하여 자신의 내부환 경을 변화시키는 조절의 기능을 가지고 있어서, 외부환경이 변하더라도 신체 내부의 환경을 일정하게 유지 할 수 있는 항상성을 가진다.

⑤ 세포분열 … 생물체는 세포분열을 통하여 그 크기를 성장시키는 능력이 있다.

⑥ 생식능력 … 생물체는 자신이 가진 유전정보를 물려받은 자신과 같은 개체를 탄생시키는 생식능력을 가지고 있어 종족을 유지해 간다.

⑦ 진화와 종의 다양성 … 생물체가 가진 유전정보는 환경의 변화에 적응하면서, 또 생식을 통해 다음 세대로 전달되면서 변화하게 되어, 오랜 시간이 지나면 새로운 형질을 가진 새로운 생물체가 출현하는 진화의 과 정을 겪는다. 또한 진화가 거듭되면서 생물체의 종이 다양해지게 된다.

(2) 생명체의 구성

① 기본구조 … 생명체는 복잡한 유기물질로 구성되어 있으며, 세포를 구조적·기능적 기본단위로 한다.
　　㉠ 단세포생물 : 세포 자체가 개체이다.
　　㉡ 다세포생물 : 세포가 모여 조직을, 조직이 모여 기관을 이루고, 기관이 모여 개체가 된다.

📢 TIP 인체를 구성하는 주요 원소

원소	함량	원소	함량
O	65.5%	Na	0.15%
C	18.0%	Cl	0.15%
H	10.0%	Mg	0.05%
N	3.0%	Fe	0.004%
Ca	1.5%	Mn	0.0003%
P	1.0%	Cu	0.0002%
K	0.35%	I	0.00004%
S	0.25%		

② 물질대사와 에너지대사

　㉠ 물질대사 : 생명체 내에서 물질이 효소의 도움을 받아 다른 물질로 전환되는 것을 말한다.

　　• 동화작용(합성) : 작은 물질이 큰 물질로 만들어지는 작용

　　• 이화작용(분해) : 큰 물질이 작은 물질로 나누어지는 작용

　㉡ 에너지대사 : 물질대사는 화학변화의 결과 나타나는 현상으로 이러한 화학변화에는 반드시 에너지의 출입이 동반하게 되는데, 이러한 에너지의 출입을 에너지대사라고 한다.

02 생물과 무생물

❶ 생물과 무생물의 구분

(1) 생물

① 생명체는 탄수화물, 단백질, 지방, 핵산 등의 유기물질로 이루어져 있다.

② 무생물과는 달리 물질대사나 자극에 대한 반응, 생식, 생장 등의 생명현상이 나타난다.

③ 하등동물로 내려가면 생물과 무생물의 구별이 쉽지 않은 것도 있다.

(2) 무생물

크기와 모양은 다양하나 기본구조가 간단하며 생물에서 나타나는 생명현상이 일어나지 않는다.

② 바이러스

(1) 바이러스의 발견

1892년 구 소련의 이바노프스키가 발견한 담배모자이크 바이러스가 최초로 발견된 바이러스이다. 바이러스는 생물과 무생물의 특성을 모두 가지고 있다.

(2) 생물적·무생물적 특성

① 생물적 특성
  ㉠ 핵산과 단백질로 구성되어 있다. 핵산과 단백질은 모든 생명체의 공통적인 구성성분이다.
  ㉡ 살아 있는 세포 내에서는 자가증식(생식작용)을 하며, 돌연변이(유전현상)를 일으키기도 한다.
② 무생물적 특성
  ㉠ 세포기관이 없는 비세포성 구조이다.
  ㉡ 효소가 없으므로 물질대사를 하지 않는다.
  ㉢ 세포의 밖에 존재할 때는 생명활동을 하지 못하는 단백질 덩어리로 존재한다.

03 생명공학의 발달

① 생명공학기술

(1) 생명공학의 의의

생명공학은 생물학의 원리를 의학, 농학, 약학 등 다양한 분야에 응용함으로써 새로운 식품과 의약품, 치료법의 개발과 작물·가축을 품종개량 등을 통해 인류의 생활수준을 높이고 있다.

(2) 생명공학기술의 활용

① 유전자 재조합
  ㉠ 의의 : 생명공학분야 중 유전공학이 가장 주목받고 있으며 유전공학의 가장 핵심적인 기술은 유전자 재조합이다. 유전자 재조합은 생물로부터 특정 유전자를 뽑아내어 다른 생물의 유전자와 결합시키는 기술이다.
    [예] 인슐린 생성 … 유전자 재조합을 통해, 즉 사람의 유전자에서 인슐린 생성을 지배하는 유전자를 잘라내어 대장균에 이식시켜 인슐린을 대량생산한다.

ⓛ 유전자 재조합에 필요한 요소
- 재조합할 외래 유전자
- 숙주세포 : 재조합될 유전자를 받아들일 세포로, 대체로 대장균을 사용한다.
- 유전자 운반체 : 유전자 조각을 숙주세포로 운반하는 역할을 하며, 파지의 DNA, 세균의 플라스미드, 바이러스 등을 이용한다.
- 제한효소
  −유전자의 특정 염기서열을 인식하여 DNA를 절단하는 역할을 한다.
  −한 종류의 제한효소에 의해 잘린 부위의 염기서열은 모두 동일하다.
  −재조합할 외래 유전자와 유전자 운반체인 플라스미드를 동일한 제한효소로 처리해야 재조합과정에서 말단부위가 서로 결합하게 된다.
- 라이게이스(연결효소) : DNA를 결합시킬 연결효소이다.
ⓒ 유전자 재조합 과정
- 외래 유전자와 운반체의 절단 : DNA의 특정 염기서열을 절단하는 제한효소를 이용하여 재조합할 외래 유전자와 운반체를 절단하여 DNA의 말단을 노출시킨다.
- 재조합 DNA의 제조 : 연결효소(라이게이스)를 이용하여 외래 유전자와 운반체를 결합시켜 재조합 DNA를 만든다.
- DNA나 형질의 채취 : 재조합 DNA를 숙주세포에 넣고 숙주세포를 대량 배양하여 필요로 하는 DNA나 형질을 얻는다.
ⓔ 효용 : 인슐린, 생장 호르몬, 인터페론 등 생물체에서 소량만 생산되는 의약품의 대량이 가능해졌다.

② 세포융합
ⓐ 의의 : 서로 다른 두 세포를 합쳐서 두 세포의 특성을 가진 잡종 세포 하나를 만드는 생명공학 기술을 말한다.
ⓑ 단일클론항체
- 의의 : 생체 밖에서도 증식하는 암세포와 항체를 생산하는 림프구를 융합시켜 얻은 잡종세포로부터 생산되는 항체로, 주로 병의 진단과 치료에 많이 이용된다.
- 생성과정
  −생물체 내에 항원이 침입하면 여러 종류의 B림프구에서 항체를 생산하여 혈액에 여러 항체가 섞여 있으나 B림프구를 종류별로 분리하여 배양하면 1가지 항체를 얻을 수 있다.
  −B림프구는 생물체 밖에서 배양되지 않으므로 세포분열능력이 뛰어난 암세포와 B림프구를 융합시키면 지속적으로 증식하면서 1가지 항체를 생산하는 잡종세포가 얻어지고, 여기서 단일클론항체가 형성된다.
- 효용
  −병의 진단 · 치료 : 단일클론항체는 암세포나 간염세포 등 1가지 세포만을 찾아 결합하는 특성상 병의 진단이나 치료에 주로 이용된다.
  −임신진단 : 임신진단시약은 임신시에 분비되는 HCG(인간 융모성 생식샘 자극호르몬)에 대한 단일클론항체를 이용한 것이다.

−식물의 품종개량: 가자(가지 + 감자), 무추(무 + 배추), 감자토마토 등이 있다.

> **TIP 세포융합 촉진제**
> ㉠ 세포융합과정에서 융합이 잘 일어나도록 특정 바이러스, 폴리에틸렌글리콜 등의 세포융합 촉진제를 이용해 잡종세포를 만든다.
> ㉡ 식물세포의 융합시에는 세포벽을 분해하는 셀룰라아제(효소)로 세포를 처리한 후 융합촉진제를 처리해 잡종세포를 만든다.

③ 핵 치환(핵 이식)
  ㉠ 의의: 핵을 제거한 난자에 어떤 세포의 핵을 이식하여 발생시키는 생명공학 기술로서 복제 양 돌리의 탄생원리가 되었다.
  ㉡ 효용: 체세포의 핵 속에는 개체를 형성할 수 있는 유전정보가 모두 들어 있으므로 핵 치환을 이용해 우수한 형질을 가진 가축의 대량복제가 가능하다.
  ㉢ 핵 치환의 사례
  • 복제 양 돌리: 1997년, 영국 로슬린 연구소의 이언 윌머트 박사는 6년생의 성숙한 양의 젖샘세포에서 추출한 핵을 핵이 제거된 난자에 이식한 후 전기자극으로 젖샘세포와 핵이 제거된 난자를 융합시켜 복제 양 돌리를 탄생시켰다.
  • 복제 개구리: 1962년, 영국의 거든은 개구리의 난자에 자외선 처리를 하여 핵을 제거하고 이 난자에 다른 올챙이의 소장 상피세포의 핵을 이식한 후 발생시켜 복제 개구리를 탄생시켰다.
  • 복제 소 영롱이: 우리나라의 황우석 박사는 돌리와 같은 방식을 적용하여 우리나라 최초로 복제 소 영롱이를 탄생시켰다.

② 생명공학과 생명윤리

(1) 생명공학의 문제점
① 의의 … 생명공학은 식량문제, 환경오염문제, 생명연장을 실현시킬 수 있는 방법이지만 생태계의 파괴와 생명의 존엄성을 해쳐 인류에 치명적인 피해를 줄 수도 있다.

② 생명공학의 과제
  ㉠ 인간의 배아복제의 장·단점
  • 장점: 배아에는 우리 몸의 모든 조직으로 분화할 수 있는 간세포(줄기세포)가 들어 있으므로, 불치병 환자의 세포에서 추출한 핵을 이식하여 줄기세포를 만들면 환자의 병든 장기를 대체할 줄기세포를 얻을 수 있다. 이로써 고혈압, 알츠하이머 병, 심잘질환 등 각종 난치병을 치료할 수 있는 방법을 제시할 수 있다.

> **TIP** 배아 … 정자와 난자가 수정된 뒤 조직과 기관이 분화되는 8주까지의 단계를 가리킨다.

• 단점

  −배아의 생명체 인정여부 및 치료수단으로의 이용여부가 문제된다.

  −인간의 생명을 상업화하여 인간차별의 방법으로 전락할 수 있다.

  −치료목적이 아닌 다른 목적으로 유전자가 조작된 인간을 복제해 사회에 악영향을 미칠 수 있다.

ⓛ 유전자 조직의 장 · 단점

• 장점

  −유전자 조작을 통해 저렴한 비용으로 값비싼 의약품을 대량 생산할 수 있다.

  −해충을 죽이는 미생물의 유전자를 식물체에 도입해 농약없이 병충해를 방지할 수 있다.

• 단점 : 유전자 조작식품이 알레르기 등의 부작용을 일으켜 사람에게 해를 끼칠 가능성이 있다.

(2) 생명윤리

① 생명윤리의 파괴

ⓐ 유전자 조작을 통해 생물학적 무기를 개발하거나 기업의 이익만 내세워 인류에 해로운 상품개발에 주력할 수 있다.

ⓑ 생명공학기술로 개발한 작물이나 가축에 대한 특허권이 개발국가에 주어지면 다른 나라의 통제수단으로 작용할 수 있다. 따라서, 인간을 비롯한 생명을 함부로 조작하는 생명경시풍조가 만연될 수 있다.

② 대책

ⓐ 생명윤리의 확립 : 모든 생명은 존귀하며 수단이 아닌 그 자체로서의 목적성을 가진다는 것을 인식하고 인간과 자연의 동반자적 관계를 인식하는 확고한 생명윤리의 확립이 우선되어야 할 것이다.

ⓑ 생명윤리기본법의 제정 : 생명경시풍조를 막기 위해 생명과학 기술개발의 한계를 법적으로 규정하여 생명과학 기술이 생명의 존엄성을 확보하고 신장시키면서 건전한 발전을 하도록 돕는 것을 근본 목적으로 하는 생명윤리기본법을 제정하였다.

최근 기출문제 분석

2020. 10. 17. 제2회 지방직(고졸경채)

1 어떤 학생이 수행한 탐구 과정의 일부이다. 이에 대한 설명으로 옳은 것은?

[가설 설정]
파인애플즙에는 단백질을 분해하는 물질이 들어 있다.

[탐구 설계 및 수행]
표와 같이 실험을 구성하고, 일정한 시간이 지난 후 아미노산 검출 반응을 실시하였다.

구분	첨가물	온도
시험관 I	파인애플즙 + 소고기	㉠
시험관 II	증류수 + 소고기	25℃

---

① 조작 변인은 파인애플즙의 첨가 여부이다.

② 시험관 I은 대조군이다.

③ 변인 통제를 위해 ㉠은 25℃보다 낮은 온도로 설정한다.

④ 시험관 I에서 더 많은 아미노산이 검출되면 가설을 기각한다.

> **TIP** ㉠은 산소(O_2) ㉡은 이산화탄소(CO_2)이며 (가)는 미토콘드리아에서 일어나는 세포 호흡 과정이고, (나)는 엽록체에서 일어나는 광합성 과정이다. (가)에서 포도당의 에너지는 열에너지와 화학에너지(ATP)로 나뉘어 저장된다.

2020. 6. 13. 제1 · 2회 서울특별시

2 생명체는 다양한 원소로 이루어져 있으며, 이 중에서 탄소(C), 수소(H), 산소(O), 질소(N)는 생명체의 95% 이상을 차지한다. 이 4가지 원소들을 인간의 체중에서 차지하는 비율이 높은 순서대로 바르게 나열한 것은?

① O > C > H > N

② C > H > O > N

③ H > C > O > N

④ N > O > C > H

> **TIP** 생명체에는 산소 65.5%, 탄소 18%, 수소 10%, 질소 3%, 칼슘 1.5% 기타 등등으로 구성되어 있다.

Answer 1.① 2.①

3 유전체학(genomics)에 대한 설명으로 가장 옳지 않은 것은?

① 효모(*S. cerevisiae*)는 염기서열이 완전히 결정된 최초의 진핵생물이다.

② 염기서열이 완전히 결정된 최초의 다세포생물은 꼬마선충(*C. elegans*)이다.

③ 유전체의 크기는 생물 개체의 크기, 복잡성, 외형 등과 연관성이 크다.

④ 인간 유전체 사업(human genome project)에 의해 인간 유전체의 대부분이 유전자로 이뤄져 있지 않다는 것이 밝혀졌다.

> **TIP** 유전체의 크기는 생물 개체의 크기, 복잡성, 외형 등과는 연관성이 멀다.

Answer 3.③

출제 예상 문제

1 생물의 특성으로 짝지어진 것은?

㉠ 물질대사	㉡ 생장을 한다.
㉢ 항상성	㉣ 효소가 없다.

① ㉠   ② ㉠㉢

③ ㉡㉣   ④ ㉠㉢㉣

TIP 생물의 특성
　㉠ 비생물보다 복잡한 세포구조를 가지고 있다.
　㉡ 물질대사와 에너지 대사가 일어난다.
　㉢ 생장과 증식을 한다.
　㉣ 자극에 대해 반응하며 외부환경에 대한 항상성을 지닌다.
　㉤ 오랜 기간동안 진화하며 종의 다양성을 지닌다.

2 다음 중 생물체의 특징이 아닌 것은?

① 생장하고 자신과 똑같은 개체를 복제할 수 있는 생식능력을 가진다.
② 외부환경 변화에 대해 생물체 내의 환경을 일정하게 유지하려는 특성을 지니고 있다.
③ 모든 생명체는 단백질 결정체로 존재한다.
④ 물질대사와 에너지대사를 한다.

TIP 생물체의 특성
　㉠ 세포구조
　㉡ 물질대사
　㉢ 생장과 증식
　㉣ 반응과 항상성 유지
　㉤ 진화 및 다양성

Answer　1.② 2.③

3 다음 중 생물의 기능으로 옳지 않은 것은?

① DNA 복제

② 물질대사

③ 생장과 생식

④ 조직이 생명체의 구조적 · 기능적 단위

TIP 생물의 특성
    ⊙ 생물의 구조적 기능적 단위는 세포이다.
    ⓒ 물질대사와 에너지대사를 한다.
    ⓒ DNA의 복제, 생장과 증식을 한다.
    ⓔ 반응과 항상성 유지를 한다.
    ⓜ 진화를 하여 종의 다양성을 지니게 된다.

4 다음 중 미토콘드리아의 기능으로 옳은 것은?

① 독자적 단백질 합성과 자기복제가 가능하다.

② ATP를 생성하며 세포활동에 필요한 에너지를 제공한다.

③ 단백질 합성의 장소이며 소포체에 붙어 있다.

④ 세포 내의 외부물질이나 노폐물을 분해하여 소화를 담당한다.

TIP ① 엽록체에 대한 설명이다.
    ③ 리보솜에 대한 설명이다.
    ④ 리소좀에 대한 설명이다.

5 바이러스가 생명체가 아닌 증거로 옳은 것은?

① 핵산과 단백질로 구성되어 있다.

② 숙주의 세포 기관을 이용하여 물질을 합성하고 증식한다.

③ 효소가 없어 물질대사가 일어나지 않는다.

④ 돌연변이가 발생하기도 한다.

Answer 3.④ 4.② 5.③

6 생명의 특성에 대한 설명으로 옳지 않은 것은?

① 모든 생명체가 공통적으로 지니고 있는 유기물은 핵산이다.
② 모든 물질대사에는 효소가 관여한다.
③ 크기가 커지는 것은 생명체만의 특성이다.
④ 환경의 변화에 적응하여 항상성을 유지한다.

TIP 무생물도 물질이 쌓여서 크기가 커질 수 있다. 그 대표적인 예로 석회동굴에서 석순이 자라는 현상을 들 수 있다.

7 생명과학의 탐구과정 중 가설을 인정하는 이유에 해당하는 것은?

① 논증실험을 피하기 위해서
② 실험에 정확성을 기하기 위해서
③ 고찰된 사실을 설명하기 위해서
④ 한 번의 실험으로 결론을 내리기 위해서

TIP 생명탐구의 과정은 문제를 제기하고 그 문제에 대한 가설을 설정한 후에 그 가설의 검증을 위한 실험을 하는 순서를 거친다. 실험에 의해서 증명된 가설은 하나의 학설로 인정되고, 그렇지 못한 가설은 잘못된 가설이 되는 것이다.

Answer 6.③ 7.③

8 다음은 생명과학의 탐구방법을 나열한 것이다. 이를 순서대로 바르게 나열한 것은?

⊙ 가설의 설정   ⓛ 자료의 수집
ⓒ 자연현상의 관찰   ⓔ 실험계획의 수립 및 실행
ⓜ 정확한 결론의 도출

---

① ⊙ - ⓛ - ⓒ - ⓔ - ⓜ
② ⓛ - ⓒ - ⊙ - ⓜ - ⓔ
③ ⓒ - ⊙ - ⓛ - ⓔ - ⓜ
④ ⓒ - ⓛ - ⓔ - ⊙ - ⓜ

TIP 생명과학의 탐구과정 ⋯ 관찰 → 문제의 제기 → 가설의 설정 → 실험과 검증 → 일반화

9 유전자 조작의 효용과 문제점에 관한 설명 중 옳지 않은 것은?

① 값비싼 의약품을 저렴한 비용으로 대량 생산할 수 있다.
② 고혈압, 알츠하이머 병, 심장질환 등 난치병의 치료에 유용하다.
③ 해충을 죽이는 미생물의 유전자를 통해 농약없이 병충해 방제가 가능해진다.
④ 유전자 조작 식품은 사람에게 알레르기 등의 부작용을 일으킬 수 있다.

TIP ② 인간의 배아복제를 통해 가능하다.

---

10 다음 중 유전자 재조합에 필요한 요소가 아닌 것은?

① 숙주세포　　　　　　　　　　② 제한효소

③ 연결효소　　　　　　　　　　④ 단일클론항체

TIP 유전자 재조합에 필요한 5요소
- ㉠ 재조합할 외래 유전자
- ㉡ 숙주세포
- ㉢ 유전자 운반체
- ㉣ 제한효소
- ㉤ 연결효소(라이게이스)

11 생물학이 다른 자연과학과 구분되는 가장 큰 특징으로 볼 수 있는 것은?

① 연구의 대상　　　　　　　　② 연구의 방법

③ 연구의 중요성　　　　　　　④ 연구의 응용가능성

TIP 생물학은 다른 자연과학과 달리 살아 있는 생명체를 그 연구대상으로 한다.

12 다음 중 생명탐구의 과정에서 가장 중요한 것은?

① 관찰은 주관적으로 판단한다.

② 실험에 앞서서 가설을 설정한다.

③ 실험에는 반드시 실험군과 함께 대조군을 설정해야 한다.

④ 실험결과는 반드시 학설로 인정해야 한다.

TIP 가설을 증명하기 위한 실험을 할 때는 실험의 결과를 비교할 수 있도록 반드시 대조군을 설정해야 한다.

Answer　10.④　11.①　12.③

13 다음 중 유전자의 특정 염기서열을 인식하여 DNA를 절단하는 역할을 하는 것은?

① 제한효소

② 라이게이스

③ 유전자 운반체

④ 숙주세포

TIP 제한효소

㉠ 유전자의 특정 염기서열을 인식하여 DNA를 절단하는 역할을 한다.

㉡ 한 종류의 제한효소에 의해 잘린 부위의 염기서열은 모두 동일하다.

㉢ 재조합할 외래 유전자와 유전자 운반체인 플라스미드를 동일한 제한효소를 처리해야 재조합 과정에서 말단부위가 서로 결합하게 된다.

14 생명과학의 탐구과정에서 가설을 검증하기 위하여 실험을 하였는데 실험결과가 가설과 일치하지 않았다면 어떻게 해야 하는가?

① 실험재료를 바꾸어서 다시 실험을 진행한다.

② 가설에 맞도록 결과를 주관적으로 해석한다.

③ 기존의 가설을 버리고 새로운 가설을 세운다.

④ 실험의 결과가 가설에 일치할 때까지 실험을 반복한다.

TIP 실험을 통해서 검증되지 않은 가설은 잘못 세워진 가설일 수 있으므로 가설을 다시 세우고, 새로운 가설을 실험을 통해 검증해야 한다.

15 자연과학의 연구과정 중 실험을 할 때 대조군을 설정해야 하는 이유로 옳은 것은?

① 실험군과 비교하여 실험결과에 대한 타당성을 높이기 위해서

② 다양한 실험결과를 얻기 위해서

③ 실험과정상의 실수로 실험군을 훼손시켰을 때 대체하기 위해서

④ 실험결과가 가설과 일치하지 않아서 새로운 가설을 세울 때를 대비해 미리 다른 실험결과를 만들어 놓기 위해서

TIP 실험시에 반드시 실험구와 대조구를 설정하여 대조실험을 하여야 하는 것은 실험결과를 비교할 수 있는 기준이 되기 때문이다.

Answer 13.① 14.③ 15.①

02 생명체의 구성

01 세포

1 세포의 발견

(1) 세포의 발견

① 세포 … 1665년 영국의 로버트 훅이 얇게 자른 코르크의 절편을 관찰하여 발견한 밀집 모양의 작은 구획으로 되어 있는 것을 세포라고 명명하였다. 그러나 훅이 관찰한 것은 살아 있는 세포가 아니라, 코르크세포를 둘러싸고 있는 세포벽이었다.

② 핵 … 1831년 영국의 로버트 브라운이 난초 잎의 표피에서 세포 중앙에 있는 불투명한 구형에 가까운 구조물을 발견하였다. 이 발견을 시작으로 하여 대부분의 생물에서 핵이 발견되었다.

③ 원형질 … 1846년 독일의 폰 몰이 세포 내의 점액성 물질을 발견하여 원형질이라고 명명하였다.

④ 세포기관의 발견 … 영국의 브라운이 핵을(1831), 독일의 알트만이 미토콘드리아를(1886), 이탈리아의 골지가 골지체를 관찰하였다(1898).

⑤ 세포분열의 관찰 … 독일의 플레밍은 동물세포의 유사분열을, 독일의 슈트라스부르거는 식물세포의 유사분열을 관찰하였고, 발디어는 염색체를 발견하였다.

⑥ 세균의 발견 … 레벤후크는 혈액, 빗물, 자신의 치아 사이의 찌꺼기에서 '눈으로 보이지 않는 미소동물'을 발견하였는데, 후에 세균의 한 종으로 밝혀졌다.

(2) 세포설

① **발표** ··· 1838년 슐라이덴이 식물세포설을, 1839년에 슈반이 동물세포설을 발표하였다.

② **내용**

　㉠ 세포는 생명체의 구조적·기능적 단위이다.

　㉡ 세포는 생명현상의 기본단위이다(모든 생명체는 세포로 구성되어 있다).

　㉢ 세포는 살아 있는 세포에서만 만들어질 수 있다(독일의 피르호 – 세포는 세포로부터 유래한다).

❷ 세포의 관찰

(1) 세포의 관찰방법

① **고정법** ··· 유동하는 내부를 정지시키고, 세포가 살아 있을 때와 같은 상태를 유지하도록 고정시키기 위한 방법으로, 포르말린이나 아세트산 등의 고정액에 넣어서 세포의 움직임을 줄이거나 정지시킨다.

② **염색법** ··· 대체로 무색투명한 세포내 물질 중 관찰하고자 하는 부분을 염색해서 투명한 다른 부분과 구별되게 하는 방법으로, 아세트산카민용액이나 메틸렌블루, 야누스그린B 등의 염색약을 사용하며 주로 핵을 염색한다.

③ **검경법** ··· 현미경을 사용하여 크기가 작은 세포를 크게 보는 방법으로, 현미경이 발명된 이후로 세포에 대한 연구는 급속도로 발전하게 되었다.

④ **세포분획법** ··· 세포 내의 핵, 미토콘드리아, 소포체, 색소체 등 세포기관의 화학조성 및 효소활동 등을 조사하기 위해 세포 또는 조직을 균질기로 파괴한 다음 원심분리기에 넣어 개개의 요소를 분리하는 방법이다.

⑤ **조직배양법** ··· 동식물의 조직을 떼어내어 무균상태에서 무기염류를 비롯하여 포도당, 아미노산, 지방, 비타민 등을 적절히 배합한 배지에 넣어 배양하는 방법으로, 세포의 분열과 분화과정에 대한 화학물질의 영양, 세포의 성분 등을 쉽게 알아낼 수 있다.

⑥ **자기방사법** ··· 방사성 동위원소가 포함된 화합물을 동식물에 주입시킨 뒤 시간이 경과함에 따라 이 방사성 동위원소의 행방을 추적하는 방법으로, 세포 내에서의 물질의 이동과 변화를 알 수 있다.

(2) 현미경

① 종류

 ㉠ 광학현미경 : 광학현미경에 의한 해상력은 파장이 가장 짧은 가시광선을 이용할 때 $0.2\mu m$까지 구별한다.

 • 보통현미경 : 보통 흔히 쓰이고 있는 복합현미경이다.

 • 위상차현미경 : 명암이 잘 나타나기 때문에 살아 있는 세포의 관찰에 용이하다.

 • 해부현미경 : 배율은 낮지만 상이 똑바로 보이기 때문에 작은 동물의 해부에 이용한다.

 ㉡ 전자현미경 : 가시광선 대신 전자선을 이용하여 해상력을 더 향상시킨 현미경으로, $0.002\mu m$까지 구별한다.

 • 투사전자현미경 : 세포 미세구조의 단면을 관찰한다.

 • 주사전자현미경 : 세포 미세구조의 입체적 구조를 관찰한다.

② 광학현미경의 조작

 ㉠ 배율 : 접안렌즈의 배율과 대물렌즈의 배율을 곱한 것이 현미경의 배율이 되며, 배율이 높을수록 상이 크게 보이는 대신 시야가 좁고 상이 어두워 보인다.

 ㉡ 상 : 실물의 상하좌우가 바뀌어 보이는 도립허상이 관찰된다.

 ㉢ 조작 : 프레파라트를 고정시킨다 → 반사경을 고정한다 → 원하는 배율에 맞게 대물렌즈를 맞춘다 → 옆을 보면서 경통을 최대로 내린다 → 경통을 올리며 조동나사로 상을 찾는다 → 미동나사로 정확한 초점을 맞춘다.

(3) 세포의 관찰

① 다세포 생물의 조직세포 관찰 … 일반적으로 프레파라트를 만들어 광학현미경으로 관찰한다.

② 양파세포의 프레파라트 제작순서

 ㉠ 양파의 비늘 잎 안쪽의 표피세포를 벗긴다.

 ㉡ 슬라이드글라스 위에 물을 한 방울 떨어뜨린다.

 ㉢ 떼어낸 양파의 표피를 물방울 위에 놓고, 커버글라스를 덮는다.

 ㉣ 아세트산카민 용액을 커버글라스 한 쪽 가장자리에 한두 방울 떨어뜨리고, 반대쪽에 거름종이를 대어 염색액이 커버글라스 안으로 스며들게 한다.

 ㉤ 제작된 프레파라트를 5분 정도 지난 후 현미경으로 저배율에서 고배율으로 관찰한다.

③ 세포의 염색 … 세포는 무색이기 때문에 염색약을 통해 특정 부분을 염색하면 관찰이 더 용이하다.

 ㉠ 식물세포 : 아세트산카민 용액으로 염색하면 핵이 붉게 보인다

 ㉡ 동물세포 : 메틸렌블루 용액으로 염색하면 핵이 푸르게 보인다.

④ 세포의 고정 … 세포가 살아 있을 때와 같은 상태를 유지하기 위해서 포르말린이나 아세트산 용액에 넣어서 고정시키면 관찰하고자 하는 세포의 형태를 비교적 오래 유지할 수 있다.

③ 세포의 구조와 기능

(1) 세포의 구조와 기능

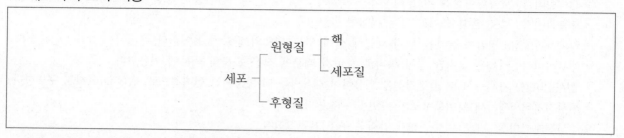

① 원형질 … 생명활동을 영위하는 부분으로 핵, 세포질로 구성되어 있다.

[세포의 구조]

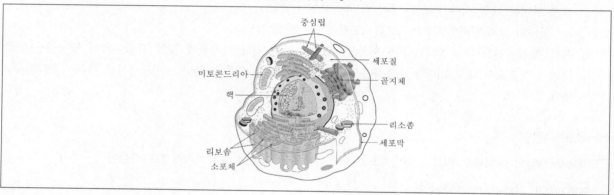

ⓐ 핵
- 생명활동의 중심부로 유전물질인 DNA를 함유하고 있다.
- 핵막 : 2중막 구조로 되어 있고, 많은 수의 핵공이 있어서 핵과 세포질 사이로 물질교환이 이루어진다.
- 인 : 막이 없는 구조로 RNA와 단백질로 구성되어 있다.
- 염색사 : 단백질과 DNA로 구성되어 있으며, 핵분열시 염색체가 되어 새로운 세포 속으로 유전자를 전달하는 기능을 한다.

ⓑ 세포질
- 세포막
  - 두 층의 인지질에 단백질이 불규칙하게 배열되어 있는 유동모자이크 구조이다.
  - 세포를 둘러싸고 있는 반투과성 막이며, 세포의 안과 밖으로 물질의 출입(확산, 삼투능동수송)을 조절하는 선택적 투과성 막이다.

TIP 세포의 신호전달

㉠ 신호전달의 특징
- 수용체는 효소와 달리 리간드를 변형시키지 않는다.
- 수용체는 특정 리간드와 특이적인 유도 작용을 가진다.
- 신호는 다양한 단백질과 2차 전달자를 거치면서 기하급수적으로 증폭된다.
- 서로 다른 신호는 공통의 단백질, 2차 전달자를 통해 통합될 수 있다.
- 리간드를 확산시키고, 과도하게 반응하지 않기 위해 불응기가 존재한다.

㉡ G단백질 결합수용체(G protein-coupled receptor, GPCR)는 세포막에 존재하는 단백질 중 가장 큰 대가족(superfamily) 수용체 군으로 세포 바깥으로부터 오는 신호를 세포 안으로 전달시켜주는 역할을 한다. 인간 유전체에는 현재까지 약 800여 종의 GPCR 유전자가 존재하는 것으로 알려지고 있다. GPCR은 인간의 몸 안팎에 존재하는 다양한 리간드(ligand)의 표적 단백질로 크게 후각 및 미각, 자극에 반응하는 감각 수용체 그룹(olfactory/gustatory GPCR)과 신경전달물질, 호르몬 등 각종 신경전달물질에 반응하는 수용체 그룹(transmitter GPCR)으로 분류할 수 있다. 인간 유전체에는 약 367종의 transmitter GPCR이 발견되고 있으며, 이들은 인간의 생식, 대사, 면역, 운동, 소화, 호흡, 순환, 수면, 심리작용 등 대부분의 생리적 기능 조절에 중요한 역할을 수행한다. GPCR 작용 리간드는 다양한 질병, 질환과 관계되어 있어 GPCR은 제약 시장에서 가장 주목받는 약물 작용점으로 여겨지고 있다.

㉢ 2차 신호전달자
- cAMP(고리형 아데노신 일인산) : 아드레날린, 글루카곤, 황체형성호르몬(LH)
  - 아데닐산 고리화효소에 의해 ATP로부터 합성된다.
  - 단백질 인산화효소A를 활성화시킴으로서 각종 세포내 단백을 인산화시켜 생리 활성을 변동시킨다.
- cGMP(고리형 구아노신 일인산)
  - 구아닐릴 사이클라아제(Guanylyl cyclase)라는 효소의 작용에 의해 GTP로부터 합성된다.
  - 단백질 인산화효소 G(PKG)를 통하여 세포 내의 표적단백질을 인산화 시킴으로써 작용한다.
- Ca^{2+}
  - IP_3, DAG의 기능이 나타날 때 같이 2차 신호전달자로 작용한다.
  - 칼슘농도는 아주 낮지만 세포막의 칼슘통로 또는 세포 내 저장부위(소포체, 미토콘드리아)로부터 유리되어 농도가 조절된다.
  - 정상적으로 세포내액이 외액에 비해 1/10,000 정도 낮게 유지되고 있다. 그러므로 세포 내 저장소로부터 유리 또는 유입에 의해 세포내 칼슘농도를 증폭시키기 매우 용이하다.
- DAG
  - 세포막의 안쪽 면에 남게 되며 칼슘 의존성 인산화효소인 단백질 인산화효소(PKG)를 불러들인다.
  - PKG는 세포 내에 변화를 일으키는 다른 많은 단백질들을 인산화시킨다. (PKG의 활성화에는 칼슘이온이 필요한데 칼슘이온은 IP_3로부터 공급된다)
- IP_3
  - 물에 녹기 쉬운 분자, 세포질을 통해 확산되어 소포체의 수용체에 결합하게 된다.
  - 칼슘이온을 세포질로 유리시키게 된다.

• 리보솜

-단백질과 rRNA로 된 2개의 입자로 구성되어 있으며, 막이 없는 구조이다.

-인에서 형성된다.

-DNA의 유전정보를 받은 mRNA가 부착되며, 단백질을 합성한다.

• 소포체

-미세한 관이나 얇은 주머니 모양이다.

-물질의 이동통로가 되고, 표면에 리보솜이 부착되기도 한다.

-지질의 합성 및 핵막과 세포막의 형성에 관여한다.

• 골지체

-막으로 된 납작한 주머니가 여러 개 겹쳐진 구조이다.

-분비기능이 왕성한 샘조직에서 많이 발견된다.

-리보솜에서 만들어진 단백질을 저장하거나, 저장된 단백질에 탄수화물을 첨가시켜서 당단백질을 합성한다.

• 리소좀

-골지체에서 유래된 둥근 구조물이다.

-세포 내 소화와 자가분해의 기능을 갖는다.

-가수분해효소를 함유하고 있다.

• 미토콘드리아

-2중막으로 싸여 있고, 내막은 크리스타를 형성하여 표면적이 확대되어 있다.

-에너지(ATP) 생성의 장소이며 세포호흡을 담당한다.

-고유의 DNA, RNA, 리보솜을 함유하고 있으며 자기복제를 할 수 있다.

-TCA회로(산소호흡과정)가 미토콘드리아의 기질에서 일어난다.

• 엽록체

-2중막으로 싸여 있고, 틸라코이드가 쌓여진 그라나(엽록소를 함유하고 있는 부분)와 기질인 스트로마로 구성되어 있다.

-광합성을 통해 포도당을 합성한다.

-고유의 DNA, RNA, 리보솜을 함유하고 있으며, 자기복제능력을 갖는다.

• 중심립

-3개의 미세소관으로 된 9개의 다발이 원형으로 배열되어 있는 9 + 0의 구조이다.

-동물세포와 하등식물세포에 존재한다.

-세포분열 전에 복제되어 반대쪽으로 이동하여 성상체를 형성한다.

-핵 주위에 한 쌍이 직각방향으로 배열되어 중심체를 형성하며, 편모나 섬모의 기저체가 된다.

• 편모 · 섬모 : 중앙에 한 쌍의 미세소관이 위치하고 쌍으로 된 9개의 미세소관이 원형으로 배열되어 있는 9 + 2의 구조이다.

② **후형질** … 생명활동의 결과 생겨나는 부분이다.

　　㉠ **세포벽**

　　　• 식물세포의 세포막 바깥쪽에 형성되어 있는 두터운 벽이다.

　　　• 중층과 1차벽, 2차벽으로 구성된다.

　　　－중층 : 세포판에서 유래된 것으로 펙틴이라고 하는 성분으로 되어 있다.

　　　－1차벽 : 셀룰로스로 되어 있다.

　　　－2차벽 : 셀룰로스 벽에 리그닌이나 수베린, 큐틴 등이 함유된 것으로 리그닌이 함유되면 목질화가 일어나고,
　　　　수베린이 함유되면 코르크화가, 큐틴이 함유되면 큐티클화가 일어난다.

　　　• 물과 수용성 물질이 쉽게 통과할 수 있다.

　　　• 세포의 보호와 지지, 식물체의 형태 유지 등의 기능을 갖는다.

　　㉡ **액포**

　　　• 성숙한 식물세포에서 주로 발견되는 세포구조이다.

　　　• 세포액의 생성물이나 노폐물을 저장하며, 큰 액포는 팽압을 통해서 지지작용을 하기도 한다.

(2) 구조에 따른 세포의 종류

① **식물세포와 동물세포** … 식물세포와 동물세포는 진핵세포로서, 공통적으로 핵과 미토콘드리아 · 리보솜 · 소
포체 · 세포막 등을 가지고 있지만 각 세포에 특징적인 구조물들도 있다.

　　㉠ **식물세포에만 있는 구조** : 세포벽, 색소체, 액포

　　㉡ **동물세포에만 있는 구조** : 중심체

② **원핵세포와 진핵세포**

　　㉠ **원핵세포** : 핵막이 없는 세포이다.

　　　• 세포질 내에 골지체, 리소좀, 미토콘드리아 등과 같은 막성 구조물이 없다.

　　　• 액포 속에는 물이 차 있으며 당, 유기산, 무기염류 등이 녹아 있어 세포의 삼투압을 유지하고 안토시아
　　　　닌과 같은 색소가 들어 있다.

　　　• 세균이나 남조류와 같은 하등생물을 구성하는 세포들이다.

　　㉡ **진핵세포** : 핵이 핵막으로 둘러싸여 있는 세포로 세포 내에 여러 가지 기능을 분담하는 막성 구조물들이
　　　발달되어 있다.

02 조직과 기관

1 동물의 조직 · 기관 · 기관계

(1) 동물의 조직

① **상피조직** ··· 동물의 몸의 표면, 체내기관의 내면을 둘러싸는 조직으로 세포간 물질이 적고, 여러 층의 세포가 빽빽하게 늘어서 있는 것이 특징이다.

> **TIP** 조직 ··· 유사한 구조와 기능을 갖는 세포가 모여서 특정한 작용을 하는 것을 조직이라고 한다.

ㄱ **기능에 따른 분류**

- 보호상피 : 몸의 내면, 외면을 싸서 보호하는 역할을 한다. 피부나 혈관벽, 장기의 표면 등이 여기에 속하고 손톱이나 발톱, 새의 깃털 등은 보호상피가 변형된 것이다.
- 감각상피 : 감각기를 구성하는 상피이다. 눈의 망막이나 코의 냄새상피 등이 여기에 해당되는데, 원추형의 상피세포 사이에 감각세포가 섞여 있다.
- 샘상피(분비상피) : 소화액이나 호르몬 등을 분비하는 상피로, 소화샘이나 땀샘, 젖샘과 같은 외분비샘과 호르몬샘과 같은 내분비샘이 있다.
- 생식상피 : 생식샘의 표면을 덮고 있는 상피이다.

ㄴ **모양에 따른 분류**

- 단층상피 : 한 층의 세포로 된 상피로 무척추동물의 피부는 단층상피이다.
- 다층상피 : 여러 층의 세포가 쌓여 있는 상피로 척추동물의 피부는 다층상피이다.

② **결합조직(지지조직)** ··· 척추동물의 몸 곳곳에 분포하며 조직과 조직을 연결하고 지지하는 역할을 하는 조직으로, 세포와 세포 사이에는 여러 가지 세포간 물질들이 가득 차 있다.

ㄱ **결합조직** : 조직이나 기관을 서로 연결하거나 싸서 보호하는 조직이다.

ㄴ **연골조직** : 탄력성이 강한 세포간 물질 속에 연골세포가 흩어져 있다. 연골은 사람의 귓바퀴나 콧등에서 볼 수 있다.

ㄷ **골조직** : 연골조직과 구분하여 경골조직이라고도 한다. 척추동물에서만 볼 수 있는 특유의 조직이다. 세포간 물질은 골질로 되어서 단단하며, 골질 속에 혈관과 신경이 통하는 하버스관이 있다.

③ **근육조직** ··· 근육이나 내장기관을 형성하고 있는 조직으로, 가늘고 긴 형태의 근세포들로 이루어져 있다.

ㄱ **가로무늬근** : 수의근(맘대로근)이며 다핵세포로 이루어져 있고, 골격근을 이룬다.

ㄴ **민무늬근** : 불수의근(제대로근)이며 단핵세포로 이루어져 있고, 내장근을 이룬다.

ㄷ **심장근** : 가로무늬근이면서 불수의근이다.

④ **신경조직** … 신경세포인 뉴런으로 구성되어 있고, 뉴턴은 신경세포의 본체인 신경세포체와 여기에서 나온 많은 신결돌기들로 이루어져 있다. 강장동물 이상의 고등동물에 많이 발달해 있다.

    ㉠ **신경세포체** : 신경의 중추로서 뉴런 전체에 영양을 공급한다.

    ㉡ **수상돌기** : 여러 개의 작은 돌기로 자극을 받아들인다.

    ㉢ **축삭돌기** : 흥분을 전달한다.

(2) 동물의 기관과 기관계

① **기관**

    ㉠ **소화기관** : 입, 식도, 위, 창자, 간, 이자, 항문 등

    ㉡ **호흡기관** : 폐, 기관지 등

    ㉢ **순환기관** : 심장, 혈관, 혈액, 림프관, 지라 등

    ㉣ **배설기관** : 신장, 수뇨관, 방광, 요도 등

    ㉤ **감각기관** : 눈, 코, 귀, 피부 등

    ㉥ **신경기관** : 뇌, 척수, 말초신경, 자율신경 등

    ㉦ **생식기관** : 정소, 난소, 자궁 등

    ㉧ **내분비기관** : 뇌하수체, 갑상샘, 생식샘 등

② **기관계**

    ㉠ **소화계** : 먹이의 소화와 양분의 흡수와 관련된 기관들의 모임

    ㉡ **호흡계** : 산소와 이산화탄소의 교환에 관계하는 기관들의 모임

    ㉢ **순환계** : 양분이나 산소, 이산화탄소, 노폐물의 운반에 관여하는 기관들의 모임

    ㉣ **배설계** : 노폐물의 배출에 관계하는 기관들의 모임

    ㉤ **감각계** : 자극의 수용에 관계하는 기관들의 모임

    ㉥ **신경계** : 자극의 전달과 각 기관의 작용에 관계하는 기관들의 모임

    ㉦ **생식계** : 생식세포의 형성과 증식, 발생에 관여하는 기관들의 모임

    ㉧ **내분비계** : 호르몬의 분비에 관여하는 기관들의 모임

② 식물의 조직 · 조직계 · 기관

(1) 식물의 조직

① **분열조직** … 세포분열이 왕성하게 이루어지는 조직으로, 이 부분의 세포들은 세포벽이 얇고 원형질로 충만해 있으며 액포가 거의 없다.

   ㉠ **초생분열조직** : 식물체가 발생초기부터 분열능력을 가지고 있는 조직으로, 줄기나 뿌리 끝의 생장점을 말하며 길이생장이 이루어지는 부분이다.

   ㉡ **후생분열조직** : 분열능력을 잃고 영구조직으로 되어 있던 것이 다시 분열능력을 갖게 된 조직으로, 부피생장이 이루어지는 부분이다.

   • **부름켜(형성층)** : 쌍떡잎식물의 줄기와 뿌리의 내부에서 부피생장을 담당한다.

   • **코르크 형성층** : 줄기의 비대생장 결과 표피가 터지면 그 안쪽의 피층세포가 분열능력을 회복하여 코르크층을 형성하는 형성층이 된다. 이 코르크층은 식물의 내부를 보호하는 기능을 한다.

   • **상처조직** : 영구조직인 나무표피의 일부가 갈라지거나 상처를 입었을 때 상처부위의 세포들이 영구조직에서 분열조직으로 변하여 손상된 부분을 스스로 복구한다.

② **영구조직** … 분열조직에서 만들어진 세포가 더 이상 분열하지 않고 특수한 기능을 담당하는 조직으로, 세포가 크고 세포벽이 두꺼우며 죽은 세포들로 이루어진 것도 있다.

   ㉠ **표피조직** : 식물체의 표면을 싸서 보호하는 조직이다.

   • 표피세포가 변형되어 털, 뿌리털, 공변세포를 형성한다.

   • 일반적으로 엽록체가 존재하지 않으며, 표피의 일부분인 공변세포에만 엽록체가 존재한다.

   ㉡ **유조직** : 식물체의 대부분을 차지하는 조직으로 동화, 분비, 저장 등의 작용을 한다. 세포의 형태가 분열조직의 세포와 비슷하며, 원형질이 많아서 물질대사가 왕성한 유세포로 되어 있다.

   • **동화조직** : 광합성작용을 하는 조직으로 잎 속의 울타리조직, 해면조직과 줄기의 피층에 발달되어 있다.

   • **저장조직** : 광합성 결과 만들어지는 양분을 저장하는 조직으로 뿌리나 종자, 열매 등이 여기에 해당된다.

   • **저수조직** : 수분을 저장하는 조직이며, 선인장 줄기나 다육식물의 줄기와 잎 등에 있다.

   • **통기조직** : 공기가 이동 또는 저장되는 조직이며, 주로 수생식물의 줄기에 발달되어 있다.

   ㉢ **기계조직** : 세포벽이 두껍고 단단하여 식물체의 형태를 유지하고 식물체를 지지하는 기능을 가지는 조직이다.

   • **후막조직** : 세포벽의 전면이 두꺼워진 조직으로, 성숙해가면서 원형질이 없어지므로 생활능력이 거의 없다(배의 석세포, 나무껍질의 인피섬유).

   • **후각조직** : 세포벽의 일부분이 두꺼워진 조직으로, 생활능력이 있다(봉숭아 줄기).

   ㉣ **통도조직** : 수분과 양분의 이동통로가 되는 조직이다.

   • **물관**

   －속씨식물에 존재하는 물의 이동통로로 죽은 세포로 이루어져 있다.

   －세포벽은 두껍게 목질화되어 있다.

–세포가 긴 관 모양으로 되어 있고, 세포의 위아래로 격막이 뚫려 있어서 물이 통할 수 있게 되어 있다.

• 헛물관

–양치식물과 겉씨식물에 존재하는 이동통로로 죽은 세포로 이루어져 있다.

–세포벽에 막공이 뚫려 있어서 물과 양분이 이동된다.

• 체관

–광합성 산물인 양분의 이동통로이며 살아 있는 세포로 되어 있다.

–위아래로 연결되는 부분에 많은 체공들이 뚫려진 체판이 있다.

–속씨식물의 체관 옆에는 반세포가 있어서 체관의 기능을 돕는다.

(2) 식물의 조직계

① 기능상의 구분

㉠ 표피계 : 표피세포, 공변세포, 뿌리털, 가시 등이 포함되는 조직계로 식물체의 겉을 싸서 보호하는 기능을 한다.

㉡ 기본조직계 : 유조직, 기계조직으로 되어 있는 조직계로 식물체의 대부분을 차지한다. 주로 양분의 합성과 저장의 기능을 한다.

㉢ 관다발계 : 물관부, 체관부, 형성층을 관다발계라고 한다. 수분이나 양분의 이동과 부피생장에 관계하는 기능을 한다.

② 형태상의 구분

㉠ 표피 : 식물체의 가장 바깥쪽을 둘러싸고 있는 부분으로, 표피를 구성하는 표피세포에는 엽록체가 없다. 기공과 털은 표피세포가 변형된 것이다.

㉡ 피층 : 표피와 중심주의 중간 부분으로, 유조직과 기계조직으로 되어 있다. 피층의 가장 안쪽은 내피라고 한다.

㉢ 중심주 : 표피와 피층을 제외한 부분으로, 식물체의 가장 안쪽 부분이다.

(3) 식물의 기관

① 영양기관

㉠ 뿌리

• 기능 : 식물체를 지지하고 흙 속의 물과 무기양분의 흡수를 담당한다.

• 구조

–뿌리골무 : 뿌리의 생장점을 둘러싸고 있는 보호장치이다.

–생장점 : 뿌리의 끝부분에 있는 분열조직으로 세포분열을 통해서 뿌리를 자라게 한다.

–생장대 : 생장점의 바로 윗부분으로, 생장점에서 세포분열을 통해서 만들어진 작은 세포들이 성장을 하는 부분이다.

–근모대 : 생장대의 바로 윗부분으로 근모(뿌리털)가 많이 나 있어서 근모대라고 한다. 뿌리털은 표피세포의 변형된 형태이며, 이 뿌리털을 통해서 토양 속의 물이나 무기양분이 주로 흡수된다.

ⓛ 줄기
- 기능 : 식물체를 지탱하고 물과 양분의 이동통로가 된다.
- 횡단면
-쌍떡잎식물 : 바깥쪽부터 표피, 피층, 내피, 관다발, 속의 구조로 되어 있다.
-외떡잎식물 : 내피와 부름켜가 존재하지 않는다.
- 길이생장 : 줄기의 끝에는 생장점이 있어서 길이생장이 일어난다.
- 부피생장 : 쌍떡잎식물의 줄기에는 부름켜가 있어서 부피생장이 일어나지만, 외떡잎식물의 줄기에는 부름켜가 없어서 부피생장이 일어나지 않는다.
- 낙엽수들은 이듬해 봄에 싹을 틔우게 될 눈을 줄기에 붙이고 겨울을 지낸다.
ⓒ 잎
- 기능 : 광합성에 의한 양분의 합성, 가스교환, 증산작용 등의 기능을 갖는다.
- 겉모양 : 잎새(잎맥이 퍼져 있는 부분)와 잎맥(잎의 관다발)으로 이루어져 있다.
-쌍떡잎식물의 잎맥 : 그물맥
-외떡잎식물의 잎맥 : 나란히맥
- 내부구조
-책상조직 : 표피의 안쪽에 길쭉한 세포들이 빽빽하게 배열된 곳으로, 엽록체가 많아서 광합성이 활발하게 이루어진다.
-해면조직 : 책상조직의 밑에 세포가 불규칙하게 배열되어 있는 부분으로, 엽록체가 있어서 광합성작용이 이루어지고, 세포의 틈 사이가 넓어서 공기와 수증기가 출입한다.
-잎맥 : 잎새를 지탱하며 잎자루를 통하여 줄기에 있는 관다발과 연결된다.
- 공변세포 : 잎의 뒷면에는 공변세포로 이루어진 기공이 있어서 증산작용과 가스교환을 한다.

② 생식기관
ⓐ 꽃
- 구조 : 꽃잎, 꽃받침, 암술, 수술로 구성되어 있다.
- 구분
-갖춘꽃 : 꽃잎과 꽃받침, 암술, 수술의 4가지 요소를 모두 갖추고 있는 꽃으로 복숭아꽃, 벚꽃, 배추꽃 등이 여기에 해당된다.
-안갖춘꽃 : 꽃의 4가지 구성요소 중에서 어느 1가지 이상이 빠져 있는 꽃으로 오이꽃, 호박꽃 등이 여기에 해당된다.

  🔊 TIP 구성요소의 유무에 따라서 갖춘꽃, 안갖춘꽃으로 구분한다.

-통꽃 : 꽃잎이 한 장으로 붙어 있는 꽃으로 나팔꽃과 호박꽃은 꽃잎이 한 장인 통꽃이다.
-갈래꽃 : 꽃잎이 여러 장으로 갈라져 있는 꽃으로 무궁화꽃, 장미꽃 등은 꽃잎이 여러 장으로 갈라져 있는 갈래꽃이다.

  🔊 TIP 꽃잎의 형태에 따라서 통꽃과 갈래꽃으로 구분한다.

–양성화 : 한 꽃 속에 암술과 수술이 모두 있는 꽃으로 복숭아꽃과 살구꽃, 배추꽃 등은 양성화이다.

–단성화 : 한 꽃 속에 암술이나 수술 중 어느 한 가지만 있는 꽃으로, 암술과 수술이 한 개체안에 존재하는가 아닌가의 여부에 따라서 자웅동주와 자웅이주로 구분된다.

TIP 암술과 수술이 같은 꽃에 있는가 아닌가의 여부에 따라서 양성화와 단성화로 구분된다.

–자웅동주 : 암술이 있는 암꽃과 수술이 있는 수꽃이 하나의 개체 안에 같이 있는 것으로 소나무꽃, 옥수수꽃, 호박꽃 등이 있다.

–자웅이주 : 동물과 같이 개체의 성이 구분되어 암술이 있는 암꽃과 수술이 있는 수꽃이 각각 다른 개체에 있는 것으로 은행나무꽃, 소철꽃 등이 있다.

ⓒ **열매** : 꽃의 씨방이 수정 후에 자라서 형성된 것이 열매이다.

• **참열매** : 씨방만이 발육하여 된 열매로 감, 복숭아, 오이, 콩 등이 여기에 해당된다.

• **헛열매** : 씨방 이외에 꽃턱이나 꽃받침이 함께 발육하여 된 열매로 사과, 배, 양딸기 등이 여기에 해당된다.

ⓒ **씨** : 씨방 속의 밑씨가 자란 것으로 장차 식물체가 될 부분이며, 씨껍질에 싸여 있고 그 속에 배가 있다. 대부분의 경우 배는 배젖 속에 묻혀 있어서 배의 발아에 필요한 양분을 공급받는다. 그러나 콩과식물과 같이 배젖 대신에 큰 떡잎에서 양분을 공급받는 경우도 있다.

최근 기출문제 분석

2020. 6. 13. 제1 · 2회 서울특별시

1 세포 표면의 막관통 수용체인 G단백질 결합수용체(GPCR)와 상호작용하여 활성화된 G단백질의 2차 신호전달자(second messenger)로 옳은 것을 〈보기〉에서 모두 고른 것은?

보기

ㄱ P_{fr} ㄴ DAG

ㄷ GTP ㄹ cAMP

① ㄱㄴ ② ㄱㄷ

③ ㄴㄷ ④ ㄴㄹ

> **TIP** 2차 신호전달자는 세포가 외부에서 신호 수용 시 내부로 신호를 전달 및 증폭하기 위해 만드는 작은 물질이다. 대표적인 예로 cAMP, cGMP, Ca^{2+}, DAG, IP_3가 있다.

Answer 1.④

출제 예상 문제

1 단백질 2차 구조를 형성하는데 관여하는 가장 중요한 결합은?

① 수소결합

② 공유결합

③ S-S결합

④ 소수성 상호작용

TIP 단백질의 2차 구조 … 단백질을 구성하는 폴리펩타이드 사슬들은 평면적으로 배열된 것이 아니라 아미노산들이 일정한 각도를 가지고 결합하고 있어 나선모양으로 감겨진 α-나선 구조와 병풍처럼 접혀진 β-구조를 하고 있다.

　ⓐ α-나선 구조 : 펩타이드 결합이 상하로 수소결합을 하고 있어 나선 형태가 안정적으로 유지된다.

　ⓑ β-병풍 구조 : 긴 폴리펩타드 사슬이 여러 개 있고 각 사슬의 펩타이드 결합이 그 곁에 있는 사슬의 펩타이드 결합과 수소결합을 하고 있다.

2 미토콘드리아에 대한 설명으로 옳은 것은?

① 바깥면에 리보솜이 붙어 있다.

② 주성분은 rRNA와 단백질이고 인에 의해 합성된다.

③ 독자적인 증식이 가능하고 세포호흡효소가 있어 유기물을 산화시킨다.

④ 구형의 작은 세포기관으로 골지체를 형성한다.

TIP 미토콘드리아 … $0.2 \sim 3\mu m$ 크기의 구형 또는 타원형의 세포기관으로 2중막으로 싸여 있다. 내막은 여러 겹으로 크리스타 구조를 이루고 있으며 내부기질 속의 DNA와 리보솜에 의해 독자적 증식이 가능하고 세포호흡 관련 효소가 들어 있어 유기물의 산화시킨다. 유기물의 화학에너지를 ATP로 바꾸는 기능도 한다.

Answer 1.① 2.③

3 적혈구를 이용하여 원형질의 삼투압을 알아보려 할 때 삼투압이 낮은 저장액에서 나타나는 현상으로 옳은 것은?

① 아무런 변화도 나타나지 않는다.

② 적혈구가 수축된다.

③ 적혈구 속의 물이 밖으로 나온다.

④ 적혈구가 터져버린다.

TIP 용혈현상…적혈구를 삼투압이 낮은 저장액에 넣으면 물이 삼투압에 의해 적혈구 속으로 들어가 부풀어 오르게 되고 세포막이 터져 버리게 되는 현상

4 다음 중 세포설의 내용과 관계가 없는 것은?

① 세포는 생물의 구조적 단위이다.

② 세포는 생물의 기능적 단위이다.

③ 세포는 세포분열로 증식한다.

④ 세포는 핵과 원형질로 구성되어 있다.

TIP 세포가 핵을 가진 원형질의 덩어리라고 밝혀진 것은 세포설이 발표된 후의 일이다.

5 세포기관과 그 기능을 설명한 것으로 잘못 짝지어진 것은?

① 핵 – 세포의 생명기능 조절

② 리소좀 – 단백질 합성

③ 골지체 – 물질의 농축, 저장, 분비

④ 중심체 – 방추사 형성

TIP ② 리소좀의 역할은 세포내 소화와 식균작용이며, 단백질의 합성은 리보솜에서 담당한다.

Answer 3.④ 4.④ 5.②

6 양파의 한 층으로 된 표피세포를 100배로 관찰하였더니 400개의 세포가 보였다. 400배로 관찰하면 몇 개의 세포가 보이겠는가?

① 25개

② 100개

③ 400개

④ 800개

TIP 현미경의 배율을 높이면 하나의 세포의 크기가 커지기 때문에 관찰할 수 있는 세포의 수는 감소한다. 배율을 4배 높이면 넓이는 16 배 넓어진다. 따라서 관찰할 수 있는 세포의 수는 1/16 만큼 줄어드는 것이다.

7 세포 내의 구조물 가운데, 자체 DNA를 가지고 있어서 자기복제가 가능한 것끼리 바르게 짝지어진 것은?

① 핵, 엽록체, 미토콘드리아

② 리보솜, 리소좀, 엽록체

③ 핵, 골지체, 미토콘드리아

④ 리보솜, 리소좀, 골지체

TIP 자체 DNA를 함유한 세포 내 구조물
ㄱ 핵 : 세포의 생명활동을 조절하는 중추적인 역할을 하며 핵막, 핵액, 염색사, 인으로 구성되고 염색사에는 유전자의 본체인 DNA가 있다.
ㄴ 엽록체 : 이중막으로 싸여 있고, 엽록소가 있어서 광합성이 일어나고, DNA가 포함되어 있으며 자기복제능력이 있다.
ㄷ 미토콘드리아 : ATP를 합성하며, DNA를 가지고 있어 자기증식이 가능하다.

8 다음 중 세포의 소기관에 대한 설명으로 옳은 것은?

① DNA – 독자적인 자기복제 및 단백질 합성

② 엽록체 – 세포 내에서 에너지대사

③ 미토콘드리아 – 세포 내 소화와 이물질의 분해 관여

④ 소포체 – 세포 내에서 물질의 합성과 수송에 관여

TIP 단백질의 합성은 리보솜에서, 세포 내의 에너지대사는 미토콘드리아에서, 세포 내의 소화는 리소좀에서 담당한다.

Answer 6.① 7.① 8.④

9 세포막에 대한 설명으로 옳지 않은 것은?

① 세포 안팎의 물질의 이동을 조절하는 역할을 한다.
② 인지질과 단백질로 구성되어 있다.
③ 일반적 모형으로 유동 모자이크 구조가 널리 인정되고 있다.
④ 1분자 지방산이 인산기와 질소를 포함하고 있다.

> **TIP** ④ 인지질에 대한 설명이다.
> ※ 세포막 … 단백질과 인지질로 되어 있으며 유동 모자이크막에 제일 가까운 구조이다.

10 다음 중 세포를 처음으로 발견한 사람은?

① 슐라이덴
② 슈반
③ 브라운
④ 로버트 훅

> **TIP** 1965년 영국의 로버트 훅은 자기가 만든 현미경으로 코르크의 조직을 관찰하여 작은 칸막이로 구성되었음을 발견하고, 이를 세포 (cell)라 하였다.

11 다음 중 전자현미경과 광학현미경의 차이점으로 옳은 것은?

① 물체의 허상을 관찰한다.
② 상은 형광판이나 사진으로 관찰한다.
③ 유리렌즈를 통하여 빛을 통과시킨다.
④ 가시광선을 이용하여 관찰한다.

> **TIP** 광학현미경은 눈이나 필름으로 상을 포착하고, 전자현미경은 형광판이나 사진으로 상을 포착한다.

Answer 9.④ 10.④ 11.②

12 현미경을 저배율로 하여 사물을 관찰할 때 나타나는 현상에 대한 설명으로 옳은 것은?

① 시야가 넓어진다.

② 상의 크기가 커진다.

③ 작동거리가 길어진다.

④ 정립실상을 관찰할 수 있다.

TIP 현미경을 저배율로 놓고 사물을 관찰하면 상의 크기는 작아지지만 시야가 넓어져서 많은 수의 세포나 물체를 관찰할 수 있다.

13 현미경으로 짚신벌레를 관찰하였다. 현미경에 나타난 짚신벌레의 위치가 다음과 같다면 프레파라트를 어느 방향으로 이동시켜야 하는가?

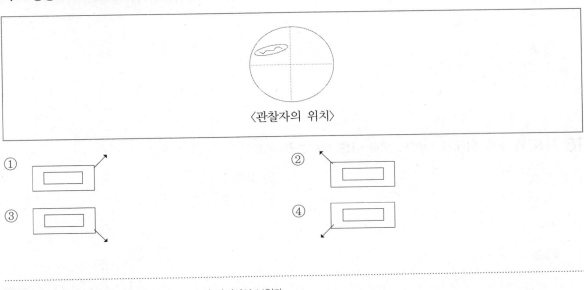

⟨관찰자의 위치⟩

TIP 현미경에 나타나는 상은 상·하·좌·우가 바뀌어서 보인다.

14 세포의 구조를 연구하기 위해서 여러 세포 소기관을 분리하고자 할 때 사용해야 하는 방법은?

① 세포분획법

② 세포융합법

③ 조직배양법

④ 동위원소법

TIP 세포분획법 … 원형질에 있는 각 세포기관의 미세구조나 화학적 조성 등을 연구하기 위해 필요한 세포기관만을 모으는 방법으로, 세포기관별 무게의 상대적인 차이를 이용해 원심분리를 한다.

15 동물의 심장을 이루고 있는 근육에 대한 설명으로 옳지 않은 것은?

① 불수의근이다.

② 내장근이다.

③ 가로무늬근이다.

④ 근세포가 가지를 치지 않는다.

TIP 심장근 … 심장을 이루고 있는 근육으로 내장근이면서 골격근과 같은 가로무늬를 갖는다. 그러나 근세포가 가지를 치고 있는 것과 불수의근이라는 점이 골격근과 다르다.

16 다음 중 꽃의 형태가 나머지 셋과 다른 하나는?

① 무궁화

② 장미

③ 금잔화

④ 호박꽃

TIP 꽃의 형태
  ㉠ 갈래꽃 : 꽃잎이 여러 장으로 갈라진 것으로 무궁화, 장미, 금잔화 등이 속한다.
  ㉡ 통꽃 : 꽃잎이 한 장으로 되어 있는 것으로 호박꽃과 나팔꽃이 속한다.

Answer 14.① 15.④ 16.④

17 생물을 해부하는 데 많이 이용되는 해부현미경의 장점으로 옳은 것은?

① 배율이 높아 상이 크게 보인다.

② 상이 똑바로 맺힌다.

③ 부피가 작아서 이동과 사용이 간편하다.

④ 시야가 매우 밝아 보인다.

TIP 해부현미경은 배율은 낮으나 상이 거꾸로 보이지 않아 작은 동물의 해부에 이용된다.

18 다음은 현미경의 조작순서를 나타낸 것이다. 순서를 바르게 나열한 것은?

> ㉠ 정확한 초점을 찾는다.
> ㉡ 경통을 끝까지 내린다.
> ㉢ 관찰할 배율을 정한다.
> ㉣ 경통을 올리며 물체의 상을 찾는다.
> ㉤ 프레파라트를 제물대 위에 올려 놓는다.

① ㉢ - ㉡ - ㉤ - ㉣ - ㉠

② ㉢ - ㉡ - ㉣ - ㉠ - ㉤

③ ㉤ - ㉢ - ㉡ - ㉣ - ㉠

④ ㉤ - ㉡ - ㉣ - ㉠ - ㉢

TIP 현미경의 조작
ㄱ 프레파라트 고정
ㄴ 배율결정 : 낮은 배율부터 점차 배율을 높여 관찰
ㄷ 반사경 조절
ㄹ 경통을 최대로 내림
ㅁ 경통을 올리며 초점을 맞춤

Answer 17.② 18.③

19 양파의 표피세포를 관찰하기 위하여 프레파라트를 제작하려고 한다. 〈보기〉의 과정 다음에 해야 할 것은?

보기

떼어낸 양파의 표피세포를 슬라이드글라스 위에 올려놓고 커버글라스로 덮는다.

① 현미경으로 관찰한다.
② 메틸렌블루 용액으로 염색한다.
③ 아세트산카민 용액으로 염색한다.
④ 아세트산 용액에 넣어서 고정시킨다.

> **TIP** 식물세포의 염색에는 아세트산카민 용액을, 동물세포의 염색에는 메틸렌블루 용액을 사용한다.

20 엽록체와 미토콘드리아가 가지고 있는 공통점으로 볼 수 없는 것은?

① 이중막구조를 가지고 있다.
② 무기물을 유기물로 합성하는 반응이 일어나는 장소이다.
③ 생물이 살아가는 에너지를 얻는 과정과 관계가 깊다.
④ 유전물질을 가지고 있어서 자기복제가 가능하다.

> **TIP** 엽록체에서는 에너지를 합성하는 동화작용이, 미토콘드리아에서는 세포호흡을 통한 이화작용이 진행된다.

21 다음 중 식물세포의 원형질에 속하는 색소가 아닌 것은?

① 카로틴
② 탄닌
③ 엽록소 a
④ 크산토필

> **TIP** 식물세포의 원형질에 속하는 엽록체의 그라나(원반 모양의 틸라코이드가 여러 개 모여 층을 이루어 라멜라 구조를 하고 있음)에서는 지질층에 엽록소 a, 엽록소 b, 카로틴, 크산토필의 색소가 있어 광합성의 명반응(빛에너지가 화학에너지로 전환)이 일어난다.

Answer 19.③ 20.② 21.②

22 다음 중 액포에 관한 설명으로 옳은 것은?

① 동물세포에서 많이 관찰된다.

② 액포는 후형질이지만 액포막은 원형질이다.

③ 액포는 식물의 분열조직을 이루는 세포에서 주로 관찰된다.

④ 생물체에 대해서 아무런 기능도 가지지 못한다.

TIP 액포

ⓐ 성숙한 식물세포에서 특징적으로 발달하는 구조로 세포액을 함유하고 팽압이 생기게 하며 세포의 수분대사를 조절한다.

ⓑ 액포막은 세포막에서 유래한 생체막구조이다.

ⓒ 세포액의 생성물이나 노폐물 등을 저장하며, 큰 액포는 팽압을 통해 지지작용을 하기도 한다.

23 다음 중 세포벽이 가지는 성질에 해당하는 것은?

① 전투과성   ② 불투과성

③ 능동수송   ④ 반투과성

TIP 세포벽은 용매나 용질이 모두 자유롭게 통과할 수 있는 전투과성의 막이다.

24 다음 중 단백질의 합성이 일어나는 기관은?

① 리소좀   ② 핵

③ 활면소포체   ④ 조면소포체

TIP 소포체는 표면에 리보솜이 있는가의 여부에 따라서 활면소포체와 조면소포체로 구분된다. 조면소포체는 표면에 리보솜이 부착되어 있어 단백질을 합성하는 기능을 갖는다.

Answer   22.②   23.①   24.④

25 다음 중 미토콘드리아의 기능으로 옳은 것은?

① 유전자의 본체로 단백질을 합성한다.

② 세포 내 산소호흡을 맡아보며 ATP를 합성한다.

③ 세포 내 물질의 저장과 분비작용을 한다.

④ 엽록소를 지니며 광합성작용을 한다.

TIP 미코콘드리아의 기능

㉠ 호흡효소를 함유하여 세포호흡을 담당

㉡ TCA회로와 전자전달계에 의한 에너지(ATP) 생성의 장소

㉢ 자기복제능력

26 다음 중 원핵세포에 존재하는 세포기관으로만 짝지어진 것은?

① 세포막과 핵막

② 핵막과 리보솜

③ 핵막과 세포벽

④ 리보솜과 세포막

TIP 핵막이 없는 원핵세포는 세포 내에 기능에 따른 일을 전담하는 막성구조물을 전혀 가지고 있지 않은 세포로, 세포벽·세포막·리보솜이 있다.

27 세포 내 소기관 중 미세소관으로 이루어지지 않은 것은?

① 골지체

② 중심립

③ 섬모

④ 편모

TIP 미세소관 … 동물이나 식물세포에 있는 튜불린이라는 단백질로 된 25mm 가량의 구조물로 중심립, 편모, 섬모의 구성요소이다. 방추사를 형성하고 세포 내 골격구조를 이룬다.

Answer 25.② 26.④ 27.①

28 다음 중 리보솜에서 합성된 단백질을 농축시키거나 변형시켜 세포 밖으로 배출하는 기능을 하는 기관은?

① 소포체
② 골지체
③ 리소좀
④ 중심립

TIP 골지체 … 막구조를 갖는 주머니가 여러 개 겹쳐진 형태를 갖는 기관으로, 리보솜에서 만들어진 단백질에 탄수화물을 첨가시켜 당단백질을 생성하고, 물질을 분비하는 역할을 한다.

29 다음은 유동모자이크막을 나타낸 것으로 세포막의 구성성분인 ㉠과 ㉡에 해당하는 물질이 바르게 짝지어진 것은?

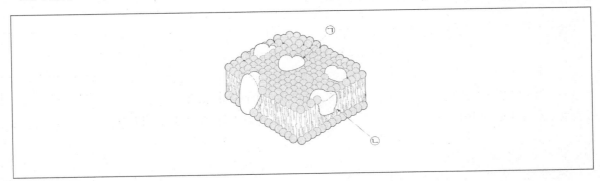

① ㉠단백질, ㉡핵산
② ㉠단백질, ㉡인지질
③ ㉠핵산, ㉡단백질
④ ㉠인지질, ㉡단백질

TIP 세포막은 유동성이 있는 두 개의 지질층 사이에 단백질이 끼어 있는 구조로 되어 있다.

Answer 28.② 29.②

30 다음 중 원형질의 상태에 대한 설명으로 옳은 것은?

① 콜로이드 상태를 이루고 있다.

② 단백질로 이루어져 있어서 형태가 굳어져 있다.

③ 세포 원형질의 상태는 생물의 종에 따라 다르다.

④ 원형질의 상태는 원형질을 이루는 물과 단백질의 양과는 무관하다.

TIP 원형질은 물 속에 단백질, 지질, 핵산 등과 각종 무기염류들이 녹아 있거나 분산되어 있는 콜로이드 상태의 용액으로 되어 있다.

31 다음 〈보기〉의 세포 소기관들이 가지는 공통점은?

보기
인, 염색체, 중심립, 리보솜

① 이중막을 갖는다.　　　　　　　　② 막구조가 없다.

③ 자기복제능력이 있다.　　　　　　　④ 에너지의 발생과 관계있다.

TIP 세포 소기관

종류	인	염색체	중심립	리보솜
특징	• 구형 • 막구조 없음 • 단백질과 RNA로 구성	• DNA와 히스톤으로구성 • 막구조 없음	• 동물세포에 존재 • 방추사 형성 • 막구조 없음	• 과립모양 • 세포질 내 존재 • RNA 함유 • 단백질 합성장소 • 막구조 없음

32 다음 중 동물에서 볼 수 없는 것은?

① 조직　　　　　　　　　　　　　　② 조직계

③ 기관　　　　　　　　　　　　　　④ 기관계

TIP 식물체의 구성단계 … 세포 – 조직 – 조직계 – 기관 – 개체
　※ 동물체의 구성단계 … 세포 – 조직 – 기관 – 기관계 – 개체

Answer　30.① 31.② 32.②

33 다음 중 후형질에 해당하는 것으로만 짝지어진 것은?

> ㉠ 세포벽   ㉡ 세포막
>
> ㉢ 액포   ㉣ 인
>
> ㉤ 골지체   ㉥ 중심체

① ㉠㉡   ② ㉠㉢

③ ㉣㉤   ④ ㉢㉥

··

TIP 후형질은 세포의 생명활동의 결과 생겨난 것으로 액포와 세포벽, 세포 내 함유물이 있다.

34 다음 중 단백질의 합성장소에 해당하는 것은?

① 핵   ② 세포막

③ 리보솜   ④ 미토콘드리아

··

TIP 리보솜 … 단백질과 rRNA로 된 크고 작은 2개의 입자로 구성되며, 막이 없고 인에서 형성된다. DNA의 유전정보를 받은 mRNA가 부착되고, 아미노산의 펩타이드 결합으로 단백질이 합성된다.

35 식물의 조직 중 유조직의 기능과 가장 거리가 먼 것은?

① 분비   ② 저장

③ 보호   ④ 동화

··

TIP 유조직은 양분의 동화, 저장, 분비, 호흡 등의 물질대사가 활발히 일어나는 곳이다. 식물체를 보호하는 기능을 갖는 조직은 표피조직이다.

Answer 33.② 34.③ 35.③

생물

02
PART

생명체의 물질대사

01 효소와 산화·환원

01 효소

❶ 효소의 작용과 성질

(1) 효소의 작용

① 촉매 ··· 화학반응이 일어날 때 자기 자신은 소모되지 않으면서 특정 화학반응의 반응속도를 빠르게 촉진시키는 물질을 촉매라고 한다.

② 촉매작용
  ㉠ 효소는 생체 내에서 합성이 되기 때문에 생체촉매라고도 한다.
  ㉡ 효소는 화학반응의 활성화에너지를 감소시킴으로 화학반응에서의 촉매역할을 한다.
  ㉢ 활성화에너지 : 어떤 물질이 화학반응을 일으키는 데 필요한 최소한의 에너지로 활성화에너지가 감소되면 그만큼 반응이 빨리 일어나게 된다.

(2) 효소의 성질

① 성질
  ㉠ 기질특이성이 있다.
  ㉡ 물이 있는 환경에서만 작용한다.
  ㉢ 최적의 온도와 최적의 pH에서 가장 빠른 화학반응의 속도를 낸다.
  ㉣ 화학반응의 전·후에 자기 자신은 변하지 않는다. 그러므로 소량으로 반복하여 사용할 수 있다.

② 효소의 기질특이성
  ㉠ 기질특이성 : 특정 효소가 특정 기질하고만 결합하여 반응을 촉매하는 것을 기질특이성이라 한다.
  ㉡ 효소의 활성부위의 입체구조와 기질의 입체구조가 일치할 때만 효소의 기질이 결합할 수 있기 때문에 효소가 기질특이성을 갖는 것이다.

> **TIP** 다른자리 입체성 조절(allosteric regulation)
>
> 효소는 다양한 생체반응을 조절하는 촉매이며 몇 가지 알려진 촉매성 RNA를 제외하면 대부분이 단백질이다. 효소의 특정한 자리에는 특정한 기질이 결합할 수 있으며 이 때 효소는 효소-기질 반응을 통해 매우 향상된 속도로 결합한 특정 기질의 성질을 변화시킬 수 있다. 음식물의 소화에서부터 DNA의 합성에 이르기까지 거의 모든 생체 내 대사과정에 효소가 관여하기 때문에 효소 반응동력학의 이해를 통해 생체대사에서의 효소의 역할, 효소-기질 반응의 메커니즘, 효소의 활성조절 방법들을 밝혀내려는 연구들이 꾸준히 이어져 왔다.
>
> 효소의 활성은 '다른자리 입체성 조절(allosteric regulation)'을 통해 촉진되거나 억제된다. 다른자리 입체성 조절은 되먹임(feedback)으로 대표되는 생체대사 과정의 자연적 조절회로의 한 예이며 장거리 다른자리 입체성은 세포 신호전달 과정에서 특히 중요하다.
>
> 활성물질(effector molecule)이 효소(또는 단백질)의 활성자리(active site)가 아닌 특정한 다른자리(allosteric site)에 결합하면 동일 분자 내의 다른 활성자리에 결합하는 반응이 영향을 받게 되며 이를 다른자리 입체성이라고 한다.
>
> 효소나 단백질의 반응을 촉진시키는 활성물질을 다른자리 입체성 활성인자(allosteric activator), 반응을 억제시키는 물질을 다른자리 입체성 저해제(allosteric inhibitor)라고 부른다.

③ 효소의 작용에 영향을 주는 요인들

　㉠ 온도

　　• 최적온도 : 효소가 가장 활발하게 반응하는 온도로서 약 30 ~ 40℃ 정도이다.

　　• 최적온도 미만 : 온도가 상승할수록 효소의 반응속도가 증가한다.

　　• 최적온도 이상 : 효소를 구성하는 단백질 조직이 파괴되어 반응속도가 급격히 감소한다.

　　• 고온으로 인해 변성된 효소는 온도를 다시 낮추어도 활성을 회복할 수 없다.

　㉡ pH

　　• 최적 pH : 대부분의 효소는 pH 6.0 ~ 7.0 사이에서 최적의 활성을 나타내지만, 펩신이나 트립신처럼 효소의 종류에 따라 최적 pH가 다르다.

　　• pH가 변하면 효소를 구성하는 단백질의 구조도 변하므로 반응속도가 감소한다.

　㉢ 중금속 : 효소는 시안화칼륨 등의 약물이나 카드뮴, 납 등의 중금속에 의해서도 작용이 억제된다.

❷ 효소의 구성과 종류

(1) 효소의 구성

① 효소의 주성분 … 효소를 구성하는 주성분은 단백질이다.

② 주효소와 조효소

　㉠ 주효소 : 열에 약한 단백질 부분이다.

　㉡ 조효소 : 열에 강하고 비교적 분자량이 작은 유기물로 되어 있다(탈수소효소에 포함되어 있는 NAD, FAD 등).

③ **보결족** … 조효소는 아니지만 Mg^{2+}, Ca^{2+}, Fe^{2+} 등의 금속이온에 의해 활성을 갖는 효소도 있는데, 이처럼 효소 속에 포함되어 있는 금속이온을 보결족이라고 한다.

④ **조효소가 필요하지 않은 효소** … 단백질만으로 구성된 효소로 가수분해효소 몇 종류가 이러한 구성을 가진다(라이페이스, 아밀레이스, 펩신, 트립신).

⑤ **조효소가 필요한 효소**

　㉠ 단백질인 주효소에, 비단백질인 조효소가 결합하여 이루어진 효소이다.

　㉡ 전효소 : 주효소와 조효소의 결합체를 전효소라고 하며, 대부분의 효소가 이러한 구성을 가진다.

(2) 효소의 종류

① **가수분해효소**

　㉠ 물의 도움을 받아 기질을 분해하는 효소이다.

　㉡ 아밀레이스, 말테이스, 수크레이스, ATPase, 아르지네이스, 유레이스 등이 있다.

② **산화환원효소**

　㉠ 물질의 산화환원반응을 촉진하는 효소이다.

　㉡ 탈수소효소, 옥시다아제 등이 있다.

③ **전이효소**

　㉠ 기질의 원자단의 일부를 다른 기질에 옮겨 주는 효소이다.

　㉡ 트랜스아미나아제(아미노기전이효소), 크레아틴키나아제 등이 있다.

④ **분해효소**

　㉠ 기질을 분해하는 효소이다.

　㉡ 카탈라아제, 카복실라아제, 탄산무수화효소 등이 있다.

⑤ **합성효소**

　㉠ ATP를 사용해서 물질을 합성하는 효소이다.

　㉡ 글루탐산합성효소, 시트르산합성효소 등이 있다.

⑥ **이성질화효소** … 기질분자 내의 원자배열을 변경하는 효소로 6탄당인산, 이소머라아제가 있다.

02 산화·환원

❶ 산화와 환원

(1) 산화와 환원의 개념

① 산화 … 원자나 이온이 산소를 얻거나 수소나 전자를 잃어버리는 것을 산화라고 한다.

② 환원 … 원자나 이온이 산소를 잃거나 수소나 전자를 받아들이는 것을 환원이라고 한다.

③ 산화와 환원

    ㉠ 산소의 출입에 의한 산화와 환원 : 산화$(A + O_2 \rightarrow AO_2)$, 환원$(AO_2 \rightarrow A + O_2)$

    ㉡ 수소의 출입에 의한 산화와 환원 : 산화$(AH_2 \rightarrow A + H_2)$, 환원$(A + H_2 \rightarrow AH_2)$

    ㉢ 전자의 이동에 의한 산화와 환원 : 산화$(A \rightarrow A^+ + e^-)$, 환원$(A^+ + e^- \rightarrow A)$

(2) 산화와 환원의 특징

① 산화와 환원은 동시에 일어난다.

② 산화와 환원과정에서는 에너지가 생성된다.

③ 산화되는 분자가 환원되는 분자에 비해 높은 에너지 수준에 있으면 전자가 이동할 때 자유에너지의 방출이 일어나게 된다.

④ 환원과정에서는 전자가 낮은 에너지 수준에서 높은 에너지 수준으로 이동되므로 자유에너지의 흡수가 일어나게 된다.

❷ 생체내 산화와 환원

(1) 산화 · 환원반응의 의의

① 생체 내에서의 산화 · 환원반응은 효소의 촉매작용에 의해서 진행된다.

② 미토콘드리아와 엽록체에서 주로 일어난다.

③ 생체 내에서 일어나는 산화 · 환원반응은 생체내 에너지의 주된 과정이다.

(2) 생체 내 산화 · 환원작용

① 세포호흡과정에서 탈수소효소의 작용으로 호흡기질에서 수소가 이탈하며 산화반응이 일어난다.

② 세포호흡과정의 전자전달계에서 시토크롬효소의 분자 안에 있는 철분자의 전자가 이탈과 결합을 반복하며, 산화 · 환원반응을 반복한다.

③ 세포호흡과정의 전자전달계의 마지막 단계에서는 수소에 산소가 결합되어 물이 되는 산화반응이 일어난다.

최근 기출문제 분석

2020. 6. 13. 제1 · 2회 서울특별시

1 〈보기〉는 기질의 농도에 따른 효소의 반응 속도 그래프이다. 이를 설명할 수 있는 것으로 가장 옳은 것은?

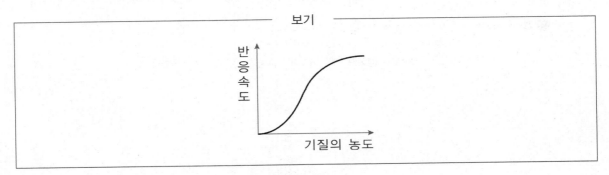

① 활성화 에너지 장벽(activation energy barrier)

② 되먹임 조절(feedback regulation)

③ 경쟁적 억제(competitive inhibition)

④ 다른자리 입체성 조절(allosteric regulation)

> **TIP** 효소의 활성 부위가 아닌 비활성 부위에 작용해 반응을 억제시키는 물질을 다른자리성 저해제라고 한다. 알로스테릭 또는 협동결합은 하나 이상의 기질결합부위를 가지고 있는 효소가, 기질이 효소와 결합 시 다른 기질 분자의 결합을 촉진하는 현상으로 조절효소(regulatory enzyme)가 이 현상을 따른다.
>
> 속도식 $v = \dfrac{d[S]}{dt} = \dfrac{V_m[S]^n}{k''_m + [S]^n}$ 이고 n > 1은 양성협동상태를 나타낸다.
>
> 알로스테릭 효소의 협동 계수는 $\ln\dfrac{v}{V_m - v} = n\ln[S] - \ln K''_m$ 이고 그래프는 $\ln\dfrac{v}{V_m - v}$ 과 $\ln[S]$ 를 도식화한 것이다.

2 다음 중 효소에 대한 설명으로 옳은 것은?

① 효소는 기질과 결합하여 반응물질의 자유에너지를 낮춘다.

② 효소의 특이성은 단백질의 2차 구조에 의해 결정된다.

③ 효소의 비경쟁적 억제제는 활성부위에 결합하여 효소의 구조변화를 유도한다.

④ 효소에 의해 촉매되는 반응의 속도는 효소억제제에 의하여 줄어들게 된다.

> **TIP** ① 효소는 기질과 결합하여 반응물질의 활성화에너지를 낮춘다.
> ② 효소의 기질 특이성은 단백질 3차 구조에 기인한다.
> ③ 효소의 비경쟁적 억제제는 비활성부위에 결합하여 효소의 구조변화를 유도한다.

Answer 2.④

출제 예상 문제

1 효소의 기질특이성에 대한 설명으로 옳은 것은?

① 입에서 아밀레이스는 녹말만을 엿당으로 소화한다.

② 반응 후 원래 상태로 복귀하여 촉매작용을 한다.

③ 숙신산과 말론산을 함께 넣으면 푸마르산의 생성속도가 늦어진다.

④ 효소는 화학반응을 한쪽으로만 촉진시킨다.

TIP 효소의 기질특이성 … 효소가 특정 기질에만 작용하는 성질을 말한다. 아밀레이스는 녹말만을, 수크레이스는 설탕만을 분해하는 이유
는 효소의 활성부위의 입체구조가 기질의 입체구조와 일치할 경우에만 결합이 이루어지기 때문이다.
② 효소의 반복 사용에 대한 설명이다.
③ 효소작용의 저해물에 대한 설명이다.
④ 효소의 작용은 한쪽 방향으로만 촉진되는 것도 있고 가역반응을 촉진시키는 것이 있다.

2 효소에 대한 설명 중 옳지 않은 것은?

① 활성에너지를 높인다.

② 주성분은 단백질이다.

③ 온도가 높아지거나 낮아지면 반응속도가 느려진다.

④ pH의 영향을 받는다.

TIP 효소 … 단백질로 이루어져 있으며 반응에 관여하여 활성화에너지를 낮추어 준다.
※ 효소의 성질
㉠ 특정 기질에만 작용하는 특이성을 가지고 있다.
㉡ pH에 따라 영향을 받는다.
㉢ 온도가 낮아지면 효소의 활성이 줄어든다.
㉣ 세포가 아니더라도 물이 있는 환경이면 촉매능력을 작용한다.

Answer 1.① 2.①

3 생체 내에서 일어나는 화학반응의 특징에 대한 설명으로 옳은 것은?

① 매우 단순한 반응과정을 거친다.
② 반응의 속도가 매우 느리다.
③ 온도의 영향을 받지 않는다.
④ 반응의 과정에서 여러 종류의 중간생성물이 생성된다.

TIP 생체 내에서 일어나는 반응은 여러 단계로 나뉘어져 복잡한 과정을 거치는데, 이 과정에서 중간생성물이 많이 생겨나게 된다.

4 다음 중 생체 내 물질의 분해와 합성에 관계하는 요인은?

① 핵산   ② 효소
③ 호르몬   ④ ATP

TIP 효소는 생체 내 화학반응에 관여해서 활성화에너지를 낮춤으로 반응속도를 빠르게 한다.

5 생체 내에서 화학반응이 일어날 때 반응의 속도를 결정짓는 요인에 해당하지 않는 것은?

① pH
② 효소의 농도
③ 온도
④ 활성화에너지의 양

TIP ④ 활성화에너지는 어떤 물질이 화학반응을 일으키는 데 필요한 최소한의 에너지로, 활성화에너지가 감소할수록 처음 반응하는 시간이 단축된다.
※ 생체 내에서의 화학반응은 기질의 농도와 생성물의 농도, 효소의 양, 온도, pH 등에 의해서 반응의 속도가 결정된다.

Answer 3.④ 4.② 5.④

6 화학반응이 일어날 때 반응의 속도를 촉진시켜 주면서 자신은 소모되지 않는 것을 무엇이라고 하는가?

① 촉매 ② 기질
③ 반응물 ③ 활성물

....

TIP 촉매는 화학반응이 진행될 때 자신은 소모하지 않으면서 반응을 촉진시키는 역할을 하는 물질로, 촉매 중에서도 특별히 생체촉매를 효소라고 한다.

7 온도와 pH 등의 조건이 최적이고, 기질이 충분할 때 효소의 농도와 반응속도와의 관계를 나타낸 그래프로 옳은 것은?

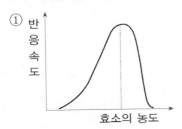

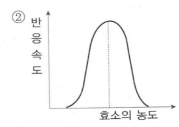

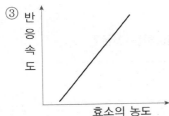

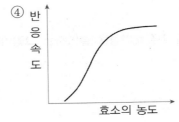

....

TIP 기질이 충분할 경우 효소의 농도가 커질수록 반응속도가 빨라진다.

Answer 6.① 7.③

8 다음 중 조효소의 성분으로 바르게 짝지어진 것은?

① 단백질과 지방

② 단백질과 비타민

③ 비타민과 무기염류

④ 무기염류와 지방

TIP 조효소는 비단백질이며 비교적 분자량이 작은 유기물로 되어 있다.

9 다음 중 효소의 주요 구성성분인 단백질에 결합되어 효소의 작용을 돕는 비단백질성 물질은?

① 전효소   ② 주효소

③ 조효소   ④ 비효소

TIP 대부분의 효소는 단백질로 된 주효소에 비단백질인 조효소가 결합된 형태를 하고 있다. 주효소와 조효소의 결합체를 전효소라고 한다.

10 다음 그림은 효소의 기질특이성을 설명하는 그림이다. 그림의 ⊙에 해당하는 것은?

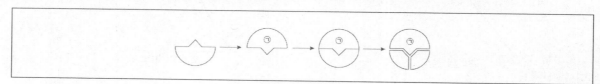

① 기질   ② 효소

③ 촉매   ④ 생성물

TIP 효소는 기질과 결합하여 기질의 분해와 합성 등의 반응을 촉진시키며, 반응의 전후에 자신은 변하지 않고 원래의 형태를 유지한다.

11 다음 중 강한 산성의 환경에서 활성이 강한 효소는?

① 펩신   ② 트립신
③ 아밀레이스   ④ 라이페이스

TIP 펩신은 pH 2~3의 강한 산성환경에서 활성이 가장 높아진다.

12 생물체의 물질대사에서 에너지의 출입형태에 대한 설명으로 옳은 것은?

① 동화작용은 흡열반응, 이화작용은 발열반응이다.
② 동화작용은 발열반응, 이화작용은 흡열반응이다.
③ 동화작용과 이화작용 모두 발열반응이다.
④ 동화작용과 이화작용 모두 흡열반응이다.

TIP 동화작용은 광합성과 같이 저분자 물질을 고분자 물질로 합성하는 과정이며, 이화작용은 호흡과 같이 고분자 물질을 저분자 물질로 분해하는 과정이다.

13 효소의 종류 중 소화작용을 돕는 소화효소가 속하는 분류에 해당하는 것은?

① 가수분해효소   ② 산화환원효소
③ 분해효소   ④ 합성효소

TIP 가수분해효소 … 물과 반응하여 기질을 분해하는 효소로 소화효소인 아밀레이스, 말테이스, 수크레이스 등이 여기에 속한다.

Answer 11.① 12.① 13.①

14 다음 그림은 효소의 종류에 따른 적정 pH를 그래프로 나타낸 것이다. ㉠㉡㉢에 알맞은 효소의 종류를 바르게 나열한 것은?

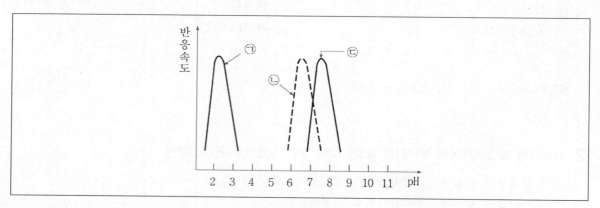

① ㉠펩신, ㉡트립신, ㉢아밀레이스
② ㉠펩신, ㉡아밀레이스, ㉢트립신
③ ㉠트립신, ㉡펩신, ㉢아밀레이스
④ ㉠트립신, ㉡아밀레이스, ㉢펩신

TIP 적정 pH
㉠ 펩신 : pH 2
㉡ 아밀레이스 : pH 7
㉢ 트립신 : pH 8.5

15 생체 내의 산화·환원에 대한 설명으로 옳지 않은 것은?

① 미토콘드리아와 엽록체에서 주로 일어난다.
② 생체 내 에너지 생성의 주된 과정이다.
③ 효소의 촉매작용에 의해서 진행된다.
④ 생체 내 물질 사이에서 탄소가 이동할 때 에너지가 방출된다.

TIP 산화란 전자나 수소를 잃거나 산소를 얻는 것이고, 환원은 그 반대의 현상을 말한다. 생체 내에서의 에너지 방출은 생체 내 물질 사이에서의 전자의 이동에 의한 산화·환원에 의한 것이다.

Answer　14.② 15.④

02 광합성

01 광합성

❶ 식물의 광합성

(1) 광합성

① 광합성을 통해서 빛에너지를 지구상의 생물들이 이용할 수 있는 화학에너지로 전환시킨다.

② 광합성 과정을 통해서 대기 중 CO_2를 소모하고 O_2를 방출함으로 대기 중 CO_2와 O_2의 양을 조절한다.

(2) 엽록체

① **엽록체(광합성의 장소)의 구조**

　ⓐ **그라나** : 틸라코이드 막구조가 겹겹이 쌓인 구조로, 광합성 과정의 명반응이 일어나는 곳이다.

　ⓑ **스트로마** : 엽록체의 기질에 해당되는 구조로, 여러 가지 효소와 DNA, RNA, 리보솜을 포함하고 있다. 광합성 과정의 암반응이 일어나는 곳이다.

　ⓒ **퀀타좀** : 엽록소를 가지고 있는 작은 알갱이로, 틸라코이드 내부에 분포되어 있다. 명반응의 기능적 단위이다.

② **광합성 색소**

　ⓐ **엽록소** : 광합성에 직접 관여하는 색소로 태양광선 중 녹색파장의 빛을 반사하여 식물이 녹색으로 보이게 하는 색소이다.

　ⓑ **카로티노이드계 색소**

　　• 빛에너지를 흡수하여 엽록소로 넘겨 주는 보조색소로 광합성에 직접 관여하는 색소는 아니다.

　　• 엽록소 때문에 색을 내지 못하다가 엽록소가 파괴되는 가을에 나뭇잎을 붉거나 노랗게 변하게 하는 역할을 하기도 한다.

　　• 대표적인 카로티노이드계 색소로 카로틴과 크산토필이 있다.

(3) 광합성의 과정

① 광합성 반응의 일반식

　㉠ 광합성의 반응물 : CO_2, H_2O

　㉡ 광합성의 생성물 : 포도당, O_2

　㉢ 빛 : 엽록소에 의해 흡수된 빛이 광합성 반응을 일으키기 위한 에너지를 제공한다.

$$6CO_2 + 12H_2O - (빛에너지) \rightarrow C_6H_{12}O_6(포도당) + 6O_2 \uparrow + 6H_2O$$

② 명반응

　㉠ 명반응의 개요

　　• 엽록체 내의 그라나에서 일어난다.

　　• 빛을 필요로 하는 반응이다.

$$ADP + P_i + H_2O + NADP - (빛에너지) \rightarrow ATP + NADPH_2 + O_2$$

　㉡ 물의 광분해

　　• 산소가 생성되는 반응으로 식물체 내의 물(H_2O)이 엽록소에 의해 흡수된 빛에너지에 의해서 H^+와 OH^-로 분해된다.

　　• H^+는 NADP와 만나 $NADPH_2$가 되어 암반응 과정에 수소를 공급하게 된다.

　　• OH^-는 전자(e^-)를 잃어 OH가 된 후, OH 2분자가 서로 결합하여 O_2를 만들어낸다.

　㉢ 광인산화

　　• 순환적 광인산화(제Ⅰ광계에서 일어나는 반응 ; PSⅠ) : PSⅠ의 반응의 중심인 P_{700}에서 고에너지 전자(e^-)가 전자전달계로 들어가 ATP를 생성하고 P_{700}으로 되돌아오는 과정으로, 순환적 광인산화반응은 광계Ⅰ만 사용하여 ATP를 생성하는 반응이다.

　　• 비순환적 광인산화(제Ⅱ광계에서 일어나는 반응 ; PSⅡ) : PSⅠ과 PSⅡ에서 일어나는 반응으로, 광계Ⅰ과 광계Ⅱ를 모두 사용하여 ATP와 $NADPH_2$를 생성하는 반응이다.

③ 암반응

　㉠ 암반응의 개요

　　• 엽록체의 스트로마에서 일어난다.

　　• 빛에너지가 아닌 ATP가 ADP와 P_i로 분해되며 나오는 화학에너지를 이용하는 과정이다.

$$ATP + CO_2 + NADPH_2 \rightarrow ADP + P_i + NADP + PGAL(탄수화물)$$

　㉡ 칼빈회로 : 암반응의 경로를 나타낸 회로이다. 식물체 내로 흡수된 6분자의 CO_2가 6분자의 RuBP와 결합하여 12분자의 PGA를 생성하는 CO_2 고정단계를 거친다. 생성된 12PGA는 명반응으로부터 수소를 받아 12PGAL이 된다. 이렇게 생성된 12분자의 PGAL 중 2분자는 1분자의 포도당을 만드는 데 사용되고, 나머지 10분자는 RuBP로 재생산되어 암반응과정을 반복하게 된다.

(4) 광합성에 영향을 주는 요인

① 빛

　㉠ **광합성량** : 일정 수준까지는 빛의 세기에 비례하여 광합성량은 증가하나 광포화점에 도달하면 일정해진다.

　㉡ **광포화점** : 광합성량이 최대에 도달하게 되는 빛의 세기로, 광포화점을 지나면 더 강한 빛을 주어도 광합성량이 더 이상 증가하지 않는다.

　㉢ **보상점** : 광합성량과 호흡량이 같을 때의 빛의 세기로, 보상점에서는 광합성을 통해서 생성된 에너지가 모두 호흡에 사용되기 때문에 외관상으로는 광합성이 일어나지 않는 것으로 보인다.

　㉣ **총광합성량** : 순광합성량(호흡에 사용된 것을 제외한 외관상의 광합성량) + 호흡량

② 온도

　㉠ **광합성 속도** : 광합성의 과정은 효소가 관여하는 과정이므로 일정 시점까지는 온도가 상승함에 따라서 광합성 속도도 증가하지만, 최적온도를 지나게 되면 급격히 감소한다.

　㉡ **최적온도** : 일반적으로는 온도가 30 ~ 35℃일 때 광합성 속도는 최대가 된다.

　㉢ **빛과 온도** : 빛과의 상호관계에서 빛이 약할 때는 온도가 증가되는 만큼 광합성 속도가 증가하지 못하고, 빛이 강할 때는 온도의 상승에 비례해서 광합성 속도도 증가하게 된다.

③ CO_2 농도

　㉠ **대기 중의 CO_2 농도** : 약 0.03% 정도이다.

　㉡ **최적 CO_2 농도** : 0.1%에 이르기까지 광합성 속도가 증가하다가 그 이상의 농도에서는 일정해진다.

　㉢ 온도가 적당하고 빛이 강할 때, 어느 시점까지는 CO_2의 농도가 증가함에 따라서 광합성 속도도 증가한다.

❷ 세균의 광합성과 화학합성

(1) 세균의 광합성

① **광합성** … 식물의 광합성과는 달리 세균엽록소를 사용하며 수소의 공급원으로 H_2O를 사용하지 않고 H_2S나 H_2를 사용하기 때문에 O_2가 발생하지 않는다.

② **H_2S를 사용하는 세균의 광합성**

　㉠ **H_2S를 사용하는 세균** : 홍색 · 녹색 황세균

　㉡ **광합성**

$$6CO_2 + 12H_2S \xrightarrow[\text{(빛에너지)}]{} C_6H_{12}O_6(\text{포도당}) + 6H_2O + 12S$$

③ H_2를 사용하는 세균의 광합성

    ㉠ H_2를 사용하는 세균 : 홍색세균

    ㉡ 광합성

$$6CO_2 + 12H_2 \xrightarrow[\text{(빛에너지)}]{} C_6H_{12}O_6(\text{포도당}) + 6H_2O$$

(2) 세균의 화학합성

① 화학합성 ⋯ 아질산균, 질산균, 황세균, 철세균 등의 일부 세균은 양분을 합성하기 위해서 빛에너지 대신 화학에너지를 이용해서 탄소를 고정하는 화학합성을 한다. 이들 세균들은 엽록소가 없다.

$$\text{무기질} + O_2 \longrightarrow \text{산화물} + \underline{\text{화학에너지}}$$
$$6CO_2 + 12H_2O \longrightarrow C_6H_{12}O_6 + 6H_2O + 6O_2$$

② 아질산균 ⋯ $2NH_3 + 3O_2 \rightarrow 2HNO_2 \rightarrow 2H_2O + \text{화학에너지}$

③ 질산균 ⋯ $2HNO_2 + O_2 \rightarrow 2HNO_3 + \text{화학에너지}$

④ 황세균 ⋯ $2H_2S + O_2 \rightarrow 2S + 2H_2O + \text{화학에너지}$

⑤ 철세균 ⋯ $4FeCO_3 + O_2 + 6H_2O \rightarrow 4Fe(OH)_3 + 4CO_2 + \text{화학에너지}$

02 식물체 내의 물질이동

❶ 뿌리에서의 물의 흡수

(1) 삼투압의 차이에 의한 수분의 흡수

① 식물체에서 수분섭취는 뿌리털에서 일어나는데, 뿌리털세포의 흡수력은 세포막의 반투성에 의해서 일어나는 삼투압과 팽압의 차이로 생기는 힘에 의한다.

② 뿌리의 표피세포가 토양수보다 높은 삼투압을 유지하고 있어서 삼투압의 차이만큼 물을 흡수하게 되며, 흡수된 물은 뿌리의 표피에서부터 피층과 내피를 거쳐 물관으로 이동하게 된다.

(2) 능동수송에 의한 무기양분의 흡수

토양수에 녹아 있는 무기양분은 ATP를 소모하면서 능동수송에 의하여 선택적으로 흡수된다.

❷ 줄기에서의 물의 상승

(1) 증산에 의한 흡인력과 근압

① 증산에 의한 흡인력 ⋯ 잎에서 일어나는 증산작용에 의해서 물관 속의 물을 끌어올리는 흡인력이 높아지므로 물의 상승이 쉽게 이루어진다.

② 근압 ⋯ 뿌리가 흡수한 물을 위로 밀어올리는 힘으로, 수분상승의 한 요인이 된다.

(2) 물분자의 응집력과 모세관현상

① 물분자의 응집력 ⋯ 물관 속의 물분자들이 서로 응집해서 하나의 물기둥을 이루고 있기 때문에 물관 속의 물이 끊어져 있을 때보다 상승작용이 더 활발히 일어난다.

② 모세관현상 ⋯ 물의 상승통로인 물관이 모세관처럼 가늘고 길어서 물의 상승작용이 활발히 일어난다.

> **TIP 물과 무기질의 뿌리에서 지상부까지의 수송**
>
> ㉠ 뿌리세포에 의한 물과 무기질의 흡수 : 물에 투과성인 표피세포와 뿌리털, 친수성 세포벽으로 흘러 들어가는데, 이들은 흡수 표면적을 넓혀 효율을 높인다. 필수이온은 뿌리에 몇 백배 축척되도록 능동 수송된다.
>
> ㉡ 물관으로 물과 무기질의 수송 : 중심주를 둘러싸고 있는 내피에는 수베린으로 이루어진 카스파리안선이 있어 무기질을 선택적으로 수송한다. 수베린은 물에 불투과성이므로 아포플라스트로 이동하는 물과 무기질은 반드시 내피의 세포막 안으로 수송된 후, 다시 아포플라스트 경로를 통해 물관(원형질체가 없으므로 아포플라스트의 일부)으로 이동한다.
>
> ㉢ 물관에서 음압에 의해 생긴 부피 유동 : 뿌리 물관부터 잎맥까지 장거리 수송은 뿌리압(양압)과 증산작용에 의한 물의 응집력과 장력(음압)에 의한 부피 유동으로 일어난다. 뿌리압은 물관액을 밀어 올리는 힘으로, 작은 초본성 진정쌍떡잎 식물에서 일액현상이 일어나도록 한다. 증산 – 응집 – 장력기작은 물을 당기는 힘이기 때문에 물기둥이 끊기는 공동현상이 일어나는 경우, 새로 만들어진 2기 물관부에서 물을 수송한다. 물관액 상승의 동력은 태양에너지라 볼 수 있다.

❸ 잎에서의 증산작용

(1) 증산작용

① 식물체의 내부에 있던 수분이 수증기의 형태로 기공을 통해 외부로 증발되는 현상이다.

② 증산작용은 줄기에서 물의 상승의 원동력이 된다. 또한 수분이 방출되면서 식물체의 온도를 빼앗아감으로 더운 날에도 식물체의 온도상승을 막아 줄 수 있다는 이점이 있다.

(2) 증산작용의 조절

① **공변세포의 개폐** … 증산작용은 수증기의 통로가 되는 기공의 개폐에 의해서 조절되는데, 기공을 구성하는 공변세포의 팽압이 높아지면 기공이 열려서 증산이 일어나고, 팽압이 낮아지면 기공이 닫혀서 증산이 일어나지 않는다.

② **공변세포의 팽압 변화 요인**

　㉠ 낮에 광합성량의 증가로 세포액 농도가 증가되어 물을 흡수한다.

　㉡ 낮에 빛을 쬐면 공변세포의 pH가 변하여 아밀라아제가 활성화되고 녹말을 당화하여 세포액의 농도가 높아진다.

　㉢ 낮에 온도상승으로 뿌리흡수력이 등대되어 공변세포의 함수량이 많아져 팽압이 증가한다.

　㉣ 밤에는 온도가 내려가고 빛이 없으므로 공변세포 내 수분이 줄고 기공은 닫힌다.

③ **기공이 열리는 과정**

　㉠ 과정 : 빛의 세기 증가→공변세포의 광합성 증가→CO_2 감소→pH 증가→포스포릴라아제의 활성화→녹말이 당으로 분해→삼투압 증가→공변세포가 주변세포에서 수분 흡수→공변세포의 팽압 증가→기공 열림

　㉡ 기공이 열리는 조건 : 빛이 강할수록(광합성이 잘 일어날수록), 온도가 높을수록, 대기 중의 습도가 낮을수록, 체내에 물이 많을수록, 공변세포 내의 CO_2 농도가 낮을수록, 공변세포 내의 당의 농도가 높을수록 기공이 잘 열린다.

　　　TIP 카스파리안선(casparian strip)
　　　내피세포에 물과 물이 녹아 있는 무기질이 통과할 수 없는 왁스성분의 슈베린을 함유한 띠 모양의 선으로 아포플라스트 경로를 막는다. 물과 무기질이 자동으로 물관으로 들어가는 것을 막고 반드시 선택적 투과성이 있는 세포막을 통과해서 심플라스트 경로로 들어가도록 해서 토양의 물에 녹아 있는 용질 중 특정 용질만 중심주의 물관으로 들어갈 수 있게 한다.

최근 기출문제 분석

2020. 10. 17. 제2회 지방직(고졸경채)

1 그림은 세포에서 일어나는 물질과 에너지 전환 과정의 일부를 나타낸 것으로, (가)와 (나)는 각각 광합성과 세포 호흡 중 하나이다. 이에 대한 설명으로 옳은 것은? (단, ㉠과 ㉡은 각각 CO_2와 O_2 중 하나이다)

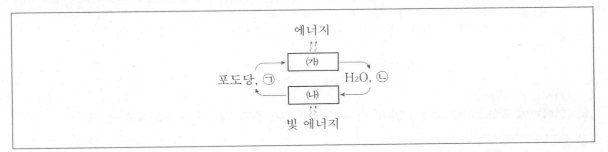

① ㉠은 CO_2이다.

② (가)에서 포도당의 에너지는 모두 ATP에 저장된다.

③ (나)는 미토콘드리아에서 일어난다.

④ (나)에서 빛 에너지가 화학 에너지로 전환된다.

> **TIP** ㉠은 산소(O_2) ㉡은 이산화탄소(CO_2)이며 (가)는 미토콘드리아에서 일어나는 세포 호흡 과정이고, (나)는 엽록체에서 일어나는 광합성 과정이다. (가)에서 포도당의 에너지는 열에너지와 화학에너지(ATP)로 나뉘어 저장된다.

2019. 6. 15. 제2회 서울특별시

2 내피 세포에 위치하는 카스파리안선(casparian strip)에 존재하는 물질로 물과 물에 녹은 무기질의 투과를 막는 것은?

① 리그닌

② 수베린

③ 셀룰로스

④ 미세섬유소원

> **TIP** 리그닌은 식물의 2차벽으로 성숙한 세포에서만 발견되며 셀룰로스는 1차벽을 구성한다.

Answer 1.④ 2.②

2019. 2. 23. 제1회 서울특별시

3 식물의 수송에 대한 설명으로 가장 옳지 않은 것은?

① 카스파리안선(casparian strip)은 아포플라스트(apoplast)를 통한 물의 이동을 막는다.

② 물관부에서 증산-응집력-장력의 기작이 물의 수송을 일어나게 한다.

③ 공변세포는 빛이 없으면 양성자를 밖으로 퍼내고 대신 K⁺과 Cl⁻을 세포 내로 끌어들인다.

④ 동반세포(companion cell)는 체관요소의 생명유지에 필요한 기능을 제공한다.

> **TIP** 빛이 있을 때 공변세포의 원형질막에 있는 색소에 의해 흡수된 청색광에 의해 양성자가 공변세포에서 주변 표피세포로 양성자 펌프를 통해 나가게 된다. 이 결과로 양성자 기울기가 형성되어 공변세포 내에 칼륨 이온이 흡수된다.

2016. 6. 25. 서울특별시

4 엽록체의 틸라코이드 막에서 일어나는 비순환적 전자 전달 과정의 순서로 옳은 것은?

> ㉠ 광계 Ⅰ의 엽록소가 700nm에서 빛을 최대로 흡수한다.
> ㉡ 광계 Ⅰ은 전자운반체를 환원시킨다.
> ㉢ 물에서 온 양성자(H^+)와 전자전달사슬을 통한 전자전달은 ATP를 합성한다.
> ㉣ 광계 Ⅱ의 엽록소가 680nm에서 빛을 최대로 흡수한다.

① ㉠→㉡→㉢→㉣

② ㉡→㉢→㉠→㉣

③ ㉢→㉣→㉡→㉠

④ ㉣→㉢→㉠→㉡

> **TIP** 비순환적 전자 전달과정
> ㉠ 광계Ⅱ의 엽록소가 680nm에서 빛을 최대로 흡수한다.
> ㉡ 물에서 온 양성자와 전자전달사슬을 통한 전자전달은 ATP를 합성한다.
> ㉢ 광계Ⅰ의 엽록소가 700nm에서 빛을 최대로 흡수한다.
> ㉣ 광계Ⅰ은 전자운반체를 환원시킨다.

Answer 3.③ 4.④

출제 예상 문제

1 **엽록체의 구조에 대한 설명 중 옳지 않은 것은?**

① 엽록체의 기질 부분을 크리스타라고 한다.

② 암반응이 일어나는 곳을 스트로마라고 한다.

③ 미트콘드라와 같이 내막과 외막 사이는 크리스타를 이루고 있다.

④ 라멜라의 기질 부분을 그라나라고 한다.

TIP ① 엽록체의 기질 부분은 스트로마라고 한다.

※ 엽록체…2중막 구조로 내부는 틸라코이드가 층상으로 쌓여진 그라나를 형성하며, 기질은 스트로마이다. 그라나는 엽록소가 함유되어 있어 빛에너지를 화학에너지를 전환시키는 명반응이 스트로마에서는 암반응이 진행된다.

2 **엥겔만의 실험에 대한 설명으로 옳은 것은?**

① 광합성에는 주로 적색광과 청라색 광만이 이용된다.

② 식물의 광합성으로 방출되는 산소의 기원은 물이다.

③ 식물은 산소를 배출시킨다.

④ 식물의 공기정화기능은 빛이 있을 때만 가능하며, 이 작용은 식물의 녹색부분에서만 가능하다.

TIP ② 닐의 실험에 대한 설명이다.

③ 프리스틀리의 실험에 대한 설명이다.

④ 잉겐하우스의 실험에 대한 설명이다.

Answer 1.① 2.①

3 다음 중 기공개폐요인에 해당하지 않는 것은?

① CO_2

② 녹말

③ 물의 흡수

④ 삼투압

TIP 기공의 개폐원리 … 공변세포가 주위의 세포로부터 물을 흡수하여 세포의 팽압이 높아지면 세포벽이 얇은 부분은 잘 늘어나고 두터운 부분은 늘어나지 않으므로 세포가 활 모양으로 휘어 기공이 열린다. 공변세포의 수분량이 줄면 팽압이 낮아지면서 기공은 닫힌다.

4 다음은 칼빈회로의 과정을 나타낸 것이다. ㉠㉡㉢에 해당하는 물질로 짝지어진 것은?

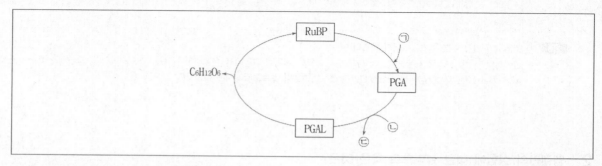

① ㉠ CO_2, ㉡ NADP, ㉢ $NADPH_2$

② ㉠ CO_2, ㉡ $NADPH_2$, ㉢ NADP

③ ㉠ H_2O, ㉡ NADP, ㉢ $NADPH_2$

④ ㉠ CO_2, ㉡ $FADH_2$, ㉢ FAD

TIP 칼빈회로(암반응의 과정)

㉠ CO_2 고정반응

$$6RuBP+6CO_2+6H_2O \longrightarrow 12PGA$$

㉡ PGA 환원

$$12PGA \underset{12ATP\quad 12ATP}{\longrightarrow} 12DPGA \underset{12NADPH_2\quad 12NADP}{\longrightarrow} 12PGAL+12H_2O$$

㉢ 포도당 생성

$$2PGAL \longrightarrow FDP \longrightarrow FP \longrightarrow C_6H_{12}O_6$$

$$10PGAL \underset{6ATP\quad 6ATP}{\longrightarrow} RuBP(재생산)$$

5 녹색식물의 광합성과 세균의 광합성 차이로 옳은 것은?

① 빛에너지 대신 화학에너지를 사용하여 탄소동화를 한다.

② CO_2를 환원하는 물질이 다르다.

③ 빛에너지를 흡수하여 광합성을 한다.

④ 엽록소를 가지고 있어 광합성을 할 수 있다.

TIP 녹색식물은 H_2O를 사용하여 CO_2를 환원하고 세균은 H_2S 및 H_2를 사용하여 CO_2를 환원하므로 물질이 다르다.

6 다음 표를 보고 이 식물의 순광합성량을 구하여라.

조도(lux)	CO 소모량(mg/h)
0	−2.0
1,000	0
4,000	+1.6
6,000	+3.4
8,000	+4.6

① 1.6

② 2.0

③ 3.4

④ 4.6

TIP 표에서 조도 0에서의 CO_2 발생량은 일정하다고 보면, 8,000lux에서 순광합성량은 4.6mg이다. 여기서 총광합성량을 구하고자 한다면, 호흡량 + 순광합성량이므로 2.0(mg)+4.6(mg)=6.6(mg)이다.

※ 순광합성량 … 총광합성량에서 호흡량을 뺀 값을 말한다. 외관상 광합성량이라고 한다.

Answer 5.② 6.④

7 물질대사의 광합성 중 명반응에서 암반응으로 전환될 때 관여하는 조효소는?

① NADH$_2$

② NADPH$_2$

③ NAD

④ FADH$_2$

> **TIP** NADPH$_2$ … 암반응 과정에 수소를 공급한다. 광합성의 명반응에서 물의 광분해에 의해 생성된 수소(H$_2$)를 받아 NADP가 환원된 물질로 PGA를 환원시켜 PGAL로 만든다.

8 다음은 칼빈회로를 나타낸 것이다. 이산화탄소가 최초로 반응하는 구간은?

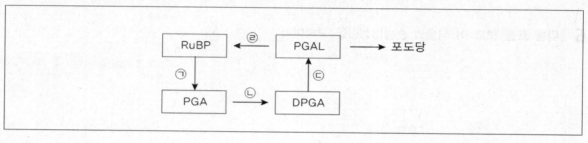

① ㉠

② ㉡

③ ㉢

④ ㉣

> **TIP** 암반응은 이산화탄소가 RuBP와 결합해서 PGA를 형성하는 과정을 첫 단계로 시작한다.

9 광합성의 결과 360g의 포도당이 생성되었다면 이 때 소모되는 이산화탄소는 몇 g인가?

① 250g

② 360g

③ 480g

④ 528g

> **TIP** 광합성의 전체식은 $6CO_2 + 12H_2O \rightarrow C_6H_{12}O_6 + 6O_2 + 6H_2O$이다. 이 식을 근거로 해서 이산화탄소 264g을 사용하여 180g의 포도당을 얻을 수 있음을 알 수 있다. 그러므로 360g의 포도당을 얻기 위해서는 264g의 두 배인 528g의 이산화탄소가 필요하다.

Answer 7.② 8.① 9.④

10 고등식물에서 수압상승의 원동력을 작용순으로 바르게 나열한 것은?

① 근압 → 삼투압 → 응집력 → 증산흡인력

② 삼투압 → 근압 → 응집력 → 증산흡인력

③ 응집력 → 근압 → 삼투압 → 증산흡인력

④ 근압 → 응집력 → 삼투압 → 증산흡인력

TIP 뿌리의 뿌리털에서 삼투압에 의해 토양의 물을 흡수하면, 근압에 의해서 이것이 밀어올려진다. 줄기로 올라온 물은 물분자들 간의
응집력으로 물의 상승을 용이하게 하며 잎에서는 증산으로 인한 흡인력이 물을 상승시키는 요인으로 작용한다.

11 다음 중 광합성의 결과로 생성되는 최초의 유기물질은?

① ADP

② ATP

③ PGA

④ COOH

TIP 광합성 과정의 명반응에서 ATP와 $NADPH_2$가 암반응의 칼빈회로로 이동해서 이산화탄소를 환원시켜 최초의 유기물인 PGA를 합성한다.

12 모든 광합성 식물이 공통적으로 가지는 색소는?

① 엽록소 a

② 엽록소 b

③ 엽록소 c

④ 엽록소 d

TIP 광합성 색소
　㉠ 엽록소 a : 모든 식물에 포함
　㉡ 엽록소 b : 육상식물, 녹조류
　㉢ 엽록소 c : 갈조류
　㉣ 엽록소 d : 홍조류

Answer 10.② 11.③ 12.①

13 녹색식물의 탄소동화작용에서 빛에너지의 작용에 대한 설명으로 옳은 것은?

① 물을 산소와 수소로 분해시키고, ATP를 합성한다.

② 이산화탄소를 수소와 결합시켜 포도당으로 고정시킨다.

③ 이산화탄소를 환원시키는 효소의 작용을 촉진시킨다.

④ 포도당을 녹말로 합성하는 과정에 관여한다.

> **TIP** 광합성의 과정 중 빛에 직접적인 영향을 받는 과정을 명반응이라 하며, 엽록체가 빛을 받으면 물의 광분해가 일어나고 그 결과 ATP 와 $NADPH_2$가 생성된다.

14 다음 중 광합성의 암반응 속도와 가장 관계가 깊은 것은?

① 빛의 세기   ② 이산화탄소의 농도

③ 물의 양   ④ 엽록체의 양

> **TIP** 암반응은 명반응에서 이동해 온 $NADPH_2$와 ATP를 이용하여 이산화탄소를 고정시켜 포도당을 얻는 과정이다.

15 다음은 광합성의 과정을 나타낸 것이다. ㉠과 ㉡에 해당하는 물질은?

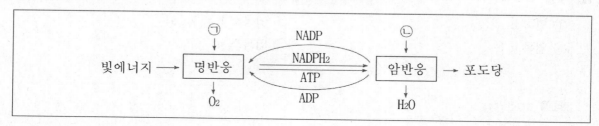

① ㉠ 물, ㉡ 이산화탄소   ② ㉠ 물, ㉡ 산소

③ ㉠ 산소, ㉡ 이산화탄소   ④ ㉠ 이산화탄소, ㉡ 물

> **TIP** 명반응에서는 물이 분해되어 O_2가 방출되며 암반응에서는 CO_2가 명반응에서 생긴 $NADPH_2$나 ATP의 에너지를 환원시켜 물과 포도 당이 생성된다.

Answer 13.① 14.② 15.①

03 호흡

01 호흡과 호흡기관

❶ 호흡

(1) 호흡

① **호흡** … 음식물로 섭취된 유기물을 세포 내에서 산화시켜 생명유지에 필요한 에너지를 얻는 작용이다.

② **호흡운동** … 대부분의 생물은 호흡운동으로 공기 중의 산소를 흡수하고, 체내에서 생긴 이산화탄소를 배출한다.

③ **호흡기** … 동물은 산소와 이산화탄소를 교환해 주는 호흡기를 가지고 있다.

(2) 세포 수준의 호흡과 개체 수준의 호흡

① **세포 수준의 호흡** … 화학분자가 산소에 의해서 산화되어 세포가 필요로 하는 에너지를 공급하고 이산화탄소를 방출하는 것으로, 산소호흡이라고도 한다.

② **개체 수준의 호흡** … 산소를 체내로 받아들이고 생성된 이산화탄소를 배출하는 것으로, 기체교환이라고도 한다.

(3) 외호흡과 내호흡 · 세포호흡

① **외호흡** … 외부환경과 호흡기관 사이의 O_2와 CO_2의 기체교환을 말한다.

② **내호흡** … 체내의 세포와 체액 사이의 O_2와 CO_2의 기체교환을 말한다.

③ **세포호흡** … 조직세포 내에서 유기물이 O_2에 의해 산화되어 CO_2를 방출하고 에너지를 얻는 현상을 말한다.

(4) 유기호흡과 무기호흡

① **유기호흡** … 유기물을 산화시키는 데 산소를 필요로 하는 호흡이다(대부분의 생명체).

② **무기호흡** … 유기물을 산화시키는 데 산소를 필요로 하지 않는 호흡이다(단세포생물의 일부분).

③ 어느 경우에나 방출된 에너지를 ATP 형태로 저장하였다가 생활에너지로 이용한다.

(5) 광합성과 세포호흡

① **공통점**

　　㉠ 생물체 내에서 여러 종류의 효소와 관련하여 단계적으로 일어나는 물질대사이다.
　　㉡ 전자의 전달과정과 화학 삼투에 의해 ATP가 생성된다.

② **차이점**

　　㉠ 에너지 전환

　　• 광합성 : 빛에너지를 흡수하여 화학 에너지인 탄수화물을 생성하는 과정 – 동화작용
　　• 세포호흡 : 화학 에너지가 포함된 유기물을 분해하여 ATP를 합성하는 과정 – 이화작용

　　㉡ 반응장소 및 과정

　　• 광합성
　　–명반응(엽록체의 그라나 – 틸라코이드 막) : 빛 에너지를 화학 에너지로 전환하여 ATP와 NADPH에 저장한다.
　　–암반응(엽록체의 스트로마) : ATP와 NADPH를 이용하여 CO_2를 환원시켜 포도당을 합성한다.
　　• 세포호흡
　　–해당작용(세포질) : 포도당을 피루브산으로 분해하여 미토콘드리아로 들어갈 수 있도록 한다.
　　–TCA회로(미토콘드리아의 기질) : 피루브산을 CO_2로 분해하고 NADH와 $FADH_2$를 생성한다.
　　–산화적 인산화(미토콘드리아의 내막) : NADH와 $FADH_2$를 산화시켜 ATP를 합성한다.

③ **엽록체와 미토콘드리아에서의 ATP 합성**

　　㉠ **공통점** : 전자전달계에서 전자전달과정에 의해서 수소이온 농도 기울기가 형성되고, 이에 따라 ATP합성효소에 의해 ATP가 합성된다.

　　㉡ **차이점**

　　• 세포호흡에서는 화학 삼투에 의한 산화적 인산화 이외에도 해당 작용과 TCA회로에서 기질 수준 인산화로 ATP가 합성된다. 그러나 광합성의 명반응에서는 화학 삼투에 의한 광인산화로만 ATP가 합성된다.
　　• 광합성의 명반응에서 생성된 ATP는 식물의 생장 등에 이용되는 것이 아니라 모두 암반응에서의 포도당 합성에 이용된다. 반면, 세포호흡을 통해 생성된 ATP는 여러 가지 생명 활동에 이용된다.

구분	엽록체에서의 ATP 합성	미토콘드리아에서의 ATP 합성
ATP 합성장소	엽록체의 틸라코이드 막	미토콘드리아의 내막
ATP 이용	암반응에서 3PG의 환원 및 RuBP의 재생에 이용	생물의 생명 활동에 이용
전자의 에너지원	빛에너지	유기물에 포함된 화학 에너지
전자의 공급원	물	NADH, $FADH^+$
전자의 최종 수용체	$NADP^+$	O_2
전자의 에너지를 이용한 수소이온 의 능동 수송 방향	스트로마 → 틸라코이드 내부 (그 결과 틸라코이드 내부의 수소이온 농도가 스트로마보다 높아짐)	미토콘드리아 기질 → 막 사이 공간(그 결과 막 사이 공간의 수소이온 농도가 미토콘드리아 기질보다 높아짐)
ATP 합성 효소를 통한 수소이온의 확산 방향	틸라코이드 내부(수소이온 고농도) → 스트로마(수소이온 저농도)	막 사이 공간(수소이온 고농도) → 미토콘드리아 기질(수소이온 저농도)

ⓒ **엽록체에서의 ATP 합성** : 틸라코이드 막에서 전자전달계를 통해 전자가 전달되는 과정에서 막을 경계로 수소이온 농도 기울기가 형성되고, 틸라코이드 내부의 수소이온이 ATP 합성효소를 통해 스트로마로 확산되면서 ATP가 합성된다.

ⓔ **미토콘드리아에서의 ATP 합성** : 미토콘드리아 내막에서 전자전달계를 통해 전자가 전달되는 과정에서 막을 경계로 수소이온 농도 기울기가 형성되고, 막 사이 공간의 수소이온이 ATP합성효소를 통해 미토콘드리아 기질로 확산되면서 ATP가 합성된다.

TIP 에너지의 전환과 ATP

ⓐ ATP ; 근육 수축, 물질 합성, 물질 수송 등 생명 활동에 직접 사용되는 에너지원으로 모든 생물은 호흡 기질에 저장된 에너지를 ATP 형태로 전환하여 생명 활동에 이용한다.

ⓑ ATP의 구조 : 아데노신(아데닌 + 리보스)에 인산 3분자가 결합한 화합물로, 인산과 인산은 고에너지 인산 결합을 하고 있다. ATP는 모든 생명 활동의 에너지로 전환 가능하며, 포도당 등의 유기물에 비해 단위 부피당 에너지 저장량이 작아 에너지 화폐라고도 한다.

ⓒ 에너지의 전환과 이용 : 고에너지 인산 결합이 끊어져 ATP가 ADP와 무기인산으로 가수 분해될 때 약 7.3kcal/몰의 에너지가 방출되며, 이때 방출된 에너지는 여러 형태의 에너지(기계 에너지, 화학 에너지, 열에너지 등)로 전환되어 생명 활동에 쓰인다.

※ 고에너지 인산 결합은 에너지 함량이 많고 불안정하기 때문에 쉽게 가수 분해되어 다량의 에너지를 방출한다.

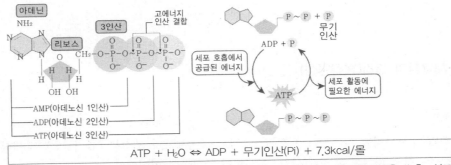

$$ATP + H_2O \leftrightarrow ADP + 무기인산(Pi) + 7.3kcal/몰$$

ⓓ ATP를 소모하는 세포 활동 : 물질 합성, 능동 수송, 세포 내 섭취, 세포 외 배출, 근육 수축, 섬모나 편모의 운동, 세포 분열 시 염색체의 이동 등에 ATP가 소모되며, 확산과 삼투에는 ATP가 소모되지 않는다.

❷ 사람의 호흡운동

(1) 호흡기관

① 허파…늑막과 횡경막으로 둘러싸여 있는 흉강에 위치하고 있으며, 1쌍이 존재한다.

② 기관, 기관지…공기의 통로이며 점막이 있어 온도와 습도를 조절하고 공기 중의 먼지를 걸러 준다.

③ 허파꽈리(폐포)…사람은 약 3억 개의 허파꽈리를 가지고 있다. 허파꽈리는 모세혈관으로 둘러싸여 있으며 허파와 모세혈관 사이의 확산으로 인한 기체교환이 이루어지는 곳이다.

(2) 호흡운동

① 흡기(들숨)…늑골이 위로 올라가고 횡경막이 아래로 내려가면, 흉강의 부피가 커지고 흉강 내의 압력이 낮아져서 외부의 공기가 허파 안으로 들어간다.

② 호기(날숨)…늑골이 아래로 내려가고 횡경막이 위로 올라가면, 흉강의 부피가 작아지고 흉강 내의 압력이 높아져서 허파 안의 공기가 외부로 나간다.

③ 외부의 공기가 허파로 전달되는 과정…외부→비강→인두→후두→기관→기관지→허파꽈리(모세혈관과의 기체교환)

④ 호흡운동의 조절
  ㉠ 호흡조절중추 : 연수
  ㉡ 혈중 이산화탄소 농도와 호흡의 조절
   • 이산화탄소 농도의 증가 : 연수가 교감신경을 자극하여 아드레날린을 분비하면, 호흡운동이 촉진된다.
   • 이산화탄소 농도의 감소 : 연수가 부교감신경을 자극하여 아세틸콜린을 분비하면, 호흡운동이 억제된다.

02 기체교환

❶ 기체교환의 원리(확산현상)

(1) 기체교환

허파꽈리와 허파꽈리를 둘러싼 모세혈관, 그리고 조직세포와 조직세포를 둘러싼 모세혈관의 산소와 이산화탄소의 농도는 서로 다르므로 기체(산소, 이산화탄소)교환이 일어난다.

(2) 산소와 이산화탄소의 이동

① 산소의 이동 … 산소의 농도가 높은 허파꽈리에서 모세혈관으로, 모세혈관에서 조직세포로 산소가 이동한다.

② 이산화탄소의 이동 … 이산화탄소의 농도가 높은 조직세포에서 모세혈관으로, 모세혈관에서 허파꽈리로 이산화탄소가 이동한다.

❷ 산소와 이산화탄소의 운반

(1) 산소의 운반

① 산소의 운반체
  ㉠ 적혈구 내의 헤모글로빈 : 하나의 헤모글로빈은 4개의 헴과 4개의 글로빈으로 구성되어 있는데, 산소는 헤모글로빈의 헴에 결합되어 운반되게 되므로, 한 분자의 헤모글로빈은 4분자의 산소를 이동시킬 수 있다.

  📢 **TIP** 헤모글로빈의 특성 … 헤모글로빈은 산소와 쉽게 결합하거나 해리될 수 있는 특징을 가지고 있다.

  ㉡ 헤모글로빈과 산소의 결합이 촉진되는 환경 : 높은 산소 분압, 낮은 이산화탄소 분압, 낮은 온도, 높은 pH 등이다.

② 산소해리곡선
  ㉠ 산소의 분압에 대한 헤모글로빈의 산소포화도를 나타낸 곡선이다.
  ㉡ 이산화탄소 분압에 따른 산소해리곡선 : 산소 분압이 높을수록, 이산화탄소 분압이 낮을수록 산소 헤모글로빈의 포화도가 높아진다.

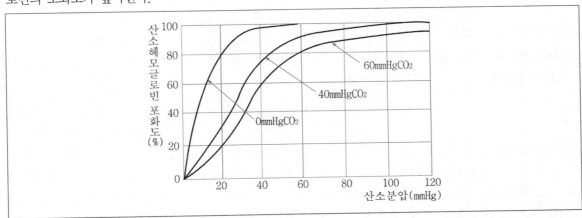

ⓒ pH에 따른 산소해리곡선 : pH가 높을수록 산소 헤모글로빈의 포화도가 높아진다.

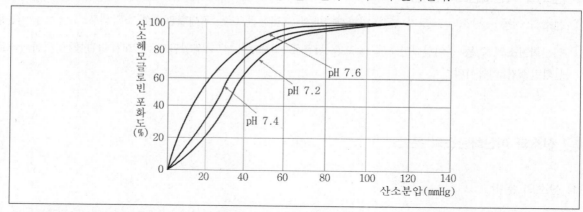

ⓔ 온도에 따른 산소해리곡선 : 온도가 낮을수록 산소 헤모글로빈의 포화도가 높아진다.

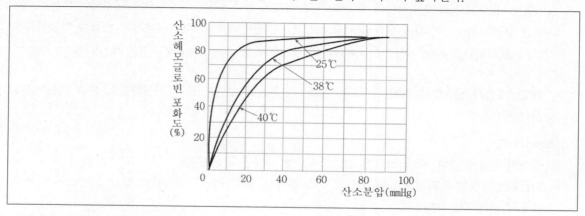

(2) 이산화탄소의 운반

① 헤모글로빈에 의한 운반 … 헤모글로빈을 구성하는 글로빈에 결합되어 운반되는 데, 전체 혈액 내 이산화탄소의 약 25% 정도가 이 형태로 운반이 된다.

$$Hb + CO_2 \leftrightarrow HbCO_2$$

② 탄산수소나트륨의 형태로 운반 … 혈액 내 이산화탄소의 대부분이 이 형태로 운반된다. 혈액 내 이산화탄소(CO_2)가 탄산무수화효소의 도움을 받아 물(H_2O)과 결합하여 탄산(H_2CO_3)이 되었다가 수소이온(H^+)과 탄산수소이온(HCO_3^-)으로 해리되고, 탄산수소이온은 나트륨이온(Na^+)과 결합하여 탄산수소나트륨($NaHCO_3$)의 형태로 운반된다. 탄산수소이온의 일부는 나트륨과 결합하지 않고 그냥 이온의 형태로 운반이 되기도 한다.

③ 혈장에 의한 운반 … 혈액 중의 이산화탄소가 혈장에 녹아 그대로 허파꽈리까지 운반되기도 한다. 그러나 이 경우는 매우 드문 경우이다.

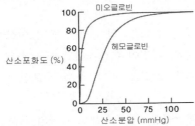

미오글로빈과 헤모글로빈은 모두 철을 포함한 헴 색소분자를 이용하여 산소를 운반한다. 하지만 미오글로빈은 한 개의 폴리펩타이드 사슬로 이루어져 있어 한 개의 산소와 결합할 수 있고, 헤모글로빈은 4개의 폴리펩타이드 사슬로 이루어져 있어 총 4개의 산소와 결합할 수 있다. 또한 미오글로빈과 헤모글로빈의 산소해리곡선을 비교하면, 미오글로빈과 다르게 헤모글로빈은 S자형의 곡선을 갖는 특성이 있음을 알 수 있다.

03 유기호흡과 무기호흡

① 유기호흡

(1) 산소호흡(세포호흡)
① 생물체의 세포 내에서 호흡기질이 분해되어, 생명활동에 필요한 에너지인 ATP를 생성하는 반응으로, 탄수화물의 분해산물인 포도당이 호흡기질로 사용된다.

② 포도당을 호흡기질로 하는 산소호흡은 해당과정, TCA회로, 전자전달계의 세 과정으로 나누어진다.

(2) 해당과정
① 해당과정 … 호흡기질인 포도당이 PGAL과 DPGA, PGA를 거쳐서 피루브산으로 변환되면서 2분자의 ATP를 생성하는 과정이다. 생성된 피루브산은 산소가 충분할 때는 TCA회로로 들어가게 되고, 산소가 부족할 때는 젖산발효를 통해 젖산이 되어 근육에 축적된다.

② 생성물 … 한 분자의 포도당이 분해되어 2분자의 피루브산과 2분자의 ATP, 2분자의 $NADH_2$를 생성한다.

(3) TCA회로

① TCA회로

　　㉠ 피루브산이 미토콘드리아 속으로 들어가 탈탄산효소와 탈수소효소의 작용을 받아 이산화탄소(CO_2)와 수소(2H)를 잃고, 조효소와 결합하여 활성아세트산이 되며, 이것이 옥살아세트산을 만나 시트르산이 된다. 시트르산은 다시 α-케토글루타르산, 숙신산, 푸마르산, 말산을 거쳐 옥살아세트산이 되어, 회로를 반복하게 된다.

　　㉡ 1몰의 포도당이 해당과정을 거치면서 만들어지는 피루브산은 2분자이므로, 1몰의 포도당이 분해되기 위해서는 2번의 TCA회로를 거쳐야 한다.

② 생성물 1분자의 피루브산이 3분자의 이산화탄소와 4분자의 $NADH_2$, 그리고 1분자의 $FADH_2$와 ATP를 생성한다.

③ 탈수소효소와 탈탄산효소

　　㉠ 탈수소효소 : 호흡기질에서 수소를 이탈시켜 호흡기질을 산화시키는 호흡효소이다. 탈수소효소는 조효소가 필요한데, NAD, FAD가 이러한 역할을 한다.

　　㉡ 탈탄산효소 : 호흡기질의 카복실기(-COOH)에 작용하여 CO_2를 이탈시키는 효소이다.

[TCA회로]

(4) 전자전달계

① 전자전달계 … 수소와 고에너지 전자가 플라빈효소, 시토크롬효소, 산화효소 등의 전자전달효소들을 거치면서 산소와 결합하여 물과 ATP를 형성하게 된다.

[전자전달계]

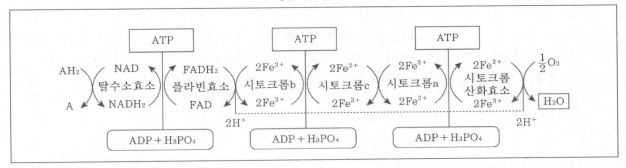

② 에너지 생성 … 전자전달계에 전달되는 수소의 형태가 $NADH_2$일 때는 3분자의 ATP를, $FADH_2$의 형태일 때는 2분자의 ATP를 생성한다.

㉠ $NADH_2 + \frac{1}{2}O_2 \rightarrow NAD + H_2O + 3ATP$

㉡ $FADH_2 + \frac{1}{2}O_2 \rightarrow FDA + H_2O + 2ATP$

③ 전자전달효소 … 탈수소효소로부터 수소($H^+ + e^-$)를 받아 그 중 전자(e^-)를 분리해 주고 받은 호흡효소로, 철을 함유한 시토크롬계 효소가 여기에 속한다.

(5) 산소호흡과정

① 에너지 생성 … 포도당 1몰이 분해되어 생성되는 에너지는 총 38ATP이다.

[산소호흡과정의 에너지 생성]

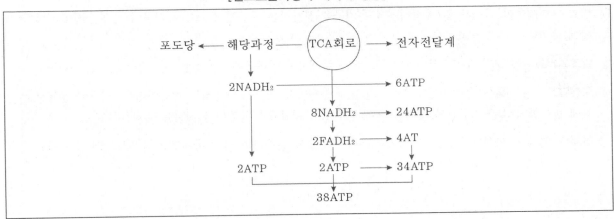

② 산소호흡의 에너지효율

　　㉠ ATP 1분자에 저장되어 있는 에너지는 약 7.3kcal이다.

　　㉡ 1분자의 포도당이 완전히 산화되었을 때 방출되는 에너지는 688kcal인데, 이 중 38분자의 ATP에만 에
　　　너지가 저장되어 생명활동에 사용되고, 나머지는 열에너지로 방출된다.

　　㉢ 산소호흡의 에너지효율은 약 40%이다(나머지 60%는 열로 방출되어 체온 유지에 이용).

$$에너지효율 = \frac{38ATP \times 7.3kcal}{688kcal} \times 100 ≒ 40\%$$

❷ 무기호흡

(1) 무기호흡

① **무기호흡** … 일부 미생물들이 산소를 소모하지 않고도 유기물을 분해하여 에너지를 얻는 과정을 산소호흡
　　(유기호흡)과 구분하여 무기호흡이라고 한다.

② **무기호흡과정과 에너지효율** … 무기호흡은 해당과정만을 거치고, 호흡기질이 마지막 단계까지 분해되지 못
　　하여 산소호흡에 비해서 에너지효율이 적다.

③ 무기호흡은 인간에게 미치는 영향을 기준으로 발효와 부패로 구분된다.

(2) 발효

① **발효** … 미생물이 산소가 없는 상태에서 유기물을 분해하는 호흡과정으로, 유기물의 분해산물이 사람의 생
　　활에 유익한 경우를 발효라고 한다.

② **알코올발효** … 효모가 무산소상태에서 포도당을 분해하여 에탄올과 이산화탄소를 생성하는 반응이다.

③ **젖산발효** … 젖산균이 무산소상태에서 포도당을 분해하여 젖산을 생성하는 반응이며, 갑작스런 운동으로 근
　　육에 충분한 산소가 공급되지 못하였을 때 근육에서 젖산발효가 일어나 젖산을 축적하기도 한다.

④ **아세트산발효** … 아세트산균이 무산소상태에서 에탄올을 분해하여 물과 아세트산을 생성하는 반응이다.

최근 기출문제 분석

2020. 10. 17. 제2회 지방직(고졸경채)

1 그림은 세포에서 일어나는 ATP와 ADP 사이의 전환을 나타낸 것이다. 이에 대한 설명으로 옳지 않은 것은?

① ㉠은 골격근의 수축에 이용될 수 있다.

② 물질 X는 아데닌, 물질 Y는 리보스이다.

③ 결합 A는 고에너지 인산 결합이다.

④ ㉡에서 방출된 에너지는 이화 작용에 이용된다.

> **TIP** ① ㉠ 과정에서 고에너지 인산 결합이 끊어지면서 발생되는 에너지로 근육 운동을 할 수 있다.
> ②③ 물질 X는 아데닌이고 결합 A는 고에너지 인산 결합, 물질 Y는 리보스 당이다.

2020. 6. 13. 제1 · 2회 서울특별시

2 근육이 수축하는 데 필요로 하는 ATP를 충족시키는 방법으로 가장 옳지 않은 것은?

① 운동 중 근육 내 젖산 발효에 의해 ATP를 생성한다.

② 적색섬유에 풍부한 미토콘드리아에서 주로 혐기성 호흡에 의해 ATP가 생성된다.

③ 가벼운 운동을 지속하는 동안 대부분의 ATP는 호기성 호흡에 의해 생성된다.

④ 인산염을 ADP로 이동시켜 ATP를 형성할 수 있는 화합물인 크레아틴 인산을 이용한다.

> **TIP** ② 적색근은 호기성 대사에 관여하므로 미토콘드리아의 비중이 높다.

Answer 1.④ 2.②

2019. 6. 15. 제2회 서울특별시

3 시트르산 회로(또는 크렙스 회로)에서 기질 수준 인산화 반응에 의해 ATP가 생성되는 단계로 가장 옳은 것은?

① 시트르산→α-케토글루타르산

② 숙신산→말산

③ α-케토글루타르산→숙신산

④ 옥살아세트산→시트르산

> **TIP** α-케토글루타르산에서 숙신산이 될 때 기질 수준 인산화를 통해 ATP가 합성되며, 시트르산에서 α-케토글루타르산이 될 때는 NADH가 형성되어 전자전달계를 거쳐 산화적 인산화를 통한 ATP가 합성되며 숙신산에서 말산이 될 때 $FADH_2$ 생성 후 산화적 인산화를 거치고, 옥살아세트산이 시트르산이 될 때는 별도의 인산화 과정이 일어나지 않는다.

2019. 6. 15. 제2회 서울특별시

4 이산화탄소 수송에 대한 설명으로 옳은 것을 〈보기〉에서 모두 고른 것은?

보기

㉠ 이산화탄소는 대부분 중탄산염(HCO_3^-)의 형태로 폐로 수송된다.

㉡ 이산화탄소는 대부분 카바미노헤모글로빈($HbCO_2$)의 형태로 폐로 수송된다.

㉢ 적혈구에서 형성된 중탄산염(HCO_3^-)은 헤모글로빈에 결합한다.

㉣ 폐포 모세혈관에서 중탄산염(HCO_3^-)은 수소이온(H^+)과 결합하여 이산화탄소를 형성한다.

① ㉠㉣

② ㉡㉢

③ ㉠㉢㉣

④ ㉡㉢㉣

> **TIP** 이산화탄소의 23%는 카바미노헤모글로빈($HbCO_2$) 형태로 폐로 수송되고, 77%는 혈장에 녹아 중탄산염(HCO_3^-)형태로 폐로 수송되었다가 폐포 모세혈관에서 수소이온(H^+)과 결합하여 이산화탄소를 형성한다.

Answer   3.③ 4.①

5 세포호흡을 담당하는 미토콘드리아(mitochondria)와 광합성에 관여하는 틸라코이드(thylakoid)에 대한 설명 중 옳은 것을 〈보기〉에서 모두 고른 것은? (기출 변형)

─── 보기 ───

○ 틸라코이드의 스트로마와 미토콘드리아의 기질에서 ATP가 생성된다.
○ 산화적 인산화 시 수소이온은 미토콘드리아의 내막과 외막 사이의 공간에서 미토콘드리아 기질로 이동한다.
○ 틸라코이드의 스트로마에서 수소이온 농도는 틸라코이드 내부의 수소이온 농도보다 높다.
○ 미토콘드리아 내막의 전자 전달 효소를 통해 전자가 산소로 전달된다.

① ㉠㉡   ② ㉡㉢
③ ㉢㉣   ④ ㉠㉢

TIP ㉠ 미토콘드리아 기질과 엽록체의 스트로마에서 ATP가 생성된다. (틸라코이드의 스트로마라는 말은 알맞지 않음)
㉢ 수소이온 농도는 틸라코이드 내부가 스트로마보다 높다. (틸라코이드의 스트로마라는 말은 알맞지 않음)

6 헤모글로빈과 미오글로빈 단백질에 대한 설명으로 옳은 것을 〈보기〉에서 모두 고른 것은?

─── 보기 ───

○ 헤모글로빈은 적혈구에, 미오글로빈은 근육세포에 존재한다.
○ 산소압에 따른 헤모글로빈의 산소결합곡선은 S자형이다.
○ 헤모글로빈과 미오글로빈 모두 보결분자로 헴 구조를 가지고 있다.
○ 헤모글로빈과 미오글로빈 모두 α 와 β 단백질을 각각 2개씩 4개의 단량체 단백질을 포함한다.

① ㉠㉡   ② ㉢㉣
③ ㉠㉡㉢   ④ ㉠㉡㉣

TIP ㉣ 헤모글로빈은 α 사슬 2개, β 사슬 2개가 모인 폴리펩타이드사슬로 구성되어 있다. 미오글로빈은 단일 폴리펩타이드 사슬로 존재한다.

Answer 5.② 6.③

2019. 2. 23. 제1회 서울특별시

7 세포 호흡은 전자전달계를 통한 산화적 인산화로 ATP를 얻기 위해 해당 과정과 시트르산 회로에서 얻은 환원력을 이용한다. 다음 중 환원력을 제공하는 탈수소효소의 기질로 옳게 짝지은 것은?

① 1,3-이인산글리세르산(BPG) – 아이소시트르산(isocitric acid)

② 3-인산글리세르산(3-PG) – 알파케토글루타르산(-ketoglutaric acid)

③ 포스포에놀피루브산(PEP) – 숙신산(succinic acid)

④ 글리세르알데히드-3인산(G3P) – 말산(malic acid)

> **TIP** 해당 과정에서 탈수소효소가 작용하는 곳은 글리세르알데히드-3인산이 1,3-이인산글리세르산이 될 때이다. 시트르산 회로에서 탈수소효소가 작용하는 곳은 피루브산이 아세틸CoA가 될 때, 시트르산이 알파케토글루타루산이 될 때, 알파 케토글루타르산이 석신산이 될 때, 말산이 옥살로아세트산이 될 때이다. 즉 탈수소효소의 기질이 될 수 있는 물질은 글리세르알데히드-3인산, 피루브산, 시트르산, 알파케토글루타르산, 말산이 있다.

2016. 6. 25. 서울특별시

8 사람이 공기를 흡입할 때 횡격막에 일어나는 변화로 옳은 것은?

① 수축하고 위로 상승한다.

② 수축하고 편평해진다.

③ 이완하고 위로 상승한다.

④ 이완하고 편평해진다.

> **TIP** ② 사람이 공기를 흡입할 때 횡격막은 수축하고 편평해진다.

Answer 7.④ 8.②

출제 예상 문제

1 한 분자의 포도당이 분해되는 대사과정에서 가장 많은 ATP가 생성되는 과정은?

① 전자전달계

② 크랩스회로

③ 해당과정

④ 광인산화

TIP 포도당 1분자가 완전 산화되면 총 38분자의 ATP를 생성한다.

$C_6H_{12}O_6 \rightarrow 2CH_3COCOOH + 2NADH_2 + 2ATP$ (해당과정)

(포도당)

$2CH_3COCOOH + 6H_2O \rightarrow 6CO_2 + 8NADH_2 \cdot 2FADH_2 + 2ATP$ (크랩스회로)

$10NADH_2 \cdot 2FADH_2 + 6O_2 \rightarrow 12H_2O + 34ATP$ (전자전달계)

$\begin{pmatrix} 1NADH_2 \rightarrow 3ATP \\ 1FADH_2 \rightarrow 2ATP \end{pmatrix}$

∴ 전자전달계에서 생성되는 ATP가 가장 많다.

2 호흡에 대한 설명으로 옳은 것은?

① 들숨(숨을 들이쉼)일 때는 횡격막이 위로 올라간다.

② 날숨(숨을 내쉼)일 때는 늑골과 흉골이 위로 올라가 흉강의 용적이 넓어진다.

③ 들숨(숨을 들이쉼)일 때는 늑간근이 이완된다.

④ 날숨(숨을 내쉼)일 때는 흉강 내 압력이 높아진다.

TIP 호흡 운동

㉠ 들숨(숨을 들이쉼): 횡격막이 내려가고 늑간근이 수축되어 늑골과 흉골이 위로 올라가 흉강이 부피가 넓어진다. 흉강의 압력은 낮아진다.

㉡ 날숨(숨을 내쉼): 횡격막이 위로 올라가고 늑간근이 이완되어 흉강이 좁아진다. 흉강의 압력은 높아진다.

Answer 1.① 2.④

3 다음 그래프에 대한 설명으로 옳은 것은?

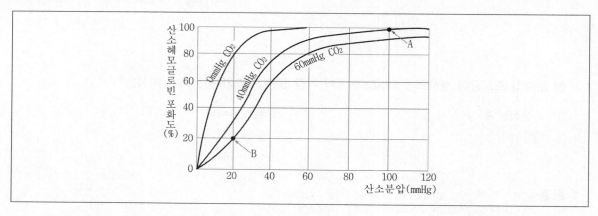

① O_2의 분압이 낮을수록 헤모글로빈과 결합이 잘 된다.

② 온도가 높을수록 헤모글로빈과 O_2의 결합이 잘 된다.

③ 헤모글로빈은 산성도가 높을수록 O_2와 결합하지 못한다.

④ 이산화탄소의 분압이 낮을수록 헤모글로빈은 O_2와 결합하지 못한다.

TIP 헤모글로빈과 산소의 결합조건
　⊙ O_2의 분압이 높을수록 촉진된다.
　ⓒ CO_2 분압이 낮을수록 촉진된다.
　ⓒ pH가 높을수록 촉진된다.
　ⓔ 온도가 낮을수록 촉진된다.

4 사람의 호흡운동에 관한 설명 중 옳지 않은 것은?

① 폐근육이 스스로 수축해서 수축이완이 일어난다.

② 호기시 폐의 압력은 대기압보다 높아진다.

③ 흡기시 횡격막이 내려간다.

④ 흡기시 흉강의 용적은 증가한다.

TIP 사람의 호흡운동은 늑골과 횡경막의 상하운동에 의해 이루어지며 연수에 의해 조절된다.

Answer 3.③ 4.①

※ 호흡운동
　㉠ 흡기: 횡경막이 내려가고 늑간근은 수축되어 늑골과 흉골이 위로 올라가 흉강이 넓어진다. 흉강 속의 압력이 내려가 외부 공기가 폐로 들어온다.
　㉡ 호기: 횡경막이 위로 올라가고 늑간근은 이완된다. 흉강이 좁아지고 흉강의 압력이 높아져 공기가 밀려 나간다.

5 포도당 1몰의 해당과정에서 O_2가 있을 때 총 몰수는?

① 1몰　　　　　　　　　　　　　② 2몰
③ 4몰　　　　　　　　　　　　　④ 8몰

TIP 해당과정 … 포도당 1분자가 2분자의 피루브산이 될 때까지의 반응으로 2분자의 ATP와 2NADH₂가 생성된다.

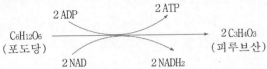

즉, 포도당은 2개의 피루브산과 2ATP, 2NADH₂를 생성한다.

6 다음 중 해리과정에 대한 설명으로 옳은 것은?

① 포화도가 높을수록 O_2가 낮아진다.
② CO_2가 높을수록 해리도가 높아진다.
③ 포화도가 낮을수록 O_2가 높아진다.
④ CO_2가 낮을수록 해리도는 증가한다.

TIP 포화 해리과정
　㉠ O_2의 분압이 높고 CO_2 분압이 낮을수록 포화도는 증가한다.
　㉡ O_2의 분압이 낮고 CO_2 분압이 높을수록 해리도는 증가한다.

Answer　5.②　6.②

7 호흡운동의 중추는 연수이며 CO_2의 농도에 따라 호흡속도가 달라진다. 호흡이 빨라지게 되는 원인에 해당하는 것은?

① 체내 CO_2 농도의 감소
② 체내 CO_2 농도의 증가
③ 늑골과 횡경막의 상하운동
④ 부교감신경에서 분비되는 아세틸콜린

TIP CO_2의 농도가 증가됨에 따라 교감신경에서 아드레날린이 분비되면서 호흡이 빨라지게 된다.

8 유기호흡의 진행단계에서 해당과정과 TCA회로의 진행장소가 바르게 짝지어진 것은?

	해당과정	TCA회로		해당과정	TCA회로
①	리보솜	세포질	②	세포질	미토콘드리아
③	리보솜	미토콘드리아	④	세포질	리보솜

TIP 해당과정은 세포질의 호흡효소에 의해, TCA회로는 미토콘드리아의 호흡효소에 의해 일어난다.

9 다음 중 사람의 호흡운동의 조절중추에 해당하는 곳은?

① 대뇌
② 척수
③ 연수
④ 간뇌

TIP 호흡운동은 연수에 의해서 조절이 되는 무의식적인 반응이다.

10 다음 중 사람의 호흡중추인 연수를 자극하여 호흡운동을 촉진시키는 물질은?

① 혈액 속의 O_2 농도
② 혈액 속의 CO_2 농도
③ 혈액 속의 H_2 농도
④ 혈액 속의 무기염류의 양

TIP 사람이 급격한 운동을 하면 혈액 속의 CO_2 농도가 증가하여 연수를 자극해서 호흡운동을 촉진시킨다.

Answer 7.② 8.② 9.③ 10.②

11 호흡운동의 조절에 대한 설명으로 옳은 것은?

① 늑골과 횡경막의 상하운동에 의해 조절한다.

② 호흡의 중추기관은 폐이다.

③ CO_2 농도에 따라 연수가 자극을 받아 조절한다.

④ CO_2 농도가 증가하면 호흡은 느려진다.

TIP ① 호흡운동에 대한 설명이다.
② 호흡의 중추기관은 연수이다.
④ CO_2 농도가 증가하면 호흡이 빨라지고, CO_2 농도가 감소하면 호흡은 느려진다.

12 다음은 세포대사의 일부분이다. 포도당 1몰이 완전히 산화될 때 ㉠의 과정에서만 생성되는 ATP는 몇 몰인가?

포도당 ⟶ 피루브산 ⟶ (TCA회로) ⟿ $2H^+$ ⟶ $\frac{1}{2}O_2$ / ㉠ ↘ H_2O

① 2몰　　　　　　　　　② 6몰
③ 34몰　　　　　　　　④ 38몰

TIP ③ ㉠과정은 TCA회로과정에서 이탈된 2H가 O_2와 결합하여 H_2O로 변화되는 반응계로 전자전달계를 말하며, 이 과정에서는 34ATP
가 생성된다.
※ 산소호흡에서의 ATP생성
　㉠ 해당과정 : 2ATP
　㉡ TCA회로 : 2ATP
　㉢ 전자전달계 : 34ATP

Answer　11.③　12.③

생물

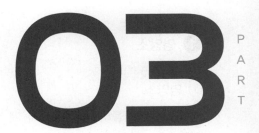

03 PART

생물의 영양

01 소화와 영양

01 영양소

❶ 영양소

(1) 영양소

영양소는 음식물의 성분 중에서 체내에 흡수되어 생리기능에 유효하게 이용되는 것으로, 동물이 필요로 하는 영양소는 6가지가 있다.

(2) 6대 영양소

① 탄수화물

    ㉠ 에너지원 : 1g당 4kcal의 열량을 낸다.

    ㉡ 소화되면 간에서 글리코젠으로 저장되었다가 필요시에 포도당으로 분해되어 쓰인다.

② 지방

    ㉠ 에너지원 : 1g당 9kcal의 열량을 낸다.

    ㉡ 원형질막의 구성성분이며, 체내에서 지방산과 글리세롤로 분해된다.

③ 단백질

    ㉠ 에너지원으로 사용 : 1g당 4kcal의 열량을 낸다.

    ㉡ 동물의 몸을 구성하는 구성성분이며, 또한 효소와 호르몬의 구성성분이다.

> **TIP 단백질을 만드는 아미노산**
>
> 아미노산에는 아미노산끼리 사슬로 연결하기 위한 팔이 있다. 이 팔에는 아미노기 $-NH_2$와 카르복실기 $-COOH$가 있다. 아미노산의 기본 구조에 R기라는 곁사슬에 의해 아미노산의 종류와 성질이 결정된다.
> 단백질을 만드는 아미노산은 20종류가 있다. 이 20종류의 아미노산은 물과 친하기 쉬운 친수성 R기를 가진 아미노산과 물과 친하기 어려운 소수성 R기를 가진 아미노산으로 분류된다. 소수성 R기가 연속되는 부분은 물과 반발하여 단백질의 안쪽으로 접혀 들어가 있다.

소수성 R기를 가진 아미노산은 알라닌, 발린, 류신, 이소류신, 메티오닌, 트립토판, 페닐알라닌, 프롤린의 8종류가 있으며 친수성 R기를 가진 아미노산은 글리신, 세린, 트레오닌, 시스테인, 티로신, 아스파라긴, 글루타민, 리신, 히스티딘, 아르기닌, 아스파르트산, 글루탐산의 12종류가 있다.

친수성 R기는 R기에 전하가 없는 글리신, 세린, 트레오닌, 시스테인, 티로신, 아스파라긴, 글루타민과 R기에 양전하가 있는 리신, 히스티딘, 아르기닌과 R기에 음전하가 있는 아스파르트산, 글루탐산으로 나눌 수 있다.

④ 비타민

　㉠ 물질대사 조절 : 소량으로 체내의 여러 가지 물질대사를 조절하며, 생리기능의 조절작용을 한다.

　㉡ 체내에서 합성되지 않으므로 부족하게 섭취하면 결핍증이 나타날 수 있다.

[비타민의 결핍증]

구분	비타민 A	비타민 B	비타민 C	비타민 D	비타민 E
결핍증	야맹증	각기병	괴혈병	구루병(곱추병)	원기부족

⑤ 무기염류

　㉠ 생리작용 조절 : 삼투압을 유지하고 뼈의 구성성분을 이루며 효소작용을 조절한다.

　㉡ 부족하면 장애가 유발된다.

[각종 무기염류의 종류와 기능]

무기염류	기능	무기염류	기능
P	핵산과 뼈의 성분	Fe	헤모글로빈의 성분
S	단백질의 성분	I	갑상샘호르몬의 성분
Ca	뼈와 이의 성분	Mg	효소작용의 조절

⑥ 물

　㉠ 체중의 약 70%를 차지한다.

　㉡ 세포 내의 각종 유기물질과 무기물질을 용해시켜서 화학반응을 일으키는 매체가 된다.

❷ 영양소의 검출

(1) 포도당의 검출

베네딕트 용액을 넣어서 가열했을 때 황적색 침전이 생기면 포도당이 있음을 의미한다.

포도당 + 베네딕트 용액 − (가열) → 황적색 침전

(2) 녹말의 검출

아이오딘·아이오딘화칼륨 용액을 넣어서 청남색으로 변하면 녹말이 있음을 의미한다.

> 녹말 + 아이오딘·아이오딘화칼륨 용액 → 청남색

(3) 지방의 검출

수단Ⅲ 용액을 넣었을 때 적색으로 착색되면 지방이 있음을 의미한다.

> 지방 + 수단Ⅲ 용액 → 적색

(4) 단백질의 검출

① 뷰렛반응 … 5%의 수산화나트륨과 1%의 황산구리를 넣었을 때 보라색으로 변하면 뷰렛반응이 나타난 것으로, 단백질이 있음을 의미한다.

> 단백질 + 5% 수산화나트륨 + 1% 황산구리 → 보라색

② 크산토프로테인반응 … 질산을 첨가했을 때 황색으로 변하면 단백질의 크산토프로테인반응이 일어난 것으로, 단백질이 있음을 의미한다.

> 단백질 + 질산 → 황색

02 소화작용

❶ 소화

(1) 소화

① 소화 … 음식물로 섭취하는 고분자 물질을 세포 내로 흡수가능한 저분자 물질로 잘게 나누는 물리·화학적 과정이다.

② 기계적 소화와 화학적 소화

　　㉠ 기계적 소화 : 음식물을 물리적으로 부수어서 소화액과 잘 혼합되게 하는 과정이다.

　　㉡ 화학적 소화 : 소화효소가 고분자 물질을 저분자 물질로 가수분해하는 과정이다.

(2) 소화운동

① **연동운동** ··· 식도와 위, 소장, 대장에서 음식물을 내려보내기 위해서 하는 운동으로, 이들 소화기관들이 근육을 움직이는 힘에 의해서 음식물이 아래로 밀려 내려간다.

② **분절운동** ··· 음식물을 섞고 자르는 운동으로 주로 소장에서 일어난다.

❷ 사람의 소화기관

(1) 입

① 소화가 처음 시작되는 곳으로, 턱과 이가 음식물을 물리적으로 분쇄한다.

② **아밀레이스** ··· 침샘에서 분비되는 침 속에 있는 소화효소인 아밀레이스가 탄수화물을 다당류로 분리한다.

③ **침샘** ··· 사람에게는 귀밑샘, 혀밑샘, 턱밑샘의 3쌍의 침샘이 있으며, 이들 침샘에서는 하루에 약 1L의 침을 분비한다.

(2) 위

① 본격적인 소화가 시작되는 기관이다.

② 위의 위쪽과 아래쪽에는 괄약근이 있어서 음식물의 이동을 조절할 수 있다.

③ 위 속은 강한 산성이어서 음식물에 섞인 세균과 미생물을 죽이는 기능이 있다.

④ **위액의 소화작용**
　㉠ **위샘** : 위벽에는 위샘이 있어서 펩시노젠과 염산을 분비한다.
　㉡ **가스트린** : 위벽에서 분비되어 정맥 → 심장 → 동맥 → 위샘을 자극하여 위액의 분비를 촉진한다.
　㉢ **펩시노젠** : 가스트린이라는 호르몬에 의해서 분비가 촉진되는데, 일단 분비 된 펩시노젠은 염산의 도움을 받아 펩신으로 전환된다.
　㉣ **펩신** : 단백질을 폴리펩타이드(polypeptide)로 자르는 역할을 한다.

⑤ **염산의 기능**
　㉠ **펩시노젠의 활성화** : 펩시노젠이 염산의 도움을 받아 펩신으로 전환이 되어야만 소화효소로서의 활성을 가진다.
　㉡ **음식물의 부패 방지** : 강한 산성으로 음식물의 부패를 막아 준다.
　㉢ **세크레틴의 분비 유도** : 십이지장벽을 자극하여 세크레틴을 분비하게 한다.

(3) 소장

① 십이지장 – 공장 – 회장으로 구분되며, 융털돌기가 있다.

② 소화와 흡수의 대부분이 소장에서 일어나며, 특히 수분의 90%가 소장에서 흡수되고, 십이지장으로 쓸개즙과 이자액이 분비된다.

③ 세크레틴 … 십이지장벽에서 분비되어 정맥 → 심장 → 동맥 → 이자벽을 자극하여 이자액의 분비를 촉진한다.

④ 이자액의 소화작용 … 이자에서 분비되는 이자액에는 아밀레이스(amylase), 말테이스(maltase), 라이페이스(lipase), 트립신 등의 소화효소가 들어 있다.
  ㉠ 아밀레이스 : 다당류를 이당류로 분해한다.
  ㉡ 말테이스 : 엿당을 포도당으로 분해한다.
  ㉢ 라이페이스 : 지방을 지방산과 글리세롤로 분해한다.
  ㉣ 트립신 : 단백질을 폴리펩타이드로 분해한다.

⑤ 장액의 소화작용 … 융털 사이의 장샘에서 분비되는 장액에는 말테이스(maltase), 수크레이스(sucrase), 락테이스(lactase), 펩티데이스(peptidase) 등의 소화효소가 들어 있다.
  ㉠ 말테이스 : 엿당을 포도당으로 분해한다.
  ㉡ 수크레이스 : 설탕을 포도당과 과당으로 분해한다.
  ㉢ 락테이스 : 젖당을 포도당과 갈락토스(galactose)로 분해한다.
  ㉣ 펩티데이스 : 폴리펩타이드를 아미노산으로 분해한다.

⑥ 쓸개즙 … 쓸개즙은 간에서 생성되어 쓸개에 저장되었다가 프로라이페이스를 지방의 분해효소인 라이페이스로 활성화시켜서 지방이 분해되는 것을 돕는 역할을 하는 것으로, 소화과정에 작용하여 소화를 돕기는 하지만 직접 소화과정에 참여하는 소화효소는 아니다.

(4) 대장

① 맹장 – 결장 – 직장으로 구분되며, 아래쪽에 항문괄약근이 있다.

② 융털과 소화효소가 없고 장내 세균(대장균)이 소장에서 미처 소화되지 못한 음식물을 분해 · 흡수한다.

③ 대장의 주된 기능은 음식물 찌꺼기의 수분흡수이다.

(5) 간

① 쓸개즙의 생성 … 간은 소화효소를 생성하지는 않지만, 쓸개즙을 생성하여 지방의 소화를 돕는다. 또한 지방의 일부를 저장한다.

② 해독작용 … 저장되지 않은 여분의 아미노산이 분해될 때 생기는 암모니아를 독성이 적은 요소로 바꾼다. 뿐만 아니라 체내로 들어온 약과 유독물질의 독성을 제거한다.

③ **혈당량 조절** … 혈액 속의 포도당의 농도가 0.1% 이상이 되면 호르몬의 도움을 받아 글리코젠(glycogen)으로 합성하여 저장하고 부족할 때에는 글리코젠을 다시 포도당으로 분해하여 혈액 속으로 공급한다.

④ **혈장단백질 생산** … 알부민, 글로불린 등의 혈장단백질을 합성한다.

⑤ **혈액응고에 관여** … 프로트롬빈, 피브리노젠 등의 혈액응고에 관여하는 물질 및 혈관 내의 혈액응고를 방지해 주는 항응고제인 헤파린 등을 만들어낸다.

⑥ **그 밖의 기능** … 체온조절, 헤모글로빈의 분해, 프로트롬빈 생성, 혈류의 조절

❸ 양분의 흡수와 이동

(1) 양분의 흡수

① **소장에서의 양분흡수** … 음식물이 소화관을 지나면서 여러 가지 소화효소에 의해 분해되고, 분해된 영양소는 소장에서 흡수되어 혈관을 통해서 온몸으로 운반된다.

② **융털돌기** … 소장의 벽에는 많은 융털돌기가 있어서 소화된 양분의 흡수에 유리하도록 단면적을 넓게 한다. 융털돌기의 중앙에는 암죽관이라고 하는 림프관이 있고, 그 주위에 많은 모세혈관들이 분포해 있다.

③ **소장에서 영양소가 흡수되는 경로**
　　㉠ 단당류, 아미노산, 무기염류, 수용성 비타민(비타민 C, 비타민 D) : 융털에서 흡수된 다음 모세혈관으로 들어가서 간문맥을 거쳐 간으로 운반된다.
　　㉡ 지방과 지용성 비타민(비타민 A, 비타민 D, 비타민 E, 비타민 K) : 융털에서 흡수된 다음 암죽관으로 들어가서 림프관을 통해 운반된다.

(2) 양분의 이동

① **이동** … 모든 양분들은 혈액에 포함되어서 온몸으로 퍼지게 됨으로 일단 심장으로 들어갔다가 심장에서 나오는 혈액에 포함되어 이동하게 된다.

② **이동경로**
　　㉠ **수용성 양분** : 모세혈관으로 흡수된 수용성 양분들은 간문맥을 거쳐서 간으로 들어갔다가 간정맥과 하대정맥을 통해서 심장으로 이동하게 된다. 그리고 동맥을 거쳐 온몸으로 퍼지게 된다.
　　㉡ **지용성 양분** : 암죽관으로 흡수된 지용성 양분들은 가슴관을 거쳐서 좌쇄골하정맥과 상대정맥을 거쳐서 심장으로 이동하게 된다. 그리고 동맥을 거쳐 온몸으로 퍼지게 된다.

❹ 사람의 소화과정

(1) 3대 영양소의 최종분해산물

① 탄수화물 … 고분자화합물인 탄수화물은 몇 개의 다당류로 나누어진 뒤 두 개의 당이 결합되어 있는 이당류가 되고, 이당류가 분해되어 탄수화물의 최종분해산물인 단당류가 된다.
  ㉠ 탄수화물을 구성하는 단당류 : 포도당, 과당, 갈락토스
  ㉡ 단당류 2개가 결합되어 이루어진 이당류 : 포도당과 포도당이 결합된 엿당, 포도당과 과당이 결합된 설탕, 포도당과 갈락토스가 결합된 젖당

② 단백질 … 단백질의 최종 분해산물은 아미노산이다. 아미노산과 아미노산의 결합을 펩타이드 결합이라고 하는데, 단백질은 아미노산이 여러 개 결합된 폴리펩타이드로 나누어진 뒤, 2개의 아미노산이 결합된 다이펩타이드(dipeptide)를 거쳐서 아미노산으로 최종 분해된다.

③ 지방 … 한 분자의 지방이 분해되면 최종 분해산물로 한 분자의 지방산과 3분자의 글리세롤을 얻게 된다.

(2) 3대 영양소의 소화과정

영양소	입	위	소장
탄수화물	아밀레이스 (침샘) ↓ 탄수화물 → 다당류		아밀레이스 (이자) ↓ 다당류 → 이당류 → 단당류 락테이스 (장샘) ↓ 젖당 → 포도당 + 갈락토스 수크레이스 (장샘, 이자) ↓ 설탕 → 포도당 + 과당 말테이스 (장샘, 이자) ↓ 엿당 → 포도당 + 포도당
지방			라이페이스 (이자 – 쓸개즙의 도움) ↓ 지방 → 지방산 + 글리세롤
단백질		단백질 → 폴리펩타이드	트립신, 키모트립신, 카복시펩티데이스 ↓ 폴리펩타이드 → 작은 펩타이드 다이펩티데이스, 아미노펩티데이스 ↓ 다이펩타이드 → 아미노산

≡ 최근 기출문제 분석 ≡

2020. 10. 17. 제2회 지방직(고졸경채)

1 그림은 사람의 몸에서 일어나는 기관계의 통합 작용을 나타낸 것으로, ㈎~㈐는 각각 배설계, 소화계, 순환계, 호흡계 중 하나이다. 이에 대한 설명으로 옳지 않은 것은?

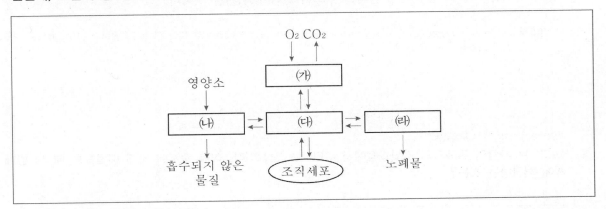

① 폐는 ㈎에 속하는 기관이다.

② ㈏에서 항이뇨 호르몬(ADH)이 분비된다.

③ 인슐린은 ㈐를 통해 표적 세포로 운반된다.

④ ㈐에서 ㈑로 이동하는 물질에 요소가 포함된다.

> **TIP** ㈎는 호흡계, ㈏는 소화계, ㈐는 순환계, ㈑는 배설계이다. 항이뇨 호르몬은 내분비계에서 분비된다. 인슐린은 혈액을 통해 표적 세포로 운반되며 ㈐에서 ㈑로 요소가 이동하기도 한다.

Answer 1.②

2 어떤 단백질의 아미노산 조성을 조사하였더니 특정 부위에 알라닌(Ala), 발린(Val), 류신(Leu), 이소류신(Ile), 프롤린(Pro)이 풍부하였다. 이 부위에서 예상되는 특징으로 가장 옳은 것은?

① 이 부위는 단백질의 아미노 말단에 위치할 것이다.

② 이 부위의 아미노산들 때문에 단백질은 친수성일 것이다.

③ 이 부위는 다른 단백질과 결합하는 부위일 것이다.

④ 이 부위는 수용액에서 전체 단백질 구조의 안쪽에 위치할 것이다.

> **TIP** 제시된 아미노산들은 모두 non−polar(hydrophobic)(비극성(소수성))으로 물과 친화도가 떨어져 전체 단백질 구조의 안쪽에 위치할 것이다.

3 〈보기〉는 사람의 위에서의 소화과정에서 나타나는 현상이다. 이를 순서에 맞게 배열했을 때 세 번째 단계에 해당하는 것은?

─── 보기 ───

㉠ 위샘의 세포에서 수소이온(H^+)을 분비한다.
㉡ 펩신이 펩시노겐을 활성화한다.
㉢ 염산이 펩시노겐을 활성화한다.
㉣ 부분적으로 소화된 음식이 소장으로 이동한다.

① ㉠   ② ㉡

③ ㉢   ④ ㉣

> **TIP** 순서대로 나열하면 ㉠−㉢−㉡−㉣이다. 위샘의 주세포에서는 단백질 소화효소인 펩시노겐이 분비되고 부세포에서는 수소 이온이 포함된 염산이 분비되며 염산에 의해 펩시노겐이 펩신으로 활성화된다. 이렇게 단백질의 최초 소화과정이 일어나고 음식물이 소장으로 이동한다.

Answer 2.④ 3.②

2016. 6. 25. 서울특별시

4 세포의 구성성분 중 탄수화물에 대한 설명이다. 옳은 것을 모두 고르면?

> ㉠ 전분, 글리코겐, 셀룰로스와 같은 다당류는 모두 에너지 저장성분이다.
> ㉡ 5탄당과 6탄당은 수용액 중에서 주로 열린 사슬구조를 취한다.
> ㉢ 단당류 중 제일 작은 분자는 3탄당으로서 글리세르알데하이드가 이에 속한다.
> ㉣ 전분, 글리코겐, 셀룰로스는 모두 포도당이 모여서 된 다당류이다.

① ㉠㉡　　　　　　　　　　　② ㉡㉢
③ ㉢㉣　　　　　　　　　　　④ ㉡㉢㉣

TIP ㉠ 셀룰로스는 에너지 저장성분이 아니다.
　　　 ㉡ 5탄당은 고리형 사슬구조를 취한다.

Answer 4.③

출제 예상 문제

1 다음 중 신체 에너지로 전환될 수 없는 물질은?

① 단백질
② 비타민
③ 탄수화물
④ 지방

TIP 탄수화물, 단백질, 지방은 많은 양을 섭취해야 하고 체내 에너지원으로 작용하여 3대 영양소라고 한다. 비타민, 무기염류, 물은 에너지원으로 사용되지는 않지만 생리조절에 필요한 부영양소이다.

2 다음 두 그룹의 분류 기준으로 옳은 것은?

A : 버섯, 누룩곰팡이, 효모	B : 이끼, 소나무, 무궁화

① 영양방식에 따른 분류
② 생식기관에 따른 분류
③ 광합성 유무에 따른 분류
④ 외부형태에 따른 분류

TIP 영양방식에 따른 분류
㉠ 종속영양식물 : 스스로 유기물을 합성할 능력이 없는 것으로 다른 생물이 합성한 유기물을 얻어 살아가는 생물
예 버섯, 누룩곰팡이, 효모
㉡ 독립영양생물 : CO_2, 물, 질소, 칼륨 등의 무기물을 흡수하여 유기물을 합성하여 살아가는 생물
예 이끼, 소나무, 무궁화

Answer 1.② 2.①

3 다음 중 스테로이드 지질에 대한 설명으로 옳지 않은 것은?

① 세포막을 구성하고 있다.
② 스테로이드가 세포막 구성물질 중의 하나로 세포의 유연성을 감소시킨다.
③ 단순지질이다.
④ 동맥경화를 일으키는 콜레스테롤이 대표적이다.

TIP 스테로이드 지질 … 4개의 고리구조가 기본을 이루는 화합물로서 분자구조는 단순지질과 복합지질과는 전혀 다른 복잡한 구조를 갖고 있다. 동맥경화를 일으키는 콜레스테롤은 대표적 스테로이드 화합물이며 성호르몬, 부신피질호르몬, 비타민 D 등이 있다.

4 소화과정에 대한 설명으로 옳은 것은?

① 입에서는 라이페이스가 분해되어 지방이 소화된다.
② 위에서는 펩신, 아밀레이스가 작용하여 단백질, 탄수화물이 잘 소화된다.
③ 입에서 아밀레이스는 녹말을 엿당으로 분해한다.
④ 위에서 트립신은 단백질을 폴리펩타이드로 분해한다.

TIP ① 소장에서 쓸개즙이 지방의 표면장력을 감소시켜 라이페이스의 가수분해작용을 돕는다.
② 위에서는 펩신이 단백질을 분해하지만 산성을 유지하기 때문에 아밀레이스의 작용은 나타나지 않는다.
④ 소장의 이자액에서 트립신이 분비되어 단백질을 분해한다.

5 소화기관과 생성되는 소화효소와의 작용이 바르게 짝지어진 것은?

① 아밀레이스 – 입 – 녹말 분해 ② 트립신 – 위 – 단백질 분해
③ 펩신 – 이자 – 단백질 분해 ④ 라이페이스 – 소장 – 단백질 분해

TIP ② 트립신은 소장의 이자액에서 분비되며 단백질을 분해한다.
③ 펩신은 염산작용으로 펩시노젠이 위에서 활성화되어 단백질을 분해한다.
④ 라이페이스는 소장의 이자액에서 분비되며 지방을 분해한다.

Answer 3.③ 4.③ 5.①

6 위에서 아밀레이스가 기능을 하지 못하는 이유로 옳은 것은?

① 탄수화물과 단백질의 복합체인 뮤신의 분비에 의해 위벽을 보호하기 때문이다.

② 융털 사이에 열려 있는 장샘에서 분비되는 장액이 소화를 시키기 때문이다.

③ 펩신은 강한 산성을 유지하고 있기 때문이다.

④ 가스트린에 의해 호르몬을 조절하기 때문이다.

> **TIP** ① 위점막을 보호하는 물질에 대한 설명이다.
> ② 장액의 소화작용에 대한 설명이다.
> ④ 위액의 분비조절에 대한 설명이다.
> ※ 위에서 아밀레이스가 기능을 하지 못하는 이유 ··· 위액에 있는 펩신은 염산에 의해 강한 산성을 유지하고 있기 때문에 아밀레이스의 작용은 전혀 나타나지 않는다.

7 다음 중 소화과정에서 트립시노겐을 트립신으로 활성화시키는 데 필요한 소화효소는?

① 쓸개즙   ② 아밀레이스

③ 엔테로키나아제   ④ 펩신

> **TIP** ① 쓸개즙은 소화효소는 없지만 라이페이스의 가수분해를 돕는 작용을 한다.
> ② 침 속의 아밀레이스는 녹말을 텍스트린과 엿당으로 분해한다.
> ④ 위액에 존재하는 펩신은 단백질을 폴리펩타이드로 분해한다.

8 체내의 무기염류와 그 기능의 연결이 잘못 짝지어진 것은?

① 인(P) – 핵산, 뼈의 성분

② 나트륨(Na) – 삼투압 유지

③ 철(Fe) – 헤모글로빈의 성분

④ 아이오딘(I) – 효소작용의 조절

> **TIP** 아이오딘은 갑상샘호르몬인 티록신의 구성성분이다.

Answer 6.③ 7.③ 8.④

9 다음 중 간의 기능이 아닌 것은?

① 물질의 해독작용　　　　　　② 수분의 흡수

③ 배설물질 합성　　　　　　　④ 소화효소 분비

TIP 간의 기능

　㉠ 글리코젠을 저장하며 혈당량을 조절한다.

　㉡ 지방을 저장하거나 에너지원으로 이용한다.

　㉢ 물질대사에 관여하는 각종 효소를 합성한다.

　㉣ 쓸개즙을 형성하여 소화를 돕는다.

　㉤ 유해한 암모니아를 무독한 요소로 합성한다.

　㉥ 체온 조절, 혈액 저장, 비타민 저장 등을 한다.

　㉦ 체내 유독물질을 분해한다.

10 비타민 A 결핍시 유발되는 현상으로 옳은 것은?

① 각기병　　　　　　　　　　② 괴혈병

③ 구루병　　　　　　　　　　④ 야맹증

TIP 비타민 결핍증

　㉠ 비타민 A : 야맹증

　㉡ 비타민 B : 각기병

　㉢ 비타민 C : 괴혈병

　㉣ 비타민 D : 구루병

11 다음 중 체내에서 글리코젠을 가장 많이 저장하는 곳은?

① 이자　　　　　　　　　　　② 비장

③ 신장　　　　　　　　　　　④ 간장

TIP 간은 체내에 흡수된 양분 중 일부를 글리코젠의 형태로 바꾸어 저장하여 혈당량을 조절하며 해독작용, 체온조절, 쓸개즙의 생성, 적혈구의 파괴 등 다양한 기능을 한다.

Answer　9.②　10.④　11.④

12 단백질의 기능과 가장 거리가 먼 것은?

① 촉매작용

② 면역

③ 에너지의 저장

④ 원형질의 주성분

TIP 단백질 … 체내에서 에너지원으로 쓰이며 효소, 호르몬, 항체 등을 구성하는 C, H, O, N으로 구성되어 있다. 또한 원형질을 구성하는 중요한 성분이다.

13 다음 중 물에 대한 설명으로 옳지 않은 것은?

① 칼로리가 없다.

② 영양소는 아니다.

③ 각종 물질의 용매가 되어 화학반응을 일으키는 매체가 된다.

④ 신체의 구성성분 중에서 가장 많은 비율을 차지하는 물질이다.

TIP 물은 칼로리가 없어도 사람이 꼭 필요로 하는 6대 영양소의 하나이다.

14 어떤 물질에 아이오딘(iodine) 용액을 떨어뜨렸더니 청남색이 되었다. 이 물질 속에 들어 있는 영양소는?

① 녹말

② 지방

③ 포도당

④ 단백질

TIP 영양소의 검출과정

㉠ 포도당 : 베네딕트 용액 첨가시 황적색 침전발생

㉡ 녹말 : 아이오딘 · 아이오딘화칼륨 용액 첨가시 청남색반응

㉢ 지방 : 수단Ⅲ 용액 첨가시 적색반응

㉣ 단백질

• 뷰렛반응 : 5% 수산화나트륨, 1% 황산구리 첨가시 보라색반응

• 크산토프로테인반응 : 질산 첨가시 황색반응

Answer 12.③ 13.② 14.①

15 사람의 3대 영양소에 관한 설명으로 옳은 것은?

① 단백질은 에너지원으로 사용되지 않는다.

② 탄수화물의 기본단위는 아미노산이다.

③ 섭취하는 음식물에 탄수화물의 양이 가장 많다.

④ 3대 영양소 중에서 지방만 에너지원으로 사용된다.

TIP ①④ 탄수화물, 지방, 단백질은 3대 영양소로 모두 에너지원으로 사용된다.
② 탄수화물의 기본단위는 단당류이며 아미노산은 단백질의 구성단위이다.

16 다음 중 간의 작용이 아닌 것은?

① 양분의 저장과 조절   ② 요소형성

③ 혈액성분의 합성과 조절   ④ 항체형성

TIP ④ 항체생성에 관계하는 것은 림프구이다.
※ 간의 작용
㉠ 쓸개즙을 생산하여 지방의 소화를 돕는다.
㉡ 포도당을 글리코젠으로 합성하여 저장하거나, 글리코젠을 포도당으로 분해하여 혈당량을 일정하게 유지시킨다.
㉢ 혈액응고에 관여하는 프로트롬빈과 혈액응고를 방지하는 헤파린을 합성한다.
㉣ 유해한 암모니아를 무해한 요소로 합성하여 해독작용을 한다.
㉤ 수명이 다한 노쇠한 적혈구를 파괴한다.

Answer   15.③ 16.④

17 다음과 같은 특징을 갖는 물질은?

> • 위에서 분비된다.
> • 음식물을 소독한다.
> • 펩시노젠을 펩신으로 활성화시킨다.

① 염산   ② 트립신
③ 아밀레이스   ④ 가스트린

TIP 위액에 섞여 분비되는 염산은 위 속의 환경을 강한 산성이 되게 하여 음식 속의 세균을 제거하는 기능을 하며, 활성이 없는 펩시노 젠을 펩신으로 활성화시켜 단백질의 소화가 이루어지도록 한다.

18 다음 중 쓸개즙에 대한 설명으로 옳지 않은 것은?

① 간에서 생성된다.
② 지방을 분해시키는 소화효소가 들어 있다.
③ 지방을 유화시키는 기능을 한다.
④ 소장에서 넘어온 산성의 음식물을 중화시킨다.

TIP 쓸개즙… 간에서 생성되며 쓸개에 저장되었다가 십이지장으로 보내진다. 소화효소는 없으며 라이페이스의 가수분해작용을 돕는다.

19 소화의 과정은 크게 기계적 소화와 화학적 소화의 두 가지로 구분된다. 다음 중 기계적 소화에 해당하는 것이 아닌 것은?

① 분쇄   ② 가수분해
③ 연동운동   ④ 분절운동

TIP ② 소화효소에 의해 고분자 물질이 저분자 물질로 나누어지는 화학적 소화의 과정이다.

Answer 17.① 18.② 19.②

20 다음 중 위액의 분비를 촉진시키는 물질은?

① 가스트린   ② 세크레틴

③ 아밀레이스   ④ 트립신

TIP 가스트린…위벽에서 분비되며 위액의 분비를 촉진시키는 물질이다.
② 십이지장벽에서 분비되며 이자액의 분비를 촉진한다.
③ 침샘에서 분비되는 소화효소로 탄수화물을 다당류로 분리한다.
④ 이자액에서 분비되는 소화효소로 단백질을 폴리펩타이드로 분해한다.

Answer   20.①

◯2 순환

01 순환계

❶ 순환계

(1) 혈관계

① 개방혈관계

    ㉠ 동맥과 정맥 사이에 모세혈관이 없이 동맥 끝이 조직에 대해 열려 있어 혈액이 조직 사이로 직접 흘러 들어 혈액과 세포액의 구분이 뚜렷하게 이루어지지 않는다.

    ㉡ 근육수축에 의한 압력으로 정맥을 통해서 심장으로 되돌아간다.

② 폐쇄혈관계

    ㉠ 동맥과 정맥 사이의 혈액이 정해진 모세혈관 내에서만 순환하기 때문에 개방혈관계보다 혈액의 흐름이 빨라 필요한 장소까지 산소를 빠르게 공급하며, 심장으로 되돌아오는 시간도 짧다.

    ㉡ 조직액 : 폐쇄혈관계에서 혈관 밖으로 스며나가 조직세포 사이를 채우는 혈액성분을 말한다.

(2) 림프계

① 폐쇄혈관계가 발달된 동물에 있으며, 조직세포와 혈관 사이의 물질교환을 중계한다.

② 다량의 조직액과 단백질 분자가 림프계를 통해 혈액으로 되돌아가므로 어느 한 곳이라도 막히게 되면 조직 내에 액체가 축적되어 부종을 일으키게 된다.

(3) 무척추 · 척추동물의 순환계

① 무척추동물의 순환계

    ㉠ 개방혈관계 : 절지동물, 연체동물(두족류 제외)

    ㉡ 폐쇄혈관계 : 환형동물, 연체동물의 두족류

② 척추동물의 순환계

    ㉠ 모두 폐쇄혈관계이며, 심장이 중심부에 있다.

○ 종에 따른 심장의 구조
- 어류 : 1심방 1심실
- 양서류, 파충류 : 2심방 1심실(파충류 중 악어는 2심방 불완전 2심실)
- 조류, 포유류 : 2심방 2심실

❷ 사람의 혈관계

(1) 심장의 구조

① 동맥
  ○ 동맥은 심장과 연결되어 있는 혈관 중에서 심장에서 나오는 혈액이 흐르는 혈관이다.
  ○ 심장에서 나와서 폐로 가는 혈액을 운반하는 혈관은 폐동맥이라고 하며, 심장에서 나와서 온몸으로 가는 혈액이 흐르는 혈관을 대동맥이라고 한다.

[심장의 구조]

② 정맥
  ○ 정맥은 심장과 연결되어 있는 혈관 중에서 심장으로 들어가는 혈액이 흐르는 혈관이다.
  ○ 폐와 연결되어 있어 폐에서 산소를 공급받은 혈액이 들어오게 되는 혈관은 폐정맥이고, 온몸을 돌고 온 혈액이 심장으로 들어오게 되는 혈관은 대정맥이다.

③ 심방
  ○ 심장에서 정맥과 연결된 부위, 즉 혈액을 받아들이게 되는 부위이다.
  ○ 우심방은 대정맥과 연결되어 있고, 좌심방은 폐정맥과 연결되어 있다.

④ 심실
 ㉠ 심장에서 동맥과 연결된 부위, 즉 혈액을 내보내는 부위이다.
 ㉡ 우심실은 폐동맥과 연결되어 있고, 좌심실은 대동맥과 연결되어 있다.
⑤ 판막 … 혈액의 역류를 방지하는 막이다.
 ㉠ 이첨판 : 좌심방과 좌심실 사이에 있는 판막
 ㉡ 삼첨판 : 우심방과 우심실 사이에 있는 판막
 ㉢ 반월판 : 심실과 동맥 사이에 있는 판막

(2) 심장의 박동과 조절

① 자동성 … 심장이 자율신경계와 관계없이 스스로 박동을 계속하는 성질이다.
② 박동원 … 대정맥과 우심방 사이의 동방결절이 심장을 박동하게 하는 박동원이다.
③ 박동기작
 ㉠ 동방결절의 흥분→우심방 수축→방실결절로 전달→심실벽의 히스색과 푸르키네섬유로 전달→좌심실과 우심실의 수축
 ㉡ 심장박동의 중추는 연수이며, 박동의 세기와 속도는 자율신경에 의해 길항적으로 조절된다.

(3) 혈액의 순환

① 의의 … 생물체는 혈액의 순환을 통해서 신체 각 부위의 세포에 필요한 영양분과 산소를 공급하며, 또 각 신체 부위의 세포에서 노폐물과 이산화탄소를 거두어 들이게 된다.
② 체순환(대순환) … 혈액이 좌심실에서 심장의 밖으로 배출되어 온몸의 모세혈관을 돌면서 조직 각 부위에 영양분과 산소를 공급하고 이산화탄소와 노폐물을 받아 우심방으로 들어오는 순환과정이다.
③ 폐순환(소순환) … 온몸을 돌고 우심방으로 들어온 혈액이 폐로 이동하여 이산화탄소를 내보내고 산소를 받아들여 다시 좌심방으로 들어가는 순환과정이다.
④ 혈관의 상호관계
 ㉠ 혈류방향 : 동맥 → 모세혈관 → 정맥
 ㉡ 혈류속도 : 동맥 > 정맥 > 모세혈관
 ㉢ 혈압의 크기 : 동맥 > 모세혈관 > 정맥
 ㉣ 혈관의 굵기 : 정맥 > 동맥 > 모세혈관
 ㉤ 혈관벽의 두께 : 동맥 > 정맥 > 모세혈관
 ㉥ 혈관의 총 단면적 : 모세혈관 > 정맥 > 동맥

02 혈액

❶ 혈액의 조성

(1) 혈장

① 혈액의 액체성분으로 혈액의 55%를 차지한다.

② 구성성분 … 물 90%에 알부민, 글로불린, 피브리노젠 7~9%, 나머지는 단백질, 아미노산, 탄수화물, 무기염류 등으로 되어 있다.

③ 기능 … 산소, 이산화탄소, 영양분, 노폐물의 운반을 담당하며 삼투압, pH를 일정하게 유지한다.

(2) 혈구

① 혈액의 고체성분으로 혈액의 45%를 차지한다.

② 종류
   ㉠ 적혈구 : 핵이 없으며 중앙부가 들어간 원반형이다.
   • 기능 : 산소를 운반한다.
   • 생성과 파괴 : 골수에서 생성되어 간이나 지라에서 파괴된다.
   ㉡ 백혈구 : 핵이 있으며 크기와 모양이 다양하다.
   • 기능 : 식균작용과 항체를 형성한다.
   • 생성과 파괴 : 골수에서 생성되어 골수나 지라에서 파괴된다.
   ㉢ 혈소판 : 핵이 없으며 모양이 일정하지 않다.
   • 기능 : 혈액응고에 관여한다.
   • 생성과 파괴 : 골수에서 생성되어 간이나 지라에서 파괴된다.

❷ 혈액의 응고

(1) 혈액의 응고과정

① 혈소판의 파괴 … 상처가 나게 되면 혈소판이 파괴되면서 트롬보키나아제를 방출하게 된다.

② 트롬보키나아제 방출 … 트롬보키나아제는 혈장 내의 Ca^{2+}의 도움을 받아 혈액 내의 프로트롬빈이라는 물질을 트롬빈으로 전환시키고, 트롬빈은 피브리노젠을 실 모양의 피브린으로 활성화시킨다.

③ 피브린 생성 … 혈액 내에서 피브린이 생성되면 실 모양의 피브린이 혈구를 얽어매어 혈구의 덩어리인 혈병을 만들어 혈액을 응고시킨다.

[혈액의 응고과정]

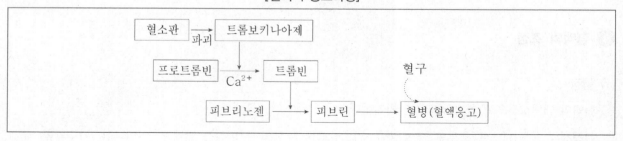

(2) 혈액응고방지법

① 혈액이 응고되는 과정 중 어느 한 과정만 제어해도 혈액의 응고를 막을 수 있다.

② 방법

  ㉠ 저온 처리 : 트롬보키나아제와 트롬빈의 효소작용을 억제한다.

  ㉡ 시트르산나트륨이나 옥살산나트륨의 첨가 : 혈장 속의 Ca^{2+}를 제거하여 트롬빈의 생성을 억제한다.

  ㉢ 헤파린이나 히루딘의 첨가 : 트롬빈의 생성 및 작용을 억제한다.

  ㉣ 유리막대로 젓기 : 피브린을 제거함으로 혈구를 얽어매지 못하게 한다.

③ 혈액의 응집과 혈액형

(1) 혈액의 응집

① 혈청 … 혈액을 실온에서 방치해두면 혈구의 덩어리인 혈병과 혈병의 위에 뜨는 액체인 혈청으로 구분되는데, 혈청은 응집소의 역할을 한다.

② 응집반응 … 적혈구의 응집원과 혈청의 응집소 사이에서 일어나는 반응으로, 혈액이 엉키는 현상이다(일종의 항원 – 항체반응).

(2) 혈액형의 종류

① ABO식 혈액형 … 1901년에 발견된 것으로 혈액의 종류를 응집반응에 따라 분류하여 A, B, AB, O형의 4가지로 구분한다.

  ㉠ 응집원과 응집소 : 응집원에는 A와 B의 2종류가 있고, 혈청의 응집소에는 α와 β의 2종류가 있다.

[ABO식 혈액형의 응집원과 응집소]

혈액형	A형	B형	AB형	O형
응집원	A	B	A와 B	없다.
응집소	β	α	없다.	α와 β

ⓛ **혈액형의 판정**: 혈청에 혈액을 섞었을 때 혈액의 응집여부로 혈액형을 판정할 수 있는데, 혈액형을 판정할 때는 A형과 B형의 표준혈청을 사용한다.

> 🔊 TIP 응집원 A와 응집소 α, 응집원 B와 응집소 β가 만나면 각각 항원, 항체로 작용하여 응집반응이 일어난다.

• A형의 혈청에만 응집반응이 일어나는 경우: B형
• B형의 혈청에만 응집반응이 일어나는 경우: A형
• A형과 B형의 혈청에 모두 응집반응이 일어나는 경우: AB형
• A형과 B형의 혈청에 모두 응집반응이 일어나지 않는 경우: O형

ⓒ **수혈**

• 수혈을 할 경우에는 혈액을 주는 사람과 받는 사람의 혈액형을 반드시 검사해야 한다.
• 수혈에 있어서 문제가 되는 것은 혈액을 주는 사람의 적혈구 응집원이 받는 사람의 혈장 응집소와 반응하는 응집현상이다.
• 받는 사람의 혈장에는 주는 사람의 응집원에 반응하는 응집소가 들어 있어서는 안 된다.
• 주는 사람의 혈장 내의 응집소에 의해 받는 사람의 적혈구가 응집될 수도 있으므로 다량의 수혈을 요구하는 수술을 할 경우에는 같은 혈액형끼리 수혈하여야 한다.

② **Rh식 혈액형** … 붉은털원숭이의 적혈구를 집토끼의 혈관에 주사하여 항체를 형성시킨 후 채취한 토끼의 혈액을 사람의 혈액과 반응시켰을 때, 사람의 적혈구가 응집반응을 보이면 Rh^+형이고, 응집반응을 보이지 않으면 Rh^-형이다.

(3) 혈액형과 수혈

① **ABO식 혈액형** … 같은 혈액형끼리는 수혈이 가능하며, AB형은 모든 혈액형의 혈액을 수혈받을 수 있고, O형은 모든 혈액형에게 수혈을 해줄 수 있다.

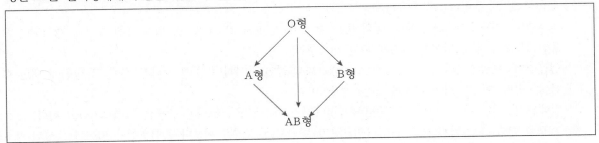

② **Rh식 혈액형** … 같은 혈액형끼리의 수혈이 가능하며, Rh^-형은 Rh^+형에게 수혈을 해줄 수 있다.

$$Rh^- \rightarrow Rh^+$$

③ **수혈** … 수혈이 가능하기 위해서는 ABO식의 혈액형과 Rh식의 혈액형이 모두 수혈 가능한 범위에 속해야 한다.

❹ 항원 · 항체반응과 면역

(1) 항원 · 항체반응

① **항원** … 항체를 만들게 되는 원인이 되는 이물질이다.

② **항체** … 동물의 혈액 속에 그 자신의 구성물질과 다른 이물질이나 병원균이 침입하게 되었을 때, 그 이물질에 대항하기 위하여 혈액의 혈청 속에서 만들어지는 대항물질이다.

③ **항원 · 항체반응** … 항체가 만들어지면 이 항체가 항원과 결합해서 항원이 침강하거나 용해되는 현상을 일으키는 것을 항원 · 항체반응이라고 한다.

④ **특이성** … 항체는 그 항체를 형성시킨 원인이 되는 항원에만 반응하는 특이성을 가진다. 즉 감기바이러스에 대항하는 항체는 감기바이러스에만 작용하고, 다른 병원균에 대해서는 작용하지 못하는 특이성을 가지는 것이다.

(2) 면역

① **면역** … 동물의 몸에 어떠한 병원체가 들어와서 이에 대한 항체가 생기게 되면, 그 항체가 소멸되지 않고 존재하는 한 그 병원체로 인한 병에 걸리지 않게 되는 현상을 면역이라고 한다.

② **종류**
　㉠ **선천성 면역** : 태어나면서부터 가지고 있는 면역성이다.
　㉡ **후천성 면역** : 후천적으로 획득하게 되는 면역성이다.
　• 병후면역 : 천연두나 홍역, 풍진 등의 병과 같이 이 병을 앓고 난 후 이 병에 대한 항체가 생성되어 오랫동안 몸 속에 남아 있어서 가지게 되는 면역성이다.
　• 인공면역 : 예방주사와 같이 인공적으로 항원을 만들어 주사하여 병에 걸리기 전에 그 항원에 대한 항체를 몸 속에 생기게 하여 가지게 되는 면역성이다.
　• 알레르기 : 어떤 물질에 대한 면역반응이 지나치게 과민하게 나타나는 증상을 알레르기라고 한다.
　㉢ **세포성 면역** : 활성화된 세포 독성 T림프구가 병원체에 감염된 세포나 돌연변이가 일어나 손상된 세포를 직접 파괴함으로써 이루어지는 면역을 말한다.

ⓔ **체액성 면역**: 세포 외부의 조직이나 혈액에 존재하는 항원에 대해 항체를 생산하여 항원을 제거하는 방식을 말한다. 대식세포가 제시한 항원은 인지한 보조 T림프구가 활성화되어 신호 물질로 사이토카인을 분비하면 B림프구가 활성화되어 같은 항원에 민감하게 반응하게 된다. 활성화된 B림프구는 형질세포와 기억세포로 분화되는 과정을 거친다. 이 과정에서 B림프구는 세포분열을 계속하여 클론을 형성하는데, 이 클론에 속한 B림프구는 모두 동일한 항체를 만든다.

03 림프계와 지라

❶ 림프계

(1) 조직액과 림프
① **조직액** … 혈액순환 도중 한 층의 세포로 되어 있는 모세혈관벽을 통해 혈관 밖으로 스며나온 혈장성분을 조직액이라고 한다. 조직액은 모세혈관과 조직세포 사이에서 물질교환을 중계한다.
② **림프** … 혈장의 일부가 모세혈관벽으로 새어나와 조직세포 사이를 채우는 조직액 중 림프관으로 흘러들어간 것을 림프 또는 림프액이라 한다. 림프는 모세혈관과 조직세포 사이의 물질교환시 중계역할을 한다.

(2) 림프의 조성
① **림프구**
　　㉠ 림프의 고체성분으로, 백혈구의 일종이다.
　　㉡ 식균작용과 항체생성에 관계한다.
　　㉢ 골수와 림프절, 지라에서 생성된다.
② **림프장**
　　㉠ 림프의 액체성분이다.
　　㉡ 단백질의 양이 혈장의 반 정도이며, 물질(지방)을 운반하고 내부환경을 유지시켜 준다.
　　㉢ 조직세포의 틈을 채우고 있으며, 모세혈관과 조직 사이의 물질교환을 매개한다.

❷ 지라

(1) 개념
지라는 위의 뒤쪽에 위치한 암적색의 기관으로 기능상 림프계에 속한다.

(2) 지라의 기능
① 백혈구와 림프구를 생산한다.

② 항체생산 및 식균작용을 한다.

③ 백혈구와 적혈구, 림프구를 파괴한다.

④ 혈액을 저장하여 혈액의 양을 조절한다.

최근 기출문제 분석

2020. 10. 17. 제2회 지방직(고졸경채)

1 철수와 영희의 혈액을 원심분리한 후 상층액(㉠, ㉡)과 침전물[㉮, ㉯]의 응집 반응을 확인한 결과이다. 철수와 영희의 혈액형을 바르게 연결한 것은? (단, B형에게 영희의 혈액을 수혈할 수 있으며, ABO식 혈액형만을 고려한다)

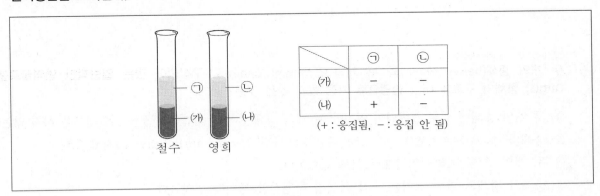

	㉠	㉡
㉮	−	−
㉯	+	−

(+ : 응집됨, − : 응집 안 됨)

	철수	영희
①	O형	B형
②	A형	B형
③	A형	O형
④	AB형	O형

TIP B형에게 영희의 혈액을 수혈할 수 있는 것으로 보아 영희의 혈액형은 B형이다. 혈액을 원심분리 하면 상층부에는 응집소가 존재하고 하층부에는 응집원이 존재하는데 영희의 경우 B형이므로 ㉯에는 응집원 B가 있고 ㉡에는 응집소 α가 있다. 철수의 혈액의 응집소인 ㉠이 영희 혈액 응집원 B와 응집반응이 일어나므로 응집소 β가 있다는 것을 알 수 있고, 철수의 혈액의 응집원인 ㉮는 영희 혈액 응집소인 α와는 응집반응이 일어나지 않았으므로 응집원 A는 없다는 것을 알 수 있다. 즉 철수의 혈액은 응집원을 가지지 않으며 응집소는 α, β를 가지는 O형임을 알 수 있다.

Answer 1.①

2020. 10. 17. 제2회 지방직(고졸경채)

2 우리 몸에서 병원체에 대한 비특이적 방어 작용에 해당하지 않는 것은?

① 백혈구의 식균 작용

② 상처 부위의 염증 반응

③ 라이소자임의 항균 작용

④ B림프구에 의한 체액성 면역

> **TIP** 방어 작용은 선천적인 특징을 가지는 비특이적 방어작용과 후천적인 특징을 가지는 특이적 방어작용으로 구분할 수 있다.
> ④ 림프구에 의한 체액성 면역은 특이적 방어작용에 해당한다.

2019. 6. 15. 제2회 서울특별시

3 두 개의 중쇄(heavy chain)와 두 개의 경쇄(light chain)로 구성되어 있는 일반적인 면역글로불린 G(IgG) 항체의 구조에 대한 설명으로 가장 옳지 않은 것은?

① 두 개의 중쇄는 서로 결합되어 있지만 두 개의 경쇄는 서로 직접적인 결합 상호작용을 하지 않는다.

② 중쇄와 경쇄 모두 가변(V, variable) 영역과 불변(C, constant) 영역을 가지고 있다.

③ 두 개의 중쇄는 불변 영역에서 서로 결합한다.

④ 중쇄와 경쇄의 가변 영역은 각각 독립된 항원결합 부위를 형성한다.

> **TIP** 중쇄와 경쇄의 가변 영역은 같은 항원결합 부위를 형성한다.

2019. 2. 23. 제1회 서울특별시

4 세포매개 면역반응(cell-mediated immune response)에 대한 설명으로 옳은 것을 〈보기〉에서 모두 고른 것은?

──────── 보기 ────────

㉠ 항원제시세포는 보조 T 림프구에게 자기 단백질(self protein)과 외래항원을 제시한다.

㉡ 보조 T 림프구는 인터루킨 2(IL-2)를 분비하여 B 림프구를 활성화한다.

㉢ 보조 T 림프구는 인터루킨 2(IL-2)를 분비하여 세포독성 T 림프구를 활성화한다.

㉣ 항원제시세포는 인터루킨 1(IL-1)을 분비하여 보조 T 림프구를 활성화한다.

① ㉡㉢

② ㉠㉡㉣

③ ㉠㉢㉣

④ ㉠㉡㉢㉣

Answer 2.④ 3.④ 4.③

TIP 세포매개 면역반응은 2차 방어작용에 대한 내용으로 특이적 방어작용이라고도 한다. 대식세포가 항원을 제거하면서 항원 조각을 제시하면서 인터루킨 I을 분비한다. 인터루킨 I이 보조 T 림프구를 활성화시켜 인터루킨 II가 분비된다. 인터루킨 II가 세포독성 T 림프구를 활성화시킨다. 보조 T 림프구는 B세포에 결합하고 항체 생성을 촉진시키는 인터루킨 II를 분비해 B세포를 활성화한다. 그 이후 세포성 면역의 경우 항원에 감염된 세포가 항원 조각을 제시하면 세포 독성 T 림프구와 만나면서 제거된다. 체액성 면역의 경우 B 림프구가 보조 T 림프구로 인해 형질세포와 기억세포로 분화되고 형질세포는 항체를 생성해 항원항체반응을 통해 항원을 제거하며 기억세포는 다음에 동일한 항원이 들어왔을 때 빠르게 반응할 수 있게 한다. 보조 T 림프구가 B세포를 인식하기 위해서는 B세포 표면에 부착된 항체가 대식세포에 의해 제시되었던 항원 단백질의 일부분과 결합하고 있어야 한다. 인터루킨은 B세포를 간접적으로 자극할 수 있다.

2016. 6. 25. 서울특별시

5 다음 그래프는 항원 A와 B가 인체에 침입했을 때 생성되는 항체 농도 변화를 나타낸 것이다. 다음 설명 중 옳은 것을 모두 고르면?

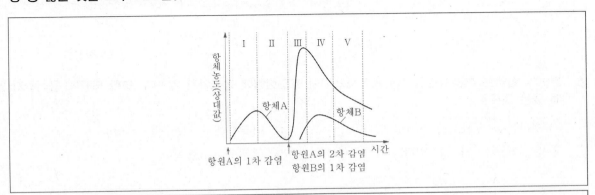

ⓐ 구간 I보다 구간 III에서 항체 A가 빠르게 생성된다.
ⓑ 구간 III에서는 구간 I보다 항체 A가 대량으로 생산된다.
ⓒ 구간 V에는 항원 A와 항원 B에 대한 기억세포가 모두 존재한다.
ⓓ 구간 V에서 항원-항체반응은 항원 A보다 항원 B가 더 활발하게 일어난다.
ⓔ 구간 I에서는 기억세포가 항체를 직접 생성한다.

① ㉠㉡㉢
② ㉠㉡㉢㉣
③ ㉠㉡㉢㉤
④ ㉠㉡㉣㉤

TIP ㉣ 구간 V에서 항원-항체반응은 항원 B보다 항원 A가 더 활발하게 일어난다.
㉤ 기억세포가 항체를 직접 생성하는 것이 아니라 형질세포가 항체를 생성한다.

Answer 5.①

출제 예상 문제

1 다음 중 체액성 면역에 관한 설명으로 옳지 않은 것은?

① 항원 중화반응

② 항원 침강반응

③ 세포 용해

④ 바이러스나 세균을 중화한다.

> **TIP** ③ 세포성 면역에 대한 설명이다.
>
> ※ 세포성 면역 … T림프구가 직접 감염된 세포, 변형된 세포, 암세포 등을 파괴하려는 세포에 접근하여 접촉한 후 세포를 파괴하는 것이다. T세포의 식균작용이라 한다.

2 경아의 혈액은 A형 표준혈청에 응집하고 B형 표준혈청에 응집하지 않는다. 또한 RH⁻에 응집하지 않을 때 옳은 것은?

① 경아는 α 응집소를 가지고 있다.

② 아무한테도 피를 줄 수 없다.

③ 응집원 A를 가지고 있다.

④ 혈액형이 A형이다.

> **TIP** A형의 표준혈청에만 응집이 일어나므로 경아의 혈액형은 B형이다. B형은 α응집소와 B응집원을 가지고 있으며 B형, AB형에게 수혈을 할 수 있다.

3 혈액형에서 항 A 혈청, 항 B 혈청, 항 Rh 혈청 중 항 A에만 응집되는 혈액형은?

① Rh⁺ B형

② Rh⁻ B형

③ Rh⁻ A형

④ Rh⁺ AB형

> **TIP** 항 A 혈청에만 응집이 일어나는 혈액형은 A형이다. Rh에 응집이 일어날 경우가 +이고, 일어나지 않으면 −이다.

Answer 1.③ 2.① 3.③

4 돼지 50마리를 사육하는 곳에서 돼지 콜레라 백신을 개발하였다. 백신의 예방효과를 알 수 있는 실험방법으로 옳은 것은?

① 돼지 25마리에 백신을 주사하고 나머지 25마리에 콜레라를 감염시켰다.

② 돼지 25마리에 백신을 주사하고 50마리 모두 콜레라를 감염시켰다.

③ 돼지 25마리에 콜레라를 감염시키고 나머지 25마리는 그냥 두었다.

④ 돼지 50마리에 백신을 주사하고 50마리 모두 콜레라에 감염시켰다.

> **TIP** 백신 … 독성을 약화시켰거나 죽인 병원체를 주사해서 항체 형성을 시키는 방법으로 돼지 50마리를 가지고 실험을 할 경우 25마리만 백신을 주사하고 50마리 모두에게 병원균을 침투시켜 백신을 주사한 돼지와 백신을 주사하지 않은 돼지의 병원균 감염의 유·무 및 항체 형성을 알아보는 것이다.

5 영희의 혈액형이 RH⁻, A혈청에 응집하였다. 수혈받을 수 있는 사람은?

① RH⁻, A형

② RH⁻, AB형

③ RH⁺, A형

④ RH⁺, AB형

> **TIP** A형 표준혈청에 응집이 일어나므로 영희는 B형이고 RH⁻에 응집이 일어났으므로 RH⁺에 해당한다. RH⁺형은 RH⁻에게 수혈을 할 수 없으므로 수혈을 받을 수 있는 사람은 RH⁺ AB형이다.

6 다음 중 항원·항체반응과 관계가 없는 것은?

① 혈액응고현상

② B 림프구

③ T 림프구

④ 혈청요법

> **TIP** 혈액응고현상은 피브리노젠, 프로트롬빈 및 Ca^{2+}에 의해 일어나므로 항원·항체반응과는 관계가 없다.

Answer 4.② 5.④ 6.①

7 혈액의 순환경로에서 A, B, C, D에 해당하는 것이 옳게 짝지어진 것은?

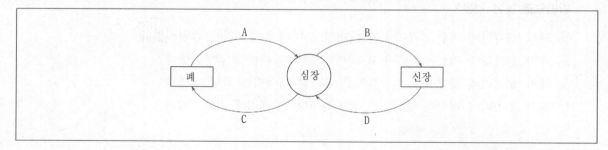

① A – 폐정맥, B – 대정맥
② A – 대동맥, C – 폐동맥
③ C – 폐동맥, D – 신정맥
④ A – 폐정맥, D – 신동맥

TIP A – 폐정맥, B – 신동맥, C – 폐동맥, D – 신정맥

8 다음 중 항원·항체반응이 아닌 것은?

① 혈액을 상온에 두었더니 응고가 되었다.
② 육식을 섭취하였더니 알레르기 반응이 나타났다.
③ 혈청을 이용하여 혈액형을 판정하였다.
④ 투베르쿨린 반응을 실시하였더니 양성이 나왔다.

TIP ① 혈액응고반응은 효소촉매작용에 의한 화학반응에 해당한다.

9 항원의 침입에 자극을 받아 혈액 내에 형성되는 물질은?

① 항원

② 항체

③ 백신

④ 림포카인

> **TIP** 항체 … 혈액 속에 병원체가 침입하거나 다른 이물질 등이 들어오면 그 혈액의 혈청 내에 이종물질에 대항하는 물질이 생성되는 것을 말한다.
> ① 항체를 생성하도록 하는 이종물질을 말한다.
> ③ 항체를 인위적으로 발생시키는 물질을 말한다.
> ④ 인터페론과 인터루킨을 함유한 단백질군으로 공격하여 파괴하려는 세포의 단백질 합성과 세포성장을 억제시키는 물질을 말한다.

10 혈액의 응고를 방지하기 위해 시트르산나트륨을 넣는 이유에 해당하는 것은?

① 피브린을 없애려고

② 트롬보키나아제를 없애려고

③ 혈소판의 파괴를 막으려고

④ 칼슘이온을 없애려고

> **TIP** 시트르산나트륨은 칼슘이온을 나트륨이온으로 전환시켜 트롬빈의 생성을 막는다.

11 다음 중 사람의 심장구조에 해당하는 것은?

① 1심방 1심실

② 2심방 2심실

③ 2심방 1심실

④ 2심방 불완전 2심실

> **TIP** 사람을 비롯한 포유류는 가장 발달한 심장구조인 2심방 2심실의 구조를 갖고 있다.

Answer 9.② 10.④ 11.②

12 사람의 심장과 심장박동에 대한 설명으로 옳은 것은?

① 대정맥과 우심방 사이에 심장의 박동원인 동방결절이 있다.
② 심실과 동맥 사이에 이첨판이라고 하는 판막이 있어 혈액의 역류를 방지한다.
③ 심실에는 정맥이, 심방에는 동맥이 연결되어 있다.
④ 심장박동의 중추는 대뇌이다.

> **TIP** ① 심장은 동방결절이라고 하는 박동원이 있어서 스스로 박동하는 자동성을 가진다.
> ② 심실과 동맥 사이에는 반월판이, 좌심실과 좌심방의 사이에는 이첨판이, 우심실과 우심방의 사이에는 삼첨판이 있다.
> ③ 심실에는 동맥이, 심방에는 정맥이 연결되어 있다.
> ④ 심장박동은 연수에 의해 지배를 받는다.

13 다음 중 사람의 혈액흐름의 순서가 바르게 나열된 것은?

① 대정맥 → 심장 → 대동맥 → 폐 → 폐동맥 → 심장 → 폐정맥 → 온몸
② 대정맥 → 심장 → 폐동맥 → 폐 → 폐정맥 → 심장 → 대동맥 → 온몸
③ 대동맥 → 심장 → 폐동맥 → 폐 → 대정맥 → 심장 → 폐정맥 → 온몸
④ 대동맥 → 심장 → 폐정맥 → 폐 → 폐동맥 → 심장 → 대동맥 → 온몸

> **TIP** 대정맥을 통해서 심장으로 들어온 혈액은 폐로 가서 기체를 교환하고 다시 심장으로 돌아와 대동맥을 통해 온몸으로 나가게 된다. 심장을 기준으로 심장으로 들어오는 혈액이 흐르는 혈관은 모두 정맥이라고 하고 나가는 혈액이 흐르는 혈관은 모두 동맥이라고 한다.

14 다음 중 심장에 분포하고 있는 동맥은?

① 관상동맥
③ 척수
② 대동맥
④ 좌쇄골하동맥

> **TIP** 관상동맥 … 심장을 둘러싸고 있는 동맥으로 좌우 2개로 나뉘어져 있으며 심장의 근육에 산소 및 영양소를 공급하는 혈액이 흐르는 혈관을 말한다.

Answer 12.① 13.② 14.①

15 다음 중 동맥혈에 대한 설명으로 옳은 것은?

① 이산화탄소의 양이 많은 혈액
② 산소의 양이 많은 혈액
③ 동맥을 흐르는 혈액
④ 정맥을 흐르는 혈액

TIP 온몸을 돌고 대정맥을 통해 심장으로 들어온 혈액에는 온몸에서 운반해 온 노폐물과 이산화탄소가 많이 포함되어 있다. 이러한 혈액을 정맥혈이라 하고, 폐를 거쳐 산소가 많이 포함되어 있는 깨끗한 혈액으로 정화된 것을 동맥혈이라 한다.

16 다음 중 정맥혈이 흐르는 곳은?

① 폐정맥
② 폐동맥
③ 좌심방
④ 좌심실

TIP 심장을 출발한 혈액은 폐동맥을 통해 폐로 이동한 후, 폐정맥을 통해 심장으로 되돌아온다. 폐동맥에는 아직 폐에서 정화되지 못한 혈액인 정맥혈, 폐정맥에는 정화과정을 거친 동맥혈이 흐른다.

17 다음 중 혈관에 관한 설명으로 옳지 않은 것은?

① 혈관의 총단면적이 가장 넓은 것은 모세혈관이다.
② 혈압은 동맥에서 가장 높게 나타난다.
③ 혈류속도는 정맥에서 가장 빠르다.
④ 혈관벽의 두께는 동맥이 가장 두껍다.

TIP 혈관 내에서의 혈류속도는 동맥에서 가장 빠르고, 다음으로 정맥과 모세혈관의 순이다.

Answer 15.② 16.② 17.③

18 다음은 사람의 체내 혈액순환을 간단히 나타낸 모식도이다. ㉠과 ㉡에 들어갈 말로 바르게 짝지어 진 것은?

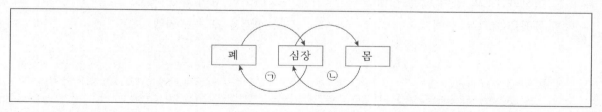

① ㉠ 소순환, ㉡ 폐순환

② ㉠ 대순환, ㉡ 체순환

③ ㉠ 체순환, ㉡ 폐순환

④ ㉠ 폐순환, ㉡ 체순환

TIP 사람의 채내 혈액순환은 좌심실을 출발한 혈액이 온몸을 돌고 우심방으로 돌아오는 체순환과 우심실을 출발한 혈액이 폐를 돌고 좌심방으로 돌아오는 폐순환으로 구분된다.

19 대정맥을 통해서 심장으로 들어온 혈액이 심장 내에서 순환하는 순서로 옳은 것은?

① 우심방 → 우심실 → 좌심방 → 좌심실

② 우심방 → 좌심방 → 우심실 → 좌심실

③ 좌심실 → 좌심방 → 우심실 → 우심방

④ 좌심방 → 좌심실 → 우심방 → 우심실

TIP 정맥과 연결되어 혈액을 받아들이는 곳은 심방, 동맥과 연결되어 혈액을 내보내는 곳은 심실이다. 대정맥은 우심방에 연결되어 있다.

20 운동 후 호흡과 심장박동이 빨라졌을 경우 심장박동을 촉진시키는 원인에 해당하는 것은?

① 아드레날린

② 아세틸콜린

③ 칼슘이온

④ 글리코젠

TIP 혈액 내 이산화탄소의 농도가 높아지면 교감신경에서 아드레날린을 분비하여 심장박동을 촉진시켜 호흡속도가 빨라지게 한다.

Answer 18.④ 19.① 20.①

※ 다음은 혈액의 응고과정에 대한 모식도이다. 물음에 답하시오. 【21 ~ 24】

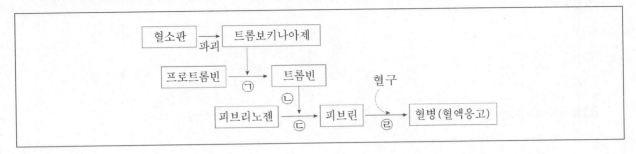

21 ㉠에 해당하는 물질은?

① 칼슘이온   ② 나트륨이온

③ 탄산이온   ④ 칼륨이온

TIP 트롬보키나아제는 혈장 내에 칼슘이온(Ca^{2+})의 도움을 받아 혈액 내의 프로트롬빈을 트롬빈으로 전환시킨다.

22 다음 중 트롬빈의 생성이 억제되는 경우에 해당되지 않는 것은?

① 프로트롬빈의 생성이 억제되는 경우

② 온도가 낮아서 트롬보키나아제가 활성을 갖지 못하는 경우

③ 칼슘이온이 부족한 경우

④ 피브린이 제거된 경우

TIP 피브린은 트롬빈이 피브리노젠을 활성화시켜 얻는 산물이다.

Answer 21.① 22.④

23 혈액응고과정 중 혈액을 유리막대로 저어주는 방법으로 혈액응고를 방지할 수 있는 단계에 해당하는 것은?

① ㉠

② ㉡

③ ㉢

④ ㉣

TIP 피브린은 실 모양의 구조를 가지는 물질로, 피브린이 혈구를 얽어매기 때문에 혈액이 응고하는 것이다.

24 혈액응고의 과정 중 ㉢ 단계의 진행을 방지하고자 할 때 사용할 수 있는 방법으로 옳은 것은?

① 저온처리한다.

② 옥살산나트륨을 첨가한다.

③ 헤파린을 첨가한다.

④ 유리막대로 저어 준다.

TIP 혈액응고 방지법

㉠ 저온처리 : 트롬보키나아제의 작용을 억제한다.

㉡ 옥살산나트륨의 첨가 : 칼슘이온을 나트륨이온으로 전환시킨다.

㉢ 헤파린의 첨가 : 트롬빈의 기능을 억제한다.

㉣ 유리막대로 저어 줌 : 생성된 피브린을 파괴한다.

25 다음 중 체내에서 혈구를 생산하는 가장 중요한 기관은?

① 간

② 지라

③ 골수

④ 신장

TIP 백혈구와 적혈구, 혈소판은 모두 뼈 속에 있는 기관인 골수에서 생성된다. 생성장소는 같지만 파괴장소는 혈구마다 차이가 있다. 적혈구는 간과 지라, 백혈구는 지라와 골수, 혈소판은 간과 지라에서 각각 파괴된다.

Answer 23.④ 24.③ 25.③

⊟3 배설

01 배설과 배설기

❶ 배설과 배설물질

(1) 배설

① 배설 … 여러 영양소를 분해하여 에너지를 얻는 과정에서 생성되는 노폐물을 몸 밖으로 배출하여 버리는 것을 배설이라고 한다.

② 기능 … 여분의 수분이나 무기염류를 소변이나 땀의 형태로 배출하여 체액의 항상성을 유지하게 한다.

(2) 배설물질

① 영양소의 분해산물
    ㉠ 탄수화물, 지방 : CO_2, H_2O
    ㉡ 단백질 : CO_2, H_2O, 질소노폐물(암모니아)

② 질소노폐물의 배출형태 … 암모니아는 독성이 있으므로 각 동물들은 자신들에게 유리하게 질소노폐물의 형태를 바꾸어서 배출한다.

[종에 따른 질소노폐물의 배출형태]

질소노폐물의 배출형태	종류
요소의 형태로 배출하는 종	표유류, 양서류, 경골어류
요산의 형태로 배출하는 종	조류, 파충류, 곤충류
암모니아의 형태로 배출하는 종	수생무척추동물, 경골어류

③ 오르니틴회로 … 암모니아를 요소로 바꾸는 회로로, 간에서 일어나는 과정이다.
    ㉠ 요소의 생성 : 단백질의 분해산물인 암모니아는 간세포에서 이산화탄소, 오르니틴과 결합해서 시트룰린이 되고, 이것이 다시 암모니아와 결합하여 아르지닌(arginine)이 된다. 아르지닌은 아르지닌분해효소(아르지네이스)에 의해서 오르니틴과 요소로 분해된다. 그리고 오르니틴은 회로를 다시 반복한다.

ⓛ ATP 소모량 : 오르니틴회로가 진행되기 위해서는 ATP에너지가 필요한데, 오르니틴이 시트룰린이 되는 과정과 시트룰린이 아르지닌이 되는 과정에서 각각 1분자씩의 ATP를 소모한다. 따라서 오르니틴회로가 한 번 진행되기 위해서 2분자의 ATP를 사용하게 된다.

ⓒ 오르니틴회로의 과정

$$CO_2 + 2NH_3 + H_2O \xrightarrow[2ATP \quad 2ADP]{\text{아르지네이스}} CO(NH)_2 + 2H_2O$$

❷ 배설기

(1) 수축포

① 모양 … 짚신벌레, 아메바 등이 가지고 있는 배설기관으로, 중앙은 주머니 모양의 구조이고 그 둘레에 방사상으로 배열한 작은 관들이 모여 있다.

② 배설기작 … 수축과 팽창을 거듭하며 노폐물(NH_3)을 배출하여 삼투압을 조절한다.

(2) 원신관

① 모양 … 편형동물, 윤형동물 등이 가지고 있는 배설기관으로, 몸의 좌우에 1줄씩 나뭇가지 모양의 관이 길게 뻗어 있다.

② 불꽃세포 … 관의 가지 끝에 있는 세포로 노폐물을 거르는 역할을 한다.

③ 배설기작 … 불꽃세포의 섬모운동으로 세관 내로 노폐물이 이동하여 배설공으로 배출한다.

(3) 신관

① 모양 … 환형동물 등이 가지고 있는 배설기관으로, 가느다란 모양의 관이 체절마다 각 1쌍씩 좌우에 있는데, 관의 안쪽은 신구로 되어 체강에 열려 있고 바깥쪽은 외부에 열려 있다.

② 신구 … 섬모가 많이 있어 노폐물을 모아 배출한다.

③ 변형

ⓐ 보야누스기 : 복잡화되어 있고 출구는 외투막 속에 열려 있다(연체동물).

ⓑ 촉각선 : 변형되어 제2촉각이 기부에 열려 있다(갑각류).

(4) 말피기관

① **모양** … 곤충류, 거미류 등이 가지고 있는 배설기관으로, 실 모양의 맹관들이 위와 창자의 경계부에 붙어 있다.

② **배설기작** … 노폐물이 모아져서 창자로 보내지면 소화관을 통하여 배출된다.

(5) 신장(척추동물)

① **전신** … 발생 중에 생겨서 일생 동안 작용한다(원구류).

② **중신** … 발생 초기에는 전신이지만 후에 퇴화되고 중신이 생긴다(어류, 양서류).

③ **후신** … 전신에 이어 중신이 발생 도중에 생기지만 곧 퇴화되고 이어서 후신으로 된다(파충류, 조류, 포유류).

02 사람의 배설기

❶ 신장의 여과작용

(1) 사람의 배설계

사람의 배설계는 신장, 수뇨관, 방광, 요도로 구성되어 있는데, 주된 기관은 신장이다.

(2) 신장

① **사람의 신장** … 강낭콩처럼 생긴 암적색의 기관으로 길이 11cm, 폭 4cm, 두께가 2.5cm 정도의 크기를 가진다. 허리 위의 등쪽에 좌우로 한 개씩 존재한다.

② **구조** … 사람의 신장은 피질과 수질, 그리고 신우로 구분된다. 신장에는 신동맥과 신정맥이 연결되어 있고, 내부는 피질·수질·신우로 구성되어 있다. 피질은 신장의 바깥 부분으로 여과단위인 네프론과 혈관들로 이루어져 있다. 수질은 피질 아래에 있으며, 그 속에 빈 공간인 신우가 있다.

   ⊙ **피질** : 신장의 바깥쪽을 피질이라고 한다. 이 곳에 신장의 기본적인 기능을 수행하는 신장의 기본단위인 신단위(네프론)가 있다.

   ⓛ **수질** : 신장의 안쪽 부분을 수질이라고 한다. 이 곳은 세뇨관과 수집관이 지나가는 장소이다.

   ⓒ **신우** : 수질의 내부에 있는 빈 공간을 신우라고 하는데, 오줌의 일시 저장장소가 된다.

[신장의 구조]

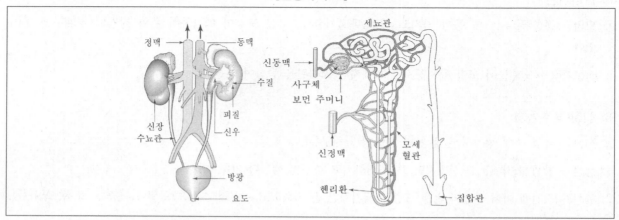

③ 기능

㉠ 질소성 노폐물인 요소를 배설하고 수분과 무기염류의 양을 조절한다.

㉡ 물질대사의 결과 부산물로 생겨나는 노폐물을 체액으로부터 제거한다.

㉢ 혈액과 체액의 부피, pH 및 그의 조성을 조절한다.

㉣ 신장은 물질에 따라서 배설하기도 하고 간직하기도 함으로써 혈액과 체액의 환경을 일정하게 유지하여 세포가 계속해서 정상기능을 유지할 수 있도록 작용한다.

④ 신단위(네프론)

㉠ 신장의 구조적·기능적 기본단위로 신장의 피질부에 존재한다.

㉡ 한쪽 신장에 약 100만 개의 신단위가 있다.

㉢ 사구체와 보먼주머니, 세뇨관으로 구성되어 있다.

• 사구체 : 신장에는 신동맥과 신정맥이 연결되어 있다. 신동맥은 여러 개의 소동맥으로 갈라지게 되는데, 소동맥이 갑자기 모세혈관으로 갈라져서 얽힌 실타래처럼 생긴 부분을 사구체라고 한다.

• 보먼주머니 : 사구체를 둘러싸고 있는 부분으로 이 곳에서 여과작용이 일어난다. 사구체와 보먼주머니를 합하여 신소체 또는 말피기소체라고 한다.

• 세뇨관 : 보먼주머니에 연결된 가느다란 관으로, 집합관에 연결되어 있으며 재흡수와 분비 작용이 일어나는 곳이다.

TIP 세뇨관의 구조 … 근위세뇨관, 헨레루프, 원위세뇨관의 세 부분으로 되어 있다. 근위세뇨관과 원위세뇨관은 피질부에 있는 꼬불꼬불한 부분으로 수질부에 있는 헨레루프와 연결된다. 그리고 수많은 네프론으로부터 나온 세뇨관은 집합관과 연결되어 있다.

(3) 신장의 여과작용

① **여과작용** … 혈액에 들어 있는 여러가지 무기염류와 노폐물은 여과와 재흡수, 분비의 과정을 거쳐서 오줌성분을 생성한다.

TIP 오줌의 성분 … 요소, 요산, 크레아틴, 무기염류, 물

② **여과** … 신동맥에서 사구체로 들어온 혈액에서 단백질이나 포도당, 혈구, 염류 등의 고분자 물질을 제외한 모든 물질이 보먼주머니로 밀려 나오는 것을 여과라고 한다.

  ㉠ **원뇨** : 여과를 통해서 보먼주머니로 걸러져 나온 액체를 원뇨라고 한다.

  ㉡ **원동력** : 여과의 원동력은 사구체와 보먼주머니의 혈압 차이이다. 사구체로 들어가는 혈관의 지름이 나오는 혈관의 지름보다 크기 때문에 사구체의 혈압이 높아지고, 그 결과 혈액 속의 물질들이 상대적으로 혈압이 낮은 보먼주머니로 여과되어 나오는 것이다.

  ㉢ **여과를 거친 혈액** : 여과를 해도 고분자 물질은 여과가 되지 않기 때문에 여과를 거친 혈액 내에는 아직도 노폐물에 불과한 불필요한 염류가 많이 포함되어 있다.

[신장에서 여과작용]

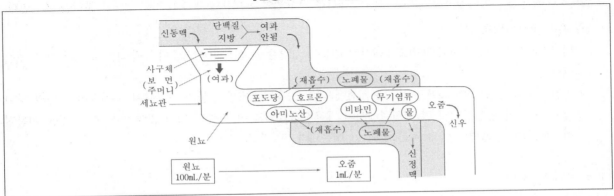

③ **재흡수** … 여과된 원뇨가 세뇨관을 지나는 동안 여과된 성분들 중에서 우리 몸에 필요한 포도당이나 아미노산, 무기염류, 수분 등이 세뇨관을 둘러싸고 있는 모세혈관으로 다시 흡수되는 과정을 재흡수라고 한다.

  ㉠ **원동력** : 세뇨관에서의 재흡수는 ATP를 이용한 능동수송에 의해서 일어난다. 즉, 에너지를 소비하면서 이루어진다.

  ㉡ **영양분의 재흡수** : 원뇨에 들어 있는 성분 중에서 포도당과 아미노산은 100% 재흡수되고, 무기염류와 비타민 등은 필요한 만큼만 재흡수된다. 수분은 보통 99% 정도가 재흡수되지만, 때에 따라서 재흡수되는 양이 조절된다.

  ㉢ **재흡수되지 않은 노폐물과 무기염류** : 원뇨의 성분들 중에서 재흡수되지 않은 노폐물과 무기염류는 집합관을 거쳐서 신우에 일시 저장되었다가 수뇨관을 거쳐서 체외로 배출된다.

  TIP 물질의 재흡수
  ㉠ 가장 많이 재흡수되는 물질 : NaCl, 하루 동안에 재흡수되는 양은 약 120g에 달한다.
  ㉡ Na^+ : 나트륨펌프에 의해서 능동적으로 흡수된다.
  ㉢ 포도당과 아미노산 : 선택적 능동수송에 의해서 흡수된다.
  ㉣ 물 : 삼투적으로 재흡수된다.
  ㉤ 결과 : 세뇨관액의 용질의 농도는 줄어들고, 세뇨관을 둘러싸고 있는 간질액의 용질의 농도는 증가하게 된다.

④ 분비
　　㉠ 재분비 : 사구체를 지나온 혈액이 모세혈관을 흐르는 동안 보먼주머니로 여과되지 못하고 남아 있던 노폐물이 재흡수의 반대방향인, 혈관에서 세뇨관의 방향으로 분비된다. 이것을 재분비 또는 세뇨관 분비라고 한다.
　　㉡ 원동력 : 이 과정은 ATP에 의한 능동수송에 의해서 진행된다.

❷ 오줌의 생성과 배뇨

(1) 오줌의 생성에 관여하는 호르몬

① 알도스테론 … 부신피질에서 분비되는 알도스테론은 세뇨관에서 나트륨의 재흡수와 칼륨의 분비를 촉진한다.

② 바소프레신(항이뇨호르몬)
　　㉠ 뇌하수체후엽에서 분비되는 바소프레신은 수분의 재흡수를 촉진하여 오줌에 포함되는 수분의 양을 조절한다.
　　㉡ 몸에서 수분의 손실이 많으면 바소프레신에 의해서 집합관에서의 물의 재흡수가 촉진되어 오줌의 양이 줄고, 수분의 손실이 적으면 집합관에서의 재흡수가 저하되어 오줌의 양이 많아진다. 땀이 많은 여름철에 겨울철보다 오줌의 양이 적은 것도 이 때문이다.

(2) 오줌의 배뇨

① 오줌의 배출 … 생성된 오줌은 신우와 수뇨관을 지나 일단 방광에 저장된다. 오줌이 방광에 가득 차게 되면 괄약근의 수축에 의해 오줌은 요도의 출구를 통해 몸밖으로 배출되게 한다.

② 오줌의 배뇨경로

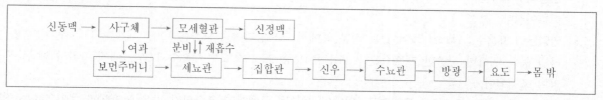

③ 배뇨량 … 어른의 경우 1분 동안 여과되는 원뇨의 양은 약 125ml 정도이고, 그 중에서 124ml 정도가 재흡수된다. 결국 1분간 생성되는 오줌의 양은 1ml 정도가 되는 셈이다. 정상적인 성인은 하루에 1.5l 정도의 오줌을 배설한다.

④ 배설기능 … 오줌의 배설은 노폐물의 제거 외에 체내의 항상성 유지에도 큰 도움을 준다. 그 대표적인 예가 체액의 수분량과 혈액의 pH 조절이다.

- ㉠ 체액의 수분량 조절 : 우리는 매일 음료수나 음식물을 통해 많은 양의 물을 흡수한다. 그러나 체액의 수분량은 일정하다. 이것은 신장으로 분비되는 오줌의 양으로 조절하기 때문이다.
  - 체액의 수분량이 적어 혈액이 고장액 상태가 되면, 집합관에서 오줌으로 나가는 원뇨 속의 수분재흡수가 촉진된다.
  - 혈액 속의 수분량이 증가하여 저장액 상태라면, 오줌의 양이 증가된다.
- ㉡ 혈액의 pH 조절 : 혈액의 pH는 우리가 무엇을 먹느냐에 따라 변할 수 있는데, 혈액의 pH는 거의 일정하다. 그러나 오줌의 pH는 $4 \sim 9$까지 변한다. 이것은 혈액 내의 과도한 H^+나 OH^-이 신장의 분비작용을 통해 제거되기 때문이다.

❸ 땀샘과 땀

(1) 땀샘

① 모양과 위치
  - ㉠ 모양 : 땀샘은 진피에 실타래 모양으로 꼬여 있다.
  - ㉡ 위치 : 땀샘은 피부의 어디에나 있지만 특히 손바닥, 발바닥, 겨드랑이에 많이 분포한다.

② 배설기작 … 땀샘의 주위를 모세혈관이 둘러싸고 있어서 혈액에 섞여 있는 노폐물을 걸러 땀구멍을 통해 배출한다.

③ 기능 … 사람을 비롯한 대부분의 포유류는 피부에 땀샘이 있어서 수분과 노폐물을 배출하여 체온조절과 삼투압조절을 한다. 사람의 경우 손바닥, 발바닥, 겨드랑이에 특히 땀샘이 많이 분포되어 있는데, 땀을 많이 흘리면 혈액의 삼투압이 높아지고 혈류속도가 느려져서 졸음이 오고 피로해진다.

(2) 땀

① 성분
  - ㉠ 99%의 수분에 염분, 요소, 크레아틴이 녹아 있다.
  - ㉡ 땀의 성분은 오줌의 성분과 비슷하지만 오줌에 비해서 농도가 약하다.

② 기능
  - ㉠ 배설기능 : 모세혈관의 혈액 속에 섞여 있는 노폐물을 걸러낸다.
  - ㉡ 체온조절 : 땀이 피부에서 증발하면서 체온을 떨어뜨리는 효과를 낸다.

≡ 최근 기출문제 분석 ≡

2019. 6. 15. 제2회 서울특별시

1 평소 신장 질환을 겪고 있는 환자의 소변을 채취하여 알부민 함량을 측정하였더니 정상인보다 높은 함량의 알부민이 검출되었다. 소변이 생성되는 여러 과정 중 소변의 알부민 함량과 가장 관련이 깊은 것은?

① 사구체 여과

② 세뇨관 재흡수

③ 세뇨관 분비

④ 소변의 농축

> **TIP** 알부민은 단백질로 고분자인 단백질이 오줌에서 발견되었다는 것은 사구체에서 보먼주머니로 여과되지 말아야 할 물질이 여과되었음을 뜻한다.

Answer 1.①

출제 예상 문제

1 다음 중 사구체에서 여과되지 않는 것은?

① 포도당   ② 수분
③ 단백질   ④ 무기염류

TIP 여과작용…신동맥을 거쳐 사구체로 들어온 혈액이 혈압의 차이로 보먼주머니로 이동해 가는 현상을 말한다. 사구체에서 여과된 물질을 원뇨라 하며 단백질, 지방, 혈구 등은 여과되지 않는다.

2 네프론의 구조에 대한 명칭으로 옳은 것은?

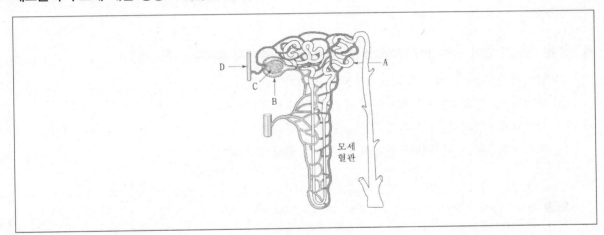

① A – 사구체   ② B – 신정맥
③ C – 보먼주머니   ④ D – 신동맥

TIP A – 세뇨관, B – 보먼주머니, C – 사구체

Answer   1.③ 2.④

3 다음 ⊙ⓒⓒ에 들어갈 말로 바르게 짝지어진 것은?

> 단백질 분해시 물과 이산화탄소, (⊙)(가)이 발생하고, (ⓒ)에서는 독성이 없는 물질인 (ⓒ)로 바뀌어 땀이나 소변으로 배출된다.

	⊙	ⓒ	ⓒ
①	요산	신장	요소
②	암모니아	간	요소
③	요소	간	암모니아
④	요소	간	요산

TIP 단백질 분해시 CO_2, H_2O, 암모니아가 발생하는 데 암모니아는 강한 독성을 나타내므로 간에서 간세포에 의해 진행되는 오르니틴회로를 거쳐 무독성인 요소로 합성된 후 혈액을 따라 신장으로 운반되어 소변으로 배출된다.

4 수분 섭취가 많아 삼투압이 낮아졌을 때 호르몬과 신장에서 일어나는 현상은?

① 혈액의 농도가 묽어져 항이뇨호르몬의 분비가 촉진된다.
② 항이뇨호르몬의 분비가 억제되며 수분의 흡수도 억제된다.
③ 항이뇨호르몬의 분비가 촉진되면 요붕증에 걸리게 된다.
④ 항이뇨호르몬은 뇌하수체 전엽의 호르몬에 의해 조절된다.

TIP ① 수분의 섭취가 많으면 혈액의 농도가 묽어져 항이뇨호르몬의 분비가 억제된다.
③ 항이뇨호르몬의 분비가 안되면 요붕증에 걸려 탈수현상이 나타난다.
④ 항이뇨호르몬은 뇌하수체 후엽 호르몬에 의해 조절된다.

Answer 3.② 4.②

5 운동 후 체내 삼투압이 높아져 소변이 진해질 경우 신장에서 나타나는 현상으로 옳은 것은?

① ADH의 분비가 억제되고 수분의 재흡수가 일어난다.
② ADH의 분비가 촉진되고 수분의 재흡수가 일어난다.
③ 무기질 코르티코이드의 Na^+의 재흡수가 일어나지 않는다.
④ 세뇨관의 재흡수가 적게 일어나 소변의 양이 많아진다.

TIP 운동 후 체내 삼투압이 증가하여 혈액의 농도가 진해지면 ADH의 분비가 촉진되어 세뇨관에서의 수분의 재흡수가 많아진다.

6 다음 중 질소노폐물이 생기는 경우에 해당하는 것은?

① 지방산의 분해　　　　　　　　② 포도당의 분해
③ 아미노산의 분해　　　　　　　　④ 글리코젠의 분해

TIP 질소노폐물은 단백질의 분해과정에서 생성되는 노폐물이다.

7 건강한 사람의 신장에서 여과, 재흡수, 분비의 과정을 거쳐서 생성된 오줌에는 물 이외에 어떤 성분이 존재하는가?

① 혈구, 단백질　　　　　　　　② 포도당, 아미노산
③ 무기염류, 요소　　　　　　　　④ 단백질, 포도당

TIP 사구체와 보먼주머니를 통해 혈구와 단백질을 제외한 물질이 우선 여과된 후, 세뇨관을 통과하는 동안 물, 포도당, 아미노산, 무기염류 등이 재흡수되어 결국 여과·재흡수되지 못한 물, 무기염류, 요소 등이 배설된다.

Answer　5.② 6.③ 7.③

8 다음은 오르니틴회로를 나타낸 것이다. 요소가 생성되는 단계와 이 회로가 일어나는 인체 내의 기관이 바르게 짝지어진 것은?

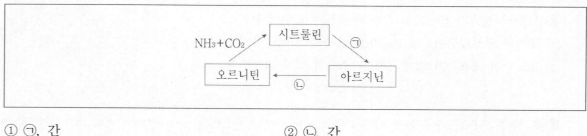

① ㉠, 간

② ㉡, 간

③ ㉠, 신장

④ ㉡, 신장

TIP 사람의 인체 내에서 생긴 질소노폐물인 암모니아는 독성이 없는 요소의 형태로 배출된다. 암모니아를 요소로 합성하는 과정을 오르니틴회로라고 하는데, 간에서 진행된다.

※ 다음은 오르니틴회로를 나타낸 것이다. 물음에 답하시오. 【9 ~ 10】

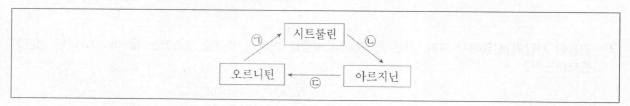

9 ㉠과 ㉡ 과정의 공통점이 아닌 것은?

① 암모니아가 유입된다.

② ATP가 소모된다.

③ 이산화탄소가 발생한다.

④ 물이 발생한다.

TIP 암모니아, 이산화탄소, 오르니틴이 1분자씩 결합하여 시트룰린이 되고 시트룰린은 다시 암모니아와 결합하여 아르지닌이 된다. 아르지닌에 물 1분자가 첨가되어 요소가 생성되고, 나머지는 다시 오르니틴이 되어 다음 회로에 이용된다. 요소는 이산화탄소, 암모니아, 물이 오르니틴회로를 거치면서 ATP를 소모하여 생성된다.

Answer 8.② 9.③

10 다음 중 요소가 발생하는 단계는?

① ㉠

② ㉡

③ ㉢

④ ㉠㉡

TIP 요소발생 단계
㉠ $NH_3 \cdot CO_2 \cdot ATP$ 소모, $H_2O \cdot$ 시트룰린 생성
㉡ $NH_3 \cdot ATP$ 소모, $H_2O \cdot$ 아르지닌 생성
㉢ H_2O 소모, 요소 · 오르니틴 생성

11 다음 중 플라나리아의 노폐물 배설기작인 불꽃세포의 운동과 관계있는 것은?

① 편모운동

② 섬모운동

③ 분절운동

④ 위족운동

TIP 플라나리아는 불꽃세포의 섬모운동을 통해서 세관 내로 노폐물이 이동하여 배설공으로 배출한다.

12 다음 중 각 동물과 배설기의 연결이 잘못 짝지어진 것은?

① 짚신벌레 – 원신관

② 조개 – 보야누스기

③ 갑각류 – 말피기관

④ 포유류 – 신장

TIP 갑각류는 신관의 변형인 촉각선을 배설기로 갖는다. 말피기관을 통해서 배설을 하는 동물의 종류는 곤충과 거미류이다.

Answer 10.③ 11.② 12.③

13 말피기소체에서 여과가 일어나는 원동력에 대한 설명으로 옳은 것은?

① 혈관과 사구체의 농도 차이에 의한 확산

② 혈관과 사구체의 혈압의 차이

③ 에너지를 소모하는 능동수송

④ 혈관과 사구체의 농도 차이에 의한 삼투

> **TIP** 사구체로 들어가는 혈관의 지름이 나오는 혈관보다 크고 사구체 내의 혈압이 혈관의 혈압보다 높기 때문에 보먼주머니로 여과되어
> 나오는 것이다. 여과의 원동력은 사구체와 보먼주머니의 혈압차이다.

14 다음과 같은 배설기의 형태와 이러한 배설기를 갖는 동물이 바르게 짝지어진 것은?

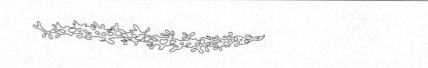

① 원신관 – 편형동물

② 신관 – 환형동물

③ 말피기관 – 곤충류

④ 신장 – 척추동물

> **TIP** 플라나리아의 배설기인 원신관에 대한 그림이다.
> ※ 배설기의 종류
> ㉠ 수축포 : 짚신벌레, 아메바 등
> ㉡ 원신관 : 편형동물, 윤형동물 등
> ㉢ 신관 : 환형동물
> ㉣ 말피기관 : 곤충류, 거미류
> ㉤ 신장 : 원구류, 어류, 양서류, 파충류, 조류, 포유류

Answer 13.② 14.①

15 다음 중 오줌의 배설경로로 옳은 것은?

① 신동맥 → 사구체 → 신우 → 수뇨관 → 세뇨관

② 신정맥 → 사구체 → 보먼주머니 → 세뇨관 → 신우

③ 신동맥 → 사구체 → 보먼주머니 → 세뇨관 → 신우

④ 신정맥 → 신우 → 보먼주머니 → 세뇨관 → 사구체

TIP 오줌의 배설경로 … 신동맥 → 사구체(→ 모세혈관 → 신정맥) → 보먼주머니 → 세뇨관 → 집합관 → 신우 → 수뇨관 → 방광 → 요도 → 몸 밖

16 다음은 혈장과 원뇨, 오줌의 성분을 분석한 것이다. 물질 ㉠㉡㉢에 해당하는 것은?

구분	혈장(%)	원뇨(%)	오줌(%)
㉠	0.1	0.1	0
㉡	7.5	0	0
㉢	0.03	0.03	1.5

	㉠	㉡	㉢		㉠	㉡	㉢
①	단백질	요소	포도당	②	요소	단백질	포도당
③	포도당	요소	단백질	④	포도당	단백질	요소

TIP ㉠ 원뇨에서는 검출되지만 오줌에서는 검출되지 않는 것으로, 여과는 되지만 100% 다시 재흡수되는 물질이다.
㉡ 혈장에는 비교적 많은 양이 존재하지만 원뇨에는 전혀 검출되지 않고 여과가 되지 않는 물질이다.
㉢ 혈장에 비해 오줌에서의 농도가 월등히 많아졌음으로 합성하고자 하는 물질이다.

17 다음 중 여과의 과정을 거치지 않는 물질은?

① 아미노산 ② 무기염류
③ 단백질 ④ 호르몬

TIP 여과 … 혈액이 사구체를 지날 때 혈액 속에 있던 성분들 중에서 혈구와 단백질과 같은 입자가 큰 물질들을 제외한 아미노산이나 무기염류 등이 보먼주머니로 빠져나가는 것을 말한다.

Answer 15.③ 16.④ 17.③

생물

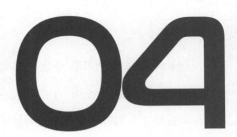

04 PART

조절과 항상성

01 자극과 감각

01 자극과 반응

❶ 자극과 자극의 인식

(1) 자극

① 생물의 활동에 변화를 주는 외부의 환경요인이다

② 모든 생명체는 자신이 가지고 있는 감각수용기에 해당하는 자극만 받아 반응하게 된다.

③ **적합자극** … 감각수용기가 받아들일 수 있는 특정 자극을 적합자극이라고 한다.

(2) 자극의 인식

① 인식경로

 ㉠ 감각기관 자극 → 신경충격의 형식으로 부호화 → 두뇌로 전달 → 해독
 ㉡ 자극이 뇌로 전달되지 않으면 감각이 느껴지지 않는다.

② 뇌의 해독 … 자극의 강도와 종류를 인식한다.

❷ 반응과 베버의 법칙

(1) 반응

① **역치** … 물체가 반응을 일으킬 수 있는 최소한의 자극의 세기이다.

② **실무율** … 단일세포에서 역치 미만의 자극에서는 반응이 일어나지 않으며, 역치 이상의 자극에서는 자극의 크기가 증가하여도 반응의 크기가 증가하지 않고 일정한 크기로 반응하는 현상이다.

③ **자극의 세기에 따른 반응의 크기**
 ㉠ 단일세포들이 모여서 이루어진 생물체의 조직에서는 조직을 이루는 각 세포들의 역치가 다르다.
 ㉡ 자극의 세기가 증가할수록 자극에 반응하는 세포의 수가 증가하기 때문에 조직 전체로 보았을 때는 자극의 세기가 증가함에 따라서 반응의 크기도 증가한다.

(2) 베버의 법칙

① **자극의 세기와 변화** … 생물체는 어떤 자극에 대하여 처음의 자극과 일정한 크기 이상의 차이가 나는 자극을 받아야만 자극의 세기가 변했음을 느낄 수 있다. 즉 처음 자극과 나중 자극의 차이가 작으면 자극의 변화를 느낄 수 없다.

② **베버의 법칙** … 자극의 변화를 느낄 수 있는 최소량은 처음 자극의 세기에 비례한다. 즉 처음 자극의 세기가 강할수록 자극의 변화를 느끼기 위해 필요한 최소량은 커진다.

③ 자극의 최소변화량과 처음 자극의 세기 사이의 식이 성립한다.

$$\frac{\Delta R}{R} = K \text{ (일정)}$$

- ΔR : 나중 자극과 처음 자극 사이의 차이
- R : 처음 자극의 세기
- K : 베버상수

02 감각수용기

❶ 시각수용기(눈)

(1) 눈의 구조와 기능

① 각막
  ㉠ 안구의 앞쪽에 있는 투명한 막으로 혈액이 공급되지 않는다.
  ㉡ 각막의 굴곡성은 초점을 맞추는 데 도움을 준다.

② 홍채
  ㉠ 색소를 가지고 있어서 눈의 색을 결정한다.
  ㉡ 중앙에 동공이 있어서 동공의 크기를 조절하여 빛의 양을 조절한다.

③ 수정체
  ㉠ 홍채의 뒤에 있는 탄력성을 가진 렌즈이다.
  ㉡ 인대의 작용으로 두께를 조절하여 망막에 상이 맺히게 도와 준다.

④ **모양체** … 수정체의 두께를 변화시켜 원근을 조절하게 하는 역할을 한다.

⑤ **공막** … 안구의 가장 바깥쪽을 싸서 보호하는 흰색의 막이다.

⑥ **맥락막**

　㉠ 혈관이 고도로 분포되어 있어서 혈액순환을 통해 눈에 영양을 공급한다.

　㉡ 멜라닌 색소를 함유하고 있어서 카메라의 어둠상자(암실)와 같은 역할을 한다.

⑦ **망막**

　㉠ 안구의 가장 안쪽에 있는 막으로 시세포와 시신경에 분포한다.

　㉡ **시세포** : 간상세포와 원추세포의 2가지 종류가 있다.

　　• 간상세포

　　−약한 빛을 수용하고 명암이나 물체의 형태를 구별하는 기능을 갖는다.

　　−주로 망막의 가장자리에 많이 분포한다.

　　• 원추세포

　　−강한 빛을 수용하고 물체의 색이나 세밀한 형태를 구별하는 기능을 갖는다. 주로 망막의 중심부에 분포한다.

　　−망막 중에서 원추세포가 많이 모여 있어서 상이 가장 선명하게 맺히는 부분을 황반이라고 한다.

　㉢ **맹점** : 대뇌로 연결되는 시신경이 모여서 나가는 곳이다. 시세포가 없어서 빛을 감지하지 못하므로 상이 맺혀도 보이지 않는다. 따라서 물체의 상이 이 곳에 맺히는 사람은 사물을 구별하지 못하는 시각장애를 가지게 된다.

(2) 간상세포에서의 광화학반응

① **로돕신의 광화학반응** … 어두운 환경에서는 간상세포에서 로돕신이 생성되고, 로돕신이 빛에 의해서 레티넨과 옵신이라는 물질로 분해되면서 생기는 에너지에 의해 시신경이 빛을 감각하게 된다.

② **비타민 A의 결핍** … 비타민 A로부터 레티넨이 만들어지고 레티넨이 로돕신을 만들어 어둠 속에서도 볼 수 있는 것인데, 비타민 A가 부족하면 로돕신의 생성이 저하되기 때문에 어둠 속에서 잘 볼 수 없는 야맹증에 걸리게 된다.

(3) 눈의 조절작용

① **명암조절** … 밝은 곳과 어두운 곳에서 장소에 따라 홍채가 동공의 크기를 조절하여 눈으로 들어오는 빛의 양을 조절한다.

　㉠ **암순응** : 밝은 곳에서 어두운 곳으로 들어가면 처음에는 잘 보이지 않다가 시간이 지남에 따라서 어둠에 익숙해져 물체를 식별하게 되는 현상으로, 처음에 잘 보이지 않는 것은 어두운 곳에서 빛을 감지하는 물질인 로돕신을 생성하는 데 시간이 걸리기 때문이다.

ⓛ **명순응** : 어두운 곳에서 밝은 곳으로 가면 눈이 부시다가 곧 회복되는 현상으로, 이것은 어두운 곳에 있을 때 많이 형성된 로돕신이 밝은 곳에서 다량으로 분해되기 때문이다.

② **원근조절** … 눈의 원근조절은 수정체의 두께조절에 의해서 일어나는 것이며, 중뇌의 지배를 받는 무의식적인 반사운동이다.

ⓐ **먼 곳을 볼 때** : 모양근이 이완하고 진대가 수축됨에 따라 수정체가 얇아져서 초점거리가 길어진다.

ⓛ **가까운 곳을 볼 때** : 모양근이 수축하고 진대가 이완됨에 따라 수정체가 두꺼워져서 초점거리가 짧아진다.

③ **색의 감지**

ⓐ 3개의 피크로 색을 구별한다(파랑, 녹색, 빨강).

ⓛ 피크를 받아들이는 데 이상이 생기면 색맹이 된다.

(4) 시각의 전달경로

① 눈에서 빛이 가장 먼저 도달하는 부분은 눈의 가장 앞에 위치하고 있는 각막이다.

② 각막을 지난 빛이 수정체와 유리체를 지나서 망막에 도달하면 시세포의 감광물질인 로돕신이 분해되면서 화학에너지를 발생시킨다.

③ 이 에너지에 의해서 시세포가 흥분하여 전기적인 변화가 일어나면, 그 변화가 시신경을 통해서 대뇌의 시각중추로 전달되어 시각이 성립한다.

빛 → 각막 → 수정체 → 유리체 → 망막 → 시신경 → 대뇌

---

❷ 청각수용기(귀)

(1) 귀의 구조와 기능

① **외이**

ⓐ **귓바퀴** : 소리의 진동을 모은다.

ⓛ **외이도** : 소리의 진동을 전해 주는 통로이다.

② **중이**

ⓐ **고막** : 음파에 의해서 진동하는 얇은 막이다.

ⓛ **청소골** : 고막의 진동을 증폭시킨다.

ⓒ **유스타키오관** : 중이와 외이의 압력을 같게 해 작은 진동에도 고막이 진동하게 한다.

③ 내이

    ㉠ **달팽이관** : 청세포가 분포되어 있으며, 청세포와 덮개막으로 이루어진 코르티기관이 있다.

    ㉡ **전정기관** : 위치감각을 담당한다.

    ㉢ **반고리관** : 회전감각을 담당한다.

(2) 평형감각

① 회전감각

    ㉠ 반고리관에서 담당한다.

    ㉡ 반고리관의 림프액 사이에 분포하는 감각섬모가 몸이 회전하면 림프의 관성에 의해 감각섬모들이 자극을 받아 몸이 회전한다는 것을 뇌에 전달하여 느끼게 한다.

    ㉢ 3개의 반고리관이 수직으로 배열하고 있어서 어느 방향으로 회전하여도 느낄 수 있다.

② 위치감각

    ㉠ 전정기관이 담당한다.

    ㉡ 전정기관은 림프액이 들어 있는 2개의 주머니로 감각털이 난 세포가 있고 그 위에 청사가 있어, 몸의 기울기에 따라 청사가 중력방향으로 기울어져서 섬모를 자극하여 몸이 기울어졌음을 느끼게 한다.

(3) 청각의 전달경로

① 소리라고 하는 것은 음의 파장으로, 그 파장이 고막을 진동시키고 그 진동이 청신경을 통해서 대뇌에 전달되어 소리를 감지하게 되는 것이다.

② 음의 파장이 외이도를 통해서 고막에 전달되어 고막을 진동시키면 그 진동이 청소골에 의해서 증폭되어 달팽이관의 기저막을 상하로 흔들리게 한다.

③ 기저막의 상하운동으로 인해 기저막 위의 청세포와 청세포를 덮고 있는 덮개가 접촉하게 되고, 그로 인해 청세포가 흥분된다.

④ 청세포의 흥분은 청신경을 통해서 대뇌로 전달되어, 전달된 파장에 맞는 소리를 느끼게 된다.

> 소리(진동) → 외이도 → 고막 → 청소골 → 달팽이관의 기저막 진동 → 청세포가 덮개와 접촉 → 청신경 → 대뇌

❸ 화학수용기(후각기·미각기)

(1) 미각기(혀)

① **유두와 미뢰**⋯ 혀의 표면에는 유두라는 작은 돌기가 있고, 이 돌기 양쪽에 미뢰라는 미각기가 있어 액체상
태의 화학물질의 맛을 느낄 수 있다(미뢰에는 20~30개의 미세포가 밀집되어 있다).

② **4가지 기본맛**

　㉠ 단맛, 신맛, 짠맛, 쓴맛이다.

　㉡ 4가지 맛을 느끼는 미뢰가 따로 있어서 혀의 부분에 따라서 민감하게 느껴지는 맛이 따로 정해져 있다.

③ **미각의 전달경로**⋯ 미뢰 속의 미세포에 의해 물이나 침에 녹아서 액체상태로 된 물질이 자극을 주면, 이
자극에 의해 미신경이 흥분되고 이것이 대뇌에 전달되어 맛을 느끼게 된다.

> 화학물질 → 혀 → 미뢰 → 미세포 → 미신경 → 대뇌

(2) 후각기(코)

① **후각상피**⋯ 기체 속의 화학물질이 주위 세포로부터 분비된 점액으로 덮여 있는 후각상피의 점액층에 녹아
서 냄새를 느끼게 한다. 후각은 사람의 감각 중에서 가장 예민하고, 피로하기 쉬운 감각이다.

② **7가지 기본냄새**⋯ 장뇌냄새, 사향냄새, 꽃냄새, 박하냄새, 에테르냄새, 쏘는 듯한 냄새, 퀴퀴한 냄새를 말
한다.

③ **후각의 전달경로**⋯ 콧 속의 윗부분에는 후세포가 분포되어 있는 후각상피가 있다. 냄새를 전달해 주는 자
극물질이 후각상피의 후세포를 자극하면 후세포가 흥분되고, 후세포의 흥분이 후신경을 통해서 대뇌로 전
달되어 냄새를 감지하게 된다.

> 화학물질 → 코 → 후각상피 → 후세포 → 후신경 → 대뇌

❹ 피부감각기

(1) 감각점

① 사람의 피부감각에는 압각, 촉각, 온각, 냉각, 통각이 있으며 각각의 감각은 피부 곳곳에 분포되어 있는 신
경 말단의 감각점에서 느낀다.

② 통점, 압점, 촉점, 냉점, 온점의 순으로 많이 분포되어 있다.

⑵ 감각수용기

① **온각** ··· 루피니소체(온점)

② **냉각** ··· 크라우제소체(냉점)

③ **촉각** ··· 마이스너소체(촉점)

④ **압각** ··· 파치니소체(압점)

⑤ **통각** ··· 특별히 분화된 조직이 없이 신경말단에서 느낀다.

출제 예상 문제

1 뉴런의 흥분전도를 순서대로 바르게 나열한 것은?

㉠ K^+ 방출	㉡ Na^+ 유입
㉢ Na^+ 재방출, K^+ 재유입	㉣ 활동전위형성

① ㉠→㉢→㉡→㉣　　　　② ㉣→㉠→㉢→㉡

③ ㉠→㉡→㉢→㉣　　　　④ ㉢→㉠→㉡→㉣

TIP 뉴런의 흥분전도

㉠ 바깥쪽 Na^+, 안쪽 K^+의 막전위를 형성한다.

㉡ 자극이 발생하면 K^+가 방출되고 Na^+가 유입되면서 전위가 역전된다.

㉢ 탈분극에 따라 신경의 흥분부위가 이동하면서 다시 Na^+와 K^+의 방출과 유입이 역전된다.

㉣ 자극이 발생하면서 다시 재분극이 일어날 때를 활동전위라 한다.

2 자극을 받아들이는 부위와 적합자극의 연결이 잘못 짝지어진 것은?

① 시각 – 가시광선　　　　② 청각 – 코르티기관

③ 전정기관 – 림프절　　　　④ 후각 – 액체 중의 화학성분

TIP ③ 전정기관은 위치감각으로 외부의 자극을 감각세포섬모 위의 청사에 의해 받아들인다.

Answer 1.③　2.③

3 귀에서 외부와 압력을 조절해 주는 것과 관련이 깊은 기관은?

① 달팽이관

② 유스타키오관

③ 청소골

④ 고막

TIP ① 전정계, 고실계, 달팽이세관으로 구성되어 있으며 내이에 해당하는 기관으로 청각에 관계한다.
③ 망치뼈, 모루뼈, 등자뼈 순서로 연결되어 있으며 고막의 진동을 증폭하여 내이에 전달한다.
④ 중이와의 경계에 해당하며 음파에 의해 진동하는 얇은 막이다.

4 다음 표에서 40mV의 자극이 주어졌을 때 자극의 크기로 옳은 것은?

자극의 세기	10mV	20mV	30mV	40mV
수축 정도	0	0	1	A

    역치   반응의 크기(A)

① 10mV   1

② 20mV   0

③ 30mV   1

④ 40mV   2

TIP 역치는 반응이 나타나는 최소자극의 크기이므로 역치 이상의 반응크기는 역치에서의 반응크기와 같게 유지된다.

5 어두운 곳에 가면 안 보이다가 갑자기 보이는 이유는?

① 로돕신의 분해되는 양이 많아졌기 때문이다.

② 간상세포에서 로돕신이 합성되어 시간이 걸리기 때문이다.

③ 로돕신이 레티넨과 옵신으로 분해되기 때문이다.

④ 시신경에 혼란이 야기되기 때문이다.

TIP 암순응 … 밝은 곳에서 갑자기 어두운 곳으로 가면 처음에는 잘 보이지 않다가 잘 보이게 되는 것을 말하며 밝은 곳에서 분해되어 적었던 로돕신이 어두운 곳에서 합성되어 감광성이 커졌기 때문이다.

Answer 3.② 4.③ 5.②

6 뜨거운 것을 잡으면 갑자기 손을 떼는 것과 관계가 깊은 중추는?

① 대뇌   ② 소뇌

③ 척수   ④ 중뇌

TIP ① 감각, 기억, 판단 등의 중추이다.
② 자세를 바로잡는 운동중추이다.
④ 안구운동, 홍채수축 등을 조절하며 소뇌와 함께 자세교정작용을 한다.

7 다음 설명 중 옳지 않은 것은?

① 더울 때는 부교감신경이 촉진되어 땀분비가 억제된다.
② 절전섬유에서 절후섬유로 아세틸콜린이 분비된다.
③ 부교감신경은 심장박동을 억제시킨다.
④ 교감신경은 긴장과 활동상태를 유지한다.

TIP ① 더울 때는 부교감신경이 반응하여 땀분비가 촉진된다.

8 다음 중 신경흥분 전달물질에 해당하는 것은?

① 아드레날린   ② 로돕신

③ 아세틸콜린   ④ 요돕신

TIP 신경의 말단에서 시냅스 소포가 파괴되면서 아세틸콜린이 방출되고 시냅스 후 뉴런의 수상돌기 및 세포체의 막과 반응하여 흥분이 발생한다.

Answer   6.③   7.①   8.③

9 사람의 미각 중 혀의 전체 표면에서 느낄 수 있는 것은?

① 단맛   ② 신맛

③ 짠맛   ④ 쓴맛

TIP ① 혀 끝에서 느낄 수 있는 맛이다.
② 혀 양 옆에서 느낄 수 있는 맛이다.
④ 혀 뿌리에서 느낄 수 있는 맛이다.

10 단일 근섬유가 역치 이상의 자극을 받았을 때 일어나는 반응의 크기는?

① 자극의 크기에 따라 증가하여 S자형의 곡선을 그린다.

② 일정한 자극의 크기마다 반응의 크기가 증가하여 계단형을 나타낸다.

③ 직선형으로 상승곡선을 그린다.

④ 자극의 크기에 관계없이 항상 일정하다.

TIP 감각세포가 자극에 대해서 반응하게 하는 최소한의 자극의 크기를 역치라고 한다. 단일세포에서는 역치 이상의 자극에 대해 자극의 크기와 관계없이 일정하게 반응한다. 생물이 큰 자극에 대해서 큰 반응을 보이는 것은 자극이 크면 많은 수의 세포들이 반응을 하기 때문이며 세포에서의 반응의 크기가 증가하는 것은 아니다.

11 다음 중 사람의 눈에 대한 설명으로 옳은 것은?

① 망막에는 멜라닌 색소와 혈관이 분포한다.

② 간상세포에서는 색을 감각한다.

③ 맹점은 간상세포가 밀집된 부분이다.

④ 황반에서는 가장 선명한 물체의 상이 맺힌다.

TIP ① 망막은 눈의 가장 안쪽에 있는 막으로 시세포와 시신경이 분포해 있는 곳이다. 혈관이 고도로 분포되어 있고 멜라닌 색소가 있는 곳은 맥락막이다.
② 시세포의 한 종류인 간상세포는 명암과 물체의 형태를 구별하는 기능을 가지며, 색을 감각하는 시세포는 원추세포이다.
③ 맹점은 대뇌로 연결되는 시신경이 지나가는 곳으로 시세포가 분포되어 있지 않은 곳이다.

Answer 9.③ 10.④ 11.④

12 우리 몸의 평형감각기관은 내이에 있다. 우주공간에서는 중력이 없으므로 평형감각을 상실하게 된다. 이러한 기능과 관계있는 기관은?

① 세반고리관　　　　　　　　　　　② 달팽이관

③ 코르티기관　　　　　　　　　　　④ 전정기관

TIP 내이

　ⓐ 달팽이관 : 청세포 및 청신경 분포, 청각성립

　ⓑ 세반고리관 : 회전감각담당

　ⓒ 전정기관 : 위치감각담당

13 베버의 법칙과 관련한 설명으로 옳지 않은 것은?

① 생물체는 일정한 크기 이상의 자극에만 반응한다.

② 생물체는 처음 자극과 일정한 크기 이상의 차이가 나는 자극을 받아야만 자극의 변화를 감지할 수 있다.

③ 자극이 변화를 느낄 수 있는 최소량은 처음 자극에 비례한다.

④ 처음의 자극에 대한 처음 자극과 나중 자극의 차이의 비는 항상 일정하다.

TIP ① 실무율에 대한 설명이다.

14 다음 중 실무율에 대한 설명으로 옳은 것은?

① 단일세포는 자극의 세기에 비례하여 흥분한다.

② 단일세포는 역치 이상의 자극에만 반응하며, 그 반응의 크기는 시간이 지남에 따라 커진다.

③ 단일세포의 자극에 대한 크기는 계속 증가하다가 역치에 도달하면 더 이상 증가하지 않는다.

④ 단일세포가 역치 이하의 자극만을 받으면 아무런 반응을 보이지 않는다.

TIP 실무율 … 단일세포가 역치 이하의 자극에 대하여는 반응하지 않고 역치 이상의 자극이 주어질 때만 반응하며, 반응의 크기는 자극의 세기가 증가되어도 커지지 않는다는 법칙이다.

Answer 12.④ 13.① 14.④

15 자극의 역치를 설명한 것으로 옳은 것은?

① 반응을 일으킬 수 있는 한도 이하의 크기

② 반응을 일으킬 수 있는 최소 자극의 크기

③ 반응을 일으킬 수 있는 최대 자극의 크기

④ 반응을 하지 않는 자극의 크기

TIP 자극의 역치…감각세포에 흥분(반응)을 일으킬 수 있는 자극의 최소치를 말한다.

16 다음 중 단일세포에서 볼 수 있는 자극과 반응의 크기와의 관계를 바르게 나타낸 그래프는?

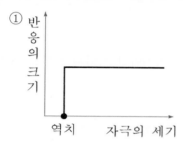

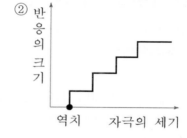

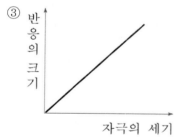

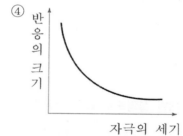

TIP 역치 이하에서는 반응의 크기가 0이며, 역치 이상에서는 처음 반응의 크기가 증가하지 않고 일정하게 유지된다.

Answer 15.② 16.①

02 신경계

01 신경세포와 흥분의 전달

❶ 신경세포

(1) 신경세포(뉴런)의 구조

① 뉴런 … 핵이 있는 신경세포체와 길고 짧은 섬유가 뻗어나와 형성된 신경돌기로 이루어져 있다. 자극에 의한 감각기의 흥분은 뉴런을 통해 뇌로 전달되어 조절된다.

② 신경세포체
  ㉠ 핵이 있다.
  ㉡ 모든 뉴런이 가지는 공통된 것이다.
  ㉢ 세포질 안에는 일반적인 세포기관인 리보솜, 소포체, 미토콘드리아, 골지체 등이 있다.
  ㉣ 신경전달물질(아세틸콜린)을 합성하여 축삭돌기의 말단에 저장하였다가 사용된다.

[뉴런의 구조]

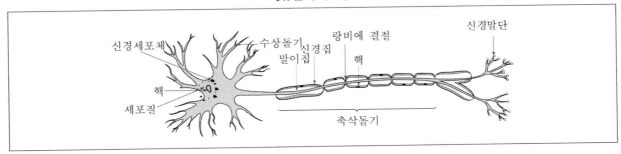

③ 신경돌기
  ㉠ 축삭돌기
    • 신경충격을 인접부위의 다른 세포로 전달해 주는 역할을 하며, 자극신호를 신경충격으로 바꾼다.
    • 축삭돌기의 중앙에는 축삭이 있고, 둘레는 말이집(절연체 구실)이라고 하는 막이 둘러싸고 있으며 말이집의 겉에는 다시 신경집세포(신경집)라고 하는 막으로 둘러싸여 있다. 축삭돌기 중에는 말이집으로 둘러싸이지 않는 부분이 있는데 이 부분을 랑비에 결절이라고 하며, 도약전도의 근원이 된다.

- 말이집의 유무에 따른 신경
  - 말이집신경 : 축삭돌기를 말이집이 둘러싸고 있는 신경으로, 랑비에 결절에서 도약전도를 하기 때문에 흥분의 전달속도가 빠르다. 척추동물의 신경이 말이집신경이다.
  - 민말이집신경 : 축삭돌기를 둘러싸고 있는 말이집이 없는 신경으로, 말이집이 없으므로 랑비에 결절이 없고, 도약전도를 할 수 없으며, 흥분의 전달속도가 느리다. 무척추동물의 신경이나 척추동물의 교감신경이 민말이집신경이다.
  - ⓛ 수상돌기 : 자극을 수용하며, 더러는 세포체가 직접 자극을 수용하기도 한다.

(2) 신경세포의 종류

① 감각뉴런
  - ㉠ 체표면 가까이에서 환경의 변화를 감지하는 역할을 하는 뉴런으로, 감각기에서 자극을 인식하고 수용하면 그 자극을 중추신경계로 전달하여 사람이 느낄 수 있도록 하는 뉴런이다.
  - ⓛ 구심성 뉴런이다.
  - ⓒ 감각기관에 많이 분포한다.

② 연합뉴런(개재뉴런)
  - ㉠ 감각신경세포와 최종신경세포 사이에 있는 모든 신경세포를 의미하는 것으로, 감각기와 운동기 사이에서 흥분을 중계하는 역할을 한다.
  - ⓛ 중추신경계에 존재하며 수상돌기를 특별히 많이 가지고 있다.

③ 운동뉴런
  - ㉠ 감각뉴런에서 받아들인 외부의 자극을 연합뉴런을 통해 중추신경계가 전달받아 자극을 인식하면 그 자극이 반응기의 운동뉴런으로 전달되어 생물이 반응을 일으키게 된다. 이 때 반응을 행하게 하는 뉴런을 운동뉴런이라고 한다.
  - ⓛ 원심성 뉴런이다.
  - ⓒ 축삭돌기가 길고 신경세포체가 비교적 크며, 수상돌기가 많이 있다.

  🔊 **TIP** **신경충격의 전달경로** ⋯ 수용기 → 감각뉴런 → 연합뉴런 → 운동뉴런 → 실행기

❷ 흥분의 전달

(1) 흥분의 전도

① 분극
  - ㉠ 분극 : 자극을 받지 않은 상태에서 세포막은 바깥쪽이 +극으로, 안쪽이 −극으로 대전되어 있는 상태를 분극이라고 한다.

ⓛ **휴지전위** : 분극상태의 막전위는 신경이 흥분되지 않은 휴지상태의 전위로 휴지전위라고 한다.

> 🔊 **TIP** **뉴런의 내부** … 자극을 받고 있지 않을 때에 뉴런의 내부에는 K^+의 농도가 높고 외부에는 Na^+의 농도가 높게 유지된다. 이것은 신경섬유의 막에서 농도에 역행하여 능동적으로 Na^+을 밖으로 이동시키고, K^+을 안으로 이동시키기 때문이다. 세포막은 Na^+을 통과시키지 않고 K^+만 통과시키기 때문에 외부로 확산된 K^+에 의해 세포 내부는 양이온보다 음이온이 많아져 (−)로 대전되며, 외부는 양이온이 많아져 (+)로 대전되어 분극상태를 이룬다.

② **탈분극**

ⓘ **탈분극** : 역치 이상의 자극을 받게 되면 신경이 흥분하여 자극을 받은 부위의 막투과성이 커져서 +전하를 띠는 Na^+가 신경돌기 안으로 흘러 들어온다. 이로 인해서 막 내·외의 전하가 역전되는 현상을 탈분극이라고 한다.

ⓛ **활동전위** : 탈분극이 일어난 부위를 흥분부라고 하는데, 흥분을 일으키는 이 때의 탈분극된 막전위를 활동전위라고 한다.

> 🔊 **TIP** **뉴런의 활동전위 발생과정**
> ㉠ 뉴런의 내부는 외부로부터 신경자극이 없는 상태에서는 대략 −70mV라는 휴지전위(resting potential) 상태를 유지하고 있다. 이러한 상태를 분극화(polarization) 상태라고 한다.
> ㉡ 시냅스 연접을 이루는 인접한 다른 뉴런들이 활성화되어 축삭종단에서 신경전달물질을 방출하면 해당 뉴런의 수상돌기에서는 수용체(neuroreceptors)가 신경전달물질에 반응하여 닫혀 있던 이온 채널(ligand gated channels)을 연다.
> ㉢ 열린 이온 채널을 통해 외부의 양이온이 세포 내부로 유입이 되면 세포체 내부의 전위가 휴지전위 보다 높아지게 된다.
> ㉣ 내부 전위가 지속적으로 높아져 축삭에서 활동전위가 유발되는데 필요한 전위수준을 초과하게 되면 축삭구(axon hillock)에서부터 활동전위가 발생하게 된다.
> ㉤ 활동전위의 발생과정
> • 세포체의 내부전위가 높아져 축삭구의 국소전위(local potential)가 탈분극화(depolarization)에 필요한 전위수준의 역치(threshold)를 초과하게 된다.
> • 국소전위 수준이 역치를 넘어서면 전위수준에 따라 열리고 닫히는 이온 채널(voltage−gated channels) 중 Na^+ 이온채널이 먼저 열린다. 내·외부 농도차이가 있는 Na^+ 이온이 먼저 세포막 외부로부터 내부로 들어옴에 따라 내부의 전위가 계속 높아지게 된다.
> • 이 과정에서 Na^+ 이온채널 보다 늦게 K^+ 이온채널이 열리면서 내부에 있던 K^+ 이온들이 이 채널을 통해 외부로 확산되어 나가게 된다.
> • 급격한 Na^+ 이온의 유입으로 활동전위를 발생시키면서 마침내는 약 +40mV에 이르는 탈분극화 상태에 도달한다.
> • 이후 Na^+ 이온채널이 닫히면서 Na^+ 이온의 유입은 중단되지만 열려 있는 K^+ 이온채널을 통해 K^+ 이온들이 계속 외부로 확산되어 나가므로 세포막 내부는 전위가 점점 떨어지는 재분극화(repolarization)가 일어나고 마침내는 휴지전위에 도달하게 된다.
> • 휴지전위에 도달하면 K^+ 이온채널이 닫히기 시작하는데 K^+ 이온채널은 천천히 닫히므로 이로 인해 K^+ 이온이 외부로 계속 확산되면서 마침내는 세포막 내부가 과분극화(hyperpolarization) 상태에 이르게 되고 K^+ 이온채널이 완전히 닫히면 활동전위 발생 과정이 종료된다.

ⓗ ⓜ의 두 번째 단계를 통해 발생한 Na^+ 이온의 유입으로 바로 인접한 세포막 이온채널 지점의 국소전위를 탈분극화 역치보다 높아지게 함으로 이 지점에서 다시 ⓜ 단계의 세부 과정을 반복하면서 또 다른 활동 전위를 발생시키고, 이 활동전위 또한 인접한 지점에서 활동전위를 유발시키게 된다. 축삭 세포막의 매 지점마다 연속적으로 일어나는 이러한 활동전위 발생 및 전달 과정은 축삭종단에 이를 때까지 지속적으로 일어난다.

ⓢ 활동전위가 축삭종단에 이르면 신경전달물질이 시냅스 연접으로 방출이 되며 연접을 이룬 다른 뉴런은 위의 ⓛ 단계로부터 다시 전 과정을 되풀이 하여 다른 뉴런에게 신호를 전달하게 된다.

③ 재분극

ⓐ 재분극 : 시간이 지나면 자극을 받아 막의 안쪽으로 들어왔던 Na^+가 밖으로 유출되어 다시 분극상태로 되돌아가는 현상이 일어나는데, 이 현상을 재분극이라고 한다.

ⓑ 휴지전위 : 재분극된 막의 전위도 역시 휴지전위이다.

(2) 흥분의 전달

① 흥분전달기작

ⓐ 흥분전달물질 : 아세틸콜린

ⓑ 아세틸콜린 : 자극의 수용기인 뉴런의 수상돌기나 신경세포체를 탈분극시킨다. Na^+가 막 안으로 들어오면 확산에 의해서 옆의 막으로 전달되면서 탈분극이 옆의 막으로 이동한다. 이러한 탈분극의 이동으로 인해서 자극이 전달되는 것이다.

② **흥분전달의 방향성** ··· 아세틸콜린을 분비하는 곳인 시냅스 소포는 축삭돌기 말단에만 있고, 아세틸콜린을 받아들이는 수용체는 축삭돌기의 막에 없기 때문에 축삭돌기에서는 아세틸콜린이 분비만 되고 받아들여지지는 못한다. 그러므로 자극은 언제나 축삭돌기에서 수상돌기쪽의 한 방향으로만 전달된다.

02 신경계

❶ 무척추동물의 신경계

(1) 신경망(산만신경계)

① 후생동물의 가장 단순하고 원시적인 신경계로, 신경세포가 온몸에 퍼져 그물처럼 얽혀 있으며, 분화되어 있지 않아서 아무 방향으로나 신경충격이 전달된다.

② 히드라나 말미잘 같은 강장동물에 주로 나타난다.

(2) 신경절

① 전형적인 무척추동물의 신경계로, 각 체절에 신경세포체가 모여서 된 신경절이 한두 개 있다.

② 주로 연체동물에서 많이 발견된다.

(3) 사다리신경계

① 평행한 두 개의 신경색이 둘 사이를 가로지르는 신경에 의해 연결되어 있는 형태로, 신경절 덩어리가 처음으로 관찰되는 신경계이다(체절마다 1쌍의 신경절이 있어 신경섬유가 종횡으로 연락되어 사다리 모양을 이룬다).

② 환형·편형·절지동물에서 많이 발견되며 운동뉴런, 연합뉴런, 감각뉴런으로 구분된다.

(4) 체절신경계

① 특수화되어 독립된 신경절이 각 체절을 관장한다.

② 절지동물의 신경계에 나타난다.

❷ 척추동물의 신경계

(1) 중추신경계와 말초신경계

① **중추신경계** ··· 뇌와 척수로 구성되어 있으며, 주로 신경계의 세포체를 포함한다.

② **말초신경계** ··· 중추신경계와 온몸을 연결하는 거대한 신경망으로, 중추신경계 밖에 있는 신경섬유로 구성되어 있다.

　　㉠ 자율신경계
- 최고 중추는 시상하부와 연수이며, 주로 내장기관에 분포되어 있다.
- 무의식적이고 불수의적인 반응에 관련되어 있다.
- 운동뉴런의 축삭들로 구성되어 있으며 감각뉴런은 없다.
- 교감신경과 부교감신경은 서로 길항작용을 한다.
　–교감신경 : 신경의 말단에서 아드레날린이 분비된다.
　–부교감신경 : 신경의 말단에서 아세틸콜린이 분비된다.

　　㉡ 체성신경계
- 최고 중추는 대뇌이며, 온몸의 감각기와 골격근에 분포되어 있다.
- 의식에 관여하는 신경충격을 전달한다.
- 12쌍의 뇌신경과 31쌍의 척수신경이 있으며, 운동뉴런과 감각뉴런이 한 신경다발에 쌍으로 분포한다.

(2) 사람의 뇌

① 대뇌 … 인간의 뇌 중에서 가장 크고 중요한 부분으로, 바깥쪽의 피질은 신경세포체가 많이 분포하는 회백질이며, 안쪽의 수질은 백질이다.

　㉠ 모양
　　• 좌우 2개의 대뇌반구로 구성된다.
　　－좌반구 : 연속적이고 논리적인 사고를 주로 담당하며, 우반신의 운동을 지배한다.
　　－우반구 : 공간적이고 감성적인 사고를 주로 담당하며, 좌반신의 운동을 지배한다.
　　－좌우반구가 독립적으로 활동하는 일은 거의 없으며 상호보완적으로 활동한다.
　　• 반구는 바깥의 대뇌피질과 안쪽의 대뇌수질이 있다.
　　－대뇌피질 : 수많은 신경세포들의 세포체와 수상돌기로 이루어져 있다.
　　－대뇌수질 : 수초로 둘러싸인 신경섬유로 이루어져 있다.

　㉡ 대뇌의 부위에 따른 구분
　　• 후두엽 : 뇌의 뒤쪽부분으로, 시신경에서 시각정보를 받는다.
　　• 측두엽 : 뇌의 양측면으로, 깊은 골이 있고 주로 청각과 후각에 관계한다.
　　• 전두엽 : 뇌의 앞쪽으로, 의식적인 움직임을 조절하며 언어중추가 있다.
　　• 두정엽 : 전두엽의 바로 뒤로, 피부감각과 평형감각을 담당하며 몸의 자세나 위치를 감지한다.

　㉢ 대뇌의 기능에 따른 구분
　　• 감각령 : 감각기의 흥분을 받아 청각, 시각, 후각 등의 감각을 일으킨다.
　　• 운동령 : 수의운동을 조절한다. 오른쪽 뇌는 몸의 왼쪽을, 왼쪽 뇌는 몸의 오른쪽을 지배한다.
　　• 연합령 : 기억, 사고, 추리 등 복잡한 정신활동의 중추가 된다.

② 소뇌 … 머리의 뒤쪽 아래부위에 위치하며, 작은 구형으로 주름이 많은 피질과 수질로 되어 있다.
　㉠ 대뇌의 운동령과 신경섬유로 연결되어 있고, 근육과 평형기로부터 오는 감각신경이 연결되어 있다.
　㉡ 수의적인 운동을 직접 일으키지는 못하지만, 대뇌와 함께 간접적으로 수의운동을 조절하고, 몸의 평형 유지에 관여한다.

③ 뇌간 … 생명 유지에 중추적인 역할을 하는 부분으로, 척수와 연결되어 있으며 간뇌, 중뇌, 연수를 포함한다.
　㉠ 간뇌 : 시상과 시상하부로 구성되어 있으며 뇌하수체가 연결되어 있다.
　　• 시상 : 후각을 제외한 모든 감각을 종합하여 대뇌에 전달하는 역할을 수행한다.
　　• 시상하부 : 시상의 아래에 위치하는 데 성을 조절하는 중추, 섭식중추, 체온조절중추가 있으며, 자율신경의 최고 중추이다. 이와 같이 체온과 혈당량, 삼투압, 식욕 등을 조절하여 항상성 유지에 중요한 역할을 한다.
　㉡ 중뇌 : 홍채와 안구, 눈꺼풀의 반사운동중추가 있어 안구의 운동, 홍채의 수축 등을 조절한다.
　㉢ 연수 : 뇌와 척수의 경계부위에 있어 양측을 연결하며, 대부분 백질로 되어 있고 백질의 내부에 약간의 회백질 부분이 있다.
　　• 백질 : 신경섬유의 좌우 교차가 일어나므로 대뇌의 양반구는 각각 반대쪽의 신체 부분을 지배하게 된다.

- 회백질 : 심장박동, 혈압, 호흡 등을 조절하는 중추가 있으며 침분비, 기침, 구토 등의 반사중추가 있다.

🔊 **TIP** 뇌교 … 연수의 윗부분으로 뇌와 척수 사이뿐만 아니라, 대뇌와 소뇌 사이를 연결하는 신경섬유가 지나는 다리구실을 한다.

④ **뇌를 보호하는 구조**

    ㉠ 두개골

    ㉡ **뇌척수막** : 3겹으로 된 보호막으로, 이 막 사이의 공간과 뇌 내부의 공간들은 뇌척수로 채워져 있어서 압력과 충격을 흡수한다.

(3) 척수

① 대뇌와는 반대로 바깥쪽의 피질은 백질이며, 안쪽의 수질은 회백질이다.

② **기능** … 뇌와 말초신경의 연결통로이며, 반사운동의 중추이다.

    ㉠ **피질** : 뇌와 온몸 사이의 흥분전달통로이다.

    ㉡ **수질** : 배변, 배뇨, 땀분비, 무릎반사, 분만작용 등의 반사운동의 중추이다.

[뇌의 구조]

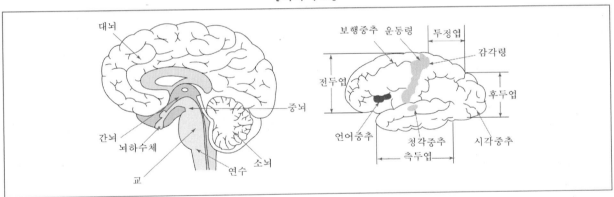

최근 기출문제 **분석**

2020. 10. 17. 제2회 지방직(고졸경채)

1 그림은 뉴런 구조를 나타낸 것으로, A와 B는 각각 랑비에 결절과 말이집 중 하나이다. 이에 대한 설명으로 옳은 것만을 모두 고르면?

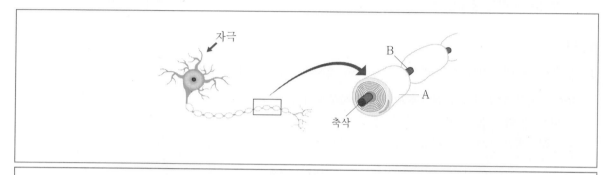

> ㉠ A는 절연체 역할을 한다.
> ㉡ B는 랑비에 결절이다.
> ㉢ A가 있는 뉴런은 A가 없는 뉴런에 비해 흥분의 이동 속도가 느리다.

① ㉠㉡
③ ㉡㉢
② ㉠㉢
④ ㉠㉡㉢

TIP A는 말이집으로 절연체 역할을 하고 B는 말이집 사이 축삭이 노출되어 있는 랑비에 결절로 자극의 전도가 일어나는 곳이다.
㉢ A가 있는 뉴런은 도약전도를 하므로 A가 없는 뉴런보다 흥분의 이동 속도가 빠르다.

Answer 1.①

2 민말이집 신경의 축삭 돌기 일부에서 지점 (가)와 (나) 중 한 곳을 역치 이상으로 1회 자극했을 때, 일정 시간이 지난 후 세포막에서 이온 ㉠과 ㉡의 이동 방향을 화살표로 나타낸 것이다. ㉠과 ㉡은 각각 Na^+과 K^+ 중 하나이다. 이에 대한 설명으로 옳은 것은?

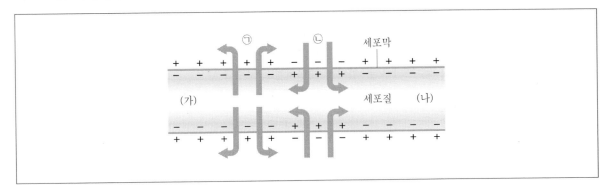

① ㉠은 Na^+이다.

② ㉡의 농도는 세포 밖보다 세포 안이 더 높다.

③ 이 뉴런에서 흥분 전도 방향은 (가)→(나)이다.

④ 이온 통로를 통해 ㉠과 ㉡이 확산될 때 ATP가 소모된다.

> **TIP** 역치 이상의 자극이 가해지면 나트륨 이온 통로가 열리면서 나트륨 이온이 세포막 내부로 유입되므로 ㉡은 Na^+이다.
> ③ ㉠에서는 재분극이 일어나고 ㉡에서는 탈분극이 일어나므로 자극은 (가)에서 (나) 방향으로 가고 있다.
> ① ㉠은 K^+이다.
> ② ㉡의 농도는 세포 밖이 더 높다.
> ④ 이온 통로를 통해 ㉠, ㉡이 확산되는 것은 수동적이므로 ATP 소모가 일어나지 않는다.

Answer 2.③

3 뇌의 각 부위에 대한 설명 중 옳은 것을 〈보기〉에서 모두 고른 것은?

보기

㉠ 시상은 대뇌변연계에 감정 신호를 전달한다.

㉡ 시상하부는 호르몬 분비와 일주기 리듬에 관여한다.

㉢ 해마는 단기기억을 장기기억으로 바꾸는 데 관여한다.

㉣ 기저핵은 후각수용체로부터 오는 입력을 대뇌피질로 보낸다.

① ㉠㉡   ② ㉠㉢

③ ㉡㉢   ④ ㉡㉣

> **TIP** ㉡㉢ 시상하부는 호르몬 분비에 관여하며 해마는 장기기억 형성, 공간 지각을 위해 필요한 조직이다.
> ㉠ 시상은 후각을 제외한 자극을 대뇌 피질로 전달시켜준다.
> ㉣ 기저핵은 대뇌반구의 중심부에 자리잡은 큰 핵의 집단이다. 이는 운동통제와 관계가 있다.

4 〈보기 1〉은 뉴런의 휴지전위 및 활동전위에 대한 그래프이다. 각 단계별 나트륨 이온통로와 칼륨 이온 통로에 대한 설명 중 옳은 것을 〈보기 2〉에서 모두 고른 것은?

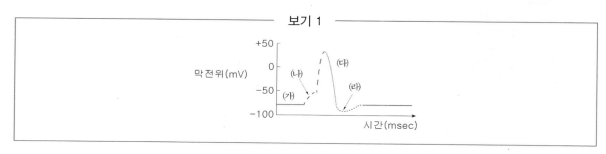

보기 1

보기 2

㈎ 전압 개폐성이 아닌 칼륨 통로가 전압 개폐성이 아닌 나트륨 통로에 비해 상대적으로 많이 열려 있다.

㈏ 전압 개폐성 나트륨 통로가 열리면서 막전위가 변화한다.

㈐ 전압 개폐성 칼륨 통로가 열리고 칼륨 이온이 세포 내부로 이동한다.

㈑ 전압 개폐성 칼륨 통로가 빠르게 닫혀 휴지전위 이하로 막전위가 내려간다.

① ㈎, ㈏   ② ㈐, ㈑

③ ㈎, ㈏, ㈑   ④ ㈏, ㈐, ㈑

Answer 3.③ 4.①

TIP (다) 전압 개폐성 칼륨 통로가 열리고 칼륨 이온이 세포 외부로 이동한다.
　　　(라) 전압 개폐성 칼륨 통로는 닫히는 속도가 느려 휴지전위 이하로 막전위가 내려간다.

2019. 2. 23. 제1회 서울특별시

5 〈보기〉는 뇌구조를 나타낸 것이다. 이 중 반사 중추로서 소화운동 조절, 호흡, 순환 등의 역할을 하는 곳은?

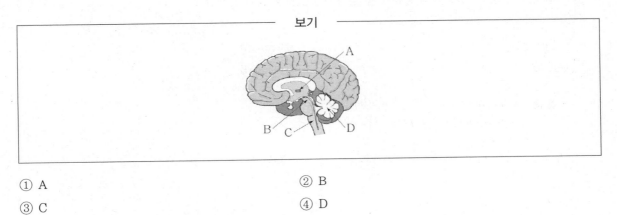

① A
② B
③ C
④ D

TIP A는 간뇌, B는 중간뇌, C는 연수, D는 소뇌이다. 반사중추로서 소화운동 조절, 호흡, 순환과 관련된 뇌는 연수이다.

2019. 2. 23. 제1회 서울특별시

6 화합물 A는 칼슘의 세포막 이동을 차단시키는 킬레이트 제제이다. 화합물 A가 신경세포의 시냅스에 미치는 영향에 대한 설명으로 가장 옳은 것은?

① 시냅스전뉴런(presynaptic neuron)의 신경전달물질 방출을 증가한다.

② 시냅스전뉴런(presynaptic neuron)의 신경전달물질 방출을 감소시킨다.

③ 신경전달물질은 방출되나 시냅스후뉴런(postsynaptic neuron)의 수용체와는 결합할 수 없다.

④ 시냅스후뉴런(postsynaptic neuron)의 리간드 개폐성(ligand-gated) 이온채널을 열어 놓아 칼슘이온이 결핍된다.

TIP 칼슘이온은 흥분전달과정에서 시냅스 소포가 세포막과 융합하는 과정을 촉진한다. 시냅스 소포가 세포막과 융합하게 되면 신경전달물질이 시냅스 틈으로 확산되어 시냅스후뉴런의 세포막의 수용체에 결합 시 나트륨 통로가 열리면서 시냅스후뉴런에서 탈분극을 야기한다. 즉 칼슘의 세포막 이동을 차단시키는 킬레이트제제의 물질을 처리했을 경우 시냅스전뉴런에서 신경전달물질 방출이 감소된다.

Answer 5.③ 6.②

7 다음은 신경계에 대한 설명이다. 옳은 것을 모두 고르면?

> ㉠ 중추신경계에서는 슈반세포가 수초를 형성한다.
> ㉡ 운동뉴런은 근육세포의 수축이나 분비샘의 분비를 자극한다.
> ㉢ 단일시냅스 경로에서 감각뉴런의 축삭의 말단은 중추신경계에 위치한다.
> ㉣ 감각뉴런, 연합뉴런, 운동뉴런 중 감각뉴런이 가장 많이 분포한다.

① ㉠㉡㉢   ② ㉠㉡㉣

③ ㉡㉢   ④ ㉡㉢㉣

> **TIP** ㉠ 중추신경계에서는 희소돌기아교세포가 수초를 형성한다.
> ㉣ 연합뉴런이 가장 많이 분포한다.

출제 예상 문제

1 다음 중 체온, 혈당량, 삼투압 조절 등의 항상성을 유지하는 중추신경계에 해당하는 것은?

① 간뇌

② 중뇌

③ 연수

④ 척수

> **TIP** ② 안구운동, 동공반사 등의 조절 역할을 한다.
> ③ 호흡운동, 심장박동, 소화운동, 재채기, 침분비 등을 조절하는 중추이다.
> ④ 뇌와 말초신경 사이의 흥분전달 통로이며 배뇨, 배변, 땀분비, 무릎반사 등의 반사의 중추역할을 한다.

2 신경의 탈분극시 일어나는 현상으로 옳은 것은?

① 나트륨이온이 밖에서 신경섬유 안으로 이동한다.

② 나트륨이온이 안에서 신경섬유 밖으로 이동한다.

③ 칼륨이온이 안에서 신경섬유 밖으로 이동한다.

④ 칼륨이온이 밖에서 신경섬유 안으로 이동한다.

> **TIP** 역치 이상의 자극을 받게 되면 신경이 흥분하여 자극을 받은 부위의 막투과성이 커져서 Na^+이 신경돌기 안으로 흘러 들어온다. 이로 인해서 막 내·외의 전하가 역전되는 탈분극이 일어난다.

Answer 1.① 2.①

3 한 뉴런의 축삭돌기 말단과 다른 한 뉴런의 수상돌기가 만나는 부위를 시냅스라고 한다. 시냅스에 대한 설명으로 옳은 것은?

① 시냅스의 흥분전달과정에 칼슘이온이 관여한다.

② 시냅스에 방출되는 대표적인 화학전달물질은 스테로이드이다.

③ 시냅스 후 신경섬유의 막에서 이온에 대한 투과성이 감소한다.

④ 신경흥분의 전도는 시냅스에서 가장 빠른 속도로 일어난다.

TIP 신경흥분은 항상 축삭돌기의 말단에서 신경전달물질이 분비되고, 이것을 수상돌기가 수용하는 방식으로 이루어진다. 그러므로 흥분의 전달방향은 언제나 축삭돌기의 말단에서 수상돌기쪽으로 정해져 있으며, 분비되는 물질은 아세틸콜린이다.

※ 그림은 신경세포인 뉴런의 모양이다. 다음 물음에 답하시오. 【4 ~ 6】

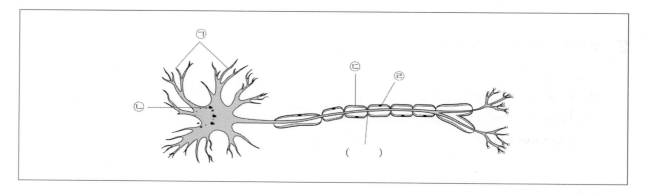

4 자극을 수용하는 기능을 가진 부위는?

① ㉠

② ㉡

③ ㉢

④ ㉣

TIP 뉴런의 구조

㉠ 수상돌기 : 뉴런에서 전해오는 흥분을 수용한다.

㉡ 신경세포체 : 뉴런의 생장과 물질대사에 관여한다.

㉢ 축삭돌기 : 다른 뉴런이나 근육과 접속하여 다른 뉴런에 흥분을 전달한다.

㉣ 말이집 : 축삭의 둘레를 감싸고 있는 막으로 미엘린초라고도 한다.

Answer 3.④ 4.①

5 ⓛ에 대한 설명으로 옳지 않은 것은?

① 소포체이다.

② 내부에는 핵이 존재한다.

③ 세포질 안에는 일반적인 세포 소기관이 존재한다.

④ 운동뉴런에는 세포체가 존재하지 않는다.

TIP 신경세포체는 모든 뉴런에 공통적으로 존재하는 것이며 세포질 안에 리보솜이나 골지체, 소포체, 미토콘드리아와 같은 세포 소기관이 존재한다.

6 그림의 (　　) 안에 들어갈 명칭으로 옳은 것은?

① 말이집　　　　　　　　　　② 수상돌기

③ 세포체　　　　　　　　　　④ 랑비에 결절

TIP 랑비에 결절 … 축삭돌기를 둘러싸고 있는 말이집의 중간중간에 말이집이 약간씩 떨어져 있는 부분을 말한다.

7 활동전위의 생성 및 소멸과정이 바르게 나열된 것은?

① 칼륨의 유입→탈분극→칼슘의 유출→재분극

② 칼슘의 유입→재분극→칼륨의 유출→탈분극

③ 나트륨의 유입→탈분극→칼륨의 유출→재분극

④ 칼슘의 유입→재분극→나트륨의 유출→탈분극

TIP 흥분되지 않은 상태의 세포의 막전위를 휴지전위라고 하며, 자극을 받아 흥분되었을 때의 막전위를 활동전위라고 한다. 휴지전위는 칼륨과 나트륨의 농도 차이가 분명한 분극상태를 이루다가 자극을 받아 나트륨이 막 안으로 유입되어 탈분극이 된다. 탈분극상태에서는 막의 내외에 전위차가 생기지 않아 나트륨은 안으로 유입되고 칼륨은 막의 밖으로 유출된다. 시간이 지나면 세포막의 전위차가 회복되어 다시 분극상태로 되돌아 가 재분극이 일어나면서 흥분이 가라앉는다.

Answer 5.④ 6.④ 7.③

※ 신경세포인 뉴런을 나타낸 그림이다. 다음 물음에 답하시오. 【8~10】

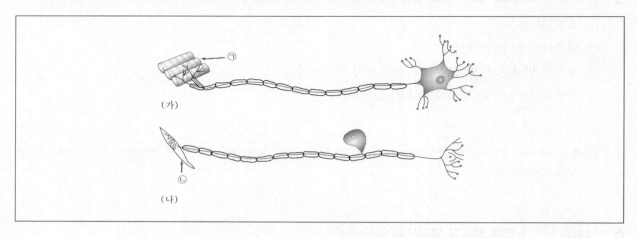

8 그림 (가)와 (나)의 뉴런의 종류는?

	(가)	(나)			(가)	(나)
①	운동뉴런	감각뉴런		②	감각뉴런	운동뉴런
③	운동뉴런	연합뉴런		④	감각뉴런	연합뉴런

··

TIP 뉴런의 종류
ⓐ 운동뉴런 : 전달받은 자극을 실행기관에 직접 전달하여 운동하게 하는 뉴런이다.
ⓑ 감각뉴런 : 감각기관의 감각수용기에 연결되어 자극을 직접 수용하는 뉴런이다.
ⓒ 연합뉴런 : 감각뉴런과 운동뉴런 사이에서 자극의 전달을 담당하는 모든 신경세포를 말한다.

9 다음 중 ⓐ의 기관에 해당하는 것은?

① 대뇌   ② 척수
③ 손   ④ 코

··

TIP ⓐ 자극을 전달받아 운동을 실행하는 실행기관에 해당한다.

Answer 8.① 9.③

10 ㉡의 기관에 해당하는 것이 아닌 것은?

① 눈

② 코

③ 피부

④ 머리카락

TIP ㉡ 감각뉴런에 연결된 감각기관이다. 눈, 코, 피부, 귀 등이 여기에 해당한다.

11 다음은 탈분극이 일어날 때 나타나는 축삭돌기 세포막에서의 이온출입을 나타낸 것이다. ㉠, ㉡에 알맞은 이온은?

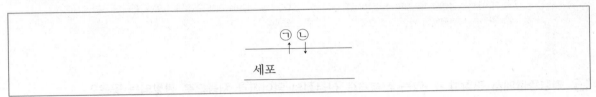

① ㉠ K^+, ㉡ Na^+

② ㉠ Na^+, ㉡ K^+

③ ㉠ Ca^+, ㉡ K^+

④ ㉠ K^+, ㉡ Ca^+

TIP 자극을 받기 전의 세포는 세포막의 안과 밖이 각각 K^+과 Na^+으로 나뉘어져 있는 분극상태이다. 세포가 자극을 받으면 세포막의 Na^+에 대한 투과성이 커져서 다량의 Na^+이 막 안으로 유입되고, K^+은 밖으로 확산되어 나가는 탈분극이 일어난다. 이러한 탈분극의 확산으로 자극이 막전위를 따라서 전달되는 것이다.

12 동물의 신경계가 하등한 것에서부터 고등한 순서로 바르게 나열된 것은?

① 신경망→신경절→사다리신경계→체절신경계→중추신경계와 말초신경계
② 신경절→신경망→사다리신경계→체절신경계→중추신경계와 말초신경계
③ 신경망→신경절→체절신경계→사다리신경계→중추신경계와 말초신경계
④ 신경절→신경망→체절신경계→사다리신경계→중추신경계와 말초신경계

TIP 동물의 신경계
　㉠ 신경망 : 후생동물의 가장 단순한 신경계로, 신경이 그물처럼 얽혀 있다. 분화되어 있지 않아서 아무 방향으로나 신경충격이 전달된다.
　㉡ 신경절 : 전형적인 무척추동물의 신경계로, 각 체절에 신경세포체가 모여서 된 신경절이 1～2개 있다.
　㉢ 사다리신경계 : 평행한 두 개의 신경색이 둘 사이를 가로지르는 신경에 의해 연결되어 있는 형태의 신경계이다.
　㉣ 체절신경계 : 특수화되어 독립된 신경절이 각 체절을 관장한다.

13 편형동물에서 관찰할 수 있는 신경계로 신경절의 덩어리가 처음으로 관찰되는 곳은?

① 신경망　　　　　　　　　　　② 신경절
③ 사다리신경계　　　　　　　　④ 체절신경계

TIP 사다리신경계 … 평행한 두 개의 신경색이 둘 사이를 가로지르는 신경에 의해 연결되어 있는 형태를 이루며 운동뉴런, 연합뉴런, 감각뉴런으로 구분된다.

14 다음 중 전위차를 나타내는 데 관계하는 이온은?

① K^+　Cl^-　　　　　　　　② Na^+　K^+
③ Na^+　Cl^-　　　　　　　④ K^+　CO_3^-

TIP 세포막의 전위차는 K^+와 Na^+의 농도 차이로 나타난다.

15 다음 중 교감신경에 대한 설명으로 옳은 것은?

① 신경자극물질로 아세틸콜린을 분비한다.

② 심장박동을 촉진한다.

③ 호흡운동을 억제한다.

④ 대뇌의 지배를 받는다.

TIP 교감신경 … 부교감신경과 길항작용을 하는 자율신경으로, 무의식적이고 불수의적인 반응에 관련된다. 교감신경은 신경의 말단에서 아드레날린을 분비하며, 부교감신경은 아세틸콜린을 분비한다.

16 다음 중 자율신경계의 길항작용이 바르게 짝지어진 것은?

	작용	교감신경	부교감신경
①	심장박동	억제	촉진
②	혈관	수축	확장
③	소화관운동	촉진	억제
④	눈동자	축소	확대

TIP 자율신경계의 길항작용

상태	교감신경	부교감신경
심장박동	촉진	억제
혈관	수축	확장
혈압	상승	하강
소화관운동	억제	촉진
소화액분비	억제	촉진
침분비	억제	촉진
눈동자(동공)	확대	축소

Answer 15.② 16.②

17 다음 중 자율신경의 최고 중추이며 체온조절의 중추인 것은?

① 대뇌   ② 연수

③ 소뇌   ④ 간뇌

TIP 간뇌의 시상은 대뇌로 들어가는 신경을 중계하고, 시상하부는 내분비샘 및 자율신경의 최고 중추이다. 체온, 심장박동, 혈압 등을 조절하여 항상성 유지에 중요한 역할을 한다.

※ 그림은 사람의 뇌의 단면이다. 다음 물음에 답하시오. 【18 ~ 19】

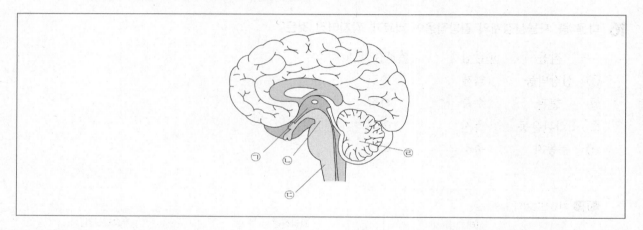

18 안구의 운동을 조절하는 부분의 기호와 명칭이 바르게 짝지어진 것은?

① ㉠ – 간뇌

② ㉡ – 간뇌

③ ㉠ – 중뇌

④ ㉡ – 중뇌

19 다음 중 손상을 입었을 때 생명을 잃게 되는 부분은?

① ㉠　　　　　　　　　　　　　② ㉡

③ ㉢　　　　　　　　　　　　　④ ㉣

20 다음 중 생명유지에 관계하는 자율신경의 중추가 있어 침의 분비 및 구토 등에 관계하는 것은?

① 대뇌　　　　　　　　　　　　② 소뇌

③ 간뇌　　　　　　　　　　　　④ 연수

03 호르몬

01 호르몬

❶ 내분비샘과 외분비샘

(1) 내분비샘

호르몬을 분비하는 기관으로, 관이 없어 직접 체액 내로 분비하고 분비된 호르몬은 모세혈관으로 들어가 혈액을 따라 온몸을 돌게 된다. 사람의 내분비샘에는 뇌하수체, 갑상샘, 부갑상샘, 부신, 이자, 정소, 난소 등이 있다.

(2) 외분비샘

관을 통하여 분비액을 분비하며, 분비액에는 효소가 포함되어 있다. 젖샘, 땀샘, 소화샘 등이 있다.

❷ 호르몬

(1) 호르몬의 특징

① 온도에 대한 내성이 강하다.

② 적은 양으로도 생물체의 내부환경을 조절하는 화학물질이다.

③ 같은 종류의 호르몬은 다른 개체에서도 같은 효과를 낸다.

④ 미량으로 작용하지만, 적은 농도 차이로도 과잉증과 결핍증이 생긴다.

⑤ 일반적으로 음성피드백을 통해서 조절된다. 호르몬의 양이 많으면 분비가 억제되고, 호르몬의 양이 적으면 분비가 촉진되는 시스템을 통해서 신체가 호르몬의 분비를 스스로 조절한다.

⑥ 혈액에 섞여서 이동하므로 특별한 분비관이 없다. 소화샘, 땀샘과 같은 외분비샘은 체외로 연결되는 특별한 분비관이 있지만, 호르몬은 체내에서 만들어져서 체내로 분비되는 내분비샘이므로 특별한 분비관이 필요하지 않다.

⑦ 표적기관에서만 작용한다. 분비세포에서 만들어진 호르몬은 혈액을 타고 체내의 모든 세포에 도달하지만, 모든 세포에 작용하는 것은 아니고 특별한 표적기관에만 작용하여 기능을 나타내게 된다.

(2) 호르몬의 종류

① 펩타이드호르몬(단백질계 호르몬)

　　㉠ 효소를 활성화시킨다.

　　㉡ 호르몬에 의한 순간적인 효과를 나타낸다.

　　㉢ 여러 개의 아미노산으로 되어 있으며, 열에 약하여 고온에서는 기능을 상실한다.

　　㉣ 뇌하수체호르몬, 갑상샘호르몬, 부신수질호르몬, 가스트린 등이 있다.

② 지질호르몬(스테로이드계 호르몬)

　　㉠ 새로운 효소합성을 유도한다.

　　㉡ 호르몬에 의한 지속적인 효과를 나타낸다.

　　㉢ 지질성분으로 이루어져 있으며, 열에 강하여 고온에서도 기능을 잃지 않는다.

　　㉣ 부신피질호르몬, 성호르몬 등이 있다.

02 척추 · 무척추동물의 호르몬

❶ 척추동물의 호르몬

(1) 뇌하수체

① 구조 … 간뇌의 시상하부 밑에 있는 내분비샘으로 전엽, 중엽, 후엽으로 구분된다.

② 뇌하수체전엽호르몬 … 시상하부와 뇌하수체전엽을 연결하고 있는 혈관을 통해 시상하부에서 생성된 호르몬이 뇌하수체의 활동을 조절하며, 뇌하수체전엽은 시상하부의 명령에 의해 다른 내분비샘의 호르몬 분비를 조절하는 호르몬을 주로 분비한다.

　　㉠ 생장호르몬(GH) : 성장을 조절한다.

　　㉡ 갑상샘자극호르몬(TSH) : 갑상샘을 자극하여 갑상샘호르몬의 분비를 촉진시킨다.

　　㉢ 젖샘자극호르몬(LTH) : 젖샘의 발육을 좋게 한다.

　　㉣ 여포자극호르몬(FSH) : 생식소를 자극하여 성호르몬의 분비를 촉진시킨다.

　　㉤ 황체형성호르몬(LH) : 난자에서의 황체형성을 촉진한다.

　　㉥ 부신피질자극호르몬(ACTH) : 부신피질을 자극하여 호르몬의 분비를 촉진한다.

③ 뇌하수체중엽호르몬

    ㉠ 사람의 뇌하수체중엽은 거의 퇴화되었으나, 양서류 등의 경우에는 멜라닌세포자극호르몬을 분비하여 피부의 착색을 조절한다.

    ㉡ 멜라닌세포자극호르몬(MSH) : 멜라닌색소의 분비를 촉진시켜 피부색을 검게 한다.

④ 뇌하수체후엽호르몬 … 시상하부와 뇌하수체후엽은 신경섬유로 연결되어 있으며, 시상하부에서 생성된 호르몬이 일시 저장되었다가 분비된다.

    ㉠ 항이뇨호르몬(ADH ; 바소프레신) : 혈압상승과 수분의 재흡수에 관여한다.

    ㉡ 자궁수축호르몬(Oxytocin) : 자궁수축과 젖분비에 관여한다.

(2) 갑상샘

① **구조** … 사람의 목에 위치하는 기관으로 혈관이 많이 모여 있으며, 티록신과 칼시토닌을 분비한다.

② **티록신과 칼시토닌**

    ㉠ 티록신

    • 갑상샘에서 분비되는 주요 호르몬으로, 아이오딘을 주성분으로 한다.

    • 기능

    −사람 : 몸의 대사조절을 활발하게 하여 체온을 상승시키고 심장의 박동과 생장 등을 촉진시킨다.

    −양서류 : 변태가 유발된다.

    • 갑상샘기능항진증

    −갑상샘에서 호르몬(티록신)이 과다하게 분비되었을 때 나타나는 현상이다.

    −안구돌출, 정신적 흥분, 신경쇠약, 체중 감소, 체온 상승의 증세를 나타내는 바제도병에 걸리게 된다.

    • 갑상샘기능저하증

    −갑상샘에서 호르몬(티록신)이 부족하게 분비되었을 때 나타나는 현상이다.

    −어린이에게는 정신과 신체의 발육이 저하되는 크레틴병이 나타나게 된다.

    • 갑상샘부종 : 갑상샘에서 호르몬이 부족하게 분비됨으로 갑상샘자극호르몬이 갑상샘을 과도하게 자극하여 목이 붓는 현상이다.

    ㉡ 칼시토닌 : 뼈로부터 Ca^{2+}가 방출되는 것을 막아 혈액 내 Ca^{2+} 농도를 낮춘다.

(3) 부갑상샘

① **구조** … 갑상샘에 붙어 있는 4개의 작은 기관으로, 파라토르몬을 분비한다.

② **파라토르몬**

    ㉠ 기능 : Ca^{2+} 대사와 밀접한 관련이 있다.

    • 뼈에서 Ca^{2+}를 유리시킨다.

    • 소장에서 음식물로부터 Ca^{2+}를 흡수한다.

    • 신장에서 Ca^{2+}의 재흡수를 촉진한다.

ⓛ 길항작용 : 부갑상샘의 기능이 과다하여 혈액 중 Ca^{2+} 농도가 지나치게 높아지면 뼈가 약해지게 된다. 따라서 갑상샘에서 분비되는 칼시토닌이 부갑상샘의 과다한 작용을 막아, 뼈와 신장에 대한 부갑상샘의 과도한 작용을 억제한다.

ⓒ 테타니병 : 파라토르몬의 분비가 결핍되면 나타나는 증세로, 신경과 근육의 과민성을 초래한다.

(4) 부신

① **구조** … 사람의 신장 위에는 1쌍의 부신이 있으며, 피질과 수질에서 각각 다른 호르몬이 분비된다.

② **부신피질호르몬** … 뇌하수체전엽에서 분비되는 부신피질자극호르몬에 의해 호르몬 분비가 조절된다.

　ⓐ **코티졸** : 지방대사에 관여한다.

　ⓑ **당질 코르티코이드** : 강한 육체적·정신적 충격, 염증 등을 억제하기 위해 아미노산을 포도당으로 전환시켜 혈당량을 높인다.

　ⓒ **알도스테론** : 체내의 수분량을 일정하게 조절하며 신장에서의 Na^+, Cl^-의 재흡수와 K^+의 분비를 촉진시킨다.

③ **부신수질호르몬** … 교감신경이 지배하는 기관의 작용을 촉진한다.

　ⓐ **아드레날린** : 심장박동을 촉진하고 혈압과 혈당량을 높이며, 대사율을 증가시킨다. 이 작용은 교감신경과 유사하다.

　ⓑ **노르아드레날린** : 동맥을 수축시켜 혈압을 상승시킨다(혈관수축작용은 아드레날린보다 더 강하나 다른 기능은 약한 편이다).

④ **기능** … 부신에서 분비되는 호르몬은 신체 내외의 스트레스에 대해 몸을 적절히 조절하는 중요한 기능을 한다.

(5) 이자

① **구조** … 이자에 붙어 있는 랑게르한스섬이라는 세포에서 인슐린과 글루카곤을 분비한다.

② **인슐린과 글루카곤**

　ⓐ **인슐린**
　　• 분비장소 : 랑게르한스섬의 β세포에서 분비된다.
　　• 기능 : 세포의 포도당 섭취를 촉진시키며, 포도당을 글리코젠과 지방으로 전환시킴으로써 혈당량을 낮춘다.
　　• 결핍증 : 인슐린이 부족하면 당뇨병이 유발된다.

　ⓑ **글루카곤**
　　• 분비장소 : 랑게르한스섬의 α세포에서 분비된다.
　　• 기능 : 간에서 포도당의 방출을 촉진시키며, 글리코젠을 포도당으로 전환시킴으로써 혈당량을 높인다(인슐린의 반대기능).

　ⓒ **분비** : 인슐린과 글루카곤의 분비량과 분비시기는 혈당량 변화를 감지한 시상하부에 의해 자율적으로 조절된다.

(6) 성호르몬

① **구조** … 성호르몬들은 모두 콜레스테롤을 원료로 합성되는 스테로이드계 호르몬으로, 뇌하수체전엽의 황체형성호르몬, 여포자극호르몬에 의해 자극을 받아 분비량이 조절된다.

② **남성 호르몬** … 테스토스테론이 분비된다.

  ㉠ 정원세포로부터 정자를 형성한다.

  ㉡ 수염, 남성적 행동, 골격근의 발달 등 2차 성징을 나타낸다.

③ **여성 호르몬** … 에스트로젠과 프로게스테론을 분비한다.

  ㉠ 에스트로젠

   • 자궁, 난소, 질 등의 생식부속기관의 형성에 관여한다.

   • 유방의 발달, 지방의 발달, 뼈의 성장 등 2차 성징을 나타낸다.

  ㉡ 프로게스테론 : 자궁성숙에 관여하며 임신을 지속시킨다.

❷ 무척추동물의 호르몬

(1) 곤충의 호르몬

① **엑디손(전흉선호르몬)** … 뇌호르몬에 의해 앞가슴샘에서 분비되고, 탈피를 도와 유충기를 끝내고 성충기를 시작하게 하며, 성장할수록 분비량이 점차 증가한다.

② **유충호르몬(JH ; 용화억제호르몬)** … 뇌에 있는 알라타체에서 분비되고, 탈피를 해도 유충의 상태를 유지하게 하며, 성장할수록 분비량이 점차 감소한다.

(2) 갑각류의 호르몬

① **탈피호르몬(MH)** … 머리에 있는 Y기관에서 분비되며, 탈피를 촉진시킨다.

② **탈피억제호르몬(MIH)** … X기관에서 분비되어 시누스샘에 저장되며, 탈피호르몬의 생성을 억제하여 탈피억제에 관여한다.

(3) 페로몬

① 페로몬은 호르몬이 내분비샘을 통해 체내로 분비되는 것과는 달리 외분비샘을 통해서 체외로 분비되는 물질로 개체간의 정보전달역할을 하는 것이다.

② 나방의 성페로몬, 개미의 길잡이페로몬, 꿀벌의 여왕물질 등이 있다.

03 식물의 호르몬

① 생장촉진호르몬

(1) 옥신

① **생성장소** … 식물체의 줄기 끝(생장점 부근), 뿌리 끝, 어린 잎에서 생성된다.

② **기능**
- ㉠ 식물체의 대표적인 생장조절(촉진) 호르몬이다.
- ㉡ 낙엽·낙화·낙과현상을 억제한다.
- ㉢ 끝눈의 생장은 촉진, 곁눈의 생장은 억제한다.
- ㉣ 분열이 끝난 작은 세포를 신장시키며, 생장을 촉진하는 농도는 각 기관마다 다르다.
- ㉤ **줄기의 굴광성**: 식물체에 빛을 비추면 옥신이 빛의 반대방향으로 몰려서 빛이 비취는 반대 방향의 생장을 촉진시키게 되므로, 결과적으로 빛의 방향으로 줄기가 굽어 자라는 현상이 유발된다.

(2) 지베렐린

① **생성장소** … 주로 정단부 주변의 어린 잎, 종자의 어린 배에서 생성된다.

② **기능**
- ㉠ 줄기 신장에 관여하는 호르몬이다.
- ㉡ 굴성은 없다.
- ㉢ 발아에 필요한 에너지원을 얻게 해준다.
- ㉣ 줄기의 신장, 꽃눈의 형성, 종자의 발아, 마디의 생장, 씨방의 발달을 촉진한다.
- ㉤ 식물의 키다리병을 유발하며, 벼의 키다리곰팡이에서 추출한다.

(3) 시토키닌

① **생성장소** … 뿌리나 배, 과일과 같이 활발하게 생장하는 조직에서 생성된다.

② **기능**
- ㉠ 옥신과 함께 세포분열을 촉진시켜 식물조직의 세포분열과 분화를 조절한다.
- ㉡ 옥신과 함께 농도에 따라 생장을 조절하는 정도가 달라진다.
- ㉢ 식물의 잎과 꽃, 과일의 노화를 지연시키는 기능이 있으므로 채소나 과일을 싱싱한 상태로 오래 저장하기 위해 사용된다.

❷ 광주기성과 개화호르몬

(1) 광주기성

① 대부분의 식물들은 낮과 밤의 길이를 감지하여 특정한 계절에 꽃을 피우는 것처럼 광주기성을 나타낸다.

② 낮의 길이보다 밤의 길이가 개화에 중요하고, 빛의 파장을 감지하여 개화시기를 결정하는 색소가 있다는 것이다. 즉, 식물의 개화에는 일정 시간 동안의 지속적인 암기가 필요하다.

> 📢 TIP 광중단효과 … 단일식물의 개화를 위해 암처리를 계속해 줄 때 짧은 시간 동안 빛을 주면 개화가 되지 않는 것을 광중단효과라고 한다.

(2) 개화호르몬

① **피토크롬** … 개화에는 낮과 밤을 감지하는 2가지의 색소가 존재한다. 이 색소를 피토크롬이라고 한다.

② **피토크롬의 형태** … 피토크롬은 적색광을 흡수하는 형태인 P_r과 근적외선을 흡수하는 형태인 P_{fr}의 2가지가 있다.

  ㉠ 낮 : 적색광이 많으므로 P_r이 적색광을 흡수하면 P_{fr}로 전환되며, 근적외선에 의해서는 P_{fr}이 P_r로 빠르게 전환된다.

  ㉡ 밤 : 낮의 변화보다는 느린 속도로 P_{fr}이 P_r로 전환되는 변화가 일어난다.

③ **개화호르몬의 형성**

  ㉠ 단일식물 : P_r보다 P_{fr}의 형태가 적을 때 개화호르몬이 형성된다.

  ㉡ 장일식물 : P_r보다 P_{fr}의 형태가 많을 때 개화호르몬이 형성된다.

≡ 최근 기출문제 분석 ≡

2020. 10. 17. 제2회 지방직(고졸경채)

1 그림은 티록신의 분비 조절 과정을 나타낸 것이다. 이에 대한 설명으로 옳은 것은?

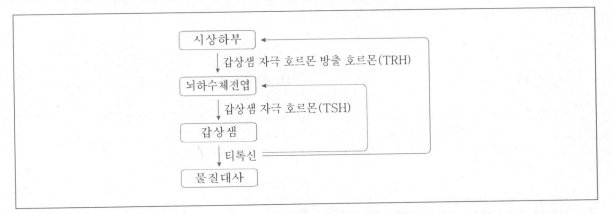

① 갑상샘 자극 호르몬 방출 호르몬(TRH)은 티록신 분비를 억제한다.

② 티록신이 과다 분비되면 갑상샘 자극 호르몬(TSH) 분비가 억제된다.

③ 갑상샘을 제거하면 혈액 내 티록신 농도가 증가한다.

④ 티록신 분비는 양성 피드백에 의해 조절된다.

> **TIP** ① 갑상샘 자극 호르몬 방출 호르몬은 갑상샘 자극 호르몬 분비를 자극해 티록신 분비를 촉진시킨다.
> ③ 갑상샘을 제거하면 갑상샘에서 분비되는 티록신 농도는 감소한다.
> ④ 티록신 분비는 결과가 원인을 억제하는 음성 피드백에 의해 조절된다.

Answer 1.②

2019. 6. 15. 제2회 서울특별시

2 〈보기〉가 공통적으로 설명하는 호르몬에 해당하는 것은?

─────── 보기 ───────

• 곰팡이가 합성하여 벼에서 키다리병을 유발한다.
• 보리 등 곡물 종자의 배에 존재하며 발아를 촉진한다.
• 톰슨의 씨없는 포도를 생산하는데 이용된다.
• 키 작은 완두에 처리하면 정상적인 키를 갖는다.

① 옥신   ② 사이토키닌
③ 지베렐린   ④ 앱시스산

TIP ① 옥신은 식물의 생장 조절 물질의 하나로 성장을 촉진하며 낙과를 방지하고 착과를 조절한다.
③ 사이토키닌은 잎의 노화를 저해, 세포분열을 촉진하며 곁가지 생장을 촉진한다.
④ 앱시스산은 종자휴면유지, 기공닫기, 스트레스 저항성을 촉진힌다.

2019. 6. 15. 제2회 서울특별시

3 가을에 단일식물인 국화를 생육시키는 온실의 관리자가 밤 동안에 실수로 660nm 파장 빛을 잠깐 동안 켰다가 껐고, 그 다음에 730nm의 파장 빛을 잠깐 동안 켰다가 껐다. 이 과정 후 일어난 사건에 대해 옳은 것을 모두 고른 것은?

─────── 보기 ───────

㉠ 생육 중인 국화의 꽃이 피지 않는다.
㉡ 결국은 Pr형의 피토크롬(phytochrome)으로 전환된다.
㉢ 생육 중인 국화의 꽃이 핀다.
㉣ 결국은 Pfr형의 피토크롬(phytochrome)으로 전환된다.

① ㉠㉡   ② ㉡㉢
③ ㉠㉣   ④ ㉢㉣

TIP 식물이 빛에 노출되면 피토크롬이 분해되어 이것이 활성화되면 Pfr[원적색광(730nm) 흡수 피토크롬]의 양이 증가하고 밤 동안에는 Prf의 농도가 서서히 감소한다. 만약 원적색광이 많게 되면 Pfr이 Pr[적색광(660nm) 흡수 피토크롬]로 전환하며 이때 피토크롬은 합성되어 활성화되지 않는다.
660nm 및 이후 730nm의 빛을 비추었으므로 결국 Pfr가 Pr로 전환하여 국화꽃이 피게 된다.

Answer 2.③ 3.②

4 다음은 혈중 Ca^{2+} 수준을 일정하게 유지하는 기작을 모식화한 그림이다. (㉠~㉣)로 옳은 것은?

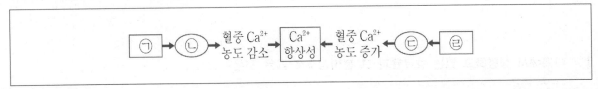

	㉠	㉡	㉢	㉣
①	갑상샘	부갑상샘호르몬(PTH)	칼시토닌(calcitonin)	부갑상샘
②	갑상샘	칼시토닌(calcitonin)	부갑상샘호르몬(PTH)	부갑상샘
③	부갑상샘	부갑상샘호르몬(PTH)	칼시토닌(calcitonin)	갑상샘
④	부갑상샘	칼시토닌(calcitonin)	부갑상샘호르몬(PTH)	갑상샘

TIP 갑상샘에서 분비된 칼시토닌은 혈중 Ca^{2+}의 농도를 감소시키고, 부갑상샘에서 분비된 부갑상샘호르몬은 혈중 Ca^{2+}의 농도를 증가시킨다. 이로써 혈중 Ca^{2+} 수준이 일정하게 유지된다.

Answer　4.②

출제 예상 문제

1 다음에서 설명하고 있는 호르몬과 그 분비장소로 옳은 것은?

> • 뼈에서 Ca^{2+}과 P을 혈액으로부터 방출한다.
> • 신장과 장에서 Ca^{2+}의 흡수를 촉진시킨다.
> • 결핍시 Ca^{2+} 부족으로 인한 테타니병이 발생한다.

① 코르티코이드 – 부신피질

② 갑상샘자극호르몬 – 뇌하수체전엽

③ 옥시토신 – 뇌하수체후엽

④ 파라토르몬 – 부갑상샘

TIP ① 결핍시 에디슨 병이 발생한다.
② 티록신의 분비를 촉진시키는 작용을 한다.
③ 자궁수축호르몬이라 한다.

2 겨울이나 가뭄 기간 식물은 호르몬을 분비한다. 다음 중 겨울철을 잘 보낼 수 있도록 해주는 호르몬은?

① 플로리겐   ② 엽산

③ 옥신   ④ 옥시토신

TIP ① 꽃눈을 형성하게 하여 주는 호르몬이다.
③ 세포의 생장촉진, 곁눈 생장 억제 작용을 하는 식물의 생장호르몬이다.
④ 자궁근수축호르몬으로 민무늬근을 수축시켜 출산을 돕는다.

Answer 1.④ 2.②

3 티록신 분비량이 감소할 때 처음 일어나는 반응은?

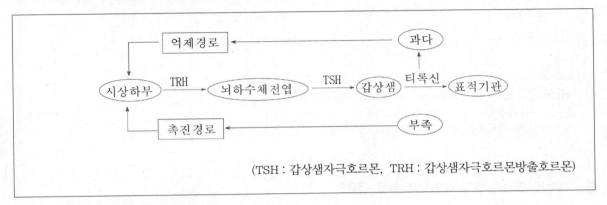

(TSH : 갑상샘자극호르몬, TRH : 갑상샘자극호르몬방출호르몬)

① 갑상샘자극호르몬량이 증가한다.
② TRH의 분비기능이 억제된다.
③ 티록신의 혈중농도가 증가하게 된다.
④ 갑상샘자극호르몬의 분비가 감소한다.

TIP 티록신 분비량이 감소하면 TRH와 TSH의 분비량이 증가하게 된다. TSH가 계속 분비되면 갑상샘을 지속적으로 자극시켜 세포분열이 커지게 되어 갑상샘 부종을 일으키게 된다.

4 항이뇨호르몬에 대한 설명으로 옳지 않은 것은?

① 신장에서의 물의 재흡수를 촉진하여 오줌의 양을 줄인다.
② 소동맥을 수축시켜 혈압을 증가시킨다.
③ 호르몬의 양이 부족하면 오줌의 양도 감소한다.
④ 요붕증을 예방하기 위해 물을 많이 마시면 된다.

TIP ③ 항이뇨호르몬의 양이 부족하면 오줌의 양이 증가하며 심한 갈증이 나타나는 요붕증의 증세가 나타난다.

Answer 3.① 4.③

5 랑게르한스섬의 β 세포에서 분비되며 혈당량을 낮추는 기능을 하는 것은?

① 글루카곤   ② 옥시토신

③ 인슐린   ④ 에스트로젠

TIP ① 랑게르한스섬의 α세포에서 분비되며 혈당량을 높인다.
② 뇌하수체후엽에서 분비되며 자궁수축호르몬이라고 한다.
④ 여포에서 분비되며 여성의 2차 성징을 발현시킨다.

6 호르몬 분비의 조절 특징으로 옳은 것은?

① 혈액 혹은 조직액에 의해 운반된다.

② 신경에 비해 자극의 전달 속도가 느리다.

③ 호르몬은 내분비샘에서 생성된다.

④ 체내 호르몬 양에 따라 분비를 억제·촉진하는 피드백 원리로 조절한다.

TIP 호르몬 분비의 조절 특성으로는 체내 호르몬 양이 어느 수준 이상 또는 이하가 되면 이 원인으로 인하여 호르몬의 분비가 억제되거나 촉진되는 피드백 원리로 조절된다.

7 다음은 사람의 몸 속에서 분비되는 호르몬들이다. 사람의 생식주기에서 호르몬이 분비되는 순서가 알맞게 연결된 것은?

① 에스트로젠→ 프로게스테론→ 황체형성호르몬→ 여포자극호르몬

② 여포자극호르몬→ 황체형성호르몬→ 에스트로젠→ 프로게스테론

③ 에스트로젠→ 황체형성호르몬→ 여포자극호르몬→ 프로게스테론

④ 여포자극호르몬→ 에스트로젠→ 황체형성호르몬→ 프로게스테론

TIP 생식주기 호르몬의 분비
㉠ 여포자극호르몬(FSH) : 여포를 자극하여 여포의 성숙을 촉진시키며, 여포호르몬의 생성을 촉진시킨다.
㉡ 여포호르몬(에스트로젠) : 자궁벽을 비후하게 하고 여성의 2차 성징을 발현시킨다. 황체형성호르몬의 분비를 촉진시킨다.
㉢ 황체형성호르몬(LH) : 배란을 유도하며, 황체호르몬의 분비를 촉진시킨다.
㉣ 황체호르몬(프로게스테론) : 자궁벽을 비후하게 하며, 젖샘의 발달을 촉진시킨다.

Answer   5.③   6.④   7.④

8 성숙한 난소의 여포에서 분비되는 호르몬으로 여성의 2차 성징의 발달과 자궁내막을 두껍게 하는 것은?

① 프로게스테론   ② 황체형성호르몬

③ 여포자극호르몬   ④ 에스트로젠

TIP 에스트로젠 … 여포에서 분비되는 여포호르몬으로 유방과 지방을 발달시키며 뼈의 성장에 관여하여 여성의 2차 성징을 발달시킨다.
또한 자궁이나 난소, 질 등 여성의 생식부속기관의 형성에 관여한다.

9 올챙이가 개구리로 변태되는 과정에 작용하는 호르몬은?

① 티록신   ② 엑디손

③ 지베렐린   ④ 글루카곤

TIP ② 곤충의 탈피를 촉진시키는 호르몬
③ 식물의 길이생장에 관여하는 호르몬
④ 동물의 혈당량을 높이는 데 관여하는 호르몬

10 다음 중 어류, 양서류의 보호색과 관계되는 호르몬을 분비하는 내분비샘은?

① 부신수질   ② 갑상샘

③ 뇌하수체중엽   ④ 뇌하수체후엽

TIP 피부색은 체내의 멜라닌색소의 양에 의해서 결정된다. 멜라닌색소가 많이 분비되면 체색이 어두워지고, 양이 적으면 밝은 색을 띠게
된다. 멜라닌색소를 자극하여 분비되도록 하는 호르몬(멜라닌세포자극호르몬)은 뇌하수체중엽에서 분비된다.

Answer 8.④ 9.① 10.③

11 다음 중 혈당량을 증가시키는 결과를 가져오는 호르몬으로만 짝지어진 것은?

① 인슐린, 아드레날린, 글루카곤

② 인슐린, 당질 코르티코이드, 무기질 코르티코이드

③ 글루카곤, 항이뇨호르몬, 아드레날린

④ 글루카곤, 아드레날린, 당질 코르티코이드

TIP 혈당량 증가 호르몬
  ⊙ 글루카곤 : 이자의 랑게르한스섬에서 분비되며, 간에 저장된 글리코겐을 포도당으로 전환시켜 혈당량을 증가시킨다.
  ⊙ 아드레날린 : 부신수질호르몬으로, 간의 글리코겐을 포도당으로 분해하여 혈당량을 증가시킨다.
  ⊙ 당질 코르티코이드 : 부신피질호르몬으로, 단백질과 지방을 당분으로 전환시켜 혈당량을 증가시킨다.

12 다음 중 식물호르몬이 아닌 것은?

① 시토키닌   ② 옥시토신

③ 지베렐린   ④ 옥신

TIP ② 자궁수축에 관여하는 동물호르몬이다.

13 식물의 생장조절물질에 관한 설명으로 옳지 않은 것은?

① 시토키닌은 세포분열을 촉진한다.

② 앱시스산은 낙엽과 낙화현상에 관여한다.

③ 지베렐린은 줄기세포의 길이생장을 유도한다.

④ 에틸렌은 노화를 억제한다.

TIP 에틸렌은 열매를 성숙시키고, 낙엽을 형성하는데 관여함으로 결국은 노화의 촉진과 관계된 역할을 한다.

Answer 11.④ 12.② 13.④

14 식물의 호르몬인 옥신에 관한 설명으로 옳지 않은 것은?

① 식물의 굴광성에 관여한다.

② 빛의 반대방향으로 이동하는 특징이 있다.

③ 식물의 생장을 돕는 생장호르몬이다.

④ 식물의 키다리병을 유발한다.

TIP ④ 지베렐린에 대한 설명이다.

15 다음 중 종자의 발아에 필요하지 않은 조건은?

① 빛   ② 온도

③ 물   ④ 산소

TIP 종자가 발아되기 위해서는 적당한 온도와 충분한 수분, 호흡에 필요한 산소가 있어야 한다.

16 화분의 위치를 고정시켜 놓고 한쪽 방향에만 빛을 비추면 식물이 빛을 향해서 굽어 자라는 데 이 현상에 관여하는 호르몬은?

① 엑디손   ② 알라타체

③ 지베렐린   ④ 옥신

TIP ①② 곤충호르몬 ③④ 식물호르몬

※ 옥신… 식물의 굴광성에 관여하는 호르몬

17 주로 곤충에서 분비되는 것으로 개체간의 정보전달역할을 하는 물질이며, 외분비샘을 통해 체외로 분비되는 물질은?

① 호르몬

② 페로몬

③ 효소

④ 촉매

TIP 페로몬 … 호르몬과 달리 외분비샘을 통해 체외로 분비되는 물질로 나방의 성페로몬, 개미의 길잡이페로몬, 꿀벌의 여왕물질 등이 있다.

18 다음 중 교감신경 말단에서 분비되는 물질은?

① 인슐린

② 크레아틴

③ 아트로핀

④ 아드레날린

TIP ① 이자의 랑게르한스섬에서 분비되는 β세포로 간세포에 작용한다. 포도당을 글리코젠으로 합성하고 세포의 포도당 이용을 촉진시켜 혈당량을 감소시킨다.
② 척추동물의 근육 속에 다량 존재하며 아미노기 대신 구아니딘기를 가진 아미노산의 유사물질이다.
③ 가지과 식물에 함유되어 있는 알칼로이드로 흑색의 주상결정이다.

19 다음 중 내분비샘이 아닌 것은?

① 부신

② 갑상샘

③ 뇌하수체

④ 땀샘

TIP 내분비샘 … 동물에서 호르몬을 분비하는 기관을 말하며 분비관없이 호르몬을 직접 체액 내로 분비한다. 사람의 내분비샘으로는 갑상샘, 부갑상샘, 부신, 이자, 정소, 난소, 뇌하수체, 시상하부, 흉선 등이 있다.

Answer 17.② 18.④ 19.④

항상성과 운동

01 항상성 조절기구

❶ 항상성의 조절

(1) 피드백의 원리

① **항상성의 조절기구** … 피드백의 원리에 의한다.

> 💡 **TIP** 항상성 … 외부환경이 변하더라도 생물체가 체내 환경을 일정하게 유지하려는 성질을 말한다.

② **피드백** … 어떠한 원인에 의해서 신체의 내부에서 일어난 어떤 변화나 현상의 결과가 다시 원인에 영향을 미치는 것을 말한다.

(2) 호르몬의 분비조절

[피드백시스템]

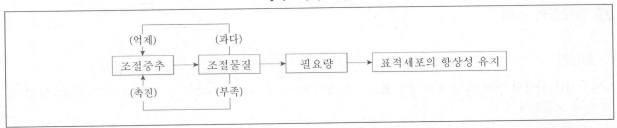

① **음성피드백** … 분비되는 호르몬의 양이 체내에서 필요로 하는 양보다 많으면 과다증이 일어나게 되므로, 과다한 양의 호르몬의 분비를 억제시켜 분비량을 조절한다. 이와 같이 분비물질이 과다하게 분비되어 조절작용을 통해 분비를 억제시키는 것을 음성피드백이라고 한다.

② **양성피드백** … 분비되는 호르몬의 양이 체내에서 필요로 하는 양보다 적으면 결핍증이 일어나게 되므로, 부족한 호르몬의 분비를 더욱 촉진시켜 필요한 양만큼의 호르몬을 분비하도록 하는 조절작용이 일어난다. 이와 같이 분비물질이 부족할 때 분비를 촉진시키는 것을 양성피드백이라고 한다.

③ 시상하부는 피드백에 의해 대뇌와 정보를 교환하여 자율신경을 통해 내장기관의 활동을 조절한다.

❷ 길항작용

(1) 길항작용

길항작용은 두 종류의 신경이나 호르몬이 같은 기관이나 세포의 활동을 촉진하고 억제하는 작용이다.

(2) 길항작용의 종류

① 교감신경과 부교감신경의 길항작용
  ㉠ 교감신경은 심장박동을 촉진시키는 반면, 부교감신경은 심장박동을 억제한다.
  ㉡ 교감신경은 혈액순환을 촉진시키는 반면, 부교감신경은 혈액순환을 느려지게 한다.
  ㉢ 동공은 교감신경의 영향을 받으면 커지고, 부교감신경의 영향을 받으면 작아진다.
  ㉣ 교감신경과 부교감신경은 신체기관에 작용하여 촉진과 억제의 반대작용을 한다.

② 갑상샘호르몬 칼시토닌과 부갑상샘호르몬 파라토르몬의 길항작용 ⋯ 칼시토닌은 뼈로부터 칼슘이 방출되는 것을 억제하여 혈액 내 칼슘농도를 낮추며, 파라토르몬은 뼈로부터의 칼슘방출을 촉진시켜서 혈액 내 칼슘 농도를 높이는 작용을 한다.

02 혈당량 · 체온의 조절

❶ 혈당량의 조절

(1) 혈당량

혈당량이란 사람의 혈액 속에 포함되어 있는 포도당의 양으로, 정상인 사람의 경우 0.1% 정도의 포도당이 혈액 속에 포함되어 있다.

(2) 혈당량의 조절

① 혈당량이 높을 때
  ㉠ 혈당량의 증가→부교감신경의 자극→이자에서 인슐린의 합성 및 분비 촉진→인슐린의 작용으로 포도당을 글리코젠으로 합성하여 저장→혈당량을 낮춤
  ㉡ 당뇨병 : 인슐린의 작용이 원활하지 못하여 높아진 혈당량을 낮추지 못했을 때 혈액 속에 포함되어 있는 여분의 포도당이 오줌에 섞여서 배설되는 현상이다.

② 혈당량이 낮을 때

   ㉠ 혈당량의 감소→교감신경의 자극→이자에서 글루카곤의 합성 및 분비→간이나 세포에 저장되어 있는 글리코젠을 포도당으로 분해→혈당량을 높임

   ㉡ 혈당량의 감소→뇌하수체전엽→부신피질자극호르몬의 분비→부신피질→당질 코르티코이드 분비→단백질, 지방을 포도당으로 전환→혈당량을 높임

❷ 체온의 조절

(1) 체온조절장치

① 체온조절중추 … 항상 일정한 체온을 유지하는 항온동물인 포유류와 조류는 간뇌의 시상하부에 체온의 조절 중추가 있어서 외부온도에 의해 체온이 급격하게 변하지 않도록 조절한다.

② 체온조절기구 … 체온조절중추에 외부의 뜨겁거나 차가운 환경이 전해지면 자율신경과 자율신경에 의한 호르몬의 피드백작용에 의해서 체온조절작용이 이루어진다.

(2) 체온의 조절

① 온도가 높아질 때

   ㉠ 티록신과 아드레날린의 분비량이 감소된다.

   ㉡ 체표의 모세혈관이 확장되고, 땀구멍이 확장되어 체표면의 열방출량을 증가시킨다.

   ㉢ 부교감신경에 의해 피부의 혈관이 확장되어 열의 발산을 촉진한다.

② 온도가 낮아질 때

   ㉠ 티록신의 분비량 증가 : 세포호흡을 촉진시켜 열생성량을 증가시킨다.

   ㉡ 아드레날린의 분비량 증가 : 혈당량을 증가시킨다.

   ㉢ 체표의 모세혈관이 수축되고, 땀구멍이 수축되어 체표면의 열방출량을 감소시킨다.

   ㉣ 교감신경에 의해 피부의 혈관이 수축되어 열의 발산을 억제한다.

(3) 역류교환

극지방의 동물들에게서 볼 수 있는 현상으로, 동맥과 정맥이 밀착되어 있어 차가운 정맥이 동맥의 열을 받아 더워지므로 체온손실을 최소로 한다.

❸ 삼투조절

(1) 수분과 이온의 양에 따른 삼투조절

수분과 이온은 체내의 물질대사에 의해 그 양이 수시로 변하기 때문에 흡수와 배출경로를 적절하게 조절하여 항상성을 유지하게 된다.

(2) 해산어류와 담수어류의 삼투조절

① 해산어류 … 체액의 염농도가 바닷물보다 낮으므로 체내의 수분이 삼투현상에 의해 바닷물로 빠져나간다. 이를 보충하기 위해 바닷물을 마신 다음 물을 능동적으로 흡수하며, 바닷물과 등장의 진한 오줌을 배설한다. 이 때 물과 함께 들어온 염은 아가미를 통해 능동적으로 배출시켜 체액의 수분과 염의 양을 조절하게 된다.

② 담수어류 … 체액의 삼투압을 물보다 높게 유지해야 하므로 염의 유출을 막기 위해 묽은 오줌을 배설하고, 아가미를 통해서는 염을 능동흡수하게 된다.

(3) 사람의 삼투조절

① 수분의 조절
  ㉠ 혈액에 수분이 부족할 때 : 세포가 수분을 혈액으로 방출하고, 세뇨관에서 수분의 재흡수가 왕성하게 일어난다.
   • 수분의 부족→시상하부→뇌하수체에서 부신피질자극호르몬 분비→부신피질이 무기질 코르티코이드 분비→세포가 수분을 혈액으로 방출
   • 수분의 부족→뇌하수체후엽의 바소프레신 분비→세뇨관의 수분재흡수 촉진
  ㉡ 체내에 수분이 많을 때 : 세포가 수분을 혈액에서 흡수하고, 땀·오줌의 양이 늘어 여분의 수분을 체외로 배출한다.
   • 수분의 과잉→시상하부→뇌하수체에서 갑상샘자극호르몬 분비→갑상샘에서 티록신 분비→세포가 수분을 혈액에서 흡수
   • 수분의 과잉→바소프레신의 억제→세뇨관의 수분재흡수 억제

② 무기염류의 조절
  ㉠ Na^+, Cl^-, K^+의 조절 : 혈액 속의 Na^+과 Cl^-, K^+의 양은 부신피질호르몬의 하나인 무기질 코르티코이드에 의해서 조절된다. 이 호르몬은 신장의 세뇨관에서 Na^+과 Cl^-의 재흡수를 촉진하고, 또 K^+의 배출을 촉진한다.
  ㉡ Ca^{2+}, PO_4^{3-}의 조절 : 갑상샘에서 분비되는 칼시토닌은 혈액 내의 Ca^{2+}의 양을 감소시키고 PO_4^{3-}의 양을 증가시키는 반면, 부갑상샘에서 분비되는 파라토르몬은 칼시토닌과 길항적으로 작용한다. 혈액 내의 Ca^{2+}과 PO_4^{3-}의 양은 장에서의 흡수량, 뼈에서의 방출량, 신장에서의 흡수량이 커지면 증가된다.

03 운동과 행동

❶ 운동

(1) 동물의 운동

① 원생생물의 운동

  ㉠ 위족운동 : 원형질의 졸(sol)과 겔(gel)의 가역적 변화에 의해 위족을 형성함으로써 운동하는 방식으로 아메바나 점균류, 백혈구가 이에 해당된다.

  ㉡ 섬모운동 : 많은 섬모가 물결치듯이 규칙성을 가지고 움직이는 것으로 사람의 기관상피, 짚신벌레, 원신관(불꽃세포) 등이 이에 해당된다.

  ㉢ 편모운동 : 1개 또는 몇 개의 편모를 앞뒤로 움직이는 운동으로 유글레나, 정자, 미역의 유주자, 해면동물의 동정세포 등이 이에 해당된다.

② 동물의 운동(근육운동)

  ㉠ 연동운동 : 종주근과 환상근을 교대로 이완·수축시켜 몸을 이동하는 운동으로, 사람의 소화관이나 지렁이와 같은 환형동물에서 볼 수 있다.

  ㉡ 파상운동 : 좌우측 또는 앞뒤의 근육을 물결치듯이 수축시켜 이동하는 운동으로 잉어, 붕어, 거머리, 달팽이, 뱀장어 등에서 볼 수 있다.

  ㉢ 분출운동 : 몸통의 빈 곳에 들어 있는 물을 환상근의 수축으로 내뿜어 그 반동으로 이동하는 운동으로 꼴뚜기, 오징어와 같은 동물에서 볼 수 있다.

  ㉣ 관족운동 : 근육질로 된 관족을 물체에 흡착시켜 이동하는 운동으로 불가사리, 해삼, 성게 등에서 볼 수 있다.

  ㉤ 관절운동 : 굴근과 신근을 사용하여 관절을 굽히고 펴는 운동으로 내골격을 가진 척추동물과 외골격을 가진 곤충류와 갑각류에서 볼 수 있다.

③ 근육의 구조 … 근육은 근원섬유(미오신과 액틴으로 구성)가 평행으로 배열된 근섬유들이 모여 구성된다.

  ㉠ I대(명대) : 밝게 보이고 액틴만 있는 부위

  ㉡ A대(암대) : 어둡게 보이고 미오신이 있는 부위

  ㉢ H대 : A대 가운데 미오신만 있는 부위

  ㉣ Z막 : I대의 중앙선으로 근절과 근절 사이의 막

  ㉤ 근절 : 근수축의 단위로서 Z막과 Z막 사이

(2) 식물의 운동

① 생장운동

　　㉠ 굴성운동 : 식물이 자극의 방향에 대해 일정한 방향으로 굽어 자라는 운동이다.

　　　• 자극의 종류에 따라 굴광성, 굴지성, 굴촉성, 굴수성 등이 있다.

　　　• 식물의 기관마다 생장호르몬에 대한 감수성의 차이도 굴성의 원인이 된다.

　　㉡ 감성운동 : 자극의 방향에 관계없이 자극의 세기에 따라 일정한 방향으로 생장하는 운동이다.

　　　• 민들레, 채송화 : 낮에 꽃이 피고 밤에는 꽃잎이 닫힌다.

　　　• 튤립 : 온도가 높아지면 꽃이 피고 온도가 낮아지면 꽃잎이 닫힌다.

　　　• 꽃잎의 개폐에 나타나는 감성은 자극의 세기에 따라 꽃잎의 안쪽과 바깥쪽의 생장속도가 달라지기 때문이다.

② 팽압운동 … 산 세포 내의 수분량 변화로 인해 세포 내의 팽압이 변하여 나타나는 운동이다.

　　㉠ 수면운동 : 빛 자극에 의해 팽압이 변하여 나타나는 운동으로 콩, 토끼풀, 괭이밥 등이 낮에는 펴지나 밤에는 접히는 현상에서 볼 수 있다.

　　㉡ 기공의 개폐운동 : 잎의 기공이 팽압이 높으면 열리고 낮으면 닫힌다.

　　㉢ 미모사의 운동 : 미모사의 잎이나 잎자루를 건드리면 잎자루 기부의 엽침세포의 팽압이 갑자기 떨어져 소엽이 닫히고 잎자루가 아래로 떨어진다.

③ 건습운동 … 죽은 세포 내의 수분량 변화로 인해 나타나는 운동으로 고사리의 포자낭, 콩깍지, 봉숭아 열매 등에서 볼 수 있다.

④ 세포내 운동

　　㉠ 원형질유동 : 원형질이 세포막에 따라서 일정한 방향, 속도로 회전운동을 한다.

　　㉡ 엽록체의 이동 : 세포 내의 엽록체가 빛의 세기에 따라 위치를 바꾼다.

❷ 행동

(1) 선천적 행동

① 주성 … 자극에 대하여 몸 전체가 이동하는 행동이다.

② 반사 … 감각기에서 수용한 일정 자극에 대한 무의식적인 행동이다.

　　㉠ 척수반사 : 무릎반사, 배변, 배뇨, 말초혈관의 수축과 확장 등

　　㉡ 연수반사 : 재채기, 하품, 침과 눈물의 분비, 딸꾹질

　　㉢ 중뇌반사 : 홍채의 조절, 안구의 운동, 동공반사

③ **본능** … 경험이 없이 선천적으로 몸에 지니고 있는 행동이다. 본능은 일련의 여러 가지 반사가 차례로 연결되어 일어나는 행동으로 선천적·유전적이어서 학습과 관계가 없다. 생식·섭식·방어·모성·귀소본능 등이 있으며, 선천적 행동 중 가장 복잡한 행동으로, 내분비샘의 발달과 같은 신체적 조건을 갖춘 동물에서 일어난다.

(2) 후천적 행동

① **학습** … 경험을 통해서 새로운 행동을 습득하는 것이다.
   ㉠ 길들이기 : 해롭지 않은 자극이 반복될 때 처음에는 반응을 보이다가 나중에는 반응을 하지 않는 현상이다.
   ㉡ 각인 : 출생 직후 한 번의 경험에 의해 습득된 행동이 수 년 또는 일생 동안 지속되는 현상이다.
   ㉢ 조건반사 : 과거의 경험이나 반복된 훈련에 의해 일어나며 대뇌의 피질이 관계한다.
   ㉣ 시행착오학습 : 몇 번의 잘못을 거친 후 올바른 행동을 하게 되는 것으로, 이 때 벌을 주면 학습속도가 빨라진다.

② **지능행동** … 학습과 경험에 의해 새로운 상황에 대처하는 능력으로, 대뇌가 발달한 사람과 일부 동물에게서 볼 수 있다.

출제 예상 문제

1 다음 중 동물의 후천적 행동에 속하는 것은?

① 밤에 가로등으로 나방이 모여든다.

② 입 속에 음식을 넣으니 침이 분비된다.

③ 꿀을 따러 갔다온 벌이 원형춤을 춘다.

④ 석류를 보고 침을 흘린다.

TIP ① 주성 ② 연수반사 ③ 본능 ④ 조건반사
　　※ 동물의 행동
　　　　㉠ 선천적 행동 : 주성, 반사, 본능
　　　　㉡ 후천적 행동 : 학습(길들이기, 각인, 조건반사, 시행착오학습), 지능행동

2 다음 중 체액의 항상성을 조절하는 곳은?

① 신장

② 간

③ 이자

④ 허파

TIP 체액은 체내의 수분성분을 말한다. 체내로 흡수되는 수분은 소변과 땀의 형태로 체외로 배출되는데, 대부분이 소변의 형태로 배출된다. 소변의 양은 신장에서 재흡수의 과정을 통해 조절된다.

3 다음 중 외부환경의 변화에 관계없이 체온, 혈당량, 삼투압 등 내부환경을 일정하게 유지하려는 성질은?

① 활주설

② 균일성

③ 항상성

④ 최소율의 법칙

TIP 항상성은 외부환경이 변하더라도 생물체가 체내 환경을 일정하게 유지하려는 성질이다.

Answer 1.④ 2.① 3.③

4 다음 중 항상성이 유지되도록 조절되는 것이 아닌 것은?

① 체내 무기염류의 양
② 혈당량
③ 체내 수분의 양
④ 체내 지방의 양

....

TIP 항상성 … 생물체는 외계상태가 변하여도 pH, 삼투압, 온도, 화학물질의 구성 등을 일정하게 유지하는 기능을 말한다.
　※ 항상성 조절
　　㉠ 혈당량 조절
　　㉡ 체내 수분량 조절
　　㉢ 무기염류 조절

5 체내에서 다음과 같은 현상이 일어났을 경우 얻을 수 있는 결과로 옳은 것은?

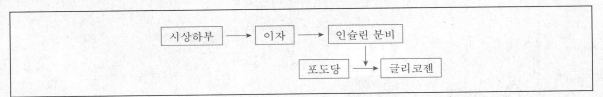

① 혈당량이 높아진다.
② 혈당량이 낮아진다.
③ 이뇨작용이 촉진되다.
④ 이뇨작용이 억제된다.

....

TIP 혈당량은 혈액 속에 있는 포도당의 농도를 의미한다. 인슐린은 혈액 속의 포도당을 글리코젠으로 전환시켜서 혈당량을 낮아지게 한다.

6 다음 중 기온이 내려갈 때 일어나는 신체변화가 아닌 것은?

① 땀의 분비 감소
② 물질대사 촉진
③ 근육의 이완
④ 모세혈관의 수축

....

TIP 체온조절
　㉠ 기온 하강시 : 모세혈관 수축, 땀분비 감소, 세포호흡증가, 근육수축
　㉡ 기온 상승시 : 모세혈관 확장, 땀분비 증가, 세포호흡감소, 근육이완

Answer　4.④　5.②　6.③

생물

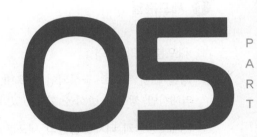

05 PART

생식과 발생

01 세포분열

01 세포분열과 염색체

❶ 세포분열

(1) 세포분열의 의의

① 생물체는 세포로 구성되어 있으며, 세포는 세포에 의해서만 생겨난다. 따라서 모든 생물체는 세포분열에 의해서만 생장과 증식을 할 수 있다.

② 단세포생물과 다세포생물의 세포분열
　　㉠ 단세포생물 : 세포분열 자체가 곧 증식이 된다.
　　㉡ 다세포생물 : 세포분열을 통해서 생장을 하며, 생식세포를 만들어 생식을 한다.

(2) 세포분열의 종류

① 무사분열 … 세포분열의 과정에서 염색체나 방추사가 형성되지 않고 핵과 세포질이 그대로 둘로 나누어지는 분열이다. 사람의 연골세포나 생쥐의 힘줄 등의 일부 특수세포와 암세포 등의 병적세포에서 볼 수 있는 세포분열형태이다.

② 유사분열 … 세포분열시 염색체나 방추사 등의 구조를 형성하며, 핵 내에서 여러 가지 변화가 일어나는 분열이다. 보통의 체세포와 생식세포에서 흔히 볼 수 있는 세포분열형태이다.
　　㉠ 체세포분열 : 보통의 체세포에서 생장을 위해 일어나는 세포분열이다.
　　㉡ 생식세포분열 : 생식을 위한 세포를 만들 때 일어나는 세포분열로, 분열 후에 생기는 딸세포의 염색체 수가 모세포의 염색체 수의 반을 가지므로 감수분열이라고도 한다.

❷ 염색체

(1) 염색체의 특징

① 어버이의 유전형질을 자손에게 전해 주는 DNA를 함유하고 있는 유전물질이다.

② 세포의 핵 속에 존재한다.

③ 세포분열을 할 때는 막대 모양의 염색체가 되지만, 세포분열을 하지 않을 때는 실 모양의 염색사로 존재한다.

④ 염기성 색소에 의해서 염색이 잘 된다.

(2) 염색체의 구조

① **염색체** ⋯ 염색사와 기질로 구성되어 있다.

　㉠ **염색사**
　　• DNA와 히스톤 단백질로 구성되어 있다.
　　• 이중나선구조이다.
　　• 염기성 색소에 의해서 염색이 잘 되는 부분이다.

　㉡ **기질**
　　• 히스톤이 아닌 단백질로 구성되어 있다.
　　• 염색이 잘 되지 않는 부분이다.

② **동원체** ⋯ 염색체 중앙의 잘록한 부분으로, 세포분열시 방추사가 부착되는 장소이다.

(3) 염색체의 수와 모양

① **염색체의 수와 모양과 크기**

　㉠ **염색체의 수 · 모양 · 크기** : 생물의 종에 따라 다르며, 같은 종의 생물이라면 모든 개체의 모든 조직세포에서 같은 수와 모양, 같은 크기의 염색체를 가진다.

　㉡ **핵형** : 생물의 종류에 따라서 일정하게 정해져 있는 염색체의 수와 모양과 크기를 그 생물의 핵형이라고 한다.

② 각 생물의 염색체의 수

동물명	염색체 수	식물명	염색체 수
사람	46	완두	14
초파리	8	보리	14
회충	2	미역	44
비둘기(♀)	61	은행나무	24
비둘기(♂)	62	벼	24
개	78	양달개비	24

(4) 염색체의 종류

① **성염색체** ⋯ 성을 구분짓고, 성의 특징을 나타내는 유전자로 상염색체처럼 한 쌍의 상동염색체로 되어 있다. 사람의 경우 X와 Y의 두 종류의 성염색체가 존재하는데, X와 X가 만나 XX의 염색체를 가지면 여성으로, X와 Y가 만나 XY의 염색체를 가지면 남성으로 성이 결정된다.

② **상염색체** ⋯ 성염색체를 제외한 보통의 염색체로, 생물의 외형에 대한 정보나 질병의 인자 등 생물의 여러 가지 특징을 결정짓는 유전자를 가지고 있다.

③ **상동염색체** ⋯ 크기와 모양이 같은 염색체가 쌍으로 존재하는 것으로, 부모로부터 하나씩 물려받아서 쌍을 이루게 된다. 사람의 경우 46개의 염색체가 23쌍의 상동염색체를 이루며 존재한다.

02 체세포분열과 감수분열

❶ 체세포분열

(1) 체세포분열의 특징

① 체세포분열은 식물의 생장점이나 부름켜, 동물의 온몸에서 일어난다.

② 세포분열을 해도 염색체의 수는 모세포와 똑같이 유지된다.

③ 세포는 분열을 하기 전에 유전물질이나 단백질 등을 2배로 합성한 후에야 분열을 한다. 그러므로 분열을 하고 난 후의 유전물질이나 단백질이 모세포와 같은 수준을 유지할 수 있으며, 분열을 거듭해도 계속 같은 수준을 유지할 수 있다.

④ 세포가 지나치게 커져서 물질교환을 충분히 할 수 없게 되어 정상적인 활동이 어려워지지 않도록 세포의 표면적과 부피의 균형을 유지할 수 있게 하기 위하여 세포는 분열을 계속한다.

(2) 체세포분열의 과정

① 간기
   ㉠ G_1기
    • 세포 분열이 끝난 직후부터 DNA 복제가 이루어지기 전까지의 시기이다.
    • 단백질을 비롯한 여러 세포 구성물질이 합성되고, 세포소기관의 수가 늘어나면서 세포가 생장한다.
   ㉡ S기 : DNA가 복제되어 염색사로 존재하며 그 양이 2배로 증가된다.
   ㉢ G_2기
    • 세포 분열을 준비하는 시기로 중심체가 2개로 복제된다.
    • 방추사를 구성하는 단백질과 세포막을 구성하는 물질이 합성된다.

② 분열기(M기) … 핵분열이 먼저 일어나고 그 후에 세포질분열이 연속해서 일어난다.
   ㉠ 전기
    • 핵막과 인이 소실된다.
    • 실처럼 풀려 있던 염색사가 막대 모양의 염색체로 된다.
    • 방추사가 형성된다.
   ㉡ 중기
    • 염색체가 세포의 적도면에 배열하여 적도판을 형성한다.
    • 방추사가 염색체의 동원체에 부착된다.
    • 핵분열의 시기 중 가장 짧은 시기이며, 염색체가 가장 선명하게 관찰되는 시기이기도 하다.
   ㉢ 후기 : 염색체가 방추사에 끌려서 양극으로 이동하여 양편으로 갈라진다.
   ㉣ 말기
    • 막대 모양으로 뭉쳤던 염색체가 다시 실 모양으로 풀어져서 염색사가 된다.
    • 핵막과 인이 나타난다.
    • 2개의 딸핵이 완성된다.

[체세포분열의 과정]

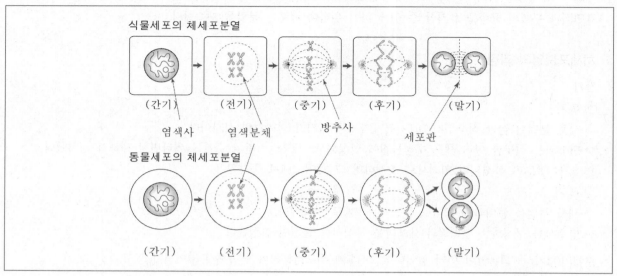

③ 세포질분열
  ㉠ 동물세포 : 적도면 주변의 세포막이 안으로 함입되어 세포질을 분리하는 세포질 만입의 형태로 세포질이 분열된다.
  ㉡ 식물세포 : 세포의 중앙에 세포판이 형성되어 세포질을 분리하는 세포판 형성의 형태로 세포질이 분열된다.

❷ 세포분열의 주기와 DNA량의 변화

(1) 세포분열의 주기

① 간기와 분열기 … 실제로 세포의 분열이 진행되는 분열기와 분열을 준비하는 간기로 이루어져 있다.
  ㉠ 간기 : 분열기와 분열기 사이의 기간으로 DNA의 복제가 일어나는 시기이다. 핵의 활동에 따라서 3기간으로 나눈다.
    • G_1기 : 분열기와 S기 사이의 기간
    • S기 : DNA가 복제되는 기간(DNA 합성기)
    • G_2기 : S기와 분열기 사이의 기간
  ㉡ 분열기 : 실제로 세포의 분열이 이루어지는 시기로 전기, 중기, 후기, 말기로 나누어진다.

② 세포주기 … 간기의 시작에서 분열기의 마지막까지를 세포주기라고 한다.

(2) 세포분열과 DNA량

① **체세포분열과 DNA량** … 분열이 일어나기 전인 간기에 이미 DNA의 양이 2배로 복제되기 때문에 세포가 분열을 하여도 DNA의 양은 반감되지 않고 모세포와 같은 상태를 유지할 수 있다.

② **감수분열과 DNA량** … 제1분열 이후 제2분열에서 DNA의 양이 늘지 않은 상태에서 분열이 이루어지므로 분열 후에 생기는 딸세포의 DNA의 양은 보통 체세포가 가지는 DNA양의 반으로 줄게 된다.

③ 감수분열

(1) 감수분열의 특징

① 동물의 정소와 난소, 식물의 밑씨와 꽃밥 등 생식기관에서 일어난다.

② 세포의 분열이 2회 연속해서 일어나며, 분열 후에 4개의 딸세포가 생긴다.

③ 분열 후에 생겨난 세포의 염색체는 모세포의 반이 된다.

④ 유성생식을 하는 생물의 암·수 생식세포가 결합하여 자손을 만들 때 감수분열을 통해 염색체 수가 반감된 상태에서 결합하기 때문에, 자손의 염색체 수가 부모의 2배가 되지 않고 부모와 같은 수를 유지할 수 있으며, 세대를 거듭해도 염색체의 수가 계속 유지될 수 있는 것이다.

(2) 감수분열의 과정

① **제1분열** … 염색체의 핵형이 $2n$에서 n으로 반감되므로 핵형이 변한다는 의미에서 이형분열이라고도 한다.
  - ㉠ 간기 : 체세포분열과 마찬가지로 간기의 S기에 DNA의 복제가 이루어진다.
  - ㉡ 전기 : 염색체가 갈라져 염색분체를 형성한 뒤 상동염색체끼리 결합하여 2가 염색체를 형성한다. 2가 염색체는 4개의 염색분체로 되어 있으므로 4분 염색체라고도 한다.
  - ㉢ 중기 : 2가 염색체가 적도면에 모이고 방추사가 동원체에 부착된다.
  - ㉣ 후기 : 상동염색체가 분리되어 양극으로 이동하여 염색체의 수가 반감된다.
  - ㉤ 말기 : 핵막이 생기고 세포질이 분열되어 2개의 딸세포가 형성된다.

② **제2분열** … 염색체의 핵형이 n에서 n으로 변화가 없으므로 동형분열이라고도 한다.
  - ㉠ 제1분열의 말기에 이어서 곧바로 제2분열의 전기가 시작된다.
  - ㉡ 간기가 없으므로 DNA의 복제가 이루어지지 않는다.
  - ㉢ 4개의 딸핵이 생기고 세포질이 분열된다(염색체 수는 변하지 않고 DNA의 양만 반감된다).

[감수분열의 과정]

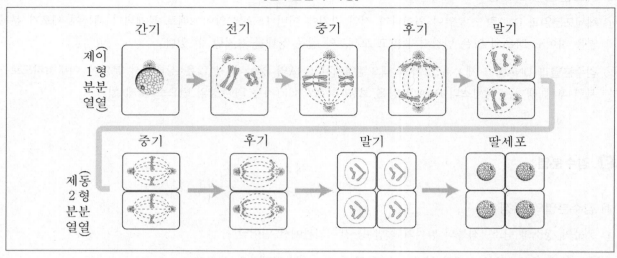

최근 기출문제 분석

2020. 10. 17. 제2회 지방직(고졸경채)

1 (가)는 서로 다른 동물 ㉠과 ㉡의 체세포에 들어 있는 염색체 수와 핵상을, (나)는 이들 중 한 동물의 세포에 들어 있는 염색체를 나타낸 것이다. 동물 ㉠과 ㉡이 모두 성염색체 조합으로 XX를 가질 때, 이에 대한 설명으로 옳지 않은 것은? (단, 돌연변이는 고려하지 않는다)

	(가)		(나)
동물	염색체 수	핵상	
㉠	4	$2n$	
㉡	8	$2n$	

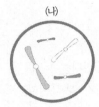

① (나)는 ㉡의 생식 세포이다.

② ㉠의 생식 세포 1개에 들어 있는 상염색체 수는 1이다.

③ ㉡의 감수 1분열 중기 세포 1개당 2가 염색체의 수는 4이다.

④ 체세포 1개당 $\dfrac{\text{상염색체 수}}{\text{성염색체 수}}$ 는 ㉡이 ㉠의 2배이다.

> **TIP** (나)는 n=4의 핵상을 가지므로 2n일 때는 8개의 염색체를 가지므로 동물 ㉡이다. 생식세포의 핵상은 n이므로 ㉠의 생식세포의 핵상은 n=2로 성염색체 1개, 상염색체 1개를 가진다. 2가 염색체는 상동염색체 두 개가 붙어서 생성된다.
>
> ④ 체세포 1개당 $\dfrac{\text{상염색체 수}}{\text{성염색체 수}}$ 는 ㉠이 $\dfrac{2}{2}$, ㉡이 $\dfrac{6}{2}$ 이므로 ㉡이 ㉠의 3배이다.

Answer 1.④

2 그림은 어떤 체세포의 세포 주기를 나타낸 것으로, ㉠과 ㉡은 각각 후기와 전기 중 하나이다. 이에 대한 설명으로 옳은 것은? (단, 돌연변이는 고려하지 않는다)

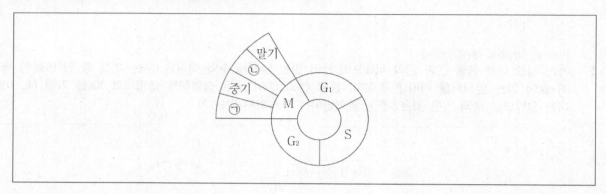

① ㉠에 핵막이 사라진다.

② ㉡에 상동 염색체가 분리된다.

③ S기에서 염색체가 관찰된다.

④ 체세포 1개당 DNA 양은 G_1기가 G_2기보다 많다.

> **TIP** ㉠은 전기, ㉡은 후기이다. 핵막은 간기에 존재하고 분열기(M기)에는 사라진다.
> ② ㉡에서는 염색 분체가 분리되며 체세포 분열 과정에서는 상동염색체가 분리되는 과정이 일어나지 않는다.
> ③ 염색체는 M기에만 관찰된다.
> ④ 체세포 1개당 DNA양은 S기 때 복제가 일어나 G_2기 때 G_1기의 2배가 된다.

Answer 2.①

출제 예상 문제

1 감수분열의 특징으로 옳은 것은?

① 핵분열이 일어난 후에 세포질 분열이 일어난다.

② 분열 후 원래의 체세포와 똑같은 두 개의 새로운 체세포를 만들어낸다.

③ 두 번 연속하여 핵분열이 발생한다.

④ 분열 전 유전물질이나 단백질을 2배로 합성한 후 분열할 수 있다.

TIP 감수분열의 특성
ㄱ 생식샘을 이루는 세포에서 발생한다.
ㄴ 2가 염색체를 형성한다.
ㄷ 두 번 연속하여 핵분열이 일어난다.
ㄹ 핵상이 n인 4개의 딸세포를 형성한다.

2 감수분열에서 DNA의 복제가 일어나는 시기는?

① 간기　　　　　　　　　② 전기

③ 중기　　　　　　　　　④ 후기

TIP 간기… 핵은 형태적 변화는 없지만 DNA의 복제가 일어나는 시기이다.
ㄱ G_1기 : 단백질의 합성과 DNA의 합성 준비기
ㄴ S기 : DNA 복제 시기
ㄷ G_2기 : 세포분열 준비기

Answer 1.③ 2.①

3 체세포분열과 감수분열(생식세포분열)에서 공통적으로 나타나는 현상은?

① 간기에서 DNA 복제   ② 2가(4분) 염색체

③ 4개의 딸세포 형성   ④ 염색체 수의 반감

TIP ②③④는 모두 감수분열에서만 볼 수 있는 현상이다.

4 어떤 체세포의 염색체 속에 들어 있는 DNA량을 4라고 할 때, 체세포분열이 끝난 다음 새로 생긴 2개의 낭세포(딸세포)에는 각각 얼마의 DNA가 들어 있는가?

① 2   ② 4

③ 6   ④ 8

TIP 체세포분열은 핵상이 2n에서 2n으로 분열되는 동형분열이며, 감수분열은 핵상이 2n에서 n으로 분열되는 이형분열이다.

5 다음은 감수분열과정에서 세포 1개가 갖는 DNA량의 변화를 나타낸 것이다. 감수분열과정에서 교차가 일어났다면 그 시기는 그래프에서 어느 단계에 해당하는가?

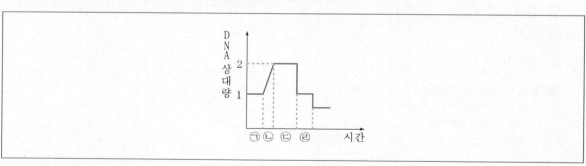

① ㉠   ② ㉡

③ ㉢   ④ ㉣

TIP 염색체의 교차현상은 상동염색체가 접합하여 2가 염색체를 형성하는 시기인 감수분열의 제1분열 전기에 일어난다. 그림에서 ㉡단계는 DNA의 복제가 일어나는 시기이며, ㉢단계는 간기에 이어서 진행되는 제1분열기이다.

Answer   3.①   4.②   5.③

6 다음 중 염색체에 대한 설명으로 옳지 않은 것은?

① 어버이의 형질을 다음 세대로 전달하는 유전물질이다.
② 세포질 속에 존재한다.
③ 세포관찰시 염기성 색소에 의해 염색이 잘 되는 부분이다.
④ 세포분열을 하지 않을 때는 실 모양의 염색사로 존재한다.

TIP 염색체는 세포의 핵 속에 존재한다.

7 다음 중 항상 크기와 모양이 같은 것끼리 짝을 이루어 존재하는 염색체는?

① 상염색체 ② 성염색체
③ 쌍염색체 ④ 상동염색체

TIP 염색체의 종류
　ⓐ 상동염색체 : 크기와 모양이 같은 염색체가 쌍을 이룬 것
　ⓑ 성염색체 : 개체의 성에 관한 정보를 가진 것
　ⓒ 상염색체 : 그 밖의 염색체

※ 염색체의 구조를 나타낸 것이다. 다음 물음에 답하시오. 【8 ~ 9】

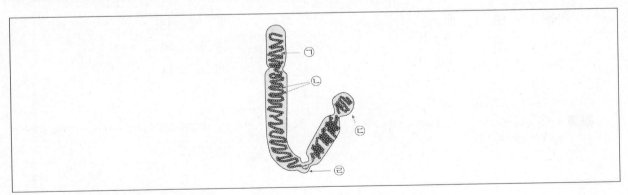

8 다음 중 세포분열시 방추사가 부착되는 부위는?

① ㉠   ② ㉡

③ ㉢   ④ ㉣

TIP ㉠ 기질 ㉡ 염색사 ㉢ 부수체 ㉣ 동원체

① 세포의 배경을 이루는 것으로 세포를 싸고 있는 세포사이의 물질을 말한다.

② 실모양의 구조물로 핵액 내에 존재하며 세포분열시 염색체가 된다.

③ 염색체 내에 존재하는 작은 구형의 구조체이다.

④ 방추사가 부착되는 장소로 잘록하게 보인다.

9 ㉡의 부위에 관한 설명으로 옳지 않은 것은?

① DNA와 히스톤 단백질로 구성되어 있다.

② 단일나선구조이다.

③ 염색체의 기능의 중심이 되는 부위이다.

④ 염기성 색소에 의해서 염색이 잘 되는 부위이다.

TIP ② 염색사는 이중나선구조를 하고 있다.

10 벼의 체세포의 염색체 수는 2n = 24이다. 다음 부분의 염색체 수로 옳은 것은?

	화분	배	배젖		화분	배	배젖
①	36	24	12	②	12	24	36
③	36	12	24	④	24	36	12

TIP 화분은 생식세포이므로 핵상이 n이다. 배는 정핵과 난세포가 결합하여 2n의 핵상을 가지며, 배젖은 정핵과 두 개의 극핵이 결합하여 3n의 핵상을 갖는다.

Answer 8.④ 9.② 10.②

11 염색체에 대한 설명으로 옳지 않은 것은?

① 염색체의 주성분은 DNA이다.

② 핵 분열시 방추사가 부착되는 부위를 동원체라고 한다.

③ 염색체에는 성에 관한 정보를 갖는 성염색체과 그 밖의 염색체인 상동염색체가 있다.

④ 염색체의 수는 생물의 종마다 다르며, 종이 같다면 염색체의 수도 같다.

TIP ③ 염색체가 가진 정보에 따라서 그 종류를 구분한다면 성염색체와 상염색체로 구분할 수 있으며 모양과 크기가 같은 염색체의 쌍을 상동염색체라고 한다.

12 다음 중 염색체를 구성하는 물질을 바르게 나열한 것은?

① DNA와 단백질　　　　　　　　　② DNA와 인지질

③ RNA와 단백질　　　　　　　　　④ RNA와 인지질

TIP 염색체의 염색사는 DNA와 히스톤 단백질로 이루어져 있으며, 염색사를 둘러싸고 있는 기질은 히스톤이 아닌 단백질로 이루어져 있다.

13 체세포분열과 감수분열의 차이점으로 볼 수 없는 것은?

① 분열 후에 생성되는 딸세포의 수

② 딸세포의 염색체 수

③ 분열이 일어나는 장소

④ 세포질이 분열되는 방식

TIP 체세포분열과 감수분열의 비교

구분	딸세포 수	염색체 수	분열장소
체세포분열	2개	모세포와 동일	신체의 모든 부분
감수분열	4개	모세포의 반	생식기관

Answer 11.③ 12.① 13.④

14 다음은 어떤 생물의 머리카락에서 분리한 세포의 염색체 모형이다. 이 생물의 정자에서 볼 수 있는 염색체 모형으로 옳은 것은?

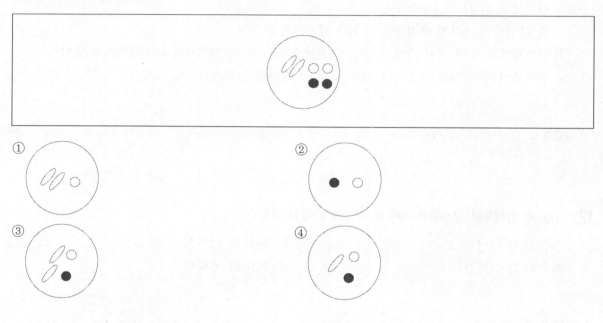

TIP 머리카락 세포는 체세포이므로 2n의 핵상을 가지며, 정자는 생식세포이므로 n의 핵상을 갖는다. 감수분열을 하여 염색체가 반감될 때는 상동염색체가 분리된다.

02 생식

01 무성생식과 유성생식

❶ 무성생식

(1) 무성생식
암수의 성과 관계없이 몸의 일부가 분리되어 새로운 개체를 만들어내는 생식방법이다.

(2) 무성생식의 종류
① 분열법
   ㉠ 한 개체가 둘이나 그 이상으로 나누어져 그 각각의 부분이 새로운 개체가 되는 생식법이다.
   ㉡ 주로 단세포생물에서 볼 수 있다.
   ㉢ 2분법과 다분법
   • 2분법 : 몸이 둘로 갈라져서 2개의 개체가 만들어지는 생식법으로 세균, 아메바, 짚신벌레, 돌말, 유글레나 등의 생식법이다.
   • 다분법 : 몸이 여러 개로 갈라져서 여러 개의 개체가 만들어지는 생식법으로 말라리아병원충이나 누에의 미립자병원균 등의 생식법이다.

② 출아법
   ㉠ 모체의 일부에 싹처럼 눈이 돋고 이것이 분리되어 새로운 개체가 되는 생식법이다.
   ㉡ 효모, 히드라, 해면, 멍게, 산호 등에서 볼 수 있다.

③ 포자법
   ㉠ 모체에서 포자라고 하는 생식세포가 만들어지고, 이것이 모체에서 분리되어 발아하여 새로운 개체가 되는 생식법이다.
   ㉡ 고사리, 이끼, 곰팡이, 버섯 등에서 볼 수 있다.
   ㉢ 유주자 : 바닷말의 포자와 같이 물이 있는 환경에 유리하도록 편모가 있어서 물 속을 헤엄칠 수 있게 된 포자를 유주자라고 한다.

④ 영양생식

　　㉠ 고등식물이 뿌리나 줄기, 잎 등 영양기관의 일부에서부터 새로운 개체를 형성하는 생식법이다.

　　㉡ 꺾꽂이, 휘묻이, 접붙이기, 포기나누기 등이 있다.

　　㉢ 양딸기의 기는줄기, 고구마의 덩이뿌리, 대나무의 땅속줄기 등에서도 볼 수 있다.

❷ 유성생식과 단위생식

(1) 유성생식

① **개념** … 암수의 배우자가 구별되어 있고, 두 배우자가 서로 결합하여 새로운 개체를 형성하는 생식법이다.

② **배우자** … 유성생식을 위해 암수에서 각각 만들어지는 생식세포를 말한다.

　　㉠ 동형배우자 : 암수에서 만들어지는 생식세포의 크기와 모양이 똑같은 경우를 동형배우자라고 한다.

　　㉡ 이형배우자 : 암수에서 만들어지는 생식세포의 크기와 모양이 각각 다른 경우를 이형배우자라고 한다.

③ **종류**

　　㉠ 접합 : 동형배우자의 합체를 접합이라고 하며, 접합에 의하여 생긴 세포를 접합자라고 한다.

　　㉡ 수정 : 이형배우자의 합체를 수정이라고 하며, 수정에 의하여 생긴 세포를 수정란이라고 한다.

(2) 단위생식

① **개념** … 유성생식의 한 변형으로 접합이나 수정의 과정을 거치지 않고, 배우자가 단독으로 발생하여 개체를 형성하는 생식방법이다.

② **종류**

　　㉠ 처녀생식 : 암배우자가 수정을 하지 않고 단독으로 발생하여 새로운 개체를 형성하는 생식법이다.

　　㉡ 유생생식 : 미성숙 개체에서 생긴 난자가 수정을 하지 않고 발생하여 새로운 개체를 형성하는 생식법이다.

　　㉢ 동정생식 : 정자의 정핵이 단독으로 발생하여 새로운 개체를 형성하는 생식법이다.

02 생식세포의 형성과 수정

❶ 동물의 생식세포 형성과 수정

(1) 정자의 형성

① **형성장소** … 정소에서 형성된다.

② **체세포분열단계** … 정자가 될 시초가 되는 세포인 생식원세포(2n)가 체세포분열을 하여 정원세포(2n)를 형성하고, 정원세포가 제1정모세포(2n)를 형성하게 된다.

③ **감수분열단계** … 제1정모세포(2n)가 감수분열을 하여 제2정모세포(n)를 거쳐서 정세포(n)를 형성한다. 정세포가 분화과정을 거치면 운동성을 갖는 정자(n)가 된다.

(2) 난자의 형성

① **형성장소** … 난소에서 형성된다.

② **체세포분열단계** … 생식원세포(2n)가 체세포분열을 하여 난원세포(2n)를 형성하고 난원세포가 제1난모세포(2n)를 형성한다.

③ **감수분열단계** … 제1난모세포(2n)가 감수분열의 제1분열을 하면 제2난모세포(n) 1개와 극체(n) 1개가 형성되고, 제2분열을 하여 1개의 난세포(n)와 3개의 극체(n)가 형성된다.

> 🐟 **TIP** **난세포와 극체** … 난세포는 난자가 되고, 3개의 극체는 퇴화된다. 난모세포가 난세포와 극체로 분열될 때는 세포의 크기가 서로 다른 부등분열을 하는데, 이것은 세포질의 양의 차이에 따른 것으로, 난자가 될 난세포의 세포질의 양이 더 많아서 난세포가 극체보다 더 크게 형성된다.

(3) 동물의 수정

① **정자가 난자로 접근** … 정자가 편모를 통해 운동을 하며 난자로 접근한다. 이 때 난자는 정자를 유도하는 물질을 분비하다가 하나의 정자가 난자와 결합하게 되면 다른 정자의 접근을 억제하기 위해서 유도물질의 분비를 억제하고, 정자의 접근을 막는 물질을 다시 분비하게 된다.

② **정자의 침입** … 정자가 난자에 접근하면 정자의 첨체가 파열되면서 효소가 분비되어 난자의 젤리층을 분해한다. 그러면 정자의 머리부분에서는 첨체돌기가 나와 난자의 세포막에 붙게 되고 난자의 표면에서는 수정돌기가 형성된다. 수정돌기가 수축하면 정자의 머리부분만 난자의 속으로 들어가게 된다.

③ **수정막의 형성** … 정자가 난자 속으로 들어가게 되면 다른 정자들의 침입을 막기 위해서 난자의 표면에 수정막이 형성된다.

④ **수정핵의 형성**(핵의 융합) ··· 난자의 내부로 들어간 정자의 정핵이 난자의 난핵과 만나서 수정되어 수정핵을 형성하면 수정이 완료된다.

> 🔊 **TIP** **다수정**(polyspermy)
> ㉠ 여러 개의 정자가 하나의 난자에 동시에 수정되는 것을 말한다.
> ㉡ 난할 중 비정상적인 염색체 분리를 유발하며 결국에는 배아는 발생 중에 죽게 된다(삼배체의 핵은 두 정자의 중심체가 4개의 분열도구를 형성하기 때문에 4개의 세포로 분열) 그 결과 각 세포는 적절한 수와 종류의 염색체를 가지지 못하며, 동시에 염색체는 불균등하게 배분된다.
> ㉢ 다수정의 빠른 차단(fast block to polyspermy)
> • 알의 막전위(membrane potential)의 변화로서 성취. 알의 세포질과 주변 바닷물 사이의 이온 농도는 매우 다르다.
> • 특히 농도 차이는 Na^+과 K^+에서 발생하는데, 바닷물은 Na^+의 농도가 높고 알의 세포질에는 K^+의 농도가 높다.
> • 성게의 성숙한 알에서 휴지막전위(resting membrane potential)는 −70mV이며, 알의 안쪽은 바깥쪽에 대해 음전하를 띠게 된다. 첫 번째 정자가 알의 원형질막에 닿으면 1~3초 내에 막전위가 +20mV로 바뀐다. 이 변화는 주로 Na^+이 알의 밖에서부터 세포질 안으로 유입됨으로써 일어난다. 성게의 경우 빠른 차단은 일시적이며 단지 1분 정도만 수정전위를 유지할 수가 있다.
> ㉣ 다수정의 느린 차단(slow block to polyspermy)
> • 피질과립반응(cortical reaction)에 의해 느린 차단이 수행되어 정자와 난자가 결합한 후 약 1분 뒤에 일어난다.
> • 수정막은 정자의 침입지점에서 형성되기 시작하여 알의 전역으로 확산되며, 이 반응은 포유류를 비롯하여 많은 종에서 발견된다.
> • 성게의 성숙한 난자의 원형질막 바로 아래에 지름이 1mm인 약 15,000개의 피질과립이 존재한다.
> • 수정 직후에 피질과립은 난자의 원형질막과 융합하여 피질과립의 내용물을 세포막과 난황막 사이에 방출한다.

② 식물의 생식세포 형성과 수정

(1) 화분의 형성

① **형성장소** ··· 꽃밥에서 형성된다.

② **화분의 형성과정** ··· 꽃밥 속의 화분모세포(2n)가 감수분열하여 4개의 화분세포(n)를 만들고 화분세포가 성숙하여 화분(n)이 된다.

③ **정핵의 형성과정** ··· 화분이 암술머리에 수분이 되면 핵분열을 하여 정핵의 통로인 화분관을 만드는 화분관핵과 수정에 관여하는 생식핵이 되고, 생식핵이 다시 분열하여 2개의 정핵(n)을 형성한다.

(2) 배낭의 형성

① 형성장소 ··· 밑씨에서 형성된다.

② 배낭세포의 형성과정
   ㉠ 밑씨 속의 배낭모세포(2n)가 감수분열을 하여 4개의 배낭세포(n)를 형성하면, 이 중 3개는 퇴화하고, 하나가 남아서 3회의 핵분열을 하여 8개의 핵을 갖는 배낭세포(n)를 형성한다.
   ㉡ 8개의 핵 중에서 1개는 난세포가, 2개는 극핵이 되어 수정에 참여한다. 나머지 5개의 핵은 직접 수정에 참여하지는 않고 2개의 조세포와 3개의 반족세포를 형성한다.

(3) 식물의 수정

① 속씨식물의 수정
   ㉠ 꽃밥에서 화분관핵은 씨방까지 정핵을 안내하는 길인 화분관을 만들고 퇴화한다.
   ㉡ 2개의 정핵(n) 중 하나는 씨방 속의 난세포(n)와 결합하여 배(2n)를 만들고, 다른 하나는 2개의 극핵(n)과 결합하여 배젖(3n)을 만든다.
   ㉢ 중복수정 : 속씨식물에서는 2개의 정핵이 난세포 및 극핵과 각각 결합하는 수정이 동시에 일어나므로 속씨식물의 수정을 중복수정이라고 한다.

② 겉씨식물의 수정
   ㉠ 겉씨식물에서는 속씨식물과는 달리 배낭세포의 핵이 여러 번 핵분열을 하여 많은 핵을 형성한다. 이 중에서 2개가 난세포가 되고, 나머지는 극핵이 된다.
   ㉡ 겉씨식물에서 형성된 2개의 난세포는 2개의 정핵과 결합하여 2개의 수정란을 형성하는데, 이 중에서 하나만 배가 되고, 나머지 하나는 퇴화한다.
   ㉢ 극핵들은 정핵과 결합하지 못하고 독립적으로 배젖으로 발생하여 핵상이 n인 배젖을 형성한다.

03 사람의 생식

❶ 사람의 생식기관

(1) 남자의 생식기관

① 남자의 생식기
   ㉠ 정소(고환) : 정자가 형성되는 장소이다.
   ㉡ 부정소(부고환) : 생성된 정자가 저장되는 장소이다.

  ⓒ **수정관, 음경** : 정자가 몸 밖으로 배출되는 통로이다.

  ⓔ **저정낭** : 정액을 만드는 점액질의 물질을 분비하는 곳이다. 저정낭에서 분비된 점액질이 전립선에서 분비되는 액체와 섞여서 정액을 만드는데, 정액은 정자의 운동을 돕고 양분을 제공하는 역할을 한다.

② **정액의 형성과 배출** ⋯ 남자의 음낭 속에는 1쌍의 정소가 있는데, 이 정소에서 형성된 정자들은 부정소에 도달했다가 성적인 자극을 받으면 수정관을 통해서 요도로 몸 밖에 배출된다.

(2) 여자의 생식기관

① **여자의 생식기**

  ⓐ **난소** : 난자의 형성장소이다. 난자는 28일에 한 번씩 난소에서 배출되는데, 사람은 등쪽 좌우에 1개씩의 난소가 있어서 보통은 양쪽 난자에서 교대로 한 번씩 난소를 배출하게 된다.

  ⓑ **나팔관** : 난소의 끝에서 자궁을 향해 열려 있는 나팔 모양의 관으로 난자가 난소를 빠져나오는 통로가 된다.

  ⓒ **수란관** : 난소에서 배출된 난자를 받아들이는 관으로 자궁으로 연결되어 있다.

  ⓔ **자궁** : 수정된 수정란이 착상되어서 개체로 발생이 되는 곳이다.

② **난자의 형성과 배출** ⋯ 여자의 등쪽 좌우에 있는 난소에서 28일에 한 번씩 난자가 배출되면, 나팔관을 입구로 하는 수란관으로 들어가게 되고, 자궁에 연결되어 있는 수란관을 통해 자궁으로 이동하게 된다. 자궁은 질을 통해 외부로 이어져 있다.

(3) 정자와 난자

① **정자**

  ⓐ 길이 $4\mu m$, 폭 $2\mu m$ 정도의 핵인 머리 부위와 $30 \sim 50\mu m$ 정도의 편모인 꼬리로 되어 있다.

  ⓑ 꼬리의 편모운동을 통해 난자에 접근한다.

  ⓒ 미토콘드리아를 통해 에너지를 형성하여 운동의 원동력으로 삼는다.

  ⓔ 한 번의 사정으로 약 $3 \sim 5$억 마리의 정자가 배출되지만, 실제로 수정에 참가하는 것은 오직 1마리뿐이다.

② **난자**

  ⓐ 직경 약 $130\mu m$의 크기이며, 보호막으로 둘러싸여 있다.

  ⓑ 발생에 필요한 난황물질을 가지고 있기 때문에 정자보다 크기가 훨씬 크다.

② 사람의 생식과정

(1) 배란

① **개념** … 난소 내의 여포로부터 난자가 밖으로 배출되는 현상을 배란이라고 한다. 배란이 일어나는 것은 보통 월경 첫날부터 14일째가 되는 날이다.

② **과정** … 여포자극호르몬의 분비→여포의 발달과 여포 속 난자의 성숙→여포호르몬(에스트로젠)의 분비→황체형성호르몬의 분비→배란→황체호르몬(프로게스테론)의 분비→자궁벽의 비후

③ **배란에 관여하는 호르몬**
　㉠ **여포자극호르몬** : 난소 내의 여포를 발달시켜 여포 속의 난자를 성숙하게 한다.
　㉡ **여포호르몬(에스트로젠)** : 자궁벽을 두껍게 하고, 뇌하수체를 자극하여 여포자극호르몬의 생성을 억제시키게 하며 황체형성호르몬의 분비를 촉진시키는 역할을 한다.
　㉢ **황체형성호르몬** : 여포가 터지게 하여 배란을 유도한다.
　㉣ **황체호르몬(프로게스테론)** : 자궁벽을 두껍게 하며, 뇌하수체를 자극하여 황체형성호르몬의 생성을 억제시킨다.

(2) 월경

① **개념** … 배란된 난자가 수정되지 않아서 자궁벽에 착상되지 않으면 황체가 급격히 퇴화하면서 자궁벽을 두껍게 만들어 주는 황체호르몬의 분비량이 줄어든다. 그러면 두터워진 자궁벽이 그 상태를 유지하지 못하고 파열되면서 혈액이 질을 통해 배출되는데, 이것을 월경이라고 한다.

② **월경주기** … 월경을 시작한 첫날부터 다음 월경 시작 전날까지를 월경주기 또는 생식주기라 하며, 보통은 28일을 주기로 한다. 월경이 시작되면 뇌하수체에서 여포자극호르몬이 분비되어 새로운 생식주기를 반복하게 된다.

(3) 수정과 착상

① **수정** … 배란된 난자가 나팔관을 통해서 수란관으로 들어가 수란관의 입구에서 정자를 만나, 정핵과 난핵이 결합하는 것을 수정이라고 한다. 배란된 난자가 시간이 지나도 정자를 만나지 못하면 퇴화되는데, 보통은 배란된 후 24시간 이내에 수정이 이루어져야 한다.

② **착상** … 배란된 난자가 정자를 만나 수정되면 수정란은 세포분열을 거듭하면서 수란관을 따라 내려와 자궁벽에 붙어 내막으로 뚫고 들어가 그 안에 매몰되는데, 이것을 착상이라고 한다. 보통 수정된 후 자궁까지 내려와 착상이 되는데는 5~6일 정도의 시간이 걸린다.

(4) 임신

① 수정이 되어 형성된 배가 자궁벽에 착상을 하면 월경이 중단되고, 배가 자궁벽에서 태반을 형성한다. 모체와 연결된 이 태반을 통해서 태아는 모체로부터 산소와 영양을 공급받는다.

② 임신이 되면 자궁 내 태반에서 황체호르몬이 계속 분비되어 자궁벽이 두터워진 상태가 계속 유지되므로 임신기간 중에는 배란과 월경을 하지 않는다.

③ 사람의 임신주기는 약 280일 정도이다.

④ 분만이 가까워지면 뇌하수체에서 자궁수축호르몬(옥시토신)과 젖분비자극호르몬을 분비시킨다. 자궁수축호르몬의 영향으로 자궁이 수축되어 분만이 이루어지며, 젖분비자극호르몬의 영향으로 젖샘이 발달하여 분만 후 젖이 잘 분비되게 한다.

(5) 시험관 아기

① 여자에게서 배란되는 난자를 취해서 배양액에 넣은 후, 남자에게서 얻은 정자를 넣어 수정을 시킨 후 일정 단계까지 발생을 시켜서 배의 단계가 되면 다시 여자의 자궁에 넣어서 태아를 자라게 하는 방법으로 아기를 낳게 하는 기술이다.

② 배양액에서 자란 배가 자궁벽에 착상되면 모체 내에서 태반을 형성하여 정상적인 발생과정을 거쳐서 아기가 태어나게 되는 것이다. 태아가 될 배가 시험관에서 자라는 기간은 약 5 ~ 6일 정도이다.

(6) 피임의 방법

① **생식주기의 이용** … 생식주기를 고려하여 배란의 시기를 피하여 피임을 하는 방법이다. 배란된 난자가 수정되지 않은 상태에서 살아남는 기간은 하루이며, 자궁 내에 들어온 정자가 자궁에서 살아남는 기간은 3일이므로 생식주기를 이용하면 수정을 피할 수 있다. 그러나 생식주기가 계산대로 일정한 것은 아니기 때문에 실패할 확률이 높다.

② **피임약** … 여성호르몬인 프로게스테론과 에스트로젠을 성분으로 하는 호르몬제이다. 피임약의 주성분인 프로게스테론은 황체형성호르몬의 분비를 억제하여 배란을 막는 역할을 하며, 에스트로젠은 여포자극호르몬의 분비를 억제하여 난자의 성숙을 막는 역할을 한다.

③ **난관수술** … 여자의 수란관을 졸라매거나 태워서 수정을 억제하는 피임법이다.

④ **정관수술** … 남자의 수정관을 졸라매서 수정을 억제하는 피임법이다.

⑤ **자궁 내 장치** … 플라스틱으로 된 링을 자궁 내에 장치하여 수정된 난자가 착상이 되지 못하게 하는 방법으로, 원할 경우에는 장치를 제거하면 정상적으로 임신할 수도 있다.

≡ 최근 기출문제 분석 ≡

2020. 6. 13. 제1·2회 서울특별시

1 〈보기 1〉은 여성의 자궁주기에 따른 호르몬 변화에 관한 그래프이다. 〈보기 2〉에서 옳은 설명을 모두 고른 것은?

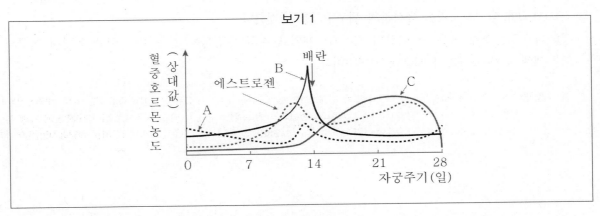

─── 보기 2 ───

ⓐ 혈중 뇌하수체 호르몬은 A와 C이다.

ⓑ B는 황체에서, 에스트로젠과 C의 분비를 촉진한다.

ⓒ C는 에스트로젠과 함께 자궁내막을 두껍게 만든다.

ⓓ 대부분의 임신 테스트기는 C의 존재 유무를 확인하는 것이다.

① ㄱㄴ   ② ㄱㄷ

③ ㄴㄷ   ④ ㄴㄹ

> **TIP** A와 B는 생식샘 자극호르몬으로 뇌하수체 호르몬에 속한다. B가 분비되면 황체에서 에스트로젠과 프로게스테론 분비를 촉진한다. 이 호르몬에 의해 배란이 촉진되고, 남은 황체에서 C 호르몬을 분비하는데 이 호르몬과 에스트로젠이 함께 자궁 내막을 두껍게 만든다. C 호르몬은 프로게스테론이다. 일반적인 임신 테스트기는 베타 인간융모성 생식샘자극호르몬(beta human chorionic gonadotropin, hCG)을 검출하는 방법을 이용한다.

Answer   1.③

2 **수정(fertilization)에 대한 설명으로 가장 옳지 않은 것은?**

① 정자와 난자의 융합은 난자에 중요한 물질대사의 활성화를 불러온다. 여기에는 세포주기의 재개, 이후의 유사분열 그리고 DNA와 단백질의 합성 재개가 포함된다.

② 난자에서 분비되는 종 특이적 분자는 수정 능력을 가진 정자를 유인한다. 성게의 주화성 분자인 리색트와 스퍼렉트는 정자의 운동성을 증가시킬 수 있다.

③ 다수정의 느린 차단은 나트륨이온(Na^+)에 의한 것으로 이 나트륨이온(Na^+)은 후에 단백질 키나제 C를 활성화시켜서 유사분열 세포주기를 재개한다.

④ 다수정은 2개 혹은 그 이상의 정자가 1개의 난자와 수정하는 경우이다. 이로 인하여 할구의 염색체 수가 달라지기 때문에 치명적이다.

> **TIP** ③ 다수정의 빠른 차단을 하는 방법은 성게는 탈분극에 의해 일어나고 포유류는 탈분극에 의한 빠른 차단이 일어나지 않는다. 느린 차단의 방법에 성게는 피질과립반응에 의한 수정막 형성이 되고 포유류는 피질과립반응에 의해 투명대 변형이 일어나고 수정막은 형성되지 않는다. 즉 나트륨이온이 관여하는 것은 성게 다수정 빠른 차단에서만 일어난다.

Answer 2.③

출제 예상 문제

1 난자의 형성에 대한 설명으로 옳은 것은?

① 난자는 제2 난모 상태로 배출된다.

② 난자는 정자보다 염색체수와 양이 많아서 정자보다 크다.

③ 제1 난모세포는 감수 제1분열을 하여 2개의 제2 난모세포를 형성한다.

④ 극체는 염색체수와 양이 제1 난모세포에 비해 작다.

TIP ② 난자는 정자보다 염색체수와 양이 적다.
　　 ③ 제1 난모세포는 감수 제1분열을 하여 1개의 제2 난모세포와 1개의 극체를 형성한다.
　　 ④ 극체는 제1 난모세포에 비해 크기만 작고 염색체수나 양은 동일하다.

2 무성생식법으로 번식하는 생물의 자손이 일반적으로 나타내는 특징으로 옳은 것은?

① 어버이보다 유전적으로 발달된 형질을 가진다.

② 어버이와 유전적으로 동일하다.

③ 환경에 보다 잘 적응한다.

④ 생존경쟁에 유리한 형질을 가진다.

TIP 유성생식과 무성생식
　　 ㉠ 유성생식 : 부계와 모계의 형질이 유전적인 조합을 이루어 새로운 형질의 개체를 발생시키는 방법이다.
　　 ㉡ 무성생식 : 유전적인 조합없이 어버이의 형질이 그대로 자손에게 전달되므로 어버이와 유전적인 형질이 같은 자손이 발생된다.

Answer 1.① 2.②

3 다음 중 생식의 의미로 옳은 것은?

① 개체의 크기 유지   ② 개체의 생장 유지

③ 개체의 숫자 유지   ④ 종족 유지

TIP 생식 … 자신과 같은 개체를 생성하여 종족을 유지하는 것을 말한다.

4 다음 중 유성생식에 의해 번식하는 생물의 염색체 수가 일정하게 유지되는 것을 나타내는 과정에 해당하는 것은?

① 감수분열과정

② 체세포분열과 수정

③ 감수분열과 체세포분열

④ 감수분열과 세포질분열

TIP 모든 생물의 염색체 수는 2n이다. 유성생식을 하는 생물이 세대를 거듭해도 염색체수가 증가하지 않고, 2n의 수준을 유지할 수 있는 것은 생식세포를 형성하는 과정에서 감수분열을 통해 염색체 수를 n으로 감소시키기 때문이다. 즉 부계와 모계에서 각각 n개씩의 염색체를 물려받아 2n의 자손이 태어날 수 있는 것이다.

5 태아의 주기 중 거의 대부분의 기관이 형성되는 시기는?

① 수정 후 2주   ② 수정 후 8주

③ 수정 후 3개월   ④ 수정 후 6개월

TIP 임신기간은 대개 약 280일로 9개월 정도이다. 태아의 기관발생은 수정 후 8주 때 거의 다 형성이 되며 8주 후부터는 태아의 부피만 증가하는 것이다.

Answer 3.④ 4.① 5.②

6 다음 중 생식방법이 나머지 셋과 다른 것은?

① 해캄의 접합법 ② 양딸기의 영양생식법
③ 고사리의 포자법 ④ 히드라의 출아법

TIP ① 유성생식 ②③④ 무성생식

7 다음 중 속씨식물에서 감수분열이 일어나는 시기는?

① 배낭세포에서 배낭을 형성할 때
② 화분관 속의 생식핵이 정핵을 형성할 때
③ 화분이 발아하여 화분관핵을 형성할 때
④ 화분모세포에서 화분을 형성할 때

TIP 화분모세포(2n)가 4개의 화분세포(n)로, 배낭모세포(2n)에서 배낭세포(n)로 감수분열이 일어난다.

8 다음 중 나머지 셋을 포괄하는 의미를 가지는 용어는?

① 단위생식 ② 유생생식
③ 처녀생식 ④ 동정생식

TIP 단위생식 … 유성생식의 한 변형으로 수정과정을 거치지 않고 배우자가 단독으로 발생하여 개체를 형성하는 생식법으로, 유생생식과 처녀생식, 동정생식 등이 여기에 포함된다.

Answer 6.① 7.④ 8.①

9 고사리의 생활사 중 유성세대가 끝나고 무성세대가 시작되는 시기는?

① 포자체의 형성시기

② 포자낭의 형성시기

③ 포자의 형성시기

④ 전엽체의 형성시기

TIP 정자와 난자가 만나 포자체인 고사리를 형성하면서 무성세대가 시작되며 이것이 포자를 거쳐 배우체인 전엽체를 만들면서 무성세대가 끝나고 유성세대로 이어진다.

10 다음 중 무성생식의 특징으로 옳은 것은?

① 진화의 속도가 매우 빠르다.

② 다양한 유전자조합이 이루어진다.

③ 부모의 형질이 자손에게 그대로 유전된다.

④ 번식의 속도가 느리고, 자손의 수가 적다.

TIP 무성생식…몸의 일부가 분리되어 새로운 개체를 형성하는 것으로 자손의 유전자 구성이 어버이와 같게 되는 생식방법이다. 분열법(남조류·세균·짚신벌레), 출아법(효모·히드라), 포자법(선태류, 자낭균, 양치류, 잠자균), 영양생식(종자식물의 영양기관으로 번식하는 경우) 등의 방법이 있다.

11 다음 중 체외수정을 하는 생물로 짝지어진 것은?

① 닭과 비둘기

② 도마뱀과 악어

③ 개구리와 잉어

④ 나비와 잠자리

TIP 일반적으로 양서류나 어류 등의 수생동물은 체외수정을 하며 포유류나 조류, 파충류 등의 육상동물은 체내수정을 한다.

Answer 9.① 10.③ 11.③

※ 밑씨에서 이루어지는 속씨식물의 생식세포의 형성과정이다. 다음 물음에 답하시오. 【12 ~ 13】

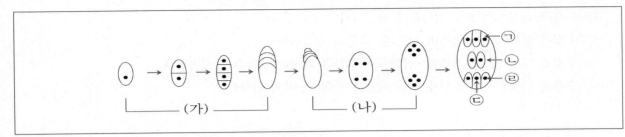

12 그림에서 (가)와 (나)에 알맞은 용어가 바르게 짝지어진 것은?

	(가)	(나)		(가)	(나)
①	체세포분열	감수분열	②	감수분열	체세포분열
③	감수분열	핵분열	④	핵분열	감수분열

> **TIP** 속씨식물에서 배낭모세포가 감수분열을 하여 형성된 4개의 세포 중에 3개는 퇴화하여 없어지고 1개가 배낭세포가 된다. 배낭세포는 다시 3번의 핵분열을 하여 8개의 핵을 형성하는데 이 중 하나의 난세포와 2개의 극핵이 수정에 참여하게 된다.

13 그림에서 수정에 참여하여 배를 형성하는 것은?

① ㉠   ② ㉡

③ ㉢   ④ ㉣

> **TIP** ㉠ 반족세포 ㉡ 극핵(정핵과 결합하여 배젖을 형성) ㉢ 난세포(정핵과 결합하여 배를 형성) ㉣ 조세포

Answer   12.③   13.③

14 수정과 접합의 구분 기준에 대한 설명으로 옳은 것은?

① 수정은 유성생식이며, 접합은 무성생식이다.

② 수정은 동물의 생식법이며, 접합은 식물의 생식법이다.

③ 수정은 배우자를 형성하며, 접합은 배우자를 형성하지 않는 생식법이다.

④ 수정은 이형배우자의 합체이며, 접합은 동형배우자의 합체이다.

> **TIP** 수정과 접합은 모두 배우자를 형성하여 생식하는 유성생식으로 수정에 참여하는 배우자는 서로 모양이 다른 이형배우자이며, 접합에 참여하는 배우자는 서로 모양이 같은 동형배우자이다.

15 다음 중 유성생식에서 생물의 성이 결정되는 시기는?

① 감수분열을 통해서 생식세포가 형성되는 시기

② 수정을 통해서 수정란이 형성되는 시기

③ 수정란이 난할을 하여 발생이 진행되는 시기

④ 수정란이 모체에 착상되는 시기

> **TIP** 암수의 배우자가 만나서 수정란을 형성할 때 수정에 참여하는 생식세포가 가진 성염색체의 종류에 의해서 성이 결정된다.

16 중복수정에 대한 설명으로 옳은 것은?

① 하나의 정핵이 난세포, 극핵과 이중으로 수정을 함으로 중복수정이라 한다.

② 겉씨식물과 일부 속씨식물에서 일어난다.

③ 정핵이 난세포와 결합하면 배젖이 만들어진다.

④ 중복수정이 일어나는 장소는 씨방이다.

> **TIP** 중복수정은 속씨식물에서만 일어나며, 두 개의 정핵이 씨방으로 들어가 하나는 난세포와 결합하여 배가 되고, 또 하나는 두 개의 극핵과 결합하여 배젖이 된다.

Answer 14.④ 15.② 16.④

17 다음 동물의 수정과정 중 (   ) 안에 들어갈 말로 알맞은 것은?

> 정자가 난자로 접근 → 정자의 침입 → (   )의 형성 → 핵융합 → 수정의 완료

① 수정막   ② 수정체

③ 수정핵   ④ 수정란

....

TIP 동물의 수정과정

  ⊙ 정자의 접근

  ⓛ 정자의 침입

  ⓒ 수정막의 형성

  ⓔ 수정핵의 형성(핵의 융합)

18 다음은 사람의 생식 호르몬의 분비과정이다. ㉠의 시기에 나타나는 현상으로 옳은 것은?

> 여포자극호르몬의 분비 → 에스트로젠의 분비 → 황체형성호르몬의 분비 → 프로게스테론의 분비
>
>   ㉠

① 여포의 성숙   ② 배란

③ 수정   ④ 월경

....

TIP 사람의 생식호르몬

  ⊙ 여포자극호르몬 : 난소 내의 여포를 발달시켜서 여포 속의 난자를 성숙하게 한다.

  ⓛ 에스트로젠 : 자궁벽을 투텁게 하고, 여포자극호르몬의 생성을 억제시키며, 황체형성호르몬의 분비를 촉진시킨다.

  ⓒ 황체형성호르몬 : 여포가 터지게 하여 배란을 유도한다.

  ⓔ 프로게스테론 : 자궁벽을 두텁게 하며, 황체형성호르몬의 생성을 억제시킨다.

Answer   17.① 18.②

19 사람의 생식에 대한 설명으로 옳지 않은 것은?

① 사람의 임신주기는 보통 280일이다.

② 임신 중에는 배란도 월경도 하지 않는다.

③ 난자는 배란된 후 일주일 이내에 수정이 이루어져야 한다.

④ 수정된 난자는 수란관을 따라 내려와 자궁벽에 착상된다.

TIP 난자는 배란 후 24시간 이내에 수정되어야 하며, 그렇지 않으면 퇴화된다.

20 중복수정의 결과 생성된 배와 배유의 핵상이 바르게 짝지어진 것은?

배	배유		배	배유
① 3n	2n		② 2n	3n
③ 2n	2n		④ 3n	n

TIP 중복수정 … 화분관이 배낭에 도달하면 화분관핵은 소멸하고, 2개의 정핵 중 1개는 난세포와 다른 1개는 두 개의 극핵과 수정한다.

㉠ 수정 후 난세포는 수정란(2n)이 되고 발육하여 2n의 배가 된다.

㉡ 수정한 극핵은 3n의 배젖핵이 되고 발육하여 3n의 배젖이 된다.

㉢ 배와 배젖은 종피에 싸여 종자가 된다.

03 발생

01 발생과 배엽의 분화

❶ 난할

(1) 발생과 난할

① 발생 ··· 수정란이 세포분열을 반복하여 세포의 수를 늘리고, 그 세포들이 분화되어 조직과 기관을 형성하며 하나의 개체를 완성해 가는 것을 발생이라고 한다.

② 난할 ··· 하나의 세포였던 수정란이 세포분열을 하여 여러 개의 세포로 되는 것을 난할이라고 한다.
　　㉠ 난할은 체세포분열과 같은 방식으로 분열하지만, 체세포분열과는 달리 분열속도가 매우 빨라서 딸세포가 성장하기 전에 또다시 난할이 진행된다.
　　㉡ 난할이 진행되어 할구의 수가 많아질수록 세포들은 점점 작아진다.

③ 할구 ··· 수정란이 난할을 하여 세포 수를 늘려가는데, 난할의 결과 만들어진 작은 세포들을 할구라고 한다. 발생초기에는 할구의 수로 발생의 시기를 나타낸다.

④ 난할방식 ··· 제 1 난할과 제 2 난할은 세로로 분할되는 경할이며, 제 3 난할은 가로로 분할되는 위할이다. 그 이후부터 난할의 방향은 경할과 위할이 반복해서 되풀이된다.

[알의 난할방식]

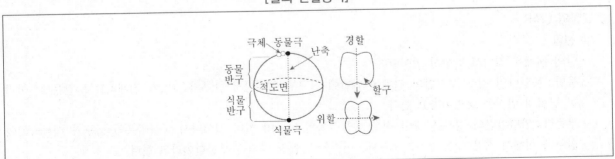

(2) 난황과 난할

① **난황** … 수정란에 들어 있는 발생에 필요한 영양물질을 난황이라고 한다.

② **난황과 난할** … 난황은 난할을 방해하기 때문에 수정란에 난할이 어떻게 분포하는지에 따라서 알의 종류가 구분되고, 난할의 방식과 속도가 달라지게 된다.

③ **알의 종류**

　　㉠ **등황란** : 난황의 양이 적고 알 전체에 골고루 퍼져 있으며, 성게와 포유류의 수정란이 등황란에 포함된다.

　　㉡ **단황란** : 난황이 식물극쪽에 치우쳐서 분포하고, 동물극쪽에는 거의 분포하지 않는다. 난황의 양에 따라서 강단황란과 약단황란의 2종류가 있다.

　　• 약단황란 : 난황의 양이 적고 양서류가 여기에 포함된다.

　　• 강단황란 : 난황의 양이 많고 어류와 파충류, 조류 등이 여기에 포함된다.

　　㉢ **중황란** : 알의 중앙에 난황이 몰려 있으며, 곤충류의 수정란이 중황란에 포함된다.

[알의 종류와 난할방식]

알의 종류		난황분포	난할방식			예
등황란		소량 (전체)	전할	등할		성게, 포유류
단황란	약단 황란	다량 (식물극쪽)		부등할		개구리, 도롱뇽
	강단 황란	다량 (알의 대부분)	부분할	반할		조류, 파충류
중황란		다량 (중앙부)		표할	핵	곤충류, 갑각류

④ 난할의 방식

　　㉠ 전할

　　• 알의 전체에 걸쳐서 난할이 일어난다.

　　• 등할 : 등황란의 경우 수정란의 전체에 난할이 골고루 일어나서 할구의 크기가 전체적으로 같은데, 이러한 난할의 방식을 등할이라고 한다.

　　• 부등할 : 약단황란의 경우 난황이 적은 동물극쪽의 난할이 빨리 일어나서 동물극쪽의 할구가 식물극쪽의 할구에 비해서 작은 것을 볼 수 있는데, 이러한 난할의 방식을 부등할이라고 한다.

ⓛ 부분할
- 알의 일부분에서만 난할이 일어난다.
- 반할 : 강단황란의 경우 난황의 양이 많아 알의 대부분에서 난할이 일어나지 못하고 동물극의 일부분에서만 난할이 일어나게 되는데, 이러한 난할의 방식을 반할이라고 한다. 이 때 생기는 접시 모양의 배를 배반이라고 한다.
- 표할 : 중황란의 경우 중앙에 난황이 몰려 있어 중앙에는 난할이 일어나지 않고 난황이 없는 표층에서만 일어나는데, 이러한 난할의 방식을 표할이라고 한다.

❷ 배엽의 형성

(1) 상실배와 포배, 낭배

① 상실배 … 수정란이 난할을 거듭하여 할구의 수가 32 ~ 64가 될 때까지 난할이 진행된 배를 상실배라고 한다.

② 포배
- ㉠ 난할이 진행되어 수정란에 있던 난황의 양이 줄어서 배의 안쪽에 난할강(할강)이라는 빈 공간이 생기는데 이 때의 배를 포배라고 하며, 포배가 되었을 때는 할구들이 외부로부터 산소를 직접 얻기 위해서 할강의 주위를 둘러싸게 된다.
- ㉡ 포배가 되면 세포의 크기가 보통의 체세포만큼 작아지게 되므로 더이상 난할이 진행되지 않고, 이후부터는 보통의 체세포분열처럼 세포가 성장과 분열을 반복하게 된다.

③ 낭배
- ㉠ 포배 후에 세포가 재배열하여 식물극쪽이 내부로 함입될 때 원장이라는 중심강이 생긴다. 원장의 입구인 구멍을 원구라고 하는데, 장차 입이나 항문의 기원이 된다.
- ㉡ 바깥 세포층은 외배엽이라고 하며, 함입되어 생긴 원장의 세포들은 내배엽이라고 한다. 후에 외배엽과 내배엽 사이에 중배엽이 생겨 3층의 배엽으로 된 낭배가 형성되며, 이 시기를 낭배기라고 한다.
- ㉢ 낭배기가 끝날 무렵 각 배엽으로부터 조직과 기관의 원기가 형성되기 시작한다.

(2) 중배엽의 형성

① 형성방법 … 편형동물 이상의 동물에서 외배엽과 내배엽 사이에 중배엽이 형성되는 방법은 2가지가 있다.
- ㉠ 원장체강계 : 원장벽의 일부가 돌출되어서 원장낭이라는 주머니를 형성하고 이 주머니가 떨어져서 중배엽이 된다.
- ㉡ 원중배엽세포계 : 낭배초기에 외배엽과 내배엽에서 분리된 원중배엽세포가 난할강 속에서 분열, 증식하여 중배엽이 된다.

② 선구동물과 후구동물
  ㉠ 선구동물 : 원구가 입이 되고 원구의 반대쪽에 항문이 생기는 동물을 선구동물이라고 하는데, 선구동물들은 원중배엽세포계의 방식으로 중배엽이 형성된다.
  ㉡ 후구동물 : 원구가 항문이 되고 입은 나중에 생기는 동물을 후구동물이라고 하는데, 후구동물들은 원장체강계의 방식으로 중배엽이 형성된다. 극피동물과 척삭동물이 후구동물에 해당된다.

❸ 배엽의 분화와 기관의 형성

(1) 배엽의 분화

① 신경관과 척삭의 분화 … 기관 가운데 가장 먼저 분화되어 형성되는 것이 신경관과 척삭이다. 낭배기가 끝날 무렵 등쪽의 외배엽이 두터워져 평평한 신경판을 형성하고, 신경판에 주름이 생겨서 신경구을 만든다. 신경구의 양쪽 주름이 만나면 신경관이 형성되는데, 신경관의 아래쪽에는 중배엽에서 유래된 척삭이 만들어진다. 신경관은 장차 신경기관인 뇌와 척수로 발달된다.

② 척추의 형성 … 신경관과 척삭이 형성되면 체절 중배엽에서 분리된 세포가 신경관과 척삭을 둘러싸고 척추를 형성한다. 어류 이상의 고등동물에서는 척추가 형성되고 난 후 척삭이 퇴화되어 없어진다.

③ 뇌와 척수의 형성 … 신경관의 앞부분이 팽대해져서 뇌포가 되고, 뇌포가 전뇌·중뇌·후뇌가 된다. 그 중에서 전뇌는 간뇌가 되고, 후뇌는 소뇌와 연수가 된다.

④ 소화기관의 형성 … 원장의 앞뒤쪽의 외배엽이 함입되어 입과 항문이 형성되며 소화관에서 아가미나 폐가 형성된다. 소화관의 중간부위에서는 주머니가 생겨서 이 주머니로부터 간과 이자, 방광 등이 생겨난다.

(2) 기관의 형성

① 구분 … 각 배엽으로부터 기관이 각각 분화되는데 동물체의 각 기관은 어디에서 유래되었는가에 따라서 외배엽성 기관과 중배엽성 기관, 내배엽성 기관으로 나누어진다.

② 외배엽성 기관 … 표피, 신경계, 감각기관 등이 형성된다.

③ 중배엽성 기관 … 척삭이 형성되어 척추로 분화되며 척삭과 측판으로부터 골격과 근육, 생식계, 순환계, 배설계 등이 형성된다.

④ 내배엽성 기관 … 소화계와 호흡계가 형성된다.

❹ 배막과 태반의 형성

(1) 배막

① 기능 … 배를 보호하고 양분과 산소를 공급하며 노폐물의 배출을 담당한다.

② 구조 … 장막, 양막, 요막, 난황막으로 구성되어 있다.

ㄱ 장막 : 배를 싸고 있는 가장 바깥쪽의 막으로, 배와 배막을 보호하는 역할을 한다. 외배엽과 중배엽에서 유래한 기관이다.

ㄴ 양막 : 배를 직접 싸고 있는 기관으로, 양수가 차 있어서 외부의 충격을 완화시켜 주는 기능이 있다. 외배엽과 중배엽에서 유래한 기관이다.

ㄷ 요막 : 노폐물을 저장하고 있는 기관으로, 노폐물이 이곳에 저장되었다가 배출된다. 중배엽과 내배엽에서 유래한 기관이다.

ㄹ 난황막 : 난황을 둘러싸고 있는 막이다. 중배엽과 내배엽에서 유래한 기관이다.

(2) 태반

① 태반의 형성 … 태반은 모체와 태아를 연결시켜 주는 것으로 장막과 요막이 자궁점막과 결합하여 형성된다.

② 태반의 기능 … 사람과 같은 포유류는 태반을 통해서 모체와 태아가 연결되므로 태아가 모체로부터 산소와 영양분을 공급받고 이산화탄소와 노폐물을 모체에 넘겨주게 된다.

③ 난황의 양

ㄱ 사람의 태아 : 발생에 필요한 영양을 모체로부터 공급받기 때문에 난자에 영양물질인 난황이 많이 필요하지 않다.

ㄴ 조류나 파충류와 같이 알에서 발생하는 동물 : 배 발생에 필요한 모든 영양을 난황에서 공급받아야 하기 때문에 난황의 양이 많이 필요하다.

02 발생의 기구

① 전성설과 후성설

(1) 전성설과 후성설

① 전성설 … 난자나 정자의 각 부분에 이미 성장했을 때의 몸의 여러 기관의 기본이 축소되어 들어 있고, 그 기본모형이 발생과정을 통해서 발전하여 성숙한 개체가 된다는 학설이다.

② 후성설 … 초기 배의 각 할구의 발생운명이 처음부터 결정되어 있는 것이 아니고, 발생과정을 거치면서 각 세포가 분화되어 개체를 이룬다는 학설이다.

(2) 발생의 운명에 대한 실험

① 루우의 실험 … 개구리의 알이 2세포기가 되었을 때 뜨겁게 달군 바늘로 한 쪽의 할구를 찔러서 세포를 죽게 하였더니 다른 쪽의 할구만 살아서 발생해 몸이 반쪽만 있는 어린 배가 생겼다. 전성설을 증명한 실험이다.

② 드리쉬의 실험 … 성게의 알이 2세포기가 되었을 때 가느다란 실로 두 할구를 떼어 놓았더니 각각의 할구가 독립적으로 발생하여 두 개의 완전한 개체가 생겨났다. 후성설을 증명한 실험이다.

③ 슈페만의 실험 … 도롱뇽의 2세포기 알을 머리카락으로 세게 묶었을 때는 두 마리의 온전한 개체가 형성되고, 느슨하게 묶었을 때는 머리가 둘이고 꼬리가 하나인 기형의 개체가 생기는 결과가 나왔다. 후성설을 증명한 실험이다.

② 배의 예정배역도

(1) 배의 예정배역도

① 예정배역도 … 독일의 포크트가 국소생체염색법을 사용하여 배의 각 부분이 장차 어떤 기관으로 발생할 것인지를 그림으로 표시한 것을 예정배역도라고 한다.

② 국소생체염색법 … 양서류의 포배나 낭배초기에 배의 표면을 부분적으로 염색하여 후에 배가 발생되어 생긴 개체의 어느 기관에서 그 색이 나타나는가를 알아보는 방법이다.

(2) 배의 이식실험

① 슈페만의 실험 … 슈페만은 배의 발생운명 결정시기를 알아보기 위하여 도룡뇽의 배로 교환이식실험을 하였다.

　㉠ 낭배초기 : 낭배초기에 다른 색으로 염색한 두 종류의 배를 이용해 신경예정역을 표피예정역에 이식하면 표피가 되고, 표피예정역을 신경예정역에 이식하면 신경이 된다는 것을 확인하였다.

　㉡ 낭배후기 : 낭배후기에 같은 실험을 하였더니 신경예정역과 표피예정역을 각각 표피예정역과 신경예정역에 이식하여도 이식된 장소가 아니라 본래의 예정역에 따라서 기관이 발생하였다.

　㉢ 실험결과 : 발생의 운명이 낭배초기와 후기 사이에 결정이 된다는 것을 의미한다.

② 브릭스의 실험 … 브릭스와 킹은 포배나 낭배의 핵을 꺼내서 핵을 제거한 미수정란에 이식시켜 발생하게 하는 실험을 하였다.

　㉠ 실험결과 정상배를 얻었는데 이 실험에서 정상배를 얻은 확률은 낭배보다 포배의 핵에서 더 높았으며, 낭배 이후의 핵을 이식했을 때는 성공률이 매우 낮았다.

　㉡ 이 실험결과도 역시 낭배에 이미 발생운명이 결정되기 시작했음을 의미한다.

❸ 형성체와 유도

(1) 형성체

① 형성체의 발견 … 낭배초기의 도룡뇽 배에서 원구상순부를 떼어내 다른 낭배의 외배엽에 이식시키면 이식된 원구상순부의 이식편이 이식된 장소의 영향을 받아 기관을 형성하는 것이 아니라, 이식 전의 운명대로 척색이나 그 밖의 중배엽성 조직으로 분화하며, 표피가 될 외배엽에까지 작용하여 외배엽을 신경관으로 변화시킨다. 또 새로운 2차 배를 형성하기도 한다. 이것은 원구상순부에 특이한 물질이 있어서 이식된 장소인 외배엽을 신경계가 되도록 유도했음을 의미하는 것이다.

② 형성체 … 원구상순부와 같이 배의 다른 부분에 작용하여 분화를 유도시켜 일정한 기관을 형성시키는 물질을 형성체라고 한다.

(2) 유도작용

① 개념 … 형성체가 다른 부분에 영향을 미쳐서 어떤 기관이 형성되게 하는 것을 유도작용이라고 한다.

② 기관의 형성 … 원구상순부는 분화의 중심이 되는 1차 형성체이며 2차, 3차 형성체가 연속적으로 유도작용을 함으로 복잡한 기관이 차례대로 형성된다.

(3) 기관형성의 기구

① **유도작용에 의한 기관의 형성** … 동물의 발생에서 기관형성의 기구는 형성체에 의한 연속적인 유도작용에 의한 것이다.

② **도롱뇽의 눈의 발생**
    ㉠ 원구상순부가 1차 형성체로 작용하여 외배엽으로부터 신경관을 유도하고, 신경관의 머리부분이 부풀어 올라 장차 뇌가 될 뇌포를 형성한다.
    ㉡ 뇌포의 양쪽이 돌출되면 안포가 되고, 안포가 함입되면 안배가 된다.
    ㉢ 안배는 2차 형성체로 작용하여 수정체를 유도하고, 수정체가 3차 형성체가 되어 각막을 유도하여 눈을 형성하게 되는 것이다.

[형성체에 의한 눈의 유도과정]

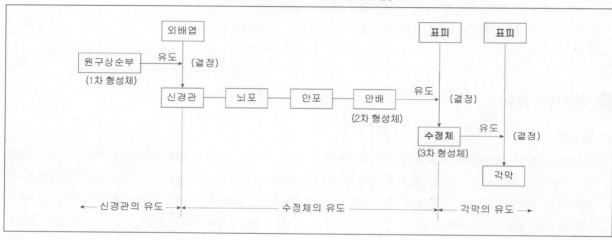

최근 기출문제 분석

2020. 6. 13. 제1·2회 서울특별시

1 조류의 배외막에 대한 설명 중 옳은 것을 〈보기〉에서 모두 고른 것은?

───── 보기 ─────

ⓐ 요막은 융모막과 난황낭 사이 빈 공간의 대부분을 차지한다.
ⓑ 양막은 배의 가장 바깥쪽에 있는 것으로, 양막강을 형성한다.
ⓒ 난황낭은 중배엽과 내배엽에서 자란 세포들이 난황을 둘러싸는 막이다.
ⓓ 융모막은 외배엽과 중배엽에서 만들어지며 배의 가장 안쪽에 있는 막이다.

① ㉠㉡
② ㉠㉢
③ ㉡㉢
④ ㉡㉣

> **TIP** ㉠ 요막은 융모막과 난황낭 사이 빈 공간의 대부분을 차지하며 중배엽과 내배엽에서 만들어지며 가스 교환 및 대사
> 노폐물의 저장과 배출을 담당한다.
> ㉡ 양막은 배아를 싸고 있는 막으로 가장 안쪽에 있다. 중배엽과 외배엽에서 만들어지며 내부가 양수로 채워져 있어
> 배아의 충격을 완화하고 건조로부터 보호한다.
> ㉢ 난황낭은 중배엽과 내배엽에서 만들어지며 배아에 양분을 공급한다.
> ㉣ 융모막은 중배엽과 외배엽에서 만들어지며 배의 가장 바깥에 있는 막으로 바깥 환경과 기체 교환을 가능하게 한다.

2019. 6. 15. 제2회 서울특별시

2 동물의 발생에 대한 설명으로 가장 옳지 않은 것은?

① 새로운 배아 형성에 필요한 성분들은 난자의 세포질에 고르게 분포되어 있다.
② 양서류 난모 세포는 수정 후에 회색신월환을 동등하게 나누면 2개의 할구로부터 2개의 정상적
인 유충이 발달한다.
③ 난황의 양이 많은 물고기 알의 경우 난할이 난황 꼭대기에 있는 세포질 층에 한정되어 일어난다.
④ 한 배아의 등쪽 입술 세포를 다른 배아에 이식하면 새로운 신체부분이 형성된다.

> **TIP** 새로운 배아 형성에 필요한 성분들은 난자 세포질의 뒤쪽 극에 분포한다.

Answer 1.② 2.①

3 개구리의 수정란은 분할(난할, cleavage)을 계속하여 포배를 형성한다. 분할에 대한 설명으로 가장 옳지 않은 것은?

① 분할은 발생의 초기 단계로서 다세포를 만들어내는 빠른 세포분열을 말한다.

② DNA 복제, 유사분열, 세포질 분열이 매우 빠르게 일어난다.

③ 개구리에서는 단단한 세포구를 만드는 분할과정이 4일 정도 걸린다.

④ 유전자 전사는 실제적으로 일어나지 않아 새로운 단백질이 거의 합성되지 않는다.

> **TIP** 조류와 포유류의 경우 외배엽 전구체가 증식하여 난황을 감싸 이동하는데 대략 4일이 소요된다.

Answer 3.③

출제 예상 문제

1 다음 중 등황란인 것은?

① 어류, 파충류

② 성게, 포유류

③ 곤충류, 갑각류

④ 양서류

TIP ① 강단황란 ③ 중황란 ④ 약단황란

※ 알의 종류

㉠ 등황란 : 난황의 양이 적고 알 전체에 고루 퍼진 모양으로 성게, 포유류가 있다.

㉡ 단황란 : 난황이 식물극쪽에 치우쳐 분포하며 약단황란과 강단황란으로 구분할 수 있다.

• 약단황란 : 난황의 양이 비교적 적은 양서류가 속한다.

• 강단황란 : 난황의 양이 많은 어류, 파충류, 조류가 이에 속한다.

㉢ 중황란 : 난황이 알의 중앙에 몰려 분포하며 곤충류, 갑각류가 속한다.

2 다음의 특징에 해당되는 동물은?

> • 중배엽 형성은 원장체강계이다.
> • 성체의 몸은 방사대칭이다.
> • 수관계를 가진다.

① 극피동물

② 환형동물

③ 강장동물

④ 원삭동물

TIP 극피동물의 특징

㉠ 극피동물은 유생의 시기에는 몸이 좌우대칭이지만 성체에서는 방사대칭이다.

㉡ 몸의 표피 밑에는 중배엽성의 석회질 골판이 있고, 여기에서 돌기 또는 가시가 돋는다.

㉢ 호흡과 순환을 담당하는 수관계가 분화되어 있고, 수관에 붙어 있는 관족으로 물을 출입시켜 관족운동을 한다.

Answer 1.② 2.①

3 발생과정에서 배가 양막에 둘러싸이는 것은?

원구류 → 어류 → 양서류 → 파충류 → 조류 → 포유류

① 양서류 이상의 동물군   ② 파충류 이상의 동물군
③ 포유류에서만   ④ 어류 이상의 동물군

TIP 유양막류와 무양막류 … 척추동물은 발생의 과정에 따라서 유양막류와 무양막류로 분류한다.
  ㉠ 유양막류 : 체내수정을 하는 파충류, 조류, 포유류
  ㉡ 무양막류 : 체외수정을 하는 원구류, 어류, 양서류

4 눈의 유도과정에서 형성체로 작용하지 않는 것은?

① 원구상순부   ② 안배
③ 수정체   ④ 각막

TIP ① 1차 형성체로 외배엽에서 신경판이 형성되도록 유도한다.
  ② 2차 형성체로 표피에서 수정체가 형성되도록 유도한다.
  ③ 3차 형성체로 표피에서 각막이 형성되도록 유도한다.

5 다음 동물의 발생과정에서 '알의 종류 → 난할형식 → 동물'의 순으로 바르게 연결된 것은?

① 등황란 → 부등할 → 양서류
② 중황란 → 표할 → 곤충류
③ 약단황란 → 등할 → 어류
④ 강단황란 → 반할 → 성게, 창고기

TIP ① 양서류는 단황란이며 부등할을 한다.
  ③ 어류는 단황란이며 반할을 한다.
  ④ 성게와 창고기는 등황란이며 등할을 한다.

Answer   3.② 4.④ 5.②

6 다음 설명 중 옳지 않은 것은?

① 양막 – 배를 둘러싸고 있는 가장 바깥쪽의 막이며, 외배엽과 중배엽으로 되는 2겹의 막으로 되어 있다.

② 양막 – 림프액과 같은 성분인 양수로 채워져 있어 충격과 건조온도의 변화로부터 배를 보호한다.

③ 요막 – 중배엽과 내배엽으로 되어 있는 2겹의 막으로 되며, 배의 노폐물의 저장과 배설을 맡는다.

④ 난황막 – 혈관이 분포되어 있어 이 곳을 통하여 난황을 배에 공급하며, 부화 직전에 몸 속으로 들어간다.

TIP ① 장막에 대한 설명이다.
　　※ 양막 … 배를 둘러싸고 있는 가장 안쪽의 막으로 양수로 채워져 있어 배를 보호한다.

7 다음 중 발생의 과정을 설명하는 용어의 설명으로 옳지 않은 것은?

① 발생에 필요한 영양물질을 난황이라고 한다.

② 수정란의 난할의 결과 만들어진 작은 세포들을 할구라고 한다.

③ 수정란이 분화되어 조직과 기관을 만들고 개체를 형성하는 과정을 난할이라고 한다.

④ 수정란이 세로의 방향으로 분할되는 것을 경할이라고 한다.

TIP 난할 … 하나의 세포였던 수정란이 세포분열을 하여 여러 개의 세포로 되는 것을 말한다.
　　※ 발생의 과정 … 수정란의 분화로 조직과 기관이 형성되고 새로운 개체를 만들어가는 과정을 의미한다.

8 다음 중 수정란의 발생과정이 순서대로 바르게 나열된 것은?

① 수정란→상실배→낭배→포배　　② 수정란→포배→상실배→낭배

③ 수정란→상실배→포배→낭배　　④ 수정란→낭배→포배→상실배

TIP 상실배 · 포배 · 낭배
　　㉠ 상실배 : 할구의 수가 32 ~ 64가 될 때까지 난할이 진행되었을 때의 배를 상실배라고 한다.
　　㉡ 포배 : 난할이 진행되어 수정란에 있던 난황의 양이 줄어서 배의 안쪽에 할강이라는 빈 공간이 생기는 때의 배를 포배라고 한다.
　　㉢ 낭배 : 포배 후의 세포가 재배열하여 식물극쪽이 내부로 함입될 때 원장이라는 중심강이 생기는 때의 배를 낭배라고 한다.

Answer　6.① 7.③ 8.③

9 다음 중 나머지 셋을 포함하는 의미를 갖는 것은?

① 배막

② 양막

③ 장막

④ 난황막

TIP 배막…배를 보호하고 양분과 산소를 공급하며 노폐물의 배출을 담당하는 것으로 장막과 양막, 요막, 난황막으로 구분할 수 있다.

10 낭배 초기 도롱뇽의 배에서 원구상순부를 떼어내 다른 낭배의 외배엽에 이식시켰을 경우 얻을 수 있는 결과로 옳은 것은?

① 원구상순부의 이식편이 이식된 장소의 영향을 받아 기관을 형성한다.

② 주변의 기관과 관계없이 자신만 이식 전의 운명대로 분화한다.

③ 주변의 기관에 영향을 주어 외배엽을 중배엽으로 변화시키며, 자신은 외배엽성 기관으로 분화한다.

④ 주변의 기관에 영향을 주어 외배엽을 중배엽으로 변화시키고, 자신도 이식 전의 운명대로 분화한다.

TIP 원구상순부에는 특이한 물질이 있어서 이식된 장소인 외배엽을 중배엽성 기관인 신경계가 되도록 유도하고 자신도 이식 전의 운명대로 분화한다. 이와 같이 배의 다른 부분에 작용하여 분화를 유도시켜 일정한 기관을 형성시키는 물질을 형성체라고 한다.

11 다음 중 형성체로 작용하는 배의 예정부위로 옳은 것은?

① 척삭과 중배엽으로 되는 부위

② 내배엽으로 되는 부위

③ 외배엽으로 되는 부위

④ 체강으로 되는 부위

TIP 척삭과 중배엽이 되는 부위는 원구상순부로 유도작용을 일으키는 특이한 물질이 있어 1차 형성체로 작용한다.

Answer 9.① 10.④ 11.①

12 다음 〈보기〉의 설명에서 (   ) 안에 들어갈 알맞은 말은?

보기

포배나 낭배초기에 배의 표면을 부분적으로 염색하여 후에 배가 발생되어 생긴 개체의 어느 기관에서 그 색이 나타나는가를 알아보는 국소생체염색법을 사용하여 배의 각 부분이 장차 어떤 기관으로 발생할 것인지를 그림으로 표시한 것을 (   )라고 한다.

① 조정란
② 모자이크란
③ 원구상순부
④ 예정배역도

TIP ① 발생운명이 발생초기에 결정되는 것이 아니라 발생진행과정에서 결정되는 알
② 발생운명이 발생초기에 결정되는 알
③ 배의 다른 부분에 작용하여 분화를 유도시켜 기관을 형성하는 부분

13 다음과 같이 도롱뇽의 배 이식실험을 하였을 경우 이식편의 분화결과로 옳은 것은?

• 실험 ㉠ – 낭배 초기에 표피예정역의 일부를 잘라 신경예정역에 이식하였다.
• 실험 ㉡ – 낭배 후기에 표피예정역의 일부를 잘라 신경예정역에 이식하였다.

① 실험 ㉠과 ㉡ 모두 신경계로 분화되었다.
② 실험 ㉠과 ㉡ 모두 표피계로 분화되었다.
③ 실험 ㉠은 표피계로, 실험 ㉡는 신경계로 분화되었다.
④ 실험 ㉠은 신경계로, 실험 ㉡는 표피계로 분화되었다.

TIP 도롱뇽의 배는 발생과정 중에 발생운명이 결정되는 조정란으로, 낭배의 초기와 후기 사이에 발생운명이 결정된다. 실험 ㉠은 낭배 초기에 아직 발생운명이 결정되지 않았으므로 이식된 장소의 영향을 받아서 신경계로 분화되지만, 실험 ㉡는 이미 발생운명이 결정된 상태에서 이식되었으므로 이식된 장소의 영향을 받지 않고 표피계로 분화된다.

Answer 12.④ 13.④

생물

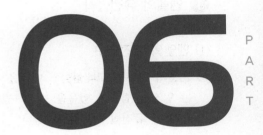

06 _{PART}

유전과 진화

01 유전

01 유전의 법칙

❶ 멘델의 유전법칙

(1) 멘델의 유전연구

① **멘델의 완두콩 교배실험** … 멘델은 완두콩의 교배실험을 통하여 부모의 유전형질이 다음 세대로 전달되는데는 일정한 법칙이 있음을 발견하였다. 1865년 「식물잡종의 연구」라는 멘델의 저서에서 멘델이 실험을 통해 알게 된 유전법칙을 발표하였다.

② **실험재료 선택의 유의점**
    ㉠ 대립형질이 뚜렷하고 변하지 않는 것이어야 한다.
    ㉡ 자가수정이나 타가수정이 가능한 것이어야 한다.
    ㉢ 한 세대가 짧은 것이어야 한다.
    ㉣ 자손의 수가 많은 것이어야 한다.
    ㉤ 재배나 사육이 쉬운 것이어야 한다.

③ **멘델의 가설**
    ㉠ 한 가지 형질은 1쌍의 요소에 의해서 결정된다.
    ㉡ 1쌍의 요소는 부계와 모계로부터 각각 하나씩 물려받아 쌍을 이루는 것이다.
    ㉢ 생식세포를 만들 때 1쌍의 요소는 서로 분리되어 다른 생식세포로 나뉘어 들어간다.
    ㉣ 1쌍의 요소가 잡종일 때는 한 가지의 형질만 나타나게 되는데, 이 때 겉으로 나타나는 형질을 우성이라고 하고, 나타나지 않는 형질을 열성이라고 한다.

> **TIP** 순종 및 표현형과 유전자형
> ㉠ 순종 : 대립유전자쌍이 같은 개체(RR, rr, YY, yy, RRYY, rrYY, rryy 등)
> ㉡ 표현형 : 외관상 나타나는 형질(둥글다, 주름지다, 황색, 녹색 등)
> ㉢ 유전자형 : 표현형을 유전자기호로 나타낸 것(RR, Yy, RrYy 등)

(2) 멘델의 실험

① 단성잡종의 실험

⊙ 완두콩의 겉모양을 둥글게 하는 유전자를 R(우성유전자), 주름지게 하는 유전자를 r(열성유전자)이라고 한다. 유전자형이 RR, rr인 두 개체를 부모세대(P)로 하여 교배를 한다면, 이들에게서 만들어지는 생식세포는 R과 r의 2종류가 된다. 이 2종류의 생식세포가 서로 결합하여 만들어지는 자손 1세대(F_1)는 모두 Rr의 유전자형을 가지며, 표현형은 모두 우성인 둥근 모양이 된다.

⊙ 이들 자손 1세대를 다시 자가수분한다면, 이들에게서 생겨나는 생식세포는 R과 r의 두 가지이므로 이들이 결합하여 생기는 자손 2세대(F_2)의 4개체는 각각 RR, Rr, Rr, rr의 유전자형을 갖게 되어 순종우성과 잡종우성 그리고 순종열성이 1 : 2 : 1의 비율을 갖게 되고, 표현형으로 보면 둥근 개체가 3개, 주름진 개체가 1개가 나와서 우성과 열성이 3 : 1의 비율을 갖게 된다.

② 양성잡종의 실험

⊙ 완두콩의 겉모양이 둥근 것은 R, 주름진 것은 r로, 떡잎의 색이 황색인 것은 Y, 녹색인 것은 y로 유전자를 표시할 때, 유전자형이 RRYY, rryy인 두 개체를 부모세대(P)로 하여 교배하면, 이들에게서 만들어지는 생식세포는 RY와 ry의 두 종류가 결합하여 RrYy의 유전자형을 갖는 잡종우성의 자손 1세대(F_1)가 만들어진다.

⊙ 이들 자손 1세대가 생식세포를 만들면 RY, Ry, rY, ry의 네 종류의 생식세포가 생긴다. 이들 네 종류의 생식세포가 서로 결합하게 되어 생기는 자손 2세대(F_2)의 16개체는 표현형이 둥글고 황색인 것, 둥글고 녹색인 것, 주름지고 황색인 것, 주름지고 녹색인 것의 네 가지로 표현되고, 그 비율은 9 : 3 : 3 : 1의 비율을 갖는다.

③ 검정교배 … 겉으로 드러나는 표현형이 우성인 개체의 유전자형이 순종인지 잡종인지를 알기 위하여 표현형이 열성인 개체(열성순종)와 교배시키는 것을 검정교배라고 한다.

⊙ 단성잡종 : 유전자형을 모르는 둥근 완두콩(RR, Rr)을 주름진 완두콩(rr)과 교배시킨다.

• 둥근 모양의 완두콩의 유전자형이 RR로 순종인 경우는 열성순종인 주름진 완두콩과 교배하였을 때 모두 Rr의 유전자형을 가지므로, 둥근 모양의 완두콩만 생겨난다. 그러므로 표현형이 열성순종인 개체와 교배하였을 때 표현형이 우성인 자손만 나온다면 그 개체의 유전자형은 순종이라고 할 수 있다.

• 둥근 모양의 완두콩의 유전자형이 Rr인 우성잡종인 경우는 순종의 개체와 교배하였을 때는 표현형이 둥근 것과 주름진 것이 1 : 1로 나오게 된다. 그러므로 열성순종의 개체와 교배하여 열성의 자손이 나온다면 그 개체의 유전자에는 열성의 인자가 포함되어 있으므로 잡종이라고 할 수 있다.

⊙ 양성잡종 : 유전자형을 모르는 둥글고 황색인 완두콩(RRYY, RRYy, RrYY, RrYy)을 주름지고 녹색인 완두콩(rryy)과 교배시킨다.

• 둥글고 황색인 완두콩의 유전자형이 RRYY로 순종인 경우는 열성순종인 주름지고 녹색인 완두콩과 교배하였을 때 모두 RrYy의 유전자형을 가지므로 둥글고 황색인 완두콩(RY)만 생겨난다.

• 둥글고 황색인 완두콩의 유전자형이 RRYy로 우성잡종인 경우는 열성순종인 주름지고 녹색인 완두콩과 교배하면 RrYy의 유전자형을 갖는 둥글고 황색인 완두콩(RY)과 Rryy의 유전자형을 갖는 둥글고 녹색인 완두콩(Ry)이 생겨난다.

- 둥글고 황색인 완두콩의 유전자형이 RrYY로 우성잡종인 경우는 열성순종인 주름지고 녹색인 완두콩과 교배하면 RrYy의 유전자형을 갖는 둥글고 황색인 완두콩(RY)과 rrYy의 유전자형을 갖는 주름지고 황색인 완두콩(rY)이 생겨난다.
- 둥글고 황색인 완두콩의 유전자형이 RrYy로 우성잡종인 경우는 열성순종인 주름지고 녹색인 완두콩과 교배하면 RrYy, Rryy, rrYy, rryy의 유전자형을 갖는 둥글고 황색인 완두콩(RY), 둥글고 녹색인 완두콩(Ry), 주름지고 황색인 완두콩(rY), 주름지고 녹색인 완두콩(ry)이 1:1:1:1로 생겨난다.

(3) 멘델의 유전법칙

① **우열의 법칙** … 어떠한 개체가 하나의 형질에 대해서 우성유전자와 열성유전자를 모두 가지고 있을 때 열성의 형질은 억제되고 우성의 형질만 표현되는 것을 우열의 법칙이라고 한다.

② **분리의 법칙** … 자손 1세대를 자가교배할 때 형질이 발현되지 못하던 열성유전자가 생식세포로 분리되어 들어가서, 자손 2세대에는 자손 1세대에서 발현되지 못했던 형질이 다시 나타나고 우성과 열성의 형질이 3:1로 분리가 되는데, 이러한 현상을 분리의 법칙이라고 한다.

③ **독립의 법칙** … 2쌍 이상의 대립형질이 동시에 유전되어도 하나의 대립형질이 다른 쪽의 대립형질에 영향을 미치지 않고 각각의 대립형질이 독립적으로 우열과 분리의 법칙에 따라서 유전되는 것을 독립의 법칙이라고 한다. 예를 들면 완두콩의 떡잎의 색과 콩의 둥글고 주름진 모양은 동시에 나타나더라도 자손으로의 유전에 영향을 주지는 않는다.

❷ 멘델의 유전법칙의 변형

(1) 중간유전

① **중간유전** … 대립유전자들의 우열관계가 뚜렷하지 못하여 자손세대에서는 부모세대의 중간형질이 나타나는 것을 중간유전이라고 하며, 우열관계가 완전하지 못하기 때문에 불완전우성이라고도 한다.

② **분꽃의 꽃색 유전** … 분꽃의 꽃색이 중간유전을 하는 대표적인 경우이다. 붉은색의 분꽃과 흰색의 분꽃을 교배하면 분홍꽃의 자손 1세대가 나오며, 이 자손 1세대를 자가교배하여 얻은 자손 2세대에서는 붉은꽃, 분홍꽃, 흰꽃이 1:2:1의 비율로 나온다.

> 📢TIP **테이−삭스병** … 아기의 뇌세포에서 결정적인 효소가 작용하지 않아서 특정 지질의 대사가 이루어지지 않아 특정 지질이 뇌세포에 축적되면서 유아에게 경련, 시력상실, 운동, 지적능력의 퇴화 등을 초래하는 병으로써 유아는 수 년 이내에 사망하게 된다. 테이−삭스병의 동형접합자의 아이만이 테이−삭스병에 걸리는데, 이는 이형접합자의 경우 생성된 정상적인 효소가 축적을 막기에 충분하기 때문이다. 테이−삭스병을 생화학적 관점에서 보면 이형접합자의 대사되는 지질의 양이 일반인과 동협접합자의 중간 정도를 보이는 불완전 우성을 보인다.

(2) 복대립유전

① **복대립유전** … 보통의 경우 대립유전자는 우성과 열성의 2가지 형질이 쌍을 지어 있지만, 때로 3개 이상의 유전자가 대립유전자가 되는 경우가 있는데, 이와 같은 경우를 복대립유전자라고 하고, 복대립유전자에 의한 유전을 복대립유전이라고 한다.

② **사람의 혈액형 유전** … 사람의 혈액형을 나타내는 유전자가 대표적인 복대립유전자인데 A, B, O의 세 대립유전자에 의해서 A, B, AB, O형의 4가지 종류의 혈액형이 결정된다. A와 B는 서로 중간유전을 하며 O에 대해서는 우성이다.

(3) 치사유전

① **치사유전** … 그 유전자를 가지고 있는 개체를 죽게 하는 유전자를 치사유전자라고 하는데, 치사유전자는 열성으로 작용하며 순종의 유전자형을 가질 때 개체를 치사시킨다.

② **생쥐의 털색 유전** … 생쥐의 털의 색을 나타내는 유전자는 색에 있어서 우성인 황색(Y)과 열성인 회색(y)유전자가 있는데, Y유전자는 색에 대해서는 우성이지만 치사작용에 있어서는 열성이기 때문에 순종인 Y유전자를 가지는 개체를 치사시킨다. 따라서 황색의 털을 갖는 쥐들은 모두 유전자형이 Yy로 잡종인 개체들이고, 황색의 쥐들을 교배시키면 황색(Yy) 개체와 회색(yy) 개체가 2 : 1의 비율로 나오게 된다.

(4) 보족유전

① **보족유전** … 두 종류의 유전자가 단독으로 있을 때는 각각의 형질을 나타내지만, 같이 있을 때는 두 유전자가 상호작용을 하여 새로운 형질을 나타내는 것을 보족유전이라고 한다.

② **스위트피의 꽃색 유전** … 스위트피의 꽃색을 나타내는 유전자가 보족유전자에 해당되는데, 꽃색을 나타내는 두 유전자 중에서 우성인 유전자가 없거나 하나만 우성인 경우 흰색의 꽃이 피고, 두 유전자 모두 우성인 경우 자주색의 꽃이 핀다. 또 닭의 벼슬모양에서도 보족유전의 현상을 볼 수 있다.

(5) 다면발현

① 한 개의 유전자가 서로 관련 없어 보이는 여러 형질에 영향을 주는 현상을 말한다.

② **낭포성섬유증**(cystic fibrosis) … 열성 유전병
  ㉠ **진행과정**
   • 첫 번째, 7번 염색체의 CFTR 유전자 결함이 나타남
   • 두 번째, 상피세포 밖으로 염소이온을 수송하는 채널에 변이가 발생
   • 세 번째, 염소이온이 과다하게 배출되어 많은 수분이 상피세포 밖으로 배출
  ㉡ **증상**: 진한 점액의 축적, 반복되는 폐 감염, 소화장애, 간 기능 손상, 수명 단축
  ㉢ 미국의 백인 기준 2,500명 중 한 명 꼴로 발생

③ **혈우병** … 과다 출혈, 멍, 관절 통증 및 붓기, 시력상실 등

④ **겸상 적혈구 빈혈증**(sickel cell anemia) … 류마티스 관절염, 동맥경화, 치매, 면역력 약화, 뇌졸중, 심장 약화 등의 현상이 나타난다.

　ㄱ 헤모글로빈의 β 사슬의 6번째 아미노산이 글루탐산(Glu, 친수성)에서 발린(Val, 소수성)으로 바뀐 질병이다.

　ㄴ N 말단 – Val – His – Leu – Thr – Pro – Glu / Val – Glu – …

　ㄷ 친수성 아미노산이 소수성 아미노산으로 바뀌면서 입체구조가 크게 바뀐다.

　ㄹ **우성 동형접합자** : 정상 적혈구

　ㅁ **열성 동형접합자** : 낫 모양의 적혈구, 말라리아 저항성 증가, 산소 전달 효율 감소

　ㅂ **이형접합자** : 일부만 낫 모양의 적혈구, 말라리아 저항성 증가, 산소 전달 효율 감소

⑤ **페닐케톤뇨증**(PKU) … 상염색체 질환

　ㄱ 페닐알라닌을 수화시켜 티로신으로 바꾸는 phenyl alanin hydrogenase를 합성하지 못하는 질환이다.

　ㄴ **티로신** : 티록신 생성, 에피네프린 · 노르에피네프린 생성, 멜라닌 생성

　ㄷ **페닐알라닌** : 검정색 오줌 생성, 페닐 피루브산으로 변하여 신경 발달 장애 → 정신박약, 창백한 피부

　ㄹ 태아 상태일 때부터 식이요법을 통해 치료가 가능하다.

(6) 다인자유전

① 하나의 표현형에 둘 이상의 유전자(좌위)가 관여하는 것으로 양적유전이라 한다.

② 하나의 표현형이라는 점에서 복대립 유전자와 구분된다.

③ **피부색, 눈동자 색**

여러 멜라닌 합성효소(티로시나아제) + 운반 단백질 → 멜라닌 함량

　ㄱ 멜라닌은 티로신으로부터 만들어지는 흑갈색 색소 물질

　ㄴ 티로시나아제가 결핍 시 백색증

④ 키를 결정하는 유전자는 적어도 3가지 이상이 된다.

　ㄱ AABBCC × aabbcc로 생긴 F_1 : AaBbCc를 자가 교배할 때, 정규분포가 관찰

　ㄴ **정규분포** : $_6C_0 : _6C_1 : _6C_2 : _6C_3 : _6C_4 : _6C_5 : _6C_6$

⑤ **cis AB형**

　ㄱ 돌연변이로 인해 A 유전자와 B 유전자가 하나의 염색체상 서로 다른 좌위에 존재하는 경우

　ㄴ AB형 부모로부터 O형 자녀가 태어날 수 있다.

(7) 상위

① 하나의 유전자가 다른 유전자의 표현형에 영향을 주는 경우를 말한다.

② 개의 털색 유전 … 9 : 3 : 4

   ㉠ 색소 유전자와 색소 침전 유전자가 관여한다.

   ㉡ 9 : 3 : 3 : 1에서 색소 침전 유전자가 열성 동형접합인 3과 1이 4로 반영된다.

   ㉢ 임의의 실험에서 12 : 3 : 1, 9 : 6 : 1, 9 : 3 : 4, 9 : 7이 관찰되면 상위이다.

③ 보족유전자 … 서로 보충하여 하나의 형질을 표현하는 비대립 유전자로 나타난다.

④ 봄베이 O형(Bombay O phenotype)

   ㉠ H 유전자 : 적혈구 표면에 혈액형을 결정하는 fucose 당을 붙이는 유전자

   ㉡ H 유전자가 열성 동형접합인 경우 O형 자녀가 태어날 수 없는 조합에서 O형 자녀가 태어날 수 있다.
     즉 H 유전자 좌위는 I 유전자 좌위보다 상위에 있다.

   ㉢ H 유전자는 19번 염색체 상에 존재

   ㉣ ABO 대립유전자는 9번 염색체 상에 존재

(8) 유전체 각인과 비핵 유전

① 유전체 각인(imprinting)

   ㉠ 부모 중 누구로부터 형질을 전해 받았나에 의해 표현형이 달라지는 현상

   ㉡ DNA 메틸화(C 염기)에 의해 발생 : 주로 CpG island의 메틸화가 영향

   ㉢ 생식세포 생성 시 모든 유전자가 탈메틸화하여 각인이 해제된 뒤 정자인지 난자인지에 따라 재메틸화된다.

   ㉣ 모계 각인을 받아 이형대립자이자 열성 형질인 수컷 개체는 부계 각인으로 인해 우성 형질을 보일 수
     있다.

② 모계영향 유전(maternal effect) : 세포질 결정인자

   ㉠ 발생 초기에 필요한 단백질은 전사시킬 시간이 부족하기 때문에 모계로부터 mRNA로 전달받는다.

   ㉡ 생식세포 유전자형과 무관하게 모계에 대립유전자가 하나라도 있으면 해당 세포질 결정인자가 생식세포
     로 전달된다.

   ㉢ 유전자형과 표현형을 따로 고려해야 한다.

   ㉣ 어미의 유전자형을 자식들의 표현형으로 추론해야 한다.

     • 자식들이 모두 우성 형질인 경우 어미의 유전자형은 우성

     • 자식들이 모두 열성 형질인 경우 어미의 유전자형은 열성

③ 세포질 유전

   ㉠ 색소체 유전

   ㉡ 미토콘드리아 유전 : 모계유전

     • 전자전달계 및 ATP 합성효소는 미토콘드리아 DNA가 암호화

     • 이형세포질(heteroplasmy) 현상 : 미토콘드리아는 다수의 세포소기관(주로 핵)과 협력하기 때문에 질환
       자인 엄마의 자녀라고 모두 질환자인 것은 아니다.

02 염색체와 유전자

❶ 염색체설과 유전자설

(1) 염색체설

① **염색체와 유전자의 공통점** … 서턴은 멘델이 유전자에 대해서 세웠던 가설과 염색체의 행동 사이에 공통점이 있음을 발견했는데, 그 공통점은 다음의 두 가지이다.

    ㉠ 멘델이 어떤 형질을 지배하는 유전자는 짝을 이루고 있다고 했는데, 염색체도 상동염색체로 짝을 이루고 있다.

    ㉡ 멘델은 짝을 이루는 유전자가 생식세포 형성시 분리되어 각 생식세포에 하나씩 들어가 수정으로 다시 쌍을 이룬다고 했는데, 염색체도 상동염색체가 하나씩 분리되어 생식세포에 들어가 수정으로 다시 쌍을 이룬다.

② **염색체설** … 서턴은 멘델의 가설에서 밝힌 유전자에 대한 내용과 염색체에서 볼 수 있는 행동의 공통점을 근거로 하여 유전자는 염색체 속에 존재하는 것이라고 주장을 했는데, 이것을 유전자의 염색체설이라고 한다.

(2) 유전자설

모건은 초파리의 눈의 색을 결정하는 유전자가 X염색체 위에 존재함을 증명하여 유전자가 염색체에 존재한다는 것을 재확인하였으며, 각각의 유전자는 염색체의 일정한 위치에 있고 대립유전자는 각각 상동염색체의 동일한 위치에 존재한다는 유전자설을 발표하였다.

❷ 연관과 교차

(1) 연관

① 연관과 연관군

    ㉠ **연관** : 한 염색체 위에 두 쌍 이상의 유전자가 같이 위치하고 있어서 생식세포를 만들 때 서로 분리되지 못하고 같은 쪽의 생식세포에 들어갈 수 밖에 없는 경우에, 한 염색체 위에 있는 유전자들은 서로 연관되었다고 하며, 같은 염색체 위에 존재하며 함께 유전되는 형질의 유전자들을 연관군이라고 한다.

    ㉡ **연관군** : 연관군은 상동염색체의 쌍과 같은 수가 존재하므로 염색체 수의 반과 같은 수의 연관군이 존재한다. 유전자의 연관현상은 각 형질을 나타내는 유전자들이 독립적으로 행동한다는 독립의 법칙을 벗어나는 것이다.

② 상인과 상반

　㉠ 상인 : 연관된 유전자가 우성이나 열성끼리 짝을 이루어 유전하는 경우를 상인이라고 한다.

　㉡ 상반 : 연관된 유전자가 우성과 열성이 섞여서 짝을 이루어 유전하는 경우를 상반이라고 한다.

(2) 교차

① 교차 … 감수분열을 할 때, 상동염색체가 서로 꼬이면서 염색분체의 일부가 교환되는 경우에 염색체 위에 있던 유전자들도 교환되어 새로운 연관군을 형성하는 것을 교차라고 한다.

② 과정

　㉠ 복제된 상동염색체끼리 접합하여 4분 염색체를 만든다.

　㉡ 마주 닿은 염색분체가 서로 꼬인다(꼬인 부분 ; 키아스마).

　㉢ 키아스마에서 염색체가 잘려서 염색체의 일부가 교환되어 재조합 염색체를 형성한다.

③ 교차율 … 교차에 의해서 새로운 유전자조합을 갖는 배우자가 출현하는 빈도를 교차율이라고 한다. 연관되어 있는 두 유전자 사이의 거리가 멀수록 염색분체가 꼬여서 교차가 일어날 확률이 높아지므로, 교차율은 두 유전자 사이의 거리가 멀수록 커지고, 거리가 가까울수록 작아진다.

　㉠ 계산 : 교차율은 교차로 생긴 생식세포의 수를 전체 생식세포의 수로 나누어서 100을 곱한 식으로 계산한다. 그러나 실제로는 교차로 생긴 생식세포의 수를 가려낼 수 없으므로 검정교배를 하여 자손의 표현형의 분리비를 계산하여 추정한다.

$$교차율(\gamma) = \frac{교차로\ 생긴\ 생식세포의\ 수}{전체\ 생식세포의\ 수} \times 100$$

　• A와 B, a와 b가 연관되어 있는 경우에 생겨나는 생식세포는 AB, ab 두 종류인데, 교차가 일어난다면 Ab, aB도 생겨날 수 있다.

　• AaBb의 개체를 aabb와 검정교배를 하여 표현형이 4 : 1 : 1 : 4가 나왔다면 생식세포의 비율도 같다고 볼 수 있으므로 전체 10개의 생식세포 중에서 교차로 생겨난 생식세포는 2개가 된다. 따라서 이 때의 교차율은 20%가 되는 것이다.

$$교차율(\gamma) = \frac{교차로\ 생긴\ 생식세포의\ 수}{검정교배에서\ 얻은전\ 개체\ 수} \times 100$$

　㉡ 교차율의 의미 : 교차율의 범위는 0 ~ 50%이다.

　• γ =0이면 교차가 전혀 일어나지 않은 것으로 완전연관인 경우이다.

　• γ =50이면 생식세포나 자손의 분리비가 연관되지 않고 독립되었을 때와 같은 수준의 경우이므로 매우 교차가 많은 일어나는 경우이다.

　• 교차율이 적을수록 연관이 강한 것이고, 교차율이 클수록 연관이 약한 것이다.

❸ 성과 유전

(1) 성의 결정

① 성염색체의 종류

　㉠ X염색체 : 암컷과 수컷에 다 있고, 암컷이 호모인 염색체

　㉡ Y염색체 : 수컷에만 있는 염색체

　㉢ Z염색체 : 암컷과 수컷에 다 있고, 수컷이 호모인 염색체

　㉣ W염색체 : 암컷에만 있는 염색체

② 성의 결정

　㉠ XY형 : 암컷은 성염색체를 호모(XX)로 가지고, 수컷은 헤테로(XY)를 가진다.

　㉡ XO형 : 암컷은 호모의 성염색체를 2개(XX) 가지지만, 수컷은 성염색체를 1개(XO)만 가진다.

　㉢ ZW형 : 수컷은 성염색체를 호모(ZZ)로 갖고, 암컷은 헤테로(ZW)를 갖는다.

　㉣ ZO형 : 수컷은 호모의 성염색체를 2개(ZZ) 가지지만, 암컷은 성염색체를 1개(ZO)만 가진다.

(2) 성과 유전

① 반성유전 ··· 정상에 대하여 열성인 유전자가 X염색체나 Z염색체 위에 존재하여 성에 따라서 발현정도가 다르게 나타나는 유전현상을 반성유전이라고 한다.

　㉠ 사람의 색맹 유전 : 색맹유전자는 X염색체 위에 있다. 따라서 여자의 경우 XX, XX', X'X'의 세 가지 유전형이 있고, 남자의 경우 XY, X'Y의 두 가지 유전형이 있다.

　• XX와 XX', XY의 경우는 정상의 형질이, 그리고 X'X'와 X'Y의 경우 색맹인 형질이 나타난다.

　• XX'의 유전형을 갖는 여자의 경우 표현형은 정상이지만 유전정보에는 색맹의 유전인자가 들어 있는데, 이러한 경우를 보인자라고 한다.

　㉡ 혈우병 유전 : 혈우병은 혈액응고효소가 부족하여 출혈이 일어났을 때 지혈이 잘 되지 않는 병이다. 혈우병의 유전자도 X염색체 위에 있으므로 색맹과 같은 유전얼개를 가진다.

　• X'X'와 같이 열성순종의 유전자를 가지게 되면 태내에서 치사작용이 일어난다. 그러므로 여자의 경우는 혈우병이 있을 수 없다.

　• 혈우병은 X'Y의 유전자형을 갖는 남자에게서 나타나며, XY의 유전자를 갖는 남자나 XX 또는 XX'의 유전자를 갖는 여자는 정상이다.

　㉢ 초파리의 눈색 유전 : 야생종 초파리는 붉은색의 눈이지만, 돌연변이종은 흰색의 눈을 갖는 것이 있다. 흰눈의 유전자는 X염색체 위에 존재하며, 붉은눈에 대하여 열성이다.

　• 초파리의 경우도 사람의 색맹이나 혈우병의 유전과 같이 수컷은 X염색체 위에 흰눈 유전자가 있으면 흰눈으로 나타나지만, 암컷은 두 개의 X염색체 모두에 흰눈 유전자가 있어야만 흰눈으로 나타난다.

　• 붉은눈을 가지는 초파리는 XX나 XX'의 유전자를 가지는 암컷과 XY의 유전자를 가지는 수컷이 있고, 흰눈을 가지는 초파리는 X'X'의 유전자를 가지는 암컷과 X'Y의 유전자를 가지는 수컷이 있다.

② 한성유전

　ㄱ 한성유전 : Y염색체나 W염색체처럼 한쪽의 성에만 있는 성염색체 위에 유전자가 존재하여 한쪽의 성에 만 형질이 나타나는 유전현상을 한성유전이라고 한다.

　ㄴ 누에의 범무늬 유전 : 누에는 암컷은 ZW의 성염색체를 가지며 수컷은 ZZ의 성염색체를 가지는데, 누에 의 범무늬를 나타내는 유전자가 W염색체 위에 있으므로, 누에의 범무늬는 암컷에서만 나타날 수 있고, 수컷에서는 나타나지 않는 형질이다.

③ 종성유전

　ㄱ 종성유전 : 암·수에 따라서 우성과 열성이 다르게 나타나는 유전으로, 종성유전에 관계하는 유전자는 성 염색체가 아닌 상염색체에 존재한다.

　ㄴ 사람의 대머리 유전 : 사람의 대머리 유전자는 여자에게는 열성으로 작용하지만, 남자에게는 우성으로 작 용한다. 그러므로 남자에게서 대머리가 훨씬 더 많이 나타나고 여자에게서는 유전자형이 호모일 때만 나타나서 그 수가 적게 나타나는 것이다.

　ㄷ 염소의 뿔 유전 : 염소의 뿔도 수컷에게는 우성으로, 암컷에게는 열성으로 작용하는 종성유전의 예이다.

03 변이

❶ 개체변이

(1) 개체변이와 변이곡선

① 개체변이 … 부모에게서 동일한 유전자를 물려받은 자손이라고 할지라도 환경에 따라서 다른 형질이 발현되 는 것을 개체변이 또는 방황변이라고 한다.

② 획득형질 … 개체변이는 환경에 의해 영향을 받아서 후천적으로 형질을 획득하는 것인데 이러한 것을 획득 형질이라고 하며, 개체변이의 획득형질은 유전되지 않는다.

③ 변이곡선 … 개체변이의 모습을 그래프로 나타낸 것을 변이곡선이라고 한다. 변이곡선은 중앙값을 중심으로 좌우대칭의 산 모양을 나타내는 정규분포곡선을 이룬다.

(2) 순계설

① 순계 … 요한센이 강낭콩을 심어서 씨의 무게를 분류한 결과를 보면, 처음 몇 세대 동안은 무거운 씨를 심은 포기에서는 무거운 씨가 얻어지고 가벼운 씨를 심은 포기에서는 가벼운 씨가 얻어졌다. 그러나 어느 한계에 도달하면 무거운 씨를 심거나 가벼운 씨를 심거나 똑같은 변이곡선을 나타냈다. 이것을 순계라고 한다.

② 순계설 … 요한센은 이 실험의 결과를 바탕으로 개체변이는 유전하지 않으므로 어느 한도까지 이동하고 일단 순계에 도달하면 선택의 효과가 나타나지 않는다는 학설을 발표했는데, 이것을 순계설이라고 한다.

❷ 돌연변이

(1) 돌연변이와 유전

부모에게 없던 형질이 자손에게 새로이 나타나서 발현되는 것을 돌연변이라고 하는데, 다음 자손에게도 대대로 유전된다.

(2) 돌연변이의 종류

① 유전자 돌연변이 … 유전자 돌연변이는 DNA의 염기서열에 변화가 일어나서 생기는 변이이다. DNA 염기서열에 변화가 생기면 DNA의 정보로부터 만들어지는 아미노산의 배열순서가 달라지게 되고, 따라서 효소 단백질에도 이상이 생겨서 새로운 유전형질이 나타나게 되는 것이다.

　⊙ 낫 모양 적혈구 빈혈증(sickle-cell anemia ; 겸상 적혈구 빈혈증) … 유전자 이상에 따른 헤모글로빈 단백질의 아미노산 서열 중 하나가 정상의 것과 다르게 변이하여 적혈구가 낫 모양으로 변하여 악성 빈혈을 유발하는 유전병이다. 주로 아프리카의 흑인의 일부에서 나타난다. 말라리아에 저항성이 있어 이 이상 유전자를 가진 사람은 말라리아에는 잘 걸리지 않지만 적혈구가 쉽게 파괴되어 심각한 빈혈을 유발하는 질병이다. 적혈구 속의 헤모글로빈 단백질을 구성하는 아미노산의 구성 중 하나가 비정상적으로 바뀌어 일어나는 아프리카 일부 지역의 유전병으로 사람의 11번 염색체 상에 존재하는 헤모글로빈 베타 유전자의 염기서열 하나가 바뀌어(GAG → GTG) 아미노산 서열 중 6번째 글루탐산이 발린으로 바뀌게 되며, 이러한 돌연변이 헤모글로빈은 산소와 결합하지 않은 상태에서 서로 달라붙어 긴 바늘모양의 구조를 형성할 수 있게 되므로 적혈구의 모양이 길게 찌그러진 낫 모양으로 바뀌게 된다. 따라서 염색체 한 쌍 모두에 이상 유전인자를 가지고 있는 환자(호모형)는 대단히 쉽게 적혈구가 파괴되므로 심각한 빈혈 증상과 말초 모세혈관의 괴사를 일으키게 된다.

　⊙ 알비노(백자) : 정상적인 우성유전자가 변이를 일으켜서 색소를 형성하지 못하므로 몸의 전체 또는 부분이 하얗게 되는 현상으로, 사람의 백화병, 흰쥐(정상적인 쥐가 변이를 일으켜서 생기는 것)를 알비노의 예로 들 수 있다.

ⓒ 페닐케톤뇨증 : 페닐알라닌이나 페닐피루브산이 체내에 축적되어 정신박약이 되고, 소변 속에 페닐케톤이 섞여서 나오는 현상으로, 체내에서 페닐알라닌을 티로신으로 아미노 전이시키는 과정에 작용하는 효소를 만드는 DNA의 코드가 변하여 일어나는 변이이다. 근친결혼의 경우에 빈도가 높게 나타난다.

② 염색체 돌연변이 … 염색체의 구조 이상이나 수적 변화로 나타나는 변이이다.

ⓐ 염색체의 구조 이상

- 결실 : 염색체의 일부가 없어지는 것
- 중복 : 상동염색체의 일부가 절단되어 한쪽에 추가됨으로 하나의 염색체에 똑같은 유전자가 2개 이상 존재하는 것
- 역위 : 염색체의 일부가 끊어져서 거꾸로 붙음으로 유전자의 배열순서가 달라지는 것
- 전좌 : 상동염색체가 아닌 염색체 사이에서 염색체의 일부가 교환되는 것

ⓑ 염색체의 수적 이상

- 이수성 : 감수분열이 일어날 때 염색체의 일부가 분리되지 못하여 생기는 수적 이상이다. 이러한 경우에 염색체의 수가 $2n \pm 1$ 또는 $2n \pm 2$인 생식세포가 생기는데, 이 생식세포가 수정되어 생기는 자손은 염색체의 수적 이상으로 인한 변이가 일어난다.
  - 다운증후군 : 염색체의 수적 이상으로 생기는 대표적인 돌연변이로, 21번 염색체가 3개가 되어 정상인보다 염색체가 하나 많은 47개의 염색체를 갖는다. 정신박약 및 육체적 이상의 증상을 보인다.
  - 클라인펠터증후군 : XXY의 성염색체를 가지는 외관상 불완전한 남자로, 정상인보다 성염색체가 하나 더 많아서 47개의 염색체를 가진다.
  - 터너증후군 : X의 성염색체를 가지는 외관상 불완전한 여자로, 정상인보다 성염색체가 하나 더 적어서 45개의 염색체를 가진다.
- 배수성 : 염색체의 일부분이 더해지거나 빠지는 것이 아니라 상동염색체(n) 전체가 많아지거나 적어져서 생기는 수적 이상이다.
  - 정상적으로는 2n의 핵상을 가져야 하는데, 이것이 n의 핵상을 가지는 반수체가 되거나 3n의 핵상을 가진 3배체, 4n의 핵상을 가진 4배체 등이 되는 경우가 여기에 해당된다.
  - 씨 없는 수박은 염색체의 수가 3n인 3배체라서 씨를 형성하지 못하는 것으로, 염색체 돌연변이 중에서 배수성에 해당하는 대표적인 예가 된다.

☰ 최근 기출문제 분석 ☰

2020. 10. 17. 제2회 지방직(고졸경채)

1 그림은 재석이의 핵형을 나타낸 것으로, 21번 염색체 3개 중 2개는 어머니로부터 유래하였다. 이에 대한 설명으로 옳은 것은? (단, 염색체 수의 이상을 제외한 돌연변이는 없다)

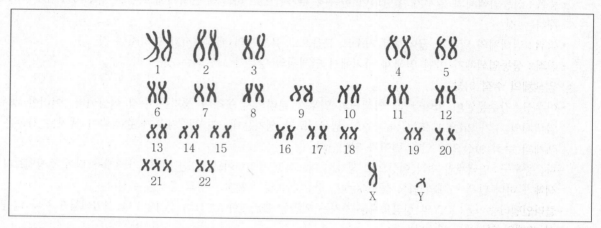

① 재석이는 터너증후군의 염색체 이상을 보인다.

② 재석이와 같은 염색체 이상은 남자에게만 나타난다.

③ 재석이의 핵형 분석 결과로 혈액형을 알 수 있다.

④ 염색체 비분리 현상이 일어난 난자와 정상 정자가 수정되어 재석이가 태어났다.

> **TIP** 재석이는 어머니에게서 난자 형성 시 21번 염색체 비분리로 인한 염색체 수가 $n+1$인 수 이상이 일어난 난자를 물려받아 다운증후군이 있다.
> ① 터너증후군은 성염색체 비분리로 인한 병으로 성염색체로 X를 가진다.
> ② 다운증후군은 남녀 상관없이 나타난다.
> ③ 혈액형은 염색체 위에 있는 유전 정보로 핵형 분석을 통해 알 수 없다.

Answer 1.④

2 그림은 형질 A에 대한 가계도를 나타낸 것이다. 형질 A에 대한 개체 1과 2의 유전자형이 모두 동형 접합성일 때, 이에 대한 설명으로 옳지 않은 것은? (단, 돌연변이는 고려하지 않는다)

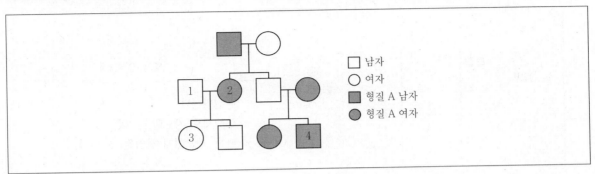

① 형질 A의 대립유전자는 상염색체에 존재한다.

② 형질 A는 우성이다.

③ 개체 3은 형질 A에 대한 열성 대립유전자를 갖는다.

④ 개체 4의 부모가 세 번째 아이를 출산한다고 가정할 때 이 아이가 형질 A일 확률은 $\frac{1}{2}$이다.

> **TIP** 형질 A에 대한 유전자형이 1과 2에서 모두 동형 접합인데 1과 2의 자녀가 모두 정상인 것으로 보아 정상 형질이 우성인 열성 유전병에 대한 가계도이며, 어머니인 2가 유전병인데 아들이 정상인 것으로 보아 상염색체 유전이라는 것을 알 수 있다.
> ② 형질 A는 열성이다.

Answer 2.②

3 (가)는 사람의 질병 A~C에서 특징 ㈀~㈂의 유무를, (나)는 ㈀~㈂을 순서 없이 나타낸 것이다. A~C가 각각 콜레라, 홍역, 낫모양 적혈구 빈혈증 중 하나라고 할 때, 이에 대한 설명으로 옳은 것은?

(가) 질병＼특징	㈀	㈁	㈂
A	×	○	○
B	○	×	×
C	×	○	×

(○ : 있음, × : 없음)

(나)

특징(㈀~㈂)

- 유전병이다.
- 항생제로 치료할 수 있다.
- 다른 사람에게 전염될 수 있다.

① A는 홍역이다.

② B는 낫모양 적혈구 빈혈증이다.

③ ㈁은 "항생제로 치료할 수 있다."이다.

④ C는 콜레라이다.

TIP 유전병이다.'에 해당하는 것은 낫모양 적혈구 빈혈증이다. '항생제로 치료할 수 있다.'는 세균성 질병인 콜레라에 대한 설명이며, '다른 사람에게 전염될 수 있다.'는 콜레라와 홍역에 대한 설명으로 특징 ㈀은 '유전병이다.'이며, ㈁은 '다른 사람에게 전염될 수 있다.'이고 ㈂은 '항생제로 치료할 수 있다.'에 해당한다. 따라서 질병 A는 콜레라, B는 낫모양 적혈구 빈혈증, C는 홍역이다.

Answer 3.②

4 부모 중 어느 쪽으로부터 대립유전자를 받았는가에 따라 표현형이 달라지는 현상은?

① 불완전 우성(incomplete dominance)

② 비분리(nondisjunction)

③ 상위(epistasis)

④ 유전체 각인(genomic imprinting)

> **TIP** 유전체 각인이란 일종의 표식을 남기는 행위로 유전자 기원이 아버지 또는 어머니 중 누구로부터 온 것인지를 methylation을 통해서 표지하는 것이다. 특정 유전자에서는 부계 또는 모계로부터 유전된 유전자만 발현이 되도록 조절하는 것으로 알려져 있으며 일반적인 유전자 발현은 부모로부터 온 두 쌍의 유전자가 모두 발현되는 것이지만 몇몇 특정 유전자에서는 그 발현 패턴이 이러한 유전체 각인을 통해 일어난다.

5 사성잡종 교배에서 F_1 개체의 유전자형은 AaBbCcDd이다. 이 4종류의 유전자가 각각 독립적으로 분리된다고 가정하고 F_1 개체를 자가수분 시켰을 때, F_2 개체가 AaBBccDd의 유전자형을 가질 확률은?

① 1/4

② 1/16

③ 1/64

④ 1/256

> **TIP** 모든 대립 유전자가 독립적으로 유전되므로 각 대립 유전자를 분리해 생각하면 된다. Aa×Aa→AA, 2Aa, aa이므로 Aa는 $\frac{1}{2}$ 확률을 가지고 있다. B, C, D유전자도 같은 방법으로 해 보면 BB를 가질 확률은 $\frac{1}{4}$, cc를 가질 확률도 $\frac{1}{4}$, Dd를 가질 확률은 $\frac{1}{2}$ 이므로 각각의 경우의 수를 곱해보면 $\frac{1}{64}$ 이다.

Answer 4.④ 5.③

6 〈보기〉에서 설명하는 유전병에 해당하는 것은?

───── 보기 ─────

이 병을 갖는 아기의 뇌세포는 결정적인 효소가 제대로 작동하지 않기 때문에 특정 지질을 대사하지 못한다. 이 지질이 뇌세포에 축적되면서 유아는 경련, 시력 상실, 운동 및 지적 능력의 퇴화를 겪게 된다. 이 질환에 걸린 아이는 출생 후 수 년 이내에 사망한다.

① 테이-삭스병(Tay-Sachs disease)
② 낭성섬유증(cystic fibrosis)
③ 헌팅턴병(Huntington's disease)
④ 연골발육부전증(achondroplasia)

> **TIP** 낭성섬유증은 유전자 이상으로 인해 점액물질의 점성이 제대로 조절되지 못해 발생되는 병이며, 헌팅턴병도 유전자 이상으로 인한 병으로 뇌손상으로 인해 운동 증상에 문제가 생기는 병이다. 연골발육부전증은 염색체 이상으로 인한 병으로 키가 작고 어깨와 엉덩이관절에 의한 팔다리가 짧으며 비균형적으로 몸통이 길며 돌출된 앞이마 등이 나타난다.

7 〈보기〉처럼 유전적 질환이나 암 발생과 관계될 수 있는 염색체 구조변화의 예로 옳지 않은 것은?

───── 보기 ─────

다운증후군과 같이 염색체 수의 변화에 따른 유전적 질환 외에도, 염색체에서의 여러 구조적 변화는 헌팅턴병, 불임, 림프종과 같은 다양한 질병 또는 질환을 일으킬 수 있다.

① 감수분열 중에 두 개의 상동염색체가 서로 상응하는 유전자를 교환하는 교차(crossing over)
② 염색체 일부가 상동 염색체로 옮겨감으로 인해 특정 DNA 염기서열이 두 번 이상 반복되는 중복(duplication)
③ 염색체 일부가 반전되어 반대 방향이 되는 역위(inversion)
④ 비상동성 염색체 간에 염색체의 일부가 교환되는 전좌(translocation)

> **TIP** 교차는 유전적 다양성을 높이는 대표적인 예이다. 중복, 역위, 전좌는 염색체 구조의 변화로 인해 유전적 질환을 일으킬 수 있다.

Answer 6.① 7.①

8 어떤 콩의 껍질의 색이 독립적으로 유전되는 두 개의 유전자에 의해 조절되는 다인자유전의 결과라고 가정하자. 같은 정도의 검은 색을 나타내는 유전자 A와 B는 대립유전자 a와 b에 대해 불완전우성이다. 가장 검은 콩(AABB)과 가장 흰 콩(aabb)의 교배로 얻은 F1세대의 색깔과 동일한 색의 콩을 F1끼리 교배한 F2 세대에서 얻을 확률은?

① 1/16

② 4/16

③ 5/16

④ 6/16

> **TIP** AABB와 aabb의 교배로 얻은 F1세대의 유전자형은 AaBb이다. F1을 자가교배 했을 때 다인자유전의 경우 나타날 수 있는 경우의 수는 $_4C_2/2^4$으로 구할 수 있다.

9 양인자이형접합자(양성잡종, dihybrid)에 대한 설명으로 옳지 않은 것을 〈보기〉에서 모두 고른 것은?

─────── 보기 ───────

ⓐ 두 쌍 중 한 쌍의 유전자의 각 대립인자가 서로 다르다.

ⓑ 이배체 단일 유전자의 대립인자에 대한 표현이다.

ⓒ 서로 교배하면 9종류의 서로 다른 유전자형이 나온다.

ⓓ 검정교배를 하면 4종류의 표현형이 동일한 비로 나온다.

ⓔ 표현형은 우성형질의 것으로 나타난다.

① ⓐⓑ

② ⓑⓒ

③ ⓒⓓ

④ ⓓⓔ

> **TIP** ⓐ 양성잡종은 두 쌍의 유전자의 각 대립인자가 다르다.
> ⓑ 이배체의 두 가지 유전자의 대립인자에 대한 표현이다.

10 사람의 수정란에서 45개의 염색체가 발견되었다. 이에 대한 설명으로 가장 옳은 것은?

① 난자 또는 정자의 감수분열 후기에 오류가 일어났다.

② 제1감수분열 전기에 키아즈마(chiasma)가 생기지 않았다.

③ 제2감수분열 중기에 염색체의 정렬이 일어나지 않았다.

④ 23개의 염색체를 가진 난자와 22개의 염색체를 가진 정자의 수정이 일어났다.

> **TIP** 염색체 수 이상으로 감수분열 시기에 제대로 분열이 일어나지 않을 경우 발생된다.
> ② 키아즈마는 유전적 다양성을 높여주는 것으로 염색체 수와는 관련 없다.
> ③ 염색체 정렬과 염색체 수 이상과는 관련이 없다.
> ④ 정자, 난자 관계없이 n, n−1의 생식세포 결합시 45개 염색체를 가진 수정란 생성이 가능하다.

11 낫모양적혈구빈혈(sickle−cell anemia)은 베타−헤모글로빈을 구성하는 유전자에 돌연변이가 일어나 글루탐산이 발린으로 치환된 질환이다. 변이가 일어난 발린의 특징에 해당하는 것은?

① 단백질의 표면에 있어 물과 직접 접한다. ② 단백질의 내부를 구성할 것이다.

③ 산소와 결합하는 활성부위를 구성한다. ④ 헴(heme)과 결합하는 부위를 구성한다.

> **TIP** 발린은 소수성 아미노산으로 단백질의 내부를 구성한다.

12 3가지의 다른 유전자 A, B, C가 3종의 유전자 좌위(loci)에 위치한다. 각각 두 가지의 표현형을 나타내는데 그 중 하나는 야생 표현형과는 다르다. A의 비정상 대립유전자인 a의 표현형은 B 또는 C의 표현형과 50% 정도 함께 유전이 된다. 또 다른 경우, b와 c유전자는 약 14.4% 정도 함께 유전되는 것으로 보인다. 이에 대한 설명으로 가장 옳은 것은?

① 각각의 유전자는 독립적으로 분리된다.

② 세 유전자는 서로 연관된 유전자이다.

③ A는 연관유전자이나 B와 C는 아니다.

④ B와 C는 연관유전자이며 A와는 독립적으로 분리된다.

> **TIP** 독립일 경우 교차율이 50%, 상인 완전 연관과 상반 완전 연관일 경우 교차율이 0%이다. 또한 상인 불완전 연관, 상반 불완전 연관이 일어나 교차가 일어날 경우 교차율이 0%보다 크고 50% 미만이다. 즉 B와 C는 교차가 일어난 연관유전자이며 A와는 독립적으로 분리된다.

Answer 10.① 11.② 12.④

13 멘델식 유전양상을 보이는 형질에 대해 다음의 교배 결과 동형접합체와 이형접합체 자손 수의 비가 1：1로 나올 수 있는 경우를 모두 고르면? (단, R과 r은 동일한 형질에 대한 대립유전자이다.)

　ⓐ RR×Rr
　ⓑ Rr×Rr
　ⓒ rr×Rr

---

① ⓐⓑ

② ⓐⓒ

③ ⓑⓒ

④ ⓐⓑⓒ

TIP　ⓐ RR×Rr → (RR, RR) : (Rr, Rr)
　　　ⓑ Rr×Rr → (RR, rr) : (Rr, Rr)
　　　ⓒ rr×Rr → (rr, rr) : (Rr, Rr)

출제 예상 문제

1 철수가 색맹인데 가족 중 외할머니, 외할아버지, 아버지, 어머니, 할아버지, 할머니, 누나는 모두 정상 이다. 철수의 색맹인자는 누구로부터 받은 것인가?

① 외할머니

② 아버지

③ 할아버지

④ 할머니

TIP 색맹의 유전자는 X염색체 위에 있고 정상눈에 대해서는 열성이며 Y염색체에는 대립유전자가 없다. 남자의 경우 X염색체에 색맹유전 자가 있으면 색맹이 되지만 여자는 색맹유전자가 호모로 모일 때만 색맹이 된다.

남자 – XY(정상), X'Y(색맹)

여자 – XX(정상), XX'(잠재), X'X'(색맹)

위 문제에서 부모가 모두 정상이므로 엄마가 잠재성이라면 XX'×XY이므로 남자아이가 색맹이 될 확률은 XX, XX', XY, X'Y이므로 50%이다.

외할머니가 잠재성(X'X), 외할아버지가 정상(XY)에서 잠재성을 가진 어머니가 태어난 것이므로 외할머니에게서 받은 것이다.

2 붉은색 분꽃과 흰색 분꽃을 각각 400송이씩 교배시킨 결과 잡종 제1대의 꽃이 모두 800송이의 분홍 꽃으로 나타났다. 이 분홍꽃을 자가수분시키면 잡종 제2대에 나타나는 분홍꽃의 수는?

① 200송이

② 300송이

③ 400송이

④ 500송이

TIP 분리비는 1:2:1이기 때문에 400송이가 된다. 대립유전자의 우열관계가 불완전하여 잡종 제1대에서 중간형질이 나타나는 것은 중간 유전이라 한다.

Answer 1.① .2.③

3 붉은 눈, 날개가 우성인 초파리 PPVV와 열성인 초파리 ppvv를 교배하여 F_1에 PpVv가 나왔다. 이 F_1과 ppvv를 교배하였더니 PV : pV : Pv : pv = 1 : 0 : 0 : 1의 결과가 나왔다면 이에 대한 설명으로 옳은 것은?

① 초파리와 눈을 결정하는 인자와 날개를 결정하는 인자는 서로 연관되어 있다.

② 초파리와 눈을 결정하는 인자와 날개를 결정하는 인자는 서로 교차되어 있다.

③ 눈을 결정하는 우성인자와 열성인자 사이의 우열관계는 불완전하다.

④ 열성인자와 우성인자는 서로 교차되어 있다.

TIP P와 V, p + v는 같은 염색체로 연관되어 같이 붙어 있기 때문이다.

붉은 눈, 정상날개 × 자홍색 눈, 흔적날개
PPVV   ppvv

F_1

PpVv
붉은눈, 정상날개

PpVv × ppvv
붉은 눈, 정상날개   자홍색 눈, 흔적날개

PpVv   ppvv F_2
1   :   1

---

4 하디-바인베르그 법칙이 적용될 수 없는 것은?

① 집단에 다른 개체군의 이입이 없어야 한다.

② 개체의 교배방식이 변하지 않아야 한다.

③ 돌연변이가 일어나야 한다.

④ 자연선택이 일어나지 않아야 한다.

TIP 하디-바인베르그 법칙 … 집단의 대립유전자 빈도 및 유전자형 빈도는 대를 거듭해도 변하지 않고 평형상태를 이루게 되는 것을 말한다. 멘델 집단에서만 적용이 가능하고 집단에 돌연변이, 이입, 교배방식변화, 자연선택이 일어나지 않아야 한다.

Answer 3.① 4.③

5 다음 중 수컷은 ZZ, 암컷은 ZW의 성염색체를 가진 것은?

① 닭   ② 사람

③ 누에   ④ 메뚜기

- -

TIP ① 암컷은 성염색체를 1개만 가진 ZO이고 수컷은 ZZ이다.
　　 ② 여성은 XY, 남성은 XY이다.
　　 ④ 암컷은 XX, 수컷은 성염색체를 1개만 가진 XO이다.

6 아버지가 색맹이고 어머니가 보균자일 경우 다음 세대에서 색맹이 태어날 확률은?

① 25%   ② 50%

③ 75%   ④ 100%

- -

TIP 아버지가 색맹이면 X'Y, 어머니가 보균자이면 (X'X)이므로 다음 세대에는 X'X', X'X, X'Y, XY가 나타난다. 색맹은 X'X', X'Y이므로 50%
이다.

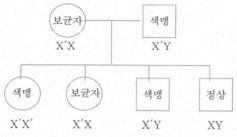

7 유전자 A−B, a−b가 연관된 AaBb가 감수분열 결과 생성된 생식세포의 분리비가 AB : Ab : aB : ab = 1 : 1 : 1 : 1이었다면 교차율은?

① 0%

② 10%

③ 25%

④ 50%

TIP 생식세포의 분리비가 연관되지 않고 독립적으로 존재할 때와 같은 비율로 나왔다. 교차율은 최소 0에서부터 최대 50까지 분포하는데, 독립할 때와 같은 경우는 50%의 교차율을 보이는 경우이다. 교차율은 $\dfrac{\text{교차로 생긴 생식세포의 수}}{\text{전체 생식세포의 수}} \times 100$으로 계산한다. 그러므로 $\dfrac{2}{4} \times 100 = 50\%$이다.

8 색맹의 유전에 있어서 아버지가 정상이고 어머니가 색맹일 때 아들과 딸의 색맹관계는 어떻게 되는가?

① 아들과 딸은 모두 색맹이다.

② 아들은 정상이고, 딸만 색맹이다.

③ 아들은 잠재성이고, 딸만 색맹이다.

④ 아들은 색맹이고, 딸은 잠재성이다.

TIP 색맹은 X염색체 위에 유전인자가 있어서 성에 따라 그 발생빈도가 다른 반성유전을 하는 형질이다. 어버이의 유전형을 보면 아버지는 정상이므로 XY의 유전형을, 어머니는 색맹이므로 X'X'의 유전형을 가진다. 그러므로 이들로부터 형성되는 생식세포와 그 결합 결과는 다음과 같다.

아버지	어머니	
	X'	X'
X	XX'	XX'
Y	X'Y	X'Y

9 멘델이 유전연구를 위해 완두콩을 선택한 이유로 옳지 않은 것은?

① 재배가 쉽다.

② 한 세대가 길다.

③ 자손의 수가 많다.

④ 자가수정이나 타가수정이 가능하다.

TIP 유전연구를 위한 재료로 사용되기 위해서는 한 세대의 길이가 짧은 것이 좋다.

10 다음 중 표현형과 유전자형이 같은 비율을 가지는 것은?

① 중간유전   ② 복대립유전

③ 한성유전   ④ 반성유전

TIP 중간유전 … 대립유전자 사이의 우열관계가 분명하지 않아서 잡종의 유전형을 갖는 개체가 양친의 중간형질을 나타내는 것을 말한다.

11 순종의 둥근 모양의 완두콩(RR)과 주름진 모양의 완두콩(rr)을 교배하여 얻은 자손 1 세대에 대한 설명으로 옳지 않은 것은?

① 유전자형은 Rr이다.

② 모두 둥근 모양의 완두콩만 나온다.

③ 자손 1 세대의 유전자형과 표현형은 분리의 법칙을 잘 설명한다.

④ 자가수분하여 자손 2 세대를 얻으면 둥근 것과 주름진 것이 3 : 1의 비율로 나온다.

TIP ③ 유전자형이 Rr인 잡종의 표현형이 모두 둥글게 나타나는 것은 우성과 열성의 인자를 모두 가지고 있는 개체에서 우성의 형질만 표현된다는 우열의 법칙을 잘 나타내주는 결과이다.

Answer   9.② 10.① 11.③

12 자손 1세대를 자가교배할 때, 자손 1세대에서 발현되지 못했던 형질이 자손 2세대에는 다시 나타나고 우성과 열성의 형질이 3 : 1로 분리가 되는 현상과 관계있는 유전법칙은?

① 독립의 법칙　　　　　　　　　　　② 우열의 법칙

③ 분리의 법칙　　　　　　　　　　　④ 대립의 법칙

> **TIP** ① 2쌍 이상의 대립형질이 동시에 유전되어도 하나의 대립형질이 다른 쪽의 대립형질에 영향을 미치지 않고, 각각의 독립형질이 독립적으로 유전된다.
> ② 개체가 하나의 형질에 대해서 우성유전자와 열성유전자를 모두 가지고 있을 때 열성형질은 억제되고 우성형질만 표현된다.

13 다음 (　　) 안에 들어갈 알맞은 말은?

> 　두 종류의 유전자가 단독으로 있을 때는 각각의 형질을 나타내지만 같이 있을 때는 두 유전자가 상호작용을 하여 새로운 형질을 나타내는 것을 (　　)이라고 한다.

① 중간유전　　　　　　　　　　　　② 한성유전

③ 보족유전　　　　　　　　　　　　④ 치사유전

> **TIP** ① 대립유전자들의 우열관계가 뚜렷하지 못하여 자손세대에서는 부모세대의 중간형질이 나타나는 것이다.
> ② Y염색체나 W염색체처럼 한쪽의 성에만 있는 성염색체 위에 유전자가 존재하여 한쪽의 성에만 형질이 나타나는 유전현상이다.
> ④ 그 유전자를 가지고 있는 개체를 죽게하는 유전자를 치사유전자라 하며 치사유전자에 의해 열성으로 작용하며 순종의 유전자형을 가질 때 치사시킨다.

14 유전방식 중 사람의 혈액형에 해당하는 것은?

① 중간유전　　　　　　　　　　　　② 복대립유전

③ 치사유전　　　　　　　　　　　　④ 반성유전

> **TIP** 복대립유전 … 3개 이상의 유전자가 대립유전자가 되는 복대립유전자에 의한 유전을 말한다. 사람의 혈액형을 나타내는 유전자는 A, B, O의 세 가지가 존재한다. A와 B는 O에 대하여 우성이며, A와 B 상호간에는 우열의 관계가 성립하지 않는다.

Answer　12.③　13.③　14.②

15 닭볏의 유전은 어느 방식인가?

① 보족유전

② 억제유전

③ 동의유전

④ 복대립유전

TIP 보족유전…두 종류의 유전자가 단독으로 있을 때는 각각의 형질을 나타내지만, 같이 있을 때는 두 유전자가 상호작용을 하여 새로운 형질을 나타내는 것을 말한다. 닭볏의 종류에는 4종류가 있는데, 장미볏(RRpp)과 완두볏(rrPP)을 교배하면 호도볏(RrPp)이 나오고, 호도볏을 자가교배하면 호도볏(RRPP)과 장미볏(RRpp), 완두볏(rrPP), 홑볏(rrpp)의 4종류가 나온다.

---

16 둥글고 황색인 완두(RRYY)와 주름지고 녹색인 완두(rryy)를 교배하여 얻은 잡종 1 세대를 자가교배하여 얻은 잡종 2 세대에 대한 설명으로 옳은 것은?

① 둥글고 황색인 것과 둥글고 녹색인 것의 두 가지 표현형이 나온다.

② 표현형을 둥근 것과 주름진 것으로 분리하면 3 : 1의 분리비를 갖는다.

③ 표현형을 황색인 것과 녹색인 것으로 분리하면 9 : 1의 분리비를 갖는다.

④ 표현형과 유전자형의 분리비는 같다.

TIP 잡종 2 세대에서는 둥글고 황색인 것과 둥글고 녹색인 것, 주름지고 황색인 것과 주름지고 녹색인 것의 4종류의 표현형이 모두 나온다. 이들의 표현형의 분리비는 9 : 3 : 3 : 1이며, 둥글고 주름진 형질에 의해서만 비교하거나 색을 나타내는 형질에 의해서만 비교하여도 분리의 법칙에 의해서 3 : 1의 분리비가 성립된다.

---

17 쥐의 털색유전은 치사유전자에 의하여 유전된다(황색이 우성). 황색쥐와 회색쥐를 교배시켰을 때 F_1에서 나타나는 현상으로 옳은 것은?

① 모두 황색쥐만 나타난다.

② 모두 회색쥐만 나타난다.

③ 황색쥐와 회색쥐가 1 : 1의 비율로 나타난다.

④ 황색쥐와 회색쥐가 2 : 1의 비율로 나타난다.

TIP 황색 순종은 치사되어 태어날 수 없으므로, 황색쥐는 모두 Yy의 유전자형을 갖는 잡종이다. 따라서 Y와 y의 두 종류의 생식세포가 1 : 1의 비율로 만들어진다. 회색쥐는 열성으로 yy의 유전자형을 가지므로 한 종류의 생식세포 y가 만들어진다. 따라서 두 쥐의 교배 결과 Yy의 유전자형을 갖는 황색쥐와 yy의 유전자형을 갖는 회색쥐가 같은 비율로 태어나게 된다.

Answer 15.① 16.② 17.③

※ 〈보기〉는 교차의 과정이다. 다음 물음에 답하시오. 【18 ~ 19】

〈보기〉

㉠ 복제된 상동염색체끼리 접합하여 4분 염색체를 만든다.

㉡ 마주 닿은 염색분체가 서로 꼬인다.

㉢ 꼬인 부분에서 염색체가 잘려서 염색체의 일부가 교환된다.

㉣ 재조합 염색체가 형성된다.

18 교차과정을 순서대로 바르게 나열한 것은?

① ㉠ - ㉡ - ㉢ - ㉣   ② ㉡ - ㉢ - ㉠ - ㉣

③ ㉡ - ㉢ - ㉣ - ㉠   ④ ㉢ - ㉡ - ㉠ - ㉣

TIP 교차과정

㉠ 복제된 상동염색체끼리 접합하여 4분 염색체를 만든다.

㉡ 마주 닿은 염색분체가 서로 꼬인다.

㉢ 키아스마에서 염색체가 잘려 염색체의 일부가 교환되어 재조합 염색체를 형성한다.

19 ㉡의 과정에서 염색분체가 꼬이는 위치는?

① 성상체   ② 동원체

③ 모양체   ④ 키아스마

TIP 키아스마 … 마주 닿은 염색분체가 서로 꼬일 때 꼬이는 부분을 말한다.

Answer 18.① 19.④

20 다음 설명 중 옳지 않은 것은?

① 한 염색체 위에 두 쌍 이상의 유전자가 같이 위치하고 있는 것을 연관이라고 한다.

② 연관된 유전자가 우성이나 열성끼리 짝을 이루어 유전하는 경우를 상반이라고 한다.

③ 감수분열을 할 때 상동염색체가 서로 꼬이면서 염색분체의 일부가 교환되는 것을 교차라고 한다.

④ 교차에 의해 새로운 유전자 조합을 갖는 배우자가 출현하는 빈도를 교차율이라고 한다.

───────────────────────────────────

TIP 우성이나 열성끼리 짝을 이루어 연관된 것을 상인연관, 우성과 열성이 짝을 이루어 연관된 것을 상반연관이라고 한다.

21 초파리의 침샘염색체에 대한 설명으로 옳은 것은?

① 거대염색체라고 한다.

② 세포분열과정의 중기에만 관찰할 수 있다.

③ 항상 단상(n)으로 존재한다.

④ 가로무늬가 있는 곳에 RNA가 있다.

───────────────────────────────────

TIP 초파리와 같은 쌍시목곤충 유충의 침샘세포에 있는 염색체는 보통의 염색체보다 크기가 100배 이상 되기 때문에 거대염색체라고 한다. 거대염색체는 염기성 색소로 염색하였을 때 선명한 가로무늬가 보이고, 이러한 가로무늬가 있는 곳에 DNA가 있다. 거대염색체는 크기가 크기 때문에 세포분열의 과정 중 간기에도 볼 수 있고, 항상 2가 염색체로 존재한다.

22 돌연변이에 대한 설명으로 옳지 않은 것은?

① 자손에게도 유전된다.

② 돌연변이를 일으키는 원인에 따라서 유전자 돌연변이와 염색체 돌연변이로 구분된다.

③ 다운증후군은 염색체의 구조 이상으로 인한 대표적인 돌연변이이다.

④ 씨 없는 수박은 염색체의 수적 이상으로 인한 돌연변이를 이용한 것이다.

───────────────────────────────────

TIP 다운증후군 … 생식세포 형성시 부계나 모계의 어느 한쪽에서 염색체의 비분리현상이 일어나서 자녀의 21번 염색체가 3개가 되어 발생하는 염색체의 수적 이상으로 인한 돌연변이이다.

Answer 20.② 21.① 22.③

23 염색체의 구조적 변화의 그림과 명칭이 바르게 짝지어진 것은? 단, (오른쪽이 정상염색체, 왼쪽이 구조적 변화가 일어난 염색체이다)

①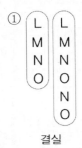

결실

②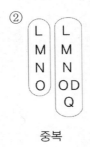

중복

③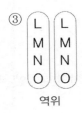

역위

④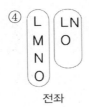

전좌

TIP ① 중복 ② 전좌 ④ 결실

02 유전자와 형질발현

01 유전자

❶ 유전자의 본질

(1) 유전물질

유전자를 전달하는 유전정보는 DNA라고 하는 물질에 들어 있다. 그러므로 DNA가 곧 유전자의 본질인 유전물질이다.

(2) 유전물질의 실험적 증명

① 폐렴쌍구균의 형질전환실험

    ㉠ 그리피스의 실험 : 폐렴쌍구균에는 S형균과 R형균이 있다. S형균은 피막이 있고 독성이 있으나, R형균은 피막이 없고 독성도 없다. 그리피스는 살아 있는 S형균과 R형균, 그리고 열로 살균처리하여 죽은 S형균과 R형균을 가지고 쥐에 주사하는 실험을 하였다.

       • 실험결과

       –살아 있는 S형균을 쥐에 주사하니 쥐가 죽었다.

       –살아 있는 R형균을 쥐에 주사하니 쥐가 죽지 않았다.

       –죽은 S형균을 쥐에 주사하니 쥐가 죽지 않았다.

       –죽은 S형균과 살아 있는 R형균을 섞어서 쥐에 주사하니 쥐가 죽었고, 죽은 쥐의 몸에서 살아 있는 S형균이 검출되었다.

       • 결론 : 죽은 S형균에서 어떤 물질이 나와서 R형균을 S형균으로 형질을 전환시킨다.

    ㉡ 에이버리의 실험 : S형균에서 나온 형질전환물질이 무엇인지에 대해서 밝히는 실험을 하였다.

       • 실험결과

       –죽은 S형균에 DNA 분해효소를 넣어 DNA를 분해시킨 후, 살아 있는 R형균을 섞어 쥐에 주사하니 쥐가 죽지 않았다.

       –죽은 S형균에 단백질 가수분해효소를 넣어 단백질을 분해시킨 후, 살아 있는 R형균을 섞어 쥐에 주사하니 쥐가 죽었고, 죽은 쥐의 몸에서 살아 있는 S형균이 검출되었다.

–피막을 제거한 후 열처리를 한 S형균을 살아 있는 R형균과 섞어 쥐에 주사하니 쥐가 죽었고, 죽은 쥐의 몸에서 살아 있는 S형균이 검출되었다.

- 결론 : 죽은 S형균의 DNA가 R형균 속으로 들어가 R형균을 S형균으로 형질전환시켰다. 이 때 R형균을 S형균으로 형질전환시키는 물질은 DNA이다.

② 박테리오파지의 증식(허시와 체이스의 실험) … 박테리오파지는 세균에 기생하는 바이러스이다. 이 바이러스는 머리가 단백질로 싸여 있고 그 속에 DNA가 들어 있다. 허시와 체이스는 단백질은 황(S)을, DNA는 인(P)을 포함하고 있는 것에 착안하여, 이들의 방사성 동위원소를 이용해서 박테리오파지의 증식에 대한 실험을 하였다.

㉠ 실험결과
- 파지를 방사성 동위원소인 ^{32}P가 들어 있는 배지에 증식시켜서 파지의 DNA에 방사능을 띠게 한 후, 파지를 방사성 동위원소가 없는 배지에서 자란 대장균에 감염시켰다. 그 후 대장균과 파지의 껍질을 원심분리하여 검사하였더니 대장균에서만 방사능이 검출되었다. → 대장균에 없던 방사성 동위원소 ^{32}P가 검출되었다는 것은 그것이 파지에서 유래된 것임을 의미한다. 또 파지에서 방사능이 검출되지 않았다는 것은 방사능을 띠는 물질인 ^{32}P가 파지에서 빠져나갔음을 의미한다.
- 파지를 방사성 동위원소 ^{35}S가 들어 있는 배지에 증식시켜서 파지의 단백질 껍질에 방사능을 띠게 한 후, 파지를 방사성 동위원소가 없는 배지에서 자란 대장균에 감염시켰다. 그 후 대장균과 파지의 껍질을 원심분리하여 검사하였더니 단백질 껍질에서만 방사능이 검출되었다. → 대장균에서는 방사능이 검출되지 않았고, 파지에서만 검출되었다는 것은 방사능을 띠는 물질이 대장균으로 들어가지 못하고 파지에 남아 있음을 의미한다.

㉡ 결론
- 파지가 대장균에 기생할 때 대장균 내로 들어가는 부분은 파지의 DNA부분이며, 단백질로 된 껍데기는 대장균 내로 들어가지 않는다.
- 대장균 내에서 새로운 파지를 만들도록 하는 것은 DNA이며, DNA가 파지의 유전자이다.

③ 유전물질의 발견
㉠ DNA : 많은 과학자들은 박테리아의 형질전환실험과 파지의 증식실험을 통해 모든 생물에서 DNA가 유전물질임을 인정하였다.
㉡ RNA : 담배모자이크바이러스나 선천성면역결핍증을 일으키는 AIDS바이러스 등은 단백질 껍질 속에 DNA가 아닌 RNA라는 핵산이 들어있다. 이런 바이러스들의 RNA만이 숙주세포에 들어가도 많은 수의 새로운 바이러스들이 증식될 수 있다는 것이 밝혀짐으로써, RNA 역시 유전물질로 작용한다는 것을 보여준다.

② DNA의 분자구조

(1) 핵산

① **핵산** … 핵산은 염기와 당, 인산을 기본구성요소로 하는 뉴클레오타이드가 여러 개 결합된 고분자 화합물이다. 핵산은 뉴클레오타이드를 구성하는 염기의 종류에 따라서 DNA와 RNA의 두 종류로 구분된다.

② **염기** … 핵산을 구성하는 염기는 아데닌(A), 구아닌(G), 사이토신(C), 타이민(T) / 유라실(U)의 모두 4종류가 있다.

    ㉠ DNA 염기 : 아데닌과 구아닌, 사이토신, 타이민이 있는데, 이 중에서 아데닌과 구아닌은 퓨린계열의 염기이고 사이토신과 타이민은 피리미딘계열의 염기이다.

    ㉡ RNA 염기 : 아데닌, 구아닌, 사이토신이 있고 DNA 염기와는 달리 타이민 대신 유라실로 구성되어 있다.

③ **당** … 핵산을 구성하는 당의 종류는 5개의 탄소로 이루어진 5탄당이다.

    ㉠ DNA의 당 : 데옥시리보스를 포함하고 있다.

    ㉡ RNA의 당 : 리보스를 포함하고 있다.

④ **인산** … 핵산을 구성하는 인산은 무기인산으로, DNA와 RNA에 공통으로 포함되어 있다.

(2) DNA의 입체적 구조

① **이중나선구조** … DNA의 입체적 구조는 윗슨과 크릭에 의해서 발견되었다. 이들은 DNA 염기의 A와 T, G와 C가 항상 1 : 1의 비율을 갖는다는 사실(샤가프의 법칙)과 DNA의 X선 회절사진을 기초로 하여 DNA의 입체구조가 이중나선구조라는 것을 밝혀냈다.

② DNA 분자는 두 가닥의 뉴클레오타이드가 하나의 축을 중심으로 나선상으로 꼬여 있다.

③ 당과 인산은 DNA 분자의 바깥쪽에서 골격을 이루고 있으며 염기는 안쪽에 배열되어 있다.

④ DNA를 이루고 있는 두 가닥은 염기 사이의 수소결합에 의해서 서로 연결되어 있다.

⑤ 염기 사이의 수소결합은 A과 T, G과 C 사이에서만 이루어진다. A와 T의 사이에서는 2개의 수소결합이, G와 C의 사이에서는 3개의 수소결합이 이루어진다.

⑥ DNA 사슬의 폭은 2nm(20Å)이며, 길이가 3.4nm(34Å)가 될 때마다 나선이 한 바퀴씩 회전한다. 나선 한 바퀴에는 10개의 염기쌍이 존재한다.

❸ DNA의 복제

(1) DNA의 자기복제

① DNA를 복제하기 위해서 먼저 2가닥의 사슬을 연결시키고 있던 염기 사이의 수소결합이 풀어져서 이중나선이 2가닥으로 나누어진다.

② 나누어진 각 사슬에는 복제를 시작하는 부위가 있어서 그 부위에 DNA 중합효소가 붙게 되고, 2개의 사슬에 대하여 상보적인 2가닥의 DNA를 각각 만들어낸다.

③ 이렇게 만들어진 2분자의 DNA는 원래의 DNA와 똑같게 된다.

④ 새로 만들어진 DNA 중에서 한쪽의 사슬은 원래의 DNA 사슬이고, 다른 한쪽의 사슬은 새로 생성된 사슬이다.

⑤ 본래의 사슬과 새로 생성된 사슬이 나선으로 꼬여서 이중나선구조를 이루며 완전한 DNA 분자가 되는 것이다.

(2) DNA의 반보존적 복제

① DNA의 반보존적 복제실험 … 메셀슨과 스탈은 동위원소 ^{15}N을 이용하여 DNA의 복제실험을 하였다.

② 실험과정

    ㉠ 대장균을 ^{15}N이 있는 배지에서 배양하여 ^{15}N으로 표지되게 만들어, ^{14}N과 구별되게 하였다.

    ㉡ ^{15}N으로 표지된 대장균을 ^{14}N이 있는 배지에 옮겨서 새로 합성된 분자에는 ^{14}N이 들어가도록 하였다.

    ㉢ 분열을 할 때마다 대장균을 채취하여 DNA를 추출해 초원심분리를 시켜 DNA의 위치를 조사하였다.

③ 실험결과

    ㉠ ^{14}N 배지로 옮기기 전의 DNA는 관의 아래쪽에 한 층의 띠만 형성된다. 즉 DNA의 무게가 모두 같으며, 그 무게가 무거움(^{15}N를 포함하는)을 의미한다.

    ㉡ 대장균이 1회 분열했을 때 관의 중간에 한 층의 띠가 형성된다. 즉, DNA의 무게가 모두 같으며, 그 무게가 중간정도임(^{15}N과 ^{14}N를 모두 포함하는)을 의미한다.

    ㉢ 대장균이 2회 분열했을 때 관의 중간과 관의 위쪽에 2층의 띠가 형성된다. 즉, DNA의 무게가 중간인 것(^{15}N과 ^{14}N를 모두 포함하는)과 가벼운 것(^{14}N를 포함하는)의 2종류가 생겼음을 의미한다.

    ㉣ 대장균이 분열을 거듭할수록 관의 위쪽에 생기는 띠가 두꺼워진다. 즉, 가벼운 DNA의 양이 증가함을 의미한다.

④ 결론

    ㉠ DNA가 복제될 때 각각의 사슬이 새 이중나선의 한쪽 사슬이 된다.

    ㉡ 한 번 복제될 때마다 한쪽 사슬은 남고, 다른 한쪽은 새로이 사슬이 생성되는 반보존적인 복제가 이루어진다.

02 형질발현

❶ 유전정보의 전달

(1) DNA의 유전암호

① 유전정보의 저장과 암호화 … DNA를 구성하는 염기의 배열순서를 유전정보라고 한다. 이렇게 저장된 유전정보는 DNA의 4종류의 염기 중 3개가 짝을 이루어서 암호를 설정하면 그 암호에 맞는 아미노산이 지정되고, 이렇게 지정된 아미노산들이 단백질을 합성하여 형질을 발현시키게 된다.

② 트리플렛코드 … DNA의 암호는 3개의 염기로 되어 있기 때문에 트리플렛코드라고 하며, 4종류의 염기의 조합으로 만들 수 있는 트리플렛코드는 모두 64종류이다.

(2) RNA의 종류와 기능

① miRNA(마이크로 RNA) … 생물의 유전자 발현을 제어하는 역할을 하는 작은 RNA로, mRNA와 상보적으로 결합해 세포 내 유전자 발현과정에서 중추적인 조절인자로 작용한다.

② tRNA(운반 RNA) … mRNA의 코돈에 대응하는 안티코돈을 가지고 있으며, 꼬리 쪽에는 해당하는 안티코돈에 맞추어 tRNA와 특정한 아미노산을 연결해 주는 효소에 의해 안티코돈에 대응하는 아미노산을 달고 있다.

③ rRNA(리보솜 RNA) … 리보솜을 구성하는 RNA이다.

④ mRNA(전령 RNA) … DNA의 유전 정보를 옮겨 적은 일종의 청사진 역할을 한다. 이를 기본으로 하여 리보솜에서 단백질을 합성하게 된다. 이를 세 부분으로 나누면, (Poly) cap, Polyadenyl, translation sequence(실제 번역되는 부분)로 나뉜다.

(3) 유전정보의 전달과정

① 전사 … DNA에서 mRNA를 합성하는 과정을 전사라고 한다. 전사가 일어날 때는 DNA의 이중나선의 일부가 풀어져서 그 중 1가닥이 주형으로 작용하게 되는데, 이 때 만들어지는 RNA는 DNA와 상보적인 관계를 갖게 된다. 예를 들어, DNA가 G염기를 가지고 있으면 RNA는 C염기를 갖게 되고, DNA가 T염기를 가지면 RNA는 A염기를 가지게 된다는 것이다. RNA는 DNA와는 달리 외가닥으로 되어 있다.

② 번역 … DNA의 정보를 바탕으로 전사된 mRNA의 유전정보를 코돈이라고 한다.
    ㉠ 코돈은 모든 생물에 공통적인 것이다.
    ㉡ 하나의 아미노산을 지정하는 코돈이 두 가지 이상인 경우 대부분 3개의 염기 중 앞의 두 염기는 서로 같다. 예를 들자면 발린이라는 아미노산을 지정하는 코돈은 GUU, GUC, GUA, GUG의 네 가지로 모두 앞의 두 염기가 같고 마지막 염기만 다르다.

ⓒ 개시코돈 : 아미노산 메싸이오닌을 지정하는 코돈인 AUG는 단백질 합성의 개시를 명령하는 암호인 개시코돈으로도 사용된다.

ⓔ 정지코돈 : UAA, UAG, UGA 3개의 코돈은 단백질 합성의 정지를 명령하는 정지(종결)코돈이다.

> **TIP 레트로트랜스포존(retrotransposon)**
>
> 레트로트랜스포존은 양쪽에 긴 말단반복서열(LTRs, Long terminal repeats)이 존재하고, 역전사를 통해 증식할 수 있다. mRNA로 전사된 후에, 자신이 암호화하고 있는 역전사효소를 사용하여 새로운 dsDNA 조각을 만든 후, 유전체의 다른 위치에 삽입된다. 기존의 레트로트랜스포존은 그대로 남기 때문에 전이가 반복될수록 그 수가 늘어나지만 대부분은 돌연변이가 축적돼 이동능력을 상실한다. 전이과정에 필요한 역전사효소는 레트로트랜스포존이 가진 유전자로부터 만들어진다.

(4) 단백질의 합성

① 개념 … DNA의 유전정보를 전사한 mRNA는 핵에서 세포질의 리보솜으로 이동하여 유전암호에 맞게 아미노산을 결합시켜서 단백질을 합성한다. 이 때 지정된 아미노산을 운반하는 운반체 역할을 하는 것이 tRNA이다.

ⓐ 리보솜 : 단백질과 rRNA로 구성되어 있으며, 단백질의 합성장소이다.

ⓑ tRNA의 구조 : 클로버 모양을 하고 있는데, 한쪽의 말단은 CCA로 되어 있으며, 이 곳에 아미노산이 부착된다. CCA의 반대편인 둥근 모양을 한 쪽에는 mRNA와 결합하는 안티코돈이 있다.

② 단백질의 합성과정

ⓐ mRNA가 단백질의 합성장소인 리보솜에 결합하여 mRNA-리보솜 복합체를 만든다. 상보성 안티코돈을 가진 tRNA가 아미노산을 운반해서 mRNA-리보솜 복합체에 부착시킨다. 이렇게 운반되어 온 아미노산들은 서로 펩타이드결합을 통해서 그 사슬을 늘려가며 단백질을 형성해 간다.

ⓑ 아미노산의 운반은 mRNA에 정지코돈이 나올 때까지 계속 이어진다. 정지코돈이 나오면 지금까지 만들어진 폴리펩타이드와 tRNA, 리보솜은 mRNA로부터 분리된다. 이러한 과정으로 만들어진 폴리펩타이드가 여러 개 모이면 단백질이 되는 것이다.

> **TIP mRNA 가공(mRNA processing)**
>
> 진핵세포에서 RNA의 가공은 핵 내, 세포질에서 모두 발생하며 가공은 크게 3가지 단계로 발생한다. 이때, 첫 번째와 두 번째 과정은 핵 내에서, 마지막 과정은 세포질에서 발생하게 된다.
>
> ⓐ 5′ cap : 원핵생물에서와 같이 진핵생물의 전사는 일반적으로 A 나 G로 시작하고 20~40의 뉴클레오타이드가 전사된 후에 5′에는 변형된 구아닌 뉴클레오타이드(G)가 부착되어 5′ cap을 형성한다.
> 5′ cap의 형성과정은 다음과 같다. 먼저, 1개의 인산이 가수분해 되어 떨어져나가고 이인산의 5′ 말단이 GTP의 σ-인 원자를 공격하여 5′-5′ 삼인산결합을 형성한다. 이어서 말단에 있는 G의 N-7이 S-adenosylmethionine에 의해 메틸화되어 cap0을 만들고 인접한 ribose들이 메틸화되어 cap1, cap2를 만든다.
>
> ⓑ Poly A tail : RNA의 전사단계에서 설명한 것처럼 RNA는 종결코돈에 의해 전사가 끝난 후에 다중 아데닐화 신호인 'AAUAAA'가 전사된 후 바로 종결되지 않고 조금 더 전사가 진행되다가 종결하게 된다. 이때, 3′말단에서 50~250개의 A(아데닌)을 붙여 Poly A tail을 형성한다.

© 5' cap과 Poly A tail의 기능
- 성숙한 mRNA가 핵 밖으로 빠져나가는 것을 돕는다.
- mRNA가 가수분해효소에 의해 분해되지 않도록 보호해준다.
- mRNA가 세포질에 도달하게 되면 리보솜이 mRNA의 5′말단에 부착되도록 한다.
② Splicing : Splicing과정은 mRNA에 5′ cap과 poly A tail이 붙은 후에 핵공을 통해 세포질로 빠져나간 후 발생하게 되며, 유전자를 암호화하지 않는 인트론들을 제거하는 과정이다. (유전자를 암호화하는 부분은 엑손(exon)이라 함) 인트론의 제거는 스플라이싱 복합체(spliceosome)에 의해 수행되는데 스플라이싱 복합체는 인트론 말단의 핵심 서열 및 하나의 인트론에 걸쳐있는 몇 개의 짧은 뉴클레오타이드 서열에 결합한다.

❷ 형질발현의 조절

(1) 1유전자 1효소설

① 의의 … 하나의 유전자는 하나의 특정한 효소의 형성을 지배하며, 이 효소의 작용에 의해서 특정 형질이 발현된다. 그러므로 하나의 유전자가 하나의 형질을 나타내게 되는 것이다.

② 붉은빵곰팡이의 영양요구주실험 … 비들과 테이텀이 붉은빵곰팡이를 재료로 한 실험을 하여 1유전자 1효소설을 밝혀냈다.

  ㉠ 영양요구주 : 붉은빵곰팡이의 야생종은 생존에 필요한 최소한의 영양분만 공급된 최소 배지에서 스스로 생존할 수 있다. 그러나 X선을 쬐어 얻은 돌연변이주 가운데 어떤 것은 특정 영양물질을 외부에서 더 공급해 주어야만 살 수 있는 개체가 있는데, 이러한 것을 영양요구주(영양요구성 돌연변이주)라고 한다.

  ㉡ 실험결과
  - 오르니틴 요구주 : 최소 배지에 오르니틴, 시트룰린, 아르지닌 중 한 가지를 넣어 주면 산다.
  - 시트룰린 요구주 : 최소 배지에 오르니틴을 넣어 주면 살지 못하고, 시트룰린이나 아르지닌 중 한 가지를 넣어 주면 산다.
  - 아르지닌 요구주 : 최소 배지에 오르니틴이나 시트룰린을 넣어 주면 살지 못하고, 아르지닌을 넣어 주어야 산다.

  ㉢ 결론
  - 오르니틴 요구주는 오르니틴이나 시트룰린을 가지고 아르지닌을 전환할 수 있으나, 시트룰린 요구주는 오르니틴을 아르지닌으로 전환할 수 없다.
  - 이것은 시트룰린 요구주가 가진 유전자는 시트룰린을 아르지닌으로 바꾸는 효소를 만드는 유전자를 가지고 있으나, 오르니틴을 시트룰린으로 바꾸는 효소를 만드는 유전자는 가지고 있지 못함을 뜻한다. 즉, 하나의 유전자가 하나의 효소만을 합성할 수 있음을 의미하는 것이다.

(2) 오페론설

① 의의 … 자콥과 모노에 의해 주장된 학설로, 유전자의 단백질 합성에 대한 조절능력을 밝힌 것이다.

② 자콥과 모노의 실험

　　㉠ 실험 1 : 포도당과 젖당을 혼합한 배지에서 대장균을 배양하였더니, 대장균은 주로 포도당을 이용하고 젖당은 이용하지 않았다.

　　㉡ 실험 2 : 포도당만 들어 있는 배지에서 대장균을 배양하였더니, 대장균은 젖당분해효소가 생성되지 않았다.

　　㉢ 실험 3 : 포도당 배지에서 배양된 대장균을 젖당 배지로 옮겨 배양하였더니, 처음에는 젖당을 이용하지 못하였으나, 시간이 지나면서 젖당분해효소가 생성되어 젖당을 이용할 수 있게 되었다.

③ 오페론 … 생물체 내에서는 구조유전자가 작동유전자의 통제를 받으면서 효소를 합성하고, 작동유전자는 조절유전자에 의해서 그 기능이 조절됨으로써 필요한 물질만 합성하고 필요하지 않은 물질의 생성은 억제한다. 이러한 작동유전자와 그 지배를 받는 구조유전자를 합해서 오페론이라고 한다.

　　㉠ 조절유전자

　　　• 억제물질을 만드는 정보를 지니고 있는 유전자이다.

　　　• 억제물질을 만들어 작동유전자와 결합하게 함으로써 작동유전자의 활동을 억제한다.

　　　• 억제물질이 작동유전자와 결합하지 않고 유도물질과 결합하면 작동유전자가 활성화되어 구조유전자가 단백질을 합성하게 한다.

　　㉡ 작동유전자

　　　• 조절유전자에 의해서 합성된 억제물질과 결합하면 불활성화되어 구조유전자의 기능을 중지시켜 단백질을 합성하지 못하게 한다.

　　　• 작동유전자 앞에는 mRNA 합성효소가 붙는 자리가 있다.

　　㉢ 구조유전자

　　　• 단백질의 합성을 명령하는 유전자로 작동유전자에 의해서 지배를 받는다.

　　　• 단백질 합성에 관한 정보, 즉 아미노산의 배열순서를 결정하는 정보를 가지고 있다.

　　㉣ 유도물질 : 억제물질과 결합하여 작동유전자를 활성화시켜 결과적으로 구조유전자를 활성화시켜 주는 물질이다.

④ 젖당 오페론 … 자콥과 모노의 실험에서는 젖당이 유도물질의 역할을 하기 때문에 젖당이 없을 때는 젖당분해효소를 생성하지 못하다가, 젖당을 넣어 주었더니 젖당분해효소를 생성하였다.

03 유전학의 응용

❶ 유전자 재조합

(1) 개요

① **개념** … 사람이 인위적으로 유전자의 일부를 잘라내거나 붙여서 변형된 유전자를 만들어내는 기술을 유전자 재조합이라고 한다.

② **제한효소와 연결효소**

　　㉠ **제한효소** : 인위적으로 한 생물의 DNA를 잘라서 다른 생물의 DNA의 특정부위에 이식하려고 할 때 DNA를 잘라내는 기능을 하는 효소를 제한효소라고 한다. 지금까지 밝혀진 제한효소는 약 1,000여 가지가 있는데, 제한효소마다 절단부위가 다르기 때문에 절단하고자 하는 DNA의 부위에 맞는 제한효소를 선택하여야 한다.

　　㉡ **연결효소** : 제한효소로 잘라낸 DNA 조각들을 서로 섞어놓으면 절단부위의 염기들이 서로 상보적으로 결합하여 새로운 DNA를 만들어내게 되는데, 이 때 DNA 조각들의 결합을 돕는 것이 DNA 연결효소이다. DNA 연결효소는 DNA 라이게이스라고도 한다.

③ **운반체 DNA(DNA벡터)** … 사용하고자 하는 DNA(공여러한 DNA의 운반체를 운반체 DNA라고 하며, 스스로 복제능력을 가진 고리 모양의 DNA인 플라스미드를 운반체 DNA로 주로 사용한다.

④ **유전자 클로닝(DNA 클로닝)** … 원하는 DN체 DNA)를 숙주세포에서 배양하기 위해서 숙주세포에 넣을 때는 DNA를 운반하는 운반체가 필요하다. 이A를 다량으로 얻기 위해서 초기의 공여체 DNA가 많아야 한다. 공여체 DNA를 다량 복제하는 것을 유전자 클로닝이라고 한다.

(2) 유전자(DNA) 재조합의 과정

① 플라스미드를 대장균에서 분리한다.

② 같은 제한효소를 사용하여 공여체 DNA와 플라스미드를 절단한다.

③ DNA 연결효소로 두 DNA를 연결하여 재조합 DNA를 만든다.

④ 재조합 DNA를 플라스미드를 갖지 않는 대장균에 삽입한다.

⑤ DNA가 삽입된 대장균의 수가 증가하면서 재조합 DNA도 복제되어 그 수가 증가한다.

❷ 핵치환

(1) 핵치환

① 핵을 제거한 난자에 어떤 세포로부터 꺼낸 핵을 넣어 완전한 개체로 발생시키는 것을 핵치환이라고 한다.

② 고든이 아프리카산 발톱개구리의 난자에 자외선을 쪼여 핵을 제거한 후 다른 올챙이의 소장세포의 핵을 이식하여 발생시킴으로써 복제개구리를 만드는 데 성공하였다.

(2) 클론

핵치환과 같은 방법으로 단일세포 또는 개체로부터 무성적으로 생겨나서 동일한 유전자형을 갖게 되는 자손들을 클론이라고 하며, 클론을 얻는 방법을 클로닝이라고 한다.

> **생거기법(Sanger sequencing)**
>
> ㉠ 개념 : 영국의 생화학자 프레드 생거(Fred Sanger)와 그의 동료들이 1977년 개발한 DNA 시퀀싱 방법으로 시험관 DNA 복제 중에 DNA 사슬을 종결시키는 'dideoxynucleotide termination method'에 기반하였다. 휴먼게놈프로젝트에서 상대적으로 작은 DNA 조각들을 시퀀싱하기 위해 사용되었으며, 최근에는 NGS 분석으로 많이 대체되었으나 여전히 500bp 이상의 긴 염기서열 분석을 위해 클로닝, PCR 분야 등에서 사용되고 있다.
>
> ㉡ 구성요소
> - DNA template : 시퀀싱 될 DNA 주형
> - DNA 중합효소 : DNA를 합성하여 연장해나감
> - 프라이머 : 방사성 표지 프라이머를 제작하여 DNA polymerase의 스타터로서 역할
> - 4개의 Deoxynucleotides(dNTP) : dATP, dTTP, dCTP, dGTP
> - 4개의 Dideoxynucleotides(ddNTP)
> - ddATP, ddTTP, ddCTP, ddGTP
> - ddNTP가 끼어들 때 복제를 멈추며, 다양한 길이의 DNA 가닥들이 합성됨

≡ 최근 기출문제 분석 ≡

2020. 10. 17. 제2회 지방직(고졸경채)

1 대장균과 박테리오파지의 공통점은?

① 세포 구조를 갖는다.

② 독립적으로 물질대사를 한다.

③ 비생물적 특성이 있다.

④ 유전 물질로 핵산을 갖는다.

> **TIP** 대장균은 원핵생물인 세균으로 단세포생물, 원핵세포를 가지며, 막성 세포소기관과 핵막이 없다는 특징이 있다. 독립적인 물질대사는 가능하며 핵산을 가진다.
> 박테리오파지는 바이러스로 세포 구조를 갖지 않고 숙주 세포 내에서 활물기생해 살아가므로 독립적으로 물질대사를 할 수 없다. 또한 숙주 밖에서는 단백질 결정체로 존재하므로 비생물적 특징을 가지며 유전 물질로 핵산을 가진다.

2020. 6. 13. 제1 · 2회 서울특별시

2 생거기법(Sanger)을 통한 DNA 염기서열분석에 필요한 요소를 〈보기〉에서 모두 고른 것은?

보기
㉠ 프라이머(primer)   ㉡ dNTP
㉢ ddNTP   ㉣ DNA 연결효소(DNA ligase)

① ㉠㉡㉢

② ㉠㉡㉣

③ ㉡㉢㉣

④ ㉠㉡㉢㉣

> **TIP** 생거기법에는 우선 DNA합성에 쓰이는 재료로 dNTP가 사용된다. dNTP는 디옥시리보스와 삼인산기, 그리고 4종류의 염기로 이루어진 분자 구조로 되어 있으며 ddNTP는 5번 탄소가 인산기와 반응하는 것이 불가능하므로 DNA 중합 효소가 ddNTP를 만나게 된다면 더 이상 합성이 불가능해진다. 따라서 ddNTP는 DNA합성을 순간순간 멈추기 위한 물질이다. 또한 프라이머는 초기에 필요하다.
> ㉣ DNA 연결효소는 DNA 복제나 수선, 재조합 등에서 사슬을 연결시키는 반응을 할 때 필요하므로 생거기법에서는 필요하지 않다.

Answer 1.④ 2.①

2020. 6. 13. 제1 · 2회 서울특별시

3 진핵세포의 mRNA는 전구체 형태로 만들어져 세포질로 나가기 전에 가공(processing) 과정을 거쳐 변형된다. 진핵세포의 RNA 가공(processing) 과정에 해당하는 것을 〈보기〉에서 모두 고른 것은?

─────────── 보기 ───────────
ㄱ 인트론 제거   ㄴ 5′ 캡(5′ cap) 형성
ㄷ 폴리 A 꼬리(poly A tail) 형성   ㄹ 엑손 뒤섞기(exon shuffling)
──────────────────────────────

① ㄱㄹ   ② ㄴㄷ
③ ㄱㄴㄷ   ④ ㄱㄴㄷㄹ

> **TIP** 인트론을 제거하고 5′ cap 형성 후 poly A tail을 형성하는 과정으로 일어난다. 이렇게 되면 인트론은 제거되고 엑손끼리 연결되는 스플라이싱 과정이 완료된다. 이 과정을 거쳐야만 성숙한 mRNA가 생성되어 번역에 이용된다.
> ㄹ 엑손 뒤섞기는 유전자 재조합을 의미하므로 유전적 다양성을 가진다.

2020. 6. 13. 제1 · 2회 서울특별시

4 레트로트랜스포존(retrotransposon)에 대한 설명으로 가장 옳지 않은 것은?

① 진핵생물에서 발견된다.
② 단일 가닥의 RNA 중간산물을 생성한다.
③ 유전체에 RNA로 삽입된다.
④ 역전사효소를 사용한다.

> **TIP** 트랜스포존이란 genome 내에서 위치를 이동할 수 있는 유전자로 진핵생물의 염기서열 중 많은 비암호화 염기서열이 유전자 발현조절에 포함되어 있다. 레트로트렌스포존이란 트랜스포존 돌연변이에 속하며 RNA를 매개체로 유전체 내에서 이동하는 전위인자이다. 레트로트랜스포존은 양쪽에 긴 말단반복서열이 존재하고 역전사를 통해 증식한다. mRNA로 전사된 후에 자신이 암호화하고 있는 역전사효소를 이용해 새로운 dsDNA조각을 만든 후 유전체의 다른 위치에 삽입된다. 따라서 진핵생물에서 발견되며, 단일가닥의 RNA 중간산물을 만들며 역전사효소를 사용한다.

Answer 3.③ 4.③

5 생물체의 RNA 종류 중 그 양이 특정 단백질의 생산량에 영향을 줄 수 있는 것으로 옳게 짝지은 것은?

① mRNA – rRNA

② rRNA – tRNA

③ tRNA – 마이크로RNA(miRNA)

④ mRNA – 마이크로RNA(miRNA)

> **TIP** rRNA는 리보솜을 구성하는 RNA이다. tRNA는 mRNA의 코돈에 대응하는 안티코돈을 가지고 있으며, 꼬리쪽에는 해당하는 안티코돈에 맞추어 tRNA와 특정한 아미노산을 연결해 주는 효소에 의해 안티코돈에 대응하는 아미노산을 단다. miRNA는 mRNA와 상보적으로 결합해 세포 내 유전자 발현과정에서 중추적 조절인자로 작용한다.

6 〈보기〉의 DNA 시료를 제한효소 1과 2로 처리한 후 젤 전기영동으로 분리하여 A, B, C 세 개의 절편을 얻었다. 젤 전기영동으로 얻어진 DNA 절편의 순서로 가장 옳은 것은?

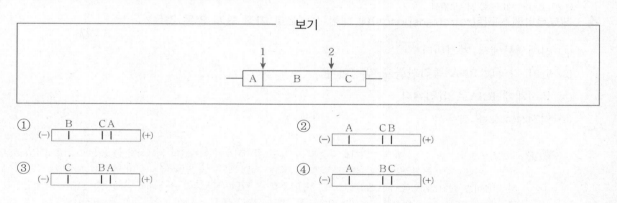

> **TIP** DNA는 (−)극을 띠는 물질로 전기영동을 통해 얻어진 절편 중 크기가 작은 것이 (+)극으로 가장 많이 이동하고 크기가 클수록 (+)극으로 이동을 적게 하므로 절편의 크기가 B>C>A 이므로 가장 (+)쪽으로 이동한 절편은 A, (−)극 쪽에 가장 가깝게 있는 절편은 B이다.

Answer 5.④ 6.①

7 단백질과 핵산 같은 생체 고분자 물질은 비공유결합을 통해 그 입체적 구조를 유지한다. 다음 중 수용 액에 녹아 있는 DNA의 이중나선구조에서 볼 수 있는 비공유결합에 대한 설명으로 옳은 것은?

① 반데르발스 인력 – 염기와 데옥시리보스 간의 결합

② 소수성 상호작용 – 인산과 물 분자와의 결합

③ 수소결합 – 염기쌍을 이루는 두 염기 사이의 결합

④ 이온결합 – 이중나선구조 내부에 쌓인 염기쌍들 사이의 결합

> **TIP** DNA는 염기쌍을 이루는 두 염기 사이의 수소결합으로 이루어진 이중나선구조이다.

8 대장균의 젖당오페론(lactose operon)이 활성화될 경우, 전사과정을 통해 RNA가 생성된다. 이 RNA로 부터 3종류의 단백질이 만들어지고, 이들 단백질은 젖당을 이용하여 물질대사를 수행한다. 다음 중 위 의 3종류 단백질을 암호화하는 유전자에 해당하지 않는 것은?

① *LacZ*   ② *LacY*

③ *LacI*   ④ *LacA*

> **TIP** 대장균의 젖당오페론이 활성화될 경우, 전사과정을 통해 RNA가 생성되고 이 RNA로부터 3종류의 단백질이 만들어지 는데 이를 암호화하는 유전자는 *LacZ*, *LacY*, *LacA*이다.

9 알츠하이머 병을 앓다가 사망한 사람의 뇌조직에서 질환의 원인이 되는 유전자를 탐색(screening)하고 자 한다. 다음 중 어떤 연구방법을 이용하는 것이 가장 적절한가?

① DNA 지문감식(DNA fingerprinting)

② DNA 유전자 미세배열(DNA microarray)

③ 중합효소 연쇄반응(polymerase chain reaction, PCR)

④ 단백질체학(proteomics)을 이용한 구조의 분석

> **TIP** 유전자 미세배열 … 조사해야 할 대상물(DNA 또는 단백질 등)을 많이 배열, 토막(CHIP)으로 배치한 다음 고정화한 것 을 말한다. 특정 세포가 발현하는 유전자가 무엇인지를 알아내기 위험에 이용된다.

Answer 7.③ 8.③ 9.②

출제 예상 문제

1 다음 DNA의 염기서열이 AGCGTAC일 때, mRNA에 대응하는 tRNA의 안티코돈은?

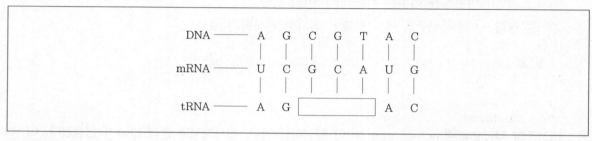

① CGA   ② GUA

③ CGU   ④ GUC

TIP   DNA   mRNA   tRNA

        A --- U --- A
        C --- G --- C
        G --- C --- G
        C --- G --- C
        T --- A --- U
        G --- C --- G

2 유전연구에서의 방법과 내용의 연결이 잘못 짝지어진 것은?

① 유전자 재조합 – 단일클론항체

② 조직배양 – 당근의 대량 생산

③ 핵치환 – 황우석 박사의 복제 소 영롱이

④ 세포융합 – 감자와 토마토를 합성한 포마토

TIP   유전자 재조합의 예로는 사람의 생장호르몬 생산 DNA를 생쥐의 수정란에 재조합하여 정상 쥐보다 2배 이상의 거대한 쥐를 탄생시킨 것을 들 수 있다. 가축이나 농작물에도 사용되고 있다.

Answer   1.③   2.①

3 다음 〈보기〉가 설명하고 있는 것은?

보기

RNA 바이러스에서의 DNA 합성

① 전사 ② 번역
③ 역전사 ④ 중심설

TIP ① DNA의 정보가 RNA로 전달되는 과정을 말한다.
② RNA에서 단백질이 합성되는 과정을 말한다.
④ 유전 정보는 DNA → RNA → 단백질의 순서대로 옮겨간다는 것을 말한다.

4 제한효소와 운반체 즉 플라스미드에 대한 설명으로 옳지 않은 것은?

① 플라스미드는 복제되지 않는다.
② DNA를 이식하려고 할 때 DNA를 자르는 가위역할을 하는 것이 제한효소이다.
③ 공여체 DNA를 숙주세포에 넣기 위한 운반체 역할을 하는 것이 플라스미드이다.
④ 제한효소는 세균이 외부에서 침입한 바이러스의 DNA를 잘라내어 자신을 보호하는데 사용한다.

TIP 플라스미드는 세균의 주염색체와는 별개로 존재하는 복제능력을 가진 작은 고리모양의 DNA이다.

5 다음 중 유전자가 염색체 위에 있다는 증거로 볼 수 있는 것은?

① 생식세포는 체세포의 반이다.
② 돌연변이를 일으킨다.
③ 자손에게 같은 형질이 유전된다.
④ 체세포의 염색체는 상동 염색체끼리 짝을 짓고 있다.

TIP 유전자가 염색체에 있기 때문에 자손에게 전달이 된다. 모건의 유전자설을 바탕으로 유전자는 염색체 위의 특정한 위치에 존재하며 대립유전자는 상동염색체 위 동일한 위치에 존재한다.

Answer 3.③ 4.① 5.③

6 다음 중 DNA의 특성이 아닌 것은?

① 이중나선으로 되어 있다.　　　　② 반보존적인 자기복제를 한다.

③ 뉴클레오타이드를 구성의 기본단위로 한다.　④ 주된 구성성분은 단백질이다.

TIP DNA는 당과 인산과 염기를 구성성분으로 하는 뉴클레오타이드로 되어 있다.

---

7 다음 〈보기〉가 설명하고 있는 것은?

> ──────── 보기 ────────
>
> 프렌킬-콘레트와 싱어에 의해 이 물질이 RNA임이 증명되었으며 DNA는 없고 RNA만을 가진 바이러스
> 로 피막 안에 들어 있는 구조를 형성하고 있다.

① 폐렴쌍구균　　　　　　　　② TMV

③ 박테리오파지　　　　　　　　④ 붉은빵곰팡이

TIP ① 그리피스와 에이버리의 실험으로 유전자가 DNA라는 것을 밝히는 데 사용한 균으로 피막을 가진 S형균과 피막이 없는 R균 중 R
균은 폐렴을 일으키지 않는 것이다. S형균을 가열하여 핵산인 DNA가 형질변환을 시킨 물질임을 알게 된 것이다.
③ 허시의 실험으로 대장균 내로 들어가는 부분이 파지의 DNA이며 단백질성 껍질은 대장균 내로 들어가지 않음을 증명했다. 또, 대
장균 내 새로운 파지를 형성시킨 DNA가 유전물질임을 증명하였다.
④ 비들과 데이텀의 실험으로 하나의 효소합성은 하나의 유전자 지시에 의해 합성된다는 1유전자 1효소설을 입증하게 되었다.

---

8 포메이토에 해당하는 유전자 조작과 같은 방법으로 생산된 것은?

① 단일클론항체　　　　　　　　② 복제 양 돌리

③ 복제 소　　　　　　　　　　④ 인슐린 생산

TIP ① 세포융합 ②③ 핵이식 ④ DNA 재조합
※ 포메이토 … 서로 다른 두 세포(감자와 토마토)를 합쳐 새로운 잡종 세포(포메이토)를 만드는 기술을 세포융합이라고 한다.

Answer 6.④ 7.② 8.①

9 유전학의 조직배양에 대한 설명으로 옳은 것은?

① 무수히 많은 작물의 생산이 가능하다.
② 영양배지에서 세포조직을 키우는 방법이다.
③ 번식력이나 바이러스에 강한 종자를 생산할 수 있다.
④ 두 생물의 형질이 모두 발현되는 세포를 생성하는 기술이다.

TIP ④ 세포융합에 대한 설명이다.

10 땅 밑에 감자가 달리고 땅 위에 토마토가 열리는 포메이토에 해당하는 유전자 조작은?

① 핵이식   ② 세포융합
③ 조직배양   ④ 염색체 조작

TIP ① 세포에서 핵을 꺼내 미리 핵을 제거한 난자에 넣어 발생시키는 기술이다.
③ 생물의 조직 일부나 세포를 떼어 내어 영양배지에서 키우는 것을 말한다.
④ 염색체 수를 인위적으로 조작하여 목적하는 형질을 얻어내는 것을 말한다.
※ 세포융합… 서로 다른 두 세포를 합쳐 새로운 잡종세포를 만드는 것을 말한다. 잡종 식물의 예로 포메이토를 들 수 있는데 크기
나 질이 감자나 토마토에 못 미치는 것으로 알려져 있다.

11 DNA 전체가 300일 때 G가 50이면 A의 값은?

① 50   ② 100
③ 150   ④ 200

TIP A와 T, G와 C의 양은 생물에 상관없이 항상 1:1의 비를 유지하기 때문에 G가 50이면 C도 50이다. 총 DNA가 300이므로 300－(50
+50)=200이 A와 T의 양이다. A와 T는 1:1이기 때문에 A와 T는 각각 100이 된다.

12 생명공학기법에 대한 설명으로 옳지 않은 것은?

① 생물의 몸을 구성하는 조직의 일부나 세포를 떼어 내어 영양배지에 키우는 방법을 조직배양이라 한다.

② 세포 내의 핵을 채취하여 핵을 제거한 난자에 넣어 발생시키는 것을 핵이식이라 한다.

③ 서로 다른 두 종류의 세포를 합하여 새로운 세포를 만드는 것을 세포융합이라 한다.

④ 염색체 수를 인위적으로 조작하여 새로운 형질을 생성시키는 것을 DNA 조작이라 한다.

TIP ④ 염색체 조작에 대한 설명이다.
  ※ DNA 조작 … DNA의 합성이나 분해과정에 관여하는 효소를 순수분리하여 인위적으로 유전자를 재조합하는 것을 말한다.

13 다음은 DNA의 복제실험의 과정이다. 이 실험의 결과와 그로부터 유추해낼 수 있는 사실의 연결이 잘못 짝지어진 것은?

> • 대장균을 ^{15}N이 있는 배지에서 배양하여 ^{15}N로 표지되게 만들어, ^{14}N과 구별되게 하였다.
> • ^{15}N으로 표지된 대장균을 ^{14}N이 있는 배지에 옮겨서 새로 합성된 분자에는 ^{14}N이 들어가도록 하였다.
> • 분열을 할 때마다 대장균을 채취하여 DNA를 추출한 후 초원심분리시켜 DNA의 위치를 조사하였다.

① ^{14}N 배지로 옮기기 전의 DNA는 관의 아래쪽에 한 층의 띠만 형성된다. − DNA의 무게가 모두 같으며, 그 무게가 무거움(^{15}N를 포함하는)을 의미한다.

② 대장균이 1회 분열했을 때 관의 중간과 아래쪽에 각각 한 층씩의 띠가 형성된다. − DNA의 무게가 중간정도인 것(^{15}N과 ^{14}N를 모두 포함하는)과 무거운 것(^{15}N를 포함하는)의 두 종류가 있음을 의미한다.

③ 대장균이 2회 분열했을 때 관의 중간과 관의 위쪽에 두 층의 띠가 형성된다. − DNA의 무게가 중간인 것(^{15}N과 ^{14}N를 모두 포함하는)과 가벼운 것(^{14}N를 포함하는)의 두 종류가 생겼음을 의미한다.

④ 대장균이 분열을 거듭할수록 관의 위쪽에 생기는 띠가 두꺼워진다. − 가벼운 DNA의 양이 증가함을 의미한다.

TIP 대장균이 1회의 분열을 하면 ^{15}N만을 포함하는 DNA는 존재하지 않고, ^{15}N와 ^{14}N를 포함하는 중간무게의 DNA만 생긴다.

Answer 12.④ 13.②

14 핵산의 설명으로 옳지 않는 것은?

① DNA와 RNA가 있다.

② 핵산의 구성단위는 뉴클레오타이드이다.

③ DNA의 구성염기는 A, T, G, C이다.

④ RNA는 이중나선구조로 되어 있다.

TIP 핵산의 종류에는 DNA와 RNA의 두 종류가 있는데, 이 중에서 이중나선구조로 되어 있는 것은 DNA이다. RNA는 한 가닥의 긴 사슬로 되어 있다.

15 일정량의 이중나선 DNA를 분해하였더니 구아닌과 아데닌이 각각 0.3몰과 0.1몰씩 추출되었다. 이 DNA에서 분리할 수 있는 사이토신과 타이민의 양은?

	사이토신	타이민		사이토신	타이민
①	0.1몰	0.3몰	①	0.3몰	0.1몰
③	0.4몰	0.6몰	③	0.6몰	0.4몰

TIP 아데닌과 타이민, 구아닌과 사이토신은 상보적 결합을 하므로 DNA 분자 내에 같은 양이 들어 있다.

Answer 14.④ 15.②

03 진화

01 생명의 기원과 생물의 진화

❶ 생명의 기원에 대한 학설들

(1) 자연발생설

① **자연발생설** ⋯ 생물은 비생물에서 자연적으로 발생한다는 학설로 아리스토텔레스, 헬몬트, 니담 등의 학자들이 주장하였다.

② **아리스토텔레스** ⋯ 진흙이나 습기찬 곳에서 뱀장어가 생겨난다.

③ **헬몬트** ⋯ 땀에 젖은 더러운 셔츠와 밀 이삭을 오랫동안 방치해 두면 쥐가 생겨난다.

④ **니담** ⋯ 닭고기즙과 야채즙을 가열하여 시험관에 넣고 코르크마개를 막은 후 다시 가열하여 방치해 두었는데 미생물이 발생하였다. 이것은 고기즙의 특수한 생명력이 미생물로 변한 것이다.

⑤ **레벤후크** ⋯ 우유를 따뜻한 곳에 두면 미생물이 생겨난다.

(2) 생물속생설

① **생물속생설** ⋯ 생물은 생물에서만 유래한다는 학설로 자연발생설을 전면 부정하는 학설이다. 레디, 스팔란자니, 파스퇴르 등의 학자들이 주장하였다.

② 레디
- ㉠ **실험** : 생선도막을 각각 2개의 병에 넣어두고 한쪽은 뚜껑을 씌우고 다른 한쪽은 열어두었다. 그 결과 뚜껑을 씌운 쪽은 구더기가 생기지 않았고, 뚜껑을 열어 둔 쪽은 구더기가 생겼다.
- ㉡ **실험결과** : 이것은 구더기가 생선도막에서 생긴 것이 아니라 외부로부터 옮겨온 것임을 증명하는 것으로, 이 결과를 통해서 자연발생설의 오류를 지적하였다.

③ 파스퇴르

   ㉠ 실험 : 플라스크에 유기물 용액을 넣고 플라스크의 목을 가열하여 가늘고 길게 만든 후(공기유입 방지), 플라스크의 유기물 용액을 다시 끓이고 이것을 공기 중에 그대로 방치하였다. 그 결과 플라스크 속에서 미생물이 발생하지 않았다. 그리고 공기 중에서 미생물이 유입되었을 수도 있는 플라스크의 목의 입구에 유기물 용액을 묻혔더니 그 곳에서는 미생물이 발생하였다.

   ㉡ 실험결과 : 생물은 반드시 생물의 씨로부터 발생하여 번식하는 것이고, 자연적으로는 생겨나는 것이 아니라는 것을 증명한다.

   ㉢ 생물속생설의 완성 : 파스퇴르의 실험으로 인해 생물속생설이 완성되었다.

② 진화의 증거

(1) 화석상의 증거

① 화석 … 고생물체의 유해나 흔적이 지층에 남아 있는 것을 말하는데, 고생물과 현대의 생물을 비교하면 생물이 진화했음을 알 수 있다.

② 화석의 종류

   ㉠ 표준화석 : 특정한 지질시대의 지층에서만 발견되는 화석으로, 지층의 연대를 추정하는 기준이 된다.

     • 고생대의 표준화석 : 삼엽충, 필석, 갑주어 등

     • 중생대의 표준화석 : 암모나이트, 공룡, 시조새 등

     • 신생대의 표준화석 : 화폐석, 맘모스, 에오히푸스 등

   ㉡ 시상화석 : 특정한 서식환경의 지층에서만 발견되는 화석으로, 지층의 과거환경을 추정하는 기준이 된다.

     • 산호, 유공충 : 과거에 바다였던 지층

     • 고사리 : 과거에 늪지대였던 지층

③ 화석에 나타난 진화의 증거

   ㉠ 말 : 화석에 나타난 과거의 말은 앞다리에 4개, 뒷다리에 3개의 발굽을 가지던 것이 차츰 줄어서 앞다리와 뒷다리 모두 발굽이 하나만 있는 현재의 형태가 되었다. 또한 몸집도 과거에는 개만하던 것이 진화하면서 현재와 같이 크게 되었다.

   ㉡ 시조새 : 시조새의 화석은 날개와 깃털이 있는 것으로 보아 조류의 특징을 보이며, 날개에 발가락이 있고 부리에 이가 있으며, 꼬리가 있는 것으로 보아 파충류의 특징도 보이고 있다. 이것으로 보아 시조새는 파충류와 조류의 중간형태를 하고 있음을 알 수 있다.

   ㉢ 소철고사리 : 시조새와 같이 소철고사리도 양치식물과 겉씨식물, 두 종의 중간형태를 나타내고 있다.

(2) 비교해부학상의 증거

① 현존하는 생물의 형태나 구조와 같은 해부학적 특성으로부터 진화의 근거를 찾을 수 있다.

② 상동기관

    ㉠ 사람의 팔과 새의 날개는 외형과 작용은 다르지만 해부학적으로 근본구조가 같다. 이와 같이 다르게 발달했지만 발생의 기원이 같은 기관을 상동기관이라고 한다.

    ㉡ 상동기관은 공통적인 조상에서 갈라져 나와 서로 다른 환경에 적응하면서 진화해 왔다는 것을 보여 주는 증거이다.

③ 상사기관

    ㉠ 새의 날개와 곤충의 날개는 기능은 같지만 해부학적인 근본구조가 다르다. 이와 같이 같은 기능을 갖는 기관으로 발달했지만 발생의 기원이 다른 기관을 상사기관이라고 한다.

    ㉡ 상사기관은 생물이 비슷한 환경에서 생활하기 위해 유사한 형태나 기능을 가지는 방향으로 진화한다는 것을 보여 주는 것이다.

④ 흔적기관

    ㉠ 사람의 꼬리뼈나 사랑니, 두더지의 눈, 타조의 날개와 같이 과거의 조상생물들에게는 필요하여 사용되던 기관이었으나 환경이나 생활양식이 달라지면서 사용하지 않아 퇴화되고 흔적만 남은 기관을 흔적기관이라고 한다.

    ㉡ 선조와 계통관계를 밝히는 데 중요한 수단이 된다.

(3) 발생학상의 증거

① 성체는 다른 종이라고 해도 이들의 배 발생을 보면 발생의 초기에는 배의 형태가 비슷하거나 유생이 서로 비슷한 경우가 있는데, 이러한 사실을 진화의 증거로 설명한다.

② 초기 배의 모양 … 척추동물의 경우 초기 배에 아가미구멍과 꼬리가 있는 등 발생초기의 배의 모양이 서로 비슷하다.

③ 유생의 공통성 … 변태를 하는 동물 중에 현재는 종이 다르더라도 변태의 초기에 거치는 유생의 종류가 공통적인 것들이 있다. 갯지렁이와 조개는 트로코포라 유생시기를 거치고, 게와 새우는 노플리우스 유생시기를 거친다.

④ 발생반복설 … 개체발생은 계통발생을 되풀이한다는 이론으로, 각 동물의 개체발생과정에서 보이는 형태적인 변화는 각 동물이 진화해 온 계통발생을 되풀이한다. 진화재연설이라고도 한다.

(4) 생물지리학상의 증거

① 같은 조상을 가지는 생물들이 지리적으로 격리되어 다른 방향으로 진화해 독특한 생물군이 형성되었다.

② **윌리스 선** … 윌리스가 인도네시아의 발리섬과 롬보코섬 사이를 경계로 동쪽의 오스트레일리아구와 서쪽의 동남아시아구로 구분하는 윌리스 선(생물분포선)을 설정하였다.

　㉠ 윌리스 선을 경계로 한 포유류의 비교

　　• 서쪽의 동남아시아구 : 태반이 발달한 포유류가 많이 분포한다.

　　• 동쪽의 오스트레일리아구 : 태반이 발달하지 않은 포유류(난생포유류, 유대류)가 많이 분포한다.

　㉡ 이것은 포유류의 조상이 아직 태반이 발달하지 않은 시기에 지리적인 격리가 일어나 서로 다르게 진화하였음을 의미하는 것이다.

③ **갈라파고스군도의 멧새** … 남아메리카 페루 서쪽에 있는 갈라파고스군도의 멧새들은 섬마다 각기 부리의 모양이 다르다. 이것은 한 땅덩어리였던 지역이 여러 개의 섬으로 나누어지면서 지리적인 격리가 일어나서, 각 섬의 새들이 그 지역에서 얻을 수 있는 먹이에 맞게 진화하였기 때문이다.

(5) 생화학상의 증거

① 생물체를 구성하는 물질의 생화학적 특성을 비교해서 생물의 유연관계를 밝힐 수 있다.

② **단일생명체 진화증거** … DNA에서 전사되는 유전정보(mRNA), 원형질의 구성성분과 에너지전달계는 모든 생명체에서 공통적이다.

③ **혈청단백질의 유사** … 토끼의 정맥에 사람의 혈청을 주사해서 얻은 면역혈청에 여러 종류의 동물들의 피를 섞어서 침강반응을 조사해 보면 침강률이 각기 다르게 나타나는데, 계통상 유연관계가 가까울수록 침강률이 큰 것으로 나타난다.

④ **헤모글로빈분자 내 아미노산 배열의 차이** … 사람의 헤모글로빈은 α 사슬과 β 사슬로 구성되어 있다. 사람의 β 사슬은 146개의 아미노산으로 되어 있는데, 여러 동물들의 헤모글로빈 β 사슬의 아미노산을 분석해 보면 사람과의 유연관계에 따라서 β 사슬을 구성하는 아미노산의 수가 차이남을 알 수 있다. 이것은 유연관계가 가까운 동물일수록 생화학적인 성질이 비슷함을 의미한다.

(6) 분류학상의 증거

① **중간형** … 생물을 분류하다 보면 서로 다른 두 동물의 특징을 모두 가지는 중간형의 생물을 발견하게 되는데, 이러한 동물들도 진화의 과정에서 나타난 진화의 증거라고 할 수 있다.

② **유글레나** … 유글레나는 엽록체를 가지고 있어 광합성을 하는 식물적인 특성과 시각기인 안점을 가지고 있고, 편모가 있어 운동을 하는 동물적인 특성도 함께 가지고 있는 생물이다. 이것은 동물과 식물이 같은 생명체에서 진화했다는 증거이다.

③ **오리너구리** … 오리너구리는 부리가 있고 난생이라는 조류의 특성과 젖으로 새끼를 기르고 온몸에 털이 있는 포유류의 특징도 함께 가지고 있다. 이것은 같은 조상에서부터 포유류와 조류가 진화해 왔음을 보여 주는 증거이다.

02 진화설

❶ 다윈 이전의 진화설

(1) 18세기 후반

뷔퐁이 처음으로 종의 변화가능성을 주장했다.

(2) 퀴비에의 대격변설

퀴비에는 생물들이 주기적으로 지구적인 대격변에 의해 대량으로 멸종되고, 새로운 종이 창조되었다고 주장했다.

(3) 휴톤과 라이엘의 동일과정설

허턴과 라이엘은 지구의 역사가 상당히 오래되었다면 자연과정만으로도 지구상에서 일어난 변화를 충분히 설명할 수 있다고 주장하였다.

(4) 라마르크의 용불용설

① **용불용설** … 라마르크는 환경에 따라서 많이 쓰는 기관은 발달하고, 쓰지 않는 기관을 퇴화한다는 용불용설을 주장하였다.

② **획득형질의 유전**
  ㉠ 용불용설에 따르면 같은 종이라도 환경에 따라서 발달하거나 퇴화하는 기관이 다를 수 있는데, 이렇게 후천적으로 얻어진 획득형질이 자손에게 유전되고 세대를 거듭하면서 새로운 특징을 갖도록 진화되었다고 한다.
  ㉡ 획득형질은 유전되지 않으므로 현대에는 인정받지 못하고 있는 학설이다.

❷ 다윈의 진화설

(1) 자연선택설

다윈은 「종의 기원」이라는 그의 저서에서 많은 생물들 중에서 생존경쟁에서 유리한 형질을 가진 종만 살아남게 되고, 살아남은 개체들의 그 유리한 형질이 자손에게 유전되어 새로운 종이 형성된다고 하는 자연선택설을 주장하였다.

(2) 자연선택의 과정

① **과잉생산** … 대부분의 생물들은 환경이 수용할 수 있는 수준보다 훨씬 많은 수의 자손을 생산(개체 수의 과도한 증가)하므로 생존에 필요한 환경과 먹이가 부족하게 된다.

② **생존경쟁** … 환경의 제약으로 인해서 생존경쟁이 일어난다.

③ **적자생존과 자연선택** … 환경에 유리한 형질을 가진 개체가 살아남고, 환경에 적합하지 못한 개체는 도태된다.

④ **종의 다양화** … 살아남은 개체의 형질이 다음 세대에 전달(유전)되고, 세대가 거듭되면서 종이 분화되어 다양해진다.

❸ 다윈 이후의 진화설

(1) 드 브리스의 돌연변이설

① **돌연변이설** … 생식과정에서 돌연변이가 발생하고, 이 돌연변이가 유전되어서 새로운 형질을 자손에게 전달한다. 이러한 과정 중에 돌연변이로 인해서 새로운 종이 형성된다.

② **한계** … 대부분의 돌연변이는 생존에 불리하게 일어나므로 연속적인 진화를 설명하기에는 한계가 있다. 그러나 돌연변이가 진화의 원동력으로 중요한 것은 사실이다.

(2) 아이머의 정향진화설

① **정향진화설** … 생물은 일정 방향으로 변하는 내적 요인에 의해서 진화하며, 새로운 종을 형성한다.

② **한계** … 진화의 방향과 말발굽의 진화에 대한 설명에는 적합하지만, 내적 요인이 무엇인지 설명하지 못하였다.

(3) 로마네스와 바그너의 격리설

① 격리설 … 유전적인 변이가 있어도 격리가 일어나야만 새로운 종이 형성될 수 있다.

② 지리적 격리 … 바다나 산, 사막 등과 같이 지리적으로 격리되면 각각의 환경에 의해서 각기 다른 방향으로 종이 분화된다.

③ 생식적 격리 … 생식기관이 변하거나 생식시기가 변하여 생식적으로 교배가 이루어지지 않으면 각각 다른 종으로 분화된다.

(4) 로티의 교잡설

서로 다른 종의 교잡에 의해서 잡종이 만들어지고, 이 잡종에서부터 새로운 종이 형성된다.

03 집단유전과 진화

❶ 집단유전과 멘델집단

(1) 집단유전

① 집단 … 유전학에서 말하는 집단이란 개체간에 자유롭게 상호교잡이 이루어질 수 있는 개체의 모임을 말하는 것으로, 집단 전체의 유전적 상태를 연구하는 것이 집단유전이다.

② 집단유전학상의 진화 … 유전자 풀을 구성하는 대립유전자의 빈도에 변화가 일어난 것을 뜻한다.

③ 유전자 풀의 변화는 구성이 불변인 멘델집단을 가정하여 생각할 수 있다.

(2) 멘델집단

① 멘델집단 … 유성생식을 하고 있는 종으로 구성된 개체군을 말한다.

② 조건

　㉠ 집단의 개체 수가 많고 교배가 자유롭게 일어난다.

　㉡ 돌연변이, 자연선택, 격리 등 유전자 풀의 변화가 없다.

　㉢ 이입, 이출 등이 없고 집단을 구성하는 각 개체는 생존율이나 번식률이 같고 도태가 일어나지 않는다.

❷ 유전자 풀과 유전자 빈도

(1) 유전자 풀

① **유전자 풀** … 한 집단 내의 모든 개체들이 가지는 대립유전자를 통틀어 유전자 풀이라고 한다.

② **유전자 풀과 진화** … 한 개체가 가지는 유전자는 교잡을 통해서 다른 개체의 유전자와 섞여 다음 세대로 전달된다. 그러므로 유전자 풀 내에서 어떤 대립유전자의 상대적인 비율은 세대가 지나면서 변화할 수도 있다. 진화란 유전자 풀 내의 대립유전자의 빈도가 변하는 것을 말한다.

③ **유전자 풀의 변화** … 집단의 유전자인 유전자 풀의 변화에서부터 생물의 진화는 시작된다. 유전자 풀이 변하는데는 몇 가지 요인이 있다.

　㉠ **돌연변이** : 돌연변이는 일어날 확률도 적고 또 대부분이 환경에 불리한 것이라서 자연선택에 의해서 도태되지만, 돌연변이율이 높고 세대가 짧은 생물집단 내에서 환경의 변화가 일어나, 돌연변이가 환경에 유리하게 작용할 경우에는 돌연변이의 수가 증가하여 유전자 풀을 변화시켜 생물집단에 진화를 일으키는 요인으로 작용할 수 있다.

　㉡ **자연선택** : 특정 유전자형이 다른 것에 비해서 생존력이나 번식력이 높을 경우 유전자 빈도가 자연히 변하여 그 집단의 유전자 풀을 변화시킬 수 있다. 반대로 생존력이나 번식력이 낮은 유전자형이 유전자 빈도가 낮아져 유전자 풀을 변화시킬 수도 있다. 자연선택은 오랜 시간에 걸쳐서 일어나는 것이지만 환경이 급변할 경우에는 짧은 시간에 일어날 수도 있다.

　㉢ **이주** : 인접집단에서 이주해 온 개체가 생식에 참여함으로써 새로운 유전자가 도입되어 대립유전자가 변하는 경우도 있다.

　㉣ **격리** : 원래는 하나의 집단이던 것이 지리적 격리나 생식적 격리에 의해서 서로 교잡이 일어나지 않게 되면 각각의 집단은 고유한 유전자 풀을 가지며 다른 종으로 변화할 수 있다.

　㉤ **유전적 부동** : 어떤 유전자의 유전자 빈도가 변하여 나타나는 것으로, 작은 집단에서 특정 개체는 교배에 참여하고 다른 개체는 참여하지 못하는 일이 일어나면 대립유전자가 기회의 차이에 의해서 고정되거나 소멸되는 결과를 가져오기 때문에 유전자 풀에 변화가 생긴다.

(2) 유전자 빈도

① **유전자 빈도** … 한 생물집단 내의 모든 유전자 중에서 특정 대립유전자가 차지하는 비율을 유전자 빈도라고 한다.

② **계산방법** … 유전자 빈도는 집단 내의 모든 개체가 가지고 있는 유전자형을 조사하여 대립유전자들의 상대빈도를 계산한다. 그러므로 특정 유전자를 가지는 개체의 수를 전체 유전자의 수로 나누어 계산하면 된다.

❸ 하디 · 바인베르크의 법칙

(1) 하디 · 바인베르크의 법칙

생물집단에서의 유전자 분포를 나타내는 기본원칙으로, 생물집단의 대립유전자 빈도 및 유전자형 빈도는 몇 세대가 지나도 변하지 않고 평형상태를 이루게 된다고 하는 집단유전의 원리를 하디 · 바인베르크의 법칙이라고 한다.

(2) 검증

① 하나의 생물집단에서 대립유전자 A와 a가 존재할 때 A와 a의 유전자 빈도를 각각 p, q라고 하면 AA와 Aa, aa의 빈도는 다음과 같다. 또한 $(p+q)^2 = p^2 + 2pq + q^2 = 1$로 나타낼 수 있다.

② 자손인 F_1에서의 유전자 빈도

ㄱ A 유전자 빈도 : $p^2 + \frac{1}{2} \cdot 2pq = p^2 + pq = p(p+q) = p$

ㄴ a 유전자 빈도 : $q^2 + \frac{1}{2} \cdot 2pq = q^2 + pq = q(p+q) = q$

③ 부모세대에서 A 유전자 빈도가 p이면 자손세대에서도 p가 됨을 알 수 있다. 또한 부모세대에서 a 유전자 빈도가 q이면 자손세대에서도 q가 됨을 알 수 있다.

(3) 하디 · 바인베르크 평형상태의 유지조건

① 대립유전자에서 돌연변이가 일어나지 않는다.

② 집단 내에서는 자유롭게 무작위적으로 교배가 일어난다.

③ 집단의 크기가 충분히 크다.

④ 집단간 개체의 이동이 없다.

⑤ 특정한 대립유전자에 대해 자연선택이 작용하지 않는다.

⑥ 이러한 조건들 중 어느 하나라도 충족되지 않는다면 하디 · 바인베르크의 유전적 평형은 깨지고, 그 집단의 유전자 빈도는 변하게 된다. 그것은 곧 진화가 일어났다는 것을 의미하는 것이다.

최근 기출문제 분석

2020. 10. 17. 제2회 지방직(고졸경채)

1 다음 설명에 공통적으로 해당하는 생명 현상의 특성으로 가장 적절한 것은?

> • 눈신토끼는 겨울이 되면 털 색깔을 갈색에서 흰색으로 바꿔 천적으로부터 자신을 보호한다.
> • 뱀은 머리뼈의 관절에서 아래턱을 분리하여 큰 먹이를 삼킬 수 있다.

① 적응과 진화   ② 생식과 유전

③ 발생과 생장   ④ 항상성 유지

TIP 생물이 환경에 오랫동안 적응하면서 이루어진 진화 과정에 해당하는 특성이다.

2019. 6. 15. 제2회 서울특별시

2 〈보기〉가 설명하는 생식적 격리에 기여하는 생식적 장벽 중 접합 전 장벽에 해당하는 것은?

> ──── 보기 ────
>
> *Bradybaena* 속의 달팽이 두 종의 껍데기가 다른 방향으로 꼬여 있다. 가운데로 모여들 때 한 종은 반시계 방향으로, 다른 종은 시계 방향으로 꼬여 들어간다. 따라서 달팽이의 생식공이 정렬되지 못하여 짝짓기를 완성할 수 없다.

① 시간적 격리   ② 행동적 격리

③ 기계적 격리   ④ 생식세포 격리

TIP 접합 전 장벽
  ㉠ 서식지 격리 : 서식지가 서로 달라 만날 수가 없는 경우
  ㉡ 시간적 격리 : 번식하는 시기가 달라 짝짓기를 할 수 없는 경우
  ㉢ 행동적 격리 : 구애 의식 등으로 인해 짝으로 정해지지 않는 경우
  ㉣ 기계적 격리 : 짝짓기를 시도하지만 몸의 형태로 인해 성공하지 못하는 경우
  ㉤ 생식세포 격리 : 정자가 난자 속으로 들어가지 못하는 경우

Answer 1.① 2.③

3 지질학적 기록을 바탕으로 지구 생물 역사를 설명한 내용으로 가장 옳지 않은 것은?

① 신생대에 이족 보행 인간의 조상이 출현하였다.

② 곤충은 중생대에 출현하였다.

③ 현화식물은 중생대에 출현하였다.

④ 종자식물은 고생대에 출현하였다.

TIP 곤충은 지금으로부터 4억 년 전인 고생대에 최초로 출현했으며, 처음으로 유사 곤충이 나타난 것은 3억 5천만 년 전인 석탄기라 할 수 있다. 신생대에 인류가 출현했고, 중생대에 겉씨식물이 우세했고, 고생대에 종자식물이 출현하였다.

Answer 3.②

출제 예상 문제

1 다음 중 갈라파고스 군도의 핀치새와 호주의 캥거루의 진화를 설명할 수 있는 것은?

① 격리설　　　　　　　　　　　② 돌연변이설

③ 정향 진화설　　　　　　　　　④ 용불용설

TIP ① 로마네스(G.J. Romanes)와 바그너(M.F. Wagner)에 의해 제창된 것으로 갈라파고스의 핀치새를 예로 들을 수 있으며 환경적인 격리현상이 진화의 요인이 되는 것이다.

② 네덜란드의 드 브리스(Hygo De Vries)에 의해 제창된 것으로 생식과정에서 돌연변이가 발생하고, 이 돌연변이가 유전되어 새로운 형질을 자손에게 전달한다. 이러한 과정에서 돌연변이로 인해 새로운 종이 생겨난다는 것이다.

③ 아이머(T. Eimer)가 제창된 거승로 말발굽수의 진화, 코끼리상아의 진화 등 생물의 진화는 환경과 상관없이 내부요인에 의해 일정한 방향으로 진행된다는 주장이다.

④ 라마르크(J. Lamarck)에 의해 제창된 것으로 동물은 생활환경이 변하면 습성도 변하고 새로운 습성에 따라 사용하는 기관은 발달하고 사용 안하는 기관은 퇴화한다는 주장이다.

2 오파린설에서 주장하고 있는 지구에 출현한 최초 생명체의 전구체가 되는 물질은?

① 바이러스　　　　　　　　　　② 세균

③ 코아세르베이트　　　　　　　④ 암모니아

TIP 오파린은 지구에서 최초의 원시생명체는 코아세르베이트라고 하는 유기물 복합체를 전구체로 해서 생겨났다고 하는 코아세르베이트설을 주장하였다. 코아세르베이트가 단백질과 지질로 된 막에 싸이고, 그 속에 핵산이나 ATP, 촉매작용을 하는 단백질 등이 들어 있는 하나의 정돈된 형태를 갖추게 되면서 원시세포가 되었을 것이며, 이 원시세포가 DNA에 의한 자기복제능력을 갖게 되고, 핵산에 의한 단백질합성능력과 ATP에 의한 에너지대사능력을 가지게 되면서 원시생명체가 탄생되었을 것이라고 설명하였다.

Answer 1.① 2.③

3 다음 중 원시대기에 거의 존재하지 않았던 기체는?

① H_2, H_2O

② O_2, CO_2

③ CH_4, NH_3

④ H_2O, CH_4

> **TIP** 원시대기는 이산화탄소나 산소는 거의 없고, 수소, 메탄, 암모니아, 수증기 등으로 구성되어 있었을 것으로 추측된다. 또 대기 중에는 오늘날과 같은 오존층이 형성되어 있지 않아서 태양으로부터 오는 강한 자외선이 지표면까지 도달했을 것이다.

4 격리된 집단에서 유전자의 돌연변이나 도태를 무시하면 대립유전자의 빈도는 거의 변하지 않고 유전자형의 비율이 평형을 유지하게 되는 법칙은?

① 멘델의 법칙

② 베르그만의 법칙

③ 레비그의 법칙

④ 하디 · 바인베르크의 법칙

> **TIP** 하디 · 바인베르크의 법칙 … 임의교배가 가능한 생물집단에서의 유전자의 빈도나 유전자형의 비는 몇 세대를 지나도 변하지 않는다.

5 오파린의 가설에 의한 원시생명체의 출현순서로 옳은 것은?

① 독립영양생물 → 무기호흡을 하는 종속영양생물 → 유기호흡을 하는 종속영양생물

② 무기호흡을 하는 독립영양생물 → 유기호흡을 하는 독립영양생물 → 종속영양생물

③ 무기호흡을 하는 종속영양생물 → 독립영양생물 → 유기호흡을 하는 종속영양생물

④ 유기호흡을 하는 독립영양생물 → 종속영양생물 → 무기호흡을 하는 독립영양생물

> **TIP** 원시생명체의 진화과정 … 무기호흡을 하는 종속영양생물 → 독립영양생물 → 유기호흡을 하는 종속영양생물

Answer 3.② 4.④ 5.③

6 영국의 후추나방은 과거에는 회색나방만이 살고 있었으나, 그을음으로 오염된 현재의 공업도시 주변에는 검은나방이 더 많이 살고 있다. 이러한 사실과 내세울 수 있는 가장 타당한 진화설은?

① 용불용설 　　　　　　　　　　　② 자연선택설
③ 정향진화설 　　　　　　　　　　④ 격리설

> **TIP** 자연선택설 … 다윈에 의해서 주장된 학설로 많은 생물들 중에서 생존경쟁에서 유리한 형질을 가진 종만 살아남게 되고, 살아남은 개체들의 그 유리한 형질이 자손에게 유전되어 새로운 종이 형성된다고 하는 이론이다.

7 원시대기에 존재하지 않던 오존층의 발생이 생물의 진화에 미친 영향으로 볼 수 있는 것은?

① 육상생물의 등장
② 독립영양생물의 등장
③ 최초의 원시생명체의 탄생
④ 유기호흡을 하는 생물의 등장

> **TIP** 원시대기에는 산소의 양이 매우 희박하였으나, 독립영양생물이 출현하여 광합성을 시작함으로써 대기 중의 산소의 양이 급격히 증가하게 되었고, 이로 인해 오존층이 형성되었다. 오존층의 형성은 태양으로부터 오는 자외선을 막아 주어서 육상에서도 생물이 살 수 있는 환경을 조성해 주었다.

8 파스퇴르가 생물속생설을 증명하기 위해서 행한 실험에 대한 설명으로 옳지 않은 것은?

① 플라스크에 유기물을 넣고 가열한 것은 유기물 속에 있는 미생물을 제거하기 위한 것이다.
② 플라스크의 목을 늘인 것은 공기 중의 미생물이 들어가지 못하도록 하기 위한 것이다.
③ 유기물을 충분히 끓여서 잘 씻은 플라스크에 넣은 후, 플라스크의 목을 길게 늘여 공기 중에 방치하였다.
④ 유기물에서는 미생물이 발생하지 않았으나, 플라스크의 입구에서는 미생물이 발생하였다.

> **TIP** ③ 유기물을 플라스크에 넣은 후 플라스크와 함께 가열하고, 플라스크의 목을 늘인 후에도 또 충분히 가열하여 미생물을 완전히 제거하였다.

Answer 6.② 7.① 8.③

9 갈라파고스군도의 멧새로 설명할 수 있는 진화의 증거는?

① 생물지리학상의 증거

② 화석상의 증거

③ 비교해부학상의 증거

④ 생화학상의 증거

TIP 남아메리카 페루 서쪽에 있는 갈라파고스 군도의 멧새들은 섬마다 각기 부리의 모양이 다르다. 이 사실은 한 땅덩어리였던 지역이 여러 개의 섬으로 나누어지면서 지리적으로 격리되어, 각 섬의 새들이 그 지역에서 얻을 수 있는 먹이에 맞게 진화하였기 때문에 나타난 사실이다.

10 진화의 증거 중 개의 앞다리와 닭의 날개는 상동기관이고, 고래에는 뒷다리의 흔적이 있다는 사실을 뒷받침할 수 있는 증거는?

① 분류상의 증거

② 분포상의 증거

③ 개체발생상의 증거

④ 비교해부학상의 증거

TIP 고래의 뒷다리 흔적은 흔적기관으로 비교해부학상의 증거이다.

Answer 9.① 10.④

11 다음 중 표준화석이 아닌 것은?

① 삼엽충   ② 암모나이트

③ 공룡   ④ 산호

....

TIP ④ 지층이 쌓일 당시의 환경이 바다였음을 알게 해주는 것으로, 이러한 화석을 시상화석이라고 한다.

※ 표준화석 … 화석이 발견된 지층의 시대를 알게 해주는 것으로, 짧은 시대에 크게 번성했던 생물의 화석이 표준화석이 된다. 삼엽충은 고생대의 표준화석이며, 암모나이트와 공룡은 중생대의 표준화석이다.

Answer   11.④

생물

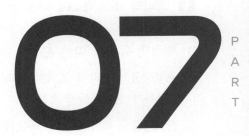

07
PART

생물의 다양성

01 원생생물계

01 원생생물의 분류기준

❶ 핵막과 동화색소에 따른 분류

(1) 핵막의 유무에 따른 분류

① 원핵생물 … 핵막이 없어서 핵과 세포질의 구분이 뚜렷하지 않은 원핵세포로 이루어진 생물이다. 세균류와 남조류가 원핵생물에 속한다.

② 진핵생물 … 핵막이 있어 핵이 뚜렷이 구분되는 진핵세포로 이루어진 생물이다. 편모류, 섬모류, 위족류, 점균류, 포자류가 진핵생물에 속한다.

(2) 동화색소(엽록소)의 유무에 따른 분류

엽록소를 가지고 있어서 광합성을 할 수 있는 원생생물에는 남조류와 유글레나, 볼복스 등이 있다. 대부분의 원생생물은 엽록소가 없어 광합성을 할 수 없는 종속영양생물이다.

❷ 세포구조의 발단단계에 따른 분류

(1) 세포구조의 발달단계

비세포단계 → 원핵단계 → 진핵단계

(2) 비세포단계의 생물군

세포의 구조가 발달된 단계를 보면, 먼저 바이러스와 같이 세포의 체제를 갖추지 못한 비세포단계의 생물이 있었다.

(3) 원핵생물군

세포막과 핵산 등 기본적인 세포의 체제를 갖추었으나 핵막이 없고, 핵과 소포체 등 다른 막성 소기관들이 분화되지 못한 원핵단계의 생물군이 있었다.

(4) 진핵생물군

핵막이 있고 세포막, 소포체, 골지체, 미토콘드리아 등의 막성 소기관들도 분화되어 있는 진핵단계의 생물군이 있었다.

02 원생생물의 분류

❶ 비세포생물

(1) 바이러스

① 특성

　㉠ 바이러스는 크기가 $0.01 \sim 0.2\mu m$ 정도로서 리보솜보다도 작은 가장 단순한 형태의 생물이다.

　㉡ 바이러스는 단백질의 껍질과 그 속에 들어 있는 핵산으로 구성되어 있다.

　㉢ 생물적 특성과 무생물적 특성을 모두 가지고 있는 중간형의 존재이다.

　　• 생물적 특성 : 유전물질인 핵산을 가지고 있으며, 살아 있는 세포 내에서 자기증식능력을 가진다.

　　• 무생물적 특성 : 살아 있는 세포 밖에 존재하면 증식하지 못하며, 공기 중에서는 단백질 덩어리에 불과하다.

② 종류

　㉠ 핵산의 종류에 따른 바이러스

　　• DNA 바이러스 : 박테리오파지, 천연두 · 뇌염 · 수두 바이러스 등

　　• RNA 바이러스 : 담배 모자이크 바이러스(TMV), 소아마비 바이러스, HTV[후천성면역결핍(AIDS) 바이러스] 등

　㉡ 기생하는 숙주의 종류에 따른 바이러스

　　• 동물성 바이러스 : 천연두 바이러스, 소아마비 바이러스, 뇌염 바이러스 등

　　• 식물성 바이러스 : 담배 모자이크 바이러스(TMV), 감자의 위축병 바이러스 등

　　• 세균성 바이러스 : 박테리오파지(T_2 파지) 등

　　　TIP 박테리오파지 ⋯ T_2 파지는 유전연구에 중요한 재료로 쓰인다.

© 볼티모어의 바이러스 분류
- dsDNA바이러스(겹가닥 DNA 바이러스) : 아데노바이러스, 헤르페스바이러스, 마마바이러스 등
- ssDNA바이러스(외가닥 DNA 바이러스) : 파르보바이러스 등
- dsRNA바이러스(겹가닥 RNA 바이러스) : 레오바이러스 등
- (+)ssRNA바이러스(양성 – 극성 외가닥 RNA 바이러스) : 피코르나바이러스, 코로나바이러스, 토가바이러스 등
- (–)ssRNA바이러스(음성 – 극성 외가닥 RNA 바이러스) : 오르토믹소바이러스, 라브도바이러스 등
- ssRNA-RT바이러스(외가닥 RNA-RT 바이러스) : 레트로바이러스 등
- dsDNA-RT바이러스(겹가닥 DNA-RT 바이러스) : 헤파드나바이러스 등

TIP 인체면역결핍바이러스(HIV)

인체면역결핍바이러스(HIV)는 다른 많은 바이러스들과 마찬가지로 DNA보다 RNA에 유전 정보를 저장하는 레트로 바이러스이다. HIV가 인체 세포에 침투했을 때, HIV는 HIV의 RNA를 배출하고, 역전사효소라 불리는 효소가 HIV RNA의 DNA 복제본을 만든다. 위 결과로 발생되는 HIV DNA는 감염된 세포의 DNA로 통합된다. 이 과정은 DNA의 RNA 복제본을 만드는 인체 세포에 의해 사용되는 것과는 반대되는 과정이다. 따라서, HIV는 반대된(거꾸로) 과정으로 언급되는 레트로 바이러스에 해당된다.

HIV는 점진적으로 CD4$^+$ 림프구라는 특정 유형의 백혈구를 파괴한다. 림프구는 이물 세포, 감염성 생물 및 암에 대하여 신체를 보호한다. 따라서, HIV가 CD4$^+$ 림프구를 파괴할 때, 사람들은 다른 많은 감염성 생물에 의한 공격에 감염되기가 쉽다. 사망을 포함한 HIV 감염으로 인한 많은 합병증은 대개 이러한 다른 많은 감염성 생물에 의한 감염들로 인해 기인하고 HIV 감염이 직접적으로 기인하는 것은 아니다.

HIV–1은 밀접하게 관련된 침팬지 바이러스에 처음 사람들이 감염되었던 20세기 전반 동안 중앙 아프리카에서 유래되었다. HIV–1의 세계적인 확산은 1970년대 후반에 시작되었고, 1981년에 AIDS가 처음으로 인식되었다.

(2) 리케차

① 특성

㉠ 바이러스보다 크고 세균보다는 작은 비세포단계의 기생생물로, 비세포성이어서 살아 있는 생물세포에서만 생장과 증식을 할 수 있다.

㉡ 약간의 물질대사능력이 있으나 생활에는 부족하므로 다른 생물체에 기생생활을 한다(생명을 유지하기 위해서는 숙주세포로부터 ATP 등을 공급받아야 한다).

㉢ 바이러스와 같이 생물과 무생물의 중간단계에 있는데, 바이러스가 DNA와 RNA의 2가지 핵산 중에서 하나만을 가지는 것과는 달리 리케차는 2종류의 핵산을 모두 가진다.

㉣ 리케차는 약간의 효소를 가지고 있으므로 바이러스보다는 고등하다.

② 종류 … 발진티푸스, 발진열 등의 병원체가 있다.

❷ 원핵생물

(1) 세균류

① 특성

㉠ 크기가 평균 $1 \sim 5\mu m$ 정도로 생물들 중에서 가장 작으며 단세포이다. 보통 박테리아라고 불린다.

㉡ 핵막이 없으며 미토콘드리아, 소포체, 골지체 등의 막성 소기관은 없지만 리보솜이 있어 물질대사를 할 수 있는 효소를 합성한다.

㉢ 종속영양과 독립영양
- 종속영양 : 대부분이 엽록소가 없어 광합성을 하지 못하므로 숙주에 기생하는 종속영양을 한다.
- 독립영양
- 광합성 : 일부는 세균엽록소를 가지고 있어서 광합성을 한다.
- 화학합성 : 토양세균의 일종인 질화세균이나 철세균, 황세균 등은 화학합성을 한다.

㉣ 보통은 분열을 통해서 번식한다. 환경이 좋지 않을 때는 두꺼운 막의 내생포자를 형성하여 휴면함으로써 불리한 환경을 견뎌가는 것도 있다.

② 종류

㉠ 진정세균류 : 종속영양을 하는 세균들로 병원체가 되거나, 죽은 생물을 분해하여 생활한다.
- 구균 : 폐렴균, 화농균 등
- 간균 : 대장균, 결핵균, 장티푸스균 등
- 나선균 : 콜레라균, 스피로헤타 등

㉡ 광합성 세균류 : 빛에너지를 사용하여 양분을 합성한다.
- 홍색광합성 세균 : 세균엽록소 a와 b를 가지고 있어서 광합성을 통해 양분을 합성한다.
- 녹색광합성 세균 : 세균엽록소 c와 d를 가지고 있어서 광합성을 통해 양분을 합성한다.

㉢ 화학합성 세균류 : 화학에너지를 사용하여 양분을 합성한다. 철세균, 황세균, 질산균, 아질산균 등이 여기에 속한다.

(2) 남조류

① 특성

㉠ 단세포생물이지만 군체를 이루어 생활하는 것이 많아서 다세포생물처럼 보이기도 한다.

㉡ 엽록소 a와 남조소라는 색소를 가지고 있어서 광합성을 하는데, 남조류의 엽록소는 고등식물과 같이 엽록체에 들어 있지 않고 세포질에 흩어져 있다.

㉢ 건조한 환경에 잘 견디며, 분열법 또는 포자로 번식한다.

② 종류 … 흔들말, 염주말 등이 있다.

❸ 진핵생물

(1) 편모류

① 특성

　ㄱ 원생생물 중에서는 가장 진화한 생물이다.

　ㄴ 단세포생물이며, 운동기관인 편모를 가진다.

　ㄷ 분열법을 통해서 번식하고 환경이 나빠지면 포자를 형성하여 휴면상태로 지낸다.

② 종류

　ㄱ **식물성 편모류** : 엽록소를 가지고 있어서 광합성을 통해 양분을 합성한다. 유글레나, 클라미도모나스, 판도리나, 볼복스 등이 있다.

　ㄴ **동물성 편모류** : 양분을 합성하지 못하므로 종속영양을 한다. 뿔말, 트리파노소마, 야광충 등이 있다.

　ㄷ **유글레나** : 식물성 기관인 엽록체와 동물성 기관인 편모, 안점, 수축포를 동시에 갖는 생물로서 식물과 동물의 중간단계에 있다.

(2) 섬모류

① 특성

　ㄱ 영양핵인 대핵(RNA를 합성하여 세포의 대사작용 조절)과 생식핵인 소핵을 갖는다.

　ㄴ 세포기관이 발달하여 분화된 세포기관인 수축포, 세포입, 식포를 갖는다.

　ㄷ 체표면에 섬모가 많아서 섬모로 운동한다.

　ㄹ 분열법을 통해서 번식하나, 환경이 나쁠 때는 접합을 통한 유성생식을 한다.

② **종류** … 짚신벌레, 나팔벌레, 종벌레 등이 있다.

(3) 위족류

① 특성

　ㄱ 위족으로 운동하고, 식세포작용을 통해 먹이를 잡아 양분을 섭취한다.

　ㄴ 수축포를 통해서 배설하며, 분열법을 통해서 번식한다.

　ㄷ 발생의 과정 중에 편모가 나타나는 시기가 있어서 편모류와 유연관계가 있는 것으로 추측된다.

② **종류** … 아메바, 태양충, 방산충, 유공충 등이 있다.

(4) 포자류

① 특성

　ㄱ 운동성이 없고, 모두 기생생활을 하기 때문에 세포기관의 분화는 거의 없다.

ⓛ 주로 포자로 번식하는데, 숙주에 감염하여 유성생식과 무성생식의 단계를 거치는 복잡한 생활사를 갖는다.

ⓒ 생활사 중에 위족이나 편모를 갖는 시기가 있어서 위족류나 편모류와 유연관계가 있는 것으로 추측된다.

② **종류** … 말라리아 병원충, 미립자 병원충 등이 있다.

(5) 점균류(변형균류)

① **특성**

㉠ 세포벽이 없는 원형질 덩어리로, 다핵의 변형체이며 위족운동을 한다.

ⓛ 변형체는 주로 습한 곳에서 산다.

ⓒ 생활사 중 편모형, 아메바형, 피막형의 시기를 거친다.

ⓔ 변형체가 고착해서 포자낭이 되고 그 속에서 포자가 생겨 발아하여 유주자가 된다. 유주자 2개가 접합한 후 분열하여 변형체를 형성하는 방식으로 생식을 한다(변형체기 → 포자형성기 → 유성생식기).

② **종류** … 점균, 털먼지곰팡이, 자주먼지곰팡이 등이 있다.

≡ 최근 기출문제 분석 ≡

2020. 6. 13. 제1 · 2회 서울특별시

1 〈보기 1〉은 사람면역결핍바이러스(HIV)의 모식도이다. 〈보기 2〉에서 옳은 것을 모두 고른 것은?

보기

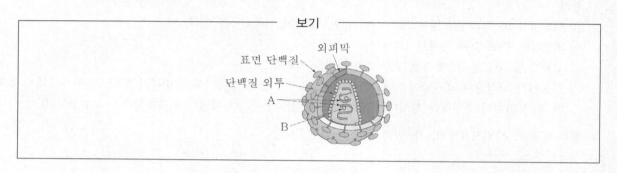

보기

㉠ A는 RNA이다.
㉡ B는 숙주세포에 침투 시 필요한 단백질분해효소이다.
㉢ HIV는 주로 CD8 T세포를 감염시켜 면역력을 약화시킨다.
㉣ HIV는 아데노바이러스에 속한다.

① ㉠

② ㉠㉡

③ ㉠㉢

④ ㉠㉣

> **TIP** HIV는 RNA바이러스로 주로 헬퍼 T세포(T세포의 CD4$^+$부위), 대식세포, 수지상 세포등의 살아있는 면역 세포들을 감염시킨다. CD8 세포독성 림프구가 감염된 CD4$^+$ T세포를 인지하여 파괴하면 CD4$^+$ T세포수가 급감하여 세포매개성 면역이 상실되어 기회감염에 쉽게 노출된다. 아데노바이러스는 감기를 유발하는 바이러스로 HIV와는 관계가 없다. A는 RNA이고 B는 역전사효소(reverse transcriptase)이다.

Answer 1.①

2 **각 생물체의 특성에 대한 설명으로 가장 옳지 않은 것은?**

① 세균 – 핵이 있는 가장 다양하고 잘 알려진 단세포 생물집단

② 균류 – 외부의 물질을 분해하여 이 과정에서 방출되는 영양분을 흡수하는 단세포 또는 다세포 진핵생물집단

③ 고세균 – 세균보다 진핵생물과 밀접한 관련이 있는 단세포 생물집단

④ 원생생물 – 식물, 동물 또는 균류가 아닌 진핵생물집단

> **TIP** ① 세균은 핵막이 없는 원핵세포로 구성되어 있으므로 핵이 없는 단세포 생물의 집단이다.

3 **바이러스(virus) 중에서 이중가닥 RNA를 유전체로 가지고 있는 것은?**

① 아데노바이러스(adenovirus)

② 파보바이러스(parvovirus)

③ 코로나바이러스(coronavirus)

④ 레오바이러스(reovirus)

> **TIP** 아데노바이러스는 이중가닥 DNA 바이러스, 파보바이러스는 단일가닥 DNA 바이러스, 코로나바이러스는 단일가닥 RNA 바이러스이다.

4 **지구상의 생명체는 세균(진정세균), 고세균 및 진핵생물의 세 영역(domain)으로 이루어져 있다. 다음 세 영역에 대한 설명으로 옳은 것은?**

① 세균(진정세균)의 막지질은 에테르(ether) 결합이다.

② 고세균의 리보솜(ribosome)은 80S이다.

③ 진핵생물의 개시 tRNA는 포르밀메싸이오닌(formylmethionine)이다.

④ 고세균에는 오페론(operon)이 있다.

> **TIP** ① 세균의 막지질은 에스터(ester) 결합이다.
> ② 고세균의 리보솜은 70S이다.
> ③ 진핵생물의 개시 tRNA는 메싸이오닌이다.

Answer 2.① 3.④ 4.④

출제 예상 문제

1 동물 virus 중 DNA를 가지고 있는 것은?

① 에볼라 바이러스   ② 홍역 바이러스

③ 인플푸엔자 바이러스   ④ 대상포진 바이러스

TIP ①②③ RNA 바이러스이다.

2 바이러스의 생물적 특징이 아닌 것은?

① 스스로 효소합성하지 못한다.   ② DNA, RNA를 가지고 있다.

③ 돌연변이가 발생한다.   ④ 공기 중에서 단백질 결정체로 추출된다.

TIP 바이러스의 특성
　㉠ 생물적 특성
　　• DNA와 RNA를 가지고 있다.
　　• 효소나 세포 구조를 지니지 않아 스스로 물질대사를 하지 못한다.
　　• 숙주세포 내에서만 증식이 가능하다.
　　• 돌연변이를 발생시킨다.
　㉡ 비생물적 특성 : 공기 중에서 결정체 상태로 존재한다.

3 다음 중 원핵생물에 속하는 박테리아와 남조류의 차이점은?

① 단세포   ② 균사의 유무

③ 엽록소의 유무   ④ 미토콘드리아의 유무

TIP 박테리아는 화학합성을 하는 철세균, 황세균류와 광합성 세균류를 제외하고는 엽록체가 없는 종속영양생물이며, 남조류는 엽록소 a 와 남조소라는 색소를 가지고 있어서 광합성을 한다.

Answer   1.④   2.④   3.③

4 원생생물을 분류할 때 원핵생물과 진핵생물로 분류하는 기준은?

① 단세포와 다세포
② 동화색소의 유무
③ 핵막의 유무
④ 생식의 방법

TIP 원생생물
　⊙ 원핵생물 : 핵막이 없어서 핵과 세포질의 구분이 뚜렷하지 않은 원핵세포로 이루어진 생물로 세균류와 남조류가 원핵생물에 속한다.
　ⓒ 진핵생물 : 핵막이 있어 핵이 뚜렷이 구분되는 진핵세포로 이루어진 생물로 편모류, 섬모류, 위족류, 점균류, 포자류가 진핵생물에 속한다.

5 원생생물 중 편모를 가지고 운동하며, 광합성도 할 수 있고 분열에 의하여 번식하는 것은?

① 짚신벌레
② 유글레나
③ 아메바
④ 바이러스

TIP 유글레나 … 운동성이 있는 동물의 특성과 광합성을 하는 식물의 특성을 모두 가지고 있는 동물과 식물의 중간형의 생물이다.

6 다음은 무엇에 관한 설명인가?

> 바이러스보다 크고 세균보다는 작은 비세포단계의 기생생물로, 약간의 물질대사능력이 있으나 생활에는 부족하므로 다른 생물체에 기생생활을 한다. DNA와 RNA의 두 가지 종류의 핵산을 모두 가진다.

① 박테리아
② 남조류
③ 캘러스
④ 리케차

TIP 리케차 … 바이러스와 같이 생물과 무생물의 중간단계에 있는데, 바이러스가 DNA와 RNA의 두 가지 핵산 중에서 하나만을 가지는 것과는 달리 리케차는 두 종류의 핵산을 모두 가진다. 또한 리케차는 약간의 효소를 가지고 있으므로 바이러스보다는 고등하다고 인정되고 있으며 발진티푸스, 발진열 등의 병원체를 예로 들 수 있다.

Answer 4.③ 5.② 6.④

7 진핵생물의 종류 중 운동성이 없는 것은?

① 섬모류   ② 편모류

③ 위족류   ④ 포자류

TIP ①②③ 섬모, 편모, 위족 등의 운동성을 가지고 있다.

※ 포자류 … 운동성이 없고 기생생활을 하기 때문에 세포기관의 분화는 없다. 포자로 번식을 하고 숙주에 감염하여 유성 · 무성생식의 단계를 거치는 복잡한 생활사를 갖는다.

◐2 식물계

01 식물의 분류기준

❶ 영양획득방법과 동화색소에 따른 분류

(1) 영양획득방법에 따른 분류

① 독립영양식물 ··· 균류를 제외한 모든 조류와 육상식물은 엽록소가 있어 광합성을 통해서 양분을 합성한다.

② 종속영양식물 ··· 균류는 엽록소가 없어서 양분을 합성할 수 없다.

(2) 동화색소의 종류에 따른 분류

① 엽록소 a 함유식물 ··· 균류를 제외한 모든 식물은 엽록소를 가지는데, 엽록소 중에서 엽록소 a는 모든 식물에 다 포함되어 있고, 종류에 따라서 엽록소 b, c, d 등을 가진다.

② 엽록소 a, b 함유식물 ··· 녹조식물, 차축조식물, 선태식물, 양치식물, 종자식물이 엽록소 a, b를 함유하고 있다.

③ 엽록소 a, c 함유식물 ··· 규조식물, 갈조식물이 엽록소 a, c를 함유하고 있다.

④ 엽록소 a, d 함유식물 ··· 홍조식물이 엽록소 a, d를 함유하고 있다.

❷ 기관의 분화와 관다발·꽃에 따른 분류

(1) 기관의 분화에 따른 분류

① 경엽식물 ··· 잎, 줄기, 뿌리의 구별이 뚜렷한 것들로 양치식물이나 종자식물이 해당된다.

② 엽상식물 ··· 잎, 줄기, 뿌리의 구별이 뚜렷하지 않은 것들로 균류나 조류가 해당된다.

(2) 관다발의 유무에 따른 분류

① 관다발식물 ⋯ 관다발이 분화되어 있는 식물로, 육상생활을 하는 양치식물이나 종자식물이 해당된다.

② 비관다발식물 ⋯ 관다발이 분화되어 있지 않은 식물로, 물 속이나 습한 곳에서 사는 선태식물이나 조류 등이 해당된다.

(3) 꽃의 유무에 따른 분류

① 종자(꽃)식물 : 꽃이 피고, 종자로 번식하는 식물로 겉씨식물과 속씨식물이 있다.

② 민꽃식물 : 꽃이 없고 포자로 번식하는 식물로 조류, 균류, 양치식물, 선태식물 등이 있다.

02 식물의 분류

❶ 조균식물

(1) 조균식물의 특성

① 엽록소가 없어서 낙엽이나 식물에 기생 또는 부생생활을 하는 종속영양식물이다.

② 실 모양의 균사체로 되어 있고, 균사에 격막(격벽)이 없고 다핵성이다.

③ 세포벽은 셀룰로스와 키틴질로 되어 있다.

④ 일반적으로는 균사 끝에서 포자나 유주자에 의해 무성생식으로 번식한다. 그러나 환경이 나빠지면 균사의 접합을 통한 접합포자를 만들어서 유성생식을 하기도 하며, 접합포자는 불리한 환경에서 휴면상태로 지낸다.

(2) 조균식물의 종류

털곰팡이, 빵곰팡이, 물곰팡이, 거미줄곰팡이 등이 있다.

❷ 진균식물

(1) 진균식물의 특성

① 엽록소가 없어 기생생활을 하는 종속영양생물이다.

② 몸은 대부분 다세포의 균사체로 되어 있고, 균사에는 격막이 있다.

③ 조균식물과 같이 평상시에는 포자를 통한 무성생식을 하고, 환경이 불리해지면 접합포자를 만들어 유성생식을 한다.

(2) 진균식물의 종류

① 자낭균류

㉠ 푸른곰팡이, 누룩곰팡이, 붉은빵곰팡이 등의 곰팡이 무리와 효모 등이 자낭균류에 속한다.

㉡ 효모를 제외하고는 모두 다세포의 격막을 가진 균사로 되어 있다.

㉢ 남조류나 녹조류와 공생하여 지의류를 만든다.

㉣ 자낭포자, 분생포자, 출아법에 의한 생식법

- 자낭포자에 의한 번식 : 균사의 끝이 접합해서 자낭을 만들고 그 속에 8개의 자낭포자가 생겨서 번식한다. 붉은빵곰팡이는 자낭포자에 의해서 번식한다.
- 분생포자에 의한 번식 : 균사의 끝이 잘라져서 생기는 포자를 분생포자라고 한다. 누룩곰팡이와 푸른곰팡이는 분생포자에 의해서 번식한다.
- 출아법에 의한 번식 : 효모는 몸의 일부가 혹처럼 부풀어올라서 떨어져 나가 개체를 이루는 출아법에 의해서 번식한다.

② 담자균류

㉠ 버섯 종류와 깜부기균, 녹병균 등이 담자균류에 속한다.

㉡ 담포자에 의한 번식 : 포자가 발아하면 격막이 있는 균사가 되고, 두 개의 균사가 접합한 후 생장하면 버섯의 몸을 이루는 포자의 집합체인 자실체가 된다. 자실체의 끝에 담자자루를 만들어서 4개의 담포자(담자포자)를 생성한다.

> **TIP** 포자를 형성하는 방법에 따라서 자낭균류와 담자균류로 나눈다.

❸ 홍조식물

(1) 홍조식물의 특성

① 대부분 바다에 살고(해조류라고 부르는 식물 중 대부분을 차지), 몸은 다세포이며 기관의 분화는 없다.

② 동화색소로 엽록소 a와 d, 홍조소와 남조소를 가지며 광합성 산물은 홍조녹말이다.

③ 일반적으로 붉은색을 띤다. 같은 종이라도 깊이에 따라 색이 다른데, 이것은 수심별로 광합성에 이용할 수 있는 빛에 적응한 것이다.

④ 수정에 의한 유성생식과 포자에 의한 무성생식을 반복하는 세대교번을 한다. 포자에 편모가 없어서 운동성이 없으므로 홍조식물의 포자를 부동포자라고 한다.

(2) 홍조식물의 종류

김, 우뭇가사리, 풀가사리, 해인초 등이 있다.

❹ 규조식물

(1) 규조(황조)식물의 특성

① 바다나 민물에서 플랑크톤 생활을 하며, 대부분 단세포이다.

② 동화색소로 엽록소 a와 c, 카로티노이드계 색소, 규조소를 가지고 있으며, 광합성 산물은 다당류나 유지이다.

③ 세포벽에는 규산질이 있어서 단단하며, 해저에 퇴적되어 규조토를 형성한다.

④ 세포벽은 상하 2개의 껍질로 되어 있는데, 2개의 껍질이 떨어지고 각각 반대쪽 껍질을 새로 만드는 방법으로 번식한다. 분열을 통한 번식이므로 세대를 거듭하면 개체가 점점 작아진다. 그러면 증대포자를 형성하여 유성생식을 하기도 한다.

(2) 규조식물의 종류

별돌말, 실패돌말, 뿔돌말, 깃돌말, 부채돌말 등이 있다.

❺ 갈조식물

(1) 갈조식물의 특성

① 몸은 다세포이며 뿌리, 줄기, 잎의 구분이 없는 엽상체이다.

② 동화색소로 엽록소 a와 c, 갈조소를 가지고 있으며, 광합성 산물은 다당류의 일종인 라미나린(laminarin)과 만니톨(mannitol)이다.

③ 무성생식과 유성생식을 교대로 하는 세대교번의 방식으로 번식한다.

④ 대부분 바다에 살며 식용으로 이용된다.

(2) 갈조식물의 종류

미역, 다시마, 모자반, 톳 등이 있다.

⑥ 녹조식물

(1) 녹조식물의 특성

① 단세포 또는 다세포식물로, 독자생활을 하거나 군집생활을 한다.

② 세포벽은 셀룰로스이다.

③ 동화색소로 엽록소 a와 b, 카로틴, 크산토필을 가지고 있으며 광합성 산물은 녹말이다.

④ 동화색소와 광합성 산물로 보아 육상생물과 유연관계가 있다.

⑤ 생식법
   ㉠ **분열법** : 클로렐라, 반달말, 장구말 등의 단세포 개체들은 분열법을 통해서 증식한다.
   ㉡ **포자법**(유주자, 포자에 의한 생식) : 파래나 청각과 같은 다세포 개체들은 유주자나 포자를 만들어 증식한다.
   ㉢ **접합** : 해캄은 동형배우자의 결합인 접합을 통해서 증식한다.

(2) 녹조식물의 종류

클로렐라, 반달말, 장구말, 파래, 청각, 해캄 등이 있다.

⑦ 차축조식물

(1) 차축조식물의 특성

① 대부분 다세포로 되어 있으며, 잎이 줄기를 축으로 방사상으로 돌려나 있어서 윤조식물이라고도 한다.

② 동화색소로 엽록소 a와 b를 가지며, 고유한 색소는 가지지 않는다.

③ 가지의 장정기와 장란기에서 각각 정자와 난세포를 만들어 수정하여 수정란을 만들고, 수정란이 발아하여 새로운 개체를 만드는 방법의 유성생식을 한다. 수정란이 발아하여 새로운 개체가 될 때 감수분열이 일어나므로 본체의 핵상은 언제나 단상(n)이다.

(2) 차축조식물의 종류

쇠뜨기말, 깔때기말 등이 있다.

❽ 선태식물

(1) 선태식물의 특성

① 보통 이끼라고 불리는데, 우산이끼의 태류와 솔이끼의 선류를 합하여 선태류라고 한다.

② 그늘지고 습한 곳에서 서식하는 것으로 보아 수중생활에서 육상생활로 진화하는 중간단계의 식물이다.

③ 관다발이 없고 조직의 분화가 뚜렷하지 않으며, 뿌리는 헛뿌리이고 대부분 자웅이주이다.

④ 동화색소로는 엽록소 a와 b를 가지고 있으며, 광합성 산물은 녹말이다.

⑤ 뚜렷한 세대교번을 한다. 암·수의 구별이 있는 배우체에서 장정기와 장란기가 생기고 여기에서 각각 정자와 난세포를 만든다. 정자와 난세포가 수정되면 복상(2n)인 포자체가 생기고 포자체에서 다시 단상(n)인 포자를 만들어 번식한다.

(2) 선태식물의 종류

① 선류 … 외관상 줄기와 잎의 구별이 있는 것으로 솔이끼와 물이끼가 여기에 속한다.

② 태류 … 줄기와 잎의 구분이 없이 전체가 엽상체로 되어 있는 것으로 우산이끼, 뿔이끼, 뱀이끼 등이 여기에 속한다.

❾ 양치식물

(1) 양치식물의 특성

① 뿌리, 줄기, 잎의 구분이 있다.

② 관다발이 발달하기 시작하는데, 형성층이 없이 물관부와 체관부로만 되어 있고 물관부는 헛물관이다.

③ 동화색소로는 엽록소 a와 b를 가지며, 광합성 산물은 녹말이다.

④ 뚜렷한 세대교번을 한다. 식물의 본체인 포자체(2n)의 뒷면에 포자가 생겨서 땅에 떨어져 발아하면 배우체인 전엽체(n)가 된다. 전엽체가 각각 장정기와 장란기가 되어 정자와 난세포를 만들고, 이들이 수정되어 본체인 포자체가 된다.

(2) 양치식물의 종류

① 석송류 … 솔입난, 석송·부처손 등이 있다.

② 속새류 … 쇠뜨기·속새 등이 있다.

⑩ 종자식물

(1) 종자식물의 특성

① 뿌리, 줄기, 잎의 구별이 뚜렷하고 관다발이 발달한 가장 고등한 식물문이다.

② 생식기관으로 꽃이 피고 씨를 맺어 번식한다.

③ 배우체는 생식세포인 수술의 화분과 암술의 밑씨 속에 들어 있는 배낭으로 꽃의 한 부분을 이루고 있으므로 세대교번은 없다. 배우체에서 만들어진 정자와 난세포의 수정을 통해서 새로운 개체를 만드는 양성생식을 한다.

(2) 종자식물의 종류

① 겉씨식물 ··· 밑씨가 씨방이 없이 밖으로 노출되어 있는 것으로, 과일이 없이 종자만 생기는 식물이다. 소나무, 은행나무, 소철, 잣나무 등이 여기에 속한다.

② 속씨식물 ··· 밑씨가 씨방 속에 들어 있는 것으로, 오늘날 가장 번성하고 있는 식물이다. 떡잎의 수에 따라서 외떡잎식물과 쌍떡잎식물로 구분된다.
  ㉠ 외떡잎식물 : 잔디, 강아지풀, 보리, 벼, 옥수수 등
  ㉡ 쌍떡잎식물 : 아카시아, 배추, 개나리, 강낭콩, 호박 등

③ 겉씨식물과 속씨식물

구분	겉씨식물	속씨식물
밑씨	노출	씨방에 싸여 있다.
물관부	헛물관	물관
체관부	반세포가 없다.	반세포가 있다.
수정	중복수정을 하지 않는다.	중복수정을 한다.
배젖	제1차 배젖(n)	제2차 배젖(3n)

④ 외떡잎식물과 쌍떡잎식물

구분	외떡잎식물	쌍떡잎식물
떡잎수	1장	2장
잎맥	나란히맥(평행맥)	그물맥
뿌리	수염뿌리	원뿌리와 곁뿌리
형성층	없다.	있다.
꽃잎	3장 또는 그 배수	4, 5장 또는 그 배수
중심주	부제 중심주(관다발이 산재)	진정 중심주(관다발이 환상으로 배열)

≡ 최근 기출문제 분석 ≡

2020. 6. 13. 제1·2회 서울특별시

1 목본식물이 2기 생장을 통하여 얻을 수 있는 결과로 가장 옳은 것은?

① 뿌리와 어린 싹을 신장시킨다.

② 줄기와 뿌리를 두껍게 한다.

③ 개화 시기를 조절할 수 있다.

④ 정단분열조직의 수가 늘어난다.

> **TIP** 목본식물이란 나무를 뜻하는 것으로 목질화되는 식물이다. 1차 생장은 뿌리와 줄기 끝에 있는 생장점(growing point, meristem)이 자라는 것을 말하고 2차 생장은 물관부와 체관부 사이에 형성층을 만들고 표피 아래 코르크 형성층을 만드는 것을 뜻한다. 따라서 2차 생장이 일어나면 줄기와 뿌리가 두꺼워진다.

Answer 1.②

출제 예상 문제

1 균류를 조균식물문과 진균식물문으로 분류할 때 그 기준으로 가장 중요한 것은?

① 영양방법   ② 서식장소

③ 균사의 격벽유무   ④ 생식방법

> **TIP** 균류
> ㉠ 조균식물 : 몸은 실 모양의 균사체로 되어 있고, 균사에 격벽(격막)이 없으며 다핵성이다.
> ㉡ 진균식물 : 몸은 다세포의 균사체로 되어 있고, 균사에는 격벽이 있다.

2 다음과 같은 특징을 갖는 식물문은?

• 단세포식물이다.   • 분열법으로 번식한다.

• 담수와 해수에 사는 식물성 플랑크톤이다.   • 증대포자를 가지고 있다.

---

① 관상식물   ② 종자식물 .

③ 규조식물   ④ 홍조식물

> **TIP** 규조식물 … 대부분 단세포이며, 플랑크톤 생활을 한다. 동화색소로 엽록소 a와 c, 규조소를 가지고 있다. 규조류의 세포벽은 상하 2개의 껍질로 되어 있는데, 2개의 껍질이 떨어지고 각각 반대쪽 껍질을 새로 만드는 방법으로 번식한다. 분열을 통한 번식이므로 세대를 거듭하면 개체가 점점 작아진다. 그러면 증대포자를 형성하여 유성생식을 한다. 별돌말, 실패돌말, 뿔돌말, 깃돌말 등이 여기에 포함된다.

Answer   1.③   2.③

3 다음 엽상식물 중 진균류에 속하는 것은?

① 자낭균, 갈조식물　　　　　　　② 자낭균, 담자균

③ 지의류, 규조　　　　　　　　　④ 물곰팡이, 털곰팡이

TIP 진균류는 포자의 생성방식에 따라서 자낭균류와 담자균류로 구분된다.

4 다음 중 식물의 분류기준이 될 수 없는 것은?

① 양분의 합성유무　　　　　　　② 핵막의 유무

③ 기관의 분화　　　　　　　　　④ 동화색소의 종류

TIP 플랑크톤을 제외한 대부분의 식물은 다세포성 생물이며, 핵막과 세포내 막성구조물을 가지고 있으므로 핵막의 유무는 식물의 분류기준이 될 수 없다.

5 진균식물을 다음과 같이 분류하였다. ㉠㉡의 분류기준에 해당하는 것은?

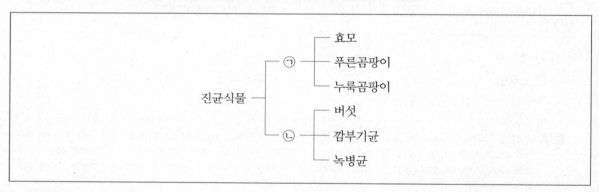

① 동화색소의 유무　　　　　　　② 격막의 유무

③ 포자생성방법의 차이　　　　　④ 생식방법의 차이

TIP 진균식물의 종류
㉠ 자낭균류 : 자낭포자, 분생포자, 출아법에 의해 번식하며 효모, 푸른곰팡이, 누룩곰팡이, 붉은곰팡이 등이 있다.
㉡ 담자균류 : 담포자(담자포자)에 의해 번식하며 버섯, 깜부기균, 녹병균 등이 있다.

Answer　3.② 4.② 5.③

6 다음 중 광합성을 하는 모든 식물에 공통적으로 포함되어 있는 엽록소는?

① 엽록소 a   ② 엽록소 b

③ 엽록소 c   ④ 엽록소 d

> **TIP** 엽록소 a는 광합성을 하는 모든 식물에 공통적으로 존재하며, 그 외에 홍조식물에는 엽록소 d가, 갈조식물과 규조식물에는 엽록소 c
> 가 존재한다. 녹조식물 이상에는 엽록소 b가 존재한다.

7 종자식물을 다음과 같이 분류하였다. ㉠㉡의 분류기준으로 옳은 것은?

> ㉠ 소나무, 잣나무, 소철, 은행나무
> ㉡ 아카시아, 배추, 옥수수, 벼

① 관다발의 유무   ② 종자형성의 유무

③ 씨방의 유무   ④ 떡잎의 수

> **TIP** ㉠ 씨방이 없어 밑씨가 외부에 노출되어 있는 겉씨식물이며, ㉡ 밑씨가 씨방 속에 들어 있는 속씨식물이다.

8 외떡잎식물과 쌍떡잎식물의 차이점으로 옳지 않은 것은?

① 떡잎의 수   ② 잎맥의 모양

③ 관다발의 배열   ④ 수정의 과정

> **TIP** ④ 외떡잎식물과 쌍떡잎식물은 모두 속씨식물에 해당하므로 중복수정을 한다.
> ※ 쌍떡잎식물과 외떡잎식물

구분	떡잎의 수	뿌리	잎맥	형성층	중심주
쌍떡잎식물	1장	원뿌리, 곁뿌리	그물맥	있다.	환상배열
외떡잎식물	2장	수염뿌리	나란히맥	없다.	산재

Answer   6.①   7.③   8.④

※ 그림은 식물의 계통수이다. 다음 물음에 답하시오. 【9 ～ 11】

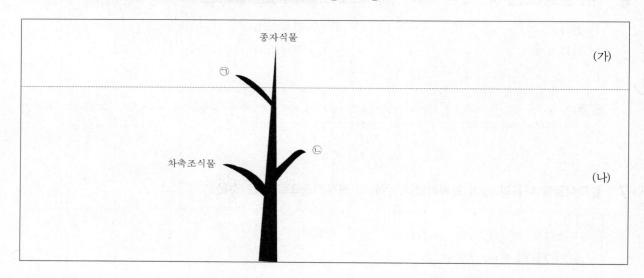

9 그림과 같이 식물을 (가)와 (나)의 두 종류로 구분하는 기준은?

① 서식장소

② 관다발의 유무

③ 꽃의 형성유무

④ 부피생장의 여부

TIP 종자식물은 꽃이 피고 씨를 맺어서 번식하는 반면, 양치식물 이하의 식물들은 꽃이 피지 않는 민꽃식물이다.

10 ㉠㉡에 해당하는 식물이 바르게 짝지어진 것은?

	㉠	㉡			㉠	㉡
①	버섯	곰팡이		②	버섯	우산이끼
③	고사리	솔이끼		④	고사리	옥수수

TIP ㉠ 양치식물 ㉡ 선태식물

Answer 9.③ 10.③

11 꽃이 피지 않는 민꽃식물 중 가장 발달된 형태를 가지고 있는 식물과 그 판단 기준이 바르게 짝지어진 것은?

① 양치식물 – 관다발을 가진다.

② 선태식물 – 관다발을 가진다.

③ 양치식물 – 세대교번을 한다.

④ 선태식물 – 세대교번을 한다.

TIP 종자식물 이외에 관다발을 가지는 것은 양치식물뿐이므로 양치식물은 다른 식물들보다 종자식물과의 유연성이 크다고 할 수 있다.

12 식물을 다음과 같이 ㉠과 ㉡으로 분류하였을 때 그 분류기준으로 옳은 것은?

㉠ 홍조류, 갈조류, 녹조류, 차축조식물, 선태식물
㉡ 양치식물, 종자식물

① 동화색소의 종류　　　　　　　② 서식장소

③ 관다발의 유무　　　　　　　　④ 종자의 유무

TIP 관다발은 선태식물 이하에서는 볼 수 없으며, 양치식물에서 관다발이 발달되기 시작하여 종자식물에서 뚜렷하게 나타난다.

13 다음 중 유연성이 가장 적은 것은?

① 홍조류　　　　　　　　　　　② 남조류

③ 녹조류　　　　　　　　　　　④ 갈조류

TIP 남조류는 원생생물 중에서 원핵생물에 속하는 것이고 홍조류와 녹조류, 갈조류는 식물에 속하는 것이다.

Answer 11.① 12.③ 13.②

14 엽록소를 가지고 있어 광합성을 하는 독립영양생물이라는 것은 식물의 가장 큰 특징이다. 다음 중 엽록소가 없어 광합성을 하지 못하는 식물은?

① 균류

② 갈조류

③ 선태류

④ 양치류

TIP 조균식물과 진균식물로 분류되는 균류는 엽록체가 없어 기생생활을 하는 종속영양식물이다. 일반적으로 효모와 곰팡이류, 버섯 등이 여기에 해당된다.

15 다음 중 중복수정을 하는 식물은?

① 솔이끼

② 소나무

③ 은행나무

④ 옥수수

TIP ① 선태식물 ②③ 겉씨식물 ④ 속씨식물
중복수정은 속씨식물에서 볼 수 있는 수정의 형태이다.

16 다음은 식물의 계통수를 나타낸 것이다. 점선 안에 있는 식물에서 관찰할 수 없는 것은?

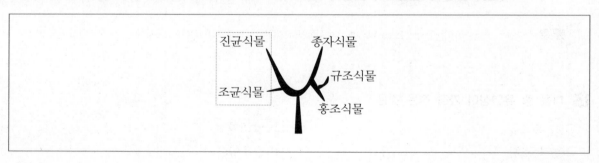

① 양분합성

② 포자형성

③ 세포호흡

④ 세포분열

TIP 조균식물과 진균식물의 균류는 엽록소가 없어 양분을 합성하지 못하고 기생생활을 하는 식물이다.

Answer 14.① 15.④ 16.①

17 다음과 같은 특징을 갖는 식물은?

> • 대부분이 다세포로 되어 있다.
> • 색소로 엽록소 a와 b를 가지며, 고유한 색소를 가지지 않는다.
> • 잎이 줄기를 축으로 방사상으로 돌려나 있어서 윤조식물이라고도 한다.
> • 수정란이 발아하여 새로운 개체가 될 때 감수분열이 일어나므로 본체의 핵상은 언제나 단상(n)이다.

① 규조식물

② 갈조식물

③ 녹조식물

④ 차축조식물

TIP ① 바다나 민물에서 플랑크톤 생활을 하며 대부분 단세포이다. 엽록소 a와 c, 카로티노이드계 색소, 규조소를 가지고 있으며 광합성 산물은 다당류, 유지이다.
② 다세포이며 뿌리, 줄기, 잎의 구분이 없는 엽상체이다. 엽록소 a와 c, 갈조소를 가지며 광합성 산물은 다당류이다. 무성생식과 유성생식을 교대로 하는 세대교번을 한다.
③ 단세포 또는 다세포로 독자 혹은 군집생활을 하며 세포벽은 셀룰로스이다. 엽록소 a와 b, 카로틴, 크산토필을 가지고 있으며 광합성 산물은 녹말이다. 분열법, 포자법, 접합 등의 생식방법으로 번식하며 육상생물과 유연관계에 있다.

Answer 17.④

○3 동물계

01 동물의 분류기준

① 발생단계의 배엽 수와 중배엽의 기원 및 체강의 유형에 따른 분류

(1) 발생단계의 배엽 수에 따른 분류

① 포배단계의 동물 ⋯ 해면동물이 있다.

② 2배엽성 동물 ⋯ 내배엽과 외배엽의 두 배엽으로부터 기관이 분화된 동물들로, 강장동물이 여기에 속한다.

③ 3배엽성 동물 ⋯ 내배엽과 중배엽 · 외배엽의 세 배엽으로부터 기관이 분화된 동물들로, 편형동물 이상은 3 배엽성 동물에 해당된다.

(2) 중배엽의 기원에 따른 분류

① 원중배엽세포계 동물 ⋯ 원중배엽세포가 생기고 이로부터 중배엽이 생겨난 동물들로, 원구가 바로 입이 되는 선구동물이다. 편형 · 윤형 · 선형 · 환형 · 연체 · 절지동물이 여기에 속한다.

② 원장체강계 동물 ⋯ 내배엽에서 원장이 생기고 이것으로부터 중배엽이 형성된 동물들로, 원구가 항문이 되는 후구동물이다. 모악 · 극피 · 원삭 · 척추동물이 여기에 속한다.

(3) 체강의 유형에 따른 분류

① 무체강동물 ⋯ 편형동물은 체강에 해당하는 부분이 중배엽성 조직으로 차 있어 체강이 없는 무체강동물이다.

② 원체강동물 ⋯ 선형동물과 윤형동물은 체강이 중배엽으로 완전히 싸이지 않고 난할강이 그대로 체강이 된 원체강동물이다.

③ 진체강동물 ⋯ 체강이 중배엽으로 완전히 둘러싸인 동물들로, 환형 · 연체 · 절지 · 모악 · 극피 · 원삭 · 척추동물이 여기에 속한다.

❷ 척삭과 척추의 유무에 따른 분류

(1) 무척삭동물
극피동물 이하의 동물은 척삭을 형성하지 않는다.

(2) 척삭동물
① 원삭동물과 척추동물은 발생의 과정 중 신경배 시기에 척삭을 형성한다.

② 원삭동물 … 발생초기에만 척삭을 가지기도 하고, 일생 동안 가지기도 한다.

③ 척추동물 … 발생초기에만 척삭을 가지고 후에 척삭이 연골이나 경골로 대체되어 척추가 발달한다.

02 동물의 분류

❶ 해면동물

(1) 해면동물의 특성
① 몸의 형태는 항아리 모양이고, 몸 속은 텅빈 위강으로 되어 있다. 위강 안쪽의 세포층은 많은 동정세포로 덮여 있다. 체벽에는 내·외 두 겹의 세포층 골편이 있어서 몸을 지탱한다.

② 몸의 옆에는 입수공이, 위쪽에는 출수공이 있는데, 동정세포에 있는 편모의 운동을 통해서 물이 입수공으로 들어와 출수공으로 나가는 과정 중 물 속에 포함되어 있던 먹이를 잡아 세포내 소화를 한다.

③ 보통은 출아법으로 번식한다. 그러나 알과 정자를 만들어 유성생식을 하기도 한다. 자웅동체로 대부분 바다에서 살고, 유생은 편모로 유영하고 성체는 고착생활을 한다.

④ 다세포 동물이지만 발생과정의 포배단계에 있는 동물로 세포의 분화정도가 낮아 체제가 간단하여 신경계, 근육계, 배설계 등이 없다.

(2) 해면동물의 종류
목욕해면, 화산해면, 해로동혈 등이 있다.

❷ 강장동물

(1) 강장동물의 특성

① 몸은 주머니 모양이며 방사대칭형이고, 몸 속에는 빈 공간인 강장이 있다.

② 입 주위에는 촉수가 있고, 촉수에는 자세포가 있어서 몸을 보호하며 작은 동물을 마비시킨 후 입으로 넣어 강장에서 소화시킨다. 입은 있으나 항문은 없다.

③ 원시적인 신경계인 산만신경계를 갖는다.

④ 대부분은 분열과 출아에 의해서 번식하지만 알과 정자를 만들어 유성생식을 하기도 한다(세대교번).

(2) 강장동물의 종류

① 폴립형 … 고착생활을 하는 것으로 산호나 말미잘, 히드라 등이 여기에 속한다.

② 메두사형 … 유영생활을 하는 것으로 해파리가 있다.

❸ 편형동물

(1) 편형동물의 특성

① 몸은 좌우대칭이고 납작하다.

② 입에서부터 소화관이 여러 갈래로 갈라져 위수관계(소화와 순환을 담당)를 형성한다.

> 🔊 TIP 소화관 … 몸이 납작하여 대사에 필요한 가스가 쉽게 세포 사이로 확산되어 호흡계와 순환계가 없다. 입은 있으나 항문은 없으며, 여러 갈래로 갈라진 소화관이 순환계의 역할까지 하고 있다.

③ 배설기는 원신관으로, 그 끝에 있는 불꽃세포의 섬모운동을 통해 노폐물을 배설하는데, 항문이 없어서 찌꺼기를 입으로 배출한다.

④ 사다리신경계를 갖는다.

⑤ 대부분이 자웅동체이고 유성생식으로 번식한다.

(2) 편형동물의 종류

① 와충강 … 자유생활을 하며, 섬모가 몸의 표면에 있고, 배쪽으로 입이 나 있다. 플라나리아가 여기에 속한다.

② 흡충강 … 기생생활을 하며, 섬모와 소화관과 입이 없고, 비편절성이다. 디스토마 종류들이 여기에 속한다.

③ 촌충강 … 기생생활을 하며, 섬모와 소화관과 입이 없고, 편절성이다. 촌충이 여기에 속한다.

❹ 선형동물

(1) 선형동물의 특성

① 몸의 표면은 키틴질(큐티클층)로 덮여 있고, 원통형의 긴 모양을 하고 있으며 체절이 없다.

② 호흡기와 순환기는 없으나 입, 장, 항문으로 발달된 소화기가 있다.

③ 배설기는 원신관이 변형된 배출관(측선관)이 있다.

④ 신경계는 신경환을 가진다.

⑤ 보통 자웅이체이며, 생식기가 발달하여 유성생식을 한다.

(2) 선형동물의 종류

회충, 요충, 십이지장충, 편충, 선충 등이 있다.

❺ 윤형동물

(1) 윤형동물의 특성

① 몸은 좌우대칭으로, 2mm 미만의 작은 크기이며 부유생활을 한다.

② 머리에 섬모환이 있어서 섬모운동을 통해 먹이를 잡거나 이동한다.

③ 소화관에는 항문이 있고, 순환계는 없다.

④ 신경계와 배설기로 원신관이 있다.

⑤ 자웅이체로, 봄과 여름에는 단위생식을 하고, 가을에는 양성생식을 한다.

(2) 윤형동물의 종류

민물윤충, 거머리윤충 등이 있다.

❻ 환형동물

(1) 환형동물의 특성

① 몸은 가늘고 긴 원통형이며, 크기가 비슷한 많은 체절로 이루어져 있다. 몸의 표면은 큐티클로 덮여 있으며, 강모가 나 있다.

② 체벽에 환상근과 종주근이 있어서 이들의 연동운동으로 몸을 이동한다.

③ 소화기는 입, 식도, 창자, 항문 등으로 분화되어 있으며, 배설은 각 체절마다 있는 신관으로 한다.

④ 신경계는 사다리신경계이고, 순환계는 폐쇄혈관계를 갖는다.

⑤ 자웅동체(지렁이와 거머리)이거나 자웅이체(갯지렁이)로 주로 유성생식을 하며, 갯지렁이는 트로코포라(담륜자)라는 유생시기를 거친다.

(2) 환형동물의 종류

거머리, 지렁이, 갯지렁이 등이 있다.

❼ 연체동물

(1) 연체동물의 특성

① 몸은 연하고 외투막으로 싸여 있으며 체절구조가 없다.

② 소화계는 입과 장, 항문으로 구성되어 있다.

③ 배설기는 신관이며, 조개류는 신관의 변형인 보야누스기관을 갖는다.

④ 신경계는 쌍을 이루는 몇 개의 신경절과 신경절을 잇는 신경색으로 구성되어 있다.

⑤ 순환계는 개방혈관계이며, 혈액에는 산소의 운반을 돕는 헤모사이아닌이 있다.

⑥ 대부분이 수중생활을 하기 때문에 아가미로 호흡한다. 달팽이는 육상에 서식하므로 외투막으로 공기호흡을 한다. 조개와 소라 종류의 껍질은 외투막의 분비물로 이루어진 것이다.

⑦ 대부분이 유성생식을 하고, 조개류는 성장 중에 트로코포라와 벨리저 유생시기를 거친다.

(2) 연체동물의 종류

① **복족류** … 머리에 눈과 촉각이 있으며, 입에는 치설이라는 치아와 같은 구조가 있어서 먹이를 갉아 먹는다. 달팽이, 다슬기, 우렁이, 소라, 전복 등이 여기에 속한다.

② **부족류** … 보통 2장의 껍질을 가지며(이매패), 도끼 모양의 발을 가지고 있으므로 부족류라고 부른다. 대합, 바지락, 굴 등이 여기에 속한다.

③ **두족류** … 머리부분이 잘 발달되어 있어서 두족류라고 부르는데, 흡판이 달린 긴 다리와 척추동물과 같은 카메라눈을 가진다. 오징어, 낙지, 문어, 꼴두기 등이 여기에 속한다.

⑧ 절지동물

(1) 절지동물의 특성

① 몸은 단단한 키틴질의 외골격으로 싸여 있어서 자라면서 탈피를 한다. 체절구조로 되어 있는데, 체절마다 한 쌍의 부속지가 있다.

② 수중생활을 하는 것은 아가미와 신관을, 육상생활을 하는 것은 폐서나 기관과 신관이 변형된 말피기관을 호흡기와 배설기로 갖는다.

③ 신경계는 사다리신경계이고 순환계는 개방혈관계이며, 심장은 등쪽에 있다.

④ 시각기와 청각기 등의 감각기가 잘 발달되어 있다.

⑤ 대부분 자웅이체이며 양성생식을 하고, 성장의 과정 중에 변태를 하는 것이 많다.

(2) 절지동물의 종류

① **곤충류** … 몸은 머리·가슴·배의 세 부분으로 나누어지며, 머리에는 1쌍의 촉각과 1쌍의 겹눈, 3쌍의 홑눈이 있다. 가슴에는 3쌍의 다리와 1쌍의 날개가 있다. 대부분이 육상생활을 하고 변태의 과정을 거친다. 매미, 메뚜기, 벌, 모기, 파리, 나비 등이 여기에 속한다.

② **갑각류** … 몸은 머리가슴과 배의 두 부분으로 나누어지며, 머리가슴에는 2쌍의 촉각과 1쌍의 겹눈, 5쌍의 다리가 있다. 대부분이 수중생활을 한다. 새우, 게, 가재, 따개비, 물벼룩 등이 여기에 속한다.

③ **거미류** … 몸은 머리가슴과 배의 두 부분으로 나누어지며, 머리가슴에는 4쌍의 다리가 있고, 촉각은 없다. 변태의 과정을 거치지 않는다. 거미, 전갈, 진드기 등이 여기에 속한다.

④ **다지류** … 몸은 머리와 몸통으로 나누어지며, 여러 개의 체절로 되어 있고, 1쌍의 촉각이 있다. 다리는 체절마다 1, 2쌍씩 있어 매우 많은 다리를 가지므로 다지류라고 하며, 변태의 과정을 거치지 않는다. 지네, 노래기, 그리마 등이 여기에 속한다.

⑤ **유조류** … 환형동물과 곤충의 중간형 동물로, 절지동물 중 가장 원시적이다. 몸은 머리와 몸통으로 나누어지며, 체절마다 1쌍의 부속지가 있고, 부속지에는 끝이 두 가닥으로 갈라진 발톱이 있다. 발톱벌레라고 하는 유조충이 여기에 속한다.

구분	체제	촉각	다리	날개	눈	변태	호흡기	배설기
곤충류	머리, 가슴, 배	1쌍	3쌍	1쌍	홑눈 3개, 겹눈 1쌍	한다.	기관	말피기관
갑각류	머리가슴, 배	2쌍	5쌍	없음	겹눈 1쌍	한다.	아가미	촉각선
거미류	머리가슴, 배	없음	4쌍	없음	홑눈	안한다.	기관(폐서)	말피기관
다지류	머리, 몸통	1쌍	여러 쌍	없음	홑눈	안한다.	기관	말피기관
유조류	머리, 몸통	1쌍	여러 쌍	없음	홑눈	안한다.	기관	신관

❾ 모악동물

(1) 모악동물의 특성

① 몸은 머리, 몸통, 꼬리의 세 부분으로 나누어지며, 좌우대칭이다. 물고기 모양으로 무색투명하다.

② 플랑크톤의 일종으로 바다에 살며, 입 주위의 강모를 이용하여 먹이를 섭취한다.

③ 신경계와 감각기는 비교적 발달되어 있으나, 순환기와 배설기는 없다.

④ 자웅동체이고 유성생식으로 번식한다.

(2) 모악동물의 종류

화살벌레 등이 있다.

❿ 극피동물

(1) 극피동물의 특성

① 몸의 표면에는 석회질로 된 골편이 있고 가시가 달린 것도 있으며, 유생 때는 좌우대칭, 성체는 방사대칭의 몸을 가진다.

② 호흡기와 순환기의 역할을 하는 수관계를 가지고 있으며, 여기에 연결된 관족으로 몸을 이동하거나 먹이를 잡는다.

③ 신경계, 소화관, 생식소 등의 모든 기관들이 방사상으로 배열되어 있다.

④ 대부분 자웅이체로 재생력이 강하며, 유성생식을 하고 변태의 과정을 거친다.

(2) 극피동물의 종류

바다나리, 불가사리, 성게, 해삼, 갯고사리 등이 있다.

⑪ 원삭동물

(1) 원삭동물의 특징
① 몸은 좌우대칭으로 모두 바다에 산다.

② 소화관 위쪽에 관상신경계가 있으며, 소화관과 신경계 사이에 척삭이 존재한다.

③ 척삭을 일생 동안 또는 유생시기의 어느 기간 동안 갖는다.

④ 호흡기로는 아가미를, 배설기로는 신관을 갖는다.

⑤ 무척추동물과 척추동물의 중간형으로 양성생식을 한다.

(2) 원삭동물의 종류
창고기, 우렁쉥이(멍게), 미더덕, 별벌레아재비 등이 있다.

⑫ 척추동물

(1) 척추동물의 특성
① 동물 중에서 가장 발달된 형태의 동물로, 몸은 좌우대칭인 머리와 몸통으로 나누어진다.

② 원구류 외의 모든 척추동물은 발생의 초기에 척삭이 생겼다가 성체가 되면서 없어지고, 척추가 생긴다.

③ 수중생활을 하는 것들은 아가미를, 육상생활을 하는 것들은 폐를 호흡기로 갖는다.

④ 신장을 배설기관으로 갖는다.

⑤ 혈관계는 폐쇄혈관계로 발달된 심장을 가지고 있다.

⑥ 신경계는 관상신경계이며, 뇌와 척수로 된 중추신경계와 말초신경계로 되어 있다.

⑦ 자웅이체로 육상생활을 하는 것들은 체내수정을, 수중생활을 하는 것들은 체외수정을 주로 한다.

⑧ 발생의 과정 중에서 양막이 생기는지의 여부에 따라서 무양막류(원구류, 어류, 양서류)와 유양막류(파충류, 조류, 포유류)로 구분한다.

(2) 척추동물의 종류

① 무양막류

　　㉠ 원구류 : 척추동물 중에서 가장 하등한 종류로 일생 동안 척삭을 지니고 있으며, 1심방 1심실의 심장과 여러 쌍의 아가미 구멍을 갖는다. 배설기는 전신이며, 칠성장어와 먹장어가 여기에 속한다.

　　㉡ 어류 : 몸은 비늘로 덮여 있으며, 유선형의 모양을 하고 있다. 가슴과 배에 지느러미가 쌍으로 존재하고 1심방 1심실의 심장을 가지고 있으며, 중신으로 배설한다. 뼈가 연골인지, 경골인지에 따라서 연골어류와 경골어류로 구분된다.

　　　　• 연골어류 : 상어, 가오리 등
　　　　• 경골어류 : 잉어, 도미, 고등어, 뱀장어, 붕어 등

　　㉢ 양서류 : 수중생활에서 육상생활로 넘어오는 중간단계의 동물이다. 유생시기에는 아가미로 호흡하며 수중생활을 하고, 변태를 하여 성체가 되면 피부호흡을 하며 육지에서 생활한다. 체표면은 항상 축축하게 젖어 있고, 2심방 1심실의 심장을 가지며 중신으로 배설한다. 개구리, 두꺼비, 맹꽁이, 도롱뇽 등이 여기에 속한다.

② 유양막류

　　㉠ 파충류 : 피부가 단단한 각질의 비늘로 덮여 있다. 폐로 호흡하며, 2심방 불완전 2심실의 심장을 가지고 후신으로 배설한다. 뱀, 도마뱀, 거북, 악어, 자라 등이 여기에 속한다.

　　㉡ 조류 : 몸의 표면이 깃털로 덮여 있으며 날개가 있다. 소화관에 모이주머니와 모래주머니가 있다. 폐로 호흡하는데, 폐에는 공기주머니가 있어서 몸을 가볍게 하여 날기에 적합하도록 돕는 역할을 한다. 2심방 2심실의 심장을 가지고 있으며, 후신으로 배설한다. 체온이 일정한 수준을 유지하는 정온동물이다. 참새, 비둘기, 까치, 까마귀 등이 여기에 속한다.

　　㉢ 포유류 : 척추동물 중 가장 발달된 종류로, 몸의 표면에 털이 있으며 태생이고, 새끼는 일정기간 동안 어미의 젖을 먹고 자란다. 폐로 호흡하고 2심방 2심실의 심장을 가지고 있으며, 후신으로 배설한다. 사람, 토끼, 원숭이, 돼지, 소, 박쥐, 고래 등이 여기에 속한다.

[척추동물 6강의 특징]

구분		체표	호흡기	심장	배설기	체온	생식과 수정
무양막류	원구류	피부	아가미, 구멍	1심방 1심실	전신	변온	난생, 체외수정
	어류	비늘	아가미	1심방 1심실	중신	변온	난생, 체외수정
	양서류	피부	아가미, 폐	2심방 1심실	중신	변온	난생, 체외수정
유양막류	파충류	비늘	폐	2심방 불완전 2심실	후신	변온	난생, 체내수정
	조류	깃털	폐	2심방 2심실	후신	정온	난생, 체내수정
	포유류	털	폐	2심방 2심실	후신	정온	태생, 체내수정

최근 기출문제 분석

2020. 6. 13. 제1 · 2회 서울특별시

1 **윤형동물의 특징으로 가장 옳은 것은?**

① 등배로 납작하며 체절이 없다.

② 소화관을 가지고 있으며 머리에 섬모관이 있다.

③ 체절성의 체벽과 내부기관을 가지고 있다.

④ 등쪽에 속이 빈 신경삭이 있으며 항문 뒤에 근육질 꼬리를 가진다.

TIP ① 등배로 납작하며 체강이 없는 것은 편형동물이다.
③ 체절성의 체벽과 내부기관을 가지는 것은 절지동물이다.
④ 등쪽에 속이 빈 신경삭이 있으며 항문 뒤에 근육질 꼬리를 가지는 것은 척삭동물이다.

Answer 1.②

출제 예상 문제

1 다음의 특징에 해당되는 동물은?

- 수관계를 가진다.
- 중배엽 형성은 원장체강계이다.
- 성체의 몸은 방사대칭이다.

① 극피동물 ② 환형동물

③ 강장동물 ④ 원삭동물

TIP 극피동물

㉠ 유생 때는 몸이 좌우대칭이지만, 성장하면 방사대칭이다.

㉡ 수관계가 있어서 호흡과 순환의 일을 담당한다.

㉢ 중배엽 형성은 원장체강계이다.

2 동물을 다음과 같이 분류하였을 경우 분류기준으로 옳은 것은?

㉠ 편형동물, 선형동물, 윤형동물, 환형동물, 연체동물, 절지동물

㉡ 모악동물, 극피동물, 원삭동물, 척추동물

① 2배엽성 동물과 3배엽성 동물 ② 선구동물과 후구동물

③ 무체강동물과 진체강동물 ④ 무성생식동물과 양성생식동물

TIP 선구동물과 후구동물

㉠ 선구동물 : 중배엽의 형성과정에서 원중배엽세포계에 해당하는 동물들로 원구가 입이 된다.

㉡ 후구동물 : 원장체강계에 해당하는 동물들로 원구가 항문이 된다.

Answer 1.① 2.②

3 다음 중 동물의 분류기준이 될 수 없는 것은?

① 척삭의 유무

② 체강의 형성방법

③ 중배엽의 형성방법

④ 종속영양과 독립영양의 여부

TIP 동물은 모두 동화색소가 없어서 스스로 양분을 합성하지 못하고 외부에서 필요한 양분을 섭취하는 종속영양을 한다.

4 다음은 척추동물을 ㉠과 ㉡으로 분류한 것이다. 분류의 기준이 될 수 없는 것은?

㉠ 원구류, 어류, 양서류   ㉡ 파충류, 조류, 포유류

① 체온

② 배설기

③ 수정장소

④ 양막의 유무

TIP 척추동물 6강의 특징

구분		배설기	체온	수정
무양막류	원구류	전신	변온	체외
	어 류	중신	변온	체외
	양서류	중신	변온	체외
유양막류	파충류	후신	변온	체내
	조 류	후신	정온	체내
	포유류	후신	정온	체내

Answer 3.④ 4.①

5 지구상의 동물 중 가장 다양한 종류의 개체 수를 이루어 다양한 분화에 성공한 부류는?

① 포유류　　　　　　　　　　② 곤충류

③ 조류　　　　　　　　　　　④ 파충류

TIP 고등하게 진화한 생물일수록 많은 개체 수를 가지며, 분화가 다양하게 이루어진다. 포유류는 척추동물 중에서도 가장 발달한 무리이다.

6 동물 상호간의 유연관계에 따라 (　　) 안에 들어갈 수 없는 것은?

선형동물→윤형동물→환형동물→(　　)→절지동물

① 오징어　　　　　　　　　　② 전복

③ 개구리　　　　　　　　　　④ 달팽이

TIP ①②④ 연체동물에 해당한다.
③ 척추동물의 양서류에 해당하는 동물로, 절지동물보다 월등히 발달된 동물이다.

7 다음 중 포유류에 해당하는 동물이 아닌 것은?

① 박쥐　　　　　　　　　　　② 도마뱀

③ 오리너구리　　　　　　　　④ 고래

TIP ② 파충류이다.

8 동물의 분류와 이에 속하는 동물의 연결이 잘못 짝지어진 것은?

① 강장동물 – 해파리, 산호, 말미잘

② 편형동물 – 촌충, 간디스토마, 페디스토마

③ 환형동물 – 갯지렁이, 지렁이, 거머리

④ 극피동물 – 성게, 불가사리, 문어

....

TIP 성게와 불가사리는 극피동물에 속하지만, 문어는 연체동물에 속한다.

9 다음 중 3배엽성 동물에 해당하는 것은?

① 강장동물   ② 해면동물

③ 편형동물   ④ 원생동물

....

TIP 3배엽성 동물 … 내배엽 · 중배엽 · 외배엽의 세 배엽으로부터 기관이 분화된 동물로 편형동물 이상에서 나타난다.

10 다음 중 환형동물의 특징에 대한 설명으로 옳지 않은 것은?

① 몸은 가늘고 긴 원통형이며, 크기가 비슷한 많은 체절로 이루어져 있다.

② 신경계는 산만신경계이고, 개방혈관계를 갖는다.

③ 체벽에 환상근과 종주근이 있어서 이들의 연동운동으로 몸을 이동한다.

④ 갯지렁이는 트로코포라 유생시기를 거친다.

....

TIP 지렁이, 갯지렁이, 거머리 등의 환형동물은 사다리신경계와 폐쇄혈관계를 갖는다.

Answer   8.④ 9.③ 10.②

11 다음은 척추동물의 계통수를 그린 것이다. 다음 설명 중 옳지 않은 것은?

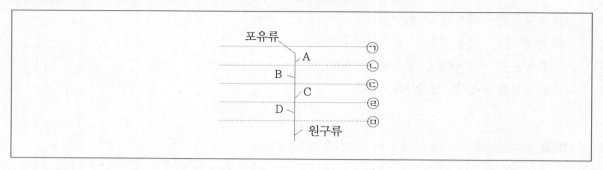

① 경계 ⓒ은 무양막동물과 유양막동물을 나누는 기준이 된다.

② A 무리의 심장은 2심방 1심실로 되어 있는 정온동물이다.

③ C 무리 이상은 호흡기로 허파가 분화된다.

④ D 무리의 심장은 1심방 1심실이므로 심장을 흐르는 혈액은 정맥혈이다.

TIP A : 조류 B : 파충류 C : 양서류 D : 어류

② 조류는 2심방 2심실의 심장을 갖는다.

12 칠성장어과 창고기가 서로 가까운 유연관계를 가지고 있다고 판단할 수 있는 근거로 옳은 것은?

① 무성생식을 한다.

② 산만신경계를 가진다.

③ 척삭을 가진다.

④ 발생의 단계가 서로 같다.

TIP 칠성장어와 창고기는 척추동물과 무척추동물의 중간형으로 일생 동안 또는 일생 중의 어느 한 시기에 척삭을 가지는 원색동물이다.

13 다음 중 곤충에 대한 설명으로 옳은 것은?

① 몸은 머리와 몸통으로 나누어진다.

② 5쌍의 다리와 2쌍의 촉각을 가진다.

③ 3쌍의 홑눈과 1쌍의 겹눈을 가진다.

④ 매미, 메뚜기, 벌, 모기, 파리, 나비, 거미 등이 곤충류에 속하는 종류들이다.

TIP 곤충류 … 절지동물 중에서는 가장 발달된 종류로 몸은 머리·가슴·배의 세 부분으로 구분되며, 머리에는 1쌍의 촉각과 1쌍의 겹눈, 3쌍의 홑눈이 있다. 가슴에는 3쌍의 다리와 1쌍의 날개가 있다. 대부분 육상생활을 하고, 변태의 과정을 거친다.

※ 거미류 … 몸은 머리가슴과 배 두 부분으로 나누어지며, 머리가슴에는 4쌍의 다리가 있고 촉각은 없다. 거미, 전갈, 진드기 등이 속한다.

14 척추동물 중 발생의 초기에 척삭이 나타났다가 성체가 되면서 없어지지 않고 계속 남아 있는 것은?

① 원구류   ② 어류

③ 파충류   ④ 포유류

TIP 원구류 … 가장 하등한 척추동물로 척추가 있으나 척삭도 일생 동안 갖는다. 비늘이 없고 점액성 피부로 덮여 있으며 콧구멍은 한 개다. 심장은 1심방 1심실이며 여러 쌍의 아가미 구멍이 있고, 배설은 전신으로 하며 칠성장어와 먹장어가 해당된다.

Answer   13.③   14.①

생물

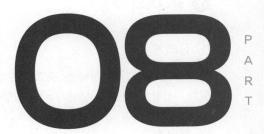

08 PART

생물과 환경

01 생태계의 물질순환과 에너지의 흐름

01 생태계의 구성

❶ 생태계의 구성

(1) 생태계

생물들은 상호간에 영향을 주고 받으며 생활하고, 생활장소 주변의 무기환경과도 밀접한 관계를 맺으며 살고 있다. 이렇게 생물이 살아가는데 영향을 주는 생물군집과 이를 둘러싼 비생물적 환경을 생태계라고 한다.

(2) 생물환경

① **구성** ··· 생태계 내의 모든 생물은 생태적 지위(생태계 내의 기능적 · 공간적 위치)와 생활양식에 따라 크게 생산자, 소비자, 분해자로 나눌 수 있다.

② **생산자** ··· 자연계에서 유기물을 합성하는 생물을 의미하는 것으로, 대표적으로 녹색식물을 들 수 있다. 그 외에도 광합성 세균이나 화학합성 세균 등 동화작용을 하는 생물들이 여기에 포함된다. 이들은 생물군집 내에서 생물들에게 물질과 에너지를 공급해 주는 역할을 한다.

③ **소비자** ··· 생산자가 생산한 양분을 섭취해서 생활하는 생물로, 대부분의 동물이 소비자에 해당한다.
   ㉠ 1차 소비자 : 생산자를 직접 섭취하는 초식동물
   ㉡ 2차 소비자 : 1차 소비자인 초식동물을 잡아먹는 육식동물
   ㉢ 3차 소비자 : 2차 소비자인 육식동물을 잡아먹는 대형육식동물

④ **분해자** ··· 생산자와 소비자의 시체나 배설물 등을 분해하는 것들로, 세균이나 미생물 등이 여기에 속한다. 이들은 생태계의 물질순환과 깊은 관계가 있으며, 무기물들을 생산자가 다시 사용할 수 있는 상태로 만들어 주기 때문에 환원자라고도 한다.

❷ 환경요인

(1) 환경요인

① 환경요인 … 생물의 생활에 영향을 미치는 여러 가지 요소를 환경요인이라고 한다.

② 생물적 요인과 비생물적 요인

  ㉠ 생물적 요인 : 생활 주변의 살아있는 생물들을 의미한다.

  ㉡ 비생물적 요인 : 빛이나 온도, 공기 등의 기후요인과 토양이나 영양염류 등의 토양요인을 말한다.

(2) 생물과 환경

① 최적조건 … 생물이 생활하기에 가장 적합한 환경조건을 최적조건이라고 한다. 최적조건을 벗어나면 생물이 생활하기에 적합하지 않은 환경이 될 수 있는데, 생물의 생활을 불가능하게 하는 최고 및 최저의 환경조건을 최고조건, 최저조건이라고 한다.

② 한정요인 … 하나의 환경이 최적조건을 벗어나서 부족하거나 지나치게 되어 생물의 생장에 절대적 영향을 미치게 되는 것을 한정요인이라고 한다.

③ 적응과 순응

  ㉠ 적응 : 환경의 변화에 대응하여 생물의 생리적 작용이나 구조가 환경에 알맞도록 변화되어 나가는 현상을 적응이라고 한다. 증산작용을 억제하기 위해서 잎의 구조가 변한 선인장의 가시나, 청개구리의 보호색 등을 적응의 예로 들 수 있다. 적응은 유전된다.

  ㉡ 순응 : 단기간의 환경변화에 대응하여 비유전적으로 생물의 형태나 기능이 변화되는 것을 순응이라고 한다. 햇빛에 의해서 얼굴이 검어진 것은 순응의 대표적인 예이다. 순응은 유전되지 않는다.

④ 작용과 반작용, 상호작용

  ㉠ 작용 : 생물이 환경의 영향을 받는 것을 작용이라고 한다.

  ㉡ 반작용 : 작용의 반대현상으로, 생물이 환경에 영향을 주어서 환경을 변화시키는 것을 반작용이라고 한다.

  ㉢ 상호작용 : 여러 생물들이 서로간에 영향을 주고 받는 것을 상호작용이라고 한다.

(3) 빛과 생물

① 빛의 세기와 식물

  ㉠ 양지에서 자라는 식물들은 음지에서 자라는 식물들보다 보상점과 광포화점이 높고, 많은 빛을 필요로 한다.

  ㉡ 식물은 보상점보다 강한 빛이 있는 곳에서만 양분을 합성하면서 살 수 있다.

  ㉢ 보상점과 광포화점이 높은 식물은 당연히 많은 빛을 필요로 하기 때문에 빛이 많이 비치는 양지에 서식하게 되고, 상대적으로 적은 양의 햇빛을 필요로 하는 식물은 빛이 적은 음지에 서식하게 된다.

② **빛의 파장과 해조류의 분포** … 빛은 파장에 따라서 도달하는 바닷물의 깊이가 다르다. 파장이 짧은 빛은 바다 깊은 곳까지 도달할 수 있으며, 파장이 긴 빛은 그렇지 못하다. 바다의 해조류는 자신의 색과 보색관계에 있는 광선의 파장을 이용하는데, 파장이 도달하는 바다의 깊이가 서로 다르기 때문에 해조류의 분포도 파장의 분포에 따라서 수직적인 분포를 나타내게 된다.

③ **광주성과 식물** … 광주성이란 꽃눈의 형성과 같은 식물의 활동상태가 일조시간의 길이에 의해서 영향을 받는 것을 말한다.

    ㉠ **장일식물** : 하루의 일조시간이 길어질 때 꽃눈이 형성되는 식물로, 봄부터 초여름에 꽃이 핀다. 보리나 밀, 시금치, 무 등을 예로 들 수 있다.

    ㉡ **단일식물** : 하루의 일조시간이 짧아질 때 꽃눈이 형성되는 식물로 늦은 여름부터 가을에 꽃이 핀다. 벼, 국화, 코스모스, 담배 등을 예로 들 수 있다.

    ㉢ **중일식물** : 일조시간의 길이가 꽃눈의 형성에 별 영향을 주지 못하고, 주로 온도에 의해서 꽃눈의 형성이 영향을 받는 식물로 토마토나 옥수수, 목화, 민들레, 완두 등을 예로 들 수 있다.

④ **광주성과 동물** … 동물은 일조시간의 변화를 시각을 통해서 받아들이는데, 빛이 뇌하수체전엽을 자극하면 생식샘자극호르몬이 분비되어 성호르몬에 의해 생식활동이 일어난다.

    ㉠ **장일동물** : 밝은 빛에 의해서 산란이 촉진되는 동물로 참새, 닭, 꾀꼬리 등이 있다.

    ㉡ **단일동물** : 어둠에 의해서 산란이 촉진되는 동물로 송어, 노루 등이 있다.

(4) 온도와 생물

① **온도와 동물**

    ㉠ **동면** : 뱀이나 개구리와 같은 변온동물이나 곰, 박쥐와 같은 일부 항온동물이 기온에 대해 적응하기 위해서 일정 기간 동안 동면을 한다.

    ㉡ **정온동물의 온도에 대한 적응**

        • 베르그만의 법칙 : 추운 지방에 사는 동물은 큰 몸집을 가지고 있는데, 그 이유는 다량의 열을 내어서 일정한 체온을 유지하기 위한 것이다.

        • 알렌의 법칙 : 동물의 몸의 말단부를 보면 추운 지방의 동물은 작고, 더운 지방의 동물은 크다. 그 이유는 몸의 말단부를 통해서 열의 손실이 일어나기 때문이다.

    ㉢ **계절형** : 계절에 따라서 몸의 크기, 형태, 체색 등에 변화가 생긴다.

        • 호랑나비 : 여름형(여름에 태어난 것)이 봄형(봄에 태어난 것)보다 몸이 크고, 색도 진하다. 이것은 번데기 시절의 온도에 의해서 영향을 받은 결과이다.

        • 물벼룩 : 겨울형이 여름형보다 몸의 크기가 작다. 온도가 높을수록 큰 몸집을 갖게 된다.

    ㉣ **생태형** : 같은 종이라도 사는 지역에 따라서 온도에 적응하기 위해 다른 형태로 변화하게 된다. 여우의 온도 적응양상을 보면, 북극여우의 경우 큰 몸집을 가지며(베르그만의 법칙), 추운 지방에 사는 것일수록 몸의 말단부가 작아진다(알렌의 법칙). 사막여우의 경우는 매우 작은 몸집을 가진다.

② 온도와 식물

ㄱ 단풍 : 온도가 내려가서 초록색을 띠는 잎의 엽록소가 파괴되고, 카로틴이나 크산토필 등의 색소만 남게 되면, 이들 색소가 띠는 색인 노란색이나 붉은색으로 단풍이 든다.

ㄴ 낙엽 : 온도가 내려가서 식물이 수분을 흡수하기 어렵게 되면, 수분의 손실을 막기 위해서 잎자루의 기부에 떨켜를 만들어 잎을 떨어뜨려서 낙엽을 만든다.

ㄷ 나이테 : 계절에 따른 온도 차이가 큰 온대지방의 나무들은 온도에 따라서 생장속도가 달라진다. 그 결과로 따뜻할 때 생기는 춘재와 추울 때 생기는 추재로 구분되고, 이것이 매년 되풀이되므로 나무의 나이를 알 수 있는 나이테가 형성되는 것이다.

ㄹ 춘화처리 : 개화를 촉진하기 위해서 저온처리를 하는 것을 춘화처리라고 하는데, 겨울밀을 일정 기간 저온처리한 후 봄에 심으면 개화, 결실하게 된다.

(5) 수분 조건과 생물

① 수분 조건과 동물

ㄱ 육상동물 : 수분이 많지 않은 육상에서 살기 때문에 수분의 손실을 막을 수 있도록 체표면이 형성되어 있다. 곤충류나 포유류를 예로 들 수 있다.

ㄴ 수중동물 : 수중에서는 수분의 손실을 막을 필요가 없기 때문에 체표면에 수분증발을 막는 조직이 발달되어 있지 않고, 알에는 껍질이 없다. 또 몸의 형태가 어류와 같이 수중생활에 알맞도록 형성되기도 한다.

② 수분 조건과 식물

ㄱ 건생식물 : 사막이나 사구의 건조지에 사는 식물이다. 물을 얻기 위해서 뿌리를 깊이 내리거나 물을 저장하는 저수조직과 물의 증발을 막기 위해서 잎에는 큐티클층이 발달해 있다. 선인장을 예로 들 수 있다.

ㄴ 중생식물 : 우리 주변의 평범한 환경에서 사는 식물로, 식물체의 각 부위가 균형있게 발달되어 있다.

ㄷ 습생식물 : 습지에서 생활하는 식물이며, 수분을 얻기 쉬우므로 뿌리의 발달이 미약하다. 창포나 골풀을 예로 들 수 있다.

ㄹ 수생식물 : 물 속에 살거나, 물 위에 떠서 사는 식물이다. 공기가 부족한 수중환경에 적응하여 몸 속에 공기의 통로와 저장소인 통기조직을 가지고 있으며, 줄기가 연하고 관다발과 뿌리의 발달이 미약하다. 해조류와 개구리밥 등을 예로 들 수 있다.

(6) 토양과 생물

① 토양 … 토양은 생물의 생활장소로 흙과 모래, 유기물로 이루어져 있다. 토양의 성질은 물리적 성질과 화학적 성질로 나눌 수 있는데, 이는 생물의 생활에 많은 영향을 미친다.

ㄱ 물리적 성질 : 함수량, 통기성, 보수력, 입자의 크기 등이 있다.

ㄴ 화학적 성질 : pH, 무기염류의 종류, 무기염류의 농도 등이 있다.

② **토양과 동물** … 땅 속은 온도나 습도의 변화가 적고 자외선을 막아낼 수도 있다. 따라서 지렁이나 개미, 두더지 등의 서식처가 되며, 매미나 메뚜기 등의 곤충의 산란과 생육장소가 되기도 한다.

③ **토양과 식물** … 토양은 식물체가 몸을 지탱하는 곳이며, 물과 무기양분을 공급받기도 하는 생활터전이다. 대부분의 식물은 pH 7의 중성토양에서 잘 자란다.

(7) 공기와 생물

① **개요** … 공기의 성분과 농도, 바람의 세기 등도 생물의 생활에 영향을 미친다.

② **공기**

   ㉠ 산소
- 공기의 구성성분 중에서 산소가 차지하는 양은 약 20% 정도이다. 그러나 고도가 높아질수록 산소의 양이 적어지기 때문에, 산소를 얻기 위해서 높은 곳에 사는 동물일수록 폐활량이 크거나 적혈구의 수가 많아진다.
- 수중에서의 산소량은 시간과 계절에 따라서 달라지기 때문에 수중의 용존산소량은 수중생물의 분포에 영향을 미친다. 수중의 용존산소량이 급격히 감소하면 물고기들의 집단폐사의 원인이 되기도 한다.

   ㉡ 이산화탄소
- 공기 중에 약 0.03% 정도가 이산화탄소가 차지하는 비율이다. 공기 중의 이산화탄소의 양은 식물의 광합성에 한정요인으로 작용한다.
- 광합성 식물이 많이 모여서 군락을 이루는 곳에서는 낮에는 광합성으로 인해서 이산화탄소의 농도가 낮아지고, 밤에는 높아지는 일주변화를 나타낸다.

③ **바람**

   ㉠ 바람은 꽃가루의 전달이나 종자의 살포에 필요하다. 그러나 너무 강한 바람은 오히려 생물의 생활에 해를 주기도 한다.

   ㉡ 높은 산에서의 삼림한계는 온도뿐 아니라 바람에 의해서도 영향을 받는다. 높은 산에서 나무가 누워 자라며 키가 작아지는 것도 바람의 영향이다.

02 물질의 순환과 에너지의 흐름

❶ 물질의 순환

(1) 순환물질
생태계를 순환하는 물질 가운데 가장 중요한 것은 탄소, 질소, 산소, 인, 물 등이다.

(2) 탄소의 순환
① 대기 중의 탄소는 대부분 이산화탄소의 형태로 존재한다. 생산자인 식물이 대기 중의 이산화탄소를 흡수하여 광합성 과정을 거쳐 유기물로 합성하면, 그 유기물이 소비자의 포식에 의해서 소비자에게로 옮겨져 먹이연쇄를 따라서 이동한다.

② 유기물로 합성된 탄소는 호흡을 통해서 이산화탄소의 형태로 배출되거나, 생물의 사체나 배설물 속의 탄소는 분해자에 의해서 분해되어 이산화탄소로 되돌아간다. 또는 생물의 사체나 배설물이 연소될 때에 이산화탄소로 되돌아가기도 한다.

(3) 질소의 순환
① 대기 중의 질소는 대부분 질소분자의 형태로 존재하는데, 이산화탄소와 같이 녹색식물에 의해서 곧바로 이용되지는 못한다.

② 대기 중의 질소는 뿌리혹박테리아나 아조토박터 등과 같은 질소고정세균들에 의해서 고정되어 녹색식물에 이용된다. 또는 공중방전에 의해서 산화질소를 형성하고, 이것이 빗물에 녹아 땅으로 스며들어가 질산염의 형태가 되어 식물에 이용되기도 한다.

③ 식물에 흡수된 질소는 질소동화작용에 의해서 단백질과 같은 유기물로 합성된다. 이렇게 합성된 유기질소화합물은 먹이연쇄를 따라 소비자에게로 이동하며, 호흡에 의해서나 사체가 분해됨으로 질소의 형태로 돌아가게 된다.

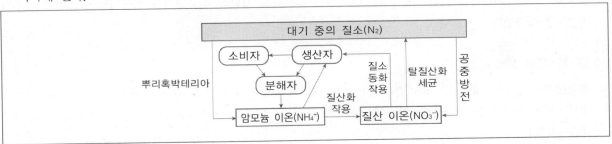

(4) 산소의 순환

식물의 광합성에 의해서 생성된 산소는 대기 중으로 배출되고, 이것이 동물의 호흡에 이용된다. 즉, 식물이 형성한 산소를 동물이 소비하여 대기 중의 산소농도를 유지하게 되는 것이다.

(5) 인의 순환

① 인은 지구의 지각에 묻혀있는 인광석이나 바다 밑의 퇴적물에 많이 들어있다.

② 인광석이나 퇴적물이 물에 녹아서 식물체에 흡수되어 이용된다. 식물체에 흡수된 인은 먹이연쇄를 따라서 소비자에게로 이동되고, 후에 사체가 분해자에 의해서 분해되어 인산염의 형태가 되어 다시 식물체의 속으로 흡수되어 이용된다.

(6) 물의 순환

① 비나 눈이 되어서 육지와 바다에 내리는 비는 다시 증발을 통해서 대기 중으로 돌아간다. 대기 중으로 돌아간 수분이 많아지면 다시 비나 눈이 되어서 내리는 순환을 거듭하게 된다.

② 생물이 물을 지속적으로 흡수하고 호흡이나 증산을 통해서 배출하는 과정을 통해서도 물의 순환이 이루어진다.

❷ 에너지의 흐름

(1) 에너지의 이동

① 생태계 내에서 물질은 생물과 환경 사이를 순환하지만, 에너지는 생산자에서 소비자로, 소비자에서 분해자로 한 방향으로만 이동한다.

② 생태계에서 이용되는 에너지의 근원은 태양의 빛에너지이다. 생산자인 녹색식물에 의해서 빛에너지는 화학에너지로 합성된다. 이 화학에너지가 먹이연쇄를 따라서 소비자에게 이동하게 되고, 생활에너지로 쓰이게 되며, 결과적으로 열에너지의 형태로 생태계 밖으로 배출된다.

③ 생물의 사체나 배설물에 포함되어진 화학에너지는 분해자의 생활에 이용되거나 열에너지로 전환되어 무기환경으로 방출된다.

(2) 영양단계와 생태피라미드

① **영양단계** … 생태계 내에서는 먹이연쇄를 따라서 에너지가 흐르게 되는데, 이렇게 에너지가 흐르는 여러 단계를 영양단계라고 한다. 영양단계는 생산자, 1차 소비자, 2차 소비자, 3차 소비자 등이 각각 1, 2, 3, 4단계를 이룬다.

② **생태피라미드** … 각 영양단계별로 생물의 개체 수나 생물량, 에너지량 등을 보면, 일반적으로 생산자가 가장 많고 상위단계로 갈수록 적어진다. 이것을 생산자를 밑으로 하여 영양단계별로 쌓아 올리면 피라미드 모양이 되므로 생태피라미드라고 한다.

  ㉠ 생태피라미드에는 개체 수를 기준으로 하는 개체수피라미드와 생물량을 기준으로 하는 생물량피라미드, 에너지량을 기준으로 하는 에너지피라미드가 있다.

  ㉡ 생태피라미드의 모양은 다량의 생산자가 소량의 소비자를 부양하며, 생태계에서 상위단계로 갈수록 에너지가 감소한다는 것을 잘 나타내고 있다.

(3) 에너지 효율

① 생태계 내에서 에너지가 이동될 때, 전 단계의 에너지가 다음 단계로 모두 이동되는 것은 아니다. 각 영양단계에서 에너지의 상당량은 생물의 생활에 이용되고, 나머지가 다음 단계로 이동하게 된다. 그러므로 유기물에 저장되어 있는 에너지량은 생산자에서부터 소비자, 분해자로 갈수록 적어진다.

② **에너지 효율** … 에너지가 각 영양단계로 옮겨갈 때 한 영양단계에서 다음 단계로 이동하는 에너지의 비율을 에너지 효율이라고 한다. 에너지 효율은 현 단계의 에너지 총량을 전 단계의 에너지 총량으로 나누어 100을 곱한 수로 구한다.

$$\text{에너지 효율} = \frac{\text{현 영양단계가 가지고 있는 에너지 총량}(E_2)}{\text{전 영양단계가 가지고 있는 에너지 총량}(E_1)} \times 100$$

③ 에너지 효율은 일반적으로 영양단계가 높아질수록 증가하는 경향을 보인다.

최근 기출문제 분석

2020. 10. 17. 제2회 지방직(고졸경채)

1 그림은 생태계에서 일어나는 질소 순환 과정의 일부를 나타낸 것으로, (가)~(다)는 각각 분해자, 생산자, 소비자 중 하나이다. 이에 대한 설명으로 옳은 것은?

보기

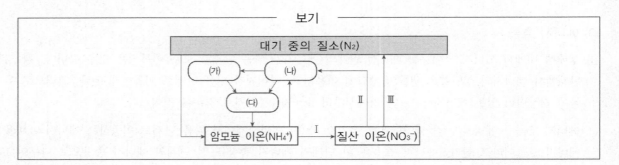

① 버섯은 (가)에 해당한다.

② 탈질산화 세균은 과정 Ⅰ에 관여한다.

③ 과정 Ⅱ는 질소 동화 작용이다.

④ 과정 Ⅲ은 식물에 의해 일어난다.

> **TIP** (가)는 소비자, (나)는 생산자, (다)는 분해자이다.
> ① 버섯은 분해자에 속한다.
> ②④ 탈질산화 세균은 과정 Ⅲ에 관여한다.

Answer 1.③

2 단일식물에 밤사이 짧은 섬광을 쪼여주었다. 〈보기〉의 1~5와 같이 적색광(R)과 근적외선(FR)에 노출시켰을 때, 개화 여부를 순서대로 바르게 나열한 것은? (단, 개화는 O, 미개화는 ×로 표시한다.)

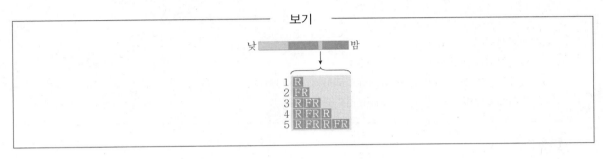

① × O O × O

② O × O × O

③ O O × × ×

④ × × O × ×

> **TIP** 단일식물은 한계 암기시간이 길어야 꽃이 피는 식물이다. 적색광(R)이 지속적인 암기 중간에 작용할 경우 짧은 밤 두 개로 인지하기 때문에 개화하지 않는다. 근적외선(FR) 작용 후 적색광(R)이 작용할 경우 P_{fr}을 활성화시켜 개화되므로 2, 3, 5에서는 개화하게 된다. 4번은 RFR 다음 R이 작용하므로 개화하지 않게 된다.

3 시아노박테리아의 하나인 아나베나(Anabaena)에서 일어나는 질소고정에 대한 설명으로 가장 옳지 않은 것은?

① 대기 중의 질소를 암모니아로 전환한다.

② 산소는 질소고정효소를 활성화시킨다.

③ 광합성 세포와 이형세포 사이에는 세포 간 연접이 형성되어 있다.

④ 이형세포에 질소고정효소가 있다.

> **TIP** 질소고정효소는 산소에 노출될 경우 빠르게 불활성화된다. 그러나 남조류나 아조토박터와 같은 세균의 경우 혐기 조건에서는 살 수 없으므로 아예 내부에서 산소를 생성한다. 따라서 이런 세균들의 경우 각각의 영양세포와는 별개로 질소고정을 위해 특수하게 분화된 세포들이 사이사이에 존재하는데 이것을 이형세포라고 한다.

Answer 2.① 3.②

2019. 2. 23. 제1회 서울특별시

4 질소는 단백질과 핵산의 주 원소이다. 대기 중의 질소를 직접 이용할 수 없는 식물은 미생물의 대사산물을 이용한다. 식물이 이용하는 질소대사산물을 생산하는 미생물을 〈보기〉에서 모두 고른 것은?

─── 보기 ───

⊙ 질화세균(nitrifying bacteria)
ⓛ 탈질화세균(denitrifying bacteria)
ⓒ 남세균(시아노박테리아, cyanobacteria)
ⓔ 뿌리혹박테리아(근립균, leguminous bacteria)

① ⊙ⓛⓒ
② ⊙ⓛⓔ
③ ⊙ⓒⓔ
④ ⓛⓒⓔ

TIP ⓛ 탈질화세균은 질산을 질소로 변형시키므로 식물이 이용할 수 있는 암모늄과 질산을 생성하지 않는다.
※ 질소대사산물 생성 … 질화세균, 뿌리혹박테리아, 아조토박터, 남세균 등

2016. 6. 25. 서울특별시

5 대기 중의 질소와 생명체의 질소화합물 사이에는 순환이 일어나는데, 다음 중 생태계 구성원에 의한 질소순환에 대한 설명으로 옳은 것은?

① 식물은 대기 중의 질소를 이용하여 질산염이온을 합성한다.
② 질소고정세균은 대기 중 질소를 암모늄이온으로 만든다.
③ 질화세균은 질산염이온을 암모늄이온으로 전환시킨다.
④ 식물은 질산염이온을 공기 중의 질소로 전환한다.

TIP ① 식물은 대기 중의 질소를 직접 이용하지 못한다.
③ 질산염이온을 암모늄이온으로 전환시키는 것은 질산 환원세균이다.
④ 질산염이온을 공기 중의 질소로 전환하는 것은 탈질소세균이다.

Answer 4.③ 5.②

출제 예상 문제

1 생태계의 4가지 구성요소로 옳은 것은?

① 풀, 토끼, 사자, 온도

② 온도, 토양, 풀, 곰팡이

③ 빛, 풀, 토끼, 늑대

④ 빛, 풀, 메뚜기, 곰팡이

TIP 생태계의 4가지 구성요소 … 무기환경, 생산자, 소비자, 분해자로 구성된다.

ⓐ 무기환경 : 산소, 물, 햇빛, 온도, 토양 등

ⓑ 생산자 : 녹색식물, 광합성 세균 등

ⓒ 소비자 : 초식동물, 육식동물, 대형육식동물 등

ⓓ 분해자 : 세균, 균류 등

2 다음 중 대기의 O_3의 기능은?

① 복사

② 태양광선 차단

③ 자외선 차단

④ 지구의 열을 가두는 작용

TIP O_3의 기능 … 태양광선의 자외선을 대부분 흡수하여 지상의 생명체를 보호하는 역할을 한다.

Answer 1.④ 2.③

3 생물의 에너지효율을 나타낸 표를 보고, 생물농축현상이 가장 심하게 나타날 것이라고 예상되는 것은? (단, 표의 4가지 생물은 먹이사슬로 연결되어 있다고 가정한다)

구분	생물 ㉠	생물 ㉡	생물 ㉢	생물 ㉣
에너지효율	0.4%	9%	3%	5%

① 생물 ㉠   ② 생물 ㉡
③ 생물 ㉢   ④ 생물 ㉣

TIP 생물의 에너지효율과 생물농축현상은 모두 생태계 내에서의 영양단계가 높을수록 증가한다. 따라서 에너지효율이 높은 생물이 곧 생물농축현상도 심하게 나타나는 생물이다.

4 다음 중 생태계에 대한 설명으로 옳은 것은?

① 물질은 무기환경과 생물환경 사이를 순환한다.
② 에너지는 무기환경과 생물환경 사이를 순환한다.
③ 생태피라미드에서 가장 많은 개체 수를 가지는 것은 최종소비자이다.
④ 에너지효율은 영양단계가 높아질수록 감소한다.

TIP ② 생태계에서 물질은 무기환경과 생물환경 사이에서 순환되고, 에너지는 순환하지 않고 한 방향으로만 이동한다.
③ 생태피라미드에서 가장 많은 개체 수를 가지는 것은 생산자이다.
④ 에너지효율은 영양단계가 높아질수록 증가한다.

5 다음 설명 중 옳은 것은?

① 생태계는 자연에서 살아가는 생물들을 의미하는 생물적 요소들만으로 구성되어 있다.
② 생태계 내에서 에너지는 무기환경과 생물환경 사이를 반복적으로 순환한다.
③ 강물에 유기물이 많이 유입되면 호기성 세균이 증가하여 물 속의 용존산소량이 증가한다.
④ 광합성에 의해서 형성된 유기물의 총량을 현존량이라고 한다.

Answer   3.② 4.① 5.④

TIP ① 생태계는 생물적 요소와 함께 물이나 공기, 토양, 햇빛 등의 비생물적 요소로 구성되어 있다.
　　② 에너지는 순환하지 않고 일방적으로 한 방향으로만 이동한다.
　　③ 강물에 유기물이 많이 유입되어 호기성 세균이 증가하면 산소를 많이 소비하게 되므로 용존산소량이 적어진다.

6 생태계에서 분해자가 하는 역할로 옳은 것은?

① 유기물을 합성한다.
② 자연환경에 존재하는 독성물질을 정화한다.
③ 유기물을 무기물로 환원시킨다.
④ 개체군의 개체 수를 조절하여 생태계 평형을 유지한다.

TIP 분해자 … 생산자나 소비자의 사체나 배설물과 같은 유기물을 분해하여 무기물로 환원시켜 생산자가 다시 이용할 수 있는 형태로 만들어 준다.

7 다음 중 적응의 예가 아닌 것은?

① 선인장의 가시　　　　　　　　② 땅강아지의 앞다리
③ 저위도지역 거주자의 그을린 피부　④ 청개구리의 보호색

TIP 적응은 유전적인 변화이지만 순응은 비유전적인 변화이다.
　　③ 순응의 예이다.

8 가을에 단풍이 드는 현상을 설명한 것으로 가장 적절한 것은?

① 잎 속의 수분이 빠져나가기 때문에
② 햇빛의 양이 줄어서 광합성의 양이 적어지기 때문에
③ 잎 속의 엽록소가 파괴되기 때문에
④ 잎 속에 과도한 양의 양분이 축적되기 때문에

TIP 식물의 잎이 녹색을 띠는 것은 엽록소 때문이다. 가을이 되어 엽록소가 파괴되면 엽록소로 인해서 나타내지 못하던 카로틴과 크산토필과 같은 색소만이 잎에 남게 되어, 이들 색소가 띠는 색인 노란색이나 붉은색으로 단풍이 드는 것이다.

Answer　6.③　7.③　8.③

9 춘화처리에 대한 설명으로 옳은 것은?

① 노화된 식물을 고온처리하여 수명을 연장시키는 것이다.

② 개화된 식물을 저온처리하여 수명을 연장시키는 것이다.

③ 겨울 동안에 따뜻한 온도에서 식물을 보관하여 봄에 개화를 촉진시키는 것이다.

④ 식물을 생육초기에 저온처리하여 두었다가 개화를 촉진시키는 것이다.

TIP 춘화처리 … 봄이 된 것과 같은 환경을 주도록 식물을 처리하는 것으로, 저온처리를 하면 겨울을 난 것과 같은 효과를 주어서 약 3, 4주 후에 파종을 했을 때 식물이 봄에 개화하듯이 쉽게 개화할 수 있도록 하는 것이다.

10 두 식물의 빛의 세기에 따른 광합성량의 변화에 대한 그래프이다. 다음 그림에 대한 설명 중 옳은 것은?

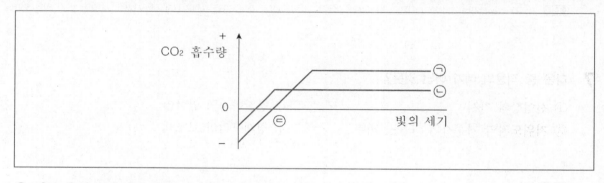

① 식물 ⓛ의 호흡량은 식물 ㉠의 호흡량보다 크다.

② 식물 ⓛ은 ㉠보다 양지에서 더 잘 살 수 있다.

③ 빛의 세기가 증가할수록 빛의 세기변화가 광합성량의 변화에 미치는 영향력은 적어진다.

④ 식물 ㉠은 빛의 세기 ㉢에서 광합성이 전혀 일어나지 않는다.

TIP ㉠ 양지식물 ⓛ 음지식물

보상점이 곧 식물의 호흡량임을 감안할 때 식물 ⓛ의 호흡량이 식물 ㉠의 호흡량보다 적음을 알 수 있다. 빛의 세기 ㉢은 식물 ㉠의 보상점이다. 이 지점에서 광합성이 일어나지 않는 것이 아니라, 광합성을 통해서 얻어진 양분을 호흡에 사용하기 때문에 외관상 광합성량(순광합성량)이 없는 것이다.

Answer 9.④ 10.③

11 다음 중 생태계의 4가지 구성요소가 모두 포함되어 있는 것은?

① 벼, 참새, 개구리, 공기   ② 공기, 물, 메뚜기, 곰팡이

③ 풀, 햇빛, 소, 닭   ④ 벼, 참새, 곰팡이, 공기

TIP 생태계의 4가지 구성요소에는 생산자, 소비자, 분해자의 생물적 요소와 빛이나 공기, 물과 같은 비생물적 요소가 있다.

12 식물은 자연상태의 질소를 그대로 흡수하지 못한다. 다음 중 질소의 형태를 바꾸어 식물이 흡수할 수 있게 하는 데 도움을 주는 식물은?

① 콩   ② 가지

③ 고추   ④ 보리

TIP 콩과식물은 뿌리혹 박테리아 즉, 질소고정세균과 상리공생을 하여 공중질소를 고정시켜 녹색식물이 이용하도록 돕는다.

13 다음은 생태계 내에서의 먹이피라미드를 나타낸 것이다. 먹이피라미드에서 ⓒ의 수가 갑자기 증가할 때 나타나는 현상으로 옳은 것은?

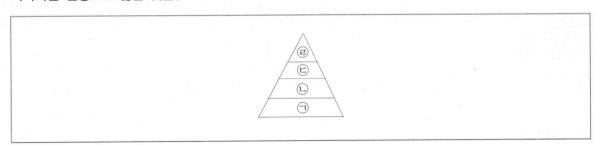

① ㉠의 수가 급격히 증가한다.   ② ㉢의 수가 급격히 증가한다.

③ ㉢의 수가 급격히 감소한다.   ④ ㉣의 수가 급격히 감소한다.

TIP 1차 소비자에 해당하는 ㉡의 수가 증가하면 ㉡의 먹이가 되는 생산자인 ㉠의 수가 감소하게 되고, ㉡을 포식하는 2차 소비자인 ㉢의 수가 증가하게 된다.

Answer 11.④ 12.① 13.②

14 다음 중 생태계에서 순환되는 물질이 아닌 것은?

① 탄소   ② 산소

③ 황   ④ 인

TIP 생태계에서 순환되고 있는 물질에는 탄소, 질소, 산소, 인, 물, 무기염류 등이 있다.

Answer 14.③

⊖2 생태계의 평형

01 개체군과 군집

❶ 개체군

(1) 개체군

개체군이란 같은 종끼리 일정한 서식처에서 집단을 이루어 사는 것을 말한다. 생물들이 개체군을 이루고 사는 이유는 먹이를 얻거나, 적으로부터 자신을 보호하거나 또는 생식을 하는 데 유리하기 때문이다.

(2) 개체군의 특성

① **개체군의 밀도** … 일반적으로 개체군의 크기는 밀도로 표시한다. 밀도란 일정한 지역 내에 살고 있는 개체 수를 나타내는 것으로, 같은 지역이라도 먹이나 천적, 환경조건, 출생, 사망, 이입, 이출 등에 의해서 변할 수 있다.

$$개체군의 \ 밀도(D) = \frac{개체군의 \ 개체 \ 수(N)}{생활공간의 \ 크기(S)}$$

　㉠ **상대밀도** : 실제로 그 개체군이 서식할 수 있는 면적을 기준으로 하는 밀도로, 생태밀도라고도 한다.
　㉡ **조밀도** : 생활에 쓰이지 않는 공간까지 모두 포함한 전체 면적을 기준으로 하는 밀도이다.

② **개체군의 생장** … 생물이 자손을 낳아 증식하여 개체군의 밀도가 높아지는 것을 개체군의 생장이라고 한다. 먹이나 영양, 기온 등의 환경조건이 좋아지면 개체 수가 증가하고, 그렇지 않으면 개체 수가 감소한다. 그러나 환경조건이 좋아서 개체 수가 증가하다가도 어느 정도의 선을 넘어서 개체 수가 너무 증가하면 생존경쟁에 의해서 사망하는 개체 수가 늘어나 개체군의 생장은 멈추게 된다.

　㉠ **개체군의 생장곡선** : 개체군의 생장은 처음에는 느리다가 어느 정도 지나서는 빨라진다. 그러다가 일정 수준에 이르면 더이상 생장하지 않게 된다. 따라서 개체군의 생장곡선은 S자를 그리게 된다.

ⓛ 환경 저항
- 이론적으로는 환경이 좋을 때 개체가 증식을 계속하여 개체군이 무한히 커질 수 있어야 하는데, 실제로는 그렇지 못하고 어느 시점에 이르러서 증가를 멈추는 S자형의 생장곡선을 그린다. 개체군의 생장을 제한하는 요소가 바로 환경 저항이다.
- 개체 수가 증가하면 생활공간이 좁아지고, 먹이의 부족현상이 일어나며, 개체간의 생존경쟁이 심해진다. 이러한 것들이 모두 환경 저항이 된다. 또한 노폐물이 증가하여 환경이 오염되는 것도 환경 저항의 하나로 볼 수 있다.
- ⓒ 개체군의 생장률 : 개체군의 생장의 크기를 단위시간에 증가한 개체 수나 개체의 중량으로 나타내는 것을 개체군의 생장률이라고 한다.

$$생장률 = \frac{증가한\ 개체\ 수(\Delta N)}{단위시간(\Delta t)}$$

③ 개체군의 크기변화 … 일정한 지역에 살고 있는 개체군은 출생과 사망, 이입, 이출 등에 의해서 크기가 변한다.
  - ⓝ 출생과 사망 : 출생과 사망은 개체군의 증가과 감소의 주된 요인이 된다. 일반적으로 출생과 사망은 1000개체 당 1년 동안의 평균출생수와 사망수로 계산하는 출생률과 사망률로 나타내는데, 출생률과 사망률의 수치가 비슷해야 안정된 상태의 개체군이라고 할 수 있다.
    - 출생률 : 개체군의 발전을 나타내는 척도가 되는 수치이다. 개체군에서 단위시간당 새로 출생하는 개체 수의 비율을 출생률이라고 한다.
    - 사망률 : 개체군의 쇠퇴를 나타내는 척도가 되는 수치이다. 개체군에서 단위시간당 사망하는 개체 수의 비율을 사망률이라고 한다. 생물의 수명에는 수명을 다하고 자연적으로 죽는 생리적 수명과 질병이나 포식 등에 의해서 죽는 생태적 수명이 있다.
  - ⓛ 이입과 이출
    - 이입은 다른 장소에서 그 개체군으로 개체들이 들어오는 경우이고, 이출은 반대로 그 개체군에 소속된 개체들이 개체군에서 나가는 경우이다.
    - 이입과 이출도 출생과 사망처럼 이입에 의해서 개체군이 증가하고 이출에 의해서 감소하며, 이입이 너무 많으면 밀도가 높아져서 개체군이 감소하는 결과를 가져오게 된다.

④ 생존곡선 … 일정한 시기에 태어난 개체 수가 시간이 지남에 따라서 얼마나 생존하는지를 생존개체 수로 나타낸 그래프를 생존곡선이라고 한다.
  - ⓝ 굴형 : 태어나는 개체 수는 많으나 어린 시기에 많이 죽어서 살아남는 개체 수가 적은 유형으로, 곤충이나 어패류가 여기에 해당된다.
  - ⓛ 히드라형 : 전 연령에서 사망률이 대체로 비슷하게 나타나는 유형으로, 조류나 파충류가 여기에 해당된다.
  - ⓒ 사람형 : 태어난 개체 수가 대부분 자기 수명을 다하고 죽는 유형으로, 사람이나 대형포유류가 여기에 해당된다.

⑤ **개체군의 연령분포** ⋯ 개체군을 이루는 각 개체의 연령을 조사하여 개체군이 앞으로 어떻게 변할지를 알아볼 수 있다. 개체군의 연령분포를 나타낼 때는 특정 연령층이 전 개체군에서 차지하는 비율을 구하여 차례로 쌓아 만든 연령피라미드가 많이 사용된다. 연령피라미드는 형태에 따라서 발전형과 안정형, 쇠퇴형의 3가지로 구분된다.

ⓐ **발전형** : 나이가 어린 개체 수가 많은 수를 차지하는 개체군으로, 앞으로 개체군의 크기가 커질 것으로 예상할 수 있으며 출생률이 사망률보다 높다.

ⓑ **안정형** : 각 연령층이 비슷한 비율로 구성되어 있는 개체군으로, 출생률과 사망률이 비슷하다.

ⓒ **쇠퇴형** : 나이가 많은 개체 수가 많은 수를 차지하는 개체군으로, 앞으로 개체군의 크기가 작아질 것으로 예상할 수 있으며 사망률이 출생률보다 높다.

⑥ **개체군의 주기적 변동** ⋯ 개체군의 크기는 고정되어 있는 것이 아니라 변하는 것이다. 그 중에서도 어떤 요인에 의해서 주기적인 변동을 되풀이하기도 하는데, 개체군의 주기적 변동에는 계절적 변화에 따른 단기적 변동과 오랜 시간의 변화에 따른 장기적 변동이 있다.

ⓐ **단기적 변동** : 봄에 바다에는 식물성 플랑크톤이 이용하는 무기원소들이 증가하기 때문에 결과적으로 식물성 플랑크톤의 수도 증가하게 된다. 그러나 플랑크톤이 많아지면 무기염류가 줄어들게 되고 플랑크톤의 수도 감소하게 된다. 플랑크톤이 감소하면 다시 무기염류가 넉넉하게 되어 플랑크톤의 수가 늘어나는 것을 반복하게 된다.

• **대발생** : 주기적 변동과는 달리 환경의 급격한 변화로 환경저항이 감소되어 개체 수가 폭발적으로 증가하는 것을 대발생이라고 한다. 적조현상은 대발생의 대표적인 현상이다.

• **적조현상** : 봄에 플랑크톤이 폭발적으로 증식하게 되면서 바닷물이 붉은색을 띠게 되는 현상을 적조현상이라고 한다. 적조현상은 주로 황조류에 의해서 일어난다. 적조현상은 산소를 부족하게 하여 물고기들이 숨을 쉬기 어렵게 하거나, 독성물질을 분비하여 어장에 피해를 입게 한다.

ⓑ **장기적 변동** : 동물의 개체군 중에서는 수년을 주기로 변동을 보이는 것들이 있다. 캐나다의 어떤 삼림에서 스라소니와 눈신토끼의 개체군 변동을 조사한 결과에 따르면, 약 10년을 주기로 증가와 감소를 되풀이하는 것으로 나타났다. 이것은 개체군의 밀도와 생존조건에 의한 결과로, 피식자가 증가하면 이를 잡아먹는 포식자도 증가하고, 포식자가 증가하면 피식자가 감소함으로 포식자도 같이 감소하는 현상이 나타난다.

(3) 개체군의 구조

① 동종의 개체군에서의 상호작용

ⓐ **텃세** : 어느 개체가 일정한 공간을 독점하고 다른 개체의 침입을 적극적으로 막는 것을 텃세라고 하며, 그 독점된 공간을 텃세권이라고 한다. 텃세의 원인으로는 먹이의 확보나 생활공간의 확보, 배우자의 독점 등을 그 이유로 들 수 있는데, 붕어나 꾀꼬리, 종달새, 송사리 등은 배우자의 독점을 위해서 텃세를 하며, 조류나 담수어 등은 먹이를 얻기 위해서 텃세를 한다.

ⓑ **순위제** : 개체군의 구성원 사이에 힘의 강약에 의해서 서열이 정해지는 현상을 순위제라고 한다. 닭이나 토끼, 까마귀 등의 개체군에서 순위제의 현상을 볼 수 있다.

ⓒ 리더제 : 개체군 내에서 전체의 행동을 인도하는 리더가 있는 구조를 리더제라고 한다. 집단의 리더는 먹이를 찾거나 외부의 적으로부터 자신들을 보호하는 모든 행동에 있어서 다른 개체들을 인도하는 역할을 한다. 철새들의 이동, 늑대나 원숭이, 사슴, 기러기 등에서 리더제를 볼 수 있다.

ⓔ 분업제 : 리더제가 발전된 형태로, 개체들이 각자 역할분담을 함으로써 개체군 전체가 마치 하나의 개체처럼 행동하는 구조를 분업제라고 한다. 개미나 꿀벌의 개체군이 분업제의 현상을 볼 수 있는 대표적인 개체군이다.

ⓜ 가족제 : 혈연적인 집단을 갖는 것을 의미한다. 사람이나 고릴라, 원숭이 등은 일생 동안 가족을 이루어 생활한다. 그러나 사자나 독수리, 족제비 등은 번식기와 육아기에만 가족생활을 한다.

② 이종의 개체군에서의 상호작용

ⓐ 공생 : 두 종류의 생물이 서로 이익을 주면서 살아가는 관계를 공생이라고 한다.

• 상리공생 : 관계를 맺고 있는 양쪽이 모두 이익을 주고받는 경우이다. 개미와 진딧물, 콩과식물과 뿌리혹박테리아 등이 상리공생을 한다.

• 편리공생 : 관계를 맺고 있는 양쪽에서 한쪽만 이익을 얻고 다른 한쪽은 이익도 손해도 없는 경우이다. 해삼과 숨이고기, 대합과 대합속살이게 등은 편리공생을 한다.

ⓑ 기생 : 어떤 생물이 다른 생물에 붙어 살면서 그 생물에게 해를 끼치며 사는 것을 기생이라고 한다. 이 때 해를 주는 생물은 기생생물이라고 하고, 해를 당하는 생물은 숙주라고 한다. 기생생활을 하는 대표적인 생물로 여러 가지 기생충을 들 수 있다.

ⓒ 중립작용 : 한 지역에서 두 종류의 개체군이 함께 생활하면서 서로 아무런 이해관계를 갖지 않는 것을 말한다. 먹이가 풍부한 초원 등 기린이나 얼룩말, 타조 등의 초식동물들이 모여사는 곳에서 흔히 중립작용을 볼 수 있다.

ⓓ 포식과 피식 : 한 지역에 사는 두 개체군 사이에 먹고 먹히는 관계가 성립되는 것을 말하며, 먹는 생물을 포식자, 먹히는 생물을 피식자라고 한다.

ⓔ 경쟁 : 이종의 개체군이 같은 지역에 살 경우 보다 유리한 생활환경을 차지하고자 경쟁을 하는 경우도 있다. 이같은 경쟁은 생활양식이 비슷한 개체군들간에 더 치열하게 벌어진다.

ⓕ 분서 : 생활양식이 비슷한 개체군들이 생활공간을 서로 중복시키지 않고 나누어 사용하여 경쟁을 피하는 것을 분서라고 한다. 은어와 피라미는 분서를 통해 경쟁을 피하며 살아간다.

❷ 군집

(1) 군집

① 군집 … 한 지역 내에 모여 사는 개체군들의 집합체를 생물군집이라고 하는데, 일반적으로 식물개체군들의 집합체는 군락이라고 구별하여 부르기도 한다.

② **구성** … 군집은 유기물을 합성하는 생산자와 생산자를 포식하여 살아가는 소비자 그리고 생산자나 소비자의 사체나 배설물을 분해하는 분해자로 구성된다.

(2) 군집의 구조

① **종구성** … 군집을 구성하는 종의 수와 각 종에 속하는 개체 수의 구성상태를 말한다. 한 군집의 종구성은 많은 수의 개체를 가지는 우점종과 적은 수의 개체를 가지는 희소종으로 이루어진다.
   - ㉠ **우점종** : 군집(군락)에서 가장 많은 개체 수를 가지며 넓은 면적을 차지하고 있는 종으로, 그 군집의 특징을 결정짓는 종이다.
   - ㉡ **희소종** : 개체 수가 적어서 좁은 면적을 차지하는 종이다.
   - ㉢ **지표종** : 그 군락의 특징을 나타내는 종을 지표종이라고 한다. 다른 군락에서는 볼 수 없고 특정한 지역이나 환경의 군락에서만 볼 수 있는 것이다.
   - ㉣ **상관** : 군락의 외관상의 특징이다. 식물군집의 상관은 우점종에 의해서 결정된다.
   - ㉤ **피도** : 식물의 상부가 지표를 덮고 있는 비율을 말한다.
   - ㉥ **빈도** : 군집 내의 종의 분포비율을 말한다.

② **층상구조** … 식물의 군락은 수직적으로 몇 개의 층을 이루는 데 이러한 구조를 층상구조 또는 성층구조라고 한다. 삼림의 층상구조는 저위도지역에서 층수가 많고, 고위도지역으로 갈수록 층수가 적다.
   - ㉠ **광합성층** : 교목층, 아교목층, 관목층, 초본층을 광합성층이라고 한다. 새나 곤충들이 생활하는 공간이 되기도 한다.
   - ㉡ **임상층** : 낙엽이나 썩은 나무가 있다. 선태류와 균류, 지네, 거미 등이 사는 공간이다.
   - ㉢ **지중층** : 부식질이 많은 곳으로 균류나 세균류, 지렁이 등이 사는 공간이다.
   - ㉣ **추이대** : 한 군집과 다른 군집과의 사이에 특별한 경계가 없이 조금씩 구성이 변해 가는 중간지대를 추이대라고 한다.

(3) 먹이연쇄

① **먹이연쇄** … 생물군집 내에서 살아가는 생물들의 개체 사이에는 서로 먹고 먹히는 관계가 성립되어 연결고리를 이루는데, 이러한 연결고리를 먹이연쇄라고 한다. 먹이연쇄에서 포식자를 피식자의 천적이라고 한다.

② **먹이그물** … 규모가 큰 생물군집에서는 한 종의 생물이 다른 한 종의 생물만을 먹는 일직선상의 먹이연쇄는 거의 없다. 대부분 한 종이 여러 종의 생물을 먹음으로 서로 복잡하게 연결되는데, 이러한 복잡한 연결관계를 먹이그물이라고 한다.

③ **먹이피라미드** … 안정된 생물군집에서는 항상 포식자가 피식자보다 적기 때문에, 생산자부터 소비자의 단계를 쌓아가면 피라미드 모양을 이룬다. 이것을 먹이피라미드라고 한다.

④ **생태적 지위** … 생물군집을 구성하는 개체군이 먹이연쇄에서 차지하고 있는 위치를 먹이지위라고 하고, 어떤 공간을 점유하고 있는가 하는 것을 공간지위라고 한다. 생태적 지위는 그 개체군의 먹이지위와 공간지위를 합한 것을 의미한다.

(4) 군집의 조사

① **방형구법** … 조사대상지역에 방형구라고 하는 틀을 놓고 그 틀 속에 들어오는 개체 수를 조사하는 방법으로, 주로 초원의 군집조사에 이용하는데 밀도, 빈도, 피도 등을 측정할 수 있다.

$$• 밀도 = \frac{개체\ 수}{단위면적}$$

$$• 상대밀도(\%) = \frac{특정한\ 종의\ 개체\ 수}{조사한\ 모든\ 종의\ 개체\ 수} \times 100$$

$$• 상대빈도(\%) = \frac{어떤\ 종이\ 출현한\ 방형구\ 수}{조사에\ 사용한\ 전체\ 방형구\ 수} \times 100$$

$$• 상대피도(\%) = \frac{특정한\ 종의\ 피도}{조사한\ 모든\ 종의\ 피도} \times 100$$

② **대상법** … 조사지역을 따로 구분하여 그 안에 포함되는 식물의 수와 종류를 조사하는 방법으로, 삼림의 군집조사에 이용한다.

③ **표지법** … 개체를 잡아서 표지한 후에 다시 놓아 준 다음에 일정 수의 개체를 잡아서 표지가 되어 있는 것과 표지가 되어 있지 않은 것의 비를 내서 전체의 개체 수를 추정하는 방법으로, 동물의 군집조사에 이용한다.

(5) 군집의 종류

① **개요** … 생물은 적합한 환경에서만 살 수 있으므로 지구상의 각기 다른 환경에는 각기 다른 독특한 군집이 형성된다.

② **삼림** … 목본식물의 군락으로, 온도가 높고 강수량이 많은 지역에 형성된다.
  ㉠ **열대** : 열대지역의 상록수로 된 열대다우림이 발달한다. 건기와 우기가 뚜렷한 지역에서는 건기에 낙엽이 지는 우록수림이 발달한다.
  ㉡ **아열대와 난대** : 상록활엽수로 된 조엽수림이 발달한다.
  ㉢ **온대** : 겨울에 낙엽이 지는 하록수림이 발달한다.
  ㉣ **아한대와 아고산대** : 잎이 뾰족한 침엽수림이 발달한다. 시베리아지역에 넓게 형성된 침엽수림은 특히 타이가라고 한다.

③ **초원** … 강수량이 적고 건조한 지역에 형성된다.
  ㉠ **열대** : 사바나라고 하는 열대초원이 발달한다. 열대초원에서는 벼과식물들 사이에서 간혹 나무가 자란다.
  ㉡ **온대** : 벼과식물만으로 된 온대초원이 발달한다. 온대초원 중에서 남부 러시아에 있는 대규모 온대초원을 스텝이라고 하며, 북아메리카에 있는 것을 프레리, 남아메리카에 있는 것을 팜파스라고 한다.
  ㉢ **한대** : 선태류나 이끼류가 여름철에만 잠깐 자란다. 이러한 곳을 툰드라라고 한다.

② 습원 : 습지에 형성되는 초원으로, 선태류가 주로 분포하는 고층습원과 갈대나 줄풀들이 주로 분포하는 저층습원이 있다.

④ **황원** ··· 강수량이 적고 바람이 강한 곳에 발달한다. 밤과 낮의 온도 차이가 매우 심한 곳으로, 선인장과 같이 덥고 건조한 지역에 맞추어 특수하게 발달한 식물이 아니면 보통의 식물은 자랄 수 없는 곳이다.

⑤ **수계** ··· 식물군집과 동물군집으로 나누어진다.
  ㉠ **수계식물군집** : 해양식물과 담수식물이 있다.
   • 해양식물 : 플랑크톤, 해조류
   • 담수식물 : 플랑크톤(돌말, 반달말, 장구말 등), 부생식물(개구리밥, 생이가래 등), 부엽식물(수련, 마름 등), 정수식물(골풀, 벗풀 등), 침수식물(검정말, 붕어말 등)
  ㉡ **수계동물군집** : 생활모습에 따라서 구분된다.
   • 플랑크톤 : 새우, 게 등의 유생으로 물의 흐름에 따라서 떠다닌다.
   • 유영동물 : 물고기와 오징어, 문어 등으로 운동력을 가지고 헤엄쳐 다닌다.
   • 부착동물 : 홍합, 멍게 등으로 물 밑 지면에서 고착생활을 한다.

⑹ 군집의 천이

① **천이** ··· 군집이 시간이 지남에 따라서 일정한 방향으로 계속해서 변화되어 가는 현상을 말하는 것이다.

② **식물군락의 천이**
  ㉠ **원인** : 환경이 변화되면서 새로운 환경에 적응하는 새로운 생물이 나타나기 때문에 천이가 일어난다. 천이의 초기에는 물과 토양이 천이에 중요한 영향을 미치는 환경요인이 되지만, 천이가 진행될수록 빛이 중요한 환경요인이 된다.
  ㉡ **천이계열** : 식물군락이 천이를 시작해서 마지막 안정된 군락이 되기까지의 과정을 천이계열이라고 한다. 천이의 과정에서 천이를 처음 시작하는 식물을 개척자라고 하고, 마지막의 안정된 상태를 이루는 군락을 극상이라고 한다.
  ㉢ **종류**
   • 1차 천이와 2차 천이
   –1차 천이 : 식생이 전혀 없는 곳에서 시작하는 천이로서, 매우 오랜 세월 동안 진행된다.
   –2차 천이 : 1차 천이의 극상이 손상되어 없어진 뒤에 진행되는 천이로서, 토양이나 양분 등이 충분한 곳에서 일어나므로 초원부터 시작해서 극상까지 진행되고, 속도가 빠르다.
   • 건성천이와 습성천이
   –건성천이 : 육상에서 시작하는 천이
   –습성천이 : 수계에서 시작하는 천이

② 과정
- 건성천이 : 암석의 표면이나 용암대지와 같은 나지에 개척자인 지의류가 출현하여 천이가 시작된다. 지의류가 유기물을 공급하고, 풍화작용을 통해서 토양층이 형성되어 수분을 보유할 수 있게 되면 선태류와 초본식물이 자라게 된다. 시간이 지나면서 토양층이 두꺼워지면 관목이 자라기 시작하고, 빛이 많이 비취는 곳에 사는 양수림들은 그늘에서도 살 수 있는 음수림에 의해서 도태되어 결국은 음수림이 천이의 극상이 된다.

> 나지 → 지의류(개척자) → 선태류 → 초원 → 관목림 → 양수림 → 혼합림(양수+음수) → 음수림(극상)

- 습성천이 : 수생식물이 습생식물로 발전하고 습생식물이 습지로 들어와서 개척자가 됨으로 천이가 시작된다. 습생식물로부터 초원이 형성되고, 천이가 계속되어 음수림을 극상으로 천이가 끝나게 된다.

> 빈영양호 → 부영양호 → 수생식물 → 습생식물(개척자) → 초원 → 관목림 → 양수림 → 혼합림(양수+음수) → 음수림(극상)

③ 경향
- 키가 작은 것에서 큰 것으로 변화한다.
- 일년생에서 다년생으로 변화한다.
- 각 단계에서 음지에 사는 것들이 나중에 나온다.
- 군락구조가 복잡하게 진행된다.

③ **동물군집의 천이** … 식물군락과 같이 뚜렷하고 일정한 경향은 없으며, 활발한 행동력이나 포식관계에 의해 여러가지 형태로 이루어진다.

㉠ **단기적 천이** : 계절변화나 생존경쟁에 따른 동물군집의 변동이 있다.

㉡ **장기적 천이** : 오랜 세월을 거친 동물군집의 천이는 그 영양과 서식장소인 식물군락의 천이에 따라 변화하고, 주로 개체의 개체 수가 증가하는 형태로 천이가 이루어진다.

02 생태계의 평형

❶ 생태계의 평형과 항상성

(1) 생태계의 평형과 항상성

① 생태계의 평형 … 생태계가 안정된 상태에서 생물군집의 종류나 개체 수가 거의 일정하게 유지되는 것을 평형이라고 한다. 생태계의 평형은 먹이연쇄의 평형에 기초한 생태피라미드의 균형으로 유지될 수 있다.

② 생태계의 항상성 … 생태계가 홍수나 가뭄과 같은 돌발적인 자연현상이나 새로운 생물의 침입 등에 의해서 일시적으로 파괴되더라도 어느 정도의 시간이 지나면 스스로 회복하는 기능을 갖는 것을 생태계의 항상성이라고 한다.

(2) 생태계의 평형유지조건

① 다양한 종이 복잡한 먹이그물을 형성해야 한다.

② 급격한 환경변화가 없어야 한다.

③ 천이 중인 군집보다는 극상인 군집에서 생태계의 평형이 더 잘 유지될 수 있다.

❷ 생태계의 평형을 파괴하는 원인

(1) 환경요인의 급격한 변화

홍수나 지진, 산사태, 급격한 기후변화 등 생태계 스스로의 조절능력을 벗어난 환경의 변화에 의해서 생태계가 파괴된다.

(2) 새로운 생물의 침입

천적이 없는 새로운 생물이 침입하면, 기존에 있던 생산자나 소비자의 증식에 영향을 미쳐서 생태계의 균형이 파괴될 수 있다.

(3) 환경오염

인간에 의한 환경파괴로 인해서 생물이 살아가는 데 적합하지 못한 상태로 환경이 파괴되어 생태계가 균형을 잃는다.

📢TIP **생물학적 다양성(biological diversity)**

ⓐ 유전적 다양성(genetic diversity) : 한 개체군 내에서 개체들 간의 유전적 변이, 그리고 지역의 특이한 환경에 대한 적응과 관련되어 생기는 개체군 사이의 변이를 유전적 다양성라고 한다. 만약 A라는 특별한 종에서, 한 개체가 사라진다면 그 종의 진화를 가능하게 하는 유전자를 잃는 것이다. 이처럼 유전적 다양성이 줄어든다는 것은 그 종에 있어서, 주위 환경에 적응하는데 치명적이다. 주위환경에서 살아남기 알맞은 유전자를 가진 종이 있을 확률이 줄기 때문이다.

ⓑ 종 다양성(species diversity) : 생태계에서 종 다양성란 얼마나 종의 종류가 다양한가를 나타낸다. 미국의 멸종위기종법(ESA)에 의해서 종들 중에서 멸종위기종(endangered species ; 이들이 분포하는 전체 또는 상당한 부분에서 멸종의 위험에 처한 종)과 멸종위협종(treatened species ; 예견할 수 있는 미래에 멸종 위기를 맞을 수 있는 종)을 분류할 수 있다.

ⓒ 생태계 다양성(ecosystem diversity) : 생태계 하나하나는 그것만의 특징을 가지고 있다. 또한 이런 특징들은 생물권 전체에 영향을 주며, 생태계 간에도 상호작용이 많이 있다. 예를 들어, 해양 생태계에 거주하는 식물성 플랑크톤의 경우 광합성을 하고, 자신의 껍질(중탄산염)을 만드는데 많은 양이 CO_2를 사용한다. 이는 온실효과를 크게 완화시킬 수 있다. 현재 어떤 생태계들은 이미 인간들에 의해서 심각하게 훼손되었다. 습지와 같은 자연 생태계들의 경우, 이미 50% 이상이 간척되어 다른 생태계(주로 농지)가 되었다.

최근 기출문제 분석

2020. 10. 17. 제2회 지방직(고졸경채)

1 그림의 (개)와 (내)는 각각 어떤 개체군의 이론적 생장 곡선과 실제 생장 곡선을 나타낸 것이다. 이에 대한 설명으로 옳은 것만을 모두 고르면? (단, 이입과 이출은 없다)

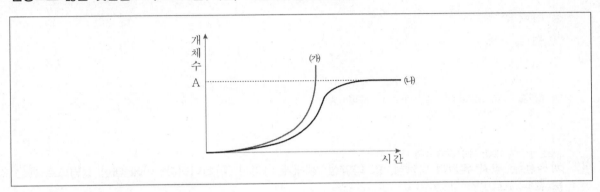

ㄱ A는 환경 수용력이다.
ㄴ (개)는 실제 생장 곡선이다.
ㄷ (내)가 S자형을 나타내는 이유는 환경 저항 때문이다.

① ㄷ
② ㄱㄴ
③ ㄱㄷ
④ ㄴㄷ

TIP (개)는 이론적 생장 곡선(J자형)이고, (내)는 실제 생장 곡선(S자형)이다.
A는 환경 수용력이고 (개)와 (내) 그래프가 일치하지 않는 것은 환경 저항 때문이다.

Answer 1.③

2020. 10. 17. 제2회 지방직(고졸경채)

2 다음에 해당하는 흰동가리와 말미잘 간의 상호 작용으로 가장 적절한 것은?

> 흰동가리는 말미잘의 촉수 사이로 헤엄쳐 다니면서 말미잘의 보호를 받고, 말미잘은 흰동가리의 먹이 일부를 먹고, 촉수 사이의 찌꺼기와 병든 촉수 제거에 흰동가리의 도움을 받는다.

① 기생
② 상리 공생
③ 편리 공생
④ 포식과 피식

> **TIP** 흰동가리와 말미잘은 서로에게 유익한 영향을 미치므로 상리 공생 관계이다.

2020. 10. 17. 제2회 지방직(고졸경채)

3 (가) ~ (다)는 각각 유전적 다양성, 종 다양성, 생태계 다양성 중 하나이다. 이에 대한 설명으로 옳은 것만을 모두 고르면?

구분	특징
(가)	특정 생태계에서 발견되는 생물종의 다양성
(나)	서식지에 살고 있는 모든 생물과 비생물 간 상호 작용의 다양성
(다)	한 개체군 내의 개체들 간 형질의 다양성

> ㉠ (가)가 높을수록 생태계가 안정적으로 유지된다.
> ㉡ (나)가 증가할수록 (가)는 감소한다.
> ㉢ (다)가 높은 종은 환경 조건이 급변하거나 감염병이 발생했을 때 생존율이 높다.

① ㉠
② ㉡
③ ㉠㉢
④ ㉡㉢

> **TIP** (가)는 종 다양성, (나)는 생태계 다양성, (다)는 유전적 다양성이다.
> ㉡ 생태계 다양성이 증가하면 종 다양성도 같이 증가한다.

Answer 2.② 3.③

4 〈보기 1〉 실험 결과의 해석으로 옳은 것을 〈보기 2〉에서 모두 고른 것은?

───── 보기 1 ─────

미생물학자인 광전(Kwang Jeon) 박사는 단세포성 원생생물인 아메바(Ameoba proteus)에 대한 연구를 수행하던 중에 실수로 아메바 배양세포의 일부가 간균에 의해 오염이 되었다. 몇몇 전염된 아메바는 금방 죽었지만, 일부 아메바는 생장은 느렸지만 살아남았다. 광전 박사는 호기심에 오염된 배양세포를 5년 동안 유지한 후에 관찰을 해보니 오염된 아메바 자손들은 간균의 숙주 세포가 되었고, 생장 상태도 양호하였다. 그러나 감염되지 않은 아메바의 핵을 제거한 후, 감염된 아메바의 핵을 이식하면 감염되지 않은 아메바는 모두 죽고 말았다.

───── 보기 2 ─────

㉠ 이 실험은 엽록체나 미토콘드리아와 같은 세포 내 소기관이 내부 공생의 결과라는 증거이다.
㉡ 간균의 숙주세포가 된 아메바는 일부 유전자를 상실하였다.
㉢ 간균의 일부 유전자가 숙주세포가 된 아메바의 핵으로 이동하였다.
㉣ 숙주세포인 아메바의 생존을 위해 간균이 필요하다는 것을 보여준다.

① ㉠㉡
② ㉡㉢
③ ㉠㉡㉣
④ ㉡㉢㉣

TIP 숙주세포인 아메바의 생존을 위해 간균이 필요함을 보여주는 실험으로 간균의 숙주세포가 된 아메바는 일부 유전자를 상실하더라도 살아갈 수 있었다. 간균의 일부 유전자가 아메바의 핵으로 이동하지는 않는다. 엽록체나 미토콘드리아처럼 외부에 있던 물질이 세포 내 소기관에 들어와 공생한다는 증거가 된다.

Answer 4.③

출제 예상 문제

1 물고기가 살고 있는 어항 속에서 가장 많은 수가 존재하는 생물군집은?

① 식물성 플랑크톤   ② 동물성 플랑크톤

③ 1차 소비자   ④ 2차 소비자

TIP 일반적으로 생태계 내에서 가장 많은 수를 차지하는 것은 영양단계가 가장 낮은 것이다. 상위영양단계로 갈수록 개체 수가 감소해야 그 생태계가 지속적으로 존재할 수 있다.

2 다음 내용들 중에서 개체군의 특징에 해당하지 않는 것은?

① 개체군의 밀도   ② 개체군의 생장형

③ 천이의 과정   ④ 연령의 조성

TIP 하나의 개체군을 구분짓는 특징으로는 밀도와 개체군의 크기, 생존곡선, 생장곡선, 주기적 변동, 개체군의 연령조성 등이 있다.

3 하나의 개체군의 생장이 무한히 진행되지 못하고 어느 시점이 되어서 그 생장이 둔화되어 S자형의 생장곡선을 가지게 되는 이유는?

① 군집의 천이   ② 환경 저항

③ 환경 적응   ④ 한정 요인

TIP 개체군의 생장곡선이 처음에는 급격히 증가하는데, 어느 정도까지 증가하게 되면 환경의 저항을 받아서 그 증가속도가 둔화된다. 환경의 저항이 되는 요인들에는 생활공간의 부족, 먹이의 부족, 환경오염 등을 예로 들 수 있다.

Answer   1.①   2.③   3.②

4 다음 중 개체군의 크기변화의 요인이 되는 것은?

① 텃세   ② 이입

③ 분서   ④ 경쟁

TIP 개체군의 크기가 변하는 요인으로는 개체의 출생과 사망, 이입과 이출 등이 있다.

5 어떤 개체군의 연령분포를 알아보고자 한다. 개체군의 연령분포와 관계가 깊은 것은?

① 출생률과 사망률   ② 이입과 이출

③ 개체군의 밀도   ④ 상대빈도

TIP 개체군의 연령분포는 그 개체군을 구성하는 개체들의 사망률과 출생률에 의해서 정해진다.

6 플랑크톤은 계절에 따라서 그 수가 증가하고 감소하는 계절적 변동을 한다. 다음 중 플랑크톤의 계절적 변동에 가장 큰 영향을 미치는 요인은?

① 빛의 파장   ② 빛의 세기

③ 영양염류의 양   ④ 해조류의 양

TIP 플랑크톤은 그 먹이가 되는 영양염류의 양에 의해서 그 수가 변화하게 된다. 영양염류의 양이 증가하면 식물성 플랑크톤의 양도 증가하고, 영양염류가 감소하면 플랑크톤의 양도 감소하게 된다.

7 군집이 우점종에 따라서 외관상 다른 모습을 보이는 것을 무엇이라고 하는가?

① 극상   ② 천이

③ 상관   ④ 형태

TIP ① 천이계열에서 마지막 인정상태를 이루는 군락을 말한다.
② 시간이 지남에 따라 군집의 구성과 특징이 달라지는 변화를 보이는 것이다.
③ 군락이 우점종에 따라 외관상 다른 모습을 보이는 것이다.

Answer   4.②   5.①   6.③   7.③

8 다음 중 한 개체군에서 그 수가 가장 많아 개체군을 대표할 수 있는 종을 나타내는 것은?

① 우점종　　　　　　　　　　　② 희소종
③ 지표종　　　　　　　　　　　④ 표준종

TIP 우점종 … 한 개체군에서 우위를 차지하며 그 개체군을 점유하는 종을 말한다.

9 두 개체군이 서로 상호작용할 때 한 개체군이 다른 개체군에 심각한 피해를 준다면 이들의 관계에 대한 설명으로 옳은 것은?

① 편리공생　　　　　　　　　　② 상리공생
③ 경쟁　　　　　　　　　　　　④ 포식과 피식

TIP ① 두 개체군 중 한쪽은 이익을 얻고 다른 한쪽은 이익도 해도 없는 것을 말한다.
② 두 개체군이 서로 이익을 주고받음으로 단독생활을 할 때보다 유리하게 생활하는 것이다.
③ 생태적 습성이 비슷한 개체군은 서로 차지하려고 하는 생활공간과 먹이가 같기 때문에 경쟁이 일어난다.

10 생태적 습성이 비슷한 개체군 사이에서 주로 볼 수 있는 상호작용의 형태로 옳은 것은?

① 경쟁　　　　　　　　　　　　② 공생
③ 질서　　　　　　　　　　　　④ 기생

TIP ② 두 개체군이 서로 이익을 주고 받으며 살아가는 관계이다.
④ 한 개체군이 다른 개체군에 붙어 해를 끼치는 것을 의미한다.

11 다음 중 생태적 지위에 해당하지 않는 것은?

① 생산자　　　　　　　　　　　② 소비자
③ 분해자　　　　　　　　　　　④ 개척자

Answer 8.① 9.④ 10.① 11.④

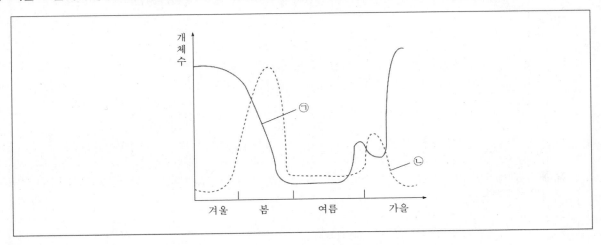

TIP ④ 천이의 과정 중 가장 먼저 등장하는 식물을 말하는 것이다.
한 개체군이 먹이연쇄에서 차지하는 위치인 먹이지위와 어떤 생활공간을 점유하는가 하는 공간지위를 합한 것을 생태적 지위라고 하며, 생태적 지위는 생산자와 소비자, 분해자의 단계로 구분된다.

12 음수림의 극상이 산불로 인하여 파괴되었을 경우 이 삼림의 천이계열 초기에 나타나는 변화로 옳은 것은?

① 지의류가 개척자가 된다.　　　　　② 초원이 개척자가 된다.

③ 양수림이 개척자가 된다.　　　　　④ 관목이 개척자가 된다.

TIP 산불이 난 자리에서 일어나는 천이를 2차 천이라고 하는데, 2차 천이는 일반적으로 초원에서부터 시작을 하며, 1차 천이보다 그 속도가 빠르다.

13 다음 그림에서 ㉠은 식물성 플랑크톤의 계절적 변동을 표시한 것이다. ㉡이 나타내는 것은?

① 표면의 수온　　　　　② 빛의 세기

③ 물속의 영양염류의 양　　　　　④ 동물성 플랑크톤의 양

TIP 식물성 플랑크톤의 계절적 변동은 영양염류의 양의 많고 적음에 의해서 영향을 받는 것이다.

Answer　12.② 13.③

14 다음 중 잔류독성이 있는 농약이 먹이연쇄를 따라 이동할 때 체내에 축적되는 농약의 농도가 가장 높은 생물은?

① 플랑크톤　　　　　　　　　　② 작은 물고기

③ 큰 물고기　　　　　　　　　　④ 물오리

TIP 영양단계가 높을수록 체내에 축적되는 농약의 농도가 높아진다.

15 다음 중 환경 저항이 존재하는 조건에서의 개체군의 생장곡선으로 적당한 것은?

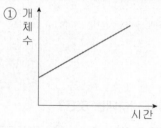

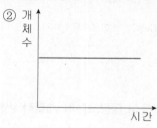

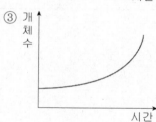

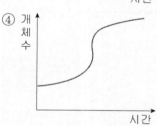

TIP 개체군의 생장곡선은 처음에는 빠르게 증가하다가 그 증가가 점차 둔화되고, 어느 시점에 이르면 더이상 증가하지 않는 S자형의 곡선을 그린다.

16 동종의 개체군 내에서 볼 수 있는 상호작용의 유형에 해당하는 것은?

① 경쟁   ② 분서

③ 순위제   ④ 공생

> **TIP** ①②④ 이종의 개체군 내에서 나타나는 상호작용이다.
> ※ 순위제 … 동종의 개체군 내에서 불필요한 경쟁을 피하기 위해 힘의 서열을 정해 놓은 것이다.

17 다음 중 어패류나 곤충의 생존곡선의 특징에 대한 설명으로 옳은 것은?

① 많은 수의 개체가 태어나서 대다수가 초기에 사망한다.

② 연령에 따라서 개체의 사망수가 일정하여 직선에 가까운 생존곡선을 갖는다.

③ 적은 수의 개체가 태어나서 대부분 수명을 다하고 사망한다.

④ 많은 수의 개체가 태어나서 일정 시기마다 집단적으로 사망하는 계단형의 생존곡선을 갖는다.

> **TIP** 어패류나 곤충 등은 많은 개체가 태어나지만 초기 사망률이 높은 굴형의 생존곡선을 갖는다.

18 다음 중 가장 안정된 구조를 가진 개체군의 연령피라미드로 볼 수 있는 것은?

①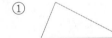

②

③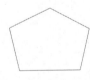

④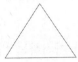

> **TIP** 개체군을 구성하는 각 연령층이 일정한 비율로 분포하는 집단이 안정된 구조를 가지는 집단이다.

Answer   16.③   17.①   18.②

19 다음 중 초원에서의 먹이사슬로 옳은 것은?

① 메뚜기 → 개구리 → 뱀   ② 무치 → 제비 → 노루

③ 개구리 → 참새 → 독수리   ④ 벼 → 메뚜기 → 소

TIP 먹이사슬 … 생물군집 내 살아가는 생물들 사이에서 서로 먹고 먹히는 관계를 나타내는 연결고리를 말한다.

20 다른 종류의 개체군보다 서로 비슷한 개체군에서 경쟁현상이 심하게 나타나는 원인에 해당하지 않는 것은?

① 먹이조건이 비슷하다.

② 생활방식이 비슷하다.

③ 개체군의 연령분포가 서로 비슷하다.

④ 생태적 지위가 비슷하다.

TIP 비슷한 생활장소를 선호하며, 비슷한 먹이조건을 가지고 있는 개체군 사이에서는 보다 유리한 생활조건을 차지하기 위해서 경쟁이 심화된다.

21 다음 중 발전형의 연령구조에 대한 설명으로 옳지 않은 것은?

① 출생률이 사망률보다 높다.

② 개체군 내에서 어린 개체가 차지하는 비율이 높다.

③ 개체군의 구조가 안정적이다.

④ 앞으로 개체군의 크기가 커질 것으로 예상된다.

TIP 발전형의 연령구조를 갖는 개체군은 집단 내에 어린 개체가 많이 있어서 앞으로 이들이 성장하여 번식을 왕성하게 하면 개체 수가 급격히 증가하여 개체군의 크기가 매우 커질 것으로 예상된다.

Answer 19.① 20.③ 21.③

22 다음은 개체군의 생장곡선을 나타낸 것이다. ㉠에 해당하는 요인은?

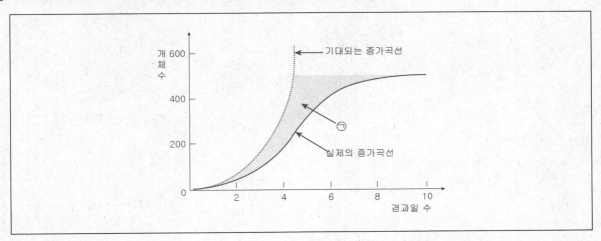

① 제한 조건　　　　　　　　　② 최고 조건

③ 환경 저항　　　　　　　　　④ 환경 적응

TIP ③ 이론적 생장곡선과 실제의 생장곡선을 차이 나게 하는 원인이 되는 것으로 개체군의 생장을 제한하는 요소이다.
　　 ※ 환경 저항의 요인
　　　㉠ 먹이와 생활공간의 부족
　　　㉡ 노폐물과 질병의 증가
　　　㉢ 생존 경쟁과 천적의 증가

간호관리

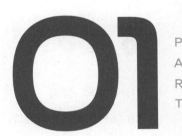

01
PART

간호관리의 이해

01 간호관리의 의의

01 간호관리

❶ 간호

(1) 간호의 정의

① 대한간호협회의 정의
  ㉠ 모든 개인·가정·지역사회를 대상으로 하여 건강의 회복, 질병의 예방, 건강의 유지와 증진에 필요한 지식·기력·의지와 자원을 갖추도록 직접 도와주는 활동이다.
  ㉡ 환경과 상호작용을 하는 인간을 간호대상자로 하여 건강을 회복·유지·증진하도록 돕는 활동이다.

② 간호관리론적 시각에서 본 정의…간호는 돌보는 모든 활동의 연속성으로 표현되며, 건강제공조직 내에서 제공되는 서비스의 한 부분이다.

(2) 간호의 목적

간호의 목적은 건강의 유지와 증진, 건강의 회복과 고통의 경감에 있으며 이러한 목적을 달성하기 위한 기술을 간호라고 할 수 있다.

❷ 관리의 개념

(1) 관리의 정의

조직의 목표달성을 위해 조직구성원들의 노력, 모든 자원의 활용을 기획, 조직하고 이에 따른 인사와 지휘, 통제를 해나가는 과정을 말한다. 관리는 인적 자원을 조직목표 달성을 위해 효율적·효과적으로 이용할 수 있는 환경을 설계하고 유지하는 일로 볼 수 있다.

(2) 관리의 특성

① 연속되는 과정이다.

② 모든 과정은 상호연관되어 있으며 모든 과정은 별개로 구분하지 않는다.

③ 동적이며 유동적이다.

④ 적응성을 가지고 있다.

⑤ 조직 내에서 이루어진다.

⑥ 인적요소가 중요하다.

⑦ 목표를 추구한다.

⑧ 목표달성을 위한 자원의 기술적 활용이 요구된다.

⑨ 간호목표를 위한 수단이다.

[관리와 행정의 차이]

구분	관리	행정
목표	분명하고 단일한 특성	공익을 추구하며 불분명하고 복잡한 특성
권력성	정치권력을 내포하지 않음	강제성과 정치권력 내포
독점성과 능률성	경쟁성을 도모하여 능률을 향상시키려 함	독점성이 높고 경쟁성이 제한됨
법령에 의한 제약	법령의 제약이 없음	법령의 제한을 엄격히 받아야 함(전 국민 대상의 권력을 내포함 개념)
평등성	평등성을 덜 강조한 개념	법 앞에 평등한 개념(고도의 합법성 요구)

(3) 관리기능의 단계

① **기획**(Planning) … 모든 관리기능은 기획에 기초하며, 누가, 어디서, 무엇을, 어떻게 하는지 사전에 결정하는 것을 말한다.
   ㉠ 합리적 경영활동을 위하여 활동·실행에 앞서 업무수행의 방책을 세우는 것이다.
   ㉡ 조직의 전략적 계획을 결정한다.
   ㉢ 각 부서의 장·단기 계획을 세운다.
   ㉣ 실행에 필요한 재무를 계획한다.

② **조직** … 조직의 목적을 달성하기 위해 공식적 구조를 만드는 단계이다
   ㉠ 기획을 수행하기 위한 구조로 조직화한다.
   ㉡ 조직에서 수행할 직무관리에 적합한 업무전달체계유형을 결정한다.
   ㉢ 조직구조에서 권력과 권위를 분배하고 적절하게 사용한다.

ⓒ 직무를 서술한다.

ⓜ 직무에 합당한 자격을 결정한다.

ⓗ 책임과 의무를 적절히 배분한다.

ⓢ 타 부서와의 업무활동을 조정한다.

ⓞ 원활한 업무진행을 위해 상사와 부하 직원과의 의사소통을 효과적으로 실시한다.

③ **인사** … 인적자원관리의 하나인 인사를 포함한다.

ⓝ 인력의 모집, 선발, 채용, 오리엔테이션, 인력개발, 업부분담, 스케줄 등을 포함한다.

ⓛ 인적자원의 개발, 사회화, 경력개발 등이 포함된다.

④ **지휘** … 관리자가 해야 할 업무를 계획하고 그 업무를 어떻게 추진할 지 조직하여 조직구성원에게 업무를 할당한 후 조직의 목표달성을 위해 지시하는 것이다.

ⓝ 권한을 위임하고 적절한 의사소통을 한다.

ⓛ 동기유발이 가능한 조직분위기와 팀 정신을 구축한다.

ⓒ 효율적인 시간관리를 한다.

ⓡ 갈등관리 및 협력증진에 힘쓴다.

⑤ **통제** … 업무의 질을 높게 유지하면서 조직의 목표를 달성하는 것을 말한다.

ⓝ 업무성과 및 그 결과의 표준을 설정한다.

ⓛ 설정목표와 업무성과 및 그 결과를 비교한다.

ⓒ 질 관리와 재무감사를 실시한다.

ⓡ 법과 윤리적 통제를 한다.

ⓜ 전문직 및 단체의 통제업무를 포함한다.

[간호관리과정]

기획	• 조직의 철학과 목표, 절차, 규칙 등을 정함 • 장기, 중기, 단기 기획을 하며 예산편성을 함께 고려하는 것 의미
조직	• 간호사의 업무와 적절한 간호전달방법 결정 • 업무를 조정하는 과정 • 조직구조 내에서 직위와 권한을 적절히 배분하는 과정 포함
인사	필요한 인력산정, 필요인력을 모집 · 선발 · 채용 · 배치 · 조직구성원의 인력개발과 보상 포함
지휘	• 조직의 목표를 달성하기 위해 업무를 지시 · 감독 · 조정하는 단계 • 효과적인 리더십 발휘, 동기부여, 갈등관리, 의사소통 등 포함
통제	성과평가, 재무감사, 질 관리, 법과 윤리적 통제, 전문직 및 단체의 통제 업무 등 포함

(4) 관리의 목표

① **관리의 개요**⋯ 조직이 사용 가능한 자원 중 최소의 투입으로 최대의 목표를 달성할 수 있도록 하는 것으로 생산성이 뒷받침되어야 한다.

② **효율성의 측면**⋯ 목적달성을 위해 주어진 자원을 생산적으로 잘 사용했는가를 측정하는 것이다.
  ㉠ 투입과 산출에 대한 관계로 조직의 목적 달성을 위해 자원을 잘 사용했는지에 대한 경제적 개념이다.
  ㉡ 일정한 투입으로 더 많은 산출이 발생했다면 효율성이 높다고 볼 수 있다.
  ㉢ 관리자는 희소자원이나 자본, 노동력, 장비 등을 이용하기 때문에 자원에 대한 효율성을 극대화시켜야 한다.

③ **효과성의 측면**⋯ 해야 할 일, 옳은 일, 가치창출에 부합한 일을 한 것인가를 판단하는 문제이다.
  ㉠ 관리는 활동수행이 끝나는 시점까지 효과성을 추구해야 한다.
  ㉡ 특정한 일에 대한 수행가치 여부를 결정한 것과 관련된 것이다.
  ㉢ 조직의 목표 달성과 관련이 있고 결과영역에서 목표 달성의 정도를 나타낸다.
  ㉣ 관리자에게는 효율적·효과적 달성이 모두 요구되지만 그 중 효과성이 더 강조된다.

④ **간호생산성의 측면**⋯ 투입요소인 환자의 특성과 생산자인 간호사의 특성이 일련의 과정을 거쳐 바람직한 산출을 가져오는 체계를 의미하며 간호서비스의 효율성뿐 아니라 효과성까지도 포함하는 포괄적인 개념이다.
  ㉠ 간호생산성의 투입요소
    • 생산량 산출을 위해 투입되는 모든 요소
    • 간호인력, 간호소비자의 특성, 간접비, 간호관리, 리더십, 환자–간호전달체계
  ㉡ 간호생산성의 산출요소
    • 단순히 양적 요소로만 측정할 수 없는 질적 측면의 중요성
    • 재원일수, 직·간접 간호시간, 환자 만족도, 투약과오 건수, 간호직원의 업무만족 등

[간호관리의 목표 : 생산성 향상]

효과성	효율성
조직의 목적에 적합한지, 조직의 목적을 어느 정도 달성하였는지를 측정하는 가치추구의 개념	조직의 목적달성을 위해 자원을 잘 사용했는지에 대한 투입과 산출의 관계를 의미하는 경제성의 개념
목적과 관련된 개념	수단과 관련된 개념
결과를 의미하는 개념	과정을 의미하는 개념
대상을 의미하는 개념	방법을 의미하는 개념
대외 지향적	대내 지향적
장기적인 측정치	단기적인 측정치
옳은 일을 하는 것	일을 올바르게 처리하는 것

⑸ 간호관리의 정의

① 스완스버그

   ㉠ 스완스버그의 간호관리 : 간호부서나 간호단위에 있는 간호관리자들이 간호활동을 기획하고 조직하고 인사하며 지휘 · 평가하는 과정이라고 보았다.

   ㉡ 스완스버그의 간호관리원칙

- 간호관리는 기획이며 의사결정이다.
- 간호관리는 조직이다.
- 간호관리는 시간을 효과적으로 이용하는 것이다.
- 간호관리는 기능, 사회적 위치, 원칙, 학문을 의미한다.
- 간호관리는 지휘 또는 이끄는 것이다.
- 간호관리는 효율성 있는 의사소통이며 통제 또는 평가이다.

② 설리번과 데커

   ㉠ 설리번과 데커의 간호관리 : 간호관리를 위해서는 다양한 간호관리기술이 필요하다고 보았다.

   ㉡ 설리번과 데커의 간호관리기술

- 의사소통과 정보체계
- 스트레스와 시간관리
- 비판적 사고
- 동기부여
- 의사결정
- 그룹관리

③ 길리스

   ㉠ 투입, 과정, 산출에 이르는 간호관리체계이론으로 기술하였다.

   ㉡ 길리스의 간호관리체계이론

투입	정보, 인력, 시설, 설비, 환자
과정	기획, 조직, 인사, 지휘, 통제
산출	간호의 질, 환자만족도, 이직률, 직원만족도

⑹ 간호관리의 필요성

① 간호사의 간호관리

   ㉠ 신규간호사가 되면 리더십과 관리의 요구가 많은 상황에 직면하게 된다.

   ㉡ 보건의료조직은 예전에 비해 간호사에게 리더십과 관리기술을 기대한다.

② 간호사에게 기대하는 업무

   ㉠ 조직목표달성을 위한 다학제팀의 조정과 통제

ⓛ 간호의 질, 법 및 윤리적인 측면에서의 균형

ⓒ 다학제적 팀에서 환자를 간호하기 위한 활동의 조정

❸ 관리자의 개념

(1) 관리자의 역할

관리행동의 구체적 범주를 의미하는 것으로 민츠버그는 관리자들이 공식적 권한과 지위로부터 비롯되는 열 가지 각기 다른 그렇지만 매우 상호밀접하게 연관된 역할들을 수행한다고 주장하였다.

① **대인관계 역할** … 사람들 사이의 관계와 관련된 것으로 리더는 대표자 역할, 지도자 역할, 연결자 역할에 있어서 다른 사람들과 직접적으로 연관되어 있다.

ⓣ 대표자
- 가장 기본적이고 간단한 관리자 역할로서 관리자는 조직의 열굴이며 상징적인 기능에서 조직을 대표한다
- 조직의 외형적인 대표자로서 의식이나 사회적 · 법적 의무를 수행한다.
- 방문객 접견, 법적 서류의 서명 등 상징적 대표자로서 법률적, 사교적, 정형적 임무를 수행한다.
- 간호단위의 장으로서 관리자는 의식적인 임무를 수행한다.

ⓛ 지도자
- 조직의 목표달성을 위해 부하의 활동을 지휘하고 조정하는 역할을 한다.
- 조직의 목표를 달성하도록 부하를 동기부여시키는 것과 관계되고 다른 측면은 조직구성원이 확신할 수 있는 비전설계와 관련된다.
- 관리자는 환경조성 및 구성원들의 생산성을 향상시키고 갈등을 중재하며 업무수행을 위한 피드백을 제공하고 개인의 성장을 돕도록 격려하는 역할을 한다.
- 직원 채용, 배치 훈련, 동기부여 등의 활동을 한다.

ⓒ 섭외자/연결자
- 섭외자 또는 연결자의 역할로 경쟁자 및 조직 외부의 사람들을 다루는 일을 말한다.
- 조직의 성공에 영향을 미칠 수 있는 사람들로부터의 자원을 모색한다.
- 관리자는 상사, 부하 직원과 함께 일하는 것 이외에도 많은 사람들과 상호작용을 한다.

② **정보적 역할** … 유능한 관리자는 접촉의 연결망을 구축한다. 대표자와 연결자 역할을 수행하는 동안 이루어진 많은 접촉으로 관리자는 중요정보에 접근할 수 있다.

ⓣ 감독자/모니터
- 관리자는 주변에서 어떠한 일들이 일어나는지를 알기 위해 지속적으로 모니터한다.
- 정보의 탐지, 수집, 선별 등이 포함되며, 모니터를 하면서 직접적으로 또는 간접적으로 정보를 수집한다.

ⓛ 전달자
　　　　• 정보보급자라고도 한다.
　　　　• 관리자는 부하 직원들과 다른 조직구성원과 함께 정보를 공유한다. 성공적인 관리자는 어떤 정보가 얼마나
　　　　　유용한 가를 결정하는 중요한 일을 한다.
　　　ⓒ 대변자
　　　　• 관리자는 조직 외부의 사람들에게 그 조직의 공식입장에 관한 정보를 제공해 준다.
　　　　• 대변자 역할의 중요성이 점차 증대되고 있는 주된 이유는 언론과 일반대중이 보다 많은 정보를 요구하고 있
　　　　　기 때문이다

　③ **의사결정자 역할**… 관리자는 조직에 새로운 목표와 활동을 전개할 시기와 방법을 결정하기 위하여 획득한
　　　정보를 사용한다.
　　　⊙ **기업가** : 조직 또는 조직구성원 단위의 관리자는 기존상황을 개선할 기회를 포착하기 위하여 통제된 범
　　　　위 내에서 변화를 창출하고 시도한다.
　　　ⓛ **고충처리자** : 관리자는 자신의 직접적인 통제 범위 밖의 문제와 변화를 다룰 경우 고충처리자의 역할 또
　　　　는 수습자의 역할을 한다.
　　　ⓒ **자원분배자** : 관리자는 자원배분에 따른 권력을 유지함으로써 전략수립에 따른 통제력을 유지하고 전략
　　　　적 목표를 뒷받침해 줄 수 있도록 하위자들의 활동을 조정·통합한다.
　　　ⓔ **협상자** : 관리자는 의견차이를 토의하여 합의에 도달하기 위하여 자기 조직의 총 대표로서 협상에 임하
　　　　게 되며, 자원분배자, 고충처리자, 대표자들의 역할을 동시에 수행한다.

(2) 관리자의 기능

① **관리자의 기능 수행**… 관리자의 직위와 유형에 관계없이 조직의 목적달성을 위해 기획, 조직, 인사, 지휘,
통제기능을 효과적으로 수행한다.

② **관리자가 수행하는 기능의 특성**
　　⊙ 최고관리자로 올라갈수록 기획기능을 더 많이 수행하고, 일선관리자로 내려갈수록 지휘기능을 더 많이
　　　수행한다.
　　ⓛ 통제기능은 관리계층에 관계없이 거의 비슷한 비율로 적용된다.
　　ⓒ 조직기능과 인사기능은 관리계층에 관계없이 거의 비슷한 비율로 적용된다.

(3) 관리자의 관리기술

관리의 기술은 카츠에 의해 기술적/실무적 기술, 인간적 기술, 개념적 기술의 3가지로 구분된다.

① **기술적/실무적 기술**… 전문화된 분야에 고유한 도구·절차·기법을 사용할 수 있는 능력을 지칭한다.
　　⊙ **기술적/실무적 기술의 특성**
　　　• 부하직원을 지휘하고 업무를 조직하고 문제를 해결하며 직원들과 의사소통하기 위해 충분한 지식과 기술을
　　　　먼저 경험하여 지니고 있어야 한다.

- 일선관리자에게 요구되는 부분으로 교육훈련 및 경험 등을 통해 습득된다.
- 기술적 기술은 낮은 계층으로 갈수록 더 요구되고 높은 계층으로 갈수록 덜 요구된다.
- 직원이나 기능공을 훈련시키고 개발시켜야 하는 낮은 계층의 관리자들에게는 더 많이 요구된다.

ⓒ 기술적/실무적 기술을 가진 관리자가 해야 할 일
- 직원 개개인의 임상수행능력과 기술을 알고 적절히 업무를 위임하고 감독한다.
- 배우고 가르치는 일을 반복하여 직원들을 적절히 훈련시키고 직원이 맡은 업무를 잘 수행하도록 한다.
- 조직의 정책과 절차를 숙지하고 직원이 잘 따르도록 교육한다.
- 임상적인 문제에 있어서 상담가로서 행동하고 필요하면 환자에게 사정하고 조언한다.
- 환자의 간호는 인적·물적·시간자원을 잘 활용하도록 하며, 결과지향적이고 결과중심적이 되도록 한다.

② 인간적 기술 … 개인 또는 집단으로서 다른 사람과 함께 일하고, 그들을 이해하며, 그들에게 동기를 부여할 수 있는 능력을 말한다.

ⓐ 인간적 기술의 특성
- 3가지 기술 중 가장 많은 비중을 차지한다.
- 모든 계층의 관리자에게 공통적으로 요구되는 기술이다.
- 동기유발에 관한 이해와 지도성을 효과적으로 적용하는 것이 포함된다.
- 관리자는 직원의 일원으로서 효과적으로 업무를 수행하고 협조적인 팀을 구축하는 능력도 함양하여야 한다.

ⓑ 인간적 기술을 가진 관리자가 해야 할 일
- 인간관계와 업무에서 정직과 성실을 유지해야 하며, 신뢰는 지도자와 관리자에게 가장 중요한 요소이다.
- 가르치는 분위기를 조성하고 훈련과 멘토링을 위해 명성을 얻어야 한다.
- 보건의료팀에 있는 모든 사람들을 인력개발활동에 포함시킨다.
- 개방적이고 위협적이지 않은 환경을 조성해 주도록 한다.
- 직원들이 문제해결을 잘 할 수 있도록 정보를 나누고 격려한다.
- 주인의식과 책임감을 갖는다.
- 효과적인 리더십을 발휘하고 직원들을 동기부여를 시킨다.
- 팀을 위한 환경조성을 위해 개인이나 조직을 제대로 이해하고 협동심을 지녀야 한다.

③ 개념적 기술 … 조직의 모든 이해관계와 활동을 조정·통합할 수 있는 정신적 능력을 말한다.

ⓐ 개념적 기술의 특성
- 높은 계층으로 갈수록 더 요구되고 낮은 계층으로 갈수록 덜 요구된다.
- 조직을 전체로서 보고 각 부분이 서로 어떻게 의존관계를 유지하고 있는지를 이해하는 능력이다.
- 조직 전체를 이해하고 직원들의 활동을 조직하여 전체 상황에 맞도록 진행시키는 분석적인 사고를 하는 능력이다.
- 최고관리자에게 가장 필요한 부분이다.

ⓑ 개념적 기술을 가진 관리자가 해야 할 일
- 문제를 규명하고 대안을 모색하여 해결점을 찾아내어 해결할 수 있다.
- 조직 전체에 영향을 줄 수 있는 중대한 의사결정에 최고관리자가 참여한다.

④ 관리자의 유형
　㉠ 일선관리자
　　• 일선관리자의 개요 : 피라미드 구조상 가장 아래층에 위치하고 있으며 제품을 생산하기 위해 필요한 특정업무를 수행하는 조직구성원을 직접적으로 매일 감독하고 지휘한다. 조직의 모든 부분에서 현장업무를 수행하는 조직구성원을 감독한다.
　　• 일선간호관리자 : 일선간호관리자에는 수간호사, 책임간호사, 팀리더가 속한다.
　㉡ 중간관리자
　　• 중간관리자의 개요
　　－일선관리자를 감독하는 역할과 조직의 목적을 달성하기 위해 자원을 조직하기에 가장 좋은 방법을 찾는 책임이 있다.
　　－효과성을 높이기 위해 조직 목적의 적합성을 평가하고 최고관리자에게 조언을 한다.
　　－효율성을 높이기 위해 일선관리자를 직접 도와 생산비를 줄인다.
　　• 중간간호관리자 : 중간간호관리자에는 간호감독이나 간호과장이 속한다.
　㉢ 최고관리자
　　• 최고관리자의 개요
　　－조직의 성공과 실패를 좌우하며 전략적이며 비구조적인 역할을 한다.
　　－조직의 목적을 정하고 중간관리자의 업부성과를 감독한다.
　　• 최고관리자 : 최고관리자에는 간호부장, 간호이사, 간호본부장이 속한다.

[간호관리자의 유형]

최고관리자	• 조직의 장기목표와 전략 및 정책결정, 중간관리의 업무성과 모니터 • 조직 전체에 장기적이고 전반적으로 영향을 미치는 의사결정 • 간호부장, 간호본부장, 간호이사 등
중간관리자	• 최고관리자가 설정한 조직의 목표와 정책을 집행하기 위한 활동수행, 일선관리자를 지휘·감독, 조직구성원에게 직접 명령이나 지시 • 최고관리자와 일선관리자 간의 상호관계 조정 • 간호팀장, 간호과장, 간호차장, 수간호사(책임간호사 등 하위관리자가 있는 경우)
일선관리자	• 더 이상 하위관리자가 없는 최일선의 관리자 • 임상실무와 환자간호관리 주로 담당 • 구성원들과 함께 팀을 형성하고 지휘, 감독 • 수간호사(하위관리자가 없는 경우), 책임간호사, 팀리더, 사례관리자

❹ 간호관리

(1) 간호관리의 정의

① 관리 … 조직의 목적을 달성하기 위해서 인적 · 물적자원을 효율적으로 활용하면서 사회적 · 기술적으로 상호작용을 하는 과정이다.

② 간호관리 … 간호대상자에게 간호(care), 치료(cure), 안위를 효과적이고 효율적으로 제공하기 위해서 간호직원들의 노력과 필요한 모든 물리적 · 금전적 · 인적자원을 기획 · 조직하고, 인사 · 지휘 · 통제하는 과정인 동시에 의사소통, 의사결정, 리더십, 권한, 동기부여 등의 지원기능을 말한다.

(2) 간호관리의 특성

① 대상자
  ㉠ 장소와는 무관하게 간호를 제공받는 자
  ㉡ 간호제공자
  ㉢ 간호인력의 지휘 · 통제를 담당하는 관리자
  ㉣ 사회적 사회작용단위로서의 간호체계틀

② 학문적 성격
  ㉠ **통합적 성격** : 간호관리는 그 연구대상으로 개인 · 집단 · 조직 전체를 포괄하기 때문에 인간의 행위를 여러 학문으로부터 통합하는 종합과학적 관점의 연구분야이다.
  ㉡ **성과지향성** : 간호관리는 간호조직에서 간호사를 이해하는 데 그치지 않고, 이를 응용하여 조직성과를 높이려는 성과지향적 특성을 가진다.
  ㉢ **상황적합성** : 외국에서 유입된 이론을 기초로 한 학문이므로, 우리 실정에 맞는 객관적이고 보편적인 원리 제시가 필요하다.
  ㉣ **인간중심성** : 간호사들의 자기개발, 개인적 성장, 자아실현의 욕구 충족에 의한 인간중심적 성향을 띠고 연구하는 학문분야이다.
  ㉤ **과학적 방법론** : 이론구성이나 문제해결에 있어서 엄격한 과학적 방법론을 채택한다. 체계적 관찰, 귀납, 연역, 검증방법을 통한 과학적 방법과 절차를 따라야 한다.
    • 조사연구절차 : 문제의 제기 → 가설의 설정 → 연구의 설계 → 변수의 측정 → 관계의 분석 → 연구의 결론
    • 자료수집방법 : 설문지법, 면접법, 체계적 관찰법
    • 연구결과의 평가기준 : 신뢰도, 타당도, 일반화 가능성

(3) 간호관리의 중요성

① 간호관리의 필요성이 강조된 배경

    ㉠ 1977년 의료보험이 실시된 이후 1980년대에 국민의 건강권 문제가 대두되었고, 보건관리의 수요와 공급 및 효과성 등에 관한 국가와 국민의 관심이 고조되었다.

    ㉡ 국민의 건강을 기본권으로 보장하려는 노력으로서 국가가 보건의료체제를 통제하기 시작하여 간호의 유용성에 대한 관심이 고조되었다.

       • 병원표준화 심사의 일환으로 구조적 측면의 간호평가 성립(대한병원협회)

       • 건강보험제도의 확대, 의료수가의 통제

       • 제1차, 제2차, 제3차 의료전달체제 도입(사회보장형의 보건의료 전달체제)

    ㉢ 1980년대 이후의 사회적 변화는 전통적인 간호교육을 통해 습득한 환자간호에 대한 지식, 기술만으로는 간호실무에서 양질의 간호를 제공하는 것을 점차 어렵게 하였다.

       • 현실과 교육 사이의 격차로 인한 좌절과 갈등의 관리가 필요하였다.

       • 조직의 목적과 간호사 개인의 목적을 부합시키는 지식 및 기술의 습득이 요구되었다.

② 간호관리의 중요성

    ㉠ 간호관리가 보건의료 관료체계 내에서 간호전문직의 책임을 환수하는 데 매우 중요한 부분이 되었다.

    ㉡ 보건의료체제 중 대부분을 차지하는 병원의 전체 운영비 중 많은 부분이 인력에 소모되는데, 병원인력의 상당부분을 간호인력이 차지하고 있으므로 병원 전체 조직의 효율성을 높이는 데 간호조직관리가 매우 중요하게 되었다.

    ㉢ 간호관리는 건강전달체계에서 차지하는 비중이 크며, 그의 성패가 건강사업의 성패를 좌우하게 되었다.

02 간호관리기능의 과정

① 간호관리의 체계

(1) 간호관리의 체계모형

① 개념 … 간호관리의 체계모형은 간호조직을 하나의 개방체계로 보았을 때 간호관리는 상위체계 내에 존재하는 하위조직의 관리활동이며 투입을 산출로 바꾸는 전환과정이다.

② 간호관리체계

    ㉠ 투입요소

       • 투입요소는 조직이 기대하는 목표와 산출물에 따라서 그 질과 양 및 종류가 다르다.

- 간호는 인간을 대상으로 하는 서비스이므로 그 투입요소는 모두 중요하다.
- 일반적으로 환자중증도와 간호요구를 포함하는 소비자 투입요소와 인력, 물자, 시설, 자금, 정보 등을 포함하는 생산자 투입요소가 있다.

ⓛ 전환과정
- 전환과정은 투입을 산출로 바꾸는 과정이다.
- 외적 환경과 상호작용하면서 인력, 물자, 자금, 시설, 정보 등의 투입요소들을 의사결정, 리더십, 동기부여 등의 관리기능의 지원하에 기획 · 조직 · 인사 · 지휘 · 통제라는 전환과정을 통해 산출요소로 변환시킨다.

ⓒ 산출요소
- 투입요소가 전환과정을 통해 얻어진 결과로 간호조직의 목표와 특성에 따라 달라진다.
- 산출을 평가하기 위하여 생산성 · 만족 · 활성화의 3가지 기준을 사용한다.

(2) 간호관리과정

① 간호기획기능
ⓐ 미래에 무엇이 요구되는가를 예측하여 바람직한 결과를 얻기 위한 목표를 설정하고, 우선순위를 정하며, 목표를 달성하는 방법이나 전략을 개발한다.
ⓑ 기획은 시간관리의 기초가 되며 수행을 촉진시킨다.

② 간호조직기능
ⓐ 조직구성원들이 조직목표를 달성하기 위하여 가장 효과적으로 협력할 수 있도록 직무내용을 편성하고, 직무수행에 관한 권한과 책임을 명확히 하며, 수직적 · 수평적으로 권한관계를 조정하여 상호관계를 설정하는 과정이다.
ⓑ 조직구조가 설정되고 조직기구표가 만들어진다.

③ 간호인적자원 관리기능
ⓐ 조직 내의 인적자원을 관리하는 하부과정이다.
ⓑ 인적자원의 계획에 따른 필요인력의 모집 · 선발 · 배치하는 확보관리, 간호사의 능력개발을 위한 교육훈련 · 경력개발 · 인사고과 등의 개발관리, 임금관리와 복리후생을 포함한 보상관리, 인간관계 · 노사관계 및 협상과 같은 유지관리기능이 포함된다.

④ 간호지휘기능
ⓐ 미래에 대한 비전을 제시하고 행동모델이 된다.
ⓑ 업적을 격려하고 권한을 부여한다.
ⓒ 직원에게 동기를 부여하고 갈등을 해결한다.

⑤ 간호통제기능 … 기획과 목표에 따라 표준을 설정하고, 업무수행에 대해 표준에 근거하여 성과를 측정하며, 표준과 성과 간의 차이를 파악하여 교정활동을 시행하므로써 기획과 목표의 달성을 보장하려는 과정이다.

❷ 간호관리자의 역할

(1) 관리기술(기술배합)

① **전문적 기술** … 전문화된 분야에 고유한 도구 · 절차 · 기법을 사용할 수 있는 능력으로 자신이 책임지고 있는 업무의 메커니즘을 정확히 파악할 수 있는 능력이다.

② **인간적 기술** … 효과적인 지도성의 발휘와 동기부여에 대한 이해를 통해 다른 사람들과 함께 일할 수 있는 능력으로 중간관리계층에 많이 요구된다.

③ **개념적 기술** … 조직 전체를 이해하고 조직 내에서 개인의 행동을 조직 전체상황에 적합하도록 진행해 나가는 능력으로 최고관리계층에 많이 요구된다.

(2) 관리자의 역할

① **대인관계 역할**

　㉠ **대표자의 역할** : 가장 기본적이고 간단한 관리자의 역할로서 관리자는 조직의 얼굴로서 행사와 상징직인 기능에서 조직을 대표한다.

　㉡ **지도자의 역할** : 조직의 목표 달성을 위하여 부하의 활동을 지휘하고 조정하는 역할이다.

　㉢ **연결자 역할** : 경쟁자 및 조직 외부의 사람들을 다루는 일을 말하는 것으로서 조직의 성공에 영향을 미칠 수 있는 사람들로부터의 자원을 모색한다.

② **정보관리 역할**

　㉠ **모니터 역할** : 정보의 탐지, 수집 및 선별을 포함하며 조직에 영향을 미치게 될 정보를 위한 환경을 탐지하고 수신한다.

　㉡ **정보보급자의 역할** : 부하와 다른 조직구성원과 함께 정보를 공유하고 어떤 정보가 얼만큼 유용한 것인가를 결정하는 중요한 일을 한다.

　㉢ **대변자 역할** : 조직 외부의 사람들에게 그 조직의 공식입장에 관하여 정보를 전해준다.

③ **의사결정 역할**

　㉠ **기업가의 역할** : 조직 또는 조직구성원 단위의 관리자는 기존 상황을 개선할 기회를 포착하기 위하여 통제된 범위 내에서 변화를 창출하고 시도한다.

　㉡ **문제해결자 역할** : 관리자는 자신의 직접적인 통제 밖의 문제와 변화를 다룰 때 문제해결자의 역할 또는 혼란수습자 역할을 한다.

　㉢ **자원분배 역할** : 자원배분에 따른 권력을 유지함으로써 전략 수립에 따른 통제력을 유지하고 전략적 목표를 뒷받침해줄 수 있도록 하위자들의 활동을 조정 · 통합한다.

　㉣ **협상자의 역할** : 관리자는 의견 차이를 토의하여 합의에 도달하기 위하여 자기 조직의 총 대표로서 협상에 임하게 되며, 자원배분자 · 대변인 · 대표자들의 역할을 동시에 수행한다.

03 마케팅 개념의 간호관리에의 적용

❶ 개요

(1) 기본 개념
① 교환과정을 통하여 소비자의 욕구와 필요를 충족시켜주는 일련의 활동을 의미한다.
② 마케팅은 영리를 목적으로 하는 기업이나 조직, 정부, 지방자치단체, 병원, 학교 등의 비영리 조직에서도 적용된다.
③ 무형과 유형의 모든 상품이나 서비스가 마케팅의 대상이 된다.
④ 오늘날 의료시장에서도 소비자들의 권리가 강화되고 경쟁이 심화되면서 마케팅의 필요성이 대두되고 있다.

(2) 핵심 개념
① 소비자의 필요와 욕구
　㉠ 마케팅은 인간의 욕구와 필요에서 시작한다. 인간은 생존을 위해서 의식주가 필요하다. 인간의 욕구와 필요는 가장 기본적인 만족의 결핍이 요구되는 상황에서 발생한다.
　㉡ 소비자가 필요를 위해 원하는 구체적인 제품이나 서비스에 대한 바람을 욕구라고 한다.

② 소비자의 만족과 가치
　㉠ 제품이나 서비스를 통해 소비자들은 욕구와 필요를 충족한다.
　㉡ 특정 대안을 얻기 위해 지불해야 하는 대가는 동시에 생각한다.
　㉢ 제품을 선택하는 경우 그 지침이 되는 개념을 가치라 한다.

③ 교환
　㉠ 원하는 가치 있는 제품과 서비스의 대가로 제공하고 획득하는 행위이다.
　㉡ 가치 창출의 과정이라고 볼 수 있다.
　㉢ 교환이 일어나기 위해서는 교환을 원하는 당사자들이 서로 교환 이전의 상태보다 나은 상태가 되어야 한다.

(3) 마케팅 관리철학의 변천과정

① 생산개념

    ㉠ 소비자들은 기본적으로 제품의 이용 가능성과 저렴한 가격에 관심을 두고 있다고 가정을 한다.

    ㉡ 제품에 대한 수요가 공급을 초과했던 시대에 나온 개념으로 볼 수 있다.

    ㉢ 소비자는 값이 싸고 쉽게 구매할 수 있는 제품을 원할 것이라는 가정에 기초하고 있다.

    ㉣ 좀 더 많은 소비자들을 끌어들이기 위하여 생산효율을 높이고 판매량을 확충하는 데 노력을 기울여 시장 확장을 꾀하려고 했다.

② 제품개념

    ㉠ 생산개념 다음에 나타난 개념이다.

    ㉡ 소비자들은 고품질, 고성능 제품을 원할 것이라는 가정에 기초한다.

    ㉢ 소비자들은 손쉽게 제품을 획득할 수 있기 때문에 획득 자체에 더 이상 관심을 보이지 않고 고품질, 고성능의 제품만을 선택하게 된다.

③ 판매 개념

    ㉠ 소비자들에게 제품을 판매하기 위해서는 끊임없이 설득해야 한다는 것이다.

    ㉡ 기존의 제품을 가지고 이익을 거둘 수 있는 만큼의 판매를 달성하고 이를 뒷받침할 수 있는 촉진활동을 전개하여야 한다.

    ㉢ 소비자가 요구하는 제품 제작이 아닌 만든 제품을 구매하도록 설득하는 것에 집중하는 것으로 광고비 및 판촉비용에 많은 자금을 투입하기 시작한다.

④ 마케팅 개념

    ㉠ 표적시장, 고객욕구, 통합적 마케팅, 수익성

    ㉡ 중심적인 개념

- 시장의 욕구를 충족시켜야 한다.
- 제품이 아닌 소비자를 만족시켜야 한다.
- 소비자를 왕으로 모셔야 한다.
- 이익창출을 위해 소비자를 동반자로서 생각해야 한다.

(4) 사회지향적 마케팅 개념

① 개념

    ㉠ 기업이 마케팅 정책을 수립할 경우 기업이익, 소비자 욕구충족, 대중이익, 사회복지가 균형이 되어야 한다.

    ㉡ 개인 소비자의 욕구충족에만 초점을 맞추는 것은 잘못된 판단이며, 환경오염, 자원부족, 기아, 사회복지 등 장기적인 사회공리 문제에 관심을 가져야 한다는 주장에 근거를 두고 있다.

② 정의 … 기업의 이윤추구와 소비자의 이익뿐만 아니라 지구의 환경, 사회의 환경 등 환경도 생각한 마케팅 활동을 말한다.

③ 특성

 ⊙ 사회적, 윤리적 문제를 분석하여 마케팅 활동을 실천하며, 조직의 이익, 소비자의 욕구 충족, 대중의 이익과 사회복지가 균형을 이룰 수 있도록 한다.

 ⓒ 환경캠페인의 개최, 문화행사의 후원 등 많은 기업에서 다양한 활동을 통해 자사의 이미지를 제고하고, 고객기반을 넓히려 하고 있다.

❷ 간호서비스 마케팅

(1) 서비스 마케팅의 특성

① 무형성

 ⊙ 무형성의 개념 : 서비스의 기본특성은 형태가 없는 것이다. 객관적으로 누구에게나 보이는 형태로 제시할 수 없으며 물체처럼 만지거나 볼 수 없다.

 ⓒ 무형성의 문제점

  • 그 가치를 파악하거나 평가하는 것이 어렵다.

  • 커뮤니케이션이 곤란하다.

  • 상품을 진열하거나 설명하기 어렵다.

  • 자격의 설정기준이 모호하다.

② 비분리성

 ⊙ 비분리성의 개념 : 서비스는 생산과 소비가 동시에 일어난다. 서비스 제공자에 의해 제공되는 것과 동시에 고객에 의해 소비되는 성격을 가진다.

 ⓒ 비분리성의 특성

  • 서비스 제공자에 의해 제공되는 것과 동시에 고객에 의해 소비된다.

  • 제품의 경우는 생산과 소비가 분리되어 일단 생산한 후에 판매되고 나중에 소비된다.

③ 이질성

 ⊙ 이질성의 개념 : 서비스의 생산 및 인도과정에서 여러 가변적 요소가 많기 때문에 한 고객에 대한 서비스가 다음 고객에 대한 서비스와 다를 가능성이 있다.

 ⓒ 이질성의 특성

  • 서비스의 표준화나 품질관리의 어려움 때문에 노동집약적인 서비스의 경우에는 특히 중요하다.

  • 서비스의 질의 균일화가 어렵기 때문에 기업으로서는 어떻게 서비스를 일정수준 이상으로 유지하는가 혹은 표준화시키는가가 커다란 문제로 작용한다.

④ 소멸성

　　㉠ 소멸성의 개념 : 유형의 제품은 판매가 되지 않으면 재고로 쌓이지만, 서비스는 판매되지 않으면 사라진다. 서비스의 생산은 재고의 저장이 불가능하다는 것을 말한다.

　　㉡ 소멸성의 특성

　　　• 판매되지 않은 서비스는 사라진다.

　　　• 서비스는 재고로 보관할 수 없다.

　　　• 서비스의 생산에는 재고와 저장이 불가능하므로 재고조절이 곤란하다.

(2) 의료서비스

① 개념 … 의료의 본질적인 행위인 진단, 치료, 처방, 투약뿐 아니라 의료행위로 인해 생성되는 부가적인 의료외적 행위들을 개념화한 것을 말한다.

② 특성

　　㉠ 제3자에 대한 책임

　　　• 일반고객에게만 만족을 제공하는 의료인은 존재할 수 없다.

　　　• 의료인은 특정 유형의 환자에게 봉사할 경우 지역사회, 이사회, 보험회사와 같은 제3자에게도 봉사할 책임을 진다.

　　㉡ 엄격한 윤리적 제약 및 법적 제약

　　　• 의료인은 본인의 이윤 동기보다 한 사람의 생명과 건강을 보전해야 한다는 서비스 동기가 우선되어야 한다.

　　　• 의료인의 의료행위는 행정기구, 보건기관, 노동조합, 금융기관, 협회 등 여러 기관들이 다양한 측면에서 견제, 보호, 감시를 수행하고 있다.

　　㉢ 고객이 느끼는 불확실성

　　　• 고객은 유형 및 무형의 상품을 구매할 경우 불확실성에 직면하게 되는데 이러한 불확실성은 전문 의료서비스를 구매할 때 특히 심하게 나타난다.

　　　• 의료서비스는 구매와 사용하기 전에는 상품의 평가가 어려울 뿐만 아니라 구매와 사용 후에도 평가가 어렵다.

　　㉣ 경험의 중요성

　　　• 의료서비스 구매자들은 과거와 유사한 상황의 경험을 통해 서비스의 기준을 결정하게 된다.

　　　• 의료서비스 구매자들은 자신들과 오랫동안 거래해 온 의료인 또는 특정 분야의 수술로 유명한 의료인을 선호하게 된다.

　　㉤ 차별화의 제한

　　　• 의료서비스의 차별화는 유형상품과는 달리 상당한 제한이 뒤따른다.

　　　• 의료서비스는 전달방법도 제한되어 있을 뿐만 아니라 구매에 따른 불확실성 때문에 고객들에게 의료서비스의 진정한 차이를 인식시키고 지각시키기가 매우 어렵다.

　　㉥ 서비스의 품질관리문제

　　　• 고객의 구매 요청에 따라 특정절차에 의해 전달되기 전에 품질기준을 적용하여 평가할 수 있는 유형상품과는 달리 의료서비스는 실제 서비스의 최종적인 품질이 고객이 만족에 따라 달라진다.

- 고객 전달의 결과, 실수와 미비점 등은 감출 수가 없다.
- 의료서비스 종사자는 면대면 상황에서 가변성이 일어나게 된다.

Ⓢ 의료서비스 종사자의 시간관리
- 의료서비스는 실시간으로 제공된다.
- 고객들은 의료서비스를 제공받기 위해 무작정 기다리는 데에는 한계가 있다.
- 의료서비스가 모든 고객들에게 합리적인 것으로 보이도록 하기 위해서는 서비스 제공 시간에 많은 시간을 허비하지 않도록 하여야 한다.

ⓞ 광고 효과의 불확실성
- 그동안 의료서비스의 광고는 제한적으로 이루어졌고 효과도 불확실하였다.
- 현재까지도 의료서비스의 광고를 위한 촉진도구 및 매체 등을 개발하지 못하고 있는 실정이다.

(3) 간호서비스 마케팅

① **개념** … 간호대상자에게 양질의 서비스를 제공함으로써 환자의 만족을 도모함과 동시에 조직의 목적에 부합하도록 이루어지는 관리활동을 말한다.

② **필요성**
ⓐ 보건의료조직들은 경제적 압박이 가중되는 의료환경에서 간호대상자의 안녕이나 건강 관련 활동으로의 전환을 모색함과 동시에 비용의 절감도 필요하게 된다.
ⓑ 간호대상자들의 의료의사결정에 대한 참여 욕구가 증가하고 있다.
ⓒ 마케팅은 과거 영리조직 중심이었지만 현재는 병원과 같은 비영리조직에도 필요성이 증가하고 있다.
ⓓ 간호서비스 마케팅은 병원의 존폐여부를 결정하는 자료로 이용된다.

③ **마케팅 과정** … 간호서비스 마케팅은 조직과 고객, 내부고객 간의 관계, 내부고객과 고객 간의 관계 등에 초점을 둔 마케팅에 관심을 갖는다. 간호서비스 마케팅의 과정을 통해 소비자의 만족은 물론 조직의 효율성과 효과성 향상이 기여한다.
ⓐ 1단계 시장기회의 분석

거시환경의 분석	인구사회학적 환경, 경쟁적 환경, 기술적 환경, 정치적, 법적 환경, 문화적 환경등
경쟁환경의 분석	소비자, 경쟁업체, 공급자 등

ⓑ 표적시장의 선정 : 전체 시장을 평가한 후 세분시장을 몇 개로 나눌 것인지, 또 어떠한 세분시장, 몇 개의 세분시장을 표적시장으로 선정할 것인지에 대해 결정하는 것이다. 즉 세분화된 시장의 규모와 성장률, 경쟁우위, 자사와의 적합성 등을 고려하여 목표를 삼을 시장을 선정하는 것을 말한다.
ⓒ 포지셔닝 : 소비자의 마음속에 해당 간호서비스나 의료기관을 표적시장, 경쟁업체, 권장행동, 기관의 능력과 관련하여 가장 유리한 포지션에 있도록 노력하는 과정을 말한다.

[조직이 선택할 수 있는 시장 마케팅의 4가지 전략]

비차별화 마케팅	• 잠재고객들은 동질적인 선호패턴을 갖는다고 가정한다. • 전체 시장에 한 가지의 마케팅 믹스 전략을 적용하기 때문에 대량생산, 대량유통, 대량광고 등이 이용된다. • 비용절감이 가능하다. • 가장 큰 세분시장을 표적시장으로 선정하여 제품이나 서비스를 개발한다.
차별화 마케팅	• 잠재고객들은 군집화된 선호패턴을 나타낸다고 가정하고, 전체 시장을 세분시장으로 분류하고 그 세분시장을 표적시장으로 선정하여 그 표적시장에 적합한 제품이나 서비스를 제공한다. • 비차별화 마케팅에 비해 총매출이 증가할 수 있으나 차별화에 따른 경비 또한 증가하게 된다.
집중화마케팅	• 차별화 마케팅과 같은 동일한 개념으로 볼 수 있다. • 세분시장 중 1개 혹은 몇 개를 표적시장으로 선정하여 표적시장 내에서의 시장점유율을 확대하려는 것이다. • 조직의 자원이 한정적일 때 구사할 수 있는 전략이다. • 세분시장이 잘 선정되면 높은 수익률을 보장받지만 정상적인 경우보다 위험부담률이 높다.
일대일마케팅	• 잠재고객들은 확산된 선호패턴을 나타낸다고 가정하고 고객은 개성화를 띠어 각각 1개의 시장을 구성한다는 전제 하에 개별고객을 각각의 세분시장으로 간주하여 표적시장을 조정하는 것이다 • 개개인에 대한 고객만족을 극대화시킬 수 있으나 경비가 증대된다. • 현재에는 산업기술의 발달로 주문생산에 드는 비용이 감소하여 일대일 마케팅이 가능하다.

ⓔ 2단계 마케팅 전략의 수립(차별화 전략) : 경쟁 제품과 자사 제품과의 사이에 뚜렷한 차별을 두고, 그 우위성을 소비자에게 전달함으로서 시장 점유율을 확대해 가려는 것으로 소비자의 욕구를 만족시키려면 시장기회를 분석하고 표적시장 선정 후 자사의 위치를 파악해야 한다.

ⓜ 3단계 마케팅 믹스의 개발

• 표적시장에 도달하고 또 시장표적을 만족시키는 과정에 영향을 주는 통제 불가능한 환경변수에 적응하기 위해 통제가능변수, 즉 마케팅 요소를 조합하는 것을 말한다.

• 구성요소로는 제품, 가격, 유통, 촉진 등 4가지가 있다.

[마케팅 믹스의 구성요소 및 전략]

제품	가격	유통	촉진
• 새로운 형태와 종류의 간호서비스 개발 • 간호서비스의 질보장 및 관리 • 전문적인 간호서비스 개발 • 암센터, 재활센터, 전문화된 상급 간호서비스	• 기존 가격의 조정 • 가격 차별화 • 개별화된 간호서비스에 대한 가격산정 • 보험수가의 책정	• 물리적 접근성 • 정보적 접근성 • 시간적 접근성 • 의료전달체계의 개선 • 편의성 강조	• 이미지 제고 및 향상 • 소비자 만족 • 브로셔 및 안내책자 발간 • 홍보 및 광고 • 보호자 없는 병동 운영 • 퇴원환자 관리

최근 기출문제 분석

2020. 6. 13. 제1회 지방직 시행

1 간호관리체계 모형에서 다음 내용을 포함하는 것은?

• 간호사 만족도	• 응급실 재방문율	• 환자의 욕창발생률

① 조정   ② 투입

③ 변환과정   ④ 산출

> **TIP** 간호관리 체계모형
> ㉠ 투입: 인력, 물자, 자금, 시설, 설비, 정보 등의 자원을 포함한다.
> ㉡ 전환과정: 투입을 산출로 전환시키기 위해 필요한 관리과정(기획, 조직, 인사, 지휘, 통제)과 관리지원기능(동기부여, 권력과 갈등, 의사소통, 의사결정, 지도성, 시간관리, 갈등관리 등)을 의미한다.
> ㉢ 산출요소: 간호서비스의 질과 양, 간호시간, 재원일수, 환자만족도, 조직활성화 등이 있다.

2020. 6. 13. 제2회 서울특별시 시행

2 〈보기〉에서 설명하는 마케팅 믹스전략으로 가장 옳은 것은?

보기

고객접점은 고객이 조직의 일면과 접촉하면서 간호 서비스의 품질에 관하여 무엇인가 인상을 얻을 수 있는 순간이다. 조직의 일면은 시설, 사람, 물건, 환경에 관한 모두를 의미하며, 고객접점은 마케팅 믹스 전략에 있어 중요하게 고려할 점이다.

① 제품전략   ② 가격전략

③ 유통전략   ④ 촉진전략

> **TIP** 마케팅 믹스의 구성요소(4Ps)
> ㉠ 제품(Product): 서비스나 프로그램 자체의 질과 양
> ㉡ 가격(Price): 서비스를 소비하거나 이용하기 위한 소비자 지불비용
> ㉢ 유통경로(Place): 서비스가 제공되는 장소 · 서비스 전달체제 · 서비스를 제공하는 직원의 전문성 및 예의
> ㉣ 촉진(Promotion): 광고 및 홍보 · 인적 접촉

Answer 1.④ 2.④

3 카츠(Katz)가 제시한 관리자의 위계에 따라 요구되는 관리 기술(managerial skills)에 대한 설명으로 가장 옳은 것은?

① 일선관리자는 중간관리자에 비해 실무적 기술(technical skill)이 더 요구된다.

② 일선관리자, 중간관리자, 최고관리자는 모두 같은 정도의 개념적 기술(conceptual skill)이 필요하다.

③ 중간관리자는 최고관리자와 일선관리자 사이에서 교량적 역할을 하므로 개념적 기술(conceptual skill)이 가장 많이 요구된다.

④ 최고관리자는 구성원에 대한 효과적인 지도성 발휘와 동기부여를 위해 인간적 기술(interpersonal or human skill)이 다른 관리자보다 더 요구된다.

> **TIP** 간호관리자에게 요구되는 기술(Katz)
> ㉠ 개념적 기술
> • 조직의 복합성을 이해하는 능력
> • 관리자가 조직을 전체로 파악하고 각각의 부서가 어떻게 연결되고 의존되는지를 이해하는 능력
> • 최고 관리 계층에 가장 많이 필요한 기술
> ㉡ 인간적 기술
> • 성공적으로 상호작용하고 의사소통 할 수 있는 능력으로 다른 사람들과 함께 일할 수 있는 능력
> • 모든 계층으로 관리자에게 비슷한 비중 차지
> ㉢ 실무적 기술
> • 관리자가 특정 분야를 감독하는 데 필요한 지식, 방법, 테크닉 및 장비를 사용하는 능력
> • 관리자에게 반드시 필요한 능력은 아니나 부하직원을 지휘하고, 업무를 조직, 문제를 해결, 직원들과 의사소통하기 위해 필요
> • 일선관리자에게 가장 많이 강조되는 기술로 경험이나 교육 훈련 등을 통해 습득

Answer 3.①

4 관리자가 〈보기〉와 같이 마케팅 STP(Segmentation, Targeting, Positioning) 전략을 수립하던 중 한 가지 요소를 누락하였다. 〈보기〉에서 누락된 전략에 대한 설명으로 가장 옳은 것은?

───── 보기 ─────

소비자의 욕구를 파악하기 위하여 연령, 성별과 같은 인구학적 특성과 지식, 태도, 사용 정도와 같은 행태적 특성을 고려하여 소비자 집단을 3개의 시장으로 구분하였다. 이 중 고령 여성 노인으로 지식 수준이 높고 사용 정도가 높을 것으로 기대되는 집단을 표적 시장으로 선정하였다.

① 사회계층, 라이프 스타일, 개성과 같은 소비자의 심리 분석적 특성을 조사한다.
② 소비자에게 경쟁사와 차별화되는 이미지를 인식시키기 위한 방안을 수립한다.
③ 개별 고객을 별도의 시장으로 인식하여 표적 시장을 정밀화한다.
④ 전체 시장을 대상으로 소비자의 동질적 선호패턴을 분석한다.

> **TIP** 마케팅 STP는 시장 세분화(Segmentation), 표적 시장 선정(Targeting), 위상 정립(Positioning)의 첫 자를 딴 마케팅 전략 중 하나이다. 제품 범주와 소비자 욕구에 근거하여 고객집단을 세분화하고 나누고 경쟁 상황과 여러 자원을 고려하여 가장 자신 있는 표적 시장을 선정한다는 것이 주요 내용이다. 〈보기〉에서는 STP 중 P가 누락된 것으로 소비자에게 경쟁사와 차별화되는 이미지를 인식시켜 자사 상품의 위상을 정립하는 포지셔닝이 요구된다.

5 〈보기〉와 같은 병원의 마케팅 전략은 의료서비스의 어떤 특성에 따른 문제점을 보완하기 위한 것인가?

───── 보기 ─────

• 건강보험심사평가원에서 실시한 '급성기 뇌졸중 환자의 입원치료' 평가결과가 1등급임을 병원 내·외에 고지하였다.
• 갑상선절제술 환자에게 자가관리를 위해 수술 후 목운동 및 상처 관리에 대한 영상을 제작하여, 인터넷으로 보급하였다.
• 퇴원환자에게 3일 후 전화를 걸어 건강상태와 추후 관리를 모니터링 하였다.

① 무형성(intangibility)　　　　② 가변성(variability)
③ 소멸성(perishability)　　　　④ 비분리성(inseparability)

> **TIP** 〈보기〉는 형태가 없는 의료서비스의 무형성을 보완하기 위해 영상으로 제작하여 인터넷으로 보급하여 마케팅 전략으로 활용한 예이다.

Answer 4.② 5.①

※ 서비스의 특성
　　㉠ 무형성 : 서비스는 상품과 다르게 형태가 있지 않아 저장할 수 없다.
　　㉡ 비분리성(동시성) : 서비스는 제공자에 의해 제공되는 동시에 고객에 의해 소비된다.
　　㉢ 이질성 : 같은 서비스는 서비스를 전달하는 사람과 고객의 상황에 따라 달라진다.
　　㉣ 소멸성 : 상품과 달리 서비스는 1회로 소멸하며 소비되지 않은 서비스는 재고로 보관할 수 없다.

2019. 6. 15. 제1회 지방직
6　간호관리 체계모형의 투입 요소는?

① 간호인력의 수

② 환자의 재원일수

③ 간호사 이직률

④ 환자 만족도

　TIP　간호관리 체계모형
　　㉠ 투입 : 인력, 물자, 자금, 시설, 설비, 정보 등의 자원을 포함한다.
　　㉡ 전환과정 : 투입을 산출로 전환시키기 위해 필요한 관리과정(기획, 조직, 인사, 지휘, 통제)과 관리지원기능(동기부여, 권력과 갈등, 의사소통, 의사결정, 지도성, 시간관리, 갈등관리 등)을 의미한다.
　　㉢ 산출요소 : 간호서비스의 질과 양, 간호시간, 재원일수, 환자만족도, 조직활성화 등이 있다.

2019. 6. 15. 제1회 지방직
7　다음 괄호 안에 들어갈 말로 옳은 것은?

> 백내장 수술 진료비를 행위별수가제가 아닌 포괄수가제로 지불한 결과, 진료 비용이 감소하였다. 백내장 수술 결과는 행위별수가제 환자군과 포괄수가제 환자군 간에 차이가 없는 것으로 나타났다. 따라서 백내장 수술에 대해 포괄수가제가 행위별수가제에 비해 (　　)이 높다고 평가하였다.

① 효능성

② 효과성

③ 효율성

④ 형평성

　TIP　수술 결과는 행위별수가제 환자군과 포괄수가제 환자군 간에 차이가 없는데 포괄수가제로 지불한 결과 진료 비용이 감소하였다. 비용 대비 효과를 따지는 용어는 효율성으로 능률성이라고도 한다.

8 우리나라 간호서비스에 대한 지불제도인 간호수가에 관한 설명으로 가장 옳은 것은?

① 간호관리료는 간호사 확보수준에 따라 입원료를 차등 지급한다.

② 가정간호는 간호서비스 제공시간에 따라 수가가 산정된다.

③ 장기요양시설에 입소하는 환자는 상대가치요소를 고려하여 수가가 산정된다.

④ 간호행위별 수가를 산정하기 위해서는 포괄수가제를 적용한다.

> **TIP** ① 간호관리료차등제는 병상 수 또는 환자 수당 확보된 간호사 수에 따라 1~7등급으로 분류하여 그 등급에 따라 입원료에 대해 가산율을 적용하여 입원료를 차등지급하는 제도이다. 적정 수준의 간호사 수를 확보하지 못한 의료기관에서 간호서비스의 일부를 보호자나 간병인에게 위임하는 등 입원진료 시 간호서비스의 질이 저하되는 현상을 해소하고 의료기관의 간호서비스 질 향상을 유도하고자 도입되었다.
> ② 가정간호란 가정전문간호사가 가정에서 질병이나 상해가 있는 대상자에게 병원과 긴밀한 관계를 유지하면서 가정에서도 병원에서와 같은 양질의 치료와 간호를 받게 함으로써 질병과 장애로부터 회복을 도모하고 장기 입원이나 불필요한 입원으로 인한 국민의료비를 절감할 수 있는 제도이다. 가정간호 비용은 '가정간호 기본방문료 + 진료행위별 수가(치료/재료비) + 교통비'로 결정된다.
> ③ 상대가치점수는 요양급여에 드는 시간·노력 등 업무량, 인력·시설·장비 등 자원의 양, 요양급여의 위험도 및 요양급여에 따른 사회적 편익 등을 고려하여 산정한 요양급여의 가치를 각 항목 사이에 상대적 점수로 나타낸 것으로 행위별수가제와 관련 있다. 장기요양시설은 일당정액수가제를 주로 적용한다.
> ④ 간호행위별 수가를 산정하기 위해서는 행위별수가제(fee-for-service)를 적용한다. 행위별수가제는 의료기관에서 의료인이 제공한 의료서비스(행위, 약제, 치료재료 등)에 대해 서비스 별로 가격(수가)을 정하여 사용량과 가격에 의해 진료비를 지불하는 제도이다. 포괄수가제는 환자가 입원해서 퇴원할 때까지 발생하는 진료에 대하여 질병마다 미리 정해진 금액을 내는 제도로, 행위별수가제의 보완 및 의료자원의 효율적 활용을 위해 병행하고 있다.

9 서비스의 표준화 및 품질통제가 어려워 서비스 표준의 설계 및 수행 그리고 서비스의 맞춤화 시행이 필요한 서비스의 특징은?

① 이질성　　　　　　　　　　② 무형성

③ 비분리성　　　　　　　　　④ 소멸성

> **TIP** 서비스의 특징
> ㉠ 무형성: 서비스는 상품과 다르게 형태가 있지 않아 저장할 수 없다.
> ㉡ 비분리성(동시성): 서비스는 제공자에 의해 제공되는 동시에 고객에 의해 소비된다.
> ㉢ 이질성: 같은 서비스는 서비스를 전달하는 사람과 고객의 상황에 따라 달라진다.
> ㉣ 소멸성: 상품과 달리 서비스는 1회로 소멸하며 소비되지 않은 서비스는 재고로 보관할 수 없다.

Answer 8.① 9.①

10 다음 글에서 설명하는 간호 서비스의 특성은?

> 간호의 성과 수준이 환자마다 일정하지 않을 가능성이 높다. 이에 대처하기 위해 표준 간호실무 지침을 개발하고 간호사 역량 강화 프로그램을 운영한다.

① 무형성   ② 이질성

③ 비분리성   ④ 소멸성

TIP 서비스의 특징

ⓐ 무형성 : 서비스는 물건이 아니라 일종의 수행으로 그 형태가 없다. 제품과 서비스를 구분 짓고 서비스만의 고유한 특성을 유발하는 가장 핵심적인 특징이다.

ⓑ 비분리성 : 서비스는 생산과 동시에 소비된다. 따라서 서비스의 소비자와 제공자는 분리될 수 없다.

ⓒ 이질성 : 동일한 유형의 서비스라고 하더라도 누가, 언제, 어디서 제공하느냐 등에 따라 서비스의 질이나 만족도가 달라진다.

ⓓ 소멸성 : 비분리성이라는 서비스 고유의 특성에서 기인하는 것으로 서비스는 저장될 수 없다.

Answer 10.②

출제 예상 문제

1 1940년대에 있었던 일로 옳은 것은?

① 간호학회지 발간

② 간호사 윤리강경 발표

③ 대한간호협회로 명칭변경

④ 간호학교로 명칭변경

TIP ③ 1923년 '조선간호부회'로 창립하여 1948년 정부수립과 함께 '대한간호협회'로 개칭되었다.

2 간호관리 체계모형에서 투입요소로만 구성된 것은?

㉠ 자금	㉡ 환자 상태
㉢ 간호시간	㉣ 간호직원 기술

① ㉠㉡

② ㉠㉢

③ ㉠㉡㉢

④ ㉠㉡㉣

TIP 간호관리 체계모형의 투입요소는 인력(소비자 투입요소 · 생산자 투입요소), 물자, 자금, 건물설계, 정보 등이 있다.

㉡ 소비자 투입요소 ㉢ 산출요소(효율성) ㉣ 생산자 투입요소

3 간호서비스의 특징으로만 옳게 짝지어진 것은?

㉠ 무형성	㉡ 동시성
㉢ 소멸성	㉣ 동질성

① ㉠㉡

② ㉠㉡㉢

③ ㉡㉢

④ ㉡㉢㉣

Answer 1.③ 2.④ 3.②

4 **효과성과 효율성에 대한 설명으로 옳지 않은 것은?**

① 효과성은 계획된 목표를 성공적으로 달성하였는가를 측정하는 개념이다.

② 목표를 충분히 달성하였다고 하여 반드시 생산성이 높다고 할 수 있는 것은 아니다.

③ 효율성은 자원을 최소로 활용하여 목표를 달성하였는가의 능률성을 나타내는 개념이다.

④ 효과성은 산출량을 의미하고 효율성은 목적달성의 정도를 의미한다.

TIP ④ 목적달성의 정도를 의미하는 것은 효과성이며, 효율성은 투입 대 산출의 비를 의미하는 것으로 적은 투입량으로 더 많은 산출을 얻었을 때를 일컫는다.

5 **다음 중 효율에 대한 설명으로 옳은 것만 짝지은 것은?**

ⓐ 효율은 수단	ⓑ 장기적 측정치
ⓒ 투입에 대한 산출	ⓓ 성과측정

① ⓐⓑⓒ

② ⓐⓒ

③ ⓑⓓ

④ ⓓ

TIP 효율은 수단의 한 종류로서 투입에 대한 산출로 나타낼 수 있다.

Answer 4.④ 5.②

6 행정과 관리의 차이점에 관한 설명 중 옳지 않은 것은?

① 행정은 고도의 합법성이 요구되고 강제성이 없는 반면 관리는 고도의 강제성을 띤다.

② 행정은 목표가 불분명하고 복잡한 반면 관리는 목표가 분명하고 단일하다.

③ 행정은 정치권력을 내포한 반면 관리는 정치권력을 내포하지 않는다.

④ 행정은 독점성이 높고 경쟁성이 제한되는 반면 관리는 경쟁성을 도모한 능률성을 향상시킨다.

TIP 간호관리와 간호행정의 차이점

구분		간호관리	간호행정
차이점	목표	분명하고 단일한 목표 추구	불분명하고 복잡한 목표와 공익 추구
	권력성	정치권력을 내포하지 않음	정치권력을 내포하고 강제성을 지님
	독점성과 능률성	경쟁성을 도모하여 능률성을 향상시킴	독점성이 높고 경쟁성이 제한
	법령의 제약을 받는 정도	비교적 적은 법령의 제약	• 엄격한 법령의 제약 • 전국민 대상 • 권력 내포
	평등성	평등성을 덜 강조한 개념	• 법 앞의 평등한 개념 • 고도의 합법성 요청
공통점		• 목표를 달성하기 위한 수단 • 분업체계를 갖추고 인적·물적자원을 배분	

7 간호서비스의 마케팅 믹스를 구성하는 요소 중 촉진의 구체적인 전략에 해당하는 것은?

① 간호수가의 개발

② 간호의 이미지 증진

③ 간호직원의 전문성

④ 간호서비스의 질관리

TIP ① 가격 ③ 유통 ④ 제품

8 다음 중 조직구성원들로 하여금 목표달성을 위한 책임을 받아들이고 필요한 활동을 수행하도록 동기를 부여하고 지도하는 간호관리기능은?

① 기획기능
② 조직기능
③ 지휘기능
④ 인적자원 관리기능

TIP 간호지휘기능
㉠ 미래에 대한 비전을 제시하고 행동모델이 된다.
㉡ 업적을 격려하고 권한을 부여한다.
㉢ 직원에게 동기를 부여하고 갈등을 해결한다.

9 적은 인력과 물자를 투입하여 더 많은 산출을 얻는 것을 무엇이라 하는가?

① 효율성
② 합리성
③ 효과성
④ 만족도

TIP 효율성 … 최소의 자원을 투입하여 최대의 목표를 달성하고자 하는 것이다.

10 생산성, 만족감, 능력개발의 3가지 효과를 동시에 추구하는 경영관리기능은?

① 조직기능
② 인사기능
③ 지휘기능
④ 기획기능

TIP 인사기능은 조직 내의 인적자원을 관리하는 하부과정으로서 조직의 목표가 달성되도록 하기 위해 직무관리, 인력확보 · 배치관리, 능력개발정리 등의 유지관리기능을 포함한다.
※ 간호인적자원 관리기능
㉠ 전문적 기술 : 전문화된 분야에 고유한 도구 · 절차 · 기법을 사용할 수 있는 능력으로 자신이 책임지고 있는 업무의 매커니즘을 정확히 파악할 수 있는 능력이다.
㉡ 인간적 기술 : 개인으로서든 집단으로서든 다른 사람들과 같이 일하고, 그들을 이해하며, 그들에게 동기를 부여할 수 있는 능력을 말한다.
㉢ 개념적 기술 : 조직을 전체로서 보고 각 부분이 서로 어떻게 존재관계를 유지하고 있는가를 통찰할 수 있는 능력을 말한다.

Answer 8.③ 9.① 10.②

02 간호관리의 발달과정

01 고전적 관리론

이론	특징	간호에의 적용
과학적 관리론	• 시간-동작 연구를 근거로 한 업무의 단순화, 표준화 • 조직을 업무중심으로 업무의 분업화, 전문화 • 적합한 근로자의 선발과 훈련 • 업무성과에 따른 성과급 지급	• 기능적 간호분담 방법 • 성과급제 • 간호인력 산정에 사용되는 간호업무량 분석
행정관리론	• 효율적인 행정원리를 발견하는 데 관심을 둠 • 권한과 책임을 합리적으로 배열하고 이행하도록 통제장치를 마련함 • 조직 전체를 중시하여 경영의 전체적인 관리라는 관점을 가짐	• 비용 효율적이고 질 높은 간호서비스 제공이라는 간호조직의 목적을 달성하기 위해 기획, 조직, 인사, 지휘, 통제 등의 과정을 간호관리과정으로서 활용
관료제 이론	• 엄격한 책임과 권한 • 공사의 엄격한 구분 • 전문지식과 전문기술 • 고용관계의 자유계약 • 법규에 의한 행정 • 전문직업화 • 계층제 • 문서주의 • 직급이 명시된 공식적인 조직표 작성	• 직급에 따른 엄격한 책임과 권한을 강조 • 모든 업무를 문서화 • 전문지식과 기술에 입각한 인사정책

❶ 과학적 관리론

(1) 개념

종업원의 생산성을 향상시키기 위해 작업에 대한 객관적이고도 과학적인 연구를 강조하는 고전적 경영관리기법의 하나이다.

(2) F.W. Taylor(1856 ~ 1915)

① 일반적으로 과학적 관리론의 아버지로 여겨지고 있는 Taylor는 근로자의 작업시간을 측정하고, 그들의 활동을 분석하였으며, 작업표준을 만들기 위해서 '시간과 동작연구'를 실시하였다.

② 업무수행을 위한 기준을 만들고, 분업을 장려하였으며, 특수한 업무를 수행할 수 있도록 개발되어질 수 있는 자격 있는 직원을 선택하는 데 역점을 두었다.

③ 산업의 계속적인 성장을 직업에 대한 고용주와 종업원의 정신적 자세에 달려 있다는 이념 아래 차별성과급제를 도입하였다.

④ 공장조직을 종래의 계선조직에서 철저한 직능식 조직으로 바꾸어서 직능별 직장제도를 도입하였다.

(3) 과학적 관리론의 특성

① 시간관리, 자원관리, 작업의 전문화가 기본 원칙이다.

② 노동자에게는 높은 임금을, 자본가에게는 높은 이윤을 주는 것이 기본정신에 해당한다.

③ 경영관리에 관한 체계적인 연구에 가장 선도적인 역할을 하였다.

④ 주로 공장을 중심으로 공장 전반에 걸쳐 효율적인 경영관리를 연구하였다.

⑤ 근로자의 업무효율성과 생산성을 향상시키는 방법에 의해 과학적 원칙을 적용하였다.

⑥ 근로자가 업무를 더 쉽게 수행할 수 있는 방법 및 가장 적은 시간으로 가장 많은 업무를 수행할 수 있는 방법에 관심을 가졌다.

(4) 과학적 관리론의 주요 내용

① 합리적인 과업관리와 직무설계 … 관리자와 근로자의 직책은 분업화되어야 한다.

② 과학적 선발과 훈련 … 주어진 직무를 만족스럽게 수행할 수 있는 자격조건을 명시하고 이에 따라 근로자들을 선발하고 직무조건에 맞추어 훈련시켜야 한다.

③ 차등성과급제
  ㉠ 일정한 표준량을 설정하여 표준량까지는 단순성과급이 적용되지만 표준량을 초과하는 부분에 대해서는 더 높은 임금을 적용하는 차등성과급제를 창안하였다.
  ㉡ 근로자의 보상에 대한 지급의 기준으로 생산량에 비례하여 임금을 지불하는 성과급제를 최초로 적용하였다.

④ 기능적 감독자 제도
  ㉠ 일선감독자는 부하 근로자들의 생산을 감독하는 일에만 치중하도록 하고, 기타 생산계획, 품질점검, 직무훈련 등 다른 관리 업무는 이를 전문적으로 취급할 수 있는 감독자를 별도로 채용하여 그들에게 관리 업무를 맡겨야 한다는 기능적 감독자제도를 제안하였다.
  ㉡ 과학적 관리론은 공장의 생산성을 향상시키기 위해 공장의 조직구조에까지 적용되었다.

⑤ 과학적 관리론이 간호관리에 미친 영향
  ㉠ 간호관리실무나 연구분야에서 경험에 의존하기보다는 과학적이고 실증적인 자료에 근거하여 보다 체계적인 관리가 가능하게 하였다.
  ㉡ 간호전달체계 중 기능적 분담방법은 과학적 관리론에서 발달된 분업의 원리를 적용한 것이다.
  ㉢ 의료실무에 표준화를 적용한 예로 주임상경로를 들 수 있다.
  ㉣ 시간연구와 동작연구는 주로 간호활동분석, 간호시간, 간호업무분석 등의 환자 대 간호사의 비율이나 인력, 수요를 예측하기 위한 간호활동분석에 활용되고 있다.

(5) 과학적 관리론의 문제점

① 조직마다 처한 상황이 다르다는 것을 간과하였다.

② 노사 간의 이해가 일치되어 조직의 생산성을 향상시킬 수 있다는 Taylor의 이론은 비판을 받게 되었다.

③ 연구대상으로 삼았던 조직이 산업생산조직에만 국한되어 연구결과의 일반화가 어렵다.

② 행정관리론

(1) 개념

행정관리는 1930년대에 전개된 이론으로 내용은 주로 조직을 편성·관리하는 보편적인 원리를 발견하고 정립하려는 것이다. 귀납적이라기 보다는 연역적인 것으로 생산성에 역점을 두기보다는 하나의 전체로 조직을 보는 견해였다.

(2) 행정관리론의 특성

① 연역적인 방법론을 사용한다.

② 조직을 하나의 전체로 본다.

③ 생산성에 큰 역점을 두지 않는다.

④ 관리활동을 계획, 조직, 통제로 본다.

⑤ 계층적 개념, 조정의 원리, 명령통일의 원리, 통솔범위의 원리 등이 있다.

(3) 행정관리론의 주요내용

기술적 활동	기술, 생산, 제조, 적응
영업적 활동	구매, 판매, 교환
재무적 활동	자본획득, 최적이용모색
보전적 활동	재산과 직원의 보호
회계적 활동	재고조사, 대차대조표, 비용, 통계
관리적 활동	기획, 조직, 명령, 조정, 통제

① 행정관리론은 관리적 활동에 속하는 기획, 조직, 명령, 조정, 통제의 과정을 주내용으로 강조하여 오늘날의 조직 관리활동의 골격을 이루었다.

② 생산성에 역점을 두기보다는 주로 조직을 관리하는 보편적인 원리의 정립에 중점을 두는 이론이다.

③ 전체로서의 조직에 초점을 맞춤으로써 생산이나 운영 등의 개별과정보다는 조직의 이상적인 설계에 더 관심을 둔다.

④ 계층의 정도나 권한 계층을 통한 중앙집권, 공평한 대우와 업무의 안정성을 통한 집단화합 등을 강조한다.

[과학적 관리론(테일러)과 행정관리론(페이욜)의 비교]

과학적 관리론	행정관리론
생산과 공장의 경영에 관심	모든 경영자의 활동에 관심
주로 작업자계층에 집중	주로 조직의 상위계층에 집중
생산의 기술적 측면에 대해 경영의 기술적인 면을 강조	경영문제에 대해 건전한 경영원칙을 적용하는 것을 강조

(4) 행정관리론의 관리원칙

분업	고도의 전문화는 효율성을 가져온다. 경영활동과 기술적 작업 모두 전문화되어야 한다.
규율	조직구성원은 조직을 지배하는 규율을 준수해야 한다.
권한	경영책임을 수행하기 위한 것으로 명령할 수 있는 공식적 권한과 지식과 경험에 의한 개인적 권한을 포함한다.
명령통일	조직구성원은 오직 1명의 상급자에게 보고하여야 한다.
방향의 일관성	조직의 유사한 활동은 1명의 경영자에게 통합되어야 한다.
공동목적우선	개인의 이해가 조직 전체의 목적에 앞서서는 안 된다.
합당한 보상	보상은 조직구성원과 조직 모두에 대해 공평해야 한다.
계층연쇄	권한의 연쇄는 상위에서 하위로 연결되어져야 하며 항상 준수되어야 한다.
집권화	권력과 권한은 가능한 한 상위계층으로 집권화되어야 한다.
질서	인적·물적 자원은 요구되는 장소와 시간에 따라 조정되어야 한다.
공평	경영자는 하위자를 다룰 경우 친절하고 공정해야 한다.
고용안정	종업원의 이직률이 높아서는 안 된다.
창의성	조직구성원은 주도권을 가지고 업무에 임하는 자유를 가져야 한다.
사기	팀워크, 단체정신, 단결력 등이 강조되고 유지되어야 한다.

(5) 행정관리론이 간호관리에 미친 영향

① 공평성의 원칙과 합당한 보상은 현대 간호조직관리에서도 활용된다.

② 간호관리학의 이론적 발전에 기초가 되고 있다.

(6) 행정관리론의 문제점

① 관리를 정태적이고 비인간적 과정으로 파악하여 비공식집단의 생성이나 조직 내의 갈등, 조직목표의 형성 등 동적인 조직형성은 설명하기 어렵다.

② 행정관리론이 제시하는 원리들은 경험적으로 검증되지 않은 것이 대부분이기 때문에 구체적인 상황에 따라 수정이 불가피하다.

③ 조직과 조직구성원을 합리적 존재로만 간주함으로써 조직과 조직구성원을 기계장치처럼 여겼다.

❸ 관료제 이론

(1) 관료제 이론의 개요

베버는 유럽에서 정부조직을 연구한 학자로 거대 조직을 합리적으로, 능률적으로 운영하기 위한 관료제를 제시하였다.

(2) 관료제 이론의 특성

① 조직계층은 업무의 전문화에 따라 묶여지고 여기에 특정한 직위가 할당됨으로써 성립된다.

② 조직의 능률적인 기반을 제공하고 규칙, 규제, 절차의 일관된 체계에 의해 의사결정이 이루어진다.

③ 거대 조직을 합리적이고 능률적으로 운영할 수 있는 조직형태는 관료조직이다.

(3) 관료제 이론의 주요내용

① 베버의 관료제 이론은 효율성과 효과성을 극대화하기 위해 조직의 공식적인 시스템을 강조하였다.

② 관리자는 조직 내에서 공적인 권한을 가지며 권한은 지위에서 나온다.

③ 각각의 지위에 대한 권한, 책임 등이 명확하게 규정되어야 한다.

④ 지위는 사회적인 위치나 개인적인 집착이 아니라 직무성과에 의한 것이다.

⑤ 지위는 계층화되어야 하며 이를 통해 조직구성원들은 누가 누구에게 보고해야 하는지 알 수 있다.

⑥ 관리자는 규칙, 표준절차, 규범 등을 명확하게 규정해야 한다.

(4) 관료제 이론의 관리원칙

과업의 분업화	명확하게 직무를 규정하고 업무능률을 극대화시킨다.
권한의 계층화	조직위계에 따라 책임과 권한을 구체적으로 규정한다.
규칙과 절차의 정형화	행동 및 의사결정에 대한 규칙과 절차를 문서화 및 공식화한다.
비개인성	누구에게나 공평하게 규칙과 절차가 적용된다.
능력에 기초한 경력개발	능력과 업무성과에 기초하여 근로자를 선발하고 승진시켜야 한다.

(5) 관료제 이론이 간호관리에 미친 영향

① 규칙과 절차는 누구에게나 공평하게 적용되고 공식화된다.

② 간호사 개인의 능력에 기초한 경력개발을 인정하고 있다.

[고전기 관리이론들의 비교]

구분	과학적 관리론	행정관리론	관료제이론
대표적인 주장자	테일러	페이욜	베버
연구의 강조점	근로자의 업무효율성	관리자의 조직관리원칙	합법적 권한에 의한 관료적 관리
비판점	근로자에 대한 인간적인 면의 중시	원칙들 간의 충돌과 타당성 검증제한	지나친 관료제가 지닐수 있는 경직성

02 신고전적 관리론

이론	특징	간호에의 적용
인간관계론	• 물리적 환경보다 사회 심리학적 환경이 생산성 향상에 더 많은 영향을 미침 • 개인의 동기유발과 집단행동에 대한 연구의 기초로 비공식적 조직의 중요성 강조 • 사회인을 강조	• 인사상담제도 • 고충처리제도 • 참여적 관리방식 등 • 비공식조직의 중요성과 활성화 강조
행태과학론	• 인간행위의 원리를 다학문적 접근을 통해 체계적, 객관적으로 일반화하여 설명하고자 하는 시도에서 발달하게 된 이론	• 상황에 맞는 관리활동 • 근로자의 성취감 향상시키기 등

❶ 인간관계론

(1) 도입배경

조직구조와 관리원칙을 강조하던 고전적 관리이론의 단점이 나타나면서 조직의 가장 중요한 요소인 인간에 초점을 맞춘 인간관리론이 대두되었다.

(2) 호손 연구의 개요

① 호손 연구는 1924년부터 시작하여 약 10년에 걸쳐 실시된 실험이다.

② 주요내용은 작업환경의 표준화, 합리적인 직무내용과 직무수행방법의 설계 등의 과학적 관리론의 기본원리가 실제로 유효한지를 연구하려는 것이 목적이었다.

(3) 기본 목적

과학적 관리론에서 기본 전제로 삼고 있는 작업장의 물리적 환경과 생산성과의 상호연관성을 검증한 것이다.

(4) 실험과정

① **조명실험** … 실험군과 대조군으로 근로자를 분류하여 실험군에는 밝은 조명과 어두운 조명 등 여러 가지 종류의 조명을 적용하고 대조군에는 정상 조명을 적용하는 실험이다

  ㉠ 목적 : 작업장의 조명을 더 밝게 조절할 경우 생산성이 언제부터 증가하기 시작하는지를 확인하기 위한 것이다.

  ㉡ 결과 : 조명과는 관계없이 두 집단 모두 생산량이 증가했다는 결과를 얻었다.

> **TIP** Elton Mayo(1880 ~ 1949)의 조명과 관련된 생산성 실험
> ㉠ 호손실험으로 인간은 단순히 돈만을 위해서 일하는 경제인이 아니라 심리적 · 사회적 욕구가 중요하고, 이러한 욕구의 충족을 통해서만 동기화되고 성과가 높아진다는 사실을 검증하였다(호손효과 : 심리적 · 사회적 욕구 충족으로 인한 생산성 상승효과).
> ㉡ 생산능률은 조직구성원의 태도나 감정에 크게 의존하고 있으며, 이같은 태도와 감정은 그들이 소속하고 있는 직장 내 분위기와 밀접한 관련이 있다.
> ㉢ 호손연구의 결과로 인해 작업자들의 비공식집단과 집단역할을 이해하게 되었고, 인간관계론이라는 이론으로 의미가 확대 · 발전되었다.

② 릴레이 조립실험

  ㉠ 6명의 여성 공장노동자들을 대상으로 예전부터 작업능률의 향상에 도움이 된다고 생각했었던 조건들(작업시간의 단축, 휴식시간, 간식의 제공, 장려금, 작업환경의 개선 등)에 대한 실험이다

  ㉡ 결과 : 조건과 생산성 향상에는 관계가 없다는 결과를 얻었다.

③ 면접실험

  ㉠ 조직구성원들의 불만에 대한 면접조사를 실시한 실험이다.

  ㉡ 결과 : 사회적 조건과 근로자의 심리적 조건이 근로자의 태도와 생산성에 영향을 미친다는 결과를 얻었다.

④ 배선작업 관찰실험

  ㉠ 비공식적인 집단행동에 관한 연구

  ㉡ 결과 : 비공식적인 집단이 생산성을 감소시키고 제한한다는 결과를 얻었다.

(5) 호손 연구의 결과

① 물리적 환경은 생산성에 크게 영향을 미치지 못하며 인간의 사회적 · 심리적 요구충족이 생산성 향상에 크게 기여한다.

② 생산성은 작업집단의 조직구성원들 사이에서 형성되는 상호관계와 그들 사이의 상호작용에 의해 크게 영향을 받는다.

③ 자연발생적인 비공식 조직과 비공식 조직의 역할이 더 중요한 것으로 나타났다.

④ 조직구성원들이 자신의 직무와 관리자 그리고 다른 조직구성원들에 대해 어떻게 생각하고 있는지가 생산성에 크게 작용한다.

(6) 인간관계론이 조직관리에 미친 영향

① 조직의 사회적인 성격 … 조직은 공식적인 구조 외에 개인들로 구성된 사회적 집합체이다. 조직목적을 달성하고 생산성을 증가시키려면 합리적인 공식구조의 설계 뿐 아니라 비공식적인 구조도 매우 중요하다.

② 개인의 행동동기 … 조직구성원들은 자신들의 비공식 조직과 규범을 통해 자신의 행동을 통제하면서 상호간의 귀속감과 안정성을 증대시키려고 노력한다.

③ 집단의 중요성 … 성과는 집단구성원들 간의 상호관계와 상호작용에 많은 영향을 받는다.

④ 직무만족과 생산성 … 조직구성원이 자기 직무에 얼마나 만족하고 있는지와 자기 자신이 관리자로부터 얼마나 인정을 받고 있는지에 따라 달라진다.

(7) 인간관계론이 간호관리에 미친 영향

① 비공식 조직과 동기부여의 중요성을 강조하였다.

② 조직의 민주화와 인간화에 많은 공헌을 하였다.

③ 인사상담제도, 고충처리제도, 제안제도 등의 도입에 기여하였다.

④ 간호관리학의 지도성, 동기부여, 갈등의 개념은 인간관계론에 기초하여 확장된 것이다.

(8) 인간관계론의 장 · 단점

① 장점
　㉠ 인간중심적 관리의 토대가 마련되었으며, 그 기본이념과 원리들은 조직행위론의 성립에도 크게 기여하였다.
　㉡ 인간관계론은 인간의 심리적 · 사회적 측면을 밝힘으로써 사회인으로서의 인간관계적 존재인 인간을 이해하는 데 크게 공헌하였다.

② 단점

　　㉠ 지나치게 인간적 요소만을 강조함으로써 상대적으로 조직의 논리가 무시되었다.

　　㉡ 인간에 대한 이해의 폭은 넓혔으나, 인간의 복잡한 모습에 대한 전체적 파악으로는 미진한 점이 있다.

　　㉢ 공식적 집단보다는 비공식적 집단이 강조되고 인간을 둘러싼 경영의 다른 측면이 소홀히 되었다.

　　㉣ 인간에 대한 체계적이고 과학적인 지식의 바탕이 없어 경영성과에 연결시키지 못했다.

❷ 맥그리거(McGregor)의 X · Y이론

(1) 개념

① 매슬로우의 욕구계층이론을 바탕으로 하여 경영관리자에게 인간의 본성에 대한 관점을 두 가지로 대별하고 이러한 인간관에 따른 인간관리전략을 제시하였다.

② 상반되는 인간본질에 대한 가정을 중심으로 하는 이론으로 X이론은 조직구성원에 대한 전통적 관리전략을 제시하는 이론이고, Y이론은 개인목표와 조직목표의 통합을 추구하는 새로운 이론으로 본다.

(2) X이론과 Y이론

① X이론

　　㉠ 가정 : 인간의 본질은 게으르고 일하기를 싫어하며 생리적 욕구와 안전의 욕구를 추구하고 새로운 도전을 꺼리고, 수동적이고 피동적이기 때문에 외부의 제재와 통제를 통해 조종될 수 있다고 본다.

　　㉡ 관리전략 : 조직구성원들의 경제적 욕구 추구에 적응한 경제적 보상체계가 확립되어야 하고, 조직구성원들에 대한 엄격한 감독과 구체적인 통제체제와 처벌체제도 필요해지며, 권위주의적 관리체계가 확립되어야 하고, 계층제적 조직구조가 발달해야 한다.

　　㉢ 비판

　　　• 인간의 계속적인 성장 · 발전의 가능성을 과소평가하고 있다.

　　　• 인간의 하위욕구의 충족에만 중점을 두고 상위욕구는 경시하는 관리전략을 제시하고 있으며, 이러한 관리전략은 자발적 근무의욕의 고취에는 부적절하다.

　　　• 하위욕구가 충족된 이후에는 동기부여가 되지 않으며, 새로운 상위욕구가 충족되어야 동기부여가 가능하다.

② Y이론

　　㉠ 가정 : 인간이 자기표현과 자제의 기회를 참여를 통하여 발견하고, 자기행동의 방향을 스스로 정하고 자제할 능력이 있으며 책임있는 행동을 한다고 본다. 또한 사회 · 심리적 욕구를 추구하는 사회적 존재로서, 이타적이고 창조적이며 진취적이라고 본다.

　　㉡ 관리전략 : 관리자는 조직목표와 개인목표가 조화될 수 있도록 해야 하며, 직무를 통하여 욕구가 충족되고 개인이 발전할 수 있는 조직의 운영방침을 채택해야 한다. 목표관리 및 자체평가제도의 활성화 · 분권화와 권한의 위임, 민주적 리더십, 평면적 조직구조의 발달 등이 필요하다.

ⓒ 비판
  • 상대적·복합적인 인간의 욕구체계를 너무 단순화시키고 있다.
  • 상황에 따라서는 관리자의 명령·지시가 오히려 더 효과적일 수 있다는 점을 간과한다.
  • 직무수행을 통한 자기실현욕구의 충족을 강조하고 있으나, 실제로는 직장 밖에서 이러한 욕구를 추구하는 사람이 많다는 비판이 있다.

③ 행태과학론

(1) 행태과학론의 발전

① 개별 사회과학만으로는 인간의 행위에 관한 문제를 해결할 수 없다는 인식하에 제2차 세계대전 후 1950년 대부터 행태과학이 발전하게 되었다.

② 행태과학론은 인간행위를 다루는 데 과학적인 접근법을 적용하는 학문으로서, 인류학·경제학·역사학·정치학·심리학·사회학 등을 포함한다(복잡하고 다차원적 문제 해결을 위한 종합과학적 접근법).

③ 행태과학론은 조직에서의 인간행위에 관한 과제를 해결하는 데 기여하는 학문분야이다.

(2) 행태과학론의 특성

① 조직의 연구에 관심을 둔 행동과학자들은 여러 가지 방법으로 현상을 설명하고, 체계를 변화시키고자 하는 변화담당자로서의 역할을 강조하였다.

② 인간행위를 구조화하는 데 있어서 협동 – 동의체계 또는 권력평등화체계에 가치를 두고 있다.

03 현대적 관리론

① 체계이론

(1) 체계

① 체계의 정의 … 특정 목적을 달성하기 위하여 여러 개의 독립된 구성인자가 상호 간 의존적이고 영향을 미치는 유기적인 관계를 유지하는 하나의 집합체이다.

② 체계의 구성요소

    ㉠ 투입물 : 재화와 서비스를 생산하는 데 필요한 인력, 자재, 자본, 정보, 토지, 시설 등과 같은 자원을 말한다.

    ㉡ 변환과정 : 투입물을 산출물로 변형시키는 기업의 관리적 · 기술적 능력을 말한다.

    ㉢ 산출물 : 유형의 재화, 무형의 서비스, 시스템의 고객 또는 사용자가 원하는 정보, 만족 등을 포함한다.

    ㉣ 피드백 : 원하는 제품이나 서비스를 생산하기 위하여 전환공정의 결과인 산출물에 대해서 측정이 이루어지고, 이 산출물을 사용하는 고객과 시장에 대한 조사가 이루어지는데 이러한 정보는 투입물의 선정과 전환공정에 반영하여야 한다.

    ㉤ 환경 : 기업의 결정에 영향을 미치는 정치적 · 사회적 · 경제적 · 기술적 요인을 말한다.

(2) 체계이론

① 체계이론의 정의

    ㉠ 조직이 상호 관련된 부분으로 구성되었고 그의 특정한 목적을 가진 통합된 시스템으로 보려는 것이다.

    ㉡ 조직의 여러 가지 하위시스템을 분리해서 취급하려는 것이 아니고 조직을 하나의 전체로서, 보다 큰 외부환경의 한 부분으로 보려는 것이다.

    ㉢ 조직의 어떤 분야의 활동이 다른 모든 분야의 활동에 영향을 미친다고 주장한다.

② 체계이론의 과정

투입	지역주민, 지역사회 자원(인적, 물적, 사회, 환경적 자원)이 체계 내로 유입
변환	지역주민과 자원이 상호작용을 하는 일련의 과정, 간호과정
산출	지역주민과 지역자원이 상호작용하여 만들어낸 결과, 간호목표 달성, 지역사회 적정기능수준 향상 등
회환	체계가 완전한 기능을 발휘하기 위해 산출의 일부가 재투입되는 것

③ 체계이론의 특성 … 전체를 한 부분으로 나누며, 한 체계 안에서 각 부분들이 서로 독립된 기능을 하면서도 함께 작용한다는 사실을 설명하는 이론이다.

    ㉠ 아무리 복잡한 현상이라도 전체 구조에 초점을 두기 때문에 간호관리 구조의 전체성을 연구하는 데 이용된다.

    ㉡ 체계이론을 관리에 적용하면 전체 조직과 각 부서가 환경과 맺고 있는 관련성이 파악되어 외부의 환경변화에 탄력적으로 적응할 수 있게 된다.

[체계이론의 5가지 요소]

투입물	재화와 서비스 생산 시 필요 자원
변환과정	기업의 관리적 · 기술적 능력
산출물	유형의 재화, 무형의 서비스, 시스템의 고객, 사용자가 원하는 정보, 만족 등
피드백	시스템을 통제하는 역할을 하며, 측정결과 사전에 결정한 표준과 비교하여 차이가 발견되면 시정조치
환경	경제적, 사회적, 정치적, 기술적 요인

④ 체계이론이 간호관리에 미친 영향
  ㉠ 복잡한 조직현상을 통합적으로 접근할 수 있는 틀을 제공하였다.
  ㉡ 많은 행동과학의 지혜를 통합하는 데 기여하였다.
  ㉢ 관리자의 의사결정과 문제해결에 유용한 정보를 제공하였다.
  ㉣ 간호관리를 기획하거나 조정할 경우 효율성을 증대시켰다.
  ㉤ 관리자의 분화된 업무에 대한 통합책임성을 향상시켜주었다.

⑤ 체계이론의 평가
  ㉠ 복잡한 조직현상을 통합적으로 접근할 수 있는 틀을 제공하였다.
  ㉡ 행태과학의 지혜를 통합하는 데 기여하였다.

⑥ 체계이론의 문제점
  ㉠ 연구의 범위에 포함시켜야 하는 변수의 수가 너무 많고 다차원적 인과관계가 너무 많아 실제 연구에 필요한 상세하고 구체적인 지식을 제공하지는 못하였다.
  ㉡ 제시하는 개념들이 명확하지 않아 개념들을 측정하는 방법이 발달되지 못하였다.

❷ 상황이론

(1) 상황이론의 정의

① 조직 외부의 환경이 조직과 그 하위시스템에 영향을 미치며, 조직 전체 시스템과 하위시스템이 어떤 관계에 있을 때 조직의 유효성이 높아질 수 있는지를 설명하려는 이론이다.

② 상황이론의 학문성은 중범위이론으로서 범위가 넓고 일반적이긴 하지만, 검증 가능한 명제와 그것을 통합하는 개념적 구조로서 구성된다.

③ 상황이론은 조직에 대한 실증적 연구를 통해서 검증가능한 명제를 축적하고, 그 중에서 보다 통합적인 이론을 만들어 내려는 이론이다.

(2) 상황이론의 고유변수

① **상황변수** … 조직의 상황을 나타내는 일반적인 환경, 기술, 규모 등이다.

② **조직특성변수** … 조직의 내부특성을 나타내는 조직구조, 관리체계 등이다.

③ **조직유효성변수** … 조직의 성과 또는 능률이다.

최근 기출문제 분석

2018. 5. 19. 제1회 지방직

1 **인간관계론에 근거하여 조직구성원을 관리하고자 할 때 적합한 활동은?**

① 간호조직의 팀워크를 향상시키기 위해 동아리 지원 제도를 도입한다.

② 간호사의 급여체계에 차별적 성과급제를 도입하여 인센티브를 제공한다.

③ 일반병동에 서브스테이션(substation)을 설치하여 물리적 환경을 개선한다.

④ 다빈도 간호행위에 대하여 병원간호실무 표준을 설정한다.

> **TIP** 인간관계론은 조직구성원들의 사회적·심리적 욕구와 조직 내 비공식집단 등을 중시하며, 조직의 목표와 조직구성원들의 목표 간의 균형 유지를 지향하는 민주적·참여적 관리 방식을 추구하는 조직이론이다.
> ① 인간관계론에 근거하여 비공식집단인 동아리 지원 제도를 도입하였다.

2018. 5. 19. 제1회 지방직

2 **페이욜(Fayol)이 제시한 행정관리론의 관리원칙이 아닌 것은?**

① 규율(discipline)의 원칙

② 공정성(equity)의 원칙

③ 고용안정(stability of tenure of personnel)의 원칙

④ 방향 다양성(diversity of direction)의 원칙

> **TIP** 페이욜은 일반적인 관리원칙으로 분업의 원칙, 권한-책임의 원칙, 규율의 원칙, 명령일원화의 원칙, 지휘일원화의 원칙, 공동의 이익에 대한 개인의 이익 종속의 원칙, 공정한 보수의 원칙, 권한 집중화의 원칙, 계층조직의 원칙, 질서의 원칙, 공정의 원칙, 고용안정의 원칙, 창의성의 원칙, 종업원 단결의 원칙을 제시하였다.

Answer 1.① 2.④

3 조직관리 이론의 특성에 대한 설명으로 옳지 않은 것은?

① 인간관계론 – 인간의 심리적, 사회적 욕구가 충족될 때 생산성이 향상된다.

② 관료제 이론 – 권한이나 규칙을 포함한 공식적인 시스템이 조직의 능률적 기반을 제공한다.

③ 과학적 관리론 – 분업과 직무 표준화를 통하여 효율적으로 직무를 설계한다.

④ 행정관리 이론 – 전문 능력에 따라 인력을 선발하고 권한을 위임함으로써 관리의 효율성을 높인다.

> **TIP** ④ 행정관리론은 권한의 위임보다는 통제를 통해 조직관리의 효율성을 높일 수 있다는 입장이다.

2016. 6. 18. 제1회 지방직

4 간호관리자가 메이요(E. Mayo)의 인간관계론을 적용하여 조직관리를 할 때 취할 수 있는 행동은?

① 간호사의 개인별 능력에 따라 업무를 배정하고 전문화시킨다.

② 간호업무지침서를 작성·보완하여 구성원들이 준수하도록 한다.

③ 신규 간호사의 사회적, 심리적 어려움에 관심을 갖고 주기적으로 고충 상담을 한다.

④ 간호사의 직무 능률을 높이기 위해 복잡한 환경적 요소를 전체적 관점에서 개선한다.

> **TIP** 메이요의 인간관계론은 직업과 관련된 사회적 환경에 중점을 둔다. 인간관계론을 적용하여 조직관리를 할 때 취할 수 있는 행동으로는 ③이 적절하다.

2014. 6. 21. 제1회 지방직

5 다음의 글에서 설명하는 관리 이론은?

> • 직무를 분업화, 표준화, 전문화한다.
> • 생산성을 향상시키기 위해 성과급 제도를 도입한다.
> • 직무에 적합한 능력과 기술을 가진 근로자를 선발한다.

① 체계 이론　　　　　　　　　② 행정관리론

③ 관료제 이론　　　　　　　　④ 과학적 관리론

> **TIP** 테일러의 과학적 관리론은 조직의 최상의 목표로서 합리성과 효율성을 강조하고 효율성과 생산성을 극대화하기 위해 분업 및 시간의 효율적 사용을 강조하며 동작의 형태 및 소요시간을 표준화하고 과업의 성과에 따라 임금을 지급하도록 하여 조직의 생산성을 높일 수 있다는 이론이다.

Answer 3.④ 4.③ 5.④

출제 예상 문제

1 다음 중 폐쇄적 조직구조에서 환경을 고려하는 개방적 조직구조로 바뀌는 계기가 된 조직이론은?

① XY이론

② 체계이론

③ 관료제이론

④ 인간관계론

TIP ①④ 폐쇄 – 사회적 조직이론 ③ 폐쇄 – 합리적 조직이론

2 테일러가 주장한 직무관리의 원칙과 이념으로 옳지 않은 것은?

① 관리원칙

② 직능별 직장제도

③ 직무재설계

④ 차별성과급제

TIP 테일러는 직무관리를 강조한 대표적 학자로서 과학적 관리의 시조로 불리며 직무의 재설계, 과학적 관리방법, 차별성과급제, 직능별 직장제도와 같은 관리법의 원칙과 이념을 제시하였다.

3 다음 중 관료제의 순기능은 어느 것인가?

① 행정의 신축성 확보

② 인간적 관계의 강조

③ 수단의 목표화

④ 행정의 객관성 확보

TIP 관료제에서 업무는 일반적인 조직규칙에 의해 수행된다. 즉, 특수주의에서 벗어나 탈인격적 보편주의에 입각한 객관적인 업무수행이 이루어진다. 조직행위는 여러 상이한 업무로 분화되어 있고 각 직책의 권한과 업무는 명백하게 세분화 되어 있다.

Answer 1.② 2.① 3.④

4 다음 중 시간동작 연구와 관련된 학자는?

① Taylor

② Weber

③ Fayol

④ Mayor

....

TIP 간호관리이론

⊙ Taylor : 근로자의 생산성, 효율성 향상을 위한 시간동작 연구

ⓒ Weber : 관료제를 이용하여 인간보다는 규칙을, 호의보다는 능력을 중시하는 연구

ⓒ Fayol : 행정조직을 관리하기 위한 보편적인 원리 정립

ⓔ Katz : 관리이론이 전통적 조직이론에서 현대적 조직이론으로의 방향 연구

5 다음 중 조직의 직위로부터 주어지는 권력은?

⊙ 준거적 권력	ⓒ 보상적 권력
ⓒ 강압적 권력	ⓔ 합법적 권력
ⓜ 전문적 권력	

① ⊙ⓒⓒ

② ⊙ⓒⓔ

③ ⊙ⓒⓜ

④ ⓒⓒⓔ

....

TIP 권력의 개념

⊙ 준거적 권력 : 특별한 자질에 의하거나 권력행사를 닮으려 할 때 나타나는 권력이다.

  → 준거적 권력은 개인적인 특성 때문에 갖게 되는 권력이다.

ⓒ 보상적 권력 : 권력 행사자가 보상할 수 있는 권력이다.

ⓒ 강압적 권력 : 해고, 징계 등을 내릴 수 있는 권력이다.

ⓔ 합법적 권력 : 권력 수용자가 권력에 대해 추종해야 할 의무를 바탕으로 하는 권력이다.

ⓜ 전문적 권력 : 특정 상황과 분야에서 전문지식을 갖을 때 생기는 권력이다.

Answer 4.① 5.④

6 과학적 관리론이 추구하는 목적은 무엇인가?

① 공익   ② 행정책

③ 효율성   ④ 민주성

TIP 과학적 관리론은 근로자의 효율성과 생산율을 높이기 위한 방법으로 분업화를 세분화하는 데 중점을 두고 기술적 관리관점에서 접근하였다.

7 인간관계론에 대한 설명으로 옳지 않은 것은?

① '인간 없는 조직'이란 비판을 받는다.

② '조직 없는 인간'이란 비판을 받는다.

③ 호손연구의 결과로 인해 작업자들의 비공식집단과 집단역할을 이해하게 되었고, 인간관계론이라는 이론으로 의미가 확대 · 발전되었다.

④ 인간의 심리적 · 사회적 측면을 밝힘으로써 사회인으로서의 인간관계적 존재인 인간을 이해하는 데 크게 공헌하였다.

TIP ① 과학적 관리론에 관한 설명이다.

8 다음 중 행태과학론의 특징을 설명한 항목은?

⊙ 종합과학적 다양한 접근   ⓒ 다학문적 특성

ⓒ 인간행위에 대한 객관화, 일반화   ⓔ 개별 사회과학이론의 적용

---

① ⊙   ② ⊙ⓒ

③ ⊙ⓒⓒ   ④ ⊙ⓒⓒⓔ

··

TIP 행태과학은 인간행위를 객관화, 일반화하기에는 개별 사회과학만으로는 부족하므로 여러 과학분야의 이론체계를 종합과학적으로 접근하는 방식을 시도한다.

Answer   8.③

간호관리

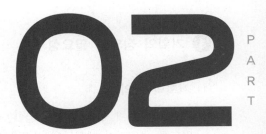

02 PART

기획기능의 이해

01 기획의 이해

01 기획의 의의

❶ 기획의 정의와 필요성

(1) 기획의 정의

① 과거와 현재의 관련 정보를 수집·분석하고, 가능한 미래사건을 예측하여 조직의 설정된 목표를 달성할 수 있도록 구체적인 계획들을 결정하는 것이다.

② 구체적으로 기획은 조직의 신념과 목표의 설정뿐만 아니라 이를 효과적으로 달성하기 위한 수단으로서의 행동과정도 포함된다.

③ 기획은 여러 대안적 행위 중에서 최선의 대안을 선택하는 행위이므로 의사결정과 밀접한 관련성을 갖는다.

④ 방침과 표준·절차가 개발되며, 자원을 분배하기 위한 기획 및 통제의 장치로 예산이 이용된다.

(2) 기획의 필요성

① 조직의 구체적인 목표와 행동방안의 실현을 위해 필요하다.

② 행동목적을 종합적으로 조화균형을 유지하면서 능률적으로 시행하기 위해 필요하다.

③ 사회 변화에 부응할 수 있는 변화관리의 수단으로 필요하다.

④ 통일된 목적하에서 조직원의 분담업무가 이루어져야 하므로 합리적인 협동행위를 위해 필요하다.

⑤ 인적·물적자원을 효과적으로 사용하기 위해 필요하다.

⑥ 효과적인 통제를 위해 필요하다.

⑦ 분석적 사고와 여러 대안에 대한 평가력을 강화시킴으로써 의사결정의 질을 높여준다.

❷ 기획의 특성

(1) 기획의 특징

① 모든 계획은 진행과정에서 지속적으로 검토되어야 하며 항상 최신의 것이어야 한다.

② 일련의 결정을 준비하는 과정이다.

③ 행동지향적 · 미래지향적 · 변화지향적 · 목표지향적이다.

④ 바람직한 방법을 제시한다.

(2) 기획의 역할 및 기능

① **목표설정 및 통합화** … 모든 구성원의 활동을 공동목표를 향하여 통합하는 수단과 직원배치 · 건물 · 장비 및 재정에 관한 합리적인 결정을 수단으로 제공한다.

② **역할의 명료화** … 미래의 활동을 위한 목표의 결정과 행동계획에 따라 책임영역이 할당될 수 있기 때문에 조직 내에서 역할의 모호성을 감소시킨다.

③ **문제해결의 기능** … 계획수립과정에서 문제점을 사전에 발견하고 그 문제의 해결책을 검토하고 준비해 두어야 하며, 동시에 문제해결을 위한 대책을 포함시켜야 한다.

④ **변동관리의 수단** … 격변하는 환경 속에서 장래 간호조직의 외부 및 내부환경을 예측하고 이에 대응하는 계획안 중에서 최적의 행동계획을 선택함으로써 간호조직에 대한 변화에 잘 대응할 수 있도록 한다.

⑤ **사전조정** … 각 업무활동이 효과적으로 수행되기 위해서는 각 부서 간의 협동과 조화가 유지되어야 하는데, 그러기 위해서는 각 부분 간의 계획이 사전에 잘 조정되어 유기적으로 수행되는 것이 중요하다.

⑥ **의사결정의 질 향상** … 기획은 전제를 세우고, 대안을 체계적인 방법으로 예측 · 평가함으로써 바람직한 의사결정을 이끌어낸다.

⑦ **지휘통제의 수단** … 기획은 성과측정의 근거를 마련해주고 지휘통제의 수단이 되며, 부족한 자원을 효율적으로 이용할 수 있도록 해줌으로써 낭비를 최소화할 수 있게 해준다.

02 기획의 원칙과 계층화

❶ 기획의 원칙

(1) 원칙의 필요성

조직이 원하는 목적을 달성하고 그 목적을 달성하기 위한 효율적인 방향을 찾기 위해서는 원칙을 따라야 한다. 이러한 원칙들은 조직이 원하는 방향으로 가고자 하는 안내역할을 한다.

(2) 원칙의 종류

① **목적부합의 원칙** … 기획은 목표성취를 위한 노력의 과정이므로 반드시 목적의식이 있어야 한다. 실제로 대부분의 조직은 목적의식 없이 타성에 의해 기획을 수립함으로써 무엇을 위해, 무엇을 행하려고 하는 것인지 애매한 경우가 많다. 이러한 막연한 목적하에서는 막연한 기획밖에 생기지 않으므로 목적을 명확하고 구체적으로 기술해야 한다.

② **간결성의 원칙** … 기획과정을 통해 세워진 계획은 간결하고 명료하게 표현되어야 한다. 목적이 명료하지 못하면 기획은 복잡하게 되고 낭비의 원인이 되므로 복잡한 전문용어를 피하여 평이하게 작성되어야 한다.

③ **탄력성의 원칙** … 기획은 수립할 당시의 상황이나 장래예측에 기초를 두지만, 변동상황이 발생하였을 때 기획을 수정해야 하므로 기획수립 시초부터 융통성 있게 수립되어야 한다. 또한 기획은 변동되는 상황에 대응할 수 있고, 하부집행기관이 창의력을 충분히 발휘할 수 있도록 탄력성을 지녀야 한다.

④ **안정성의 원칙** … 기획이 효과를 거두기 위해서는 안정성을 갖는 것이 필요하다. 안정된 기획일수록 효과적이고 경제적이다. 이것은 수집된 정보의 질과 양 및 예측기술의 정확성 여하에 달려 있다.

⑤ **장래예측의 원칙** … 예측시 기획입안자의 선입견이나 주관성이 개입되기 쉬우므로 정확한 예측이 이루어질 수 있도록 정확한 정보를 통해 수립해야 한다.

⑥ **포괄성의 원칙** … 기획에는 필요한 제반요소들이 포함되어야 한다. 계획안을 수행하는 과정에서 인원, 물자, 설비, 예산의 부족 등으로 차질이 생기지 않도록 충분한 사전검사가 이루어져야 한다.

⑦ **균형성의 원칙** … 어떤 계획이든 다른 계획과 업무 사이에서 적절한 균형과 조화가 이루어져야 하며 동일한 계획 내에서도 목표, 소요자원, 제반 중요 요소들 간에도 상호균형과 조화가 이루어져야 한다.

⑧ **경제성의 원칙** … 새로운 기획을 수립할 때는 자원·인원·비용 등이 필요한데, 기획에 소요되는 자원들을 활용하는 데 최소의 비용으로 최대의 효과를 달성하도록 활용해야 한다.

⑨ **필요성의 원칙** … 기획은 정당한 이유에 근거를 둔 필요한 것이라야 한다. 기획수립 자체뿐 아니라 기획과정에 이르기까지 불필요한 기획이나, 필요하더라도 비용이 너무 많이 요구되는 기획은 수립하지 말아야 한다.

⑩ **계층화의 원칙** … 기획은 구체화과정을 통해 가장 큰 것에서부터 시작하여 연차적으로 계획을 파생시킨다. 이와 같이 하나의 기본계획으로부터 여러 개의 계획이 파생되는 현상을 계획의 계층화(hierachy of plans) 라고 한다. 기본계획의 실효성은 그것을 지원하는 파생계획의 건실성에 의해서 좌우된다.

❷ 간호기획과정

(1) 목표의 설정

① **의의** … 목표의 설정은 목표를 구체화하는 것인데 기획과정의 가장 기본적인 활동이다.

② **고려사항**
  ㉠ 인력, 시설, 설비, 기술, 조직 등 능력의 범위 내에서 목표를 설정해야 한다.
  ㉡ 가용예산을 감안하고 또 시간적으로 가능한지, 윤리나 사회규범에 적합한지 검토해야 하고 계량 가능해 야 한다.
  ㉢ 목표를 설정할 때 지속성 있고 합리적이며 명확한 목표가 수립되어야 한다.

③ **특징** … 조직 전체의 목표를 달성하기 위해 간호부는 세부목표와 부서별 정책을 수립하게 되고, 한편 하부 조직인 간호단위도 간호단위목표와 정책이 구체화된다.

(2) 현황분석 및 문제확인

① **의의** … 일단 목표가 설정되면 사업 수행이 이루어지는데, 사업 수행이 이루어지기 전에 어떻게 접근하는 것이 가장 효과적인지 알지 못하면 목표를 달성할 수 없고 달성한다 해도 비효율적인 방법이 될 것이다. 따라서 목표를 만족시킬 수 있는 상황을 정확히 분석하고 문제가 무엇인지 파악하여 확인해야 한다.

② **고려사항** … 현재의 상황과 목표로 하는 미래의 상황 사이의 차이점으로 발생할 수 있는 장애요인을 규명하 고 문제해결을 위한 한계점을 인지하여 계획수립시 중요 요소로 고려하여야 한다.

③ **효과** … 현황분석을 통해 문제점이 도출되면 미래에 발생될지도 모르는 상황에 대비할 수 있다.

(3) 대안의 탐색과 선택

① **의의** … 각각의 대안에 관하여 시행 가능 여부, 기대효과, 효율성, 현실성, 합리성 등을 충분히 검토한 후 대안을 선택한다.

② **대안의 선택** … 되도록 적은 자원을 투입하고 되도록 좋은 결과를 유도할 수 있는 대안이 이상적일 것이다.

③ **사용기법** … 비용 – 편익분석과 비용 – 효과분석, 시뮬레이션 등이 있고 질적인 방법에는 전문가의 의견을 수렴하기 위한 델파이기법(delphi technique) 등이 활용되고 있다.

(4) 우선순위의 결정

① **의의** … 업무수행을 하는 데 있어 가용자원이 한정되어 있기 때문에 그 중에서 우선순위를 어떻게 결정하느냐 하는 것이 매우 중요하다.

② **우선순위의 선택기준**

　㉠ 의사결정자의 활동에 대한 가치부여 정도, 활동의 목표달성 기여 정도에 달려 있다. 즉, 기술적 관점에서 현실성이 있고 효과가 확실하며 경제적으로도 효율적이고 행정관리상 어려움이 적으며 사회적으로 관심이 큰 문제를 해결할 수 있는 활동일수록 우선적으로 추진해야 한다.

　㉡ 객관화뿐 아니라 과학적으로 합리적 수준에서 이루어져야 현실적으로 타당성 있는 기획이 입안될 수 있다.

(5) 수행

① **의의** … 변화나 개발을 촉진하기 위해 제안된 활동과 계획추진을 위해 승인된 안을 시행하는 것이다. 즉, 목표에 적합한 최종안에 따라 간호활동을 수행하는 것이다.

② **내용**

　㉠ 간호활동을 성공적으로 완수하려면 착수하기 전에 업무수행을 위한 전략을 마련하고, 이 전략에 따라 업무수행을 기획하고 평가하는 과정이 반복된다.

　㉡ 효과적인 업무수행을 위해서는 업무수행계획이 수립되고 이에 따라 필요한 기술 및 인력에 대한 교육을 시행하고 실제 업무집행을 관리하기 위한 기획, 조직, 감독, 지휘, 조정 및 예산 집행 등을 한다.

(6) 평가와 회환

① **의의** … 간호업무에 대한 평가는 현 업무가 과연 효율적이었는지를 객관적 방법을 통해 분석함으로써 앞으로의 업무방향 설정과 업무내용 개선에 크게 도움을 준다.

② **간호업무의 기준**

　㉠ **업무량의 분석** : 프로그램에 투입된 업무의 양을 조사하는 것으로 프로그램의 효율성을 결정하는 데 유용하다.

　㉡ **과정 분석** : 간호업무의 진행과정을 규명하는 것으로 새로운 접근방법을 제시하는 데 유용하다. 일반적으로 평가란 결과에 대한 성패만을 검토하는 것으로 끝나는 경우가 허다한데, 이는 외관상의 표현일 뿐 성패의 원인규명이 불가능해지므로 업무의 새로운 방향설정이나 업무내용의 수정을 할 수 없게 된다.

© **영향력 분석**: 간호업무의 효과 및 효율성이 적절하였는지를 측정하려는 노력이며 목적이나 목표의 달성 여부를 결정하는 데 유용하다.

② **적합도 분석**: 간호목표에 대해 실제로 제공된 서비스 양의 비로 나타낸다. 이것은 간호요구도에 대한 간호활동의 기여도나 이용도를 결정하는 데 유용한 기준으로 사용할 수 있다.

[간호의 기획과정]

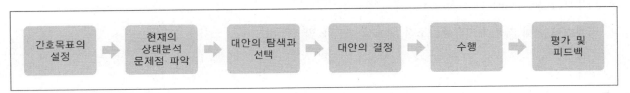

03 기획의 방법

① 기획예산제도(PPBS)

(1) 개념
장기적인 계획수립과 단기적인 예산편성을 유기적으로 연관시킴으로써 자원배분에 대한 의사결정을 합리적으로 일관성 있게 하려는 제도이다.

(2) 기획예산제도의 절차
① **계획의 수립(Planning)** … 목표를 구체화하고, 이러한 목표달성을 위한 대안을 탐색하고 평가한다.

② **사업안의 작성(Programming)** … 각 대안에 소요되는 자원(인력, 제도, 재정, 시설)의 윤곽을 세운다.

③ **예산의 편성(Budgeting)** … 사업안에 소요되는 자원의 비용을 할당하는데 있어 비용은 최소화하고 편익을 최대화하도록 예산을 편성한다.

④ **관리 · 통제** … 계획과 그에 따른 예산을 계속적으로 관리 · 통제한다.

(3) 간호조직의 기획예산제도

① **목표의 구체화** … 양질의 간호, 연구사업, 전문적 교육훈련을 위해서이다.

② 사업안을 작성한다.

③ 예산에 각 사업안에 드는 비용을 반영한다.

④ 비용과 편익 측면에서 각 사업단을 평가한다.

⑤ 병원조직 전체 가용자원의 제약조건 내에서 예산을 할당한다.

❷ PERT(Performance Evaluation Review Technique)

(1) 특징

① 불확실한 상태에서 기획과 통제를 하는 데 사용되는 작업망 체계모형이다.

② 프로젝트의 주요 활동을 확인하고 그 활동들을 진행도표로서 순서있게 나열하고 소요시간을 정한다.

③ PERT모형은 하나의 프로젝트를 완성하기 위해서 필요한 각 하위작업들이 진행되는 순서대로 번호가 붙여지고 화살표로서 연결된다.

④ 각 작업에 대하여 소요되는 시간을 추정한다(낙관적 소요시간, 비관적 소요시간, 확률적 완성기대시간).

⑤ 프로젝트 전체를 완성하는데 필요한 기대소요량(낙관적, 비관적, 확률적)을 알 수 있으며 어떤 작업이 시작되기 전에 완성되어야 할 작업을 알 수 있다.

(2) 기대되는 소요시간을 계산하기 위한 공식

① 기대되는 소요시간$(t_e) = \dfrac{t_o + 4(t_m) + t_p}{6}$

(t_0 = 낙관적 소요시간, t_m = 가능성이 많은 소요시간, t_p = 비관적 소요시간)

② 낙관적 소요시간이 2주이고, 가능성이 많은 소요시간이 4주, 비관적인 소요시간이 6주라 할 때, 기대되는 시간(t_e)은 4주가 된다.

$$t_e = \frac{2 + 4(4) + 6}{6} = \frac{24}{6} = 4(주)$$

04 전략적 기획

① 전략의 기획

(1) 전략의 개념

전략은 경쟁환경 속에서 조직목표를 설정하고 이를 달성하기 위해 강점과 약점을 외부환경의 기회와 위협에 부응하여 활용하는 것을 말한다.

(2) 전략적 기획의 과정

① 조직의 내 외부 환경의 사정
   ㉠ 강점(Strength), 약점(Weakness), 기회(Opportunity), 위협(Threat)
   ㉡ SWOT 분석을 통해 관리자는 조직의 약점과 환경의 위협을 최소화하고 조직의 강점과 기회를 극대화할 수 있는 전략을 수립한다.

내부요인 외부요인	강점(S)	약점(W)
기회(O)	강점-기회(SO)전략 시장의 기회를 활용하기 위해 강점을 사용하는 전략	약점-기회(WO)전략 약점을 극복함으로써 시장의 기회를 활용하는 전략
위협(T)	강점-위협(ST)전략 시장의 위협을 회피하기 위해 강점을 사용하는 전략	약점-위협(WT)전략 시장의 위협을 회피하고 약점을 최소화하는 전략

② **전략의 확인** … 설정된 목적을 달성하기 위한 여러 가지 전략들을 개발하는 과정으로 특정 목표와 연관된 결과를 성취하기 위한 광범위한 활동계획에 해당한다.

③ **전략의 수행** … 우선순위에 따라 구체적인 활동계획을 수행하고 모든 활동을 모니터하는 관리자의 노력이 절실히 요구된다.

④ **전략의 평가** … 수행된 계획의 내용이 조직에 어떠한 영향을 미쳤는지 확인하는 과정으로 결과가 생산적으로 성취되었는지, 결과가 어떠한 수준으로 성취되고 있는지를 현재의 상태와 기대되는 결과를 서로 비교하는 것이다.

[기획의 3가지 유형의 비교]

전략적 기획	전술적 기획	실행기획(운영기획)
장기계획이다.	단기계획이다.	단기기획과 관련되어 있다.
최고관리자에 의해 수행된다.	중간관리층에서 주로 개발되고 수행된다.	일선관리층 또는 일반 조직구성원이 주관한다.
급변하는 환경에 대해 미래의 문제와 기회를 예측할 수 있는 방법이다.	사업수준이나 부서별 계획이다.	운영적인 목적달성을 위한 계획이다.
조직구성원들에게 조직이 지향하는 미래의 분명한 목표와 방향을 제공한다.	결과가 빠른 시간 내에 분명해지고 구체적인 행동으로 되기 쉽다.	확실성이 높은 환경에서의 계획이다.
조직의 내·외적 환경에 대한 기회와 위기를 조직의 자원과 기능에 맞추는 데 초점을 둔다.	단기적 목표와 조직으로 하여금 목표달성을 돕도록 하는 행동과정에 관한 의사결정이다.	하위 조직단위의 활동을 계획한다.

❷ 기획의 유형

(1) 전략적 기획

① 전략적 기획의 일반적 정의

　㉠ 전략기획이란 목적과 목표를 달성하기 위하여 기본적인 목적·목표·정책·전략 등을 정하고, 정책과 전략을 수행하기 위한 상세한 계획을 전개시키는 체계적인 노력을 말한다.

　㉡ 전략기획은 구체적인 조직목표 달성을 위해 전략을 공식화하고 이행하는 것이다.

　㉢ 전략기획은 구체적인 방향을 추구하는 데 필요한 현실적인 목표·자원·제재(constraints) 등을 결정하기 위해 그 조직의 내적·외적 환경에 대한 광범위한 분석을 통합한다.

　㉣ 전략기획은 조직의 위험을 최소화시키고, 환경분석을 통해 확인된 여러 기획들을 이용할 수 있도록 해준다.

② 간호에서의 전략적 기획 … 간호부의 목표와 방향을 결정하고 자원분배, 책임지정, 간호수행을 위한 틀을 결정해주는 과정이다.

③ 전략적 기획의 특성

　㉠ 장기계획이다.

　㉡ 최고관리자에 의해 수행된다.

　㉢ 급변하는 환경에 대해 미래의 문제와 기회를 예측할 수 있는 방법이다.

　㉣ 조직구성원들에게 조직이 지향하는 미래와 분명한 목표와 방향을 제공한다.

　㉤ 조직의 내·외적 환경에 대한 기회와 위기를 조직의 자원과 기능에 맞추는 데 초점을 둔다.

(2) 전술적 기획

① 전술적 기획의 정의

ⓐ 전술적 기획이란 단기적 목표와 조직으로 하여금 목표달성을 돕도록 하는 행동과정에 관한 의사결정으로 전략적 목적의 달성을 돕는다.

ⓑ 전술적 기획은 최고관리자의 전략적 계획을 수행하기 위해 설계된 계획이다.

ⓒ 1년에서 5년 이하의 중기기획으로 전략적 기획을 수행하는 데 필요한 세분화되고 구체적인 전술적 기획으로 이미 설정된 목표를 달성하기 위해 어떠한 종류의 자원을 어디에 배정해야 할 것인지 그 수단과 방법에 더욱 관심을 갖는다.

② 전술적 기획의 특성

ⓐ 전략적 기획을 위한 수단이 전술적 기획이다.

ⓑ 전술적 기획은 사업수준이나 부서별 계획이다.

ⓒ 전술적 기획은 전략적 기획보다 단기적인 계획을 다룬다.

ⓓ 전술적 기획은 중간관리층에서 주로 개발되고 수행된다.

ⓔ 전술적 기획의 결과는 빠른 시간 내에 분명해지고 구체적인 행동으로 되기 쉽다.

(3) 실행기획(운영기획)

① 실행기획의 정의

ⓐ 1년을 단위로 하는 단기계획으로서 예산결정, 직원배당, 생산성 기준확정 등을 말한다.

ⓑ 주로 하위관리자와 조직구성원 각자가 담당한 업무를 계획하는 것이다.

② 실행기획의 특징

ⓐ 간호관리자들이 행하는 가장 흔한 기획유형이다. 직접적인 환자관리와 관련된 매일의 계획, 주 계획, 스케줄, 간호사 시간 등이 포함된다.

ⓑ 대개 그 기관의 회계연도 시작 몇 달 전에 발생하며, 예산작성과 함께 이루어진다.

③ 실행기획의 목적

ⓐ **유지목적**: 한 해에서 그 다음 해까지 유지되는 구체적인 조직의 기준이다.

> 예 미리 정해진 생산성 기준의 준수, 환자관리계획 준수, 수입과 지출의 지침 준수, 미리 정해 놓은 이직률에 대한 목표 준수, 미리 정해 놓은 환자만족 조사·목표결과 준수, 미리 정해 놓은 치료실수율 준수

ⓑ **개선목적**: 생산성·효율성·서비스를 증가시키는 기본설비 구매, 새로운 서비스, 절차 및 프로그램 등이 포함된다.

④ 실행기획의 유형

ⓐ **단용계획**: 단용계획은 비교적 짧은 기간 내에 특정의 목표를 달성하기 위한 계획으로, 특정 목표가 성취되면 계획으로서의 효용성이 소멸되어 더 이상은 필요없는 계획이다. 그 예로 프로그램(program)과 프로젝트(projects)를 들 수 있다.

- 프로그램
    - 프로그램은 한 번으로 끝나기는 하나 중요한 조직목적을 달성하기 위한 대형활동계획으로 범위가 넓어 몇 개의 파생 프로젝트로 연관될 수 있다.
    - 프로그램이 효과적으로 개발되기 위해서는 업무의 흐름, 행동순서의 결정, 업무에 따른 담당부서와 분담역할, 이용될 자원의 결정 및 배분 등 행동방침을 실행할 지침이 언급되어야 한다.
- 프로젝트
    - 프로그램과 매우 유사하나 일반적으로 프로그램보다 범위가 좁고 덜 복잡하다.
    - 특정 목표에 따른 특정 문제별 계획이므로 관리의 계층이나 기간에 한정되지 않는다.
  - ⓛ **상용계획** : 단용계획과는 달리 일정 기간이 지나면 규칙적으로 일어나는 활동에 사용되는 계획이며, 조직 내에서 반복적으로 수행되는 업무를 위한 지침을 제공하기 위해 사용되는 지속적인 계획이다.
    - 한번 수립되면 동일한 상황이 존속하는 한 그 효용성이 소멸되지 않으며, 최근 자료를 보완하여 수정해서 사용한다.
    - 정책(방침), 절차, 규칙 등이 이에 속한다.

❸ 간호사를 위한 전략기획방법

(1) 전략적 관리

① 전략적 관리의 중요성
  - ㉠ **건강관리환경의 급속한 변화** : 과거에 있어서의 서비스를 제공하기 위한 병원의 전략은 단지 아픈 이들이 그 기관에 입원하기를 기다리는 것이었으나, 병원관리환경이 경쟁적인 사기업과 점점 유사해짐에 따라 병원은 사업적인 운영방식을 취하지 않으면 안될 압박감을 점점 느끼고 있다.
  - ㉡ **삶의 변화속도** : 과거에 관리자들은 대개 한 해에서 다음 해까지 계획한 대로 비슷하게 운영할 수 있었으나, 이제 건강관리사업에서는 관리자가 그러한 최근의 변화를 따라잡기도 어려운 시대가 되었다.

② 전략적 관리의 정의
  - ㉠ 간호에서의 전략적 관리는 미래의 목표를 성취하기 위한 계획을 실현하는 것이다.
  - ㉡ 간호서비스에 대한 소비자, 간호환경에 대한 압력, 이익이 될 수 있는 간호 고유의 경쟁력에 관한 최적의 정보에 기초한다. 전략적 계획은 서비스 제공에서의 혁신, 간호의 질 향상, 직업생활의 질 향상, 명성의 강화 같은 변화를 가져올 수 있다.

(2) 전략기획의 단계

① 제1단계(계획의 전단계)
  - ㉠ 조직의 신념, 목표, 목적을 점검한다.
  - ㉡ 간호부서의 신념, 목표, 목적을 점검한다.

② 제 2 단계(준비단계)
　　㉠ 계획사이클의 개요를 설명한다.
　　㉡ 전략적 계획의 조직적 구조를 설계한다.
　　㉢ 과정을 서술한다.

③ 제 3 단계(정보의 분석단계)
　　㉠ 상황적 변수를 사정한다.
　　㉡ 조직목표와 간호목표와의 차이점을 사정한다.
　　㉢ 간호부서의 강점과 약점을 사정한다.
　　㉣ 소비자의 기대와 가치를 사정한다.
　　㉤ 간호부서의 성공사례를 확인한다.

④ 제 4 단계(목적 수립)
　　㉠ 간호부서의 신념에 대한 서술을 개발하고 수정한다.
　　㉡ 목적과 목표를 개발한다.
　　㉢ 바람직한 미래에 대한 이상적 설계를 한다.

⑤ 제 5 단계(전략적 계획의 수단)
　　㉠ 전략적 계획을 위한 조직구조를 개발한다.
　　㉡ 전략적 계획의 활동을 개발한다.

⑥ 제 6 단계(통제를 위한 계획단계)
　　㉠ 결과의 측정 가능한 평가기준을 개발한다.
　　㉡ 통제기준을 고안한다.

최근 기출문제 분석

2020. 6. 13. 제1회 지방직 시행

1 간호관리과정에 대한 설명으로 옳은 것은?

① 기획은 실제 업무성과가 계획된 목표나 기준에 일치하는지를 확인하는 것이다.

② 조직은 공식 구조를 만들고, 적합한 간호전달체계를 결정하며 업무활동을 배치하는 것이다.

③ 지휘는 유능한 간호사를 확보하고 지속적으로 개발·유지하기 위해 적절히 보상하는 것이다.

④ 통제는 간호조직의 신념과 목표를 설정하고 목표달성을 위한 행동지침들을 결정하는 것이다.

> **TIP** ① 기획: 조직의 목표를 설정하고 이를 효율적으로 달성하기 위한 구체적인 행동방안을 선택하는 과정이다.
> ③ 지휘: 조직 목표 달성을 위해 리더십을 발휘하고 직원들에게 동기를 부여하는 과정이다.
> ④ 통제: 조직 목표 달성을 위한 활동이 계획대로 진행되고 있는지 확인하고 피드백을 통해 교정하는 과정이다.

2020. 6. 13. 제2회 서울특별시 시행

2 기획의 원칙에 대한 설명으로 가장 옳은 것은?

① 계층화의 원칙: 구체성이 높은 계획부터 시작하여 추상성이 높은 계획까지 점진적으로 수립한다.

② 균형성의 원칙: 목표와 계획은 이해하기 쉬운 용어를 사용하여 간결하고 명료하게 표현한다.

③ 탄력성의 원칙: 환경의 변화에 따라서 수정할 수 있도록 목표와 계획을 융통성 있게 수립한다.

④ 간결성의 원칙: 목표와 계획이 조화롭게 균형을 유지하도록 수립한다.

> **TIP** ① 계층화의 원칙: 기획은 구체화과정을 통해 가장 큰 것에서부터 시작하여 연차적으로 계획을 파생시킨다. 이와 같이 하나의 기본계획으로부터 여러 개의 계획이 파생되는 현상을 계획의 계층화(hierachy of plans)라고 한다. 기본계획의 실효성은 그것을 지원하는 파생계획의 건실성에 의해서 좌우된다.
> ② 균형성의 원칙: 어떤 계획이든 다른 계획과 업무 사이에서 적절한 균형과 조화가 이루어져야 하며 동일한 계획 내에서도 목표, 소요자원, 제반 중요 요소들 간에도 상호균형과 조화가 이루어져야 한다.
> ④ 간결성의 원칙: 기획과정을 통해 세워진 계획은 간결하고 명료하게 표현되어야 한다. 목적이 명료하지 못하면 기획은 복잡하게 되고 낭비의 원인이 되므로 복잡한 전문용어를 피하여 평이하게 작성되어야 한다.

Answer 1.② 2.③

3 기획의 원칙 중 〈보기〉에 해당하는 원칙은?

─── 보기 ───

A지역 시립병원은 병원 경쟁력을 높이기 위한 전략으로 간호간병통합서비스 병동을 신설하기로 결정하였다. 병동을 신설하기 전에 관리자는 필요한 모든 요소들을 검토하고 인적, 물적 자원과 설비, 예산 부족 등으로 생기지 않도록 모든 요소를 고려하여 충분한 사전검사를 하여야 한다.

① 경재성의 원칙
② 균형성의 원칙
③ 포괄성의 원칙
④ 장래 예측의 원칙

> **TIP** 포괄성의 원칙… 계획안의 수행 단계에서 인력, 장비 시설, 물자, 예산 등의 부족으로 계획에 차질이 생기지 않도록 사전에 포괄적인 검사가 이루어져야 한다.

4 기획의 원칙에 대한 설명으로 옳은 것은?

① 기획자의 전문성이 부각될 수 있는 전문용어를 사용한다.
② 기획자의 주관이 개입되지 않도록 객관적 정보를 통해 미래를 예측한다.
③ 조직의 목적 달성을 위해 처음 의도한 기획안은 변경하지 않아야 한다.
④ 추상성이 낮은 수준에서 높은 수준으로 순차적으로 기획한다.

> **TIP** ① 기획은 가능한 한 난해하고 전문적인 용어는 피해야 한다.
> ③ 처음 의도한 기획안일지라도 외부환경 등 상황에 따라 변경이 가능해야 한다.

Answer 3.③ 4.②

5 다음 글에서 설명하는 것은?

> 전년도의 경비에 근거하여 차기 연도의 물가상승률이나 소비자물가지수 등을 추가 혹은 곱하는 방법으로 차기 연도의 예산을 세우는 방법

① 유동 예산제

② 점진적 예산제

③ 기획 예산제

④ 영기준 예산제

> **TIP** 점진적 예산제는 전년도 경비에 근거하여 차기연도의 물가상승률이나 소비자 물가지수 등을 올해 경비에 추가하여 차기연도의 예산을 세우는 방법으로, 이 방법은 실행하기가 간단하고 신속하며 전문적인 지식이 많지 않아도 세울 수 있으나 현재 책정되어 있는 수가에 동기부여의 의미가 전혀 없고, 여러 서비스나 프로그램의 우선순의가 고려되지 않기 때문에 재무적인 관점에서 보면 비효율적이다.

6 기획에 대한 설명으로 옳지 않은 것을 〈보기〉에서 모두 고른 것은?

> ──── 보기 ────
>
> ㉠ 기획은 활동목표와 방법(how to do)을 의미하는 반면, 계획은 새로운 아이디어를 포함하는 방향성을 지닌 창조행위(what to do)를 의미한다.
> ㉡ 기획의 원칙에는 목적부합, 간결성, 탄력성, 안정성, 경제성의 원칙 등이 있다.
> ㉢ 기획의 유형은 전략기획, 전술기획, 운영기획으로 분류할 수 있다.
> ㉣ 운영기획은 비전 지향적이고 창의적이며, 긍정적 방향으로 변화를 지향하고, 비교적 장기간에 걸쳐 수립하는 전체적인 기획을 의미한다.

① ㉣

② ㉠㉣

③ ㉡㉢

④ ㉠㉡㉢

> **TIP** ㉠ 기획은 새로운 아이디어를 포함하는 방향성을 지닌 창조행위(what to do)를 의미하는 반면, 계획은 활동목표와 방법(how to do)을 의미한다.
> ㉣ 운영기획은 단기간에 걸쳐 수립한다. 장기간에 걸쳐 수립하는 전체적인 기획은 전략기획이다.

Answer 5.② 6.②

7 다음 설명에 해당하는 기획의 원칙은?

> 간호관리자가 병원 질관리 시스템 구축을 기획하기 위해 필요한 인원, 물자, 설비, 예산 등 모든 제반 요소를 빠짐없이 사전에 준비하였다.

① 탄력성   ② 계층화

③ 포괄성   ④ 간결성

> **TIP** 제시된 내용은 포괄성의 원칙에 대한 설명이다.
> ① 탄력성의 원칙: 기획은 변동되는 상황에 대응할 수 있고, 하부 집행기관이 창의력을 충분히 발휘할 수 있도록 탄력성을 지녀야 한다.
> ② 계층화의 원칙: 기획은 가장 큰 것으로부터 시작하여 구체화 과정을 통해 연차적으로 기획을 파생시킨다.
> ④ 간결성의 원칙: 기획은 가능한 한 난해하고 전문적인 용어를 피해 간결하고 명료하게 표현해야 한다.

8 기획의 원칙에 대한 설명으로 옳지 않은 것은?

① 간결성 원칙: 기획 결과는 전문용어를 피하고 명료하게 작성하도록 한다.

② 탄력성 원칙: 변동되는 상황에 대응할 수 있고 하부 조직이 창의력을 발휘할 수 있도록 한다.

③ 계층화 원칙: 상위 수준의 기획에서 시작하여 순차적으로 여러 개의 기획이 파생되도록 한다.

④ 필요성 원칙: 목표 달성에 필요한 자원, 제반 중요 요소 간에 상호 균형과 조화가 있어야 한다.

> **TIP** 필요성 원칙 … 기획은 정당한 이유에 근거를 둔 필요한 것이어야 한다. 기획수립 자체 뿐 아니라 기획과정에 이르기까지 불필요한 기획이나, 필요하더라도 비용이 너무 많이 요구되는 기획은 피하는 것이 좋다.
> ④는 균형성의 원칙에 대한 설명이다.

Answer   7.③   8.④

출제 예상 문제

1 목적을 달성하기 위한 신념과 가치체계를 무엇이라 하는가?

① 목표

② 소명과 소명진술

③ 목적

④ 철학

TIP 철학(philosophy) … 조직의 목적을 달성할 수 있는 방법과 목적을 향한 방향성 제시를 통해 조직구성원을 이끌어가는 힘이다.

2 조직기획의 중요성에서 제외되는 것은?

① 효과적인 업무측정을 할 수 있다.

② 낭비를 최소화할 수 있다.

③ 명령·통일의 수단이 된다.

④ 평가의 기준 및 통제의 수단이 된다.

TIP 조직기획의 중요성
  ㉠ 목표설정 및 효율적 달성
  ㉡ 행동방안 결정
  ㉢ 미래의 수행대안 중 최선의 대안 선택
  ㉣ 합리적·효과적 접근 유도

3 간호관리의 첫 단계로서 관리과정 중 가장 중요한 것으로 구체적인 계획들을 결정하는 단계는?

① 기획

② 조직

③ 지휘

④ 통계

TIP 기획 … 관리에서의 첫 단계로서 과거와 현재의 관련정보를 수집·분석하고, 가능한 미래를 예측하여, 조직이 설정된 목표를 달성할 수 있도록 구체적인 계획들을 결정하는 것이다.

Answer 1.④ 2.③ 3.①

4 다음 중 기획의 기능 및 역할이 아닌 것은?

① 문제해결의 기능

② 사후조정

③ 지휘통제의 수단

④ 역할의 명료화

....

TIP 기획의 기능 및 역할

 ⊙ 목표설정 및 통합화 : 모든 구성원의 활동을 공동목표를 향하여 통합하는 수단과 직원배치, 건물, 장비 및 재정에 관한 합리적
  인 결정을 수단으로 제공한다.

 ⓒ 역할의 명료화 : 미래의 활동을 위한 목표의 결정과 행동계획에 따라 책임영역이 할당될 수 있기 때문에 조직 내에서 역할의
  모호성을 감소시킨다.

 ⓒ 문제해결의 기능 : 계획수립과정에서 문제점을 사전에 발견하고 그 문제의 해결책을 검토하고 준비해 두어야 하며, 동시에 문
  제해결을 위한 대책을 포함시켜야 한다.

 ⓔ 변동관리의 수단 : 격변하는 환경 속에서 간호조직의 외부 및 내부환경을 예측하고 이에 대응하는 계획안 중에서 최적의 행동
  계획을 선택함으로써 간호조직에 대한 변화에 잘 대응할 수 있도록 한다.

 ⓜ 사전조정 : 각 업무활동이 효과적으로 수행되기 위해서는 각 부서 간의 협동과 조화가 유지되어야 하므로 각 부분간의 계획이
  사전에 잘 조정되어 유기적으로 수행하는 것이 중요하다.

 ⓗ 의사결정의 질 향상 : 기획은 전제를 세우고, 대안을 체계적인 방법으로 예측 및 평가함으로써 바람직한 의사결정을 이끌어낸다.

 ⓢ 지휘통제의 수단 : 기획은 성과측정의 근거를 마련해 주고 지위통제의 수단이 되며, 부족한 자원을 효율적으로 이용할 수 있
  도록 해줌으로써 낭비를 최소화할 수 있게 해준다.

5 다음 중 기획의 특성이 아닌 것은?

① 일련의 결정을 준비하는 과정이다.

② 바람직한 방법을 제시한다.

③ 목표지향적이다.

④ 자주 변화하지 않는 고정적인 것이어야 한다.

....

TIP 기획의 특성

 ⊙ 항상 최신의 것이어야 한다.

 ⓒ 일련의 결정을 준비하는 과정이다.

 ⓒ 행동지향적이다.

 ⓔ 미래지향적이다.

 ⓜ 변화지향적이다.

 ⓗ 바람직한 방법을 제시한다.

Answer 4.② 5.④

6 다음 중 기획의 특성에 관한 설명으로 옳지 않은 것은?

① 기획은 간호관리자와 간호직원들이 원하는 방향으로 행동하도록 구체적이고 세부적인 계획을 한다.

② 기획은 여러 선택으로부터 행동방향을 선택하는 의사결정을 요구한다.

③ 기획은 역동적이며 개방체계의 특징을 지닌다.

④ 기획은 고정불변하고 넓고 광범위한 형태를 지니므로 성공을 위해서는 모든 단계의 투입요소를 점검해야 한다.

TIP 기획의 특성은 간호관리자와 간호직원들이 원하는 방향으로 행동하도록 구체적이고 세부적인 계획을 하며 역동적이며 개방체계의 특징을 지니며 여러 선택으로부터 행동방향을 선택하는 의사결정을 요구한다.

7 간호조직에서 기획이 필요한 이유로 옳지 않은 것은?

① 기획은 어떤 일을 어떻게 해야 할지 방향을 제시해준다.

② 기획은 결과보다는 활동과정 그 자체에 초점을 두므로 성공가능성을 높여준다.

③ 기획은 위기사항을 대처하도록 도와주고 의사결정의 유연성을 제공한다.

④ 기획은 효과적인 통제를 위해 필요하다.

TIP 기획은 조직에서 꼭 필요하며 그 이유는 조직의 미래 방향을 제시해주고 위기상황을 대처하고 의사결정의 유연성을 제시하며 조직과 개인의 업무수행성과의 기초자료가 될 뿐 아니라 이를 통해 조직의 통제를 효율적으로 할 수 있게 해준다.

Answer 6.④ 7.②

8 다음 중 기획과정을 통해 기대할 수 있는 효과에 해당하지 않는 것은?

① 의사결정방법을 개선할 수 있다.
② 잠재해 있는 미래의 문제들을 인지할 수 있다.
③ 실무적 기술을 발전시킬 수 있다.
④ 조직의 미래 방향과 목적 등에 각별한 주의를 기울일 수 있다.

> **TIP** 기획과정을 통해 기대할 수 있는 효과
> ㉠ 조직의 강점과 약점을 파악하여 성취 가능한 것을 알아낼 수 있다.
> ㉡ 환경의 변화에 적응할 수 있는 자세를 갖출 수 있다.
> ㉢ 잠재해 있는 미래의 문제들을 인지할 수 있다.
> ㉣ 의사결정방법을 개선할 수 있다.
> ㉤ 조직의 미래 방향과 목적 등에 각별한 주의를 기울일 수 있다.

9 다음 중 기획의 작업망 체계모형과 관련된 설명으로 옳지 않은 것은?

① 사업이 완성될 수 있도록 각 활동을 순서대로 배열한다.
② 한 사업에 필요한 모든 작업의 전체적인 파악이 필요하다.
③ 사업이 완성될 수 있도록 전체적인 파악이 필요하다.
④ PERT는 작업소요시간을 한 가지로만 추정한다.

> **TIP** ④ PERT는 작업소요시간을 낙관적 · 비관적 · 확률적 시간의 세 가지로 추정하나, CPM(주경로기법)은 한 가지의 작업완성시간만을 추정한다.

10 한 작업이 정시에 완성되지 않으면 그 작업이 완성될 때까지 다른 작업들을 시작할 수 없어서 전사업이 지체되는 것을 기획자가 한 눈에 알 수 있는 기획방법은?

① 기획예산제도   ② 주경로기법
③ PERT   ④ 영기준예산제도

> **TIP** 주경로기법(CPM) … 작업이 정시에 완성되지 않으면 그 활동이 완성될 때까지 다른 활동들을 시작하지 못해서 전사업이 지체되는 것을 확인할 수 있다. 그러므로 사업의 지체가 확인되면 기획자는 사업이 제시간에 완성될 수 있도록 예정소요시간보다 늦은 작업에 대해서 인력 등의 자원을 더 투입할 것인지 초과근무를 실시할 것인지 결정하게 된다.

Answer   8.③ 9.④ 10.②

02 목표에 의한 관리 (Management By Objectives)

01 목표관리(MBO)의 의의

❶ 목표관리(MBO)의 기본 개념 및 전제조건

(1) 목표관리(MBO)의 개념

① 조직의 상위관리자와 하위관리자들이 공동으로 목표를 설정하고, 기대되는 결과의 측면에서 개인의 능력발휘와 책임소재를 명확히 하고 미래의 전망과 노력에 대한 지침을 제공하며 관리원칙에 따라 관리하고 자기통제하는 과정이다.

② 참여한 모든 사람들로부터 달성하고자 하는 기대와 실제 성취한 것에 대한 측정으로 조직 내에서 개인의 참여를 유발하기 위한 조직의 구조적 일을 만드는 체계이다.

③ 조직의 측면에서 목표관리는 조직의 목표를 설정하고 이를 달성하였는지를 합리적으로 측정하고 통제하는 과정이므로 목표달성도 측정을 통해 인사고과가 쉬워지고 조직원이 인사고과의 결과를 납득함으로써 합리적인 조직운영이 가능해진다.

④ 개인의 측면에서 목표관리는 조직구성원 스스로가 목표달성을 통해 조직의 경영계획에 기여할 수 있게 하고 동시에 조직 전체에 활력을 준다.

(2) 목표관리(MBO)의 전제조건

① 업적에 대한 정의는 물론 측정 가능한 표준이 확립되어야 한다.

② 조직원이 달성하기에 가능한 업무량이어야 하므로 적절한 업무량이 요구된다.

③ 업무를 수행하는 데 필요한 작업규범이 설정되어 있어야 업무수행과정에서 혼돈이 줄어들 수 있다.

④ 수행한 과업에 대해 명확한 정의가 내려져 있어야 한다.

⑤ 목표는 구성원 행동의 최종상태를 잘 반영해야 한다.

⑥ 단기간에 이루어지는 목표를 달성하는 것이므로 시간적인 구분과 제한이 명확해야 한다.

⑦ 업무수행에 있어서 비용상의 제한이 있어야 한다.

❷ 목표관리(MBO)의 효과와 한계

(1) 목표관리(MBO)의 효과

① **조직의 효과성과 능률성 제고를 통한 생산성 향상에 기여** ⋯ MBO는 조직 내의 각 개인이 기관의 전체적인 목표에 기여하도록 해주며, 업무의 양과 질도 개선되고, 직원들의 복지와 사기를 향상시키므로 효율성과 생산성의 향상을 가져온다.

② **조직성원들의 직업을 통한 자아실현 촉진** ⋯ MBO에서 조직 내의 각 개인은 상급자와 함께 자신의 업무목표를 세우며 또한 최대한의 직업적 발전과 자기충족을 도모하기 위한 업무상황과 분담의 조정이 이루어지기 때문에 조직성원들의 자존심을 높여주고 자아실현을 촉진시킨다.

③ **신규직원들이 조직 내로 쉽게 동화** ⋯ MBO를 통해 신규구성원들은 그들 자신들에게 기대되는 것이 무엇인지를 명백하게 알 수 있고 그들의 업무성과의 질에 대하여 신빙성 있는 피드백과 계속적인 충고와 지시를 받을 수 있다. 따라서 신규구성원들은 복잡한 조직 내로 쉽게 동화될 수 있다.

④ **효과적인 조직운영** ⋯ 전체 조직목표 달성을 위한 세부계획에 대한 조직성원들의 역할과 위치를 명확히 알려주고, 각 개인의 책임과 권한을 분명하게 해주기 때문에 효과적인 조직운영을 꾀할 수 있다.

⑤ **업적평가와 처우개선** ⋯ 진정한 인사관리란 조직원 개개인의 업적을 정확하게 평가하여 그 결과를 임금, 상여금, 승진에 올바르게 반영하는 것이다. 이때 '목표를 얼마나 달성했는가', '목표달성에 적극적이었는가', '목표달성을 위해 선택한 수단·방법은 합리적이었는가', '일정은 적절했는가'를 기준으로 평가하여 그 결과를 반영할 수 있다.

(2) 목표관리(MBO)의 한계

① 조직의 목표를 명확하게 제시한다고 하는 것은 매우 어려운 일이며, 또한 최종목표에 대해서는 동의하는 경우에도 중간목표 사이에는 이해가 상충되고 갈등이 발생하는 것이 보통이다.

② 목표와 성과의 계량적인 측정을 강조함으로써 질보다는 양을 중요시하는 경향이 있다. 그러나 조직에서는 구성원의 발전과 인간관계의 개선과 같은 계량화할 수 없는 업무도 중요시되어야 한다.

③ 단기목표를 강조하는 경향이 있다.

④ 비신축적(inflexibility)일 위험성이 있다. 즉, 목표가 더 이상 의미가 없게 된 경우에도, 관리자들은 일정 기간 동안은 이를 변경하지 않으려고 하는 경향이 있다.

⑤ 인간중심주의적 내지 산출중심주의적 관리방식에 경험이 없는 조직에 목표관리를 도입하려 하면 강한 저항에 부딪치게 된다.

02 목표관리(MBO)의 과정

❶ 목표관리(MBO)의 실제

(1) 목표의 설정

① 목표의 내용
  ㉠ 업무목표 : 담당업무와 관련된 목표로 한정하되, 취업규칙에 정해진 근무규율은 대상으로 삼지 않는다(지각, 직장무단이탈 등). 하지만 수량화할 수 없는 업무도 상당부분 존재하므로 수량화할 수 없어도 중요하다고 판단되는 사항은 목표로 설정한다.
  ㉡ 업무혁신목표 : 새로운 수단, 방법, 새로운 시스템의 창조 등 업무혁신을 목표의 대상으로 삼는 것이 필요하다.
  ㉢ 능력개발목표 : 조직구성원은 언제나 능력을 개발하려고 노력해야 한다. 그래야만 조직의 생산성과 업적이 향상된다.
  ㉣ 지도육성목표 : 지도육성이란 조직원이 업무를 잘할 수 있도록 개개인의 능력과 의욕에 맞게 지도 · 교육하는 것이다.

② 목표설정기간 … 목표설정기간은 6개월 또는 1년이 가장 적당하다. 목표설정시간이 너무 짧으면 업무의 수단 · 방법 · 단계를 고민하거나 준비작업을 하다가 시간을 모두 보내게 된다. 그렇다고 목표설정기간이 길면 조직원들이 해이해진다.

③ 대상자 … 목표관리는 전 조직원을 대상으로 실시하되, 목표관리를 실시하기에 적합한 직종은 대부분 각자의 업무범위가 어느 정도 명확히 구분되어 있는 독립적인 직종이 적당하다.

④ 목표설정방법
  ㉠ 목표주제의 설정 : 목표주제는 조직원이 병원의 경영계획 · 경영방침 · 간호부의 운영계획 · 운영방침, 담당업무의 내용 · 성격, 담당업무를 둘러싼 환경, 자신의 능력, 자신의 지위 · 역할, 조직 내 서열, 자격, 근속연수 등을 충분히 감안하여 설정한다.
  ㉡ 달성기준 : 목표주제를 얼마나 달성할 수 있는지, 또 얼마나 달성하고 싶은지 정하는 것이 '달성기준'이다.
  ㉢ 수단과 방법 : 목표를 달성할 수 있는지 여부는 어떠한 수단 · 방법을 사용하느냐에 따라 크게 달라진다. 수단 · 방법이 적절하지 않으면 기간 중에 목표를 달성하기 어렵다. 수단 · 방법은 창의적인 연구를 중심으로 하는 것, 비교적 간단한 것, 비용이 적게 드는 것, 조직을 변경할 필요가 없는 것으로 한정한다.

ⓔ 일정 : 마지막으로 목표주제마다 일정(언제부터 언제까지)을 정한다. 일정은 목표주제의 내용에 따라 구체적으로 설정해야 한다.

⑤ 목표의 점검과 수정
  ㉠ **목표설정의 이상과 현실** : 목표설정은 다음 사항을 고려해 가능한 한 현실적이고 효과적인 목표를 설정해야 한다.
    • 관리자가 제시한 간호부의 목표 · 방침
    • 간호부가 놓여진 상황
    • 자신이 맡은 업무의 내용, 성격, 범위
    • 자신의 능력, 지위, 역할
  ㉡ **관리자의 점검 및 수정** : 관리자의 점검항목이 불충분하거나 부적절한 면이 발견되면 본인과 의논하여 수정하도록 한다. 부적절하다고 일방적으로 고쳐서는 안 된다. MBO는 자주성, 주체성을 존중하므로 본인이 납득해 수정하는 것이 올바른 방식이다.

(2) 목표수행

면담을 통해 목표가 정식으로 결정되었으면 그 목표를 달성하기 위해 최대한 노력한다. 현재 조직환경은 나날이 어려워지고 있으며, 이러한 환경 속에서 조직이 성장 · 발전하려면 조직원 각자가 목표달성에 책임감을 가지고 자신의 역할을 충분히 자각하며 업무와 능력개발에 적극 도전해야 한다.

(3) 경과파악(중간점검)과 관리

① 경과파악방법
  ㉠ 평소의 의사소통, 회의, 모임, 보고, 업무일보, 주보, 월보, 평소의 비공식적 의사소통을 통해 파악한다.
  ㉡ 점검결과에 따라 처음 목표를 높이거나 낮출 필요도 있다.
  ㉢ 처음 목표를 쉽게 수정해서도 안 되지만 그렇다고 절대 고칠 수 없다는 경직된 태도도 좋지 않다.

② 목표달성지원
  ㉠ 조직구성원이 자신의 목표를 달성하지 못하면 결과적으로 간호의 목표도 달성할 수 없다.
  ㉡ 조직구성원이 개인목표를 달성하기란 결코 쉬운 일이 아니므로 관리자는 진척상황에 따라 지원조치를 강구해야 한다. 업무를 효율적으로 수행하기 위해 실무적이고 구체적인 조언을 해주기 바란다.

(4) 결과의 평가

① 평가사항
  ㉠ 목표를 얼마나 달성했는가?
  ㉡ 목표를 달성하기 위해 적극적으로 노력했는가?
  ㉢ 업무를 계획적으로 추진했는가, 업무수행에 계획성이 있었는가?

ⓔ 목표달성에 책임감을 가지고 있었는가?

ⓜ 자신의 목표를 달성하는 데에만 치중해 동료와 협조하지 않은 적은 없는가?

ⓗ 목표달성의 수단·방법은 적절했는가?

ⓢ 수단·방법을 창의적으로 연구했는가, 타성에 젖지는 않았는가?

ⓞ 업무진척상황을 시의적절하게 상사에게 보고했는가?

ⓩ 시간을 잘 활용했는가?

② **미달성 원인의 분석** … 관리자는 조직원과 함께 목표를 달성하지 못한 진정한 원인을 파악하고 실패를 교훈으로 다음 목표를 달성하도록 지도한다.

[간호상황에서의 목표관리 과정의 적용]

병원의 목표	경영의 효율성 제고
간호부의 목표	• 환자 간호의 질적 향상 • 간호직원의 자질 향상
간호단위의 목표	• 환자, 보호자 만족감 표현 • 소모품 사용량 감소
평가기준	• 설문지 • 보호자 교육자료
목표 추진의 실적	• 보호자 교육자료 및 안내자료의 개발 • 만족도 조사용 설문지의 개발

❷ 목표관리(MBO)의 주요 활동

(1) 목표설정

① 주요 조직의 목표 및 주요 부서목표를 확인한다.

② 조직구성원을 위한 운영목표를 확인하고 정의한다.

③ 특정한 일에 대해 목표와 방법을 세우고 제안한다.

④ 개인목표와 개인수행에 관한 합동조약을 한다.

⑤ 수행검토를 위한 주기적인 회의일정표를 만든다.

(2) 수행 · 검토

① 부적절한 목표를 제거하고 필요시 일정을 재조정한다.

② feedback, 새로운 억제책, 새로운 투자를 기초로 한 목표를 적용하고 정돈한다.

③ 관리감시도구를 이용하여 제시된 일정표와 실제 수행을 지속적으로 비교한다.

(3) 업적평가

① 업적과 목표달성도를 관리자와 조직구성원이 함께 평가한다.

② 새로운 계획을 위한 내년도 계획을 위해 조직과 부서의 전체적인 목표를 재설정한다.

≣ 최근 기출문제 분석 ≣

2020. 6. 13. 제2회 서울특별시 시행

1 목표관리법(MBO)에 의한 간호사의 직무수행평가에 대한 설명으로 가장 옳은 것은?

① 직무를 수행하는 간호사 당사자의 자율성을 강조하는 평가방법이다.

② 조직이 정한 목표에 따라 간호사가 자신의 직무업적과 성과를 통제하고 관리하도록 유도한다.

③ 간호사가 수행한 실적이 아닌 자질에 대한 평가가 이루어진다.

④ 직선적이고 권위적인 간호관리자가 선호하는 평가방법이다.

> **TIP** 목표에 의한 관리(MBO)
> ㉠ 관리자와 부하구성원들의 자발적인 참여를 통한 합의된 목표이다.
> ㉡ 기대되는 결과와 각자의 개별목표, 권한, 책임범위를 상·하 협의하여 설정한다.
> ㉢ 부하구성원 각자의 성과·업적을 측정평가하여 조직 전체 목적의 효과적 달성에 기하려는 것이다.
> ㉣ 각자의 분담된 업무량, 성과량을 운영지침으로 삼고 목표설정에 참여했던 계선(line)이 직접 직무수행을 한다.

2019. 6. 15. 제1회 지방직

2 목표관리(MBO)에 대한 설명으로 옳지 않은 것은?

① 구체적인 목표와 측정 방법을 계획함으로써 조직성과를 향상시킨다.

② 단기목표에 치중하여 조직의 장기목표에 지장을 초래할 수 있다.

③ 객관적인 직무수행평가와 통제 활동을 용이하게 돕는다.

④ 성과의 질적 측면을 강조함으로써 계량적 목표 측정을 소홀히 한다.

> **TIP** ④ 목표관리의 경우 질적인 목표는 측정이 어려우므로 계량적 목표 측정에만 치우칠 수 있는 단점이 있다.

Answer 1.① 2.④

3 다음 중 목표관리(Management By Objectives, MBO)의 장점에 대한 설명으로 가장 옳지 않은 것은?

① 목표달성에 대한 구성원들의 몰입과 참여의욕을 증진시킨다.

② 구성원들에게 효과적인 자기관리 및 자기통제의 기회를 제공한다.

③ 관리자는 상담, 협상, 의사결정, 문제해결, 경청 등을 포함한 관리자로서의 능력이 향상된다.

④ 장기목표를 강조하여 구성원의 조직비전 공유를 촉진한다.

> **TIP** ④ 목표관리법은 측정이 가능한 단기목표를 위주로 한다.

출제 예상 문제

1 MBO의 순환과정개선계획에서 수정, 보충에 필요한 환류작용을 효과적으로 제공해주는 단계는?

① 지휘   ② 인사

③ 통제   ④ 계획

> **TIP** MBO의 순환과정개선계획은 '계획수립 → 조직화 → 지휘 → 통제'의 과정을 거친다.

2 목표에 의한 관리(MBO)의 목적으로 옳은 것은?

> ㉠ 종업원의 판단을 적시에 적절히 행하게 한다.
> ㉡ 간호의 전문화 경향에 따라 간호관리 의사결정의 분산화를 촉진시킨다.
> ㉢ 종업원의 노력을 조직의 목표를 향하여 효율적으로 집중시킨다.
> ㉣ 종업원의 의욕전환을 통하여 능력개발 활동을 최대화한다.

① ㉠㉡㉢   ② ㉠㉡㉣

③ ㉠㉢㉣   ④ ㉡㉢㉣

> **TIP** MBO의 목적
> ㉠ 조직구성원의 자아실현
> ㉡ 생산성의 향상
> ㉢ 효과적인 조직운영
> ㉣ 효과적인 통제수단 제공

Answer 1.③ 2.③

3 다음 중 목표관리과정에서 두 번째 단계에 해당되는 것은?

① 평가   ② 성과측정

③ 목표수행   ④ 목표설정

TIP 목표에 의한 관리는 보통 '목표설정→목표수행→성과측정 및 평가'의 세 단계 과정을 거친다.

4 목표에 의한 관리(MBO)의 기법을 적용함으로써 조직에 미칠 수 있는 한계점은?

> ㉠ 장기적이고 질적인 목표를 경시하는 경향이 있다.
> ㉡ 측정 가능한 목표설정이 어렵다.
> ㉢ 참여적 관리이기 때문에 합의에 도달하기까지 상당한 시간과 노력이 소요된다.
> ㉣ 권력성, 강제성을 띤 조직에서는 적용이 어렵다.

① ㉠   ② ㉠㉡

③ ㉠㉡㉣   ④ ㉠㉡㉢㉣

TIP 상급관리자와 하급관리자의 합의를 통하여 결정된 목표는 수행과정에서 계획대로 달성되는지의 여부를 측정, 그 측정과 평가 등으로 수정활동과 조언이 이루어진다.

5 다음 중 목표에 의한 관리(MBO)에 대한 설명으로 옳지 않은 것은?

① 통제에 의한 관리에서 탈피하려는 것이다.

② 다양한 분야에서 고용인들 관리에 효과적이다.

③ 피터 드러커(Peter Drucker)에 의해 도입된 것이다.

④ 장기목표를 강조하며 목표변경이 신축적이다.

TIP ④ 단기목표를 강조하며 비신축적일 위험성이 있다.

Answer   3.③   4.④   5.④

6 목표관리과정에 있어서 상급자와 부하직원 간에 요구되는 가장 중요한 요소는?

① 피드백   ② 자율성

③ 상호신뢰   ④ 문제점의 인식

TIP 상하급자 간의 효과적인 수행을 위해서는 상호신뢰가 가장 중요하다.

7 다음 중 MBO에서의 목표설정이 갖는 특징으로 옳은 것은?

① 결과지향적 목표설정   ② 하급자의 단독 목표설정

③ 과정지향적 목표설정   ④ 평가에 따른 불만증가의 가능성 내포

TIP MBO에서의 목표설정 특징
     ㉠ 상하급자 간의 공동목표
     ㉡ 결과지향적 목표설정

8 목표관리를 위한 직원들의 준비와 관련된 설명으로 옳지 않은 것은?

① 간호관리자는 간호사 스스로가 자신의 개인적 작업목표를 설정하는 것에 대한 철학, 목적, 과정 등을 전체 간호직원들에게 알려야 한다.
② 최고관리자와 부서별 감독자들은 간호부서의 목적, 목표, 행동기준 등을 서면상 정리·준비해야 한다.
③ 간호관리자가 MBO의 실행을 위해 모든 부서의 작업설명서를 최신의 것으로 정리해야 한다.
④ 일선 전문직 간호사들은 부서의 목표를 가장 잘 진행시킬 수 있는 활동이 무엇인지를 규정해야 한다.

TIP ④ 관리자의 일이다.

9 다음 중 목표관리의 효과 및 장점이라고 할 수 없는 것은?

① 관리의 개선　　　　　　　　② 조직의 효율성 증진

③ 계획의 질 향상　　　　　　　④ 장기목표의 강조

TIP ④ MBO는 단기목표를 강조하기 위해 이용된다.

10 다음 중 목표관리의 단점은 무엇인가?

① 비용절감

② 융통성 결여의 위험

③ 직원들의 사기 저하

④ MBO 철학의 단순함

TIP MBO의 단점
ⓐ MBO 철학의 어려움
ⓑ 목표설정자에 대한 지침 제공의 실패
ⓒ 지나친 경제적 성과의 집착 및 부서 간의 경쟁 초래
ⓓ 단기목표의 강조
ⓔ 비용절감의 어려움
ⓕ 융통성 결여의 위험

11 다음 중 관리자의 작업목표준비와 관련된 내용이 아닌 것은?

① 각각의 목표달성을 위한 기간을 6～12개월 정도로 정한다.

② 작업설명서에는 주요 작업특성에 관한 개요를 기록한다.

③ 자신의 작업목표를 작성하기 전에 직원들에 대한 교육이 이루어져야 한다.

④ 개인적 실행목표에 관해 상사와 의논한다.

TIP ③ 직원들을 가르치기 전에 자기 자신의 작업목표 작성을 연습해야 한다.

Answer　9.④　10.②　11.③

12 효율적인 조직운영을 위해서 조직구성원들에게 목표에 의한 관리(MBO) 기법 적용이 필요하다. 그 이유는?

> ㉠ 구성원 간의 상호의존적인 '팀워크'를 확보할 수 있다.
> ㉡ 추상적, 질적, 가치적, 장기적, 불가시적 경향을 확보할 수 있다.
> ㉢ 최종결과를 평가하여 목표와 대비시키는 환류과정을 확보할 수 있다.
> ㉣ 자율적 집단 확보를 위해 권위주의 이론 혹은 민주주의 이론을 활용할 수 있다.

① ㉠㉡　　　　　　　　　　　　　　② ㉠㉢

③ ㉡㉣　　　　　　　　　　　　　　④ ㉢㉣

TIP 목표에 의한 관리(MBO)

㉠ MBO는 상호의존성을 전제로 한 자율적 통합성을 강조한다.

㉡ 목표라는 용어로서 'goal, purpose, aim' 등과 'objective'는 다른 특성을 갖는데, MBO는 후자의 특성인 예상 가능한 결과지향적인 계량적 목표를 중시한다.

㉢ 집단의 업적, 결과를 평가하는 환류를 도모함으로써 바람직한 목표설정과 쇄신적 관리의 계속성을 확보하기 위함이다.

03 의사결정

01 의사결정

❶ 의사결정의 의의

(1) 의사결정의 개념

① 의사결정은 둘 이상의 문제해결대안들 중에서 의사결정자가 최선의 대안을 선택하는 행위를 말한다.

② 효과적인 목표 달성을 위해 여러 활동과정 중에서 가장 좋은 대안이라고 생각되는 하나의 활동과정을 선택하는 것이다.

③ 어떤 결정안에 이르는 사고 및 행동과정으로서 둘 이상의 문제해결대안들 중에서 의사결정자가 목적을 달성하는 데 가장 좋은 대안이라고 생각되는 것을 선택하는 행위이다.

④ 관리자는 물론 조직구성원 모두가 수행하는 일상적 · 필수적 활동이다.

(2) 의사결정의 특성

① 조직업무의 모든 과정에서 의사결정과 관련되지 않은 분야는 거의 찾아볼 수 없다.

② 수직적으로 최고경영층에서부터 일선관리자에 이르기까지, 수평적으로 모든 부서에서는 의사결정이 필수적이다.

③ 모든 계층에서 의사결정이 이루어지나 의사결정의 중요성은 상층부로 올라갈수록 증가하게 된다.

④ 의사결정의 내용과 중요성은 각기 다르지만 모든 구성원들은 의사결정을 하게 된다. 그러므로 의사결정은 관리자의 가장 중요한 임무 중의 하나이자, 조직 및 구성원들의 행동에 지대한 영향력을 행사하게 된다.

⑤ 기획 · 조직 · 인사 · 조정 · 통제 등 모든 분야에서 의사결정이 이루어지고 있다.

❷ 의사결정·문제해결·비판적 사고와 창조적 사고

(1) 의사결정

① 어떤 문제를 해결하기 위해 여러 대안 중 가장 적합한 대안을 선택하는 과정이다.

② 필요성의 인식에서부터 대안의 선택으로 끝나는 중간단계의 활동이다.

③ 문제해결보다는 좁은 개념이나 선택보다는 넓은 개념이다.

(2) 문제해결

① 문제란 해결하기 어렵거나 난처한 일로 중재나 개선이 필요한 상황을 말한다.

② 문제해결은 불만스러운 상황을 시정하거나 또 다른 기회를 활용하기 위해 여러 방안으로 탐색하고 실행하는 과정이다.

③ 문제해결은 의사결정 뿐만 아니라 결정된 사항의 실행, 점검, 유지 등도 포함된다.

④ 문제해결은 즉각적으로 해결해야 하는 문제에 중점을 두며, 의사결정과정을 포함한다.

(3) 비판적 사고

① 특정 주제에 대해 적극적으로 분석·종합·평가하는 능동적 사고과정을 말한다.

② 비판적 사고는 장·단점을 모두 발견한 후 단점에 대한 대안을 제시하는 사고방식이다.

③ 비판적 사고는 의사결정 및 문제해결 시 높은 수준의 인지과정으로서 요구되며 훈련을 통해 능력을 향상시킬 수 있다.

④ 특정 주제에 대해 무조건인 비판을 하는 것이 아니라 깊이 있고 폭넓게 이해하려는 취지이다.

⑤ 관리자는 구성원들의 비판적 사고능력, 자기개발 프로그램, 코칭, 역할 모델링 등을 통해 지식과 기술을 향상시킬 수 있도록 지원해야 한다.

⑥ 동기부여와 긍정적 사고의 환경은 비판적 사고능력을 향상시킬 수 있다.

(4) 창조적 사고

① 문제해결방안이나 대안을 도출하고자 하는 경우 필수적인 사고방식이다.

② 창조적인 사고방식을 가진 사람은 더 유연하고 독립적인 사고로 문제에 대하여 새롭고 혁신적으로 접근할 수 있다.

❸ 의사결정의 과정

(1) 문제의 인식

① 문제의 인식 개념
- ㉠ 문제란 자신의 처한 현재 상태와 원하는 상태 사이에서 갭이 발생할 때 나타나게 된다.
- ㉡ 조직에서는 관리자가 기대했던 결과만큼 달성하지 못한 상황에 처했을 때 문제점을 감지하고 문제의 원인을 분석·정리하여 문제를 명확히 정의하는 것이다.
- ㉢ 문제의 인식에서 가장 중요한 것은 조기 인식이다.

② 문제의 인식 특성
- ㉠ 의사결정자와 결정관련자들 사이의 인식의 차이라고 볼 수 있다.
- ㉡ 본인의 지각, 인지, 성격 등에 따라 의사결정자의 판단은 달라질 수 있으며, 동일한 현상에 대해서도 문제를 인식하는 사람과 문제로 인식하지 못하는 사람이 있을 수 있다.

> **TIP** 문제의 인식에 영향을 미치는 의사결정자의 특성
> ㉠ 정보의 양
> ㉡ 문제 분석 및 해결 능력
> ㉢ 문제해결을 위한 동기부여의 정도

(2) 대안의 개발 및 선택

① 개념 … 의사결정시 핵심이 되는 과정이며 대안을 개발하고 선택하는 단계에 해당한다.

② 실행과정
- ㉠ 관련 정보의 수집을 통하여 여러 가지 대안들을 탐색한다.
- ㉡ 구체적인 판단기준으로 수집한 대안을 비교하고 평가하는 과정이다.
- ㉢ 최선의 목적을 달성하는 경우 최적안을 선택하게 된다.

③ 특성 … 의사결정자에게 해결하고자 하는 문제가 익숙한지, 애매한지, 복잡한지 등과 같은 문제 자체의 특성이 영향에 미친다.

(3) 대안의 평가와 선택

① 개념 … 비용, 각 대안의 장·단점, 해결방안, 실천의 문제 등을 생각하는 과정이다.

② 특성
- ㉠ 각종 정보를 통해 의사결정자가 여러 가지 대안들을 개발했다면 각 대안에 대한 평가가 이루어져야 한다.
- ㉡ 평가결과에 따라 한 가지 또는 그 이상의 대안을 선택하게 된다.

(4) 대한의 실행

① 개념 … 선택된 대안을 실행에 옮기는 과정을 말한다.

② 특성

    ⊙ 실행 담당자들의 실행의지가 가장 중요하다.

    ⓛ 의사결정의 변경 가능성, 중요성, 결과에 대한 책임의 정도, 시간과 비용의 제약 등의 환경적인 특성이 중요하게 작용한다.

    ⓒ 최선의 결정이라도 실행이 제대로 이루어지지 않으면 쓸모없는 결정이 되므로 선택안의 실행을 저해하는 요인들을 관리하여 최적의 결과를 얻을 수 있도록 주의를 기울여야 한다.

    ⓔ 적절한 대안의 선택과 선택된 대안이 실행 단계에서 충실히 실현되었을 때 효과적인 문제 해결이 이루어졌다고 볼 수 있다.

(5) 결과의 평가

① 개념 … 실행된 대안이 최선의 목적을 달성했는지를 평가하고 그 평가 결과를 토대로 추후 의사결정과정에 피드백하는 과정이다.

② 특성

    ⊙ 대안을 선택할 당시 예상했던 기대효과와 실제의 성과결과를 비교하여 성공 여부를 평가한다.

    ⓛ 차후 대안의 조정이나 변경이 필요한지를 결정하기 위한 자료를 획득할 수 있다.

02 의사결정의 유형과 접근방법

❶ 의사결정의 유형

(1) 문제의 적용 수준에 따른 유형

① 전략적 의사결정

개념	전략적 선택을 통하여 조직의 운명을 결정하고 추후 대처할 방향을 설정해 주는 중요한 사안에 대한 결정을 전략적 의사결정이라 한다.
특성	• 최근 조직의 의사결정에서 가장 중요시되고 있는 부분이다. • 최고관리자가 결정하는 조직 전체에 영향을 미치는 정기적인 의사결정으로 조직의 목표 달성을 위해 최대한의 능력이 발휘될 수 있도록 자원을 배분한다. • 전략적 의사결정은 비정형적 · 비구조적이다.

② 관리적 의사결정

개념	중간관리자가 수행하는 중·단기계획과 관련되는 의사결정을 말한다.
특성	• 중간관리자에 의해 이루어지는 의사결정이다. • 최대의 과업능력을 산출하기 위해 자원을 조직화하는 과정에서 조직 관리에 관한 결정 및 재원의 조달, 개발에 관한 결정을 한다. • 조직의 재편성, 인력배치, 권한 및 책임관계, 비용의 조달 등과 관련된다.

③ 운영적 의사결정

개념	일선 관리층에서 단기적인 전략수행과 성과달성에 필요한 관리행동에 관련되는 의사결정이다.
특성	현행 업무의 수익성을 극대화하기 위한 것이다.

(2) 문제의 구조화·복잡성 정도에 따른 유형

① 정형적 의사결정

개념	• 구조화 정도가 높은 의사결정을 말한다. • 반복적인 문제의 해결을 위하여 기존의 문제해결절차를 이용하는 의사결정방법이다.
특성	• 일상적이며 효율적이다. • 책임의 정도가 낮아 일반적으로 하위층으로 위임된다. • 미리 설정된 기준에 따라 일상적이고 반복적으로 의사결정이 이루어진다.

② 비정형적 의사결정

개념	구조화되어 있지 않은 상황에서 결정사항이 일상적이지 않거나 복잡한 연구개발조직의 전략기획 부분에서 많이 나타나는 유형이다.
특성	• 의사결정자의 창의력, 직관력, 판단력 등에 의존하여 의사결정이 주로 이루어진다. • 비정형적 의사결정의 사용 -문제의 규명이 어려운 경우 -문제 해결 절차의 선례가 없는 경우 -명확한 의사결정기준이 없는 경우

(3) 결과의 예측 가능성에 따른 유형

① 확실한 상황의 의사결정

개념	• 확실한 상황에서 이루어지는 의사결정을 말한다. • 의사결정에 필요한 모든 정보를 공유하고 있는 경우 행해지는 의사결정이다.
특성	• 완전한 지식 상황의 안정성, 명확성 등을 가정한 확정적 모형을 수립할 수 있다. • 현실적으로 확실한 상황의 의사결정을 하는 경우는 많지 않다.

② 위험한 상황의 의사결정

개념	• 확실한 상황과 불확실한 상황의 중간 정도에 해당되는 의사결정을 말한다. • 각 대안들에 대한 결과의 예측은 확실하지 않으나, 예상한 결과들의 발생확률은 어느 정도 예측할 수 있는 경우의 의사결정이다.
특성	• 확실하고 완전한 정보가 존재하지 않는다. • 특정 결과가 발생할 확률을 미리 알고 있다.

③ 불확실한 상황의 의사결정

개념	• 불확실한 상황에서 이루어지는 의사결정을 말한다. • 대안들의 결과를 예측할 수 없을 뿐만 아니라 발생확률도 전혀 알 수 없는 경우의 의사결정이다.
특성	• 완전한 의사결정은 존재할 수 없다. • 의사결정자의 능력, 취향, 태도 등에 따라 차이를 보인다.

❷ 의사결정의 접근방법

(1) 집권화된 / 분권화된 접근방법

① 집권화된 의사결정 … 대부분의 의사결정이 주로 조직의 최고관리자에 의해 이루어지며 조직의 규모가 클수록 의사결정이 중간관리자나 실무관리자에게 위임되는 경우도 있다.

② 분권화된 의사결정
　㉠ 대부분의 의사결정이 조직의 하부에서 이루어지며, 의사결정에 대한 책임을 최고관리자가 실무관리자들에게 위임한다.
　㉡ 하부관리층에서 많은 의사결정이 이루어지도록 하기 위한 방법이다.

(2) 개인적/집단적 접근방법

① 개인적 의사결정
　㉠ 개인적 의사결정의 배경
　　• 의사결정은 사람마다 다르다. 빨리 하는 사람도 있고 느리게 하는 사람도 있다.
　　• 의사결정을 하기 전에 많은 양의 정보를 참고하는 사람도 있고 그렇지 않은 사람도 있다.
　　• 자신의 이해관계만을 중심으로 의사결정을 하는 사람도 있다.
　㉡ 개인적 의사결정의 개념 : 개인이 스스로 판단하고 선택하여 문제를 분석하고 대안을 선택하는 의사결정을 말한다.

ⓒ 개인적 의사결정의 특성

- 정형적으로 완전히 합리적이지 못하기 때문에 풍부한 양의 정보에 따른 의사결정을 할 수 없다. 이는 개인의 가치관, 성격, 위험에 대한 성향, 불일치의 잠재성 등의 심리적 · 행동적 요인이 관여되어 있기 때문이다.
- 영향요인으로는 인지구조, 창의력, 정보처리능력, 성격, 가치관, 문제에 대한 인식, 조직에서의 역할 등을 들 수 있다.
- 개인의 인격에 근거한 개인적 의사결정을 하게 되면 집단적 의사결정보다 질서정연하지 못한 경우가 많다.
- 의사결정에 필요한 정보를 얻기 위해 타인에게 의견을 묻거나 질문하는 것까지 모두 개인적 의사결정의 범주에 포함시킬 수 있다.

② 집단적 의사결정

ⓐ 집단적 의사결정의 개념 : 집단적 상호작용을 통해 문제를 인식하고 문제를 해결할 수 있는 대안을 선택하는 과정으로 자율적인 조직 기반을 구축하는 활동으로 볼 수 있다.

ⓑ 집단적 의사결정의 특성

- 개인적 의사결정보다 집단적 의사결정을 사용하는 비중이 점차 높아지고 있다.
- 조직에서는 관리자의 개인적 의사결정을 축소하고 집단적 의사결정을 확대하고 있다.

ⓒ 집단적 의사결정의 효과

- 정당성, 합법성이 증가되고 정확도가 높다.
- 과업의 전문화, 분업화, 협업화가 가능해진다.
- 의사결정의 질이 향상된다.
- 결정에 대한 구성원들의 만족과 지지를 얻을 수 있다.
- 난해한 문제를 해결할 경우 집단구성원들이 가지고 있는 모든 자원을 활용할 수 있다.
- 구성원들의 창의력 증진에 영향을 미치며, 창의적인 집단 형성에 중요한 역할을 하기도 한다.

ⓓ 집단적 의사결정의 문제점

- 개인적 의사결정에 비해 결정에 필요한 시간과 비용이 많이 소요된다.
- 집단 내 획일성에 대한 압력이 발생하여 구성원에 대한 순응 압력이 가해진다.
- 특정 구성원에게 지배를 받을 가능성이 증가된다.
- 결과에 대한 책임소재가 불분명하다.

⑤ 집단사고

ⓐ 집단사고의 개념

- 집단적 의사결정을 할 경우 발생할 수 있는 현상 중의 하나가 집단사고이다.
- 집단사고는 응집력이 강한 집단에서 구성원들 간 합의에 의한 요구가 지나치게 커 현실적인 다른 대안을 모색할 수 없도록 하는 현상을 말한다.
- 집단사고는 구성원들의 잘못된 결과에 대한 의견일치를 불러올 수 있다.

ⓑ 집단사고가 발생하는 상황

- 정보가 많이 부족한 경우
- 의사결정의 절차상 다른 방법이 없는 경우

- 일방적이고 독재적인 리더십이 존재하는 경우
- 외부로부터의 고립이나 위협으로 인한 스트레스가 높은 경우

ⓒ 집단사고에 의한 희생 사례
- 케네디 대통령 - 쿠바 침공에 대한 결정과정
- 존슨 대통령 - 월남전쟁 확대에 대한 결정과정

ⓔ 집단사고의 문제점
- 집단사고가 발생하면 구성원들의 비판적 사고는 접어 둔 채 집단합의에 부합하는 의견을 표명하는 데에만 몰두하게 된다.
- 강한 충성심을 발휘하여 만장일치의 분위기를 조성함으로써 비현실적, 비합리적, 획일적, 비윤리적인 의사결정을 할 수 있다.
- 집단사고에 빠지게 되면 전문가의 자문이나 조언을 무시하고 새로운 정보나 변화에 민감하게 반응하지 못하게 된다.
- 문제의 인식에 소극적이 되고 상황에 대한 빠른 적응능력은 저하된다.

ⓜ 집단사고의 위험 징후
- 구성원들은 자신이 속한 집단이나 조직은 어떠한 경우에도 무너지거나 패배하지 않는다는 환상을 가지고 있다.
- 구성원들은 자신이 속한 집단에 불리한 정보는 왜곡하거나 중요성을 깎아 내려 자신의 집단에 대한 우월성을 지키려 한다.
- 구성원들은 자신이 속한 집단은 언제나 옳은 행동만을 한다고 생각하며 비도덕적이고 비윤리적인 행동을 서슴지 않는다.
- 구성원들은 자신이 속한 집단 외의 다른 집단에 대해서는 배타적 감정을 갖는다.
- 구성원들은 자신이 속한 집단을 비판하거나 행동규범을 어기는 사람에게는 직접적인 압력을 가한다.
- 구성원들 스스로 타인과 다른 의견의 발표는 자제하고 타인들의 의견에 동조하려고 노력한다.
- 구성원들은 자신이 속한 집단은 항상 만장일치와 통일성이 강하다라는 환상을 갖는다.

🔊TIP 집단사고와 관련된 현상
ⓐ 애쉬 효과
- 사람들은 심리적으로 다른 사람의 의견을 따라가는 경향이 있다는 것으로 1950년대 애쉬 교수의 실험을 통해 유래된 것이다.
- 애쉬 효과는 많은 사람들이 공유하는 잘못된 생각 때문에 한 개인의 옳은 판단이 영향을 받게 되는 현상을 말한다.
- 애쉬 실험의 결과〉
 - 실험 대상자들 중 전혀 흔들리지 않고 정답을 말한 사람들은 전체의 20%에 불과했다.
 - 나머지 80%는 적어도 한번 이상 집단의견에 따라 틀린 답을 선택하였다.
 - 두 번 이상 틀린 답을 선택한 사람도 58%나 되었다.
ⓑ 로스구이 현상
- 문제의 본질을 알아차리지 못하고 간단하고 효과적인 대안이 존재함에도 불구하고 값비싼 다른 대안을 선택하여 큰 대가를 치르는 현상을 말한다.
- 조직에서는 좋은 취지의 개혁방안이 로스구이 현상 때문에 엄청난 비용을 치르고 실패로 끝나는 경우가 종종 존재한다.

03 효과적인 집단적 의사결정의 기법

① 브레인스토밍

(1) 개념

여러 명의 사람들이 모여 집단의 리더가 제기한 문제에 대하여 자발적으로 아이디어를 제시하고 유용한 아이디어를 가능한 한 많이 얻어냄으로써 문제의 해결책을 찾는 방법이다.

(2) 특성

① 문제를 정의하고 새로운 창의적인 대안을 탐색하는데 효과적이다.

② 동기부여, 독선적 사고의 배제, 적극적이고 진취적인 태도 함양 등의 부수적 효과를 얻을 수 있다.

③ 대안을 발견하는 경우에는 유효하지만 대안을 평가·선택하는 단계에서는 다른 기법들과 병용하는 것이 바람직하다.

④ 자유롭고 융통성 있는 사고의 창의성을 증진시킬 수 있다.

(3) 규칙

① 아이디어를 자유롭게 제시하도록 보장한다.

② 다른 사람의 아이디어에 대한 비판을 하지 않는다.

③ 가능한 많은 양의 아이디어 제시에 중점을 둔다.

④ 가능한 한 많은 아이디어를 통합하고 발전시켜 나가야 한다.

② 명목집단기법

(1) 개념

의사결정을 하는 과정에서 논의나 구성원 간의 의사소통을 제한하여 명목상의 집단에 국한된다는 점에서 명목집단기법이라고 한다.

(2) 특성

① 참여자들로 하여금 대화에 의한 의사소통을 하지 못하도록 함으로써 집단의 각 구성원들이 마음속에 진실로 생각하고 있는 것을 끄집어내는 것이다.

② 의사결정에 참여한 구성원들은 독립적으로 각자의 의사를 제시할 수 있다.

③ 의사결정을 방해하는 영향력을 감소시킬 수 있다.

(3) 순서

① 집단의 구성원들이 테이블에 모여앉아 서로 대화를 하지 않는다.

② 각 구성원들이 문제에 대해 생각하고 있는 바를 종이에 각자 적는다.

③ 한 사람씩 돌아가면서 자신이 생각하고 있었던 바를 발표한다.

④ 사회자는 구성원 전원이 한 눈에 볼 수 있도록 제안된 의견들을 칠판에 적는다.

⑤ 제안된 의견에 대한 토의는 하지 않는다.

⑥ 결과에 대한 목록을 만든다.

⑦ 구성원들은 제안된 생각에 대한 우선순위를 묻는 비밀투표를 실시한다.

⑧ 득표수가 가장 많은 의견을 채택한다.

③ 델파이기법

(1) 개념

① 아직 알려지지 않은 내용이나 합의에 도달하지 못한 내용에 대하여 다수의 전문가의 의견을 수회의 피드백을 거쳐 결론에 도달하는 즉, 전문가들의 사고를 통하여 체계적으로 접근하는 예측에 의한 분석방법이라고 볼 수 있다.

② 지극히 불확실한 미래의 현상을 예측하는 도구로 많이 사용되는 기법이다.

(2) 델파이기법의 특성

① 다른 사람의 의견에 대한 영향으로부터 구성원들을 격리한다.

② 회의 참가자들의 출석을 요구하지 않는다.

③ 의사결정 참석자들이 대면하지 않는 상태에서 시행한다.

④ 의사결정에 참여하는 사람들은 사안에 대한 전문가들로 구성된다.

⑤ 진행이 복잡하고 시간이 많이 소요된다.

(3) 델파이기법의 진행순서

① 문제 설정

② 첫 번째 설문지 응답처리

③ 응답결과를 다른 구성원들에게 보고

④ 종합 요약된 응답을 본 후에 두 번째 설문지에 각자의 수정된 응답을 제시하고 정리

❹ 전자회의

(1) 개념

집단적 의사결정방법 중 가장 최신의 접근방법이며 고도의 컴퓨터 기술과 명목집단기법을 혼합시킨 방법이다.

(2) 특성

① 참가자들의 의견은 단말기를 통해 익명으로 제시된다.

② 모든 참가자들의 의견을 단말기를 통해 신속하게 알 수 있다.

③ 가장 큰 장점은 익명성, 솔직성, 신속성이다.

(3) 진행순서

① 약 50명의 사람들이 각자 컴퓨터단말기가 설치된 책상에 둘러 앉는다.

② 참가자들에게 문제가 제시된다.

③ 참가자들은 자신의 컴퓨터 스크린에 문제에 대한 각자의 의견을 제시한다.

④ 투표 결과 및 내용, 참가자 개인의 의견 등이 대형 스크린을 통해 게시된다.

최근 기출문제 분석

2020. 6. 13. 제2회 서울특별시 시행

1 〈보기〉에서 설명하는 집단의사결정방법으로 가장 옳은 것은?

─── 보기 ───

- 조직구성원들이 대면하여 상호 간의 대화나 토론 없이 각자 서면으로 아이디어를 제출하고 토론 후 표결로 의사결정을 하는 기법이다.
- 새로운 사실의 발견과 아이디어를 얻고자 할 때, 정보의 종합이 필요할 때, 최종 결정을 내릴 때 효과적이다.

① 브레인스토밍

② 명목집단법

③ 델파이법

④ 기능적 분담법

TIP ① 브레인스토밍(영감법): 집단의 리더가 제기한 문제에 대하여 자발적으로 아이디어를 제시하고 유용한 아이디어를 가능한 한 많이 얻어냄으로써 문제의 해결책을 찾으려는 방법으로 문제를 정의하고 새로운 창의적인 대안을 탐색하는 데 효과적으로 사용할 수 있고 동기부여, 독선적 사고의 배제, 적극적이고 진취적인 태도 함양 등의 부수적인 효과를 얻을 수 있다.
③ 델파이법: 사안에 대한 전문가들이 설문지를 통해서 각자의 전문적이 의견을 제시하고 다른 사람들이 제시한 의견을 반영하여 설문지를 수정한 후 이를 이용하여 다시 의견을 제시하는 일련의 절차를 반복하면서 최종 결정을 내리는 방법으로 지극히 불확실한 미래 현상을 예측할 때 효과적으로 사용할 수 있다.
④ 기능적 분담법: 간호인력 별로 특정 업무를 배정하여 그 업무만을 기능적으로 수행하도록 하는 방법이다.

Answer 1.②

2 〈보기〉와 같은 상황에서 주로 나타나는 의사소통 네트워크의 특성으로 가장 옳은 것은?

─────── 보기 ───────

병원 감염을 예방하고 환자안전을 위하여 창의적인 방안을 모색하기로 하고, 병원 내 모든 부서의 모든 구성원이 자유롭게 의견을 교환하고 아이디어를 제시 하도록 하였다.

① 권한의 집중도가 높다.
② 구성원의 만족도가 높다.
③ 정보전달이 특정 리더에 집중되는 경향이 있다.
④ 구성원간의 상향적, 하향적 의사소통만 가능하다.

> **TIP** 브레인스토밍(영감법) … 집단의 리더가 제기한 문제에 대하여 자발적으로 아이디어를 제시하고 유용한 아이디어를 가능한 한 많이 얻어냄으로써 문제의 해결책을 찾으려는 방법으로 문제를 정의하고 새로운 창의적인 대안을 탐색하는 데 효과적으로 사용할 수 있고 동기부여, 독선적 사고의 배제, 적극적이고 진취적인 태도 함양 등의 부수적인 효과를 얻을 수 있다.

3 다음 글에서 설명하는 의사결정 방법은?

A 간호관리자는 병원 감염률을 낮추기 위해 병원 감염 담당자들과의 대면 회의를 소집하였다. 이때, 참석자들은 어떠한 압력도 없이 자신의 아이디어를 자유롭게 제안하고 그 내용에 대해서는 어떠한 평가나 비판도 받지 않도록 하였다. 그 결과, 병원 감염을 효과적으로 감소시킬 수 있는 창의적인 방법들이 다양하게 개발되었다.

① 델파이법
② 전자회의
③ 명목집단법
④ 브레인스토밍

> **TIP** ④ 브레인스토밍 : 집단의 리더가 제기한 문제에 대하여 자발적으로 아이디어를 제시하고 유용한 아이디어를 가능한 한 많이 얻어냄으로써 문제의 해결책을 찾으려는 방법으로 문제를 정의하고 새로운 창의적인 대안을 탐색하는 데 효과적으로 사용할 수 있고 동기부여, 독선적 사고의 배제, 적극적이고 진취적인 태도 함양 등의 부수적인 효과를 얻을 수 있다.

Answer 2.② 3.④

4 최고관리자가 기획을 수립할 때 사용하는 의사결정 유형으로 가장 옳은 것은?

① 정형적 의사결정, 위험상황의 의사결정, 운영적 의사결정

② 비정형적 의사결정, 위험상황의 의사결정, 전술적 의사결정

③ 정형적 의사결정, 불확실한 상황의 의사결정, 전술적 의사결정

④ 비정형적 의사결정, 불확실한 상황의 의사결정, 전략적 의사결정

> **TIP** 최고관리자는 의사결정 과정이 프로그램화되어 있지 않은 비정형적 의사결정을 한다. 기획 수립 시에는 불확실한 상황
> 에서 의사결정이 진행되므로 전략적인 의사결정이 요구된다.

2019. 6. 15. 제1회 지방직

5 개인 의사결정에 비해 집단 의사결정이 가진 장점만을 모두 고르면?

㉠ 결정의 질	㉡ 수용성
㉢ 신속성	㉣ 비용

① ㉠㉡

② ㉢㉣

③ ㉠㉡㉣

④ ㉡㉢㉣

> **TIP** 집단 의사결정은 개인 의사결정보다 시간 및 비용이 많이 든다는 단점이 있지만, 의사결정의 질이 높고 수용적 측면에
> 서 개인 의사결정에 비해 용이하다.

2019. 2. 23. 제1회 서울특별시

6 조직 내 의사결정 방법에 대한 설명으로 가장 옳은 것은?

① 구조화된 문제의 경우 비정형적인 의사결정 방법이 유리하다.

② 의사결정의 비용 측면에서는 집단의사결정 방법이 유리하다.

③ 수용성의 측면에서는 개인의사결정 방법이 유리하다.

④ 문제해결 없이 의사결정이 이루어질 수 있다.

> **TIP** ① 구조화된 문제의 경우 정형적인 의사결정 방법이 유리하다.
> ② 집단의사결정 방법은 개인의사결정 방법보다 시간과 비용이 많이 드는 단점이 있다.
> ③ 수용성의 측면에서는 개인의사결정 방법보다 집단의사결정 방법이 유리하다.

Answer 4.④ 5.① 6.④

7 의사결정 방법 중에서 명목집단기법에 대한 설명으로 옳은 것은?

① 대화나 토론 없이 서면으로 의견을 제출한 후 조정된 의견에 대해 토론 후 표결하였다.

② 설문지로 전문가의 의견을 제시 후 수정된 설문지에 다시 의견을 제시하였다.

③ 문제에 대한 자신의 의견을 컴퓨터를 이용하여 제시하였다.

④ 집단의 리더가 제기한 문제에 대해 유용한 아이디어를 가능한 한 많이 제시하였다.

> **TIP** 명목집단기법 … 7~10명의 구조화 된 집단모임으로 테이블에 둘러앉기는 하지만 서로 말하지 않고 종이에 아이디어를 기록하여 제출한 후에 각자가 아이디어를 발표함으로써 아이디어의 공유를 시작하고 토론 후 투표를 통해 우선순위를 결정한다.

8 개인 의사결정과 집단 의사결정에 대한 비교 설명으로 옳은 것은?

① 비용과 신속성이 중요할 때는 집단 의사결정이 적합하다.

② 전문성과 구성원의 수용성이 중요할 때는 개인 의사결정이 적합하다.

③ 집단 의사결정은 개인 의사결정보다 책임소재가 분명하다.

④ 집단 의사결정은 개인 의사결정보다 정당성과 합법성이 높다.

> **TIP** 개인 의사결정은 개인의 가치관, 태도, 인식, 성격, 역할이 의사결정에 영향을 미친다. 완전히 합리적이지 못하여 풍부한 정보에 따른 의사결정에 한계가 있다. 신속성, 창의성, 비용(경제성)이 중요할 경우에는 개인적 의사결정을 택하는 것이 좋다. 집단 의사결정은 집단적 상호작용을 거쳐 문제를 인식하고 대안을 선택하는 것으로 풍부한 지식과 정보에 근거한다. 복잡한 문제로 다양한 접근법이 필요한 경우나 의사결정의 질, 수용성, 정확성 등이 중요할 경우에는 집단 의사결정을 택하는 것이 좋다. 그러나 개인적 의사결정시보다 더 많은 시간과 에너지가 소요된다. 구성원들의 책임 소재가 불분명하다.

Answer 7.① 8.④

출제 예상 문제

1 집단적 의사결정을 할 때 고려될 요소들로 옳게 짝지어진 것은?

> ㉠ 신속성 ㉡ 정확성
> ㉢ 비용 ㉣ 창의성

① ㉠㉡　　　　　　　　　　　　② ㉡
③ ㉡㉣　　　　　　　　　　　　④ ㉠㉡㉢㉣

TIP 의사결정의 선택기준
㉠ 개인 의사결정 : 신속성, 창의성, 비용
㉡ 집단 의사결정 : 질, 수용성, 정확성

2 기획전제를 위한 미래예측기법 중 예측하려는 현상과 관련되는 전문지식을 가진 전문가의 의견을 수렴하기 위해 자문을 의뢰하는 방법은?

① 명목집단법　　　　　　　　　② 브레인 스토밍
③ 델파이기법　　　　　　　　　④ 의사결정 트리

TIP 델파이(Delphi)기법 … 사안에 대한 전문가들이 설문지를 통해서 각자의 전문적인 의견을 제시하고 다른 사람들이 제시한 의견을 반영하여 설문지를 수정한 후 이를 이용하여 다시 의견을 제시하는 일련의 절차를 반복하면서 최종 결정을 내리는 방법으로, 지극히 불확실한 미래 현상을 예측할 때 효과적이다.

Answer 1.② 2.③

3 다음 중 창의적인 집단 의사결정방법은?

① 명목집단법 ② 델파이기법
③ 브레인스토밍 ④ 전자회의

....

TIP 브레인스토밍(영감법) … 리더가 제기한 문제에 대해 자발적으로 아이디어를 제시해 유용한 아이디어를 얻어내는 방법이다. 새로운 창의적 대안을 얻는 데 효과적이다.

4 다음 중 집단 의사결정에 대한 내용으로 옳은 것은?

① 모든 사람의 의사를 모두 반영할 수 있다.
② 의사결정이 한 사람에 의해 지배될 가능성이 없다.
③ 신속한 결정과 시행이 이루어지게 한다.
④ 문제해결에 대한 다양한 접근이 가능하다.

....

TIP ① 모든 사람의 의사를 모두 반영하기 어렵다.
② 의사결정이 한 사람에 의해 지배될 가능성이 있다.
③ 개인 의사결정에 비해 시간이 오래 걸린다.

5 다음 중 집단 의사결정에 대한 내용으로 가장 옳은 것은?

① 모든 사람의 의사를 모두 반영할 수 있다.
② 문제해결에 대한 다양한 접근이 가능하다.
③ 신속한 결정과 시행이 이루어진다.
④ 의사결정이 한 사람에 의해 지배될 가능성은 전혀 없다.

....

TIP 집단 의사결정(group decision making) … 집단 내의 구성원들 간의 의견, 아이디어 및 지식의 교환과 같은 집단적 상호작용을 거쳐 문제를 인식하고 이를 해결할 수 있는 대안을 선택하는 과정이다.

Answer 3.③ 4.④ 5.②

6 다음에서 집단 의사결정의 단점을 모두 고르면?

> ㉠ 상관을 만족시키는 방향으로 결정될 수 있다.
> ㉡ 우세한 사람에 의해 참여가 억제되어 최선이 아닌 결정을 할 수 있다.
> ㉢ 결정에 대한 책임소재가 불분명해질 수 있다.
> ㉣ 시간과 비용이 많이 든다.

① ㉠㉡㉢　　　　　　　　　　② ㉠㉡㉣
③ ㉡㉢㉣　　　　　　　　　　④ ㉠㉡㉢㉣

TIP ㉠㉡㉢㉣ 외에 의견불일치로 인한 집단 내부갈등이 발생할 수 있다.

7 집단적 의사결정의 장점이 아닌 것은?

① 풍부한 지식과 정보에 근거한 의사결정
② 결정의 시행이 용이
③ 시간과 노력이 적게 소요됨
④ 구성원 개인의 만족

TIP ③ 집단적 의사결정은 개인 의사결정에 비해 시간과 노력이 많이 소요된다.

04 재무관리와 시간관리

01 재무관리

① 일반재무관리

(1) 재무관리의 의의

① 개념
- ㉠ 재무관리란 조직의 관점에서 자금의 조달과 운용을 효율적으로 수행하기 위한 이론과 기법의 체계이다.
- ㉡ 조직운영에 필요로 하는 자금을 합리적으로 조달하고 그 조달된 자금을 효율적으로 운영하여 기업가치를 극대화하기 위한 의사결정을 수행하는 관리활동이다.
- ㉢ 병원재무관리에는 환자의 진료실적의 분석을 포함한 경영분석, 예산통제, 자산투자의 분석과 평가에 관련된 사항이 중요하다.

② 재무관리의 목표
- ㉠ **이윤의 극대화** : 이윤이란 총수익에서 총비용을 뺀 값으로, 기업이 존속하고 성장하기 위해서는 이윤을 추구해야 한다. 이윤이 존재하게 되면 조직은 새로운 시설과 생산, 서비스에 연구·투자하면서 확장하게 된다. 반대로 이윤이 없으면 상대적으로 조직이 퇴보하면서 장기적으로 생존이 어려워진다.
- ㉡ **기업가치의 극대화** : 재무결정은 경영성과를 통하여 주로 주식의 가치에 영향을 미친다. 기업가치의 극대화란 주당 주식가격을 상승시켜 주주의 부를 극대화하는 것을 의미한다.
- ㉢ **사회적 책임** : 기업이 이윤을 어떻게 추구하며, 이 이윤을 어떻게 배분하는가의 문제이다. 우선 기업은 이해관계자들의 이해에 맞게 행동해야 하고, 더 나아가서는 사회의 가난한 사람들이나 집단에게 자발적인 자선을 베풀어야 한다는 것이다. 기업의 사회적 책임은 그 이익과 비용을 명확하게 계산하기 어려우므로 경영자의 윤리관이나 가치관 문제와 연결된다.

③ **재무관리의 기능** … 현대 재무관리의 기능은 투자결정과 자본조달결정의 2가지로 설명할 수 있다. 투자결정 기능과 자금조달결정의 기능 모두가 기업목표로서 기업가치를 극대화하기 위한 것이다. 따라서 재무관리자는 기업가치를 극대화할 수 있는 최선의 자본구성을 선택하여야 한다.

투자결정의 기능	자본조달 결정의 기능
• 대차대조표의 차변에 나타나 있는 항목과 관련된 기능 • 기업이 필요한 자산을 어떻게 구성할 것인가를 결정하는 기능 • 조달된 자본을 효율적으로 배분하는 자본 운용을 의미함 • 투자 결정을 통해 자산의 규모와 구성상태가 결정됨 • 투자결정의 목표는 기업자산의 최적 배합을 하는 것	• 대차대조표 대변에 나타나 있는 항목과 관련된 기능 • 투자에 소요되는 자본을 어떻게 조달할 것인가를 결정하는 기능 • 자본조달의 결정을 통해 자본의 규모와 자본의 구조가 결정됨 • 자본조달 결정의 목표는 기업자산의 최적 배합을 하는 것

(2) 재무제표의 이해

① 대차대조표(balance sheet) … 일정 시점에서 그 기업의 재무상태를 표시하는 표이다. 자산항목은 표의 왼쪽에 기록되고, 부채 및 자본항목은 표의 오른쪽에 기록된다. 대차대조표를 보고 기업활동의 결과 그 기업이 어떤 자산을 소유하고 있는지 그에 소요되는 자금이 어떻게 조달되었는가를 알 수 있다. 이때에 자산총계와 부채 및 자본총계의 합계는 일치하여야 한다.

② 손익계산서(income statement)

　㉠ 손익계산서는 일정 기간 동안 기업의 경영성과를 나타내는 보고서로서 당해 기간에 발생한 모든 수익과 이에 대응되는 비용을 나타내는 재무보고서이다.

　㉡ 손익계산서는 외부인으로 하여금 기업의 수익성을 판단하는 데 유용한 정보를 제공해 준다.

③ 현금흐름표(statement of cash flow) … 일정 기간 동안에 현금이 어떻게 조달되고 사용되었는가를 보여주는 기본적 재무제표의 하나이다. 일반적으로 대차대조표나 손익계산서보다는 현금흐름에서 얻은 정보가 더 신뢰성이 높아 기업의 이익을 평가하는 데 유용하게 이용될 수 있다.

❷ 간호조직에서의 재무관리

(1) 병원의 재무관리

① 재무관리는 개인과 조직의 부의 형성에 막대한 영향을 미친다.

② 환자의 진료, 입원치료 및 수술치료 등의 과정을 통해 수입을 얻고, 각종 검사기구 및 장비의 매입, 임대, 직원들의 임금, 관리비, 세금 등 각종 비용을 지불한 후 이익을 얻는다.

③ 경영분석, 예산통제, 자산투자의 분석 및 평가와 관련된 사항이 매우 중요하다.

(2) 간호관리자의 재무관리

① 간호관리자의 1차적 책임은 임상적 간호이나 그 역할의 범위가 점차 확대되고 있다.

② 간호관리자는 간호사들이 환자에게 양질의 간호를 제공하기 위해 얼마만큼의 자원이 필요한지 정확하게 예측하여야 한다.

③ 간호관리자는 예측한 자원을 가지고 얼마나 효율적으로 간호를 제공했는지를 통해 간호사를 평가해야 한다.

④ 간호관리자는 예산을 수립하고 각각의 지출에 대하여 정확히 규명해야 한다.

(3) 재무관리 측면에서의 간호사의 역할

① 본인이 속해 있는 조직의 재무구조나 시스템을 이해하여야 한다.

② 조직의 역할 및 간호단위의 역할을 파악하여야 한다.

③ 기관 전체의 비용 효율적 측면에서 접근하도록 한다.

④ 조직을 위해 장비의 구입, 인력확충, 간호수가 등의 비용을 합리적인 측면에서 접근하도록 노력해야 한다.

③ 병원과 재무관리

(1) 회계

① 회계의 구분

　ㄱ 관리회계
　　• 관리자가 조직을 관리하는 데 유용한 재무관련정보를 산출해내는 것을 의미한다.
　　• 간호와 관련된 재무관리 이슈는 거의 관리회계와 관련된 내용이다.
　　• 병원의 내부경영자에게 유용한 정보를 제공한다.
　　• 미래지향적이다.
　　• 일정한 회계기준이 없다.

　ㄴ 재무회계
　　• 조직의 운영적·재정적 상태에 관한 정보를 제공한다.
　　• 기관에 자본을 투자하거나 돈을 빌려준 외부사람들에게 정보를 제공하는 데 목적이 있다.
　　• 과거지향적이다.
　　• 일정한 회계기준에 따라 작성된다.

② 회계정보의 속성

　ㄱ 목적적합성 : 회계정보는 의도하는 목적에 유용될 수 있도록 적합성을 가져야 한다.
　ㄴ 검증가능성 : 회계정보는 객관적으로 검증 가능한 것이어야 한다.
　ㄷ 이해가능성 : 회계정보가 이해 가능한 것이 되기 위해서는 그 정보가 수량화되고, 단순하고 명백하며 쉬운 용어를 사용해야 한다.

② 충분성 : 회계정보는 경제적 의사결정을 하는 데 질적·양적으로 충분한 것이 되도록 필요한 보조적 정보가 공개되어야 한다.

⑩ 실용성 : 회계정보는 실용성이 있어야 한다. 실용성은 경제성과 적시성이 포함된다. 경제성은 그 정보를 제공하는 데 드는 비용보다 높은 가치를 창출하는 것이며, 적시성은 그 정보가 유용하게 사용되기 위해서 정보가 적시에 제공되는 것을 말한다.

③ 부기 … '장부기입'의 약어로서 일단의 재무활동을 화폐액으로 기록하는 것이다. 이때의 재무활동은 경제활동으로서 자산의 이동, 수익과 비용의 발생 등을 말한다.

　　㉠ 종류
　　　• 단식부기 : 기장상에 일정한 원칙이 없이 주로 편리하게 상식적으로 금전과 화폐의 증감을 기록하는 간단한 부기법이다.
　　　• 복식부기 : 기관의 모든 경제활동을 재산과 자본의 양측면에서 분석할 수 있도록 자산과 부채는 모두 자산이라는 관점에서 기록한다.

　　㉡ 부채(liability) : 개인 또는 기관이 외부의 개인이나 조직에 대해 이행해야 할 재정적 채무를 말한다.

　　㉢ 대차대조표(balance sheet) : 대차대조표의 등식(자산 = 부채 + 자본)에 따라 이루어진다.

차변		대변	
항목	금액	항목	금액
현금	14,800,000	차입금(은행융자)자본금	9,800,000 5,000,000
자산총액	14,800,000	부채 및 자본총액	14,800,000

④ 관리성과의 측정

　　㉠ 이익과 손실 : 이익은 자본을 증가시키는 요인이며, 손실은 자본을 감소시키는 최종결과이다. 이익과 손실의 계산, 즉 손익계산은 재산법과 손익법이 있다.

$$순이익 = 총수익 - 총비용 \ / \ 순손실 = 총비용 - 총수익$$

　　㉡ 수익과 비용

$$수익총계 = 총비용 + 당기순이익 \ / \ 비용총계 = 총수익 + 당기순손실$$

(2) 예산

① 개념

  ㉠ 일반적 개념 : 조직의 운영관리도구로서 일정 기간 중(회계연도)에 목표하는 활동을 위해 필요한 수입과 지출을 총체적으로 계획한 업무계획서이다.

  ㉡ 병원예산 : 재무성과를 병원의 목표, 정책, 계획에 따라 평가하는 도구이며 병원의 운영활동을 재무성과에 기초를 두고 금액으로 계획한 것에 맞추어 조직하고 대화하고 통제하는 수단을 제공한다.

  ㉢ 간호조직의 예산 : 간호부가 설정한 목표달성을 위해 다음 회계연도에 해야 할 사업과 활동을 하기 위해 동원되는 모든 자원과 그 결과에 대해 숫자적으로 표시한 계획을 의미한다. 또한 실질적으로 간호사업계획의 기준이 되고 간호계획을 실현하는 지침이 된다.

② 예산의 목적

  ㉠ 조직의 경영목표 및 목적을 제공한다.

  ㉡ 평가와 통제를 위한 기초자료로 쓰인다.

  ㉢ 경영자들에게 앞서가는 사고의 강화를 할 수 있게 도와준다.

  ㉣ 계획된 목표에 대한 관리를 할 수 있다.

  ㉤ 부서관리에 필요한 정보를 제공한다.

  ㉥ 조직 내의 의사전달 및 조정수단을 제공한다.

  ㉦ 병원의 제반활동을 비판적·창조적으로 분석할 수 있는 자료로 쓰인다.

③ 예산의 선행조건

  ㉠ 예산을 대중이 필요로 하고 제공하고자 하는 서비스에 타당한 목표를 기초로 하여야 한다.

  ㉡ 바람직한 예산이 되기 위해서는 목표에 기초를 두고 있고 간단하고 기준이 명확하며 융통성이 있고 균형이 있어야 한다.

  ㉢ 권한과 책임의 한계가 명백한 조직구조가 필요하다. 이는 조직구성원들이 자신의 책임을 알고 또한 누구에게 책임을 져야 하는지를 알아야 한다는 것을 의미한다.

  ㉣ 신빙성 있는 통계자료를 제공하는 체계가 마련되어야 한다. 통계자료는 금전적 통계와 비금전적인 통계 모두를 포함하는 것으로 예를 들면 입원일수, 평균재원일수, 병상점유율 같은 통계자료가 필요하다.

  ㉤ 예산이 부서수준에서 이루어질 수 있는 자율권이 부여되어야 한다.

  ㉥ 모든 관리자들은 예산과정에 참여하고 예산개발을 위해 노력해야 하며 예산에 대한 충분한 지식을 가져야 한다.

  ㉦ 예산개발에 참여할 직원들은 병원의 재정목표와 집행에 대하여 이해하고 있어야 한다.

④ 예산의 종류

  ㉠ 프로그램예산(program budget)

  • 외래수술 프로그램이나 가정간호 프로그램과 같은 총체적인 프로그램을 위해 비용이 계산되는 것이다.

  • 프로그램예산은 영기준예산을 바탕으로 형성되는 것으로 원가를 의식하는 간호관리자의 요구에 잘 부합된다.

- 원가는 프로그램에 의해 분류되어야 하며, 여러 해의 계획을 할 수 있을 만큼 정확해야 한다(프로그램에 대한 원가분석 필요).
- 프로그램예산의 바탕이 되는 원칙은 재정정보의 분류가 관리의사결정의 지침이 된다는 사실이다.
- 전통적인 개방식예산은 1년을 단위로 계획된 것인 반면, 프로그램예산은 2~5년에 걸친 보다 오랜 시간틀을 가지고 있다(multiyear방식).
- 장점
- 관리자로 하여금 소비한계를 알게 해준다.
- 관리자가 특정서비스의 확장, 감축으로 인한 재정적 결과를 명확히 알 수 있다.
- 단점
- 중앙집권적 의사결정을 유도한다.
- 건강전문가들의 재정적 채무에 대한 책임을 회피한다.
- 건강전문가들의 임상프로그램에 대한 설명능력이 부족하다(재무관리전문가가 이해할 수 있는 용어로 설명해야 한다).
- 재무용어로 측정될 수 있는 건강관리 산출규정이 어렵다.

ⓒ 영기준예산(zero-base budget)
- 예산을 편성·결정함에 있어서 전 회계연도의 예산에 구애됨이 없이 조직체의 모든 사업과 활동에 대해 영기준을 적용해서 각각의 효율성과 효과성 및 중요성을 체계적으로 분석하고 그에 따라 우선순위가 높은 사업활동을 선택하여 실행예산을 결정하는 예산제도이다.
- 관리자가 이전의 것이든 새로운 것이든 모든 프로그램 비용을 연간 예산준비에서 정당하게 설명할 것을 요구하는 것이다.
- 장점
- 대안적인 방법들에 대한 상세한 원가분석과 산출을 통해 관리자로 하여금 재무능력을 발전시키고 자원보존에 대한 개인적인 책임을 받아들이도록 고무한다.
- 노력의 이중성, 다른 부서와의 협동부족 등을 알 수 있고 정규기관과의 계약조건에 의해 부과되는 비용의 증가를 확인할 수 있다.
- 지출비용의 감축이 필요할 때 한 서비스 프로그램을 전부 망치지 않고 재빨리 보다 낮은 단계로 이동할 수 있다.
- 단점
- 전통적인 방법에 비하여 새로운 접근방법이므로 새로운 지식과 기술을 배우는 데 투자해야 한다.
- 부가적인 관리들이 예산과정에 관여할 때 의사소통의 문제가 증대된다.
- 프로그램활동의 여러 단계에 대한 원가이익률을 계산할 비용분석기술에 능숙한 경영관리자가 없다.

ⓒ 고정예산(fixed-ceiling budget)
- 고정예산은 서비스의 증감에 따른 인건비와 다른 요인들에 의해 그 규모가 변동이 없는 예산을 말한다.
- 단위별 관리자가 그들의 책임영역에 대한 예산계획서를 전개하기 전에 고위간부가 소비한계를 정해 놓은 재정계획이다.

ⓔ **가변예산**(flexible budget)

- 가변예산은 회계연도가 시작된 후 생길 수 있는 변화, 즉 계획에 없는 비용이 필요한 경우에 적응할 수 있도록 해준다.
- 가변예산은 활동조건에 기대치와 거의 맞지 않는다는 사실에 바탕을 둔 것이다.
- 가변예산은 서비스단위에서 직원과 공급품에 대한 실제 지출을 고려하여 그것을 서비스의 실질적인 단위와 비교한다(탄력성 있는 기준에 의해 비교).

ⓜ **성과예산**(performance budget) : 간접간호, 사내교육, 질적인 향상, 간호연구 등에 바탕을 둔 것이다.

ⓗ **운영예산**(operating budget)

- 운영예산은 회계연도 동안 그 조직의 일상적 운영을 유지하는 데 필요한 비용을 말한다.
- 각 간호단위는 단위를 운용하는 데 필요한 인건비, 공급품비, 세탁비, 수선보수유지비, 교육훈련비, 간접비, 이익 등의 운영예산을 산출한다.
- 운영예산의 공식화는 계획을 위한 충분한 자료와 시간을 갖기 위해서 그 다음 회계연도가 시작되기 몇 달 전에 시작해야 한다.

ⓢ **자본지출예산**(capital expenditure budget)

- 자본지출예산은 중요 비품이나 거액을 요하는 시설의 구매, 건축쇄신에 지출되는 예산을 말한다(땅, 건물, 비싸고 긴 수명을 가진 중요 시설물의 구입 등).
- 자본적인 품목은 일정한 가격 이상이어야만 하고 일정 기간 이상의 수명을 갖고 있어야 한다.
- 자본적 수요에는 설비, 운반비, 서비스계약 등의 예산이 포함된다.
- 인건비나 공급품 예산과 같은 운영상의 측면도 고려해야 한다.

ⓞ **물자소비예산**(supply and expense budget)

- 물자소비예산은 간호단위 운영에 필요한 물자와 비자본적 설비에 지출되는 예산을 말한다(임대료, 유지비, 서비스계약, 의학적·외과적 물품, 조제품목, 종이와 사무용품).
- 물자소비예산을 잘 세우기 위해서는 지출에 대한 보고서나 진술서를 잘 작성해 놓아야 한다.
- 다음 해를 예상하는 데 중요한 어떤 경향을 파악하기 위해 이전의 지출명세서를 분석한다.
- 공급물자예산(supply budget)은 인플레이션도 고려해야 하는 데, 대개 구매부서에서 그 조절지침을 제공한다.

ⓩ **인사예산**(personnel budget)

- 정규직원이나 임시직원들에게 지불되는 임금과 급료 등에 지출되는 예산이다(인력예산).
- 인사예산은 예산과정에서 아주 중요한 부분으로 전체 간호서비스 예산의 90%를 차지한다.
- 봉급뿐만 아니라 휴가, 병가, 휴일, 초과근무시간, 임금차, 장점향상, 오리엔테이션과 교육시간과 같은 것들에 대한 보상까지 포함한다.
- 관계요소 : 서비스 단위, 환자의 분류, 간호에 필요한 시간, 고정된 직원과 변동할 수 있는 직원, 기술적 변화, 내과실습의 변화, 정규적인 요구, 직원서비스, 다음 해를 위한 계획 등을 고려한다.

ⓩ **증가예산**(incremental budget) : 현재 활동에서 추정되는 변화에 인플레이션으로 인한 증가비율을 더한 것이다.

ⓒ 개방식예산(opened budget) : 활동하고 있는 각 관리자가 보다 적은 자금을 이용해야 할 경우 예산을 전보다 얼마나 낮추어야 하는가를 제시하는 것이 아니라, 그 간호단위의 각 프로그램의 최적 활동수준을 상정할 수 있는 유일한 비용측정서를 제시하는 방법이다.

⑤ **예산과정** … 예산은 효과적인 계획을 세울 수 있는 강한 동기부여를 제공할 뿐 아니라, 간호관리자들의 수행정도를 평가하는 데 필요한 기준을 제공하므로, 간호부에서는 예산을 정확하게 세움으로써 간호의 궁극적인 목표인 양질의 건강관리를 위해 필요한 지출의 효과를 극대화하도록 해야 한다.

㉠ **예산편성** : 다음 회계연도에 부서가 수행할 정책이나 사업계획을 재정적 용어나 금액으로 표시하고, 예산안을 작성하는 행위로서 예산편성지침의 작성에서부터 예산안의 확정에 이르는 일련의 과정을 말한다.

• 예산편성과정
- 비용예산의 수립(인력비용의 결정 → 재료비의 결정 → 산출물과 생산성의 측정) : 비용예산이란 서비스를 제공하는 데 필요한 비용을 기록하고 추적하는 과정이다.
- 수익예산의 수립 : 비용을 충당하기 위해 필요한 수익의 비율과 원천을 결정하기 위한 과정을 계획하는 것이다.
- 현금예산의 수립 : 현금예산의 편성은 수익에 따른 현금의 흐름과 현금의 입금시기, 현금의 소요량, 자본과 특별현금 소요량을 추적하고 계획하는 것을 말한다.

• 예산편성이유
- 간호관리자가 간호의 제반활동을 비판적 또는 창조적으로 분석하게 된다.
- 간호부 계획의 실현가능성을 조기에 알 수 있다.
- 간호관리자가 현재보다 미래지향적이 되게 한다.
- 예산안이 일단 결정되면 매 사업계획을 할 때마다 필요한 승인·교섭 등 절차상의 번거로움을 덜 수 있다.
- 문제와 기회를 예측하여 효율적으로 대처할 수 있게 한다.
- 병원조직 전체의 목표달성을 위해 동기를 부여한다.
- 간호관리자들이 결정한 행동을 지속적으로 상기시켜 준다.
- 통제를 위한 준거점이 된다(실제 지출과 예산안을 용이하게 비교해 볼 수 있으므로 효율적인 통제관리가 가능하다).
- 간호관리자들의 수행정도를 평가하는 데 필요한 기준을 제공한다.

• 예산편성의 고려사항
- 병원지침에 의한 예산항목에 따라 편성하는 데 먼저 과거의 운영기록을 분석한다.
- 간호부의 새로운 사업계획, 충원계획 등은 타당성 있는 자료를 첨부한다(병원의 철학과 목적, 각 간호단위의 과거통계자료 및 경험, 예상되는 간호단위의 요구 등).
- 간호업무에 영향을 미칠 수 있는 타과의 변동, 실무교육 프로그램의 변화, 환자간호를 위한 새로운 활동, 간호단위의 신설 등 기대되는 변동의 유무를 확인한다.
- 각 간호단위와 간호부 전체에서 사용할 공급품의 종류와 양을 확인한다.
- 새로 청구되는 비품에 대한 청구서를 작성할 때에는 반드시 그 청구의 타당성을 뒷받침할 수 있는 자료를 첨부해야 한다.

-각 간호단위를 책임지는 수간호사와 감독이 제안한 예산안의 편성이 끝나면 간호예산위원회에서 간호단위 예산청구에 대한 공식발표를 한다.

ⓛ **예산의 심의 및 확정** : 각 부서에서 제출한 예산이 타당한지 검토한 후 확정하기 위한 단계이다.

- 예산안을 사전심의하는 담당자(통제자, 예산담당자, 병원행정가) 각자에게 충분한 여유를 두고 미리 배부한다.
- 최종심사가 끝나면 예산을 변경할 수 없으므로 수정이 필요한 때 이 단계에서 행해진다.
- 병원장이나 예산통제집단에 의해 간호과 예산에 중대한 변화가 있을 경우 최종심의가 끝나기 전에 간호부장에게 통보하여야 한다.
- 간호부의 예산심의는 간호행정활동의 성격과 질을 검토하여 감독·통제하는 주요 계기가 된다.

ⓒ **예산의 집행** : 확정된 예산에 따라 간호부의 수입과 지출을 실행하는 모든 행위를 말한다.

- 예산집행의 원칙
-예산과 사업계획을 최고관리자의 직접적인 감독하에 둔다.
-예산집행은 각 부서에서 제출한 재정운영보고에 입각하여야 한다.
-상황변동에 대처하기 위한 신축성을 유지해야 한다.
- 예산집행책임이 있는 간호부 최고책임자는 예산지출상황을 검토·확인하고 초과지출이 필요한 경우 대책을 강구한다.

ⓔ **결산 및 보고** : 일정 회계연도 동안의 간호부 수입과 지출을 계수로 표시하는 행위를 말한다.

- 예산의 범위 내에서 부서가 재정활동의 결과를 확인한다.
- 미래의 예산편성 및 심의, 재정계획의 보다 효율적인 운영을 위한 정보·자료로서의 기능을 한다.

ⓜ **회계감사** : 회계감사는 전문적 식견과 기술을 가지고 재정활동에 관한 법적·도덕적·교육적·경제적 측면 등 일체의 재무관계를 감사하는 직능이다.

02 시간관리

❶ 시간관리의 의의

(1) 시간관리의 개념

① **광의** … 주어진 모든 시간을 최선으로 활용하여 최대의 효과를 거두는 것이므로 삶 전체를 관리하는 것이다.

② **협의** … 효과적인 활동을 위해 시간을 잘 조직하는 것으로 인간으로서 영위해야 할 식사, 취침, 휴식 등의 기본생활을 제외한 시간을 관리하는 것을 말한다.

③ 시간관리는 관리의 영역이며, 관리 중에서도 자기관리의 한 부분이라 할 수 있다.

(2) 시간관리의 중요성

① 삶을 균형있게 운영하게 된다. 일과 휴식을 조화있게 하여 바쁜 사람에게는 여유를 주고 한가한 사람에게는 긴장감을 주어 삶을 균형있게 한다.

② 가치있는 일에 보다 더 시간을 투자함으로써 목표달성을 쉽게 한다.

③ 변화가 심한 현 시대에 효과적으로 적응할 수 있게 한다.

④ 정신적·육체적 스트레스를 예방하여 건강한 삶을 살게 한다.

❷ 시간관리의 실제

(1) 시간낭비 줄이기

① **시간낭비요소의 확인** … 개인습관을 엄밀하게 검토하는 일부터 시작하여 시간낭비요소에 대한 파악이 필요하다.

② **활동분석** … 활동명세서를 작성하고 검토하여 시간관리에 대한 인식을 변화시키고 시간낭비를 줄이도록 한다.

(2) 조직적인 시간관리방법

① **시간계획** … 일의 생산성을 높이고 평가를 효과적으로 하게 하며, 만족과 사기를 높이고 정신적 건강에 도움을 준다. 따라서 아무리 적은 일이라도 충분한 시간을 투자하여 미리 계획하는 것이 좋다.

② **목표설정** … 시간계획을 조직적으로 하기 위해서는 먼저 목표를 설정해야 한다. 시간의 사용은 항상 목표들과 연관지어서 시간을 분배하고 그 평가가 이루어져야 한다.
   ㉠ 목표를 설정하면 행동에 있어서 '예'와 '아니오'를 분명히 할 수 있다.
   ㉡ 목표설정은 측정기준을 마련해 줌으로써 목표를 향해 진보해나가는 것을 알 수 있고, 목표달성시 만족감과 성취감을 준다.

③ **우선순위의 설정** … 모든 목표나 활동들이 똑같이 중요성과 가치가 있는 것은 아니므로 우선순위를 설정하여 먼저 해야 될 일을 최우선으로 두고 중요도에 따라 일을 처리할 수 있다.

④ **스케줄의 작성** … 가지고 있는 시간을 어떻게 배열하느냐가 중요하다. 짧은 기간의 단기적 목표를 성취해 나갈 수 있다.

(3) 간호관리자의 시간절약방법

① 매일 시간일지 … 필수적 또는 비필수적 활동에 대해 소비된 시간의 흐름을 추적한다.

② 개인의 목표 … 목표를 매우 중요한 것, 중정도인 것, 사소한 것 등의 중요도에 따라 범주화한다.

③ 매트릭스도표 … 주요 목표에 가장 도움이 되는 활동을 규명한다.

④ Gantt도표 … 복합적인 프로젝트에 있어서 각 활동을 완성하는 데 필요한 시간을 그래프화한다.

⑤ PEET도표 … 회의적, 가능성이 있는 것, 낙관적인 시간평가에 의한 매트릭스의 기록이다.

⑥ 위임 … 한 사람의 업무와 책임의 일부를 선별한 부하직원에게 일임한다. 위임을 함으로써 과도한 업무에서 해방될 수 있고 효율성을 높일 수 있으며, 위임받은 사람은 새로운 기술을 습득하고 성장할 수 있다.

≡ 최근 기출문제 분석 ≡

2020. 6. 13. 제1회 지방직 시행

1 다음 글에서 설명하는 예산 과정은?

> • 회계연도 중, 부서의 수입과 지출의 실적을 확정적 계수로서 표시하는 행위이다.
> • 부서의 사후적 재정보고로, 재무활동을 평가할 수 있다.

① 예산 편성   ② 예산 심의

③ 결산 및 보고   ④ 회계 감사

> **TIP** ③ 결산 및 보고 : 일정 회계연도 동안의 간호부 수입과 지출을 계수로 표시하는 행위를 말한다.
> • 예산의 범위 내에서 부서가 재정활동의 결과를 확인한다.
> • 미래의 예산편성 및 심의, 재정계획의 보다 효율적인 운영을 위한 정보·자료로서의 기능을 한다.

2020. 6. 13. 제2회 서울특별시 시행

2 특정 시점에서 조직의 재무상태를 보여주는 재무제표를 통해 알 수 있는 정보로 가장 옳은 것은?

① 조직의 당기 순이익 금액을 확인할 수 있다.

② 조직의 손실 내역을 확인할 수 있다.

③ 조직이 유동부채를 상환할 수 있는지를 확인할 수 있다.

④ 현금이 유입된 영업활동을 확인할 수 있다.

> **TIP** 재무제표의 이해
> ㉠ 대차대조표 : 일정 시점에서 그 기업의 재무상태를 표시하는 표이다. 자산항목은 표의 왼쪽에 기록되고, 부채 및 자본항목은 표의 오른쪽에 기록된다. 대차대조표를 보고 기업활동의 결과 그 기업이 어떤 자산을 소유하고 있는지 그에 소요되는 자금이 어떻게 조달되었는가를 알 수 있다. 이때에 자산총계와 부채 및 자본총계의 합계는 일치하여야 한다.
> ㉡ 손익계산서 : 손익계산서는 일정 기간 동안 기업의 경영성과를 나타내는 보고서로서 당해 기간에 발생한 모든 수익과 이에 대응되는 비용을 나타내는 재무보고서이다. 손익계산서는 외부인으로 하여금 기업의 수익성을 판단하는 데 유용한 정보를 제공해 준다.
> ㉢ 현금흐름표 : 일정 기간 동안에 현금이 어떻게 조달되고 사용되었는가를 보여주는 기본적 재무제표의 하나이다. 일반적으로 대차대조표나 손익계산서보다는 현금흐름에서 얻은 정보가 더 신뢰성이 높아 기업의 이익을 평가하는 데 유용하게 이용될 수 있다.

Answer   1.③   2.③

3 간호부 예산수립과 편성이 간호관리자에게 미치는 영향으로 가장 옳은 것은?

① 간호관리자의 사고를 현재 중심적으로 변화시킨다.

② 통제를 위한 준거 수단으로 활용된다.

③ 사업의 당위성보다 안전성을 우선하여 사업을 계획하게 한다.

④ 간호관리자들이 병원 및 간호부의 목표달성을 위해 노력할 수 있도록 안내 역할을 하는 지침을 제시해 준다.

> **TIP** 예산의 수립과 편성은 간호관리자의 통제를 위한 준거 수단으로 활용된다. 간호관리자의 사고를 미래 중심적으로 변화시키며 사업의 당위성을 우선하여 계획하고 효율성을 강조하게 한다.

4 조직의 재무상태표에 대한 설명으로 옳은 것은?

① 자본은 부채와 자산의 합으로 표시한다.

② 조직의 미래 현금 흐름을 예측하는 데 유용하다.

③ 일정 기간 동안의 경영 성과를 비용과 수익으로 나타낸다.

④ 조직 재무 구조의 건전성을 나타낸다.

> **TIP** 재무상태표 … 일정 시점에서 현재 기업의 재무상태 즉, 기업의 자산, 부채, 자본의 상태를 보여주는 재무보고서로, 포괄손익계산서 등과 함께 재무제표의 일부를 구성한다.
> ① 자산은 부채와 자본의 합이다.
> ② 현금흐름표에 대한 설명이다.
> ③ 포괄손익계산서에 대한 설명이다.

Answer 3.② 4.④

2017. 6. 17. 제1회 지방직

5 보건의료기관의 재무제표 중 손익계산서에 대한 설명으로 옳은 것은?

① 왼쪽 차변에 자산을 기록하고 오른쪽 대변에 부채와 자본을 기록한다.
② 유동자산과 유동부채를 비교하여 기관의 단기 지급능력을 파악할 수 있다.
③ 기관의 수익력을 파악하여 기관의 미래 경영성과를 예측할 수 있다.
④ 기관의 실제 현금의 입출금 내역과 잔액을 기록한다.

> **TIP** 손익계산서는 회계연도의 비용과 수익을 대응시켜 그 기간의 회사의 손익(순손익), 즉 영업성적을 표시한 재무제표이다. 따라서 기관의 수익력을 파악하여 기관의 미래 경영성과를 예측할 수 있다.
> ①② 대차대조표
> ④ 현금흐름표

2016. 6. 25. 서울특별시

6 병원의 대차대조표를 통하여 파악할 수 있는 정보로 가장 옳은 것은?

① A 병원의 재무구조의 건전성을 알 수 있다.
② A 병원의 고정비용, 변동비용, 직접비용, 간접비용을 알 수 있다.
③ A 병원의 진료수익과 진료비용을 알 수 있다.
④ A 병원의 경영분석의 주요 자료로 특히 수익성의 지표가 된다.

> **TIP** ① 대차대조표는 조직의 재무상태를 나타내는 보고서로 자산, 부채, 자본의 규모를 알 수 있다.

538 제2과목 간호관리 - 기획기능의 이해

출제 예상 문제

1 당해 기간에 발생한 모든 수익과 비용을 나타내며, 특정 기간 동안 기업의 경영성과를 나타내는 보고서는?

① 대차대조표

② 현금흐름표

③ 손익계산서

④ 재무상태변동표

> **TIP** 손익계산서(income statement) … 일정 기간 동안 기업의 경영성과를 나타내는 보고서로서 당해 기간에 발생한 모든 수익과 이에 대응되는 비용을 나타내는 재무보고서를 말하며, 외부인으로 하여금 기업의 수익성을 판단하는 데 유용한 정보를 제공해 준다.

2 병원운영에 필요한 자금을 합리적으로 조달하여 금융비용을 최소화하고, 그 조달된 자금을 효율적으로 운영하여 투자가치를 극대화하기 위한 의사결정을 수행하는 관리활동은?

① 재무관리

② 예산관리

③ 생산성관리

④ 비용관리

> **TIP** 병원의 재무관리에는 환자진료실적 등의 분석을 포함하는 경영분석, 예산통제 및 자산투자의 분석과 평가에 관련된 투자론 등이 중요시된다.

3 다음 중 부기의 목적과 관계가 없는 것은?

① 이윤추구

② 목적적합성

③ 내부지향적 관리수단

④ 자산보전 확인수단

> **TIP** 부기는 재무활동을 화폐액으로 기록하는 '장부기입'의 약어로서, 이윤추구와는 전혀 관계없다.

Answer 1.③ 2.① 3.①

4 회계정보의 속성 중 경제성과 적시성을 모두 포함하고 있는 것은?

① 충분성

② 실용성

③ 목적적합성

④ 이해가능성

....

TIP 회계정보의 속성

  ㉠ 목적적합성: 의도하는 목적에 유용될 수 있도록 적합성을 가져야 한다.

  ㉡ 검증가능성: 객관적으로 검증가능한 것이어야 한다.

  ㉢ 이해가능성: 이해가능한 것이 되기 위해서는 그 정보가 수량화되고, 단순하며 명백하고 쉬운 용어를 사용해야 한다.

  ㉣ 충분성: 경제적 의사결정을 하는 데 질적 및 양적으로 충분한 것이 되도록 필요한 보조적 정보가 공개되어야 한다.

  ㉤ 실용성: 실용성에는 경제성과 적시성이 포함된다. 경제성은 그 정보를 제공하는 데 드는 비용보다 높은 가치를 창출하는 것이며, 적시성은 그 정보가 유용하게 사용되기 위해서 적시에 제공되는 것을 말한다.

5 다음 중 예산과정을 옳게 나열한 것은?

① 예산편성 – 예산집행 – 예산결산 – 예산심의

② 예산편성 – 예산심의 – 예산집행 – 예산결산

③ 예산편성 – 예산집행 – 예산심의 – 예산결산

④ 예산심의 – 예산편성 – 예산집행 – 예산결산

....

TIP 예산과정

  ㉠ 예산편성: 다음 회계연도에 부서가 수행할 정책이나 사업계획을 재정적 용어나 금액으로 표시하고, 예산안을 작성하는 행위를 말한다.

  ㉡ 예산심의: 각 부서에서 제출한 예산이 타당한지 검토한 후 확정하기 위한 단계이다.

  ㉢ 예산집행: 확정된 예산에 따라 간호부의 수입과 지출을 실행하는 모든 행위를 말한다.

  ㉣ 예산결산: 일정 회계연도 동안의 간호부 수입과 지출을 표시하는 행위를 말한다.

Answer 4.② 5.②

6 예산을 세움으로써 얻을 수 있는 장점에 대한 설명으로 옳지 않은 것은?

① 고급인력을 유용하게 사용할 수 있다.　② 사업계획시 번거로움을 덜어준다.

③ 효율적인 통제관리를 할 수 있다.　④ 조직의 균형유지가 가능하다.

TIP 예산의 장점
ⓐ 사업계획을 할 때마다 필요한 승인, 교섭 등 절차상의 번거로움을 피할 수 있다.
ⓑ 문제와 기회를 예측하여 효율적으로 대처할 수 있다.
ⓒ 조직 전체의 균형유지에 도움을 준다.
ⓓ 실제 지출과 예산안을 비교해 볼 수 있으므로 효율적인 통제관리가 가능하다.

7 투자예산과 주요 설비, 비품구입과 개수에 지출되는 설비예산을 무엇이라 하는가?

① 영기준예산　　　　　　　　② 자본지출예산

③ 물자소비예산　　　　　　　④ 가변예산

TIP ① 상향적으로 기획하고 운영하는 예산으로 단순히 예산규모의 증감뿐만 아니라 기대된 서비스와 서비스가 요구하는 자원 및 요구된 예산에 포함된 자원의 비용 등을 검토하여 세운다.
③ 서비스를 제공하는 데 필요한 비용예산 중 하나로서 소요되는 소모품과 재료비의 비용을 계산하여 파악한 예산이다.
④ 예상되는 진료량에 대응하여 지출예산허용액을 설정하는 방법으로 탄력성 예산이라고도 한다.

8 프로그램에 대한 지출유형 중 과거지출이란?

① 과거의 예산기간 동안 프로그램에 소비되었던 자금

② 프로그램에 쓰도록 조직의 집행부로부터 인정된 자금

③ 장차의 예산기간 동안 프로그램을 지지하기 위해 그 프로그램을 위해 활동하고 있는 관리자가 요구한 자금

④ 행정에 책임있는 관리자가 앞으로 1 ~ 5년 동안의 프로그램에 대해 예상하고 있는 자금

TIP ② 허용된 지출　③ 제안된 지출　④ 예산지출

Answer　6.①　7.②　8.①

9 예산편성과정에 포함되는 것은?

> ㉠ 조직 내 부서의 목적 및 목표설정   ㉡ 예산일지(budget timetable) 작성
> ㉢ 예산지침, 책임예산단위 확정   ㉣ 기초자료 수집 및 운영예산 예측

① ㉠   ② ㉠㉡
③ ㉠㉡㉢   ④ ㉠㉡㉢㉣

TIP 예산편성과정시 참고할 사항은 제시된 내용 외에도 자본예산편성, 심의 및 확정, 예산편성, 최종위원회 승인 등이 있다.

10 간호부 운영예산의 설명으로 적당한 것은?

> ㉠ 예산에는 보이지 않은 내재적 요소, 즉 인플레이션과 같은 비용이 고려된다.
> ㉡ 주요 물품이나 프로젝트비용 등 일정 기간 동안 반복적으로 재사용되는 장비에 드는 비용이다.
> ㉢ 시설의 이전이나 확대, 예상치 않은 자금의 지불에 사용되는 비용이다.
> ㉣ 환자간호에 직접·간접으로 사용되는 비용이다.

① ㉠㉢   ② ㉠㉣
③ ㉡㉢   ④ ㉢㉣

TIP ㉡ 자본지출예산   ㉢ 현금예산

05 간호생산성

01 간호생산성의 개념과 측정

❶ 간호생산성의 개념

(1) 생산성

① 어떤 상품의 생산이나 서비스에 자원이 어떻게 효율적으로 활용되었는지 나타내는 것을 말한다.

② 생산품 또는 서비스의 산출과 생산과정에서 사용된 자원(인간적 · 비인간적 자원의 투입)과의 관계이다.

$$\frac{\text{산출(output)}}{\text{투입(input)}} = \text{생산성(효율성)}$$

(2) 간호에서의 생산성

① 환자간호를 하는 데 이용된 인적자원의 효율성을 말한다.

② 간호의 생산자인 간호사와 간호관리자들의 공동노력으로 간호목표를 설정하고, 간호생산의 결과를 측정하는 일련의 과정이다.

③ 개방체계모델을 이용한 투입, 과정, 산출, 환경의 영향 … 투입의 변화와 관리과정의 변화를 통해서 생산성을 늘릴 수 있다.

④ 간호의 효과성과 효율성
  ㉠ 효과성 : 치료의 안전도, 적절함, 우수성 등이 포함된다(건강상태의 변화, 환자의 성과, 환자의 만족 등).
  ㉡ 효율성 : 최소의 투입과 방법으로 최대의 산출을 가져오는 결과의 정도를 말한다.

❷ 간호생산성의 측정

(1) 생산성 기준

생산성 기준은 숫자화된 특정한 과정이나 임무를 완성하는 데 필요한 기간을 말하며, 병원에서 가장 많이 이용하는 생산성 측정은 노동생산성 기준이다.

$$노동생산성기준 = \frac{산출시간(요구되는\ 시간)}{투입시간(실제\ 일한\ 시간)}$$

(2) 입원일수당 이용된 자원

① 입원일수당 간호시간

ㄱ 간호직원이 일정 기간 동안 일한 시간을 합한 총합을 똑같은 기간 동안의 전체적인 총입원일수로 나눔으로써 계산된다.

$$입원일수당\ 간호시간 = \frac{봉급으로\ 지불된\ 간호직원이\ 일한\ 총시간(일정\ 기간동안)}{총입원일수(일정\ 기간)}$$

ㄴ 간호에 든 비용을 정확히 반영하기 위해서는 봉급으로 지불된 시간에 환자간호에 직접적으로 필요했던 시간뿐만 아니라 가외의 이익시간(휴가, 휴일, 병가 등)과 간호행정에 지불된 시간 등도 포함되어야 한다.

② 입원일수당 간호봉급

ㄱ 환자당 간호봉급은 간호직원에 대한 실질적인 봉급을 총합해서 같은 기간 동안의 총입원일수로 나눔으로써 계산된다.

$$환자당\ 간호봉급 = \frac{간호사에게\ 지불된\ 총봉급(일정\ 기간)}{총입원일수(일정\ 기간)}$$

ㄴ 간호사의 봉급이 각 직원의 기술이나 경험에 관한 정보를 어느 정도 제공할 수 있다.

③ 입원일수의 표준화

ㄱ 환자의존도의 수준을 가늠하는 한 가지 방법은 간호작업량을 측정하기 위해 고안된 환자분류체계의 정보를 이용해서 입원일을 표준화하는 것이다.

ㄴ 입원일수는 입원일수 대신에 환자분류체계에 의해 계산된 간호에 필요한 시간을 이용함으로써 표준화될 수 있다.

$$표준화된\ 입원일수당\ 간호시간 = \frac{간호직원이\ 일한\ 시간}{그\ 간호에\ 요구되는\ 시간}$$

(3) 이용률

① 이용률의 개념 … 간호생산성은 실제로 일한 시간과 환자분류체계에서 요구하는 시간을 비교함으로써 측정된다.

$$\text{이용률(생산성)} = \frac{\text{요구되는 간호시간}}{\text{실제 일한 간호시간}}$$

② 측정비율 … 대부분의 기관들은 생산성 85 ~ 115%를 받아들일 수 있는 것으로 정하고 있다.
　　㉠ 100% : 실제 간호시간이 요구된 간호시간에 들어맞았을 경우
　　㉡ 100% 이하 : 간호단위가 특정 환자그룹을 간호하는 데 기준보다 더 많은 간호자원을 이용했을 경우
　　㉢ 100% 이상 : 간호단위가 환자를 간호하기 위해 필요로 하는 기준자원보다 더 적은 노동자원을 활용했을 경우

02 간호의 생산성을 증가시키는 방법

❶ 간호생산성을 높이기 위한 방법

(1) 투입의 변화

① 공급과 수요 맞추기 … 간호공급에서 가장 비싼 투입물은 노동의 투입이므로 가장 큰 생산성 증대는 인력자원의 신중한 선택과 사용에 의하여 달성될 수 있다.

② 직원대체
　　㉠ 간호노동 투입은 각 간호사 사이의 교육, 기술, 경험 차이 때문에 동질적일 수가 없다.
　　　• 과학적 관리론 지지자 : 각 환자에게 제공되는 간호는 직원들의 능력에 따라 직무를 할당할 때 생산성이 최대로 된다고 생각한다.
　　　• 인간관계론 지지자 : 간호사와 같은 지적인 노동자는 전 업무를 수행하도록(즉, 환자당 전인적인 간호를 제공하도록) 허용되었을 때 가장 만족하며, 따라서 생산성도 가장 높다고 주장한다.
　　㉡ 전문적 직원(정규간호사)의 비율이 높을 경우의 이점
　　　• 정규간호사의 이용은 보다 높은 환자의 만족과 보다 나은 간호의 질을 가져온다.
　　　• 간호조무사의 이용은(다음에 무엇을 해야 하는지에 관해) 보다 많은 감독과 교육을 필요로 하기 때문에 상대적으로 비용이 더 많이 들 수도 있다.

③ 물자와 설비사용의 통제
　　㉠ 비슷한 물자나 설비의 비용과 특색 등을 비교하면서 가장 낮은 가격에 만족할 만한 질을 갖춘 상품을 선택한다.
　　㉡ 간호직원 사이에 가격민감도를 높인다.

(2) 관리과정의 변화

① 간호관리과정의 변화 … 창조성을 발휘할 수 있는 변화를 통해 생산성을 향상시킬 수 있다.
　　㉠ 관리과정 : 투입을 산출로 바꾸는 데 이용되는 모든 방법이다.
　　㉡ 간호관리과정 : 간호서비스, 리더십과 감독, 환자간호전달체계, 인력관리, 관리계획과 절차의 기록, 간호활동 그 자체 등을 포함한다.

② 관리과정을 향상시킬 수 있는 방법
　　㉠ 간호사의 직업배치를 바꾸어서 간호사의 스케줄을 신축성 있게 재구성한다.
　　㉡ 환자관리전달체계 방법들의 여러 유형을 연구해서 선택한다.
　　㉢ 새로운 또는 개선된 생산품이나 설비를 이용한다.

❷ 간호자원의 생산적 관리전략

(1) 간호자원을 생산적으로 관리하기 위한 전략

① 능률적인 기록을 위해 새로운 flow sheet를 발전시킨다.

② 환자와 가족들의 요구에 대처하기 위해 카운슬링(counseling)이나 그룹교육방법을 이용한다.

③ 간호프로그램과 정보를 일괄해서 한 패키지(package)로 만든다.

④ 외래수술시설을 늘린다.

⑤ 물자와 분담된 서비스를 효과적으로 관리한다.

⑥ 참여적인 관리, 효과적인 인력구성, 전문직에 대한 인식, 공유하는 관리프로그램 등을 통해 전문직 간호의 기여를 고려한다.

⑦ 간호조직을 행렬조직으로 고려한다.

⑧ 간호생산성 표준을 개발해서 이용하고 통제체계를 이행한다.

⑵ 기타 간호생산성을 높이기 위한 방안

① 간호사의 이직률을 감소시켜야 한다.

② 전문직 직원 개인의 성격과 그 직원의 만족도와 동기화를 증가시킬 수 있는 일의 성격이 잘 부합될 수 있도록 맞추어 줄 수 있어야 한다.

③ 환자운반, 영양실, 물품공급, 약국 등의 지지서비스를 효과적으로 운영하도록 한다.

④ 서류작성과 간호기록에 관한 여러 업무에 걸리는 시간을 줄이기 위해 컴퓨터체계를 이용하는 방안을 모색해야 한다.

≡ 최근 기출문제 분석 ≡

2019. 6. 15. 제2회 서울특별시

1 성과 평가 시 측정하는 생산성은 효과성과 효율성을 포함하는 포괄적 개념으로 효과성과 효율성을 모두 고려하여야 한다. 이 중 효율성에 대한 개념으로 가장 옳은 것은?

① 효과성과 상호대체적인 개념이다.

② 목표를 최대한 달성하는 것을 지향한다.

③ 자원의 활용 정도를 평가하는 수단의 의미를 강조한다.

④ 목적의 의미를 강조하는 가치추구의 개념이다.

> **TIP** 효율성이란 투입된 만큼 얼마나 잘했는지, 투입 대비 산출의 개념이다. 즉, 경제적 개념을 내포하며 투입과 산출에 대한 관계를 측정한다. 반면 효과성은 목적과 관련된 개념으로 조직의 목적에 적합한지, 조직의 목적을 어느 정도 달성했는지를 측정한다.

Answer 1.③

출제 예상 문제

1 간호생산성을 계산한 결과 85%가 나왔다. 이 결과가 의미하는 것은?

① 간호직원의 기준이 요구하는 것보다 더 적은 자원을 가지고 환자를 분류하였다.

② 환자분류시스템이 요구하는 기준보다 10% 적은 숫자의 간호사로 환자를 간호하였다.

③ 환자를 간호하는 데 기준보다 더 많은 간호자원을 이용하였다.

④ 실제로 간호한 시간이 요구된 기준간호시간과 일치하였다.

> **TIP** 간호생산성 … 실제로 일한 시간과 환자분류체계에서 요구하는 시간을 비교함으로써 측정한다.
> ㉠ 100% : 실제 간호시간이 요구된 간호시간에 들어맞은 경우
> ㉡ 100% 이하 : 간호단위가 특정 환자그룹을 간호하는 데 기준보다 더 많은 간호자원을 이용했을 경우
> ㉢ 100% 이상 : 간호단위가 환자를 간호하기 위해 필요로 하는 기준자원보다 더 적은 노동자원을 활용했을 경우
> ㉣ 대부분의 기관들은 생산성 85 ~ 115를 받아들일 수 있는 것으로 정하고 있다.

2 다음 중 생산성에 관한 설명이 아닌 것은?

① 경제적 개념으로서의 생산성이란 산출 대 투입과의 관계를 말한다.

② 노동생산성을 통해 노동 이외의 전체적인 생산성을 측정할 수 있다.

③ 병원에서 가장 많이 이용하는 생산성 측정은 노동생산성 기준이다.

④ 간호생산성은 그 질과 적절성에 관계된 간호의 효과성뿐만 아니라 최소한의 자원소비를 가진 간호의 효율성도 포함된다.

> **TIP** ② 노동생산성은 노동비용 또는 고용인이 얼마나 열심히 일을 했는가 이외의 효율성에 대해서는 알 수 없다.

Answer 1.③ 2.②

3 다음 중 간호생산성에 대한 설명으로 옳지 않은 것은?

① 간호에 있어서의 생산성은 환자간호를 하는 데 이용된 인적자원의 효율성을 뜻한다.

② 투입에는 간호직원, 설비, 사용되는 물자, 간호를 제공하는 데 드는 자본비율이 포함된다.

③ 환경이란 간호관리자가 거의 통제할 수 없는 외부적인 것으로 노동법, 건강관리재정정책, 면허법 등이 포함된다.

④ 병원산출의 효과성이란 생산과 서비스를 내는 데 가능한 최소한의 투입과 방법으로 가능한 최대의 산출을 가져오는 결과의 정도를 말한다.

TIP ④ 병원산출의 효율성에 대한 내용이며, 병원산출의 효과성이란 그 치료의 안전도·적절함·우수성 등을 말하며, 건강상태의 변화, 환자의 성과, 환자의 만족 등을 포함한다.

4 다음 중 입원일수당 이용된 자원의 측정에 관한 설명으로 옳지 않은 것은?

① 입원일수당 간호시간에는 봉급으로 지불된 시간에 환자간호에 직접적으로 필요했던 시간뿐만 아니라 가외의 이익시간과 간호행정에 지불된 시간도 포함되어야 한다.

② 입원일에 대한 간호시간과 입원일에 대한 봉급일의 본질이 지속적이라고 간주되는 경우에 한해서이다.

③ 환자당 간호봉급은 간호직원에 대한 실질적인 봉급을 총합해서 같은 기간 동안의 총입원일수로 나눔으로써 계산된다.

④ 입원일수당 간호시간의 경우 간호과정이나 사용된 물자설비의 어떤 변화, 간호직원의 기술차원의 변화 등 간호의 효율성이나 효과성 변화를 고려할 수 있다.

TIP ④ 입원일수당 간호시간은 간호과정이나 사용된 물자설비의 변화, 간호직원의 기술차원의 변화, 입원일수의 강도와 유형, 입원일수에 따른 간호의 질 등으로 인한 간호의 효율성이나 효과성 변화를 전혀 고려할 수 없다.

Answer 3.④ 4.④

10 병원조직이 생산성에 관심을 가져야 하는 이유로 옳지 않은 것은?

① 높은 생산성은 중요한 자원을 보존할 수 있기 때문이다.
② 생산성이 증가하면 늘어나는 수요에 잘 대처할 수 있기 때문이다.
③ 생산성은 직원의 만족도와 관계없기 때문이다.
④ 병원은 경쟁적인 위치를 강하게 할 수 있는 중요전략이기 때문이다.

....

TIP 병원조직이 생산성에 관심을 가져야 하는 이유
ㄱ 병원은 경쟁적인 위치를 강하게 할 수 있는 중요전략이기 때문이다.
ㄴ 높은 생산성은 중요한 자원을 보존할 수 있기 때문이다.
ㄷ 생산성이 증가하면 늘어나는 수요에 잘 대처할 수 있기 때문이다.
ㄹ 생산성에 관심을 가지면 인플레이션의 영향을 상쇄시킬 수 있기 때문이다.

Answer 10.③

간호관리

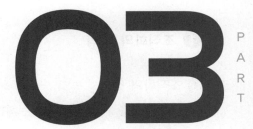

03 PART

조직기능의 이해

01 조직의 이해

01 조직화(organizing)

❶ 조직화의 의의

(1) 조직화의 정의
① 여러 부분을 얽어서 하나의 전체를 만드는 것을 말한다.
② 조직의 목표를 가장 효과적으로 성취할 수 있도록 기본적인 조직구조를 만들어 나가는 역동적인 과정이다.

(2) 조직화의 기능
① 기획이 수립되어 목표가 제시되면 관리자는 그것을 달성하기 위한 조직 내 인적자원과 물적자원을 적절하게 조직화하는 것이다.
② 기획수립과정에서 설정된 목표를 달성하기 위해 일을 세분화하여 구성원들에게 배분하고 자원을 할당하며, 산출결과를 조정하는 과정으로서 통제기능과도 유기적 관계를 갖고 하나의 관리순환체계를 형성한다.

❷ 조직과정

(1) 조직화의 단계
관리에서 조직화는 기획 다음에 이루어지는 단계이다. 기획 후에 관리자는 기획한 것을 달성할 수 있도록 조직해야 한다. 조직과정에서 관리자는 규칙과 질서를 세우고 구성원들 사이의 협조와 생산성을 촉진시키는 공식조직구조를 고안한다.
① **활동의 확인과 분류**(3단계) … 계획된 목표를 달성하기 위해서 필요한 일과 활동에는 어떠한 것이 있는지 확인하고 특성을 고려하여 분류한다.

② **부분화(4단계)**
　　㉠ 가용한 인적·물적자원의 최대한의 확보와 활용을 위한 활동이 잘 수행될 수 있도록 집단화, 즉 부분화하고 최선의 사용방안을 마련한다.
　　㉡ 활동을 담당할 부서를 편성하고 각 직위에 권한을 위임한다.

③ **권한의 위임(5단계)** … 할당된 활동을 원활히 수행할 수 있도록 각 지위에 권한을 위임하는 단계로서 각 지위별로 그리고 직위와 직위 간에 상호관계가 설정된다.

④ **통합단계(6단계)** … 권한관계와 정보흐름을 통하여 모든 부분화된 부문들을 수평적·수직적으로 통합하는 단계이다.

(2) 조직을 위한 분석기법

① **활동분석** … 행해져야 하는 간호업무와 그 업무의 우선순위, 그리고 그 업무가 어떻게 묶여질 수 있는가, 타 업무와의 관계는 어떠한가 등을 분석하는 것이다.

② **의사결정분석** … 어떤 의사결정이 필요하고, 조직구조 내에 어디에서 의사결정이 이루어지며, 각 간호관리자는 어떻게 의사결정에 참여하는가를 분석하는 것이다.

③ **관계분석** … 각 간호부서의 직원이 누구와 함께 일하며, 누구에게 보고하고, 누구의 보고를 받으며, 조직에 기여하는 점은 무엇인가를 분석하는 것이다.

❸ 조직화의 기본원리

(1) 계층제의 원리

① **계층제의 의의** … 권한·책임·의무의 정도에 따라 공식조직을 형성하는 구성원들 간에 상하의 등급, 즉 계층을 설정하여 각 계층 간에 권한과 책임을 배분하고, 명령계통과 지휘·감독체계를 확립하는 것이다. 즉, 계층제는 최고의 직위에서부터 최하위 직위에 이르기까지 어떤 직위가 어떤 업무를 하느냐 하는 것을 말한다.

② **계층화의 방법**
　　㉠ **지도성** : 조직과 관리상의 모든 활동을 지휘하는 기능으로 공식적인 권한과 구별된다. 조직이 확대될수록 효율적인 지도성의 중요성이 증가되며 유능한 지도자를 필요로 한다.
　　㉡ **권한의 위임** : 각 계층이 부여된 책임을 수행하기 위해서 필요한 의사결정과 구체적 조치를 취할 수 있는 권한과 업무를 직접 그것이 실시될 수 있는 계층으로 하강시키는 것을 말한다.
　　㉢ **직무의 결정** : 계층화과정의 마지막 과정으로서 모든 기능을 조직의 각 계층에 배정하는 것을 말한다.

③ 계층제의 장·단점
  ㉠ 장점
    • 의사결정의 책임이 분명하다.
    • 명령전달의 통로가 된다.
    • 지휘·감독을 통한 질서유지의 통로가 된다.
    • 권한위임의 통로가 된다.
    • 조직의 목표설정의 통로가 된다.
    • 조직의 통솔·통합·조정 및 갈등의 해결을 위한 수단이 된다.
    • 업부배분의 수단(수직적 분업)이 된다. 상위계층은 결정에 관한 업무를 전담하고, 하위계층은 집행에 관한 업무를 전담한다.
    • 상명하복의 통솔에 의해 조직의 안정성을 유지하는 기능을 한다.
    • 능률적이고 신속한 업무수행이 가능하다.
    • 승진의 통로가 된다.
  ㉡ 단점
    • 상하 간의 지나친 수직적 관계는 근무의욕을 저해하고 조직의 경직성을 초래하며, 동태적이고 융통성 있는 인간관계의 형성을 저해한다.
    • 계층수가 많아짐에 따라 의사소통의 왜곡이 초래되고, 변동하는 환경에 신축성 있게 대응하는 것이 어려워지며, 보수성을 띠기 쉽다.
    • 계층제는 직무수행을 위한 합리적 조직체계가 아니라 인간을 비합리적으로 지배하는 관계로 되기 쉽다.
    • 계층제는 인간의 개성을 상실케 하고 조직구성원들의 소속감을 감소시킨다.
    • 계층제는 조직구성원의 창의성을 저해하며, 그들을 하나의 기계적인 전달도구로 전락시키기 쉬워 동태적인 인간관계의 형성을 방해한다.
④ 평면구조와 고층구조 … 계층의 수가 적을 때는 평면구조를 이루고 계층의 수가 많을 때 고층구조를 보인다.
  ㉠ 평면구조의 장점
    • 비용을 절감할 수 있다.
    • 계층 간의 의사소통을 원활히 할 수 있다.
    • 통제가 용이하다.
  ㉡ 고층구조의 단점
    • 고층구조는 비용을 증가시킨다.
    • 계층 간의 의사소통을 어렵게 한다.
    • 계획수립과 통제를 어렵게 만든다.
  ㉢ 계층수의 결정 : 가급적 계층의 수를 줄이고 의사소통의 연쇄를 짧게 하는 것이 바람직하다. 지나치게 계층의 수를 적게 할 경우 관리의 범위가 지나치게 넓어져서 관리의 효율성을 저하시킬 수 있기 때문에 조직의 목표와 특성, 조직구조에 영향을 미치는 제반요소를 고려하여 적합한 계층수를 결정해야 한다.
  ㉣ 평면간호조직 : 계층수가 적고 통솔범위가 넓다. 각 간호단위의 책임자인 간호과장은 직접 간호직원들을 통솔한다.

ⓜ **고층간호조직** : 계층수가 많으며 통솔범위는 좁다. 간호부장 → 간호과장 → 간호감독 → 수간호사 → 일반간호사의 수직적 분화로 볼 수 있다.

(2) 명령통일의 원리

① **명령통일의 원리의 의의** … 조직 내의 각 구성원이 한 사람의 상관에게서 명령을 받으며 이에 대하여 책임을 갖게 됨을 뜻한다. 즉, 조직질서를 유지하기 위한 명령체계의 확립을 요구하는 원칙이다.

② **명령통일의 원리의 문제점**
　ⓐ **명령통일의 원리가 지켜지지 않을 경우** : 명령계통이 일원화되어 있지 못하여 둘 이상의 상사로부터 명령을 받게 되면 권위가 실추되고 명령에 혼선을 빚으며 책임소재가 불분명해지고 조직 전체의 안정감이 위협을 받게 된다.
　ⓑ **명령통일의 원리에 너무 집착하는 경우** : 계층적 권위가 과도하게 노출되고 조직의 움직임이 느려져서 업무의 지연이 초래될 정도로 융통성이 저하된다.

③ **장 · 단점**
　ⓐ **장점**
　　• 책임의 소재를 명확히 함으로써 부하에 대한 통제를 가능케 한다.
　　• 조직책임자의 전체적 조정을 가능하게 한다.
　　• 부하직원으로 하여금 누구에게 보고를 하고 누구로부터 보고받는지를 명백하게 해줌으로써 조직지위의 안전성을 확보한다.
　　• 의사전달의 효용성을 확보한다.
　　• 조직 내 갈등문제는 적어진다.
　　• 결과에 대한 책임감이 커진다.
　ⓑ **단점**
　　• 횡적 조직 간의 조정을 어렵게 한다.
　　• 기능적 전문가의 영향력이 감소된다.
　　• 행정의 분권화와 권한위임을 저해한다.
　　• 명령통일의 원리를 지나치게 강조하게 되면 조직이 환경변화에 신속하고 융통성 있게 적응하기 어려워 경직화된다.

(3) 통솔범위의 원리

① **의의**
　ⓐ **개념** : 한 사람의 관리자가 효과적으로 직접 감독 · 관리할 수 있는 하급자의 수로서 관리의 범위를 말한다.
　ⓑ **통솔범위와 계층의 수** : 통솔범위와 계층의 수는 반비례관계에 있다. 즉, 관리범위의 수가 많을수록 계층의 수는 줄어들며, 반면에 관리범위의 수가 줄어들면 계층수가 증가한다.
　ⓒ **적정한 통솔범위** : 상위관리자일수록 비정형화된 문제를 많이 다루기 때문에 상위계층으로 갈수록 통제의 폭이 줄어들어야 한다.

② 통솔범위에 영향을 주는 요인

    ㉠ 통솔자의 능력과 시간 : 부하직원들과 분명하고 정확하게 의사소통을 할 수 있는 관리자가 그렇지 못한 관리자보다 더 많은 부하를 관리할 수 있다. 또한 통솔자의 근무시간이 한정되어 있고 감독해야 할 부하들은 근무교대를 통하여 업무가 24시간 지속될 경우 통솔범위는 제한될 수밖에 없다.

    ㉡ 피통솔자의 자질 및 의식구조 : 부하직원의 능력이 우수할수록 감독의 필요성이 줄어들고 권한을 위임하여 재량권을 부여할 수 있다.

    ㉢ 업무의 성질 : 업무가 복잡하고 정신적인 노력을 요구하며 상호관련성이 많은 업무일수록 통솔범위는 좁아지며, 이에 비해 업무가 획일적이고 반복적이며 고도로 표준화되어 있어 단순하고 기계적인 일일 때에는 통솔범위가 확대될 수 있다. 그 과업을 수행토록 함에 있어 관리자가 부하들을 직접 접촉해야 할 필요성이 적기 때문이다.

    ㉣ 막료부서의 지원능력 : 감독의 업무를 보좌하는 막료가 있으면 감독자의 통제의 폭이 넓어질 수 있다.

    ㉤ 지리적 분산의 정도 : 작업장소가 지역적으로 분산되어 있는 경우에 통솔범위는 줄어들고, 지리적으로 한 장소에 집중되어 있는 경우에 통솔범위는 확대될 수 있다.

    ㉥ 직무의 명백성 : 정책과 권한 등 직무가 구조화되어 명백할수록 의사결정에 필요한 업무량이 줄어들게 되므로 통솔범위를 확대시킬 수 있다.

    ㉦ 계획과 통제 : 계획과 통제의 틀이 잘 갖추어져 있으면 그만큼 관리자가 쉬워지므로 통솔의 범위는 확대될 수 있다.

③ Graicunas의 공식 … 부하직원의 수(n)가 증가함에 따라 감독자와 피감독자의 관계수(N)는 기하급수적으로 증가한다는 것을 알 수 있다.

$$N = n\left(\frac{2^n}{2} + n - 1\right) \ (N = \text{감독자와 피감독자의 관계수}, \ n = \text{부하직원의 수})$$

⑷ 분업전문화의 원리

① 분업

    ㉠ 개념 : 조직구성원이 갖고 있는 다양한 기능을 효율적으로 활용하기 위하여 전체 업무를 작은 직무로 분할하는 것을 말한다.

    ㉡ 분업화의 방법

      • 수직적 및 수평적 업무분담

      – 수직적 전문화 : 상위계층에서 하위계층으로 업무를 분담한다.

      – 수평적 전문화 : 구성원들 간의 조정과 협동이 잘 이루어지도록 횡적으로 업무를 분담한다.

      • 기능별 업무분담 : 간호대상자의 유형에 따라 성인, 아동, 신생아, 중환자, 수술환자 등으로 나누어서 직무를 수행하고 있다.

② 분업화의 장·단점

　㉠ 장점
　　• 조직의 목표달성을 위한 능률적 수단이다.
　　• 사람은 성격·관심·능력에 차이가 있으므로 전문화에 의하여 업무를 능률적으로 수행할 수 있고 전문가가 될 수 있다.
　　• 업무를 세분화할수록 업무를 습득하는 데 걸리는 시간과 비용을 단축시킬 수 있다.
　　• 업무를 단순화시키고 기계화가 가능해진다.

　㉡ 단점
　　• 분업은 단순하고 단조로운 업무의 계속적인 반복이기 때문에 조직 속에서 근무하는 개인의 업무수행에 대한 흥미를 상실케 한다.
　　• 지나친 분업은 조직 내의 각 단위 간의 조정을 어렵게 한다.
　　• 분업은 세분화할수록 통합적으로 조직을 관리하는 것보다 더 많은 비용이 소요될 수 있다.
　　• 전문화의 부작용인 지루함, 피로, 스트레스, 생산성 감소, 품질저하, 결근율·이직률 증가 등이 발생할 수 있다.

(5) 조정의 원리(목표통일의 원리)

① 의의 … 조직의 공동목표를 달성하기 위하여 조직구성원의 행동의 통일을 이루도록 집단적 노력을 정연하게 배열하는 과정으로 세분화된 업무를 조직목표에 비추어 재배치하여 조직의 안전성과 효율성을 도모하는 것을 말한다.

② 효과적인 조정방법

　㉠ 정보체계의 확립과 계층제 : 수직적 통합으로서 계층적인 구조를 통하여 지휘계통을 세우고 명령계통을 단일화하는 것이다.
　㉡ 계획수립과 목표설정 : 계획은 수립하고 목표를 설정하여 모든 단위부서들이 의식적으로 동일한 전체 목표를 지향하도록 함으로써 조직활동을 조정·통합할 수 있다.
　㉢ 규정과 절차 : 일상적인 사건들이 일어나기 전에 이들을 처리하기 위해 만들어진 관리적 의사결정의 수단이다.
　㉣ 수평적 통합수단의 이용 : 수평적 통합이란 동일계층의 조직구성원 및 부서 간의 업무활동을 조직 전체의 활동으로 통합하는 것을 말하며, 위원회·프로젝트조직, 행렬조직 등을 이용할 수 있다.

조직개발전략(Chin & Benne)

　㉠ 경험적–합리적 전략 : 인간은 이성적이며 이러한 이성적인 사리추구를 따른다는 가정 하에 변화전략을 수
　　립하는 것으로 조직 구조, 지식 등과 같은 하드웨어적인 측면에 주목한다. 새로운 과정이 유익하다는 점
　　을 전달함으로써 운영을 돕고자 한다. 새로운 과정에 관한 주요한 특징과 이점을 워크숍이나 세미나를
　　통해 전달하며 새 과정의 운영에 관한 시범을 전문가가 보여 줌으로써 성공적인 운영에 돌입한 것이라는
　　생각을 인식시킨다.
　㉡ 규범적–재교육 전략 : 인간의 이성과 지식을 부정하지는 않지만 인간의 동기부여에 관한 가정 하에 사람
　　과 같은 소프트웨어적인 측면을 중시하는 전략이다. 자발적으로 새 교육과정을 받아들이고 운영하도록
　　하기 위하여 그들의 가치관과 태도를 바꾸고자 하는 것으로 새로운 과정이 유익하다는 점을 집단의사결
　　정, 워크숍, 훈련/치료집단 운영 등과 같은 집단작업기법을 사용하여 내면화하려 한다. 시간과 비용이 많
　　이 든다는 단점이 있다.
　㉢ 권력적–강압적 전략 : 정치적이고 제도적인 것으로 변화의 추진체나 최고경영진이 변화의 프로세스에 개
　　입하는 측면을 강조하는 전략이다. 새로운 것을 받아들이도록 하기 위하여 강제적 수단을 동원하는 것으
　　로 상급기관이나 상급자가 가진 권한을 이용하여 하급기관이나 하급자를 통제하는 것이다. 새로운 과정
　　을 운영하는 경우에는 보상을 제공하고 이를 운영하지 않는 경우에는 제재를 가하는 것이다.

02 조직 내의 권한관계

❶ 권한과 권력

(1) 권한(authority)

① 권한의 개념
　㉠ 조직에서 부여하는 공식적인 권리로 권한은 스스로 직무를 수행할 수 있는 자유재량권을 의미하며 자신
　　의 일을 결정하고 그 결정에 타인을 따르게 할 수 있는 힘이라고 할 수 있다.
　㉡ 권한은 조직 내의 직위에서 나오는 것이지 그러한 직위를 맡고 있는 사람의 개인적 특성에 의해 결정되
　　는 것은 아니다.

② 권한의 유형
　㉠ 라인권한(line authority) : 조직의 목표달성에 직접적으로 기여하는 의사결정을 하고 지시를 할 수 있는
　　조직 내의 가장 기본적인 권한으로 상사가 부하에게 업무에 관한 지시를 할 수 있는 권한이다.
　㉡ 스탭권한(staff authority) : 조직이 대규모화되고 업무내용이 복잡해짐에 따라 라인관리자들의 능력만으
　　로는 해결하기 어려운 문제가 발생하게 되었다. 이로 인하여 그들의 업무를 지원하고 조언을 해주는 스
　　탭기능을 설치하게 되었다. 즉, 라인권한을 갖고 있는 사람들을 지원하고 조언을 해주는 권한을 말하는
　　것이다.

ⓒ 기능적 권한(functional authority) : 특정한 과업을 수행하기 위하여 자신이 지시하고 명령을 내릴 수 있는 명령계통 이외의 구성원이나 부서에 지시나 명령을 할 수 있는 권한을 말한다. 조직 내의 특정 과업은 관리자로 하여금 때때로 자신의 권한영역 밖에 있는 개인이나 부서에 명령을 내려야만 하게 만든다.

(2) 권력(power)

① 권한보다 포괄적인 개념으로서 상대방 혹은 상대집단의 행동을 권력보유자가 의도한 방향으로 조정하고 움직이게 할 수 있는 능력 또는 잠재력을 말한다.

② 권력은 직위뿐만 아니라 그 사람의 개인적인 특성에 의해서도 축적되는 것이다.

❷ 권한의 위임

(1) 권한위임의 의의

① **권한위임의 개념** ··· 권한위임이란 상위계층이 갖고 있는 업무의 일부를 부하직원에게 할당하고, 그러한 업무수행활동을 부하가 책임지고 할 수 있도록 재량권을 부여하는 과정이다.

② **권한의 위임의 필요성**
　ⓐ 관리자가 업무영역을 확대하고, 전체 업무활동을 감독할 수 있는 여유를 가질 수 있다.
　ⓑ 관리자가 보다 고차원적인 업무에 매진할 수 있으므로 자신이 갖추고 있는 역량과 지식을 충분히 발휘할 수 있다.
　ⓒ 부하직원의 경험과 잠재력을 키울 수 있다.
　ⓓ 특정 분야에 대해서는 부하직원이 상급자보다 더 나은 지식과 전문적 식견을 갖고 있을 수 있다.
　ⓔ 윗사람이나 아랫사람 모두 자기업무에 대하여 전문성을 살릴 수 있다.

(2) 권한위임 시의 고려사항

① 피위임자에게 권한이 기대하는 결과를 달성할 수 있는 정도의 권한을 위임해야 한다.

② 위임되는 권한이 어떠한 것인지 명백히 해야 한다.

③ 권한의 위임은 상부에서 하부로 연쇄적으로 이루어져야 한다.

④ 권한이 위임되었다고 해서 책임까지 위임되는 것은 아니다.

⑤ 권한과 책임은 균등해야 한다.

⑥ 부하의 능력수준에 맞게 해야 한다.

⑦ 위임하는 사람의 적정 통솔범위 내에서 권한을 위임해야 한다.

(3) 권한위임의 결정요인

① 조직의 규모가 클수록 권한위임의 정도가 높아진다.

② 중요한 것(의사결정의 내용이 조직의 장래에 미치는 영향이 큰 것)일수록 의사결정에 대한 권한이 위임되는 정도가 적어진다.

③ 전문적인 식견을 필요로 하는 복잡한 과업일수록 그 권한은 전문적인 식견을 갖춘 사람에게 위임되어야 한다.

④ 하급자의 능력을 인정하고 신뢰하는 조직에서는 권한이 위임되는 정도가 높다.

⑤ 하급자의 능력, 기술 및 동기부여 등 자질이 높을 경우 위임되기가 쉽다.

(4) 권한위임과 집권화와 분권화

① **집권화** … 모든 의사결정을 조직의 상층부에서 하는 것이다.

② **분권화** … 조직 전반에 걸쳐서 의사결정권을 하급자에게 위임하여 권한을 분산시키는 것이다.

③ 분권화에 영향을 주는 요인
  ㉠ **조직의 규모** : 조직의 규모가 확대되고 업무수행의 장소가 지역적으로 분산되면 분권화가 촉진된다.
  ㉡ **환경** : 조직이 처한 환경의 변화가 급격하고 동태적일수록 분권화의 요구가 높아진다.
  ㉢ **분화의 형태** : 조직이 기능별로 분화되어 있을 때는 기능의 통합이 더 요구되므로 집권화되는 것이 보통이다.
  ㉣ **비용** : 다루는 비용의 규모가 커서 엄격한 비용통제가 이루어지는 조직의 경우 집권화가 이루어지는 경향이 있다.
  ㉤ **유능한 관리자의 수** : 분권화를 주도해 나갈 수 있는 유능한 관리자가 조직에 얼마나 있느냐 또한 분권화의 중요한 여건이 된다.

(5) 권한위임의 장·단점

① 장점
  ㉠ 관리자가 조직 내에 중요한 문제를 해결할 수 있는 시간적 여유를 가질 수 있다.
  ㉡ 하급관리자의 능력과 잠재력을 개발할 수 있는 계기가 된다.
  ㉢ 특정 업무가 해당 전문담당자에게 주어지므로 효과적·효율적인 업무수행이 가능하다.
  ㉣ 조직 내 구성원들과의 사기와 인간관계를 증진시킨다.
  ㉤ 융통성 있고 신속한 의사결정으로 급변하는 환경에 적절히 대응할 수 있다.
  ㉥ 상·하위계층 모든 조직구성원 자신의 전문성을 살릴 수 있다.

② 단점
  ㉠ 조직 전체라는 의식보다 부서 우선의식이 팽배해질 수 있다.
  ㉡ 조직 전체의 비용을 증가시킨다.

(6) 권한위임을 저해하는 요인

① 상위자측 요인

   ⊙ 권력을 확보하기 좋아하고 하위자에게 권력을 약간이라도 넘겨주기를 원하지 않는 경우

   ⓒ 권한의 위임은 자신이 특정 업무를 처리할 능력이 없음을 나타내는 신호라고 생각하고 있는 경우

   ⓒ 자신의 직책을 유지하는 데 불안감을 느끼고, 업무를 탁월하게 수행하는 자신의 하위자가 부각되는 것을 두려워하는 경우

   ⓔ 어떠한 일이든 자기 자신이 직접 해야만 제대로 처리될 수 있다고 생각하는 경우

   ⓜ 자신의 시간을 할애하여 하위자에게 업무처리방법을 훈련시키기를 원하지 않는 경우

② 하위자측 요인

   ⊙ 자신에게 더 많은 책임이 부여될 때 그것을 처리할 능력에 자신감을 갖지 못하는 경우

   ⓒ 책임완수에 실패하는 것을 두려워하는 경우

   ⓒ 자신이 책임지고 있는 업무를 수행하는 데 필요한 정보나 자원을 갖고 있지 못한 경우

   ⓔ 더 많은 책임을 맡는 것이 추가의 보상 없이 업무량만 늘어나는 것이라고 생각하고 있는 경우

   ⓜ 자신의 업무에 관련된 문제를 자신의 힘으로 해결하는 것보다 상사에게 묻는 것이 훨씬 편하다고 생각하고 있는 경우

03 조직문화

① 조직문화의 개념

(1) 조직문화는 가치관, 신념, 규범, 슬로건 등 다양한 유·무형요소로서 조직 전체 구성원들을 하나로 묶을 수 있는 힘을 말한다.

(2) 조직 내의 구성원들이 공유하고 있는 가치관이나 행동유형 등이 조직 전체 구성원의 행동에 미치는 영향요소라 볼 수 있다.

❷ 조직문화의 구성요소[파스케일(Richard T. Pascale)과 아토스(Anthony G. Athos)의 7S 요소]

(1) 공유가치(shared value)

조직구성원들 모두가 공통으로 간직하고 있는 가치관과 신념, 규범 그리고 전통가치와 조직의 기본 목적 등으로 조직문화의 가장 중요한 위치를 점유하며 다른 구성요소에 지배적 영향을 미치는 중심요소이다.

(2) 전략(strategy)

조직의 기존목표와 계획, 조직체 운영의 장기적인 방향 설정과 관련되며, 궁극적인 목표를 효과적으로 달성하기 위한 각종 인적, 물적, 사회적 자원의 동원을 포함한다.

(3) 구조(structure)

조직체의 전략수행을 위한 기본 틀로서 조직구조와 직무설계, 권한배분관계를 규정하며 이를 통해 조직구성원들의 역할과 그들 간의 상호 관계에 영향을 미친다.

(4) 관리시스템(management system)

조직의 의사결정과 일상운영에 필요한 각종 관리제도와 절차로 조직체의 기본가치, 장기전략 목적달성에 부합되는 보상제도와 인센티브 개발, 관리정보와 의사결정시스템 구축, 결과측정과 조정을 위한 메커니즘의 확립 등이 요청된다.

(5) 구성원(staff)

조직문화는 조직구성원들의 행동을 통하여 표출되기 때문에 조직목표에 부합되는 구성원들의 선발 및 훈련, 능력과 전문성 제고, 욕구와 동기부여 프로그램 개발은 조직의 기본가치달성에 영향을 미친다.

(6) 기술(skill)

각종 기계장치와 컴퓨터와 같은 하드웨어 부문과 생산 및 정보처리를 위해 이를 이용하는 소프트웨어 부문을 포함한다.

(7) 리더십 스타일(leadership style)

조직관리 스타일은 구성원들의 행동양식 뿐 아니라 그들 간의 상호관계와 조직분위기 형성에 직접적인 영향을 미친다.

최근 기출문제 분석

2020. 6. 13. 제1회 지방직 시행

1 다음 글에서 설명하는 조직의 구성요소는?

- 조직 내 자원 배분과 관련된 의사결정의 집중도
- 직무수행에 있어서 직위 간 권한의 분배 정도

---

① 복잡성   ② 공식화

③ 집권화   ④ 전문화

> **TIP** ③ 집권화 : 조직 내 자원배분에 관련된 의사결정의 집중도 및 직무수행에 관계된 의사결정의 집중도를 포함하는 직위 간 권한의 분배정도이다.
> ① 복잡성 : 조직의 분화정도로, 조직이 하위단위로 세분화되는 과정이나 상태를 말한다.
> ② 공식화 : 조직의 업무가 표준화되어 있는 정도
> ④ 전문화 : 서로 다른 사람에 의해서 수행되는 어떤 과정의 분할이나 일의 부분

2019. 6. 15. 제2회 서울특별시

2 조직화의 원리를 적용한 설명으로 가장 옳은 것은?

① 계층제 원리를 강조한 조직은 명확한 계층을 가지기 때문에 환경변화에 빠르고 신축적으로 대응할 수 있다.

② 부하직원의 능력이 우수할수록, 조직의 정책과 규범 정도의 명확성이 낮을수록 관리자의 통솔범위는 넓어진다.

③ 업무를 세분화하여 한 사람이 맡게 될 업무가 단순화 되면 흥미와 창의력이 높아져 업무의 효율성과 생산성이 향상된다.

④ 구성원이 한 명의 상사로부터 지시와 명령을 받을 때, 구성원의 책임소재가 명확해지고 책임자는 전체적인 조정이 가능하다.

> **TIP** ① 계층제 원리를 강조한 조직은 명확한 계층을 가지기 때문에 환경변화에 빠르고 신축적으로 대응하기 어렵다.
> ② 부하직원의 능력이 우수할수록, 조직의 정책과 규범 정도의 명확성이 낮을수록 관리자의 통솔범위는 좁아진다.
> ③ 업무를 세분화하여 한 사람이 맡게 될 업무가 단순화되면 흥미와 창의력이 낮아지게 된다.

Answer 1.③ 2.④

2019. 6. 15. 제2회 서울특별시

3 파스케일과 아토스(Pascale & Athos) 등은 조직문화에 영향을 주는 7S 요소를 제시하였다. 이에 대한 설명으로 가장 옳지 않은 것은?

① 구조(structure)는 조직체를 형성하고 있는 구성단위들과 이들 사이의 관계를 연결시키는 패턴을 말한다.

② 관리시스템(management system)은 의사결정제도, 경영정보시스템 등 일상적 조직체 운영과 경영과정에 관련된 모든 제도를 말한다.

③ 공유가치(shared value)는 조직이 목적을 달성하기 위해 조직의 자원을 장기간에 걸쳐 조직체의 여러 구성요소에 배분하는 계획과 행동 패턴을 말한다.

④ 리더십 스타일(leadership style)은 리더와 구성원 간의 상호관계에 있어 기본 성격을 지배하는 요소이다.

> **TIP** 조직문화에 영향을 주는 7S(Pascale & Athos)
> ㉠ 구조(Structure) : 조직체를 형성하고 있는 구성단위들과 이들 사이의 관계를 연결시키는 패턴으로서, 조직구조와 직무설계, 권한관계와 방침 등 구성원들의 역할과 그들 간의 상호관계를 지배하는 공식요소들을 포함한다.
> ㉡ 전략(Strategy) : 조직의 장기적인 계획과 이를 달성하기 위한 자원배분 과정을 포함하며, 조직의 장기적 방향과 기본적 성격을 결정하고 조직운영 방식의 혁신에 영향을 미친다.
> ㉢ 관리시스템(management System) : 조직운영을 위한 일련의 의사결정과 일상운영의 틀이 되는 보상제도와 인센티브, 경영정보와 의사결정시스템, 경영계획과 목표설정 시스템, 결과측정과 조정·통제 등 조직체 운영과 경영과정에 관련된 모든 제도를 말한다.
> ㉣ 리더십 스타일(leadership Style) : 리더와 구성원 간의 상호관계에 있어 기본 성격을 지배하는 요소로서, 조직구성원들에 대한 동기부여와 상호작용, 그리고 조직분위기나 나아가서 조직문화에 직접적인 영향을 준다.
> ㉤ 기술(Skill) : 조직의 각종 물리적 하드웨어기술과 이를 작동시키는 소프트웨어기술, 그리고 기관운영에 활용되는 관리기법 등을 포함한다.
> ㉥ 구성원(Staff) : 조직의 인력구성과 구성원들의 능력, 전문성, 신념, 욕구와 동기, 지각과 태도, 행태 등을 포함한다.
> ㉦ 공유가치(Shared value) : 조직구성원이 함께 하는 가치관으로서 다른 조직의 구성요소에 영향을 주는 핵심요소이다.

4 〈보기〉의 간호부가 사용한 계획적 조직변화 전략으로 가장 옳은 것은?

───── 보기 ─────

간호부에서는 투약과 관련된 안전사고를 감소시키기 위한 방법으로 근접오류(near miss)를 보고하고 관리할 수 있는 간호정보시스템을 개발하고 운영 중이다.
그러나 간호사들이 오류 보고 후 뒤따르는 비난과 질책이 두려워 익명화된 시스템임에도 불구하고 보고 자체를 꺼리고 있다는 문제점을 발견하게 되었다. 이에 간호부에서는 환자안전 관련 지침과 자료들을 개발·배포하고, 병동별로 변화 촉진자를 선정하여 활성화될 수 있도록 노력하고 있다.

① 동지적 전략
② 규범적–재교육적 전략
③ 경험적–합리적 전략
④ 권력–강제적 전략

> **TIP** ② 규범적–재교육 전략은 자발적으로 새로운 것을 받아들이고 운영하도록 정보를 제공하고 구성원들의 가치관과 태도 변화에 주안점을 두는 전략이다.
> ※ Chin과 Benne의 접근전략
> ㉠ 합리적–경험적 전략
> ㉡ 규범적–재교육적 전략
> ㉢ 권력적–강제적 전략

5 조직화의 원리 중 계층제의 원리에 대한 설명으로 옳은 것은?

① 효과적으로 관리할 수 있는 부하직원의 수를 한정한다.
② 조직의 업무를 종류와 내용별로 나누어 분담한다.
③ 관리자를 최고 – 중간 – 일선 관리자로 등급화한다.
④ 공동의 목표를 달성하기 위하여 부서 간 분쟁을 해결한다.

> **TIP** 계층제란 권한과 책임의 정도에 따라 직무를 등급화하여 상하 조직 단위 사이를 직무상의 지휘·감독 관계로 만드는 것이다. 계층제의 원리는 책임의 경중을 따져서 상하 간에 분업하는 등급화의 원리와 유사하다고 할 수 있다.

Answer 4.② 5.③

6 권한 위임에 대한 설명으로 옳은 것은?

① 사안이 중요할수록 위임의 정도는 높아진다.

② 조직의 규모가 클수록 위임의 정도는 낮아진다.

③ 상·하위 계층의 모든 구성원이 전문성을 살릴 수 있다.

④ 업무의 분산으로 조직 전체의 비용이 감소한다.

> **TIP** ① 사안이 중요할수록 위임의 정도는 낮아진다.
> ② 조직의 규모가 클수록 위임의 정도는 높아진다.
> ④ 권한 위임은 조직 전체의 비용이 증가한다는 단점이 있다.

7 간호관리이론 중에서 베버(Weber)의 관료제에 대한 설명으로 옳은 것은?

① 비공식적인 조직을 활성화해야 한다.

② 근무경력에 따라 보수를 지급해야 한다.

③ 관리자는 구성원의 고용안정을 위해 노력해야 한다.

④ 지위에 따른 공적 권한과 업무 책임이 명확해야 한다.

> **TIP** 관료제가 갖추어야 하는 것
> ㉠ 성문화된 규칙이나 표준체계, 종업원이 구체적으로 행동해야 하는 절차를 수립
> ㉡ 직무와 역할에 관한 분명하고 구체적인 시스템
> ㉢ 종업원들을 공정하고 정당하게 보상하는 평가체계의 선택
> ㉣ 분명하고 구체적인 권한 체계

Answer　6.③　7.④

8 다음 글에서 설명하는 조직화의 원리는?

> • 조직의 공동 목표를 달성하기 위해 집단의 노력을 질서 있게 배열함으로써 조직의 존속과 효율화를 도모한다.
> • 조직 내의 제반 활동을 통일시키는 작용으로, 분업과 전문화가 매우 심화된 현재 보건의료 조직에서 각 하부 시스템 간의 시너지 효과가 극대화될 수 있도록 하는 원리이다.

① 통솔범위의 원리   ② 분업전문화의 원리

③ 조정의 원리   ④ 명령통일의 원리

> **TIP** 제시된 내용은 조직화의 원리 중 조정의 원리에 대한 설명이다.
> ※ 조직화의 기본 원리
> ㉠ 계층제의 원리
> ㉡ 명령통일의 원리
> ㉢ 분업전문화의 원리
> ㉣ 통솔범위의 원리
> ㉤ 조정의 원리

9 구성원의 임파워먼트(empowerment)에 대한 설명으로 옳은 것은?

① 제로섬(zero-sum) 관점에서 권력을 분배하는 것이다.

② 직위에 임명됨으로써 공식적으로 권력을 부여받는 것이다.

③ 개인의 역량을 향상시키고, 맡은 일에 대한 통제감을 높여준다.

④ 변혁적 리더십보다 거래적 리더십이 임파워링(empowering)에 효과적이다.

> **TIP** 임파워먼트(empowerment)의 개념과 특성
> ㉠ 임파워먼트는 '권한부여', '권한이양'으로 권력의 분권화를 꾀한다.
> ㉡ 임파워먼트는 인간본성에 대한 Y이론적 인간관을 기초로 한다.
> ㉢ 임파워먼트는 협동, 나눔 등으로 권력을 발전시킨다.
> ㉣ 임파워먼트는 개인, 집단 및 조직의 세 수준이 상호작용하는 변혁과정이다.

Answer 8.③ 9.③

출제 예상 문제

1 다음 중 관리자의 통솔범위를 넓게 설정하는 상황으로 옳게 짝지어진 것은?

> ㉠ 조직정책이 명확할수록 통솔범위가 넓어진다.
> ㉡ 타 부서직원의 지원능력이 우수할수록 통솔범위가 넓어진다.
> ㉢ 관리자의 능력이 우수할수록 통솔범위가 넓어진다.
> ㉣ 간호현장의 지리적 분산정도가 작을수록 통솔범위가 넓어진다.

① ㉠　　　　　　　　　　　　　　　　② ㉠㉡
③ ㉠㉡㉢　　　　　　　　　　　　　　④ ㉠㉣

TIP ㉡ 타 부서의 지원능력이 우수할수록 통솔범위가 넓어지는 것은 아니다.
㉢ 부하의 능력이 우수할수록 권한위임이 용이하고 관리자로부터의 지도도 많이 요구되지 않으므로 통솔범위가 넓어진다.
※ 통솔범위에 영향을 주는 요인
　㉠ 통솔자의 능력과 시간 : 부하직원들과 분명하고 정확하게 의사소통을 할 수 있는 관리자가 그렇지 못한 관리자보다 더 많은 부하를 관리할 수 있다. 또한 통솔자의 근무시간이 한정되어 있고 감독해야 할 부하들은 근무교대를 통하여 업무가 24시간 지속될 경우 통솔범위는 제한될 수밖에 없다.
　㉡ 피통솔자의 자질 및 의식구조 : 부하직원의 능력이 우수할수록 감독의 필요성이 줄어들고 권한을 위임하여 재량권을 부여할 수 있다.
　㉢ 업무의 성질 : 업무가 복잡하고 정신적인 노력을 요구하며 상호관련성이 많은 업무일수록 통솔범위는 좁아지며, 이에 비해 업무가 획일적이고 반복적이며 고도로 표준화되어 있어 단순하고 기계적인 일일 때에는 통솔범위가 확대될 수 있다. 그 과업을 수행토록 함에 있어 관리자가 부하들을 직접 접촉해야 할 필요성이 적기 때문이다.
　㉣ 막료부서의 지원능력 : 감독의 업무를 보좌하는 막료가 있으면 감독자의 통제의 폭이 넓어질 수 있다.
　㉤ 지리적 분산의 정도 : 작업장소가 지역적으로 분산되어 있는 경우에 통솔범위는 줄어들고, 지리적으로 한 장소에 집중되어 있는 경우에 통솔범위는 확대될 수 있다.
　㉥ 직무의 명백성 : 정책과 권한 등 직무가 구조화되어 명백할수록 의사결정에 필요한 업무량이 줄어들게 되므로 통솔범위를 확대시킬 수 있다.
　㉦ 계획과 통제 : 계획과 통제의 틀이 잘 갖추어져 있으면 그만큼 관리자가 쉬워지므로 통솔의 범위는 확대될 수 있다.

Answer 1.④

2 다음 중 간호조직에서 경력개발이 필요한 이유로서 가장 옳은 것은?

① 간호사의 독립적인 창업이 활성화되기 위해서이다.
② 간호사 급여체계의 공정성 확보와 이직률 감소를 위해서이다.
③ 신규 간호사들의 조직적응이 쉬워지고 생산성 향상을 위해서이다.
④ 간호사의 직업만족도와 조직의 생산성 향상을 위해서이다.

TIP 경력개발은 전체 조직의 기능과 성과를 향상시키고 조직구성원의 만족도를 높이기 위함이다.

3 다음 중 통솔의 범위를 좁게 하여 철저히 감독해야 할 경우에 해당하는 것은?

① 비전문적인 업무를 수행하는 자
② 관례적인 업무를 수행하는 자
③ 새로운 업무를 수행하는 자
④ 결과에 대한 객관적 평가기준이 명확한 업무를 수행하는 자

TIP ③ 새로운 업무를 수행하는 자는 업무에 대한 경험이 많고 훈련이 된 자에 비해 관리자와의 접촉 필요성이 크기 때문에 관리감독자의 통제의 폭이 좁아질 수 있다.

Answer 2.④ 3.③

4 권한이 윗계층에 있고, 구성원들의 자율성이 낮고 일에 규칙이 정해져 있으며 일의 결과를 예측하기 쉽다. 이에 대한 설명으로 옳은 것은?

> ㉠ 공식화가 높다.　　　　　　　　㉡ 복잡화가 낮다.
> ㉢ 집권화가 높다.　　　　　　　　㉣ 수행근로자의 기술이 저차원이다.

① ㉠㉡㉢　　　　　　　　　　　② ㉠㉡㉢㉣
③ ㉠㉢　　　　　　　　　　　　④ ㉡㉣

....

TIP 조직의 구성요소
　　㉠ 복잡성 : 조직 내 분화가 이루어져 있는 정도
　　㉡ 공식화 : 조직 내 직무의 표준 정도
　　㉢ 집권화 : 의사결정권이 윗계층에 있음

5 권력수용자가 권력행사의 적당한 영향력 행사권을 인정하고 그것에 추종해야 할 의무가 있다고 생각하는 것을 바탕으로 하는 권력은?

① 정보적 권력　　　　　　　　　② 준거적 권력
③ 합법적 권력　　　　　　　　　④ 전문적 권력

....

TIP 권력의 개념
　　㉠ 준거적 권력 : 특별한 자질에 의하거나 권력행사자들을 닮으려 할 때 나타나는 권력이다.
　　㉡ 전문적 권력 : 특정 상황과 분야에서 높은 전문지식을 가질 때 생기는 권력이다.
　　㉢ 보상적 권력 : 권력행사자가 보상할 수 있는 권력이다.
　　㉣ 강압적 권력 : 해고, 징계 등을 내릴 수 있는 권력이다.
　　㉤ 합법적 권력 : 권력수용자가 권력에 대한 추종해야 할 의무를 바탕으로 하는 권력이다.
　　㉥ 정보적 권력 : 유용하거나 희소가치가 있는 정보를 소유하거나 쉽게 접근할 수 있을 때 생기는 권력이다.
　　㉦ 연결적 권력 : 중요한 인물이나 조직 내의 영향력 있는 사람과 연줄을 갖고 있다는 사실에 기반을 두는 권력이다.

Answer　4.③　5.③

6 다음 중 권한위임의 조건은?

① 하부관리자의 자질을 인정하고 신뢰할수록 위임이 커진다.

② 조직의 규모가 커질수록 권한위임이 줄어든다.

③ 조직이 지역적으로 분산될수록 권한위임이 줄어든다.

④ 비용이 많이 드는 사안일수록 위임이 커진다.

TIP ① 관리자들이 하위자들의 능력을 인정하고 신뢰하는 조직문화가 조성되어 있는 조직에서는 권한위임의 정도가 높아진다.

7 조직구성원들을 권한과 책임, 의무 정도에 따라 상하계급별로 배열하여 집단화하고 각 계층 간에 권한과 책임을 배분하고 명령계통과 지휘 · 감독체계를 확립하는 조직의 원리는?

① 계층제의 원리   ② 통솔범위의 원리

③ 분업전문화의 원리   ④ 조정의 원리

TIP 계층제의 원리 … 권한과 책임의 정도에 따라 직무를 등급화함으로써 상위조직단위 사이를 직무상 지휘 · 감독관계에 서게 하는 것으로 조직구조의 수직적 계층분화에 따른 직위의 권한과 관련한 원리이다.

8 다음 중 권한위임 시 고려해야 할 것이 아닌 것은?

① 위임의 업무가 명확하고 정확해야 한다.

② 권한과 책임을 위임한다.

③ 피위임자의 능력에 맞게 위임한다.

④ 권한위임은 상부에서 하부로 연쇄적이어야 한다.

TIP 권한위임의 고려사항
　㉠ 달성 가능한 권한위임이어야 한다.
　㉡ 권한위임의 명백성을 갖어야 한다.
　㉢ 상부에서 하부로 연쇄적이어야 한다.
　㉣ 권한의 위임에 책임은 포함되지 않는다.
　㉤ 하급자의 능력이 고려되어야 한다.

Answer 6.① 7.① 8.②

9 병원구조가 커져갈수록 조정이 필요하다. 조정을 효율적으로 하려면?

> ㉠ 수직적 통합으로 계층적인 구조를 통하여 정보체계를 확립한다.
> ㉡ 일상적인 사건의 정책을 확립한다.
> ㉢ 동일계층의 조직구성원 및 부서 간의 업무활동을 수평적으로 통합한다.
> ㉣ 계획을 수립하고 목표를 설정하여 조직활동을 조정·통합한다.

① ㉠   ② ㉠㉡

③ ㉠㉡㉢   ④ ㉠㉡㉢㉣

....

TIP 효과적인 조정방법
  ㉠ 조직의 목표를 명확히 설정한다.
  ㉡ 계층제에 의한 권한과 책임의 명확화가 필요하다.
  ㉢ 조직 내 규정과 절차를 마련하여 관리적 의사결정의 지침으로 활용한다.
  ㉣ 조직의 수평적 통합을 이루어 나가도록 위원회, 프로젝트조직, 행렬조직 등을 이용한다.

02 조직의 구조

01 조직의 본질

❶ 조직의 구조적 변수

(1) 공식화

① 공식화의 개념 … 조직 내의 직무가 표준화되어 있는 정도를 의미한다.

② 공식화의 필요성

   ⊙ 조직구성원의 행동을 정형화함으로써 통제를 더욱 용이하게 하는 것이 가능하다.

   ⓒ 공식화의 정도가 높을수록 조직 내에 어떤 행동이 있을 수 있고 그 결과가 어떠하리라는.예측가능성이 높아진다.

   ⓒ 조직 내 활동을 고도로 표준화할 경우 어떤 상황에서 어떤 행동을 해야 하는 것을 알게 되므로 혼란을 막을 수 있다.

   ⓔ 고도로 공식화된 직무를 수행할 경우 문서화된 절차에 따라 업무를 수행하기 때문에 자유재량에 따른 비용이 감소된다.

③ 집권화와 공식화의 관계

공식화＼집권화		집권화정도	
		낮음(분권화)	높음(집권화)
공식화 정도	낮음	전문가조직(업무와 관련한 기술적인 문제)	전문가조직(전략적 조직의 의사결정과 관련)
	높음	일반조직(사업부제 조직)	• 단순작업적 조직 • 전문가조직(인사관리문제와 관련)

(2) 집권화와 분권화

① **집권화의 개념** ··· 조직 내 자원배분에 관련된 의사결정의 집중도 및 직무수행에 관계된 의사결정의 집중도를 포함하는 직위 간 권한의 분배정도이다.

② **집권성이나 분권성의 정도를 결정하는 요인**
  ㉠ 조직의 하위계층에서 더 많은 의사결정과 더욱 중요한 의사결정이 이루어질수록 분권적 조직의 성격을 띠게 된다.
  ㉡ 조직의 운영과 집행에 관한 의사결정뿐만 아니라 재무, 인사 등 이와 관련된 기능에 대한 의사결정도 하위계층에서 결정할수록 분권적 조직의 성격이 커진다.
  ㉢ 의사결정에 대하여 보고해야 한다는 제약이 많을수록 분권적 조직의 성격은 적어지고 집권적 조직의 성격이 커진다.

(3) 복잡성

① **복잡성의 개념** ··· 조직의 분화정도로, 조직이 하위단위로 세분화되는 과정이나 상태를 말한다.

② **복잡성의 장·단점**
  ㉠ 장점
    • 각 부문별로 전문화되어 있어 직무분업과 구조설계에 일관성이 있고 매우 합리적이다.
    • 직업전문화원칙에 따라 인력자원을 효율적으로 활용할 수 있다.
    • 부문별로 전문화를 촉진하여 능률을 향상시킬 수 있고 마지막으로 각 부문의 관리자가 그 분야의 전문가이므로 개별부서 내에서의 감독 및 조정이 용이하다.
  ㉡ 단점
    • 전체 조직의 목표를 간과하여 부서 간 의사소통에 갈등이 초래되며 조정하기가 어렵다.
    • 기능에 따라 전문화되어 있으므로 조직 전체를 관리할 일반 관리자를 훈련시키기 어렵다.

③ **복잡성과 집권화의 관계** ··· 복잡성이 증대될수록 의사결정은 분권화되고, 집권화가 높을수록 복잡성이 낮다.

❷ 조직구조의 유형

(1) 공식적·비공식적 조직구조

① 공식적 조직구조
  ㉠ 공식 조직의 개념
    • 법령 또는 규정에 의해 공식화된 조직을 말한다.
    • 조직이 목표를 달성하는 데 필요한 일을 분할하고 권한을 부여하여 상호 연결시켜서 만든 조직을 말한다.

- 목표 달성에 필요한 일, 조직 내의 권한과 책임 관계, 조직 구성원 간의 의사 전달 방식, 조직 구성원의 할 일 등을 분류하고 제시하며 통제한다.
- 조직의 수명이 지속적이며 목적을 달성하기 위해 의도적으로 구성된 조직이다.
  - ⓒ 특징
    - 법령 또는 규정에 의해 계획되고 공식화된 조직구조로서 부서 사이에 업무가 공식적으로 분담되어 있고 직위가 공식적으로 배열되어 있다.
    - 간호부서 내의 각 직위가 다른 직위와 어떤 관계가 있으며, 간호부서가 병원의 다른 부서와 어떤 관계가 있는지를 명시하는 공식적으로 인정된 기구조직표상에 나타나 있는 관계이다.
    - 권한, 통제, 의사소통, 업무분담의 체계가 된다.
  - ⓒ 장점
    - 계층 및 부문 간의 권한 및 책임관계가 의사소통의 경로를 분명하게 밝히고 있는 구조를 가지고 있다.
    - 조직화의 정도가 높다.
    - 모든 구성원에게 구체적인 직무가 할당되고 지위, 신분의 체계가 정서화되어 있다.
    - 관리자에 의해 의도적으로 구성된 조직이다.
    - 조직의 수명이 지속적이다.
  - ② 단점 : 고도로 복잡하고 동태적인 상호작용이 이루어지고 있는데도 단지 정태적인 단편만을 보여주는 모델에 불과하다.
- ② 비공식 조직구조
  - ⓒ 비공식 조직의 개념
    - 자생적으로 형성된 개인적 · 사회적인 관계의 조직이다.
    - 조직 구성원들의 개인적 · 사회적 욕구로 생겨난 조직이다.
    - 공식적으로 문서화되거나 인지되어 있는 조직이 아니다.
    - 집단의 형성 자체가 목적이 되는 자생적 조직이다.
    - 실제의 일상적 직무수행에서는 매우 중요한 직무관계를 형성하는 조직이다.
  - ⓒ 특징
    - 직원들 사이의 비공식적이며 사적인 관계로서 기구조직표에 나타나 있지 않은 자연발생적인 관계를 말한다.
    - 조직 내 구성원들의 개인적이고 사회적 욕구의 필요성에서 생겨난 자생적 조직으로서 공식적으로 문서화되거나 인지되는 것은 아니다.
  - ⓒ 장점
    - 능률적인 업무수행에 필요한 조직구성원 간의 원활한 협동관계와 집단적 결정에의 참여, 유기적인 상호의존관계를 갖게 함으로써 부과된 업무를 능률적으로 수행할 수 있게 해준다.
    - 각기 일정한 배경, 행동양식, 규범, 가치체계 및 사회적 태도를 가지고 있어 조직구성원에게 귀속감과 만족감 및 안정감을 주는 역할을 한다.
    - 공식조직구조의 한계를 보완해준다.
    - 조직구성원들이 서로 정보를 교환할 수 있는 의사소통의 통로를 확립시켜준다.

- 좌절감과 불평에 대한 안전판 역할을 한다.
- 일체감과 소속감을 갖게 해준다.
② 단점
- 목표와 기대가 공식조직의 목표와 상반됨으로써 갈등을 일으켜 공식조직의 목표와 상반된 방향으로 움직일 수 있다.
- 개인에게 비공식적 조직구조에 동조를 강요함으로써 개인의 자아실현을 방해하고, 능력있는 사람이 조직에 기여하는 것을 약화시킬 수 있다.
- 조직 내 불필요한 소문이 만연될 수 있다.

[공식 조직과 비공식 조직의 비교]

	공식조직	비공식조직
성격	구성원 간의 역할과 권한에 대한 법령이나 규정이 마련된 조직	자연발생적으로 맺어진 자생적인 조직
장점	• 권한과 책임, 의사소통이 분명 • 직무·지위체계가 문서화 • 목적달성을 위해 의도적으로 구성된 조직 • 긴 조직의 수명	• 사회·문화적인 가치 영속화 • 구성원에게 소속감, 만족감 제공 • 의사소통 촉진 • 문제해결
단점	• 경직된 분위기 조성 • 의사소통 부족	• 사적인 관계 강조 • 본연의 업무수행 저해 • 부정적 정보나 소문으로 인해 사기 저하

(2) 병원간호조직의 유형

① 계선 조직(line organization) … 계층적 구조를 이루는 조직으로서 상관과 부하의 관계를 강조하는 수직적이고 직접적인 명령계통을 갖는다.
  ㉠ 특성
  - 관리자와 직원 간의 수직적 관계를 나타내며, 관리자의 지시와 명령이 위에서 아래로 전달되는 형태이다.
  - 군대에서의 지휘, 명령체계와 같이 상사의 명령이 곧바로 부하에게 하달되도록 되어 있다.
  - 업무추진을 위한 결정, 집행, 명령, 감독 등 조직의 목적 달성에 필요한 영향력을 직접적으로 행사할 수 있다.
  ㉡ 장점
  - 조직구조가 단순하므로 조직을 이해하기 쉽다.
  - 권한과 책임의 소재가 명백하기 때문에 업무수행이 용이하다.
  - 분업, 전문화로 인하여 조직의 효율성이 증가한다.
  - 의사결정이 신속하다.
  - 조직의 안정을 기할 수 있다(통제용이, 임기응변적 조치 가능).
  - 관리의 내용이 간단한 소규모의 조직에 적합하다.

ⓒ 단점

- 주관적·독단적이 되기 쉽다.
- 업무가 단조로워지고 직원 사이의 격리가 초래된다.
- 수평적 의사소통(전문가 사이의 의사소통)이 어렵기 때문에 전문적 지식과 기술이 충분히 활용되지 않는다.
- 변화된 상황에 신속하게 적응하기 어렵다.
- 부하직원은 의존심이 강하고 무능하게 된다.
- 사용 가능한 정보가 활용되지 않는다.
- 조직구조가 계속 발생할 수 있다(계층의 심화 - 의사소통의 어려움과 관리의 비인간화 초래).

TIP **직능조직** … 직무를 비슷한 유형별로 통합하여 기능적으로 조직을 부문화할 수 있는데 이때 나타나는 조직을 말한다. 각 직무를 하나의 부서단위로 만들어 조직을 직무의 기능단위별로 편성하는 것으로, 유사한 업무를 반복적으로 수행하기 때문에 업무를 훈련하고 단순화할 수 있으며 경제척도에 의해 업무가 분류되므로 인력이나 자원이 중복되지 않는다.

ⓐ 직능조직의 특성
- 전문화의 장점을 살리고 라인조직의 결점을 보완하기 탄생하였다.
- 관리기능의 전문화로 인하여 관리자의 부담이 경감된다.
- 상사와 부하의 상하관계가 매우 복잡하여 명령지휘계통이 일원화될 수 없고 책임과 권한의 경계도 명확하지 않다.

ⓑ 효과적인 직능조직이 되기 위한 4가지 조건
- 중소규모이어야 한다.
- 조직이 안정되고 확실한 환경에 처해 있어야 한다.
- 조직의 기술이 관례적이고 상호의존성이 낮아야 한다.
- 기계적 효율성과 기술적인 업무 질을 중요하게 여겨야 한다.

ⓒ 직능조직의 장·단점

장점	단점
• 자원을 효율적으로 이용할 수 있다. • 기술적 발전과 기능적 숙련을 이룰 수 있다. • 중앙집권식 의사결정으로 조직의 통합성이 유지될 수 있다. • 조직기능 간에 조정력이 강화된다.	• 기능을 초월할 경우 조정력이 약해진다. • 중앙집권화로 인한 시간적 소모가 많다. • 환경변화에 효율적으로 대처하지 못한다. • 책임소재가 불분명해 질 수 있다.

② **계선 – 막료 조직**(line and staff organization)

ⓐ 막료조직은 명령통일의 원칙과 전문화의 원칙을 조화시켜 관리기능의 복잡화에 대응할 수 있도록 계선 외부에 막료기구를 설치한 조직이다.

ⓑ 막료기구는 전문적인 지식과 경험을 가지고 조직의 목표달성에 간접적으로 기여하고 관리의 질을 높여 주는 역할을 하나 명령이나 지휘권은 없다.

ⓒ 장점
- 막료의 전문적인 지식과 유익한 경험을 활용할 수 있으므로 보다 합리적인 결정을 할 수 있다.
- 최고관리자의 통솔범위를 확대시킨다.

- 조직활동의 조정이 비교적 용이하다.
- 조직의 신축성을 기할 수 있다.

② 단점
- 계선과 막료 사이에 불화와 갈등이 생길 우려가 있다.
- 계선과 막료 사이의 권한과 책임의 한계가 불명확할 수 있다.
- 의사전달의 경로가 혼란에 빠질 가능성이 있다.
- 행정이 지연되고 비용이 많이 든다.
- 효율성과 생산성 증대를 위해 많은 부문과 계층이 발생하여 조직이 비대해진다(관료제화).
- 조직의 비대화로 조직의 경직을 일으키며 조직원의 창의성이 억제된다.

📢TIP 스태프

ⓐ 스태프의 특성
- 조언기능을 발휘하여 라인 업무를 효율적으로 지원한다.
- 라인에게 제공하는 서비스, 조언, 보조의 질과 신뢰도에 대한 책임만을 진다.
- 라인과 같은 집행권한은 없으나 최고관리자의 의사결정을 위해 필요한 정보를 수집 · 분석하고, 조직목표 달성을 이해 조언을 하며 인사, 기획, 시장조사 등 여러 분야에 걸쳐 전문지식과 기술을 제공함으로서 목적달성에 간접적으로 기여한다.

ⓑ 스태프의 기능
- 조언 · 조력의 기능 : 스태프는 라인관리자들이 필요한 정책과 수단을 개발하고, 감독자나 조직구성원이 생산적이고 창조적인 활동을 할 수 있도록 조언하고 조력한다.
- 정책 및 통제의 기능 : 스태프의 전문성이 높아지고 그 역할이 강화됨에 따라 전문가로서 특정분야에 대한 정책을 입안하고 통제하는 기능이 점차 확대되고 있다.

③ 위원회 조직 … 각 부서 간의 혹은 각 명령계통 간에 일어나기 쉬운 의견의 불일치와 갈등을 위원회를 통하여 조정하려는 조직으로, 다른 조직과 병용되어 그것을 보완하고 조정하는 역할을 한다. 이러한 구조는 일시적이거나 또는 영구적일 수 있다.

ⓐ 위원회 조직이 효과적인 경우
- 원만한 의사결정을 위해 광범위한 경험과 배경을 가진 사람들을 모아 논의하는 것이 바람직할 때
- 의사결정의 결과에 의해 영향받게 될 사람들의 대표자도 참석시킬 때
- 부담을 분산시킬 필요가 있을 때
- 어느 한 개인이 조직을 이끌어 갈 준비가 되지 않은 관리상의 과도기인 때

ⓑ 위원회의 기능 : 업무조정, 정보수집 및 분석, 충고, 의사결정의 책임 등의 기능을 한다.

ⓒ 위원회 조직의 구조
- 임시적인 위원회 : 태스크포스와 구조는 동일하지만 일상적이거나 자신의 업무를 수행하면서 동시에 위원회 업무도 수행한다.
- 영구적인 위원회 : 태스크포스와 같은 다양한 기능을 결집시키고, 매트릭스 구조의 안정성과 일관성의 결합을 촉진시키는 구조를 지니고 있다.

ⓔ **장점**

- 부서 간 계획수립이나 정책수행을 조정하고 목표에 대한 통합을 꾀하는 중요한 수단이 된다.
- 의사소통의 원활화를 도모하여 각자의 사기를 높일 수 있다.
- 위원회에 참가함으로써 전반적인 관리활동에 대한 종합적인 판단력을 기를 수 있다.

ⓜ **단점**: 유력한 소수에 의한 독재의 우려가 있다.

④ **기능적 팀워크 조직** … 종래의 단순조직에서 복합조직으로 조직구조를 바꾸기 위하여 채택되는 조직구조로, 종래의 단순한 기능들을 하나의 논리적인 기능체계로 통합한 데에 그 특징이 있다.

⑤ **팀 조직** … 종전의 부과제 조직에서 있었던 부서 간, 계층 간 장벽을 허물고 실무자 간, 그리고 담당자와 팀장 간의 팀워크를 강조한 조직이다. 팀원들이 자기분야에서 최고전문가로 기능을 발휘함으로써 조직을 생산적으로 만드는 데 목적을 두고 있다.

ⓐ **구성**

- 팀장: 팀을 관리하며 인사권, 업무결재권 등 강력한 권한을 가진다.
- 팀원: 이사, 부장, 과장 등 팀장 외의 다른 직급을 말한다.

ⓑ **유형**

- 수평형: 팀장 밑에 중간관리자가 없이 팀원들만 있는 조직이다.
- 프로젝트형: 프로젝트별로 팀을 구성하여 조직하는 것이다.
- 계선형: 팀장 밑에 계선조직이 책임자보다 더 강력한 결재권을 가진 부장이나 과장이 있고 그 밑에 팀원이 있다. 팀원이 많아 팀장 혼자 결재나 감독을 할 수 없는 조직에 많다.

⑥ **프로젝트 조직** … 어떤 특수한 목표 또는 복잡하고 중요한 비일상적 업무를 달성하기 위해 임시적으로 조직된 다양한 전문가들의 집단으로서, 각 부서에서 팀원이 차출되어 프로젝트를 수행하다가 그 프로젝트가 끝나면 다시 본래의 부서로 되돌아가는 과제중심조직이다.

ⓐ **프로젝트 조직이 효과적인 경우**

- 과업의 성공 여부가 조직에 결정적인 영향을 미치게 될 중요한 과업에 직면해 있는 경우
- 특정 과업이 구체적인 시간제약과 성과기준을 가지고 있는 경우
- 특정 과업이 예전의 과업에 비해 독특하고 생소한 성질의 것일 경우
- 특정 과업의 수행이 상호의존적인 기능을 필요로 하는 경우

ⓑ **특성**

- 특정 프로젝트를 해결하기 위해서 여러 직능을 통합하여 체계화한 것이다.
- 프로젝트팀 조직은 임시조직이며 역동적인 조직이다.
- 기본적인 조직구조로서 계선 또는 막료−계선, 직능적 조직을 설계하고 프로젝트팀은 사업에 따라 이 기본 조직구조에 첨가·병행해서 사용하는 경우가 많다.
- 프로젝트팀은 최고관리자가 프로젝트의 목표, 시간의 한계, 일반적 지침 등을 정하고 장을 지명한다.
- 프로젝트팀은 여러 분야로부터 전문가를 선발하여 팀을 구성한다. 팀원은 다양한 배경을 가진 사람들로 구성되며, 서로 낯선 관계에 있는 경우가 많다.

- 프로젝트팀장은 팀원에게 지시하고 방향을 제시해주는 역할을 하지만 팀원들을 결합시키는 분명한 조직구조는 없다.
- 팀원은 프로젝트 기간 동안 신속하고 집중적인 관계를 수립하고, 업무에 대해 자유롭고 대등하게 이야기할 수 있도록 지위의 차이는 거의 무시되어야 한다.
- 팀원은 전문가로서 시간에 구애받지 않고 일하는 경우가 많고 필요할 때 다른 팀원과 팀장의 자문에 응한다.
- 고도로 전문화된 지식을 가진 많은 직원들이 새로 구성된 단기적인 프로젝트팀에 계속해서 참여하는 병원의 관리자는 다양한 전문가의 특수용어를 파악하고 프로젝트팀의 활동을 조정할 수 있어야 한다. 이러한 새로운 조직 내의 직원들은 수직적인 계층과 직명에 의해서 엄격하게 구분되어 있지 않고 특수 프로젝트에 대한 그들의 기여를 평가함에 의해서 인정되며 신축성 있게 활용된다.

[프로젝트 조직의 장점·단점]

장점	단점
• 프로젝트의 진행에 따라 인력 구성상의 탄력성과 자원을 집중시킬 수 있다. • 프로젝트의 목적 달성을 지향하므로 구성원이 개인의 이해보다는 과제 해결에 우선하므로 사기가 증진된다. • 환경변화에 대한 적응성이 높고 조직의 기동성이 높다. • 기술개발업무, 신규사업. 경영혁신사업 등 다양한 영역에 활용된다.	• 전문가로 구성된 일시적인 혼성조직으로 프로젝트 관리자의 지휘 능력에 크게 의존한다. • 기존 소속 부문과 프로젝트 조직 간의 관계 조정이 곤란하다. • 프로젝트 조직에 파견된 사람은 선택된 사람이라는 우월감을 갖게 되어 조직의 단결을 저해한다. • 한시적 조직이므로 추진 업무의 일관성 유지가 어렵다.

⑦ **매트릭스 조직**(행렬조직) … 전통적인 직능부제 조직과 전통적인 프로젝트 조직을 통합한 형태로, 프로젝트 조직이 직능조직의 단위에 첨가되어 있을 때의 형태이다.

㉠ **특성**
- 명령통일 일원화의 원칙에 위배된다.
- 계층수가 적다.
- 의사결정권이 분권화될 수 있다.
- 공식적인 절차와 규칙에 얽매이지 않는다.

㉡ **장점**
- 직원의 능력과 재능을 최대한 이용할 수 있다.
- 급격한 환경변화에 신속하게 대응할 수 있다.
- 다수의 복잡하고 상호의존적인 활동을 수행할 때 여러 활동의 조정을 촉진할 수 있다.

㉢ **단점**
- 이중의 조직구조이므로 갈등의 발생소지가 크다(권력투쟁의 조장).
- 책임에 대한 혼란을 일으킬 수 있다.
- 시간 소모적이다.
- 특수훈련을 요구한다.
- 권력균형 유지가 어렵다.

⑧ **자유형 조직** … 다양한 경영목적을 달성하기 위해 조직의 역할이나 구조가 고정되어서는 안 되며, 환경에 적응할 수 있는 조직이어야 한다는 가정에 의한 조직구조이다.

　㉠ 특정한 시기에 특정한 요구에 맞게 여러 가지 형태로 조직구조를 변화시키며, 그 집단의 구성원은 한 팀으로 관리된다.

　㉡ 행동과학적 접근을 통해 조직 내의 개인활동과 조직목표가 통합된다.

　㉢ 최고관리자와 관리집단이 고도로 분권화된 이익중심점은 조직 내의 다른 이익중심점에 대해 아무런 영향을 미치지 않고 폐기할 수 있으며 새로운 이익중심점으로서 독립기구를 추가할 수 있다.

　㉣ 전산화체계를 이용하여 관리하는 경우가 많다.

　㉤ 위험을 감수하고 젊고 패기있는 진보적 관리자에 의해 운영되는 경우가 많다.

　㉥ 관리에서 발생되는 우발적 문제를 줄일 수 있는 동태적 조직이다.

⑨ **프로세스 조직(process organization)** … 엔지니어링에 의한 기존 경영조직을 근본적으로 다시 생각하고 재설계하여 획기적 경영성과를 도모할 수 있도록 프로세스를 기본단위로 설계된 조직이다.

　㉠ 프로세스 조직은 고객요구에 대한 신속한 대응·관리, 간접인원 축소, 경영성과의 획기적 향상 및 고객에 대한 초우량 서비스, 조직구성원의 근로의 질 향상 등을 기할 수 있다.

　㉡ 프로세스 조직은 반복적 정형화, 안정적이며 식별 가능한 프로세스의 존재하에 기존 업무처리방식 조직시스템을 근본적으로 재설계하고 정보기술을 활용해야 한다.

[프로세스 4가지 유형]

가치창출 프로세스	고객의 요구에 의하여 공급자로부터 고객의 가치로 전환하기까지 직접적 가치를 창출하는 프로세스 → 물류 프로세스, 재원조달 프로세스, 생산 프로세스, 판매 프로세스 등
지원 프로세스	가치창출 프로세스에 필요한 정보·기술·물자들을 제공하여 직접적으로 지원하는 프로세스 → 경영정보 프로세스, 생산기술 프로세스, 시장조사 프로세스 등
자산창출 프로세스	조직의 기본자산인 자금, 인력, 설비 등을 창출·관리하는 프로세스 → 인적 자원 프로세스, 자금조달 프로세스, 설비 프로세스 등
조정통합 프로세스	프로세스 간 조율 내지는 다른 프로세스에 지침을 제공하는 프로세스 → 생산계획 프로세스, 경영계획 프로세스, 예산배분 프로세스, 내부평가 프로세스 등

⑩ **네트워크 조직**

　㉠ 네트워크 조직의 목적

　　• 조직을 합병하여 거대조직으로 만드는 것이 중요한 것이 아니라 네트워크를 연합하여 창조적이고 효율적인 조직을 구성하는 것이다.

　　• 미래사회는 무조건 덩치가 큰 것이 강한 것이 아니라, 작으면서도 네트워킹이 잘된 조직이 강력하다.

　㉡ 네트워크 조직의 특성

　　• 전통적인 계층형 피라미드 조직의 경직성을 극복하기 위한 새로운 조직구조이다.

　　• 조직구성원 개개인의 전문직 지식에 근거한 자율권을 기초로 공식적 조직경계를 넘어 개인능력 발휘의 극대화를 꾀하고 외부지원의 활용을 통해 유연성을 확보하기 위한 조직이다

- 다른 어떠한 조직구조보다 신속하고 효율적이며 획일성, 수직성, 동질성이 배제되고 극단적인 분권화, 수평화, 이질성이 지배되는 구조이다.
- 뚜렷한 경계가 존재하지 않는다.
- 기존의 수직적 피라미드 조직에서 흔히 볼 수 있는 위계시설은 존재하지 않는다.
- 전문가로 구성된 팀을 활용함으로써 여러 기능과 관련된 핵심 업무를 동시에 수행할 수 있다.

> **📣TIP 학습조직**
>
> ㉠ 학습조직의 정의 : 지식을 창출·획득·확산하는데 능숙한 조직, 새로운 지식과 통찰력을 반영하여 행동수정에 능숙한 조직, 잘못된 지식을 폐기하는 데 능숙한 조직으로 지식의 부가가치 생산성을 토지·자본·노동·생산성을 능가하는 새로운 자원으로 인식하고 전문지식을 과업과 통합시키는 것이 경쟁력을 결정하는 가장 중요한 요소이다.
>
> ㉡ 학습조직의 특성
> - 지식은 단시간에 축적되지 못하고 지속적 과정을 통하여 점진적으로 축적된다.
> - 설비·인력·자금 등은 쉽게 바꿀 수 있지만 한번 축적된 지식은 쉽게 바뀌지 않는 관성이 있다.
> - 지식이 특정개인, 특정집단, 특정기업에 독점되기 쉬운 속성이 있다.
> - 개인은 자신이 설명할 수 있는 것보다 많은 것을 알고 있다.
> - 지식이 순환되거나 이전될 때 개인의 묵시적 지식으로부터 명시적 지식으로, 명시적 지식으로부터 묵시적 지식을 순환과정을 되풀이 한다.
> - 격변하는 외부환경에 대처하고 조직의 내적 능력을 최대한으로 끌어올리기 위해 끊임없이 지식을 추구하고 조직구성원의 행동을 변화시킨다.
> - 학습활동은 단기적인 부분혁신활동이 아니라 장기적인 조직구성원 전체의 학습능력 향상으로 통한 조직의 경쟁력 확보에 있다.

02 병원조직

❶ 병원조직

(1) 병원조직의 특성

① **다양한 사업목적** … 이윤과 공익성을 조화시켜야 하는 어려움이 있다. 또한 의학 및 간호교육, 훈련, 연구, 의료기술개발, 공중보건증진 등 성격이 다른 여러 목적을 추구하고 있으며 병원조직 내의 구성원(개인) 또는 하부조직 단위의 목적이 다양하다.

② **다양한 구성원** … 병원조직의 구성인력은 고도의 숙련과 기술 및 지식을 가진 전문인력(의사, 간호사, 약사 등), 의료기사, 의무행정직, 기능직 그리고 교육을 받지 못한 단순노동인력까지 수준이 각기 다른 인력들이 협동하여 일하는 조직체이다.

③ **다양한 의료서비스** … 의료서비스가 매우 다양하고 역할과 기능이 고도로 전문화되어 있다. 즉, 기본진료인 외래진찰과 입원 외에 검사, 방사선 진단 및 치료, 처치 및 수술 등 천여 가지의 서비스가 있다.

④ **다양한 물품** … 의료서비스에 제공되는 물품의 종류는 엄청나게 많으며(약품류 및 의료소모품 등), 물품의 크기가 작은 것이 대부분이고 특별관리를 해야 하는 품목(마약, 혈액 등)이나 수량을 헤아리기 어려운 품목 등이 많다.

⑤ **이중화된 지휘체계** … 병원조직은 일반적으로 의료진에 의한 권한체계와 일반관리자에 의한 권한체계가 공존하는 이원적 지휘체계가 상존하고 있어 50여 직종 간의 갈등이 빈번하다.

⑥ **질병을 가진 인간을 대상** … 병원이 다른 조직과 구별될 수 있는 가장 근본적인 차이는 병원의 주업무가 바로 인간을 직접 대상으로 하는 전문적 서비스라는 데 있다.

⑦ **업적평가의 어려움** … 진료 및 간호서비스는 환자마다 각기 다른 질병상태 및 정신·사회적인 측면을 다루기 때문에 생산된 서비스를 객관적으로 평가하기 어렵다.

⑧ **고도의 자본집약** … 건물, 설비, 고가의 의료장비를 갖추어야 하므로 거대한 투자비가 소요되는 데 비해 투자회수율이 극히 낮다.

(2) 병원조직의 외·내적 환경

① **외적 환경**
  ㉠ **전국민 의료법인(1987. 7)** : 의료보험체계의 도입으로 과잉진료와 과다청구 및 진료수가의 인상이 통제되고 있다.
  ㉡ **국민들의 의료서비스에 대한 권리의식 양양** : 국민들의 교육수준과 소득이 높아짐에 따라 건강의식과 함께 돈을 지불한 대가로 정당한 의료서비스를 받을 권리가 있다는 의식이 점차 높아지고 있다.
  ㉢ **공해문제 야기** : 환자가 사용했던 의류·침대보 등으로부터 전염, 환자의 음식찌꺼기 처리, 환자로부터의 적출물 처리, 임상검사시약, 환자와 직원들의 대소변 처리 등이 문제되고 있으며 이에 대한 환경부의 감시가 강화되고 있다.
  ㉣ **의료사업에 대한 비판적 시각** : 병원은 일반적으로 공공성과 윤리성을 갖고 운영되어야 한다고 인식되고 있으며, 의료법에도 의료기관은 영리추구나 광고 및 진료거부를 못하도록 규정하고 있다.

② **내적 환경**
  ㉠ 병원이란 환자, 의사, 행정직 그리고 비의료직 사이에 본질적인 갈등이 많은 복잡한 사회체계이다.
  ㉡ **병원의 두 가지 권한체계**
    • 전문직 : 의사 및 간호사로 구성되는 전문적인 규율체계
    • 비전문직 : 병원행정가와 부서장 등 이사회로부터 여러 종업원으로 이르는 관료체계
  ㉢ **병원조직의 3요소**
    • 이사회 : 병원의 법적 권한과 책임을 갖는다.
    • 의료진 : 환자진료상의 문제에 대해 결정을 내리는 데 있어서 기술상의 지식을 갖는다.
    • 행정직 : 병원의 임상운영에 대한 책임을 갖는다.

(3) 병원조직의 유형

① 폐쇄시스템과 개방시스템
  ㉠ 폐쇄시스템 : 의사와 의료시설이 밀착되어 있는 형태로 의사가 병원에 소속되어 있다. 의사를 장으로 하는 진료부가 구성되며 의사에 대한 통제력과 조직력이 강하다(우리나라의 병원의 경우).
    • 장점 : 의료인력의 귀속감과 연대의식을 높일 수 있고 강력한 리더십이 발휘될 때 신속하게 행정업무를 처리할 수 있다.
    • 단점 : 타 직종과의 마찰 및 사기저하를 유발하고 의사들에 대한 직접적인 통제를 어렵게 만들 뿐만 아니라 경영관리기법에 관한 정보교환이 없어 병원경영관리를 저해할 수 있다.
  ㉡ 개방시스템 : 의사와 의료시설이 분리되어 있는 형태로 환자수용을 위주로 하는 시설이 구비되어 있고 의사가 이 시설을 이용한다. 간호사를 장으로 하는 병동구성이 중심이 되고 있으며, 의사는 고용되지 않고 개업의가 시설을 이용할 수 있다.

② 의료전달체계에 따른 구분
  ㉠ 1차 진료기관 : 일반의에 의해 실시되는 외래진료기관으로서 건강보험증에 기재된 중진료에 있는 모든 보건의료기관(3차 진료기관이라도 안과, 이비인후과, 피부과, 가정의학과, 재활의학과, 치과, 한방치료는 1차 진료를 담당할 수 있음)이다.
  ㉡ 2차 진료기관 : 입원진료와 전문외래를 전문의가 입원시설을 갖추고 진료하는 곳으로 건강보험증에 기재된 대진료권에 있는 보건의료기관이다.
  ㉢ 3차 진료기관 : 세분화된 특수 전문외래와 입원진료로서 전문의에 의한 진료와 높은 수준의 시설 및 장비를 필요로 하는 진료기관(1차 기관의 의뢰에 의하여 이용 가능)이다.
  ㉣ 특수 진료기관 : 일반병원에서 진료가 어렵거나 격리 또는 장기간의 진료가 필요한 진료(정신질환, 결핵, 나병, 암, 재활 및 전염병 등)를 담당하는 기관이다.

③ 진료기간에 따른 구분
  ㉠ 단기 치료병원 : 치료기간이 비교적 짧은 일반환자를 진료하는 곳이다.
  ㉡ 장기 요양병원 : 노인요양소나 정신병원 등 장기간의 치료를 요하는 질환을 진료하는 곳이다. 최근 노령층의 인구증가로 장기치료의 수요가 증가추세에 있다.

❷ 간호조직

(1) 간호조직의 구성

① 간호조직은 병원의 가장 큰 부서로서 그 수뇌에는 간호부장 또는 간호과장이 있다.

② 간호조직은 산부인과, 소아과, 수술실 같은 영역에 임상전문가를 가지고 있으며 각 과는 하나 이상의 간호 단위로 이루어져 있다.

③ 간호단위에는 내과, 외과, 소아과, 산과, 정신과, 수술실, 회복실, 응급실, 중환자실 등이 포함된다.

(2) 간호부서의 기구조직

① 전체 병원목적에 준하여 간호업무를 효과적으로 수행할 수 있도록 조직되어야 하며, 될 수 있는 한 최선의 간호와 최대의 전문성이 유지되도록 하는 데 초점을 두어야 한다.

② 간호업무의 조직과 권한에 의한 책임은 간호조직의 최고책임자를 통해서 위임받는다.

> 📢**TIP** 프리셉터와 프리셉터십
> ㉠ 프리셉터(preceptor) : 프리셉터(preceptor) 간호사는 신입 간호사들이 병원생활 및 간호업무에 잘 적응할 수 있도록 1대1로 지도하는 3년차 이상의 숙련된 경력 간호사를 말한다.
> ㉡ 프리셉터십(preceptorship)은 1:1 교육이 가장 효과적인 학습 기회를 제공한다는 Tough의 학습방법이론, 인간은 자신의 역할 모델의 사상과 행위를 모방하여 사회화한다는 Bandura의 사회학습이론과 인간의 개인적 특징을 존중하는 인본주의 사상이 배경이 된 교육 방법으로서, 임상실무이론과 실제의 차이를 좁히고 변화하는 병원 환경에서 신규 간호사들을 효과적으로 사회화시킬 수 있는 방법이다. 이러한 프리셉터십은 신규 간호사에게는 그들의 요구에 적합한 교육을 통해 업무수행능력을 향상시키고, 간호 단위에서의 적응을 도움으로써 사회화를 촉진시켜 신규 간호사에게 만족도를 높일 수 있으므로 병원 기관의 행정적, 재정적 뒷받침이 충분하지 못함에도 불구하고 그 효과가 입증되면서 신규 간호사 교육에 프리셉터 프로그램의 적용을 고려하는 기관이 점차 늘어나고 있다.

≣ 최근 기출문제 분석 ≣

2020. 6. 13. 제1회 지방직 시행

1 조직 유형을 정태적 조직과 동태적 조직으로 구분할 때 다른 유형에 속하는 것은?

① 위원회 조직

② 매트릭스 조직

③ 프로젝트 조직

④ 라인-스태프 조직

> **TIP** 동태적 조직: 위원회 조직, 매트릭스 조직, 프로젝트 조직
> 정태적 조직: 라인조직, 라인-스태프 조직, 직능조직

2020. 6. 13. 제2회 서울특별시 시행

2 최고관리자의 총괄 감독하에 전문화된 기능에 따른 부서를 구성하고, 권한을 부여받은 전문가 스태프가 부서를 지휘하고 감독하는 조직으로 가장 옳은 것은?

① 라인조직

② 라인-스태프조직

③ 직능조직

④ 매트릭스조직

> **TIP** ① 라인조직: 직선식 조직. 각 종업원은 자기가 속한 명령 계통에서 바로 위의 한 사람으로부터 명령을 받을 뿐이며, 다른 명령 계통의 상위자로부터는 지휘·명령을 받지 않는다.
> ② 라인-스태프조직: 명령 전달과 통제 기능에 대해서는 라인조직의 이점을 이용하고, 관리자의 결점을 보완하기 위해서는 스태프 조직을 도입한 조직 형태이다.
> ④ 매트릭스조직: 프로젝트 조직과 기능식 조직을 절충한 형태로, 구성원 개인을 원래의 종적 계열과 함께 횡적 또는 프로젝트 팀의 일원으로 임무를 수행하게 하는 조직 형태이다.

Answer 1.④ 2.③

3 신입간호사의 새로운 역할 습득과 성공적인 조직사회화를 도와주는 프리셉터(preceptor)에 대한 설명으로 가장 옳은 것은?

① 신입간호사의 선택에 따라 프리셉터가 결정된다.

② 프리셉터는 신입간호사와 비공식적인 관계를 맺고 보이지 않게 심리적 지원을 한다.

③ 신입간호사의 '현실충격(reality shock)'을 인정하고 1 : 1 교육으로 가장 효과적인 학습기회를 제공한다.

④ 신입간호사가 새로운 역할을 습득하여 독립적으로 업무 수행을 할 수 있을 때까지 프리셉터가 지속적으로 교육한다.

> **TIP** 프리셉터십(preceptorship)은 숙련된 간호사가 학습자와의 1 : 1 상호작용을 통해 간호실무 능력을 지도, 감독, 평가하는 것이다. 신규간호사들은 간호대학에서의 교육과 임상현장 간의 격차, 실무현장에서 필요한 전문지식 및 기술 부족, 상황 판단력 미숙 등으로 인해 현실충격을 겪고 있다. 프리셉터십을 통해 신규간호사가 현실충격을 극복하고 효율적으로 임상실무에 적응해 역할을 해나갈 수 있도록 도울 수 있다.

4 「의료법 시행규칙」 제1조의4(간호 · 간병통합서비스의 제공 환자 및 제공 기관)에 따른 간호 · 간병통합서비스의 제공 기관에 해당하지 않는 것은?

① 병원

② 요양병원

③ 치과병원

④ 한방병원

> **TIP** 의료법 제4조의2 제2항(보건복지부령으로 정하는 병원급 의료기관은 간호 · 간병통합서비스를 제공할 수 있도록 노력하여야 한다.)에서 "보건복지부령으로 정하는 병원급 의료기관"이란 병원, 치과병원, 한방병원 및 종합병원을 말한다〈의료법 시행규칙 제1조의4 제2항〉.

Answer 3.③ 4.②

5 조직은 다양한 환경으로부터 변화의 압력을 받으며 환경변화에 적절히 대응하기 위해 노력하고 있다. 이러한 조직변화의 유형에 대한 설명으로 가장 옳은 것은?

① 기술관료적 변화는 개인이나 집단이 그가 속한 사회 혹은 집단의 요구에 의해서 일어난다.

② 사회화 변화는 상관과 부하가 함께 목표를 결정하여 일어난다.

③ 상호작용적 변화는 상관과 부하가 동등한 입장에서 목표를 수립하지만, 무의식중에 다른 사람의 의견을 따를 때 일어난다.

④ 주입형 변화는 사고나 재해, 환경적인 요인 등에 의해서 이루어지고 목표 설정없이 일어난다.

> **TIP** ① 개인이나 집단이 그가 속한 사회 혹은 집단의 요구에 의해서 일어나는 것은 사회적 변화이다.
> ② 상호작용적 변화, 계획적 변화, 주입형 변화 등에서는 상관과 부하가 함께 목표를 결정하지만 사회화 변화는 그렇지 않다.
> ④ 조직변화의 출발은 목표 설정에서 시작한다. 따라서 주입형 변화 역시 목표 설정없이 일어나는 것은 아니다.

6 모든 조직은 자신의 존재 이유인 조직목적을 가장 잘 성취할 수 있는 형태로 조직을 구조화 하는데, 이러한 조직구조의 유형에 대한 설명으로 가장 옳은 것은?

① 매트릭스 조직은 생산과 기능에 모두 중점을 두는 이중적 조직이다.

② 위원회 조직은 부하에 대한 감독이나 통솔력이 증가한다.

③ 직능 조직은 조직이 작고 단순할 때 운영이 잘 된다.

④ 프로세스 조직은 인적 및 물적 자원을 탄력적으로 운영할 수 있다.

> **TIP** ② 위원회 조직은 특정문제에 대해 토의하거나 결정하기 위해 계획에 따라 모임을 가지는 조직으로 뚜렷한 서열이 존재하지 않아 부하에 대한 감독이나 통솔력이 증가하는 것은 아니다.
> ③ 직능 조직은 스탭 조직의 구성원이 단순히 충고나 조언의 기능을 넘어서서 라인에 있는 직원에게 명령할 수 있도록 권한을 부여한 것으로, 조직이 크고 복잡할 때 주로 나타난다.
> ④ 프로세스 조직이란 고객가치를 충족시키는 데 있어 최상의 프로세스가 구축될 수 있도록 전체 조직시스템(조직구조, 관리평가시스템, 보상시스템, 기업문화 등)을 프로세스를 중심으로 근본적으로 재설계한 조직이다. 따라서 자원의 탄력적 운영은 어렵다.

Answer 5.③ 6.①

7 조직 구조 유형에 대한 설명으로 옳은 것은?

① 라인 조직 – 특정한 과제를 달성하기 위한 임시 조직이다.

② 프로젝트 조직 – 구성원의 수직적 권한과 책임을 강조한다.

③ 매트릭스 조직 – 구성원 간 위계가 없는 자율적인 조직이다.

④ 네트워크 조직 – 고도의 분권화, 수평화, 이질성이 나타난다.

> **TIP** ① 라인 조직은 일원적 지휘 명령과 단일관리로 인해 질서를 유지하기가 쉽고 견고한 조직 형태로 구성원의 수직적 권한과 책임을 강조한다.
> ② 프로젝트 조직은 특정한 사업 목표를 달성하기 위해 임시적으로 조직 내의 인적·물적 자원을 결합하는 조직 형태 이다.
> ③ 매트릭스 조직은 프로젝트 조직과 기능식 조직을 절충한 형태로, 구성원 개인을 원래의 종적 계열과 함께 횡적 또는 프로젝트 팀의 일원으로 임무를 수행하게 하는 조직 형태이다.

8 조직 유형 중 팀 조직에 대한 설명으로 옳은 것은?

① 팀 구성원 간 상호 의존성이 낮다.

② 팀워크를 촉진하기 위해 리더가 통제권을 행사한다.

③ 의사결정에 필요한 정보가 리더에게 집중되어 있다.

④ 조직 내외의 환경 변화에 적응하는 유연성이 높다.

> **TIP** ① 팀 구성원 간 상호 의존성이 높다.
> ② 팀 조직을 이끌어가는 팀장은 과거의 권위주의식의 지시나 통제 위주보다는 과업수행에 대해 조직구성원을 보다 동기화시키고, 구성원의 어려운 점에 대해 조언을 해 주며, 구성원 간 불화를 조정해 주는 조정자로서의 역할이 요구된다.
> ③ 팀 구성원은 서로 간에 원활한 의사소통과 협동을 통해 공통의 목표를 이루어 나간다.

Answer 7.④ 8.④

9 조직구조 설계에 대한 설명으로 옳은 것은?

① 조직의 부문화 정도가 높을수록 의사결정이 집권화된다.

② 조직의 공식화 정도가 높을수록 구성원의 행동 통제가 어려워진다.

③ 조직에서 필요한 전문 지식이나 기술의 종류가 다양할수록 조직이 수평적으로 분화된다.

④ 일상적이고 규칙적인 과업을 수행하는 조직일수록 의사결정이 분권화된다.

> **TIP** ① 조직의 부문화 정도가 높으면 의사결정이 분권화된다.
> ② 조직의 공식화 정도가 높을수록 구성원의 행동 통제가 용이하다.
> ④ 일상적이고 규칙적인 과업을 수행하는 조직일수록 의사결정이 집권화된다.

10 조직구조의 기본 유형인 관료조직이 빠르게 변화하는 외적환경에 적응하고 효율성을 높이기 위하여 추진하는 변화는?

① 직무표준화로 조직의 공식화 정도를 높여 업무수행능력을 향상시킨다.

② 계층의 수를 확대하여 통솔범위를 좁힘으로써 관리의 효율성을 증진시킨다.

③ 조직의 수직적 분화정도를 낮추고 팀제 조직으로 전환하여 업무의 효율성을 향상시킨다.

④ 분업의 정도를 높여 짧은 시간 내에 숙련된 기술을 습득함으로써 능률성을 향상시킨다.

> **TIP** ① 표준화 정도가 클수록 조직원의 자유 재량권은 작아지고, 창의성은 감소될 수 있다. (기계적 조직유형)
> ② 계층수를 확대하여 통솔범위를 좁힐수록 정보전달이 늦어지고 의사소통 왜곡 및 환경에 신축성 있는 대응이 어려워진다.
> ④ 단순, 반복 업무로 조직원의 능력개발·자아실현의 욕구를 저해한다. 고도의 직무 세분화는 기계적 특성에 해당한다.

Answer 9.③ 10.③

출제 예상 문제

1 조직의 분업 – 전문화에 대한 가정으로 옳지 않은 것은?

① 한 사람이 같은 시간에 여러 가지 일을 할 수 없다.
② 개인의 능력과 기술에는 차이가 있고 한계가 있다.
③ 업무의 전문화는 각 개인적 차이를 존중한다.
④ 업무의 전문화를 통하여 업무를 가장 신속하게 수행할 수 있는 유일, 최선의 방법을 발견할 수 있다.

TIP ③ 업무의 전문화는 기계화를 가능케 하므로 기술과 사고를 가급적 기계에 전담시킴으로써 개인적 차이를 무시할 수 있다.

2 조직의 집권화의 분권화에 관한 설명으로 옳은 것은?

> ㉠ 조직 내의 적절한 분권화 정도는 시간과 상황에 따라 변화한다.
> ㉡ 분권화에는 조정능력과 최고관리자의 리더십이 필요하다.
> ㉢ 조직의 상층부에 의사결정권이 집중되어 있을 때 집권화의 정도가 높다.
> ㉣ 조직의 하층부로 위임되는 권한의 양이 많을수록 분권화의 정도는 더욱 커진다.

① ㉠㉢
② ㉠㉡㉢
③ ㉡㉢㉣
④ ㉠㉡㉢㉣

TIP 집권화와 분권화는 의사결정권이 조직 내의 어떤 단일 위치에 집중되고 있는 정도를 말하며, 모든 의사결정을 조직의 상층부에서 하는 것을 집권화라고 하며, 반대로 조직 전반에 걸쳐서 의사결정권을 하급자에게 위임하여 권한을 분산시키는 것을 분권화라고 한다.

Answer 1.③ 2.④

3 조직의 분권화가 이루어진 경우의 장점으로 옳지 않은 것은?

① 의사결정이 신속하게 이루어진다.
② 관리상 민주적 형태가 형성된다.
③ 부서 간의 경쟁적 관계를 형성한다.
④ 조직활동의 통제기능을 강화할 수 있다.

TIP ④ 분권화는 통제의 일관성이 상실되기 쉽다.

4 다음 중 분권화의 단점은 무엇인가?

① 최고관리청에 대한 의사결정부담의 경감
② 의사결정의 신속성
③ 전체적인 통제의 어려움
④ 직원의 사기앙양 및 의사소통의 원활화

TIP 분권화의 단점
㉠ 비용이 많이 든다.
㉡ 단일한 방침을 일관적으로 유지하기 힘들다.
㉢ 여러 하부단위들을 조정하는 데 어려움이 따른다.
㉣ 협동심이 감소한다.
㉤ 기능 및 업무의 중복을 초래한다.
㉥ 각 부분의 자기 집단 이기주의 현상으로 비효율성을 초래할 수 있다.

Answer 3.④ 4.③

5 다음 중 분업–전문화의 단점으로 옳지 않은 것은?

① 업무의 지나친 기계화 현상은 비인간화를 초래할 수 있다.

② 지나친 업무의 세분화는 업무의 중복을 초래하여 재정적인 낭비와 책임회피가 따를 수 있다.

③ 조직 내 부서 간의 통합과 조정을 어렵게 할 수 있다.

④ 업무를 단순화시키며 신속히 수행할 수 있게 한다.

TIP ④ 분업–전문화는 업무를 단순화시키고 기계화가 가능해져 업무를 신속하게 수행할 수 있게 하는 장점이 있다.
　　※ 분업화의 단점
　　　㉠ 분업은 단순하고 단조로운 업무의 계속적인 반복이기 때문에 조직 속에서 근무하는 개인의 업무수행에 대한 흥미를 상실
　　　　하게 한다.
　　　㉡ 지나친 분업은 조직 내의 각 단위간의 조정을 어렵게 한다.
　　　㉢ 분업은 세분화할수록 통합적으로 조직을 관리하는 것보다 더 많은 비용이 소요될 수 있다.
　　　㉣ 전문화의 부작용인 지루함, 피로, 스트레스, 생산성 감소, 품질저하, 결근율, 이직률 증가 등이 발생할 수 있다.

6 다음 중 비공식구조에 대한 설명으로 옳지 않은 것은?

① 자연발생적으로 생긴 조직이다.

② 전체적인 질서를 유지시킨다.

③ 성문화되지 않은 비제도적·비가시적 조직이다.

④ 조직구성원에게 귀속감, 안정감, 만족감을 준다.

TIP ② 공식적 조직구조는 법령 또는 규정에 의해 공식화된 조직구조로서 부서 사이의 업무가 공식적으로 분담되어 있고 직위가 공
　　식적으로 배열되어 있어 조직의 전체적인 질서를 유지시킨다.

Answer 5.④ 6.②

7 다음 중 막료지위에 속하는 사람은?

① 일차간호사

② 간호조무사

③ 수간호사

④ 간호수련담당 간호차장

TIP 막료기구는 전문적인 지식과 경험을 가지고 조직의 목표달성에 간접적으로 기여하고 관리의 질을 높여주는 역할을 하나 명령권이나 지휘권이 없는 간호수련담당 간호차장, 간호행정실장, 간호연구담당 간호차장, 간호질보장 간호차장 등이 속한다.

8 다음 중 계선 조직의 단점은?

① 주관적 · 독단적이 되기 쉽다.

② 의사전달의 경로가 혼란에 빠질 가능성이 있다.

③ 행정이 지연되고 비용이 많이 든다.

④ 계선과 막료 사이에 조화가 이루어지기 어렵다.

TIP 계선 조직의 단점
㉠ 업무가 단조로워지고 직원 사이의 격리가 초래된다.
㉡ 주관적 · 독단적이 되기 쉽다.
㉢ 사용 가능한 정보가 활용되지 않는다.
㉣ 변화된 상황에 신속하게 적응하기 어렵다.

9 다음 중 위원회 조직이 효과적인 경우가 될 수 없는 것은?

① 관리상의 과도기일 때

② 어느 한 개인이 조직을 이끌어갈 준비가 되어 있을 때

③ 의사결정의 결과에 의해 영향받게 될 사람들의 대표자도 참석시킬 때

④ 부담을 분산시킬 필요가 있을 때

TIP 위원회 조직이 효과적인 경우
㉠ 광범위한 경험과 배경을 가진 사람들을 모아 논의하는 것이 바람직할 때
㉡ 부담을 분산시킬 필요가 있을 때
㉢ 의사결정의 결과에 의해 영향받게 될 사람들의 대표자도 참석시킬 때
㉣ 어느 한 개인이 조직을 이끌어 갈 준비가 되어 있지 않은 관리상의 과도기인 때

Answer 7.④ 8.① 9.②

10 다음 중 매트릭스 조직에 대한 설명으로 옳지 않은 것은?

① 직원의 능력과 재능을 최대한 이용할 수 있다.

② 의사결정권이 분권화될 수 있고 공식적인 절차와 규칙에 얽매이지 않는다.

③ 명령통일 일원화 원칙에 입각한 조직구조이다.

④ 급격한 환경변화에 신속하게 대응할 수 있는 신축성 있는 조직구조이다.

TIP ③ 매트릭스 조직 중 수평적 측면은 일원화 원칙을 깨뜨리고 있다.

Answer 10.③

간호관리

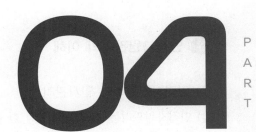

04
PART

인적자원관리
기능의 이해

01 인적자원관리의 이해

01 인적자원관리

❶ 인적자원관리의 이해

(1) 인적자원관리와 인사관리

① 인적자원관리는 조직체 경영의 한 관리과정으로 선진국에서는 1960년대부터 인적자원관리로 불리우고 있으나 우리나라에서는 오랫동안 인사관리로 불려왔다.

② 인적자원관리 개념이 인사관리 개념에 비하여 인적자원의 중요성과 인적자원의 개발을 더 강조하고 있어 인적자원관리는 현대적인 인사관리라고 할 수 있다.

(2) 인적자원관리의 의의

① 시설이나 장비 또는 금융자산들이 조직에 필요한 자산인 것과 마찬가지로 조직구성원 역시 중요한 자산이다. 조직구성원은 조직성과(organizational performance)에 매우 중요한 요소로 작용하며, 이를 얼마나 효율적으로 관리하느냐에 따라 조직체의 장기적 성과가 결정된다고 볼 때 인적자원관리는 매우 중요하다.

② 조직의 목적을 효과적으로 달성할 수 있도록 인적자원을 확보, 개발, 보상 및 유지·관리하는 데 인적자원관리의 중요한 의의가 있다고 할 수 있다.

❷ 인적자원관리의 개념

(1) 인적자원관리의 개념

① 조직체의 인적자원을 관리하는 경영의 한 부분 또는 하부과정으로서 인적자원의 계획과 확보로부터 시작하여 이의 효율적인 활용과 유지·보존, 그리고 보상과 개발에 이르기까지 노사관계를 위시한 모든 기능과 활동을 포함한다.

② 조직의 목표가 달성되도록 인적자원의 확보, 개발, 보상, 통합, 유지, 이직 등의 업무적 기능을 계획·조직·지휘·통제하는 것이다.

③ 사람의 관리에 관한 필요한 지식이나 기법에 관한 것으로서, 관리직의 수행에 있어서 인간적 측면에 관한 일인 직무분석·직원의 확보·유지·훈련·보수·평가 등의 행위가 포함된다.

(2) 인적자원관리의 목표

조직의 성과향상과 조직구성원들의 조직생활의 질 향상을 동시에 달성하려고 하는 것으로, 조직목표와 개인목표의 균형을 유지하는 것이다.

(3) 인적자원관리의 개념적 발전단계

① **인사관리** ··· 인적자원을 통제하고 감시할 비용의 관점에서 접근한다.

② **인적자원관리** ··· 인적자원을 개발하고 적극적으로 활용하여 조직체의 경쟁력 강화를 유도할 자원의 관점에서 접근한다.

③ **전략적 인적자원관리** ··· 세계화와 무한경쟁시대로 들어오면서 효율적인 '사람관리'를 통한 핵심역량의 강화가 조직체의 경쟁력 확보에 가장 중요한 요소로 간주되고 있음을 가리키는 것이다.

구분		인사관리의 태동기	인사관리(PM)	인적자원관리(HRM)	전략적 인적자원관리(SHRM)
시대별 구분	한국	1960 ~ 1970년대	1980년대	1990년대	21세기
	미국	산업화 ~ 1930년대	1940 ~ 1970년대 초	1970 ~ 1980년대	1980 ~ 1990년대 초
배경환경		• 경제발전 초기 • 노동관계법 제정 • 과학적 관리법	• 안정적 경제성장 • 노동조합 압력 • 노동관계법 정비	• 국내외 경쟁심화 • 노동시장 다양화	• 세계화 무한경쟁 • 급격한 환경변화
관리방식		관료·통제 중심에서 자율경쟁 중심으로			
인사역할		복지인사, 인사관리, 채용, 보상, 교육, 문서관리 등 기본적 인사기능	개별적 인사기능의 강화 및 체계화, 인사부서의 전문화, 노사관계 비중 강화	• 인사부서의 역할 강화, 인적자원의 개발과 활용 강조 • 인사부서 : 독립적 기능수행	• 인적자원 : 경쟁력, 조직전략과 인사전략의 상호적합성 • 인사부서 : 사업의 전략적 파트너

02 인적자원관리의 과정

① 인적자원관리과정

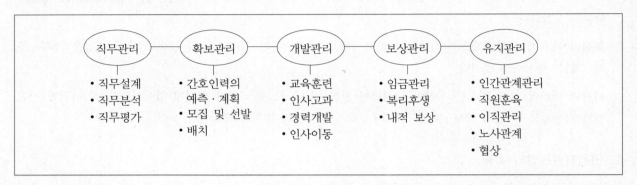

직무관리	확보관리	개발관리	보상관리	유지관리
• 직무설계	• 간호인력의	• 교육훈련	• 임금관리	• 인간관계관리
• 직무분석	예측 · 계획	• 인사고과	• 복리후생	• 직원훈육
• 직무평가	• 모집 및 선발	• 경력개발	• 내적 보상	• 이직관리
	• 배치	• 인사이동		• 노사관계
				• 협상

② 내용

(1) 직무관리

조직구조를 구성하는 직무설계(job design)를 통해 직무체계를 형성하고, 각 직무분석(job analysis)을 통해 과업내용과 직무를 수행하는 구성원의 자격조건을 설정하고 직무를 평가하는 기능을 포함한다.

(2) 확보관리

조직체에 필요한 인적자원을 확보하는 기능으로서, 조직체의 장기전략과 계획을 중심으로 인적자원계획(human resource planning)에 따라 필요한 인력의 모집과 선발, 배치(placement) 등의 기능을 포함한다.

(3) 개발관리

인적자원의 능력개발을 위한 교육훈련과 경력개발을 포함하고 인사고과와 이동 및 승진과 같은 인사이동을 포함한다.

(4) 보상관리

조직구성원의 임금관리, 복리후생기능을 포함한다.

(5) 유지관리

조직구성원 간의 인간관계, 직원훈육, 이직, 노사관계 및 협상과 관련된 기능을 포함한다.

> **TIP 간호인사관리의 의의**
> ⊙ 병원조직의 목표달성을 위해서 효율적·경제적으로 간호업무를 수행하도록 한다.
> ⓒ 병원조직의 계속적인 발전을 위한 조직의 원동력으로서의 인력자원인 유능한 자격있는 전문간호사와 직원을 적절하게 충원·확보함으로써 질적·양적으로 간호인력자원을 유지·활용하게 한다.
> ⓒ 구성원의 개성과 복지를 존중함으로써 교육훈련을 통한 개인의 잠재능력을 개발·육성하여 전문적 생활의 향상을 도모하는 동시에 근무의욕을 고취시키고 사기를 북돋아 줌으로써 직업에 대한 보람과 만족감으로 일하게 하려는 데 있다.

≡ 최근 기출문제 분석 ≡

2019. 2. 23. 제1회 서울특별시

1 보상제도에 대한 설명으로 가장 옳은 것은?

① 성과급은 직무내용, 근무조건 등의 특수성에 따라 지급된다.

② 복리후생은 임금 외 부가적으로 지급되며, 보험·퇴직금 등이 포함된다.

③ 직능급은 직원의 근속 연수, 학력 등을 기준으로 지급된다.

④ 임금은 근로에 대한 대가를 말하며, 기본급 외에 수당과 상여금은 제외된다.

> **TIP** ① 성과급은 작업의 성과를 기준으로 지급하는 임금이다.
> ③ 직능급은 직무를 수행하는 능력에 따라 임금을 지급하는 방식으로, 기능, 자격, 지식, 숙련도, 경험 따위의 일정한 판정 기준에 의하여 서열을 정하고 임금을 정한다.
> ④ 임금은 근로자가 노동의 대가로 사용자에게 받는 보수로, 기본급 외에 수당, 상여금 따위가 있으며 현물 급여도 포함된다.

2016. 6. 25. 서울특별시

2 A 병원 간호부는 간호사들의 업무성과를 평가하여 그 결과에 따라 보수를 차등지급하고 있다. 이 제도의 단점으로 볼 수 있는 것은?

① 서열이 존중되는 조직의 안정성을 해칠 수 있다.

② 인건비 관리가 비효율적이다.

③ 직원의 동기가 감소된다.

④ 조직의 생산성이 감소된다.

> **TIP** ① 서열이 높은 간호사가 서열이 낮은 간호사보다 적은 보수를 받는 경우가 생길 수 있다. 이는 서열이 존중되는 조직의 안정성을 해칠 수 있다.
> ② 인건비 관리가 효율적이다.
> ③ 직원의 동기가 증가한다.
> ④ 조직의 생산성이 증가한다.

Answer 1.② 2.①

2015. 6. 13. 서울특별시

3 인적자원관리의 패러다임 변화에 따른 전략적 인적자원관리(SHRM, strategic human resource management)의 중요 관심은?

① 통제 중심의 인적자원관리

② 활용 중심의 인적자원관리

③ 개발 중심의 인적자원관리

④ 경쟁력 강화의 인적자원관리

> **TIP** 환경이 빠르게 변화하고 세계화 및 무한 경쟁 시대를 맞이하여 현대에 들어 조직의 경쟁력을 강화한다.
> ①②③ 고전적 개념의 관심

Answer 3.④

출제 예상 문제

1 다음 중 인적자원계획의 기능으로 볼 수 없는 것은?

① 인력부족 및 과잉을 예측할 수 있다.

② 간호연구실적을 향상시킬 수 있다.

③ 인적자원의 모집과 선발에 도움을 준다.

④ 직원에 대한 참고자료를 수집하게 해준다.

TIP ② 간호연구실적은 인력자원계획과 무관하다.

2 다음 중 병원 간호과의 인사행정목적으로 옳지 않은 것은?

① 자격있고 유능한 간호인력의 질적 유지 및 활용

② 직원들의 건강, 능률, 만족, 향상에 기여할 수 있는 혜택 부여

③ 병원간호사업에 동원배치되는 간호인력을 적당한 인원수로 확보

④ 직원들의 사생활을 포함한 모든 개인능력을 파악하여 근무성적평가에 반영

TIP ④ 직원들의 사생활을 파악하지는 않는다.

3 다음 중 인적자원관리의 과정을 연결한 것 중 옳지 않은 것은?

① 확보관리 – 간호인력의 배치   ② 개발관리 – 인사고과 및 인사이동

③ 유지관리 – 교육훈련 및 협상   ④ 보상관리 – 복리후생

TIP ③ 교육훈련은 개발관리과정에 해당한다.

Answer 1.② 2.④ 3.③

4 다음 중 간호과 인사행정의 목표는 무엇인가?

① 환자간호업무를 효과적이고 능률적으로 실시하며 계속적인 발전을 하기 위하여 능력있는 전문간
호사와 기타 직원을 확보하는 일이다.
② 병원직원의 인사조치를 하는 일이다.
③ 직원에게 직업적 성장의 기회를 주는 일이다.
④ 간호업무를 경제적으로 수행하는 일이다.

TIP 병원조직의 계속적인 발전을 위한 조직의 원동력으로서의 인적자원인 유능한 자격있는 전문간호사와 직원을 적절하게 충원·확
보함으로써 질적·양적으로 간호인력자원을 유지·활용하게 한다.

5 다음에서 인적자원관리에 포함되는 것을 모두 고르면?

㉠ 인력의 충원	㉡ 교육훈련
㉢ 직원의 업무통제	㉣ 직업만족감의 증진
㉤ 근무의욕의 고취	

① ㉠㉡㉢㉣
② ㉠㉡㉣㉤
③ ㉠㉢㉣㉤
④ ㉡㉢㉣㉤

TIP 인적자원관리
㉠ 조직목적을 달성하기 위해 원동력이 되는 인적자원을 조직의 장기적 전망에 맞추어 확보하고 개인의 개성과 복지를 존중함
과 동시에 잠재적인 개인능력의 육성 및 개발을 도모하는 것이다.
㉡ 조직성원으로서 원만한 인간관계를 유지할 수 있는 환경을 조성하여 이러한 환경 속에서 조직에 대해 최대의 공헌을 할 수
있는 장소를 제공하거나 만들어냄으로써 근로의 결과에서 효율적인 조직목표달성과 개인 또는 집단으로서의 최대의 만족감을
얻도록 하기 위한 시스템인 것이다.

Answer 4.① 5.②

02 인적자원관리의 실제

01 직무관리

❶ 직무설계

(1) 직무설계의 의의

① 정의
  ㉠ 경영효율의 유지 혹은 개선을 위해 직무의 내용이 직원 개개인의 능력 및 희망과 가능하면 일치하도록 작업, 작업환경 및 노동조건을 조직화하는 것이다.
  ㉡ 조직의 목표를 달성하고, 직무를 맡고 있는 담당자의 개인적 욕구를 만족시키기 위한 직무내용, 직무기능 및 직무 간의 상호관계를 결정하는 것이다.

② **목적** … 모든 계층의 조직구성원으로 하여금 직무 그 자체에서 만족과 의미를 부여받도록 하여 직원의 모티베이션과 생산성을 향상시키는 데 있다.

(2) 직무설계방법

① **시간연구** … 어떤 특정 상태에서 업무를 수행하는 데 소요되는 시간의 양을 관찰하여 측정하는 것이다.
  ㉠ 시계를 사용하여 업무활동시간을 측정하고 횟수를 기록한다.
  ㉡ 정산적 시간을 산출하고 표준시간을 정한다.

② **동작연구** … 일을 하는 데 가장 좋은 방법, 즉 시간과 노력이 적게 드는 방법을 결정한다. 과정의 흐름을 파악할 수 있는 차트(chart)를 사용하면 불필요한 활동을 파악하기 쉽다.

③ **방법개선**
  ㉠ 동일한 결과 또는 결과를 향상시키면서 가장 짧은 시간에 가장 적은 노력으로 목표를 성취할 수 있는 가장 좋은 방법을 결정하는 것이다.
  ㉡ 과정 : 개선할 업무선택 → 자료수집 → 업무가 현재 어떻게 진행되고 있는지 분석

④ 직무단순화
  ㉠ 직무단순화의 개념
  • 개인이 담당할 과업의 수를 최소한으로 줄여서 직무를 단순화시키는 것을 말한다.
  • 직무를 수행하는 경우 어려운 부분을 제거시켜 직무를 더 잘 할 수 있게 하는 방법이다.
  ㉡ 직무단순화의 특성
  • 과학적 관리의 원리와 산업공학에 바탕을 두고 있다.
  • 조직구성원들은 일상적이고 반복적인 직무를 수행한다.
  ㉢ 직무단순화의 예시
  • 업무효율화 : 정맥주사가 능숙한 간호사를 고용하여 정맥주사가 서투른 다른 간호사들의 수고를 덜어줌으로써 그들로 하여금 다른 업무에 매진할 수 있도록 하는 방법
  • 기능적 분담 : 투약이나 활력증상 측정을 담당하는 간호사를 배치하며 1~2가지의 간호업무를 각 간호사가 수행하도록 하는 방법

장점	• 직무에서 복잡성을 제거함으로서 작업자는 동일한 일상적인 업무를 능률적으로 수행할 수 있다. • 직무의 전문성, 능률성, 생산성을 강조한다. • 기술수준이 낮은 조직구성원도 단순화된 직무를 수행할 수 있고, 전체적으로 조직의 능률이 향상된다. • 조직구성원 간의 호환성이 높다.
단점	• 직무의 단조로움으로 지루함을 유발할 수 있다. • 업무를 덜게 된 만큼 다른 일을 더 많이 맡게 될 경우가 발생하면 직무만족도가 향상되지 않는다. • 사보타지(Sabortage), 결근, 노동조합 등과 같은 부작용이 발생한다.

⑤ 직무순환
  ㉠ 직무순환의 개념
  • 조직구성원들을 한 직무에서 다른 직무로 체계적으로 순환시킴으로써 다양한 과업을 수행할 수 있도록 한 것이다.
  • 직무의 단조로움을 줄이고 새로운 지식과 기술을 배울 수 있는 기회를 부여하기 위해 직무를 수평적으로 확대시키는 방법이다.
  ㉡ 직무순환의 특성
  • 직무수행자에 의한 과업은 호환성이 있어 과업끼리 순환이 가능하다는 것을 전제로 한다.
  • 조직구성원들을 다른 직무들 사이에 순환시킴으로써 다른 기능을 개발할 기회를 갖도록 하며, 전체 생산과정에 대한 시야를 넓힐 수 있어 권태감과 단조로움을 줄일 수 있다.
  • 작업자의 기대치나 직무는 크게 바뀌지 않으며 일시적으로는 단조로움이나 권태감이 완화되지만 또 다른 일련의 단조로운 직무가 될 뿐이라는 직무순환에 대한 비판이 있다.

ⓒ 예시 : 근무시간, 근무장소, 간호대상자를 교체시키는 근무방법

장점	• 조직구성원들에게 업무능률의 향상 및 다양한 경험과 자극을 줄 수 있다. • 단조로움을 줄이고 새로운 지식과 기술을 배울 수 있고 직무를 조직 전체의 관점에서 생각할 수 있다.
단점	• 처음에는 새로운 직무에 흥미를 느끼지만 업무에 익숙해지면 곧 싫증을 느낄 수 있다. • 직무의 계속성을 보장할 수 없고, 업무에 대한 잦은 불연속성으로 인해 무력감이나 좌절감을 유발할 수 있다. • 새로운 직무에 익숙해질 때까지 작업진행의 방해요인이 될 수 있으므로 조직 전체의 비용이 증가할 수 있다.

⑥ 직무확대

㉠ 직무확대의 개념

• 직무를 구성하는 과업의 수와 종류에 관한 것으로 작업의 흐름 중 작업자가 맡은 직무를 보다 다양하게 하기 위하여 과업의 수와 종류를 증가시키는 것이다.
• 여러 명이 나누어 처리하던 여러 개의 과업을 한 명에게 모두 맡기는 방법을 말한다.

㉡ 직무확대의 특성

• 분업이나 전문화에 의해 발생할 수 있는 문제점을 개선하기 위해 고안된 수평적인 직무설계방법 중의 하나이다.
• 반복적인 직무수행에서 느끼는 권태감이나 단조로움을 줄이기 위함이다.
• 조직구성원의 보다 많은 능력을 이용하도록 직무내용을 확대함으로써 직무만족도를 높이고 결근이나 이직을 줄인다.

장점	• 직무의 단순화로 인한 지루함과 싫증을 해소시키기에 효과적이다. • 직무의 다양화를 통해 조직구성원의 도전정신을 증대시킬 수 있다. • 직무만족도를 높여 결근율과 이직률을 감소시킬 수 있다.
단점	• 자존심 및 자아실현의 욕구가 높지 않은 사람에게는 불만이 늘어날 수 있고 수행할 업무만 추가되었다고 불평할 수 있다. • 직무의 범위를 확대하기 위해서는 보다 긴 오리엔테이션 기간이나 작업의 적응기간이 필요하다.

⑦ 직무충실화

㉠ 직무충실화의 개념

• 직무수행자가 담당하는 기본 과업은 변하지 않으나 직무수행자 스스로 그 직무를 계획하고 통제하도록 위임하는 것이다.
• 직무충실화는 허즈버그의 2요인 이론(동기위생이론)에 기초한 것이다.
• 조직구성원의 적극적인 동기유발을 위해 직무가 동기부여 요인(만족요인)을 충족시킬 수 있도록 재구성하는 방법을 말한다.

ⓛ 직무충실화의 특성
- 직무내용 자체가 조직구성원에게 도전감, 성취감, 안정감, 책임, 발전 및 성장에 대한 기회를 제공할 수 있도록 재구성되어야 한다
- 직무충실화는 보다 높은 수준의 직무 관련 지식과 기술이 조직구성원들에게 요구된다.
- 직무를 충실히 하기 위해서는 직무방법, 작업흐름, 의사소통의 유형, 의사결정방법, 감독 등에 대한 변화가 중요하다.
- 직무충실화는 모든 직무설계 문제에 관한 동기부여라는 면에서는 분명히 가치가 있는 방법이지만 복잡한 인간의 성격 및 상황변수들을 잘 파악하기 위해 선택적으로 사용되어야만 한다.

ⓒ 직무충실화의 수직적 측면
- 직무를 질적으로 재정의하고 재구성하는 것을 의미하며, 수직적 직무확대라고도 한다.
- 보다 높은 수준의 지식과 기술이 필요하고 조직구성원들이 직무를 수행할 경우에 계획, 지휘, 통제에 대한 자주성과 책임감을 보다 많이 가질 수 있도록 직무수행자 스스로 그 직무를 계획하고 통제하도록 관리적인 기능까지 위임하는 것을 말한다.

ⓔ 직무충실화의 장점 및 단점

장점	• 직무수행의 결과 성취감이나 안정감을 느끼고 개인적인 성장을 경험하게 한다. • 새로운 지식획득의 기회제공, 근무시간의 조정, 결과에 따른 피드백 제공을 통해 심리적인 만족을 유도할 수 있도록 개인의 동기를 유발하거나 개인의 자아실현 기회를 제공해준다.
단점	• 직무에 대한 높은 개인적 자질이 요구되기 때문에 이를 따라가지 못하는 사람에게는 불안, 갈등, 착취 등의 느낌을 줄 수 있다. • 관련 직무에 대한 전면적인 검토가 필요하므로 비용이 많이 발생한다.

⑧ 직무특성이론

㉠ 직무특성이론의 개념
- 해크만과 올드햄은 직무설계에 관한 연구결과를 종합하여 직무충실화의 문제점을 보완하기 위해 직무특성이론을 개발하였다.
- 개인 간의 차이에 의한 다양성을 고려하여 어떠한 직무가 어떠한 사람에게 적합하고 최상의 동기부여를 어떻게 하도록 하며 이러한 결과를 어떠한 방법으로 측정하고 평가할 것인가를 살펴봄으로써 동기부여를 고려하여 직무를 설계하는 방법이다.

㉡ 직무특성이론의 특성
- 조직구성원들에게 더 많은 책임, 자율 및 그들의 직무에 대한 통제권을 주기 위해 직무충실화를 주장하고 있다.
- 직무특성이론의 구성요소는 직무의 핵심적 특성, 직원의 중요 심리적 상태(요소), 개인적 결과 및 직무수행의 성과(결과), 조직구성원의 성장욕구 강도의 4가지로 구성된다.
- 개인 및 직무성과는 중요 심리상태에서 얻어지며, 중요 심리상태는 핵심 직무특성 차원에서 만들어진다고 본다.

TIP **직무의 핵심적인 5가지 특성**

㉠ 해크만과 올드햄은 작업자에게 동기를 부여할 수 있는 것으로 다음과 같이 5가지로 요약하였다.

㉡ 5가지 핵심적인 특성이 직무설계에 반영될수록 조직구성원에게 더 많은 동기부여가 되고 직무만족도와 직무성과도 높일 수 있다고 하였다.

기술의 다양성	• 하나의 직무를 수행하는 경우 필요기술이나 재능을 실행할 수 있도록 다양한 활동을 요구하는 정도를 말한다. • 일상적이고 반복적인 직무는 기술의 다양성이 적은 반면에 매일 새로운 문제를 처리해 나가는 연구개발 분야의 직무는 기술의 다양성이 많다고 볼 수 있다.
업무의 독자성	• 한 명의 조직구성원이 한 개의 업무를 처음부터 끝까지 독자적으로 수행할 수 있는 정도를 말한다. • 업무는 조직 전체의 목적을 달성하는 경우 이바지하는 정도를 의미한다.
업무의 중요성	업무가 기업이나 소비자에게 중요하게 인식되는 정도를 말한다.
자율성	개인의 직무계획, 방법, 일정 등 직무수행을 위해 필요한 조건들을 선택할 수 있는 자유 재량권을 실현할 수 있는 정도를 말한다.
피드백	개인이 수행한 결과에 대해서 직접적이고 명확하게 정보를 얻을 수 있는 정도를 말한다.

㉢ **직무특성이론의 장점 및 단점**

장점	• 조직구성원의 개인차를 고려하여 직무특성과 성과변수 사이의 관계를 제시한 실질적인 직무설계이다. • 성장욕구가 높은 사람은 다양성, 자율성, 피드백, 과업정체성이 높은 직무에 호의적으로 반응한다. • 핵심 직무가 높은 직무를 수행하는 사람은 그렇지 않은 사람보다 동기유발, 만족감, 생산성이 더 향상된다. • 직무설계에 있어 맹목적으로 모든 구성원들이 직무를 확대하거나 충실화하는 것보다는 직무의 특성과 구성원의 반응 및 개인 차이를 고려해야 한다.
단점	• 욕구구조에 작은 변동만 있어도 구성원의 직무에 대한 반응은 만족에서 불만족으로 변화할 수 있다. • 직무에 대한 의미나 내적 동기부여와 같은 개념에 대한 정확한 의미나 관련성이 분명하지 않다. • 개인적 특성에 대한 측정이 잘 이루어지지 않는다.

⑨ **경력사다리**(career ladder) … 환자간호를 위해 일선에 남은 간호사들의 능력을 인정해주기 위해서 개발된 수직적 증진단계의 사다리체계로서, 간호사의 전문직업적 성장과 임상능력의 우수성을 인정해주는 업무환경을 조성하기 위한 것이다.

㉠ **특성**

• 여러 가지 크기와 형태로 조직되는데 현재 경력사다리의 단계는 3 ~ 5단계가 보통으로 되어 있다.

• 트랙은 몇 개의 분야로 나뉘어져 있는데 보통 임상, 연구, 교육, 행정 등 4개의 분야로 나뉘어 있는 경우가 많다.

- 경력사다리 프로그램의 운영
- 훈련프로그램 : 상위단계로 승진하고자 하는 간호사들을 훈련하기 위한 것
- 자문팀 : 간호부서의 장, 환자간호 코디네이터, 약간 명의 일반간호사로 구성
- 업무수행 평가체계
- 경력자문역

ⓛ 장점
- 긍정적 자기이미지와 업무에 대한 동기를 부여한다.
- 개인적·직업적 만족을 증가시키며, 전문직업적 성장의 기회와 성취에 대한 보상체계가 된다.
- 경력간호사의 이직을 줄이고 간호의 생산성을 높일 수 있다.

ⓒ 단점
- 경력사다리 체계의 개발이 어렵다.
- 새로 채용되는 경력간호사에서 경험이 없는 신규간호사의 단계로 고용될 수 있다.
- 각 트랙의 임금체계를 정하는 것이 어렵다.
- 각 단계의 능력을 정의하는 것이 어렵다.

⑩ **임상사다리**(clinical ladder) … 임상실무능력 수준에 따라서 그 단계를 나누어 임상적 승진을 시키는 것을 말한다.

❷ 직무분석

(1) 직무분석의 의의

① **직무분석의 개념** … 직무를 구성하는 구체적인 과업을 설정하고 직무에 요구되는 기술과 지식 그리고 책임 등 직무수행에 관한 기본정보자료를 수집·분석·정리하는 과정을 말한다.

② **직무분석의 목적**
- ㉠ 조직의 합리화를 위한 기초작업으로 권한과 책임의 한계를 명확하게 한다.
- ㉡ 합리적 채용, 배치, 이동의 기준을 제공한다.
- ㉢ 업무개선의 기초자료를 제공한다.
- ㉣ 직원교육훈련과 직무급 등의 임금결정, 안전관리, 작업조건개선의 기초자료로 활용한다.

(2) 직무분석과정

① 직무분석을 위한 자료수집

　㉠ 직무분석을 위한 수집자료

　　• 과업자료(task data) : 실제 수행되는 작업내용과 왜 그것이 수행되어졌는가가 포함

　　• 행위자료(behavioral data) : 직무상에서 일어나는 행위를 묘사하는 동사를 사용한 행위적 관찰을 보여줌

　　• 지식 또는 능력자료(knowledge data) : 직무수행을 위해 담당자가 가져야 할 기본적인 지식 또는 기능을 평가함으로써 자격요건을 강조하게 되는데, 정신운동(psychomotor), 신체적인 능력(physical), 인지적인 능력(cognitive) 등이 포함

　㉡ 직무관련정보의 수집방법

　　• 질문지법 : 조사하고자 하는 내용에 관한 질문지를 작성하여 이를 조사대상자에게 보내서 기입하게 하는 조사방법으로 자료수집방법에서 가장 많이 사용된다.

　　• 관찰법 : 조사자가 직접 집무담당자가 업무를 수행하는 것을 관찰하여 자료를 수집하는 방법이다.

　　• 자가보고일기 : 질문지법보다 광범위한 작업정보를 제공한다.

　　• 면접법 : 질문하고자 하는 내용을 조사자가 말로써 물어보고, 그 응답을 통해 자료를 수집하는 것이다.

② 자료의 검토분석

　㉠ 직무분석의 요소

　　• 직무명칭과 근무위치 : 직무를 적절하게 지정하고 특성을 파악하게 하는 항목으로, 직무내용에 대하여 요약된 설명을 한 것이며, 읽는 사람이 신속하게 직무에 대하여 파악할 수 있도록 해준다.

　　• 임무 : 직무담당자가 무엇을 어떻게 수행해야 하는가를 포함하며, 임무를 상세히 열거할 때 각각의 주요 업무에 대한 발생빈도와 시간할당에 대한 백분율을 표시하는 것이 바람직하다.

　　• 직무관계 : 직무사회의 관계를 수평적·수직적으로 관련지어 책임과 권한을 분석·비교함으로써 조직 내의 해당 직무의 위치를 설정하는 것을 돕는다.

　　• 감독 : 그 직무가 받아야 할 감독과 감독해야 할 사람의 수, 감독책임의 한계를 명확히 한다.

　　• 정신적 요구 : 창의성, 판단력, 분석능력, 지도력, 집중력, 주의력, 정서 등의 정신적 요구를 분석한다.

　　• 신체적 요구와 기술 : 직무분석에 요구되는 신체적 활동과 노력, 기능, 눈·손·발 조정 등의 운동능력과 감각·지각 등을 말한다.

　　• 작업조건 : 직무담당자가 직면하는 환경상태로서 위험의 성격, 발생확률 등이 고려되어야 한다.

　㉡ 수집된 자료가 직무의 완전한 실태라고 할 수 없다. 때문에 객관적이고 신뢰성 있는 자료를 추출하기 위해서는 자료를 제공하는 사람의 성질, 숙련도, 조직자료 내의 위치와 분석항목이 조직관계와 일치하는지를 분석하여야 하며, 그 직무에 관련된 많은 관계자들과 검토하여 사실인지, 의견인지, 편견인지의 여부를 분명히 구분하여야 한다.

③ 분석자료의 조직과 분류 … 수집된 자료를 분석하여 선별된 자료를 질서있게 체계화하는 것을 조직화라고 한다. 분석된 자료는 그 직무를 잘 모르는 사람도 일의 실체가 잘 떠오르도록 해야 한다.

④ **분석결과의 표현** ··· 조직화된 직무에 관한 자료를 어떤 형식으로 어떤 용어와 표현을 써서 기술하느냐 하는 것이 직무분석의 최종단계를 형성하는 것이다. 이렇게 하여 작성되는 것이 바로 직무기술서와 직무명세서이다. 이 과정에서 직무수행자와 부서장의 협조가 있어야 하며, 또한 최종적으로 이들의 동의를 거쳐 공식문서로 채택된다.

(3) 직무기술서와 직무명세서

① **직무기술서**(직무해설서) ··· 직무분석을 통해 얻은 어떤 특정 직무에 관한 자료와 정보를 직무의 특성에 중점을 두고 체계적으로 정리·기록한 문서이다.

  ㉠ **구성** : 직무확인(직무명, 직무번호, 소속부서명), 직무개요(다른 직무와 구별될 수 있는 직무수행의 목적이나 내용의 약술), 직무내용, 직무요건(기술요건, 직무수행에 필요한 책임, 전문지식과 같은 자격요건, 정신적 및 신체적 요건, 작업요건) 등이 포함된다.

  ㉡ **유의사항**
    • 직무담당자와 감독자는 물론 이에 관련된 사람들이 쉽고 정확하게 이해하여 업무를 수행할 수 있도록 명백하고 간결하게 행동을 기술하여야 한다.
    • 직무기술서를 작성할 때에는 사회기술적 접근방식을 이용하는 것이 좋다.
    • 직무기술서는 규격화된 형태에 따라 작성되어야 한다.
    • 각 직무는 하나의 명칭으로 언급되어야 한다(담당자의 역할, 직무의 책임범위, 직무의 기술수준과 계급적 위치 등).
    • 직무기술서의 요약진술은 그 직무의 목적에 대해 간략하게 하나의 문장으로 만든다.
    • 담당자가 보고해야 할 감독자의 지위명칭을 제시한다.
    • 직무기술서에는 그 직무에 포함되는 과업들이 제시되어야 한다.
    • 직무기술서를 작성할 때 관습적으로 직무과업을 기능으로 분류한다.
    • 직무에 필요한 자원에는 기계, 도구, 과정, 프로그램, 자료, 물자 등이 포함된다.
    • 직무명세서에는 대개 개인적인 자질(요구되는 지식, 기술, 태도, 기질, 경험)에 대한 설명이 포함된다.
    • 좋은 직무기술서란 그 직무에 대한 문외한도 그 과업들을 눈으로 그려 볼 수 있도록 충분히 상세하게 논리적으로 그 직무의 책임, 의무, 여건 등을 설명할 수 있는 것이어야 한다.
    • 직무기술서 초고가 나오면 분석가는 이것을 면담과 관찰대상이었던 직원과 그 직원의 감독자에게 보여서 비판과 제안을 받도록 한다.

  ㉢ **직무기술서의 재평가 및 수정**
    • 급속한 사회적·기술적 변화에 대응하기 위해서는 직무기술서가 정기적으로 검토되고 쇄신되어야 한다. 현재의 변화속도로 볼 때 간호부서의 대부분 직무는 3～4년마다 검토되어야 한다.
    • 직무의 목적·방향·범위·요구조건 등에 대한 중대한 변화가 발견되면 직무기술서를 재작성하고, 그 직무는 요인비교법이나 점수법에 의해 재평가되어야 한다.

② **직무명세서** ··· 직무분석의 결과 작성되는 직무기술서를 발전시켜서 직무가 요구하는 특성을 보다 구체적으로 명시해 놓은 것이다.

   ⊙ 구성 : 직무를 수행하는 사람에 대한 일반적인 사항, 성격요건, 경험, 지식, 기술숙련, 체력, 교육의 수
      준요건 등을 명시한다.

   ⓛ 유의점 : 직무기술서와 직무명세서의 구분, 규정 및 그 구조가 절대적인 것이 아니며, 각 조직에 맞는 형
      태를 개발하고 각각의 관리목적에 맞도록 작성되어야 한다.

   ⓒ 직무기술서와의 다른점
     • 직무특성보다는 직무가 필요로 하는 개인적 특성 내지 인적 요건을 명백히 하고 있다.
     • 직무명세서는 주로 모집과 선발에 사용되지만, 직무기술서와 함께 직무개선과 재설계, 경력계획, 경력상담에
      도 사용된다.

❸ 직무평가

(1) 직무평가의 개념

① 직무분석의 결과로 작성된 직무기술서나 직무명세서를 기초로 조직 내의 각종 직무의 중요성, 직무수행상
   의 곤란도, 복잡성, 위험도, 책임 정도 등을 비교·평가하고 직무간의 상대적인 가치를 체계적으로 결정하
   는 과정이다.

② 조직구성원이 조직의 목표 달성에 얼마나 기여하고 있는지를 평가하는 인적자원관리기능으로서 조직구성원
   의 보상과 동기부여 그리고 능력개발에 결정적인 역할을 한다.

(2) 직무평가의 목적

① 경영전략과의 연계
   ⊙ 조직의 전략적 목표를 조직구성원들의 과업활동과 연계시켜 그들로부터 성공적인 경영전략의 수행을 위
     해 요구되는 행동, 활동, 성과를 이끌어내는 것이다.
   ⓛ 경영전략과의 연계는 전략적인 인사고과의 가장 중요한 측면이라고 할 수 있다.

② 임금의 공정성 확보
   ⊙ 조직은 조직구성원들의 성과에 대해 정당한 대우를 해주어야 하며, 성과를 주기적으로 측정하여 그 결
     과를 기준으로 승진, 승급, 강등, 징계 등의 적절한 결정을 해야 한다.
   ⓛ 직무평가의 결과는 이러한 상벌 결정에 가장 중요한 자료로 이용된다.

③ 성과향상
   ⊙ 직무평가의 결과를 중심으로 조직구성원의 업무성과를 향상시키는 것을 말한다.
   ⓛ 인사담당자는 실적평가를 중심으로 하여 추후 조직구성원이 성과를 향상시키는 경우 많은 피드백을 제
     공해 줄 수 있다.

④ 인력개발의 합리성 제고
　　㉠ 조직구성원이 얼마나 만족한 결과를 거두고 있고 조직의 기대 수준에 얼마나 접근하고 있는지를 알려주는 것이다.
　　㉡ 성과 피드백은 조직구성원의 동기부여는 물론 성과향상에도 크게 기여하여 역량개발과 경력개발에도 매우 중요한 역할을 한다.

⑤ 인력의 적재적소 배치
　　㉠ 직무평가는 조직구성원과 직무를 매칭시키는 경우에도 유효한 자료로 제공된다.
　　㉡ 조직구성원 자신에 대한 자기평가는 인사고과과정에서 적재적소 배치와 경력계획에 중요한 자료를 제공한다.
　　㉢ 조직구성원의 능력과 성과에 따른 직무내용과 직무환경을 모색하는 계기로 직무평가를 사용할 수 있다.

(3) 직무평가방법

① **서열법**(Ranking) … 각 직무를 상대적인 숙련, 노력, 책임, 작업조건 등의 요소를 기준으로 종합적으로 판단하여 그 부서의 다른 직무와 비교해서 최상위의 직무에서 최하위의 직무로 순위를 배열하는 것이다. 가장 오래된 방법으로서 간단하고 신속하게 할 수 있는 직무평가방법이다.
　　예 간호부장, 간호차장, 간호과장, 간호사, 간호조무사 급수조정
　　㉠ 장점 : 간편하고 사용이 쉬우며 신속하다.
　　㉡ 단점
　　　• 분석가들이 직무내용에 대한 명확한 정보를 숙지하지 않은 채 직무의 서열을 정하기 쉽다.
　　　• 직무가 많을 때는 서열을 매기는 것이 불가능해진다.

② **직무분류(등급)법**(Job Classification) … 직무를 분류하여 유사한 동질적인 직무를 묶어 등급으로 구분하여 평가하는 방법이다. 이 평가방법은 등급기술서를 작성하여 실시한다.
　　㉠ 과정 : 직무자료수집 및 직무기술서 작성→보상요인의 결정→등급의 수 결정→등급설명서 작성→기준직무의 결정→선택된 기준직무의 분석→각 기준직무의 가격결정→나머지 직무들의 등급결정→등급배치의 점검
　　㉡ 장점
　　　• 서열법보다 직무의 차이를 구체적으로 밝혀주며, 직무 사이의 차이점에 대해 쉽게 이해할 수 있다.
　　　• 직원과 관리자가 여러 직무 사이의 공통요인을 확인하기 쉬우며, 임금이나 급료문제에 대해 쉽게 납득할 수 있다.
　　㉢ 단점 : 직무가 갖는 특성이 다양할 때 등급분류의 어려움이 있다. 애매모호한 기술을 하게 되므로 그 해석에 있어 논란이 있게 된다.

③ **요소비교법**(Factor Comparison Method) ⋯ 간호부 내의 모든 직무를 요소별로 분해하여 비교하는 직무평가방법이다.

　㉠ 절차 : 기준직무의 선정 → 각 요소별 기준직무의 등급확정 → 기준직무임금과 요소별 금액배분 → 요소별 기준직무의 등급과 요소별 금액배분에 의한 기준직무평가와 비교 → 기타 직무와 기준직무를 요소별로 비교하여 평가

　㉡ 장점 : 두 가지 방법의 분석을 사용해서 보상요인별로 급료를 매겨 합한 것과 실제 임금이 상당히 다른 모든 계급체계 안에서 세세한 직무를 이용한다.

　㉢ 단점 : 요소등급과 요소별 금액배분의 조화를 맞추는 데에 시간이 너무 많이 소모된다.

[요소비교법을 통한 직무평가과정]

1단계	직무기술서 및 직무명세서를 참고하여 직무분석을 작성한다.
2단계	직무구성요소들은 되도록 적게 선택하여 결정한다.
3단계	직무기준을 결정한다.
4단계	요소의 등급을 중요도에 따라 결정한다.
5단계	직무의 시장임금을 근거로 직무구성요소마다 적절한 화폐단위를 분배한다.
6단계	기준직무에 요소별 금액을 산정하여 그 직무를 화폐적으로 평가한다.
7단계	기준직무에 이외에 기타 직무를 요소별로 비교하여 평가한다.

④ **점수법**(Point System) ⋯ 직무평가의 또 다른 하나의 계량화방법으로 각 직무를 요소별로 분류하고 직무 내에서의 상대적 중요도에 따라 요소에 점수를 부과한다.

　㉠ 특징

　　• 평가요소로는 기술, 노력, 책임, 직무조건이 사용되고 있다.

　　• 평가의 대상이 되는 직무로부터 여러 평가요소를 선정한다.

　　• 각 직무가 갖는 상대적 중요성은 그 차이가 크기 때문에 선정된 평가요소에 대해서는 평가요소의 중요도에 따라 가중치가 매겨진다.

　　• 평가요소에 대해 점수를 부여하고 이 점수를 해당 평가요소에 부여된 가중치의 점수로 전환시켜 합산한 총점으로 각 직무의 상대적 가치가 결정된다.

　　• 각 직무에 대한 전체 점수가 결정된 후에는 한 축은 점수, 다른 한 축은 급여수준으로 되어 있는 그래프를 만들어야 한다.

　㉡ 장점

　　• 분석적으로 설정된 평가척도이므로 어느 정도 신빙성이 있다.

　　• 직무의 점수에 의해 직무 간의 상대적 차이를 명확하게 할 수 있어 평가결과에 대한 이해와 신뢰를 얻을 수 있다.

　　• 현존하는 임금률을 알고 있는 분석가에 의해 왜곡될 우려가 적다.

ⓒ 단점
- 정확한 평가요소를 선정하고 이들 요소에 따라서 실제로 직무의 상대적 가치를 결정하는 것은 매우 어려우며 고도의 숙련이 요구된다.
- 준비단계가 필요하므로 상당한 시간을 요한다.
- 타 방법보다 비용이 훨씬 많이 든다.

ⓔ 점수법의 예시

요소	분류	점수
학력	고등학교 졸업 미만	10
	고등학교 졸업	20
	전문대학 졸업	30
	학사학위	40
	석사학위	50
	박사학위	60

ⓜ 점수표의 직무평가기준표

평가요소	단계				
	1	2	3	4	5
숙련 (250)					
지식	14	28	13	13	14
경험	22	12	22	22	24
솔선력	14	22	10	12	22

02 확보관리

① 간호인력의 예측 및 계획

(1) 인력예측 및 계획

① 의의 … 인력계획은 현재 및 장래의 각 시점에서 조직이 필요로 하는 인력의 종류와 수를 사전에 예측·결정하며, 이를 기초로 조직 내외의 공급인력을 계획하는 것이다.
  - ㉠ 인력의 수요예측 : 현재 및 장래에 조직이 필요로 하는 종류의 인원을 예측하는 방법이다.
    - 거시적 인력예측방법(하향적 인력계획) : 조직 전체의 인력을 예측하여 총원을 정하고 이를 인력의 종류별로 분할한다.
    - 미시적 인력예측방법(상향적 인력계획) : 직무나 작업단위별로 계산된 인력을 합하여 총소요인력을 집계한다.
  - ㉡ 인력의 공급계획
    - 내부 인력공급계획 : 조직 내부로부터의 충원으로 승진·재배치 등에 의한다.
    - 외부 인력공급계획 : 인력수요예측과 내부 인력공급계획을 바탕으로 순부족인력을 조직 외부로부터 충원하는 것으로 모집·선발에 의한다.

② 기능
  - ㉠ 인력부족이나 인력과잉을 미리 예측하게 함으로써 그 현상이 심각해지기 전에 문제를 해결할 수 있게 한다.
  - ㉡ 조직이 필요로 하는 사람의 수와 지식, 경험, 기능 등의 수준을 미리 결정함으로써 인적자원의 모집과 선발에 도움을 준다.
  - ㉢ 조직의 내부 또는 외부로부터의 충원, 이동, 승진, 이직, 퇴직 등에 대한 참고자료를 수집하게 해준다.

③ 인사계획과정
  - ㉠ 충당되어야 할 직무의 수와 종류를 장·단기로 추정한다.
  - ㉡ 현재의 간호인력의 양과 수준(나이, 경험, 교육, 특수기술 등)을 세심하게 분석한다.
  - ㉢ 인력조사분석을 토대로 총소요인력을 결정한다.
  - ㉣ 조직 내의 변화(퇴직, 새로운 업무추진, 조직의 성장 등)를 예측하여 필요한 인력을 보충한다.

(2) 간호인력요구 결정에 대한 이해

① 간호인력요구의 접근

ⓐ 서술적 접근방법

- 예전에 흔히 사용했던 방법으로서 경험있는 간호사들에게 그들이 간호한 환자의 유형을 질문함으로써 간호표준을 완성하고, 그 간호업무를 성취하기 위해 필요한 간호사 대 환자의 비율을 결정하는 방법이다.

  📌 우리나라 의료법의 환자 대 간호사의 비율(입원환자 5명에 간호사 2명, 외래환자 30명에 간호사 1명)

- 간호의 양이나 질에 대한 조사 없이 이루어지므로 배치비율이 합리적으로 이루어지지 않는다.

ⓑ 산업공학적 접근방법

- 생산성을 향상시키기 위해 시간 – 동작분석과 같은 기술들을 이용하는 것으로, 간호업무를 확인하고 시간을 측정할 수 있으며, 업무의 흐름을 분석하여 순서적으로 업무나열을 할 수 있다.
- 각 업무를 수행하는 평균빈도와 소요기간도 정해진다.
- 업무를 수행하는 데 필요한 각 유형의 간호직원 수효를 산출할 수 있다.

ⓒ 관리공학적 접근방법

- 일련의 종합적인 데이터에 근거해서 인력상정을 결정하는 것으로, 여기서 데이터란 간호의 질, 돌보아야 할 환자의 유형과 수, 그리고 병원의 인원이나 병상수용능력, 운영예산과 같은 병원의 특징에 관한 정보를 말한다.
- 간호해야 할 환자의 유형에 따라 간호표준을 기술, 그 표준에 따라 정해진 업무수행빈도와 난이도를 기초로 해서 간호사 대 환자비율을 결정한다.
- 계속적인 평가와 질적 통제방식에 따라 필요한 인원을 모집하고 선발하여 오리엔테이션을 하고 근무하도록 하는 것이다.

② 인력배치의 체계적 접근

ⓐ 의료기관에서 각 간호단위에 적합한 간호직원의 수효와 유형을 결정하는 데 유용하다.

ⓑ 기본적인 요소

- 투입 : 매일매일의 평균통계, 환자의 간호요구, 간호직원의 능력에 대한 정보들이 포함된다.
- 과정 : 특정한 간호단위에 배치될 간호직원의 수효와 유형을 결정하기 위한 계산으로 이루어진다.
- 산출 : 각 간호단위에 배치할 간호직원의 명단을 날짜와 교대근무에 따라 작성하는 것이 포함된다.
- 통제 : 간호사 대 환자의 비율 및 직원의 자격 등이 포함된다.
- 피드백고리 : 각 직원들의 교대근무 사이에 경과되는 시간, 교대근무나 임시근무에 분담·배치하는 일 또는 회계연도가 시작된 이후 각 직원이 휴일과 주말에 비번을 하는 빈도 등이 포함된다.

③ 간호업무량 측정 … 인사관리의 효율성을 높이기 위해 직원수효와 업무량 간의 균형을 도모하는 일이 중요한데, 간호관리자는 이러한 균형을 이루기 위해서 각 간호단위의 업무량에 대해 필요한 간호직원의 수를 각 교대근무시간보다 앞서 정확히 예측하여서 확보해야 한다.

ⓐ 환자수효조사 : 모든 의료기관에서는 환자통계자료를 매일, 매월, 매년을 기초로 계산하게 되는데 이 자료가 업무량을 예측하는 데 이용되는 것이다. 그러나 병원조직의 급격한 외부환경 변화로 인해 지난 해의 통계자료가 현재나 미래의 업무량과 전혀 무관하게 될 수도 있는 것이 오늘날의 현실이다.

ⓛ **환자간호요구** : 각 환자에 대한 '총간호요구'는 직접간호, 간접간호 혹은 행정적 처리에 대한 요구, 건강
교육에 관한 요구를 모두 합한 것을 말한다.

- 직접간호 : 간호요원이 환자곁에 머무르면서 신체적·정신적 요구와 관련된 간호를 직접 제공하는 것이다.
- 간접간호 : 환자를 위해서 제공되기는 하지만 환자가 없는 상황에서도 이루어질 수 있으며, 환경적·사회적·
  경제적 안녕과 관련하여 제공하는 간호행위이다.
- 간접간호는 간호계획, 물품이나 기구수집, 간호팀 내의 다른 간호직원들에게 의뢰, 의무기록을 기록하거나 읽
  는 일, 동료들에게 환자상태를 보고하는 일 등의 업무를 포함한다.
- 간접간호요구는 질병의 정도나 간호제공자에 대한 의존도에 따라 달라지지 않기 때문에 각 환자별로 또는 각
  환자의 범주별로 달리 사정할 필요는 없다.
- 건강교육
- 간호직원들이 환자나 가족들에게 환자간호와 퇴원 후의 관리에 대한 정보를 제공하고 지도하여 동기부여하는
  모든 활동을 총칭한다.
- 진단명이나 예정된 처치, 생활환경 등에 따라 알맞게 개별화되어야 하나 대부분의 환자에게 공통적으로 필요
  한 교육은 환자의 활동수준, 투약(약의 부작용, 투약법), 처치, 의학적·간호학적 추후관리, 지역사회의 도움
  이 되는 기관의 소개 등이다.

ⓒ **업무표본** : 산업공학적 방법으로 특정한 간호단위에서 모든 간호활동에 소요한 시간을 측정할 때 사용된다.

④ **간호직원의 수준결정**

ⓐ 간호관리자는 전문간호인력, 보조인력 등을 훈련하는 교육기관에 대해 잘 알고 있어야 하며, 각 프로그
램을 수료한 후에 습득하게 될 지식의 정도, 기술수준 및 특별한 태도 등도 예측할 수 있어야 한다.

ⓑ 환자의 간호요구와 직원의 관심, 능력을 신중하게 조화시키면 직원의 생산성과 대상자의 만족감을 동시
에 극대화시킬 수 있다.

⑤ **간호직원의 수효결정**

ⓐ 관리자는 필요한 간호업무를 수행하기 위해 매일 근무해야 하는 각 범주의 간호직원의 수효를 계산한
후에 채용해야 할 인원수를 결정할 수 있다.

ⓑ 총필요 인원을 결정할 때에는 공휴일, 휴가, 병가율, 결근율, 오리엔테이션 기간, 실무교육 프로그램횟
수 등의 요소를 반드시 고려해야 한다.

② 모집과 선발

(1) 모집

① **목적** … 질적으로 우수한 인적자원을 조직이 요구하는 적기에 선발할 수 있도록 유능한 인력에게 정보를 제공하고 동기화하는 일차적인 확보과정이다.

② **의의** … 유능하고 자격있는 간호사들이 병원간호업무에 큰 관심과 의욕을 갖고 응모할 수 있도록 동기화하는 데 의의가 있다.

③ **채용기준설정**
  ㉠ 직무분석을 통한 인적 자격요건(정신적 · 기술적 · 육체적 요건)
  ㉡ 인력계획에 의해 필요한 적정인원수 산정
  ㉢ 작업을 수행하는 데 필요한 최소한의 능력과 수양기준(체력, 건강, 지능, 성격 등)
  ㉣ 있어서는 안될 부적합 기준
  ㉤ 조직생활을 영위하는 데 부적합한 특이한 성격이나 사상

④ **모집활동계획**
  ㉠ **사직자면담 자료분석**: 모집활동계획을 위한 정보를 수집하기 위하여 최근에 사직한 간호사들과 면담한 자료를 검토하여야 한다.
  ㉡ **통계자료의 확인**: 정부 또는 간호협회에서 실시한 통계를 통하여 주변 지역사회에 채용되어 있는 간호사들의 수효를 확인하고, 간호전문대학 및 간호대학 등의 교육기관에서 배출한 연간 졸업생 수효가 얼마나 되는지 확인하여 기관에 끌어올 응모자수를 파악해 보는 것도 중요하다.
  ㉢ **과거 모집활동방법의 검토**: 응모자들이 인력모집에 대한 정보를 어떻게 알게 되었는지 조사하여 월별, 계절별, 연도별로 총인원수에 대한 비율로 나타낼 수 있다.

⑤ **모집방법** … 선발인원수, 모집지역, 선발시기, 직종, 선발방법 등을 고려하여 가장 적절하고 효과적인 모집방법을 선택해야 한다.
  ㉠ **내부모집**: 조직 자체 내에서 승진 · 전환 · 배치 등을 통해 필요로 하는 요원을 보충하는 방법이다.
    • 장점
    −조직성원의 사기를 높일 수 있고, 동기를 유발시킨다.
    −해당 직원에 적합한 성원을 배치한다.
    −능력개발을 강화한다.
    −비용이 절약된다.
    −추천직원에 대한 신의 때문에 무책임한 행위가 감소한다.
    • 단점
    −동창, 친족관계, 고향관계 등으로 파벌이 조성될 가능성이 있다.
    −경우에 따라 개인의 능력이 일치하지 못하는 상황이 발생한다.

　　　　－조직이 급속히 성장하는 경우 외부로부터의 인력조달이 불가피하다.

　　　　－창의성의 결여로 조직발전에 장애를 가져온다.

　　ⓒ 외부모집 : 필요로 하는 인적자원을 조직 외부로부터 보충하는 방법으로서 일반공모(공개모집)와 연고모
　　　　집(비공개모집)이 있다.

(2) 선발

① 의의 … 모집활동에 의하여 응모한 지원자 가운데서 조직, 즉 병원이 필요로 하는 직무에 가장 적합한 자질
　　을 갖추었다고 판단되는 간호직원의 채용을 결정하는 과정, 즉 직무가 요구하는 전문적 기술·능력·성격
　　을 갖춘 간호직원을 해당 부서에 배정하기 위하여 뽑는 과정이다.

② 선발과정의 기본원칙

　　㉠ 관리자는 기관의 이미지에 적합하지 않은 응모자를 탈락시킬 수 있다.

　　ⓒ 관리자는 응모자에게 적합한 직무를 가려낸다.

　　ⓒ 관리자는 일반적으로 직무에 적합한 응모자를 가려낸다.

③ 선발절차

　　㉠ 지원서 접수

　　　•공식적으로 원하는 직위를 밝혀 준다.

　　　•면접수행을 위한 기본적인 정보제공이 된다.

　　　•선발 후 조직의 인사정보의 일부가 된다.

　　ⓒ 예비면접 : 초기에 명백한 무자격자를 탈락시키는 과정이다.

　　ⓒ 선발시험 실시 : 지원자의 직무에 대한 전문적 지식의 능력과 기술의 소유 여부를 측정하는 것으로 심리
　　　검사, 필기·실기시험, 면접을 실시한다.

　　㉣ 배경조사 및 경력조회 : 지원서에 대한 신뢰도를 조사하는 것이 되며, 또한 지원자에 대한 참고자료나 경
　　　력에 관한 보다 많은 정보를 얻고자 하는 것이다.

　　㉤ 최종 면접 : 예비면접, 시험결과, 경력조사 등을 토대로 지원자와의 면접을 통하여 보다 많은 정보를 얻
　　　는 동시에 직무에 적합성, 개인의 의사 등을 종합하여 선발의 결정을 위한 자료로 삼는다.

　　㉥ 신체검사 : 조직에서 특별한 신체조건을 필요로 하지 않는 한 선발과정의 마지막 단계, 조직체 생활에
　　　적절한 건강상태를 확인하는 과정이다.

　　㉦ 선발 : 선발된 사람은 우편으로 통보한다.

④ 선발도구

　　㉠ 인사기록자료 : 이력서(학력, 경력 및 기타 부수적인 정보를 기록)

　　ⓒ 추천서 : 종전의 관리자, 동료 등의 조언이 중요하다. 이들은 부하직원이나 지인보다 더욱 정확한 평가를
　　　내리는 경향이 있다.

　　ⓒ 면접 : 지원자에 대한 모든 정보를 심사할 수 있는 유일한 방법이다.

⑤ 선발시험
　　㉠ 형식에 따른 분류 : 필기시험, 실기시험, 면접시험
　　㉡ 대상에 따른 분류 : 지능검사, 적성검사, 성격검사, 성취도검사, 신체검사

❸ 배치

(1) 배치의 의의 및 정의

① 배치 … 선발된 지원자를 조직 내의 각 부서에 배속시켜 직무를 할당하는 것이며, 이때 중요한 것은 적정배치이다. 그 이유는 직원들의 배치가 잘못되면 조직에 적응하지 못하고 곧 이직하기 때문에 인적자원관리상 중요한 과제가 되고 있다. 적정배치란 적재(직무를 수행할 사람)와 적소(적재가 수행해야 할 직무)를 일치시키는 것으로 먼저 직무의 요건과 사람의 요건이 설정되어 있어야 한다.

② 배치·이동의 4가지 원칙
　　㉠ 적재적소주의 : 개인이 소유하고 있는 능력과 성격 등의 면에서 최적의 직위에 배치하여 최고의 능력을 발휘하게 하는 것을 의미한다.
　　㉡ 실력주의 : 실력(능력)을 발휘할 수 있는 영역을 제공하며 그 일에 대해서 올바르게 평가하고 평가된 실력과 업적에 대해 만족할 수 있는 대우를 하는 원칙을 말한다.
　　㉢ 인재육성주의 : 사람을 성장시키면서 사용하는 방법으로 상사에 의한 육성뿐 아니라 본인 자신의 의사와 의욕, 욕망을 중심으로 한 자기 육성의 의욕을 개발하는 것을 뜻한다.
　　㉣ 균형주의 : 전체와 개인의 조화를 고려하는 것을 의미한다. 직장은 사람과 사람의 관계로 이루어진 하나의 사회이기 때문에 배치 및 이동에 대하여 단순히 본인만의 적재적소를 고려할 것이 아니라, 상하좌우의 모든 사람에 대해서 평등한 적재적소와 직장 전체의 적재적소를 고려할 필요가 있다.

(2) 업무분담체계

필요한 간호인력을 예측하기 전에 먼저 각 간호단위의 업무분담을 어떤 방식으로 할 것인지 결정해야 한다. 왜냐하면 업무분담방법(간호전달체계)에 따라 간호업무수행의 양상, 간호사의 직무만족과 권한의 양, 필요한 간호인력의 수가 달라지기 때문이다.

① 사례방법
　　㉠ 정해진 시간틀 내에서 모든 의료팀원의 노력을 통합하여 환자의 목표를 달성하는 데 초점을 두는 체계로서, 양질의 의료서비스를 제공하고 장소의 이동에 따른 간호사의 분절화를 감소시키며, 환자의 삶의 질을 높이고 건강관리에 필요한 자원활용의 효율화와 비용억제에 목표를 둔다.
　　㉡ 과거에 존재했던 업무분담방법으로 한 대상자에 대한 모든 간호(24시간 동안)를 한 간호사가 책임을 진다(오늘날은 8시간의 근무시간 동안만 책임).

ⓒ 간호학생을 가르치거나 중환자, 격리환자와 같이 위급한 상황인 경우 짧은 기간동안만 적용한다.

ⓔ 장점

　• 한 환자에게 총체적 간호를 함으로써 환자 – 간호사의 관계가 좋아질 수 있다.

　• 입원환자의 재원기간을 단축시키고 비용을 감소시킬 수 있다.

　• 의료서비스의 지속성을 확보하고 간호의 질을 보장한다.

　• 간호실무의 초점이 단순업무에서 사례에 대한 책임으로 바뀌게 됨으로써 간호사의 책임감과 자율성이 증가된다.

ⓜ 단점 : 일정 기간 동안 가족에 의해 간호사가 채용되므로 환자의 비용부담이 크다.

② 기능적 분담방법

　㉠ 간호사들은 특정한 환자나 대상자를 분담받는 것이 아니라 수행할 특정한 업무들을 분담받는다.

　㉡ 장점

　　• 간호사가 동일한 업무를 반복적으로 수행함으로써 업무에 숙달되어 업무수행속도가 빨라진다.

　　• 업무가 명확히 정의되고 분담되어지기 때문에 업무수행에 관한 혼동이 일어나지 않는다.

　　• 많은 환자수에 비하여 간호인력이 적은 경우와 단시간 내에 업무를 수행하려고 할 때 바람직한 가장 경제적이고 능률적인 방법이다.

　㉢ 단점

　　• 환자간호가 지나치게 단편적으로 제공되기 때문에 총체적 간호(전인간호)가 이루어질 수 없다.

　　• 실수나 태만으로 인한 책임소재가 불분명하다(한 환자에 여러 명이 관여하므로).

　　• 환자는 자신의 담당간호사가 누구인지 모르므로 불안정감을 느끼며, 환자간호가 단편적으로 제공되기 때문에 환자의 만족도가 낮다.

　　• 전체적인 간호실무나 환자파악이 어렵다.

　　• 간호사는 업무의 단조로운 싫증을 느끼고 자신과 타인의 능력개발에 대한 동기부여가 낮다. 또한 동일한 업무를 연속성없이 반복적으로 수행하기 때문에 어떤 일을 처음에서 끝까지 완성하므로써 경험할 수 있는 만족도가 낮다.

③ 팀간호방법

　㉠ 팀간호방법은 사례방법과 기능적 접근법의 장점을 살리면서 개별간호를 하려는 데 그 목적이 있으며, 간호사가 팀을 이루어 목표를 성취하고자 하는 것으로 전문적 간호사가 팀지도자가 되어서 간호를 계획하고 조정하며 팀구성원들을 지도하는 방법이다. 간호사와 환자 모두의 만족도를 증가시키고 환자간호의 질을 향상시킬 수 있다.

　㉡ 장점

　　• 각 환자에 대한 독특한 개인적 대우를 하므로 환자의 요구를 만족시킨다.

　　• 팀원의 참여의식과 소속감이 높아지고 협동과 의사소통이 증진됨으로써 사기가 높아진다.

　　• 저임금의 보조인력의 효율적인 이용으로, 전문직과 비전문직 간의 장벽을 최소화시킨다.

ⓒ 단점
- 제한된 환자에게 많은 업무를 수행하므로 실수가 많이 생길 수 있다.
- 간호요원지도 및 위임받은 업무를 조정해야 하기 때문에 시간이 많이 소요된다.
- 팀구성원이 매일 바뀌게 되면 팀지도자가 팀구성원의 지식과 능력을 파악하여 업무를 지시하는 데 한계가 있다.
- 팀회의와 간호계획이 부적절하게 운영되면 전인간호가 이루어지기 힘들다.

④ 일차간호방법
ⓐ 일차간호방법은 환자를 담당하는 간호사가 정해지면 간호사가 환자의 모든 간호를 책임지는 방법으로, 전인간호가 확실하게 이루어질 수 있는 가장 좋은 방법이다.
ⓑ 환자가 퇴원한 후나 그 기관에 다시 입원한 경우에도 그 환자를 간호할 책임이 있다.
ⓒ 일차간호사의 역할
- 환자의 건강상태, 생활실태, 간호요구 등에 대해 사정하고, 간호계획을 세워 실행하며 평가할 책임이 있다.
- 다른 부서의 건강요원들(의사, 간호사, 사회사업가, 물리치료사, 호흡기치료사 등)에 의한 관리가 잘 이루어지도록 조정한다.
- 자신이 비번(非番)일 경우에도 담당환자를 돌보아 줄 '도와주는 간호사'를 지정해서 환자를 어떻게 간호해야 할지를 가르쳐야 한다.
- 환자간호를 위해 자율성, 권위 및 책임감을 갖고 있다.
ⓓ 도와주는 간호사의 역할 : 일차간호사가 비번일 때 일차간호사가 작성한 간호계획에 의해 간호를 제공하며, 간호계획이 변경되어야 할 필요가 있으면 일차간호사와 서면 또는 구두적인 의사소통을 통해서 해결한다.
ⓔ 장점
- 환자간호에 보다 많은 시간을 할애할 수 있다.
- 의학적 치료 및 간호이론에 대한 철학적 배경을 올바르게 이해하여 간호과정을 적용·활용할 수 있는 조건을 충족시킨다.
- 통제해야 할 직원의 수가 적다.
- 실수가 적다.
- 보조인력들을 융통성 있게 활용할 수 있다.
- 업무수행결과를 환자에게서 확인할 수 있으므로 간호사의 만족도가 증가한다.
- 환자의 만족도를 증가시킨다(환자가 안정감을 느낄 수 있고, 적응해야 할 간호사의 수가 적다).
ⓕ 단점
- 유능한 일차간호사일 경우 다른 환자들이 혜택을 받을 수 없으며, 환자가 무능한 간호사를 만나게 되면 여러 사람에게 간호를 받는 것보다 더 좋지 않은 간호를 받게 될 가능성도 있다.
- 도와주는 간호사가 일차간호사에게 이유를 설명하지 않고 맘대로 간호계획을 바꿀 경우 문제가 발생할 수 있다.
- 보조인력들의 직접적 간호활동이 간소되거나 제거됨에 따라 보조인력들은 상실감을 경험한다.

⑤ **모듈방법** ··· 2~3명이 팀을 이루어 간호단위의 특정한 영역에서 환자간호를 제공하고 일차간호방법에서와 같이 팀의 근무시간이 아닌 경우에는 다른 팀에게 인계된다.

⑥ **사례관리** ··· 환자가 최적의 기간 내에 기대하는 결과에 도달할 수 있도록 고안된 건강관리체계로서, 양질의 의료서비스를 제공하고 장소의 이동에 따른 간호의 분절화를 감소시키며, 환자의 삶의 질을 높이고 건강관리에 필요한 자원활용의 효율화와 비용억제에 목표를 둔다.

03 개발관리

❶ 교육훈련

(1) 교육훈련의 의의

① 교육훈련은 직원의 행동·지식·동기를 변화시키는 체계적인 과정이며, 교육훈련을 통해 인재를 육성하고 기술을 축적하게 되며, 의사소통의 원활화로 서로 화합하고 협력하는 조직풍토를 확립할 수 있으며, 직원들의 자기개발욕구 및 능력개발로 성취동기를 육성할 수 있는 것이다.

② 간호관리자는 간호사들의 교육훈련개발에 책임이 있음을 인식하고 인적자본에 투자함으로써 계속적으로 그리고 장기적으로 성장할 수 있도록 해야 하며, 간호사도 훈련은 자기이익·자기개발이라는 점을 인식하여 새로운 것을 배우고 활용하는 데 대한 저항을 없애야 한다.

(2) 교육훈련의 체계

교육훈련의 체계는 조직의 목표에서 출발하며, 이에 따라 교육훈련의 필요성과 목표가 설정된다. 그런 다음 이를 달성하기 위해 교육훈련을 실시해야 하는데, 이 활동에는 4가지 요소로 구성되어 있다. 즉, 교육훈련의 내용(교과내용), 참가자, 교육훈련기법 및 실시자가 투입되어 교육훈련활동이 이루어진다.

① **교육훈련프로그램의 필요성 분석**
  ㉠ 교육훈련의 필요성을 조직수준, 직무수준, 개인수준으로 나누어 분석한다.
  ㉡ 교육훈련의 필요성 분석을 위한 자료수집원으로서 훈련참가 대상자와 면담, 설문지를 이용한 요구조사, 인사기록목록이나 성과평가의 결과, 관리층의 기록내용, 직장내 훈련관찰, 직무분석이나 직무명세서, 외부컨설턴트 등을 이용한다.

② **교육훈련 프로그램**
  ㉠ 교육훈련의 분류
    • 대상자에 의한 분류

- 신입자 교육훈련 : 입직훈련(orientation 혹은 introduction training), 기초훈련, 실무훈련
- 현직자 교육훈련 : 일선직원훈련(employee training), 일선감독자훈련(supervisory training), 중간관리자훈련(management training), 경영자훈련(management development program)
- 자기개발(SD : self development) : 자신의 책임하에 스스로의 이해와 평가를 통하여 자기개발의욕을 갖고 자주적으로 이에 대한 노력(자기교육 및 자기훈련)을 하는 것을 말한다. 지금까지는 본인 중심의 자기개발방식이 크게 부각되지 않았으나 평생교육의 중요성과 더불어 더욱 강조되고 있다.
- 장소에 의한 분류
- 직장내 교육훈련(OJT : on-the job training) : 일을 하는 과정에서 직무에 관한 구체적인 지식과 기술을 습득케 하는 방식으로 직속상사가 부하직원에게 직접적으로 개별지도를 하고 교육훈련을 시키는 방식이다.
- 직장외 교육훈련(Off-JT : off-the job training) : 직원을 일단 직무로부터 분리시켜 일정 기간 오로지 교육에만 전념하는 것으로 교육훈련을 담당하는 전문스탭의 책임 아래에 이루어진다.
- 내용에 의한 분류 : 훈련이 지니고 있는 구체적인 내용이나 성격에 의해 분류한 것으로, 여기에는 업무와 관련된 전문적인 지식 및 기술교육, 노사관계에 관한 교육, 교양교육 등이 있다.

ⓛ **교육훈련의 방법**
- 지시적 방법 : 기능이나 개념, 정보 등을 강의나 다른 매체를 통해 학습하는 방법이다. 여기에는 강의, 시범(demonstration), 시청각 교육방법, 직무순환방법, 프로그램식 학습, 컴퓨터 보조학습이 포함된다.
- 시뮬레이션 방법 : 관리자의 문제해결능력을 향상시키기 위한 방법으로서 주로 실무적인 문제를 모형화하여 개발시키는 방식이다.
- 인바스켓 기법(in-basket method) : 관리자의 의사결정능력을 향상시키기 위한 방법으로서 교육훈련상황을 실제상황과 비슷하게 설정한 후 주로 문제해결능력이나 계획능력을 향상시키고자 하는 방법이다.
- 사례연구(case study method) : 주제에 관한 실제의 사례를 작성하여 배부하고 여기에 관해 토론을 함으로써 피교육자의 판단력, 분석능력을 기르고 어떠한 상황에서도 경영·관리문제에 대한 자질을 갖추게 된다.
- 비지니스 게임법(business games) : 조직내 의사결정과 관련된 중요한 부분을 보다 간단한 형식으로 표현함으로써 훈련참가자들이 쉽게 조직상황을 이해하고 올바른 의사결정을 할 수 있는 일종의 조직관리의 모의연습이다.
- 경험적 방법 : 인간관계능력의 향상을 목표로 내가 누구이며, 나 자신으로부터 무엇을 배울 수 있는가를 깨우치게 하여 자신을 개발시키는 방법이다.
- 역할연기법(role playing) : 관리자뿐 아니라, 일반 직원을 대상으로 인간관계에 대한 태도 개선 및 인간관계 기술을 재고시키기 위한 기법이다.
- 행동모델법(behavioral modeling) : 관리자 및 일반 직원에게 어떤 상황에 대한 가장 이상적인 행동을 제시하고 피훈련자가 이 행동을 이해하고 그대로 모방케 하는 것이다.
- 감수성 훈련(sensitivity training) : T-그룹(training group) 훈련이라고도 하며, 관리자의 능력개발을 위해 가장 많이 이용되는 방법이다. 타인이 생각하고 느끼는 것을 정확하게 감지하는 능력과 이 능력에 입각하여 적절하고 유연한 태도와 행동을 취할 수 있는 능력을 갖게 한다.

−교류분석(transactional analysis) : 조직 내 인간관계 개선을 위해 많은 조직들이 사용하는 방법이다. 이 방법은 모든 사람이 공유하고 있는 3가지의 자아상태를 이해하고 이런 상태에서의 대인교류를 분석하게 되며, 피훈련자들은 자아상태에서의 자신과 타인과의 관계를 분석하는 것을 배우게 된다.

③ **교육훈련의 평가**… 교육훈련의 평가는 교육훈련의 내용, 참가자, 교육훈련기법 및 실시자에게 평가의 초점을 두고 실시하되, 평가시기에 따라 사전, 중간 및 사후평가의 방식으로 구분하기도 한다. 하지만 교육훈련의 효과를 평가하기 위해 동원 가능한 자원과 한계를 고려하여 평가수준과 평가영역에 따라 평가방법을 달리 할 수 있다.

❷ 인사고과

(1) 인사고과의 의의

① **인사고과의 개념**… 조직구성원들의 현재 또는 미래의 능력과 업적 및 적성 등을 정확히 평가함으로써 각종 인사관련정책에 필요한 정보를 취득하여 활용하는 것으로 전통적인 인사고과는 과거지향적이고 상벌목적 위주였으나 오늘날은 미래지향적이고 개발목적 위주의 인사고과가 이루어지고 있다.

② **인사고과의 목적**
 ㉠ 직원의 적성, 능력 등을 가능한 한 정확히 평가하여 적재적소 배치를 실시함에 따라 직원의 효과적 활용을 꾀한다(적정배치).
 ㉡ 직원의 보유능력 및 잠재능력을 평가하여 조직의 요청 및 직원 각자의 성장기회를 충족시킨다(능력개발).
 ㉢ 직원능력 및 업적을 평가하여 급여, 상여, 승격, 승진 등에 반영함으로써 보다 적정한 처우를 실시하여 의욕의 향상이나 업무성적의 증진에 이바지한다(공정처우).

③ **인사고과의 구성요소**
 ㉠ **능력고과(능력의 발휘도)** : 주어진 일을 어떻게 수행하였는가에 관한 것으로 조직의 구성원으로서 직무수행과정에서 얼마만큼 능력을 발휘하였는지를 파악하는 것이다.
 ㉡ **태도고과(일에 대한 자세, 근무태도, 노력도)** : 주어진 일에 어떻게 임하였는가에 관한 것으로 어떤 자각과 의욕을 가지고 태도와 행동을 보였는지를 파악하는 것이다.
 ㉢ **업적고과(일의 달성도)** : 능력과 태도를 발휘한 결과로 이루어낸 성과의 양과 질은 어떠하였는가에 관한 것으로 직원 개개인이 달성목표에 대해 일정 기간 내에 얼마만큼 달성하였는지를 파악하는 것이다.

(2) 인사고과의 방법

① 고과자에 의한 분류

　㉠ 자기고과 : 능력개발을 목적으로 자기 스스로를 평가하는 방법이며, 업무수행을 개선하도록 자극하기 위해 주로 관리층을 고과할 때 보충적으로 많이 쓰인다.

　㉡ 상위자에 의한 고과 : 상위자는 하위자를 비교적 잘 알고 있는 장점이 있으나 고과가 주관적으로 되기 쉽다. 인사과에서 흔히 행하는 방법이다.

　㉢ 동료에 의한 고과 : 직장의 동일 계층에 있는 동료가 서로를 평가하는 방법이다. 상사보다는 잠재력을 더 정확히 평가할 수 있다는 생각에서 착안한 방법이다.

　㉣ 하위자에 의한 고과 : 하위자에 의한 고과는 상위자가 '무엇을' 할 것인가의 문제보다는 '어떻게' 할 것인가의 문제를 해결해 주는 방법이 될 수 있다. 하위자 입장에서 좋고 나쁨을 표현할 기회를 가지므로 고과실시로 인해 동적인 상·하관계를 이룩할 수 있다.

　㉤ 고과전문가에 의한 고과 : 조직 내 인사관리자나 외부 인사관리 전문가에 의해 실시되는 방법으로, 개인별 특성파악에 유효하다.

② 인사고과기법에 의한 분류

구분	평가방법	비고
규범기준에 따른 타 직원과의 비교	• 서열법(석차 또는 등수) • 강제배분	개인 간의 비교에 속함
행동기준 고과방법	• 물리적 관찰 • 대조법 • 평점척도 또는 점수척도 • 중요사건기술법 • 행위기준 평점척도(BARS) • 에세이 / 일기	직무표준과의 비교에 속함
성과기준 고과방법	목표관리(MBO)	합의된 목표와의 비교에 속함

(3) 인사고과 운영상의 원칙

① 고과기준의 명확화 … 목적, 고과방식, 고과구분, 고과요소, 가중치, 고과단계(척도) 등의 내용이 명확하게 설정되어 있어야 하는 것이 제1의 원칙이다.

② 고과기준의 준수 … 업적이나 근무태도를 중점적으로 파악하는 고과에서는 고과기간을 엄격하게 준수함으로써 과거의 좋은 업적이나 나쁜 업적이 인사 때마다 계속 따라다니면서 반영되는 것을 막아줄 수 있다.

③ 고과자의 복수화 … 인사고과를 실시할 때 한 사람의 피고과자가 한 사람의 고과자를 평가하지 않고 반드시 두 사람 이상의 고과자에 의해 고과를 하여 고과오류를 줄이고자 한다.

④ **1차 고과의 존중** ··· 1차 고과자는 피고과자와 일차적으로 접촉을 하고 있기 때문에 그 실태를 가장 잘 알 수 있는 입장이므로 이런 조건에서 볼 때 고과내용에서 1차 고과자가 평가한 것이 우선적으로 존중되어야 한다.

⑤ **공사혼동의 배제** ··· 인사고과는 부하를 인간 전체로 평가하는 것이 아니라 기업 내의 직무수행 장면(이를 공적 입장이라 함)에 국한해서 일정한 방식, 기준에 따라 객관적으로 파악해 가는 것이다. 따라서 공적인 입장 이외의 행동장면(사적인 입장)에 의해 감정에 좌우되어서는 안된다는 것이다.

(4) 인사고과의 오류

① **후광효과**(halo effect) ··· 현혹효과라고도 하며, 피고과자의 긍정적 인상에 기초하여 평가시 어느 특정 요소의 우수함이 다른 평가요소에서도 높이 평가받는 경향을 의미한다.

② **중심화 경향**(central tendency errors) ··· 평가자의 평가점수가 모두 중간치에 집중되어 우월의 차이가 나타나지 않는 경향을 말한다.

③ **관대화 경향**(leniency errors) ··· 평가자가 대부분의 피고과자의 실제 능력이나 업적보다도 더 높게 평가를 해버리는 경향을 말한다.

④ **논리적 오류**(logical errors) ··· 고과요소 간의 관련성을 논리적으로 판단하여 관련이 있다고 생각되는 고과 요소에는 동일한 평가를 하거나 유사한 평가를 하는 경향을 말한다.

⑤ **근접오류**(proximity errors) ··· 인사고과표상에서 근접하고 있는 고과요소의 평가결과 혹은 특정 평가시간 내에서의 고과요소 간의 평가결과가 유사하게 되는 경향을 말한다.

⑥ **연공오차**(seniority errors) ··· 피고과자의 학력이나 근속연수, 연령 등 연공에 좌우되어서 발생하는 오류를 의미한다.

⑦ **대비오류**(contrast errors) ··· 과거에 낮은 성과를 기록했던 부하가 이번에 성과가 개선되었을 경우 실제로는 중간 정도의 성과를 달성했다 하더라도 고과자에게서 중간 이상의 평가를 받게 되는 경우이다.

⑧ **시간적 오류**(recency errors) ··· 근시(近視)오류라고도 하는데, 평가 직전에 발생한 최근의 사건들이 평가에 영향을 주는 것을 말한다.

⑨ **개인적 편견에 의한 오류**(personal bias errors) ··· 평가요소와 관계없이 인종, 성별, 출신지역, 출신학교 등에 대한 평가자의 개인적 편견이 평가에 영향을 미치는 것을 말한다.

⑩ **평가기준**(standards of evaluation)**에 의한 오류** ··· 부하들을 평가하는 데 사용되는 용어들의 의미 해석상의 지각차이에서 발생한다.

⑪ **규칙적 오류**(systematic errors) ··· 가치판단상의 규칙적인 심리적 오류에 의한 것으로서 이를 항상오류라고도 한다.

⑫ **투사**(projection) ··· 자기 자신의 특성이나 관점을 타인에게 전가시키는 주관의 객관화를 말한다.

04 보상관리

① 임금관리

(1) 임금체계

① **임금의 개념** … 조직구성원이 조직에 대해 제공한 노동의 대가로서 받는 금전적 보상을 말한다.

② **임금의 구조요건**

　㉠ 납득할 수 있고 정확성이 있는 것이어야 한다.

　㉡ 간호사의 품위유지에 손상이 없어야 한다.

　㉢ 간호사의 근무의욕을 향상시키는 데 이바지할 수 있어야 한다.

　㉣ 가능한 한 단순하고 이해하기 쉬워야 한다.

　㉤ 안정성이 있고 자주 변경할 필요성이 없어야 한다.

③ **임금결정요인**

　㉠ **병원의 지급능력**: 임금은 조직의 지불능력범위 내에서 결정되어야만 조직이 안정된 성장을 계속할 수 있다.

　㉡ **각 직원의 생계비**: 임금수준은 구성원 가족의 생계유지를 가능하게 하는 수준에서 결정되어야 한다.

　㉢ **사회적 균형**: 동일 산업에 속하는 다른 조직들의 임금수준에 따라 임금이 결정되어야만 조직에서 필요한 인력을 확보할 수 있다.

④ **임금의 구성** … 임금에는 직원에게 직접 지급되는 실질임금과 간접적으로 혜택을 받는 복리후생금이 있으며, 실질임금은 크게 나누어서 기본급과 부가급(수당)으로 구성된다.

(2) 임금과 작업만족과의 관계

① **허즈버그(Herzberg)** … 급여는 작업불만족의 요인이다(적당한 급여는 불만을 예방하지만 만족을 줄 수 없으며 부적당한 급여는 작업불만족을 야기시킨다).

② **브룸(Vroom)** … 급여수준은 각 단계별 직원에게 상이한 중요성을 갖는다.

③ **재이퀴즈(Jaques)** … 직원들은 자신의 능력에 맞는 수준에서 일을 할 때 동기부여가 되며 작업만족도는 직원의 능력(C), 생산성(W), 급여수준(P)의 상관관계에 의해 결정된다.

④ **일과 임금수준의 관계가 불공정할 경우 인사관리의 문제점**

　㉠ 간호사의 임금이 낮으면 간호사의 이직률이 높아진다.

　㉡ 임금이 너무 높은 경우 간호사의 이직률이 너무 낮아질 수 있고, 기관의 직원들은 정체적이고 융통성이 없게 되는 결과를 가져올 수 있다.

❷ 복리후생과 내적 보상

(1) 복리후생

① **복리후생의 개념** … 복리후생은 구성원의 노동과 직접적으로 연결되지 않는 간접적인 보상이라고 할 수 있다. 간접적 보상으로서의 복리후생은 구성원의 생활안정과 질향상을 위하여 직접적 보상인 임금 외에 부가적으로 지급되며, 현금뿐만 아니라 다양한 방법으로 실시된다.

② **복리후생의 유형**

  ㉠ **법정복리후생**: 조직이 구성원을 고용하는 한, 법률에 의해서 강제적으로 실시해야 하는 제도나 시설을 말한다. 이는 국가의 사회보장제도의 일환으로서 실시되며, 의료보험·재해보험·연금보험 등이 이에 속한다.

  ㉡ **법정 외 복리후생**: 법률에 의하지 않고 조직이 임의로 또는 노동조합과의 교섭에 의해 실시하는 제도이다. 조직의 특성, 규모, 환경조건을 고려하여 조직의 필요에 따라 실시되기 때문에 그 종류가 다양하다.

(2) 내적 보상

① **내적 보상의 개념** … 내적 보상은 비금전적 형태로 지급되는 보상으로서 구성원 개인이 심리적으로 느끼는 보상이다. 주로 직무만족의 결과로서 내적 보상을 획득하게 된다.

② **내적 보상의 형태** … 탄력적 근무시간제도, 직무재설계를 통한 자율성 및 기능의 다양성 제고, 조직에서의 인정감 부여, 보다 흥미있는 업무의 수행, 보다 많은 책임감 부여, 개인적 성장기회 제공, 의사결정에의 참여 등이 있다.

05 유지관리

❶ 인간관계 관리

(1) 인간관계(human relations)의 의의

① **인간관계의 개념** … 집단 내의 휴머니즘에 기초를 두고 목표지향적인 협동관계를 구축하는 방법과 기술이다.

② **인간관계의 의의** … 조직에서의 인간관계는 조직구성원의 근무의욕을 향상시키고 동시에 협력체계를 확립함으로써 궁극적으로 조직의 성과를 향상시키는 데 그 의의가 있다.

(2) 인간관계 개선을 위한 제도

① **제안제도**(suggestion system) … 조직구성원들로 하여금 조직관리상의 개선을 위한 여러 가지 제안을 하도록 제도화하여, 채택된 제안에 대해서는 적당한 보상을 해주는 것을 말한다.

② **인사상담제도**(personnel counseling, employee counseling) … 개별면접을 통해 구성원의 직장생활과 개인생활에 대한 주관적·현실적인 걱정, 불안, 갈등, 불쾌감, 불만 등을 해소시켜줌으로써, 조직상황에의 적응을 돕고 생산성을 향상시키기 위한 제도이다.

③ **고충처리제도** … 구성원의 불평이나 불만을 적절히 해결함으로써, 노사관계의 안정을 도모하고 생산성 향상과 더불어 직무에 대한 만족감과 소속감을 증진시켜 주는 데 그 의의가 있다.

④ **사기조사** … 구성원의 사기를 합리적으로 관리하기 위해서 현재의 사기상태에 대한 기초자료를 체계적으로 수집하는 방법이다. 사기조사의 내용으로는 임금, 근무시간, 작업조건, 교육훈련, 감독, 복지후생, 직무만족, 인간관계 등의 조직 및 인사관리활동에 대한 모든 것이 포함된다.

② 직원훈육

(1) 직원훈육의 의의

① **직원훈육**(징계, discipline)의 개념 … 직원이 조직의 규칙이나 규정을 준수하도록 교육하고 이를 위반하지 않도록 통제하며, 기대에 어긋나는 직원을 징계하는 인적자원관리의 한 형태이다.

② **직원훈육의 효과**
  ㉠ **예방효과** : 훈육방침과 규정을 명확히 하고 위반행동이 발생하지 않도록 사전에 충분한 고지와 주의를 촉구함으로써 이의 발생을 사전에 예방하는 효과가 있다.
  ㉡ **개선효과** : 직원훈육은 규칙을 위반하는 행동을 하거나 그러한 증상이 보이는 직원에게 훈육규정을 중심으로 상담, 지도, 자기반성의 기회를 제공함으로써 직원의 행동을 바람직한 방향으로 개선하는 효과를 가져온다.
  ㉢ **처벌효과** : 예방효과나 개선효과가 불가능하다고 판단할 경우에 최종적으로 위반행동을 중단시키거나 재발을 방지할 목적으로 벌칙을 적용하여 강력한 제재조치를 강구한다.

(2) 직원훈육의 진행단계

① **면담** … 관리자는 간호사와 개별적으로 비공식적인 면담을 갖는다. 공식적인 행동규범을 상기시키고 이를 위반했음을 주지시키며 행동을 개선하도록 충고한다.

② **구두견책** … 간호사에게 규칙을 위반하는 행동이 또 다시 발견되는 경우에 간호관리자는 그 간호사에게 구두로 견책을 한다. 구두견책을 할 때는 간호사의 행동이 규칙이나 규정에서 이탈된 행동이며, 이러한 행동이 재발될 경우 해고를 포함한 과중한 징계조치를 받을 수 있다는 사실을 확실하게 말해야 한다.

③ **서면견책** … 간호사의 잘못된 행동이 수정되지 않고 계속 반복될 경우에는 시행한다. 이는 과중한 징계조치와 해고의 가능성을 경고하는 공식적인 문서이다. 서면견책의 사본 한 장을 간호사에게 주고 다른 한 장은 인사기록부에 보관한다. 이 문서에는 간호사의 용납될 수 없는 행동과 그러한 행동이 지속될 경우에 적용되는 벌칙에 대한 명확한 진술이 포함되어야 한다.

④ **정직** … 면담과 견책에도 불구하고 간호사의 바람직하지 못한 행동이 계속된다면, 간호사에게 수일 또는 수 주간의 정직처분을 내린다.

⑤ **해고** … 위의 노력에도 불구하고 간호사의 행동이 개선되지 않으면 그 간호사는 해고될 것이다.

❸ 결근 및 이직관리

(1) 결근관리
① **결근율**

$$결근율 = \frac{결근일수}{평균직원수 \times 근무일수} \times 100$$

② **결근의 영향**
 ㉠ 결근자를 대신해서 다른 직원이 시간 외 근무를 해야 하며 그에게 1.5배의 임금을 지불해야 하므로 한 자리를 메우기 위하여 2.5배에 해당하는 임금을 지불해야 한다.
 ㉡ 근무를 대행하는 사람은 수행하는 업무에 익숙하지 않아 비효율적이며 실수하기 쉬워 다른 근무자의 사기저하의 요인이 된다.

③ **결근의 유형과 양상**
 ㉠ 유형 : 불가피한 결근, 의도적인 결근
 ㉡ 양상의 예 : 자주 짧은 기간 동안 결근, 잦지는 않지만 긴 기간 동안 결근, 예측할 수 없는 여러 원인으로 인하여 산발적으로 결근, 주말, 공휴일, 휴가기간, 봉급날 등에 결근

④ **결근율 감소방안**
 ㉠ 직원의 출근기록을 정확하게 유지·점검한다.
 ㉡ 직원의 건강관리에 세심한 배려를 한다.
 ㉢ 포상이나 집계방법을 이용한다.

(2) 이직관리

① 이직의 개념 ··· 직원이 조직으로부터 이탈하는 것으로 고용관계의 단절을 의미한다.

② 이직의 종류

    ㉠ 사직 : 직원 스스로가 자의에 의해서 직장을 떠난다.

    ㉡ 휴직 : 기관의 경제적 사정에 의한다.

    ㉢ 해직 : 직원의 잘못을 징계하는 것에 의한다.

    ㉣ 퇴직 : 정년으로 인한다.

③ 이직률

$$연간이직율 = \frac{연간\ 이직한\ 간호사\ 수}{연평균\ 간호사\ 수} \times 100$$

④ 이직의 결과

    ㉠ 경제적 손실 : 신규직원의 모집·선발·예비교육 등에 드는 비용, 미숙함으로 인한 손실 등을 가져온다.

    ㉡ 직원의 사기저하 : 인력부족, 과로, 간호의 질 저하를 초래한다.

    ㉢ 부정적 직무태도 유발 : 구성원 간의 협동심 및 지지적인 분위기가 저하된다.

❹ 노사관계 관리

(1) 노사관계

① 노사관계

    ㉠ 노사관계의 개념 : 고용조건의 결정이라는 문제를 두고 대립적 입장에 있는 사용자 집단과 노동자 집단 (노동조합) 간의 관계를 의미한다.

    ㉡ 노사관계의 특성 : 이중성 내지 양면성을 지닌다.

    • 노동자는 분배의 원천인 부가가치를 창출하는 데 있어서는 사용자와 협동적 관계를 가지지만, 생산의 성과분배의 측면에서 대립적 관계를 갖는다.

    • 노동자들은 사용자(경영자)의 경제적 목적달성을 위해 노동력을 제공하고 그 대가로 임금을 받는다는 점에서 경제적 관계라는 특성을 갖는다. 그러나 집단생활에 따른 사회적 관계가 필연적으로 나타나게 되므로, 경제적 관계인 동시에 사회적 관계라는 이중성을 갖는다.

    • 생산목적 달성을 위해 노동자는 사용자의 명령과 지시에 복종하고 따라야 할 의무를 가지게 되므로 종속적인 관계를 맺게 된다. 그러나 노동자는 노동력의 공급자로서 근로조건의 설정과 그 운영에 대하여 사용자와 대등한 입장에서 교섭을 하거나, 나아가 경영에 참여할 수 있도록 제도적으로 보장받고 있다.

② **노사관계 관리** … 사용자(경영자)와 노동조합의 관계에 대한 것으로, 노사의 대립적 관계를 사용자측의 적극적인 태도나 어떤 형태의 제도를 통해 조정·완화시킬 뿐만 아니라, 나아가 이들 상호 간의 협력관계를 형성하기 위하여 수행되는 일체의 계획적이고 조직적인 활동을 말한다.

(2) 노동조합

① **노동조합의 개념**
  - ㉠ 임금과 근로시간 등과 같은 근로조건에 대해서 사용자측과 교섭함으로써 근로자들의 경제적·사회적 지위를 확보, 유지, 개선하기 위하여 결성된 항구적인 노동자단체를 의미한다.
  - ㉡ 근로자의 주체가 자주적으로 단결하여 근로조건의 유지·개선과 근로자의 복지증진 기타 경제적·사회적 지위의 향상을 목적으로 조직하는 단체 혹은 연합체이다(노동법상의 개념).

② **의료조직에서 노동조합운동이 촉진되는 이유**
  - ㉠ 경영층의 지나친 일방통행식 경영을 해왔기 때문이다.
  - ㉡ 계층 간의 갈등이 심하고, 권위적이고 비인격적인 관리가 자주 발생된다.
  - ㉢ 의료직 우대현상으로 타직종 종사자들의 불만이 심화되었다.

③ **노동조합의 기능**
  - ㉠ **경제적 기능**
    - 조합원 전체의 노동생활의 조건을 가능한 한 좋은 조건으로 개선하기 위한 가장 기본적인 기능을 의미한다.
    - 경제적 기능은 단체교섭기능, 경영참가기능, 노동쟁의기능, 노동시장의 통제기능 등으로 구분할 수 있다.
  - ㉡ **공제적 기능**
    - 조합원 전체의 노동생활을 안정시키기 위하여 수행되는 기능이다.
    - 조합원들이 질병·재해·실업·정년퇴직·사망 등으로 노동능력을 일시적 또는 영구적으로 상실하는 경우를 대비하여 노동조합이 기금을 설치하고 이것을 이용하여 상호부조한다.
  - ㉢ **정치적 기능**: 노동조합이 조합원을 대신하여 국가나 공공단체를 대상으로 노동관계법의 제정 및 개정, 노동시간의 단축, 사회보험이나 사회보장의 실시 등을 요구하는 기능을 말한다.

최근 기출문제 분석

2020. 6. 13. 제1회 지방직 시행

1 다음 글에서 설명하는 직무수행평가 오류는?

> A 간호관리자는 간호사의 직무수행을 평가하면서 정해진 시간보다 일찍 출근하는 간호사가 업무를 더 잘 수행한다고 판단하여 직무수행능력을 '우수'로 평가하였다.

① 혼효과
② 근접오류
③ 규칙적 착오
④ 논리적 오류

> **TIP** ④ 논리적 오류 : 논증을 구성하거나 추론을 진행하는 데 있어 그 과정이 바르지 못하여 생긴 잘못된 추리나 판단
> ① 혼효과 : 평정자가 지나치게 비평적인 경우로 피평정자의 실제 능력보다 더 낮게 평가하는 경향을 말한다.
> ② 근접오류 : 사고가 발생했으나 환자에게 도달하지 않음
> ③ 규칙적 착오 : 어떤 평정자가 다른 평정자들보다 언제나 후한 점수 또는 나쁜 점수를 줌으로써 나타나는 오류

2020. 6. 13. 제2회 서울특별시 시행

2 환자분류체계의 목적으로 가장 옳지 않은 것은?

① 간호수가의 산정을 위한 정보를 제공한다.
② 간호인력의 배치에 활용한다.
③ 병원표준화 실현에 활용한다.
④ 간호사의 승진체계 책정에 활용한다.

> **TIP** 환자분류체계는 상병·시술·기능상태 등을 이용해 외래나 입원환자를 자원소모나 임상적 측면에서 유사그룹으로 분류하는 시스템으로, 적정 간호인력 배치, 환자 간호요구도 측정, 차등화된 간호수가 산정 등의 이점이 있다.

Answer 1.④ 2.④

3 〈보기〉의 상황에서 간호관리자가 수행해야 할 간호사훈육 진행과정에 대한 설명으로 가장 옳은 것은?

보기

내과병동 간호관리자는 병동에 배치된 지 1달 된 신규 간호사가 아무런 연락 없이 결근하여 면담을 시행하였다. 그러나 면담 1주일 후 신규 간호사는 사전 연락 없이 낮번 근무 출근을 하지 않았다.

① 면담 후에도 규칙을 위반하였기 때문에 일정 기간 동안 정직시킨다.

② 무단 결근 문제뿐만 아니라 평상시 행동에도 문제가 있다는 점을 포함해서 훈육한다.

③ 규칙을 위반하는 행동이 또 다시 발견되었기 때문에 신규 간호사에게 구두로 경고한다.

④ 면담을 했음에도 불구하고 간호사의 행동이 개선되지 않았기 때문에 다른 부서로 이동시킨다.

> **TIP** 직원훈육의 진행과정 … 직원훈육은 다음과 같은 진행단계로 이루어진다.
> ⊙ 면담 : 관리자는 간호사와 비공식적인 면담을 통해 공식적인 행동규범을 상기시키고 이를 위반했음을 주지시키며 행동을 개선하도록 충고한다.
> ⓒ 구두견책 : 간호사의 규범위반 행동이 재발되는 경우에 관리자는 간호사에게 구두로 견책을 하고, 이때에는 간호사의 위반행동이 재발될 경우 해고를 포함한 과중한 징계조치를 받을 수 있다는 사실을 확실하게 말해야 한다.
> ⓒ 서면견책 : 간호사의 규범위반 행동이 계속 반복될 경우 서면견책을 하게 되는데, 이는 과중한 징계조치와 해고의 가능성을 경고하는 공식적인 문서로서 간호사의 위반 행동과 그러한 행동이 지속될 경우에 적용되는 벌칙에 대한 명확한 진술이 포함되어야 한다.
> ⓔ 정직 : 면담과 견책에도 불구하고 간호사의 규범위반 해동이 계속될 경우에는 수일 또는 수주간의 정직 처분을 내린다.
> ⓜ 해고 : 면담, 견책, 정직에도 불구하고 간호사의 행동이 개선되지 않을 경우에는 그 간호사는 해고될 것이다.

4 직무관리 과정 중 직무설계의 방법에 관한 설명으로 가장 옳지 않은 것은?

① 직무 충실화는 맥클리랜드(McClelland)의 성취동기 이론을 기초로 적극적인 동기유발을 위하여 직무수행자 스스로가 그 직무를 계획하고 통제하는 기법이다.

② 직무 단순화는 과학적 관리의 원리와 산학공학 이론을 기초로 과업을 단순하고 반복적이고 표준적으로 설계하여 한 사람이 담당할 과업의 수를 줄여 직무를 단순화시키는 기법이다.

③ 직무순환은 조직구성원들을 한 직무에서 다른 직무로 체계적으로 순환시킴으로써 다양한 과업을 수행할 수 있도록 하는 기법이다.

④ 직무확대는 과업을 수평적으로 확대하는 기법으로, 수행하는 과업의 수를 증가시켜서 과업의 단순함이 감소함으로써 직무에 대한 만족도를 높이고 결근이나 이직을 감소시키려는 기법이다.

Answer 3.③ 4.①

2019. 6. 15. 제1회 지방직

5 상급종합병원의 일반병동 간호관리료 차등제에 대한 설명으로 옳은 것은?

① 7개 등급으로 구분하고 7등급을 기준으로 가산한다.

② 병상 수 대 간호사 수의 비가 2.5 : 1 미만이면 1등급이다.

③ 응급실, 신생아실, 분만실도 일반병동 간호관리료를 적용한다.

④ 직전 분기의 평균 병상 수 대비 당해 병동에서 간호업무에 종사하는 직전 분기 평균 간호사 수에 따라 산정한다.

TIP ④ 간호등급제는 도입된 이후 수차례 변화를 겪었는데, 상급종합병원을 제외한 병원의 경우(상급종합병원은 이전과 같이 평균 병상 수 대비 평균 간호사 수를 기준으로 한다), 등급을 산정하는 기준이 '병상 수'에서 '환자 수'로 변경되면서 '직전 분기 평균 환자 수 대비 평균 간호사 수'로 등급을 나눈 다음 등급별로 다음 분기 입원료를 가·감산해 지급하는 방식으로 운영되고 있다.

① 6등급을 기준으로 가산한다.

② 병상 수 대 간호사 수의 비가 2.0 : 1 미만이면 1등급이다.

③ 간호등급제는 일반병동과 중환자실이 다르게 운영된다. 일반병동의 경우 최상위 등급인 1등급부터 최하위 등급인 7등급까지 총 7단계로 구분된다. 반면, 중환자실 가운데 '일반' 중환자실은 9개 등급, '신생아' 중환자실은 5개 등급, '소아' 중환자실은 4개 등급으로 나뉜다.

2019. 6. 15. 제1회 지방직

6 다음 글에서 설명하는 환자분류방법은?

간호서비스 유형과 양을 결정하는 환자군별 특징을 광범위하게 기술하고 이를 기준으로 유사성에 기초하여 환자를 분류한다.

① 요인평가법   ② 원형평가법
③ 점수평가법   ④ 서술평가법

TIP 원형평가법 ··· 환자를 3~4개의 군으로 나누어 군별 전형적인 특성을 광범위하게 기술하고, 이를 기준으로 유사성에 기초하여 환자를 분류하여 간호서비스 유형과 양을 결정한다.

Answer 5.④ 6.②

7 **조직 내 간호인력 수요예측에 관한 설명으로 옳지 않은 것은?**

① 간호업무량을 파악하기 위해 시간−동작 분석 결과를 활용한다.

② 간호인력 수요는 환자 수, 환자 요구도, 병상점유율의 영향을 받는다.

③ 사전에 직무분석을 통해 직무 내용 및 해당 인력의 자격요건을 결정한다.

④ 간호 업무의 난이도와 중요도를 반영하기 위해 서술적 방법으로 인력을 산정한다.

> **TIP** ④ 서술적 방법은 환자를 유형에 따라 분류하여 설정한 간호표준에 따라 간호인력을 산정한다. 산정과정이 비교적 쉽고 빨리 수행할 수 있지만 환자의 중증도와 그에 따른 간호인력 요구의 증감은 반영할 수 없다.

8 **직무평가방법에 대한 설명으로 옳은 것은?**

① 서열법 − 표준 척도 없이 직무별 중요도와 가치를 종합적으로 비교하는 방법

② 점수법 − 중요도가 유사한 직무를 묶어서 분류 후 그룹별 특성을 기술하고 점수를 부여하는 방법

③ 직무등급법 − 기준이 되는 특정 직무를 선정하고 다른 직무를 기준 직무와 비교하여 등급을 결정하는 방법

④ 요소비교법 − 직무평가 요소별로 중요도에 따라 점수를 부여하고 직무별 총점을 산출하는 방법

> **TIP** ② 점수법 : 직무와 관련된 각 요소들을 구분하여 그 중요도에 따라 평가한 다음 점수를 합산하여 각 직무의 가치를 매기는 방법
> ③ 직무등급법 : 서열법보다 좀 더 발전한 것으로 사전에 직무등급표를 만들고 각 직무를 직무등급표의 분류기준과 비교 검토하여 해당 등급에 편입시키는 방법
> ④ 요소비교법 : 가장 핵심이 되는 몇 개의 기준직무를 선정하고 각 직무의 평가요소를 기준직무의 평가요소와 결부시켜 비교함으로써 모든 직무의 상대적 가치를 결정하는 방법

Answer 7.④ 8.①

9 〈보기〉의 간호전달체계의 종류는?

보기

전문직 간호사와 간호보조인력이 함께 팀을 이루어 일을 하는 것으로, 일반적으로 2~3명의 간호요원
이 분담 받은 환자들의 입원에서 퇴원까지 모든 간호를 담당한다.

① 팀간호

② 일차간호

③ 모듈간호

④ 사례관리

> **TIP** 간호전달체계는 간호사가 대상자에게 간호를 제공하기 위하여 책임과 권한을 분담하는 조직 구조로서 간호단위라는 물리
> 적 공간을 중심으로 간호서비스를 전달하기 위하여 구성 인력들에게 업무를 할당하거나 조직화하는 방법을 말한다.
>
> ③ 모듈간호는 팀 간호를 정련하고 향상시키기 위해 개발된 방법으로 2~3명의 간호사가 환자들이 입원하여 퇴원할 때까
> 지 모든 간호를 담당한다. 팀을 작게 유지함으로써 간호계획 수립과 조정활동에 전문직 간호사가 더 많이 관여가 가능
> 하며, 팀원들 간의 의사소통에 소요되는 시간을 줄여 환자의 직접간호에 더 많은 시간을 할애한다.
>
> ※ 간호전달체계의 발전 … 역사적으로 간호전달체계는 초기의 사례 방법에서 시작하여 기능적 간호방법, 팀 간호방법,
> 일차간호방법, 사례관리의 형태로 발전해왔다.
>   ⊙ 사례 방법 : 가장 초기에 개발된 방법으로 한 명의 간호사가 근무 동안 업무를 할당받아 모든 간호를 제공하는
>   방법
>   ⓛ 기능적 간호방법 : 분업의 원리를 간호에 적용한 것으로 투약, 침상 정리, 환자 위생 관리 등과 같이 업무를 중심
>   으로 간호를 분할하는 방법
>   ⓒ 팀 간호방법 : 전문 지식과 기술을 갖춘 간호사와 보조 인력을 함께 활용하는 방법으로 팀 리더를 중심으로 간호
>   사(RN), 실무 간호사(LPN), 간호보조인력이 한 팀이 되어 20~25명의 환자를 담당하하는 방법
>   ⓔ 일차간호방법 : 환자 중심적인 철학을 바탕으로 환자의 입원에서부터 퇴원까지 24시간 동안 1명의 일차간호사가
>   환자를 사정, 계획, 평가하는 책임과 권한을 갖고 간호를 수행하는 방법
>   ⓜ 사례관리 : 환자가 최적의 기간 내에 기대하는 결과에 도달할 수 있도록 고안된 건강관리체계로, 모든 의료팀원
>   의 노력을 통합하여 환자의 목표를 달성하는 데 초점을 두는 방법

10 직무수행평가에서 강제배분법을 사용함으로써 감소시킬 수 있는 평가 상의 오류 유형은?

① 후광 효과

② 논리적 오류

③ 규칙적 오류

④ 관대화 경향

> **TIP** 강제배분법은 직무수행평가에서 흔히 발생하는 집중화 또는 관대화 경향을 제한하기 위해 등급을 강제배분하는 방법이다.
> ① 후광 효과 : 어떤 대상이나 사람에 대한 일반적인 견해가 그 대상이나 사람의 구체적인 특성을 평가하는 데 영향을 미치는 현상
> ② 논리적 오류 : 논증을 구성하거나 추론을 진행하는 데 있어 그 과정이 바르지 못하여 생긴 잘못된 추리나 판단
> ③ 규칙적 오류 : 어떤 평정자가 다른 평정자들보다 언제나 후한 점수 또는 나쁜 점수를 줌으로써 나타나는 오류
> ④ 관대화 경향 : 평정자가 피평가자의 수행이나 성과를 실제보다 더 높게 평가하는 오류

11 직무수행평가는 구성원이 가지고 있는 능력, 근무성적, 자질 및 태도 등을 객관적으로 평가하는 것이다. 직무수행평가 유형에 대한 설명으로 가장 옳은 것은?

① 도표식 평정척도법(graphic rating scale)은 최고부터 최저 순위까지 상대서열을 결정하는 방법이다.

② 강제배분법(forced distribution evaluation)은 각 평정 요소마다 강약도의 등급을 나타내는 연속적인 척도를 도식하는 방법이다.

③ 중요사건기록법(critical incident method)은 논술형태로 조직구성원의 성과에 관해 강점과 약점을 기술하는 방법이다.

④ 행위기준고과법(BARS, behaviorally anchored rating scale)은 전통적인 인사고과시스템이 지니고 있는 한계점을 극복·보완하기 위해 개발된 평가기법이다.

> **TIP** ④ 행위기준고과법은 중요사건기록법과 도표식 평정척도법을 결합한 방식으로 두 방법의 장점을 강화한 것이다. 주관적 판단 배제를 위해 직무분석에 기초하여 직무와 관련된 중요 과업분야를 선정하고, 각 분야에 대해 이상적인 과업 형태에서 바람직하지 못한 행태까지로 등급 구분된 평정표를 사용한다.
> ① 도표식 평정척도법은 가장 보편적으로 사용하는 방식으로 실적, 능력, 태도 등 평정요소를 나열하고 다른 한편에 각 평정요소마다 그 우열을 나타내는 척도인 등급을 표시한다. 직무분석보다는 직관을 바탕으로 평정요소가 결정되어 평정표 작성이 쉽다는 장점이 있으나, 연쇄효과나 집중과·관대화 경향 등 오류가 발생할 수 있다는 단점이 있다.
> ② 강제배분법은 도표식 평정척도법에서 흔히 나타날 수 있는 관대화 경향이나 집중화 경향을 줄이기 위해 사용되는 방법으로, 미리 평정점수의 분포비율을 정해 놓는 방법이다.
> ③ 중요사건기록법은 근무평정기간 중에 일어난 근무실적에 영향을 주는 중요사건들을 기록해 두었다가 이를 중심으로 피평가자를 평가하는 방법이다.

Answer 10.④ 11.④

12 내부모집과 외부모집의 일반적인 특징의 비교로 바르게 연결한 것은?

	내부모집	외부모집
① 모집 범위	넓다	좁다
② 모집 비용	많다	적다
③ 인력개발 비용	적다	많다
④ 신규직원 적응 기간	짧다	길다

TIP 내부모집과 외부모집의 장단점

구분	내부모집	외부모집
장점	• 고과기록으로 적합한 인재를 적재적소에 배치→검증된 인재 • 직원의 사기 향상, 동기유발 • 훈련과 사회화 기간 단축 • 재직자의 직장안전 제공 • 신속한 충원과 비용 절감	• 모집범위가 넓어 유능한 인재 영입 • 인력개발 비용절감(경력자) • 새로운 정보와 지식의 도입이 용이→조직에 활력을 북돋움 • 조직 홍보 효과
단점	• 모집범위의 제한으로 유능한 인재영입이 어려움 • 조직 내부정치와 관료제로 인한 비효율성 • 내부 이동의 연쇄효과로 인한 혼란 • 급속한 성장기 조직의 인력부족 • 창의성 결여로 조직 발전을 저해 • 다수 인원 채용 시 인력공급 불충분	• 권력에 의한 부적격자 채용 가능성 • 안정되기까지는 비용 시간 소모 • 내부 인력의 사기 저하 • 채용에 따른 비용 부담 • 신규직원 적응기간의 장기화

13 직무급에 대한 설명으로 옳은 것은?

① 근속연수에 따라 임금을 결정한다.

② 개인의 조직 공헌도에 따라 임금을 결정한다.

③ 직무의 책임성과 난이도 등에 따라 임금을 결정한다.

④ 직무특성과 근로자의 직무수행능력에 따라 임금을 결정한다.

TIP 직무급이란 동일노동, 동일임금의 원칙에 입각하여 직무의 중요성·난이도 등에 따라서 각 직무의 상대적 가치를 평가하고 그 결과에 의거하여 그 가치에 알맞게 지급하는 임금을 말한다.

14 다음 기준을 사전에 설정한 후 이에 따라 해당 직무의 등급을 평가하는 방법은?

> • 1등급 : 높은 수준의 학습과 오랜 경험을 필요로 하고, 판단력과 독자적인 사고가 항상 요구되는 과업을 수행
> • 2등급 : 높은 수준의 학습을 필요로 하고, 판단력과 독자적인 사고가 자주 요구되는 과업을 수행
> • 3등급 : 사전에 간단한 학습을 필요로 하는 과업을 수행
> • 4등급 : 매우 단순하고 반복적인 과업을 수행

① 서열법　　　　　　　　　　　　② 점수법
③ 요소비교법　　　　　　　　　　④ 직무분류법

TIP 제시된 내용은 직무분류법에 따른 평가를 위해 직무의 등급을 설정한 것이다.
① 서열법 : 전체적·포괄적인 관점에서 각 직무를 수행함에 있어 요구되는 지식, 숙련도, 책임 등을 고려하여 상호 비교하여 순위를 정하는 방법
② 점수법 : 직무와 관련된 각 요소들을 구분하여 그 중요도에 따라 평가한 다음 점수를 합산하여 각 직무의 가치를 매기는 방법
③ 요소비교법 : 가장 핵심이 되는 몇 개의 기준직무를 선정하고 각 직무의 평가요소를 기준직무의 평가요소와 결부시켜 비교함으로써 모든 직무의 상대적 가치를 결정하는 방법

15 다음 설명에 해당하는 간호전달체계 유형은?

- 비용의 절감과 질 보장을 목적으로 환자가 최적의 기간 내에 기대하는 결과에 도달할 수 있도록 고안됨
- 모든 의료팀원들의 다학제적 노력을 통합하여 환자결과를 향상시키는 데 초점을 둠

---

① 사례관리　　　　　　　　　　② 팀간호방법

③ 일차간호방법　　　　　　　　④ 기능적분담방법

> **TIP** 제시된 내용은 사례관리에 대한 설명이다.
>
> ※ 간호전달체계 유형
>
> ㉠ 전인간호방법: 가장 오래된 간호전달체계로, 간호사가 각자에게 할당된 환자의 요구를 충족시키기 위해 모든 책임을 담당한다.
>
> ㉡ 기능적 간호방법: 간호인력 별로 특정 업무를 배정하여 그 업무만을 기능적으로 수행하도록 하는 방법으로, 환자가 필요로 하는 간호를 총체적으로 수행하는 것과는 거리가 멀다.
>
> ㉢ 팀간호방법: 보조 인력들이 정규 간호사의 지시 아래 환자간호에 참여하는 것으로, 간호사는 팀 리더로서 팀에 할당된 모든 환자의 상태와 요구를 알아야 하며 간호대상자의 개별적인 간호 계획을 수립한다.
>
> ㉣ 일차간호방법: 일차 간호사는 한 명 이상의 환자를 입원 혹은 치료 시작부터 퇴원 혹은 치료를 마칠 때까지 24시간 내내 환자 간호의 책임을 담당한다.
>
> ㉤ 사례관리방법: 환자가 최적의 기간 내에 기대하는 결과에 도달할 수 있도록 고안된 건강관리체계로 모든 의료팀원의 노력을 통합하여 환자의 목표를 달성하는 데 초점을 두는 방법이다.

16 간호 인력예산 수립 시 고려해야 할 것만을 모두 고른 것은?

㉠ 입원 환자 수　　　　　　　　㉡ 결근·이직률
㉢ 간호전달체계　　　　　　　　㉣ 간호소모품 사용량

---

① ㉠㉡　　　　　　　　　　　② ㉡㉢

③ ㉠㉡㉢　　　　　　　　　　④ ㉠㉢㉣

> **TIP** 인력예산이란 조직을 운영하는 데 필요한 노동력을 조달하기 위해 소요되는 비용으로, 간호 인력예산 수립 시에는 환자의 수와 환자의 간호요구도, 간호시간, 간호 인력의 결근·이직률 등을 종합적으로 고려해야 한다.

Answer 15.① 16.③

17 다음 글에서 설명하는 길리스(Gillies)의 간호인력 산정에 대한 접근 방법은?

> K병원 간호부장은 환자분류체계에 따른 환자유형별 간호표준을 정하고, 그 표준에 따라 정해진 업무
> 수행빈도와 난이도를 기초로 하여 필요한 간호 인력의 수요를 예측하였다.

① 서술적 접근방법
② 원형적 접근방법
③ 산업공학적 접근방법
④ 관리공학적 접근방법

TIP 간호인력 산정
　　㉠ 서술적 접근방법 : 간호제공자 입장에서 환자의 유형을 확인하여 간호표준을 설정하고, 그 간호업무를 수행하기 위
　　　해 필요한 간호사 대 환자의 비율을 결정하는 방법
　　㉡ 산업공학적 접근방법 : 간호업무를 통하여 인력의 수를 결정하는 방법으로 생산성 향상을 위해 시간-동작분석과 같
　　　은 기술들을 이용하여 모든 간호활동을 분석하고 각각의 활동에 소요된 간호시간을 측정하여 간호업무의 흐름을
　　　분석하고 각 업무에 필요한 간호인력을 산정하는 방법
　　㉢ 관리공학적 접근방법 : 계획, 조직, 인사, 통제 등 관리과정 도입하여 간호표준을 정하고 그에 따라 업무 수행빈도와
　　　난이도를 기초로 하여 간호인력을 산정하는 방법

18 다음 글에서 설명하는 직무수행평가의 오류 유형은?

> 수간호사는 우연하게 A간호사의 부정적인 면을 보게 되었다. 수간호사는 그 일로 인하여 A간호사에
> 대하여 불신을 하게 되었고, 다른 업무요소도 부족하다고 판단하여 직무수행평가 점수를 실제 능력보다
> 낮게 주었다.

① 후광효과(halo effect)
② 혼효과(horn effect)
③ 중심화경향(central tendency)
④ 관대화경향(leniency tendency)

TIP ② 혼효과 : 평정자가 지나치게 비평적인 경우로 피평정자의 실제 능력보다 더 낮게 평가하는 경향을 말한다.
　　① 후광효과 : 어떤 대상을 평가할 때 그 대상의 어느 한 측면의 특질이 다른 특질에까지 영향을 미치는 것으로 어떤
　　　특정 요소가 탁월하게 우수하여 다른 평정요소도 높게 평가하는 경향을 말한다.
　　③ 중심화경향 : 극단적인 평가를 기피하여 평균치로 집중해서 평가하는 경향이다.
　　④ 관대화경향 : 실제 능력이나 업적보다 높게 평가하는 경향이다.

Answer　17.④　18.②

19 다음 글에서 설명하는 직무설계 방법은?

> • K병원 간호부는 간호·간병통합서비스를 시행하려고 한다. 이에 따라 기능적 간호업무 분담체계를 팀 간호 체계로 전환하고자 한다.
> • 이때 단순업무를 담당하는 간호사에게 난이도가 높고 보다 질적인 간호업무를 수행하도록 하여 성취감을 발휘할 수 있도록 한다.

① 직무충실화　　　　　　　　　　　② 직무순환

③ 직무확대　　　　　　　　　　　　④ 직무단순화

> **TIP** 직무설계 방법
> ㉠ 직무전문화(직무단순화) : 아담 스미스의 분업의 원리에 따라 작업을 가능한 한 단순화, 전문화시켜 노동의 효율성을 증대하는 직무설계를 말한다.
> ㉡ 직무순환 : 종업원들에게 직무전문화의 결과인 단일 과업만을 수행토록 하는 것이 아니라 다양한 경험을 위해 다른 직무를 순환하여 수행하게 하는 것을 말한다.
> ㉢ 직무확대 : 다양성과 재량권을 높이기 위해 전문된 단일 과업을 수평적으로 확대하는 것으로 직무를 이루는 과업의 수를 늘리는 것을 말한다.
> ㉣ 직무충실화 : 단순히 직무의 경험이나 수를 늘리는 것이 아니라 과업을 수직적으로 확대하여 권한과 책임을 부여함으로써 직무내용을 풍부하게 하는 것을 말한다.

20 간호부 규정을 위반한 간호사의 훈육원칙으로 옳은 것은?

① 간호사의 문제행동에 초점을 둔다.

② 훈육 규칙은 유동적으로 적용한다.

③ 훈육은 가능한 한 시간을 갖고 천천히 처리한다.

④ 훈육은 처음부터 공개적으로 시행하여 재발을 예방한다.

> **TIP** 훈육의 원칙
> ㉠ 간호사가 최선을 다할 것이라고 기대하는 긍정적인 태도를 취한다.
> ㉡ 신중하게 조사한다.
> ㉢ 위반 행동과 처벌과의 관계가 불명확해지지 않도록 신속하게 대처한다.
> ㉣ 비밀을 보장한다.
> ㉤ 간호가 자체가 아닌 간호사가 잘못한 행동에 초점을 맞춘다.
> ㉥ 규칙을 일관성 있게 적용한다.
> ㉦ 융통성이 있어야 한다.
> ㉧ 간호사의 행동이 변화되었는지를 확인하는 추후관리를 실시한다.

Answer　19.① 20.①

출제 예상 문제

1 다음 중 사례방법에 관한 설명으로 가장 옳은 것은?

① 입원환자의 재원기간을 늘릴 수 있는 단점이 있다.

② 격리환자의 경우에도 모든 간호를 한 간호사가 24시간 동안 책임을 진다.

③ 다학제 접근이 용이하고 사례관리자가 필요하다.

④ 환자의 비용부담이 크다.

> **TIP** ① 입원자의 재원기간을 단축시키고 비용을 감소시킬 수 있다.
> ② 간호학생을 가르치거나 중환자, 격리환자와 같이 위급한 상황인 경우 짧은 기간 동안만 적용한다.
> ③ 사례관리에 관한 설명이다.
> ④ 일정 기간 동안 가족에 의해 간호사가 채용되므로 환자의 비용부담이 크다.

2 직무설계에 대한 설명 중 가장 옳지 않은 것은?

① 직무재설계를 통한 자율성 및 기능의 다양성 제고는 외적 보상의 형태이다.

② 직무설계의 방법으로는 시간연구와 동작연구가 있다.

③ 조직의 목표를 달성하고, 직무를 맡고 있는 담당자의 개인적인 욕구를 만족시키기 위한 직무내용, 직무기능 및 직무 간의 상호관계를 결정하는 것이다.

④ 모든 계층의 조직구성원으로 하여금 직무 그 자체에서 만족과 의미를 부여받도록 하여 직원의 모티베이션과 생산성을 향상시키는 데 직무설계의 목적이 있다.

> **TIP** ① 내적 보상의 형태이다.

Answer 1.④ 2.①

5 개방체계모델을 이용한 간호생산성의 개념에서 산출(output)에 해당하는 것은?

① 입원일수

② 환자간호전달체계

③ 간호를 제공하는 데 드는 비용

④ 노동법

TIP 입원일수, 과정, 방문, 일하려는 태도, 간호시간 등이 산출에 해당한다.

6 다음 중 생산성 개념에서 간호관리과정에 속하는 것은?

① 물자 　　　　　　　　　　② 생산

③ 원자료 　　　　　　　　　④ 환자간호

TIP 생산성 개념에서 간호관리과정이란 간호서비스, 리더십과 감독, 환자간호전달체계, 인력관리, 관리계획과 절차의 기록, 간호활동 그 자체 등을 포함한다.

7 간호생산성을 증가시키기 위해 투입에 변화를 주려한다. 옳지 않은 것은?

① 간호직원 사이에 가격민감도를 높인다.

② 정규간호사 대신 간호보조원의 수를 늘린다.

③ 비슷한 물자나 설비의 비용과 특색 등을 비교하면서 가장 낮은 가격에 만족할 만한 질을 갖춘 상품을 선택한다.

④ 환자분류자료에 근거한 간호요구를 측정해서 예상되는 수요에 대처하도록 간호직원들을 배치한다.

TIP ② 간호보조원의 이용은 보다 많은 감독과 교육을 제공해야 하기 때문에 상대적으로 비용이 더 많이 들 수 있다.

Answer 5.① 6.④ 7.②

8 다음 중 110% 간호생산성이 의미하는 것은?

① 특정 환자그룹을 간호하는 데 기준보다 10% 더 많은 간호자원을 이용하였다는 것을 의미한다.

② 간호직원이 기준을 요구하는 것보다 10% 덜 생산적이었다는 것을 의미한다.

③ 환자를 간호하기 위해 필요로 하는 기준자원보다 10% 적은 숫자의 간호사로 환자를 간호했다는 것을 뜻한다.

④ 환자분류시스템이 요구하는 것보다 덜 효율적으로 일하였다는 것을 의미한다.

TIP ① 기준이 요구하는 것보다 10% 더 적은 자원을 가지고 환자를 간호했다.
② 간호직원의 기준이 요구하는 것보다 10% 더 생산적이었다.
③④ 환자분류시스템이 요구하는 기준보다 10% 적은 숫자의 간호사로 환자를 간호했다.

9 다음 중 간호자원을 생산적으로 관리하기 위한 전략으로 옳지 않은 것은?

① 간호프로그램과 정보를 일괄해서 한 패키지로 만든다.

② 능률적인 기록을 위해 새로운 flow sheet를 발전시킨다.

③ 외래수술시설을 줄인다.

④ 간호조직을 행렬조직으로 고려한다.

TIP ③ 병원에서 간호자원을 생산적으로 관리하기 위해 외래수술시설을 늘리도록 한다.
※ 간호자원을 생산적으로 관리하기 위한 전략
　㉠ 능률적인 기록을 위해 새로운 flow sheet를 발전시킨다.
　㉡ 환자와 가족들의 요구에 대처하기 위해 카운슬링이나 그룹교육방법을 이용한다.
　㉢ 간호프로그램과 정보를 일괄해서 한 패키지(package)로 만든다.
　㉣ 외래수술시설을 늘린다.
　㉤ 물자와 분담된 서비스를 효과적으로 관리한다.
　㉥ 참여적인 관리, 효과적인 인력구성, 전문직에 대한 인식, 공유하는 관리프로그램 등을 통해 전문직 간호의 기여를 고려한다.
　㉦ 간호조직을 행렬조직으로 고려한다.
　㉧ 간호생산성 표준을 개발해서 이용하고 통제체계를 이행한다.

Answer 8.③ 9.③

3 다음 중 훈육의 과정으로 옳은 것은?

> ㉠ 면담
> ㉢ 서면지시
> ㉤ 해고
> ㉡ 구두지시
> ㉣ 정직

① ㉠→㉡→㉢→㉣→㉤
② ㉠→㉢→㉡→㉣→㉤
③ ㉡→㉠→㉢→㉣→㉤
④ ㉡→㉢→㉠→㉣→㉤

....

TIP 직원훈육의 진행과정 … 직원훈육은 다음과 같은 진행단계로 이루어진다.
> ㉠ 면담 : 관리자는 간호사와 비공식적인 면담을 통해 공식적인 행동규범을 상기시키고 이를 위반했음을 주지시키며 행동을 개선
> 하도록 충고한다.
> ㉡ 구두견책 : 간호사의 규범위반 행동이 재발견되는 경우에 관리자는 간호사에게 구두로 견책을 하고, 이때에는 간호사의 위반
> 행동이 재발될 경우 해고를 포함한 과중한 징계조치를 받을 수 있다는 사실을 확실하게 말해야 한다.
> ㉢ 서면견책 : 간호사의 규범위반 행동이 계속 반복될 경우 서면견책을 하게 되는데, 이는 과중한 징계조치와 해고의 가능성을
> 경고하는 공식적인 문서로서 간호사의 위반 행동과 그러한 행동이 지속될 경우에 적용되는 벌칙에 대한 명확한 진술이 포함
> 되어야 한다.
> ㉣ 정직 : 면담과 견책에도 불구하고 간호사의 규범위반 행동이 계속될 경우에는 수일 또는 수주간의 정직 처분을 내린다.
> ㉤ 해고 : 면담, 견책, 정직에도 불구하고 간호사의 행동이 개선되지 않을 경우에는 그 간호사는 해고될 것이다.

4 사례관리에 관한 설명 중 옳지 않은 것은?

① 의사와 간호사만이 사례관리자로서 업무계획에 참여할 수 있다.
② 다학제 접근이 용이하다.
③ 환자가 최적의 기간 내에 기대하는 결과에 도달할 수 있도록 고안된 건강관리체계이다.
④ 의료팀 간의 효과적·효율적인 의사소통이 이루어진다.

....

TIP ① 의사와 간호사만이 사례관리자로서 업무계획에 참여할 수 있는 것은 아니며, 의료기관에 따라 의료팀의 일원인 사회사업가나
> 타 건강전문가가 사례관리자로서의 역할을 수행하기도 한다.

Answer 3.① 4.①

5 직무만족 성과를 높이기 위해 직무의 내용을 더욱 다양화하고 자율성과 책임을 더 많이 부여하는 직무 설계 방법은?

① 직무확대

② 직무순환

③ 직무충실화

④ 직무전문화

....

TIP 직무확대 … 과도한 전문화를 통한 작업의 비인간화와 관련된 비판에 대응하여 조직구성원의 보다 많은 능력을 이용하도록 직무 내용을 확대함으로써 직무에 대한 만족을 높이고 결근이나 이직이 줄어들 것이라 보는 것이다.

　㉠ 장점

　　• 전문화에 의한 직무설계와 달리 직무의 단조로움을 줄여줄 수 있기 때문에 직무만족감을 높여 준다.

　　• 과도한 전문화로 인해 작업의 비인간화와 관련된 비판에 대응하여 조직구성원의 보다 많은 능력을 이용하도록 직무내용을 확대함으로써 직무에 대한 만족감을 높이고 결근율과 이직률을 감소시키는 효과가 있다.

　㉡ 단점

　　• 관심의 범위가 적거나 복잡성을 이해하지 못하는 직원들은 확대된 작업에 적응할 수 없다.

　　• 직무의 본질적인 성격은 그대로 남아 있으면서 직원이 해야 할 일거리만 늘었다는 불평도 있을 수 있다.

6 다음 중 인사고과자가 피고과자의 한 가지 단점 때문에 모든 것을 나쁘게 평가하는 오류는?

① 후광효과

② 혼효과

③ 논리적 오류

④ 개인적 편견에 의한 오류

....

TIP ① 후광효과(halo effect)란 현혹효과라고도 하며, 피고과자의 긍정적 인상에 기초하여 평가시 어느 특정 요소의 우수함이 다른 평가요소에서도 높이 평가받는 경향을 말한다.

② 혼효과(horn effect)란 사물을 평가할 때 범하기 쉬운 오류로 대상의 나쁜 점이 눈에 띄면 그것을 그 대상의 전부로 인식하는 현상을 말한다.

③ 논리적 오류(logical errors)란 고과요소 간의 관련성을 논리적으로 판단하여 관련이 있다고 생각되는 고과요소에는 동일한 평가를 하거나 유사한 평가를 하는 경향을 말한다.

④ 개인적 편견에 의한 오류(personal bias errors)란 평가요소와 관계없이 인종, 성별, 출신지역, 출신학교 등에 대한 평가자의 개인적 편견이 평가에 영향을 미치는 경향을 말한다.

7 관리자가 근무성적평정 시 모든 성적을 중간 점수대로 주는 경향을 무엇이라 하는가?

① 관대화 경향　　　　　　　　　　② 중심화 경향
③ 규칙적 착오　　　　　　　　　　④ 자기확대효과

TIP ② 평가자의 평가점수가 모두 중간치에 집중되어 우열의 차이가 나타나지 않는 경향으로 이러한 결점을 보완하기 위해 강제할
당법과 서열법 등을 활용하거나, 고과자의 평가훈련을 강화한다.
① 평가자가 대부분의 실제 능력이나 업적보다도 더 높게 평가를 해버리는 경향이다.
③ 고과자가 다른 고과자에 비해 후한 평정을 한다든가 혹은 이에 반대경향을 나타내는 경우이다.
④ 관리자가 자신의 리더십 유형을 창출하기 위해 직원평가를 조작하는 것이다.

8 직무관련정보(직무분석을 위한) 수집방법으로 옳지 않은 것은?

① 자가보고일기 – 관찰이 어려운 직무분석에 많이 활용한다.
② 면접법 – 작업정보를 얻는 가장 효과적인 방법이다.
③ 질문지법 – 빠른 정보수집이 가능하다.
④ 관찰법 – 가장 시간소모적인 방법이다.

TIP ② 관찰법에 관한 설명이다.
※ 관찰법
　㉠ 작업정보를 얻는 가장 효과적인 방법으로, 조사자가 직접 직무담당자가 수행하는 것을 관찰하는 가장 시간 소모적인 방법
　　이다.
　㉡ 관찰법에는 한 사람이 한 번에 한 사람의 직원만을 관찰하는 방법과 한 사람이 여러 직원을 관찰·기록하는 방법이 있다.
　㉢ 직무수행을 관찰할 때 업무의 성질에 따라서 계속적으로 관찰할 것인지, 시간간격을 두고 관찰할 것인지를 결정해야 한다.
　㉣ 정확한 정보를 수집할 수 있지만 시간과 노력이 많이 든다.

9 다음 중 직무기술서 작성요령으로 옳지 않은 것은?

① 직무기술서는 규격화된 형태에 따라 작성되어야 한다.

② 각 직무는 그 직무의 기술수준과 계급적 위치를 시사할 수 있도록 다양한 명칭으로 언급되어야 한다.

③ 직무환경에는 물리적·심리적·감정적 환경과 다른 직무와의 상호관계 등이 포함된다.

④ 직무기술서는 그 직무에 포함되는 과업들이 제시되어야 한다.

TIP ② 각 직무는 직원과 관리자가 혼동하지 않도록 하나의 명칭으로 언급되어야 한다.

10 다음 중 직무평가와 관련된 설명으로 옳지 않은 것은?

① 직무평가의 과정에는 작업을 분석하는 과정이 포함된다.

② 직무설명서는 직무분석이 끝난 후 작성되어야 한다.

③ 직무평가는 공정한 급여체계와 효과적인 승진제도의 필수조건이다.

④ 직무평가는 한 특정 직무가 갖는 가치를 다른 직무와 비교해서 체계적으로 평가하는 것이다.

TIP ② 직무설명서는 작업분석을 하면서 작성되어야 한다.

11 다음 중 직무평가의 목적으로 볼 수 없는 것은?

① 인력개발의 합리성 제고

② 효과적인 승진제도의 필수조건

③ 공정한 급여체계의 확립

④ 징계조치

TIP 직무평가는 공정한 급여체계와 효과적인 승진제도의 근거자료로 직무의 난이도, 책임, 중요성, 학력, 능력, 경험, 업무시간 등을 비교·평가하며 각 직무의 상대적인 가치를 결정하고, 공정한 급여의 차이에 대한 근거로 삼기 위해서이다.

Answer 9.② 10.② 11.④

12 다음 중 환자간호요구에서 건강교육에 관한 요구를 바르게 설명한 것은?

① 간호요원이 환자 곁에 머무르면서 신체적 · 정신적 · 요구와 관련된 간호를 직접 제공하는 것이다.

② 간호요원이 환자나 가족에게 환자간호와 퇴원 후의 관리에 대한 정보를 제공하고, 간호방법을 지도하고 동기부여하는 모든 활동을 총칭한다.

③ 질병의 정도나 간호제공자에 대한 의존도에 따라 달라지지 않기 때문에 각 환자별로 또는 각 환자의 범주별로 달리 사정할 필요는 없다.

④ 환자를 위해서 제공되기는 하지만 환자가 없는 상황에서도 이루어질 수 있다.

TIP ① 직접간호 ③④ 간접간호

13 다음 중 일반공고에 의한 모집방법에 대한 내용으로 옳은 것은?

① 이직했던 간호사를 모집하는 경우 직위와 부서가 문제화될 수 있다.

② 교육기관과의 협조를 통한 모집이 있다.

③ 의료기관이 요구하는 능력을 갖춘 자격자가 많다고 볼 수 있다.

④ 익숙한 간호사 확보가 용이하다.

TIP ①③④ 연고모집에 대한 설명이다.
※ 공개모집(일반공고)
  ㉠ 교육기관과의 협조를 통하여 모집한다(매년 일정수의 구성원 선발시).
  ㉡ 신문, 잡지, 라디오, TV 등에 의한 광고를 통해서 모집한다. 많은 경비가 들지만 효과가 크다.
  ㉢ 게시광고를 통한 모집(일정한 기간에 게시하는 방법)한다. 신속성이 약하고 광범위하지 않다.

Answer 12.② 13.②

간호관리

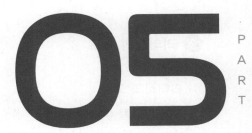

05
PART

지휘와 통제기능의
실제

01 지휘기능의 실제

01 리더십

❶ 리더십의 개요

(1) 리더십의 의의

① **리더십의 개념** … 일정한 상황하에서 목표달성을 위하여 개인이나 집단의 행위에 영향력을 행사하는 과정이라고 할 수 있다. 리더십의 중요사항은 영향력 행사의 과정이며 리더가 영향력을 행사할 수 있는 것은 힘(power)의 요소를 소유함으로써 가능하며 이를 통해 지휘기능이 이루어진다.

② **리더십의 기능**
  - ㉠ 개개인의 역량을 결집시켜 집단의 역량이 단순한 개인 역량의 합 이상의 힘을 갖도록 하는 시너지효과를 촉진시킨다.
  - ㉡ 집단은 물론 조직목표를 달성할 수 있게 도와주는 기능을 한다.
  - ㉢ 구성원들이 목표달성에 적극적으로 기여하도록 동기화시키는 요인이다. 효과적인 리더십은 구성원들에게 목표달성에 기여할 수 있도록 동기를 부여하고 사기를 높이며, 업무에 몰입할 수 있는 여건을 조성하는 데 중요한 역할을 한다.
  - ㉣ 조직의 외부환경 변화에 대한 적응을 촉진시키며 조직발전을 위한 변화를 주도한다.
  - ㉤ 상황에 관한 정확한 정보를 기초로 하여 분석·판단하는 상황판단의 기능을 한다.
  - ㉥ 조직 내의 의견, 목표 등을 조정하고 통일성을 확보·유지하는 집단통일의 유지기능을 한다.
  - ㉦ 구성원들의 개인 능력을 함양하도록 촉진시키는 역할을 한다.

(2) 관리자와 리더

① **관리자의 영향력** … 직위에서 부여된 공식적 권한이기 때문에 조직구조 안에서 질서유지, 문제해결, 계획과 통제 등을 촉진시키는 힘이다.

② 리더의 영향력 … 리더 개인의 가치관, 인격, 전문지식 등에서도 나오기 때문에 조직의 비전설정, 창의력 발휘, 조직의 변화와 혁신 등을 촉진시키게 된다.

❷ 리더십이론

(1) 특성이론

① **특성이론의 개념** … 사회나 조직에서 인정되고 있는 성공적인 리더들은 어떤 공통된 특성을 가지고 있다는 전제하에 이들 특성을 집중적으로 연구하여 개념화한 이론이다.

② **특성이론의 특성**
  ㉠ 자질 획득에 대한 관점의 차이를 가지고 있으며 특정한 자질을 가지고 있기 때문에 지도자가 될 수 있다는 공통된 가정하에 하급자들로부터 존경과 신뢰를 받을 수 있는 우수성이 리더십의 결정요인이라고 여긴다.
  ㉡ 지도자와 비지도자를 구별할 수 있는 자질이나 특징이 분명히 존재한다는 사고방식에 근거를 두고 이를 바탕으로 인성적 특성이 리더십에 중요요소가 된다는 점을 인식시켜 주었다는 점에서 널리 인정되어 진다.
  ㉢ 성공적인 리더의 육체적, 지능적, 성격적 그리고 관리능력상의 특성과 더불어 실질적으로도 조직체에서의 선발과 능력개발 등 인사관리에 직접적으로 도움을 주고 있다.

③ **특성이론의 한계**
  ㉠ 리더의 특성도 점차 증가되어 연구가 복잡해지고 어려워진다.
  ㉡ 리더의 특성은 처한 상황에 따라 그 효과가 다르게 나타난다.
  ㉢ 상황적 요인이 리더십에 영향을 주므로 특성에 관한 연구는 전체과정을 이해하는 데 크게 도움이 되지 못한다.
  ㉣ 정확한 판단이 어렵기 때문에 성공적인 리더와 그렇지 않은 리더의 구분이 불분명해진다.

(2) 행동이론

① **행동이론의 특징**
  ㉠ 행동과학의 영향으로 1950 ~ 1960년대 주종을 이루고 지도자의 행위를 강조한다.
  ㉡ 지도자의 특성보다는 실제 상황에서 나타나는 지도자의 행위가 성공을 결정하는 수단이다.
  ㉢ 지도자의 어떤 행동, 어떤 유형의 행동이 개인 및 집단의 성과에 어떻게 반영되는지 연구한다.
  ㉣ 조직의 생산성, 구성원의 만족감에 영향을 주는 성과의 주요 변수를 초점으로 한다.

② 행동이론의 한계

ㄱ 행동유형을 측정하고 분류하는 데 있어서 객관적이고 정확하며 또 신빙성 있는 측정방법이 개발되지 않았다.

ㄴ 리더의 행동유형 이외에도 많은 변수들이 작용하고 있으므로 리더십의 효과는 현실적으로 리더의 행동보다 상황적 변수에 의하여 결정되는 경우가 많다.

ㄷ 리더십에서 작용하는 조직체의 상황적 변수를 고려하지 않고서는 효율적 리더행동에 대한 결론을 지을 수 없다.

(3) 상황이론

① 상황이론의 특징

ㄱ 상황요소가 리더십의 효율성에 크게 작용을 미친다고 여겼다.

ㄴ 리더십의 유효성은 행위유형뿐만 아니라 리더십 환경을 이루는 상황에 의해서도 결정된다.

ㄷ 상황요소란 지도자와 하급자의 행동적 특성, 과업의 성격, 집단의 구조와 성격, 지도자의 권위기반과 지위권한, 기술, 의사결정상의 시간적 압박, 조직 내의 구성원의 관계 등이 있다.

ㄹ 상황적 요인들이 지도자의 행위와 그 성과 등에 영향을 준다고 생각하면 이 요인들의 관계를 과학적 방법론에 입각하여 접근한다.

② 상황이론의 종류

ㄱ 피들러의 리더십 상황모형(상황적합성이론)

• 리더십 상황모형은 상황을 고려한 최초의 리더십이론으로, 특성이론과 상황이론을 결합시킨 것이다. 집단의 성과는 리더의 특성과 리더십 상황의 호의성 간의 적합화 정도에 따라 달라진다는 것으로 리더십의 중요한 상황요소를 토대로 리더십 상황에 적합한 효과적인 리더십 스타일을 개념화한 이론이다.

• 리더의 성격 특성 : LPC 설문의 평가점수

－리더십 상황모형에서는 리더의 성격 특성에 따른 리더의 유형을 분류하기 위하여 LPC(least preferred coworker) 점수를 사용한다.

－LPC 점수는 리더가 가장 싫어하는 동료를 어떻게 평가하느냐에 대한 점수를 말하며, 점수가 높을수록 관계지향적 리더십에 속하고, 점수가 낮을수록 과업지향적 리더십에 속한다.

• 리더십의 상황변수

－피들러의 리더십 상황모형은 관계 지향적 리더십과 과업지향적 리더십을 단일 차원의 양극점으로 보고 있다.

－피들러의 상황 적합성이론에 고려되는 상황적 요소로는 과업구조, 리더와 구성원의 관계, 리더의 직위권력을 들 수 있다.

－과업의 구조화

·과업이 얼마만큼 명확하고 구체적으로 규정되어 있는지를 말한다.
과업의 내용과 목표가 확실하고 업무수행방법과 절차도 간단하며, 과업의 달성을 측정할 수 있다.

·구제적인 의사결정이 항상 반복되면 과업이 구조적이다 또는 과업이 구조화되어 있다, 과업구조가 높다 라고 할 수 있다.

- 과업이 모호하게 규정되어 있으면 리더나 구성원 모두 업무의 성격이나 수행기준을 확실하게 파악하지 못하여 리더의 영향력 행사가 어려워진다.
- 리더와 구성원의 관계
  - 집단의 분위기를 의미하는 것으로 구성원들이 리더에 대해 가지는 신뢰나 존경 등의 정도를 뜻한다.
  - 구성원이 리더를 받아들이는 정도를 반영한 것이다.
  - 구성원으로부터 신뢰와 지지를 많이 받는 리더, 즉 구성원들과의 관계가 좋은 리더는 많은 영향력을 행사할 수 있다.
- 리더의 직위권력
  - 리더가 집단구성원들을 지도 · 평가하고 보상과 체벌을 가할 수 있는 권한이 부여된 정도를 의미한다.
  - 공식적 · 합법적 · 강압적 권력 등도 포함된다.
  - 승진, 승급, 해임 등의 상벌에 대한 권력이 매우 중요하다.
  - 리더의 직위권력이 강할수록 리더십의 발휘가 용이하다.
- 리더의 상황 호의성
  - 상황 호의성은 자신의 속한 집단의 구성원들이 리더에게 얼마나 호의적인지, 리더가 자신의 영향력을 그 집단 내에서 행사할 수 있게 하는 정도를 의미한다.
  - 리더에 대한 상황의 호의성은 세 가지 상황변수에 의해 결정된다.
  - 상황이 리더에게 매우 호의적이지도 비호의적이지도 않은 경우 관계 지향적인 리더십이 효과적인 반면, 상황이 리더에게 매우 호의적일 경우나 비호의적인 경우에는 과업 지향적인 리더십 유형이 효과적이다.
- 리더십 효과를 높이는 방법
  - 리더의 리더십 유형을 바꾸는 방법
  - 상황을 리더의 특성에 맞게 바꾸는 방법
ⓒ 하우스의 경로-목표이론
- 경로-목표이론의 개념
  - 부하는 리더의 행동이 그들의 기대감에 영향을 미치는 정도에 따라 동기가 유발된다는 리더십 이론을 말한다.
  - 리더는 부하가 바라는 보상을 받게 해 줄 수 있는 경로(즉 행동)가 무엇인가를 명확히 해줌으로써 성과를 높일 수 있다는 것이다.
- 경로-목표이론의 특성
  - 리더의 행동이 구성원들의 동기를 부여시키고, 만족감 및 직무수행능력 등에 어떠한 영향을 미치는가를 밝히고자 하는 것이다.
  - 리더가 구성원들로 하여금 목표를 인지하게 하고, 스스로 목표를 개발하게 하며, 목표달성을 위한 경로를 탐색하는 일에 영향을 미치게 하는 것에 중점을 두고 있다.
  - 리더는 구성원들의 과업성과에 대한 유의성을 높이고 과업성과를 달성하는 경우 필요한 모든 상황적 조건을 조성함으로써 과업달성에 대한 기대감을 높여야 한다.
  - 리더는 구성원들의 특성과 환경적 요소를 고려하여 적절한 리더십 행동유형을 선택하고 활용함으로서 구성원들의 성취동기를 자극하고 성과와 만족감을 높일 수 있도록 해야 한다.

- 하우스의 리더십 유형

－지시적 리더십

· 도구적 리더십이라고도 한다.

· 리더가 구성원의 통제, 조직화, 감독 등과 관련되는 행동을 보이는 리더십 유형이다.

· 모호한 업무를 수행하는 구성원, 업무수행능력이 낮은 구성원에게 사용하면 동기를 유발시켜 주고, 만족도를 높여준다.

· 규정을 마련하여 준수하도록 하고 부과된 작업의 일정을 수립하거나 직무를 명확히 해주는 등의 리더 행동을 포함한다.

－후원적 리더십

· 구성원의 욕구와 복지에 관심을 보이며, 친구처럼 대해 주고 동지적 관계를 중시하는 리더십 유형이다.

· 구성원들과의 우호적인 분위기 조성과 작업집단의 만족을 높이려는 리더십 유형이다.

· 구성원이 스트레스나 좌절을 느끼는 업무를 수행하는 경우, 업무가 어렵고 자신감이 없거나 실패를 두려워하는 경우 구성원의 불안감을 감소시켜 주고 자신감과 만족도를 높여준다.

－참여적 리더십

· 의사결정을 할 때 구성원들과 상의하고 그들의 아이디어를 진지하게 고려해 주는 리더십 유형이다.

· 구성원들에게 정보를 제공하고 그들의 아이디어를 공유할 것을 권유하며 의사결정과정에서 구성원들의 의견이나 제안을 고려한다.

· 애매한 과업에 대해 개인적 애착을 갖고 있는 구성원, 성취욕구가 높은 구성원에게 사용하면 만족도와 동기를 높여줄 수 있다.

－성취지향적 리더십

· 결과 지향적 리더십이라고도 한다.

· 도전적 목표를 수립하고 최고를 지향하며 자신의 능력에 대하여 자신감을 가지도록 함으로써 구성원들이 높은 성과를 달성할 수 있도록 하는 리더십 유형이다.

· 구성원들이 도전적 목표를 달성하기 위해 최대한의 능력을 발휘할 것이라고 기대한다.

· 모호하고 비반복적인 과업을 수행하는 구성원들에게 사용하면 자신감과 동기를 높여줄 수 있다.

· 효과는 참여적 리더십의 경우와 유사하다.

- 경로－목표 이론의 문제점

－하우스는 어떤 리더십 유형이 유효한가의 결정은 구성원들의 특성과 환경요인에 따라 달라진다고 주장하였지만 상황적 특성 하에서 어떤 리더십 유형이 보다 효과적인가를 피들러만큼 자세하게 밝혀내지는 못했다.

－하우스는 제시하는 상황변수에 따라 차이가 나며, 이러한 상황변수들을 조합한 구체적 경우에서의 리더십 유형에 대한 선택방법을 피들러처럼 제시하지 않고 있다.

－이론에 포함된 변수들에 대한 정의가 확실하지 않고 변수들 간의 인간관계도 명확하지 못하다.

－리더의 행동유형에 대한 측정신뢰도가 낮다.

• 상황에 따른 리더십 유형의 효과

지시적 리더십	직무가 애매하여 무엇을 해야 할지 모르는 상황에서는 리더가 목표 달성에 이르는 길을 명확히 설명하고 지시
후원적 리더십	구성원들에게 목표 달성에 대한 자신감을 회복시켜 줌으로써 구성원들의 불안감을 감소시키고 만족도를 높여줌
참여적 리더십	구성원들에 대한 보상이 적절하게 이루어지지 않아 보상에 대해 불만을 가진 구성원들을 참여시켜, 주어진 범위 내에서 보상받을 수 있는 방안을 함께 모색하는 상황에 효과적
성취지향적 리더십	반복적이고 도전 없는 생활을 하는 구성원들에서 리더가 높은 이상과 도전의 필요성을 일깨워주고 높은 목표를 설정해 줌

ⓒ 허쉬와 블랜차드의 상황적 리더십이론
• 개념 : 현재 업무 환경에 대한 리더 유형의 효과성과 관련 있는 리더십 유형으로 관리자의 효과성을 극대화하기 위해 지배적인 리더십 유형은 현재 환경에 적합해야 한다는 것이다.
• 주요내용 : 과업행동과 관계행동으로 설정하고 각 축을 고 · 저로 나누어 네 가지 리더십 유형으로 분류한 것이다.
• 구성원의 성숙도
−성숙도의 개념
 ‐구성원들의 일에 대한 능력과 동기
 ‐구성원들이 달성 가능한 범위 내에서 높은 목표를 세울 수 있는 역량
 ‐구성원들이 자신의 일에 대해서 책임을 지려는 의지와 능력
 ‐구성원들이 갖는 과업과 관련된 교육과 경험 등의 특징
−성숙도의 단계

R_1	구성원들의 능력이 부족하고 동기나 자신감도 부족한 상태
R_2	구성원들의 능력은 부족하지만 어느 정도의 자신감과 동기를 갖고 있는 상태
R_3	구성원들이 능력은 갖추었으나 동기가 낮은 상태
R_4	구성원들의 능력과 동기가 모두 성숙된 상태

• 상황적 리더십의 유형

S_1(지시적, telling)	• 구성원들에게 기준을 제시해주고 가까이서 지도하며 일방적인 의사소통과 리더 중심의 의사결정을 하는 유형 • 과업지향성은 높지만 관계지향성이 낮은 리더
S_2(설득적, selling)	• 구성원들에게 결정사항을 설명하고 구성원들이 의견을 제시할 기회를 제공하는 등 쌍방적 의사소통과 집단적 의사결정을 지향하는 유형 • 과업지향성과 관계지향성이 모두 높은 리더

S₃(참여적, participating)	• 구성원들과 함께 아이디어를 공유하며 의사결정 과정을 촉진하고 구성원들과의 인간관계를 중시하며 구성원들을 의사결정에 참여시키는 유형 • 관계지향성은 높으나 과업지향성은 낮은 리더
S₄(위임적, delegating)	• 구성원들에게 의사결정과 과업수행에 대한 책임을 위임하여 구성원들이 자율적 행동과 자기통제 하에 과업을 수행하도록 유형 • 과업지향성과 관계지향성이 모두 낮은 리더

• 상황적 리더십이론의 문제점
- 성숙도의 개념이 모호하고 다양하고 중요한 상황변수들 중 성숙도 하나만 의존함으로서 현상을 지나치게 단순화시킨다.
- 리더의 행위와 유효성 간의 관계를 규명하는 가설에 대한 논리적인 배경 설명이 제대로 이루어지지 않았다.
- 상황적 리더십이론에 대한 정리

구성원들의 성숙수준이 R1단계인 경우	• 일하기 싫어함 • 지식이 낮음 • 지시적 리더십 • 리더가 주도적으로 지도, 설득, 밀착 감독
구성원들의 성숙수준이 R2단계인 경우	• 의욕은 있으나 능력이 부족 • 설득적 리더십 • 리더가 세세하게 지시하기 보다 방향을 제시하고 피드백
구성원들의 성숙수준이 R3단계인 경우	• 능력은 있으나 의욕이 없음 • 참여적 리더십 • 관계를 중시하고 정보를 공유, 의사결정에 참여
구성원들의 성숙수준이 R4단계인 경우	• 능력과 의욕이 모두 높음 • 위임적 리더십 • 책임과 결정권을 부여

ⓔ 새로운 리더십이론

• 거래적 리더십(Transactional Leadership) : 리더가 구성원들과 맺은 교환(또는 협상)관계에 기초해서 영향력을 발휘하는 리더십이다.
- 거래적 리더십의 진행과정 : 리더는 구성원들이 높은 성과를 달성하였을 때 그들이 원하는 보상을 받을 수 있다는 사실을 주지시키는 것이 중요하다.

1단계 과정	구성원들에게 무엇을 해야 원하는 보상을 얻을 수 있는지와 구성원들의 역할을 명확히 한다.
2단계 과정	구성원들의 욕구를 인식하여 구성원들이 노력을 기울일 때 요구가 어떻게 충족될 것인지를 명확히 한다.

-거래적 리더의 특성

현상	현상유지를 위해 노력
목표지향성	현상과 너무 괴리되지 않은 목표 지향
시간	단기적 비전으로 가시적 보상으로 동기부여
동기부여 전략	구성원들에게 즉각적이고 가시적인 보상으로 동기부여
행위 표준	규칙과 관례 준수
문제해결	문제를 해결하거나 해답을 찾을 수 있는 정보 제공

• 변혁적 리더십(Transformational leadership)
-변혁적 리더십의 차원별 정의 : 리더가 구성원들로 하여금 자기 자신의 이익을 초월하여 조직의 이익에 대해 관심을 가지고 기여하도록 고무시키며 구성원 자신의 성장과 발전을 위해 노력하도록 하는데 중대한 영향을 미치는 리더십이다.

미시적 차원	개인 간의 영향력을 행사하는 과정
거시적 차원	사회적 체계를 변화시키고 조직을 혁신할 수 있는 힘을 동원하는 과정

-변혁적 리더의 특성

현상	현상을 변화시키고자 노력
목표 지향성	현상보다 매우 높은 이상적인 목표 지향
시간	장기적 비전으로 동기부여
동기부여전략	자아실현과 높은 수준의 개인적 목표를 동경하도록 동기부여
행위 표준	변혁적이고 새로운 도전에 대하여 격려
문제 해결	질문을 통하여 구성원들 스스로 해결책을 찾도록 격려하거나 협동
추구하는 방향	구성원들의 의식, 가치관, 태도의 혁신 추구 및 자유, 평등, 정의, 평화, 인본주의 등과 같은 가치에 호소

-변혁적 리더십의 특성
• 번스에 의한 변혁적 리더십은 조직계층에 관계 없이 발휘가 가능하다.
• 개인의 이해관계에 호소하는 거래적 리더십과 합법적 권력이나 규칙, 전통 등을 강조하는 관료적 권한체계와도 다르다.
• 카리스마, 지적 자극, 개별적 관심을 포함한다.
• 변혁적 리더십은 구성원들에게 권력과 힘을 심어 주고 그들의 위상을 제고시키는 반면 거래적 리더십은 구성원들에게 비전보다는 리더 자신에게 충성과 헌신을 요구함으로써 나약하고 의존적인 구성원들을 산출하는 경우가 많다.

[거래적 리더십과 변혁적 리더십의 구성요소 비교]

리더십 구분	구성요소	내용
거래적 리더십	성과와 연계된 보상	리더는 구성원들에게 무엇을 해야 그들이 원하는 보상을 받을 수 있는지를 알려준다.
	예외적 관리	리더는 구성원들이 부여 받은 임무를 수행하도록 하고 적절한 시기에 적절한 비용으로 목표가 달성될 때까지 간섭하지 않으며, 예외적 사건이 발생했을 때에만 간섭한다.
변혁적 리더십	카리스마	리더는 바람직한 가치관, 존경심, 자신감들을 구성원들에게 심어줄 수 있어야 하고 비전을 제시할 수 있어야 한다.
	개별적 관심	리더는 구성원들이 개인적 성장을 이룩할 수 있도록 그들의 욕구를 파악하고 알맞은 임무를 부여해야 한다.
	지적자극	리더는 구성원들이 기존의 합리적 틀을 뛰어넘어 보다 창의적인 관점에서 상황을 분석하도록 격려한다.

- 섬기는 리더십
  - 섬기는 리더십의 내용

I(Inspire, 영감)	타인에게 영감과 감화를 준다.
S(Support, 지지)	정서적·물리적·정신적 지원
T(Train, 훈련)	앞선 기술, 핵심능력, 최선의 업무수행방법, 질적 서비스, 고객중심 등의 훈련
A(Acknowledge, 인정)	개인과 조직의 노력 및 결과의 인정
R(Reward, 보상)	유형의 보상과 기쁨, 자긍심, 팀정신과 같은 무형의 보상

  - 섬기는 리더의 특성
    - 타인의 말을 경청한다.
    - 타인에게 동정심을 갖는다.
    - 타인을 치유한다.
    - 깨닫는다.
    - 설득한다.
    - 개념화 능력이 뛰어난다.
    - 예지능력이 있다.
    - 정치가로서의 삶을 산다.
    - 타인을 성장시키는데 몰두한다.
    - 공동체를 형성한다.

02 집단과 팀

❶ 집단

(1) 집단의 이해

① **집단의 개념** … 집단이란 두 사람 이상이 모여 어떤 공동목표를 달성하기 위해 공통의 규범, 서로의 역할과 신분을 인정하면서 상호작용하며, 유기적인 관계를 형성하고 있는 개인들의 집합체를 말한다.

② **집단의 조건**
　㉠ 상호교환을 통한 공동목표를 추구해야 한다.
　㉡ 각기 분담된 역할과 신분을 서로 알고 있어야 한다.
　㉢ 공통규범, 가치관, 행동양식을 서로 공유해야 한다.

③ **집단의 발달단계**
　㉠ 형성단계 : 구성원들이 집단목표와 과업에 대하여 충분한 지식을 가지고 있지 못하므로, 리더는 구성원들에게 집단에 대한 지식을 제공함으로써 구성원들을 집단의 목표에 부합시키는 단계이다.
　㉡ 갈등단계 : 형성단계에서 내재되어 있는 집단 내의 갈등이 본격적으로 가시화되는 단계이다.
　㉢ 규범확립단계 : 갈등이 해소된 후에 형성된 상호작용패턴에 따라 업무를 수행하면서 구성원간의 관계가 서로 밀접해지고 동료의식이 싹트며, 상호 간에 이득이 될 수 있는 해결방안을 찾으려고 노력하는 시기이다.
　㉣ 과업수행단계 : 구성원의 관심이 상호인식과 이해에서 집단의 성과달성으로 옮아가는 단계로, 집단구성원들은 주어진 일을 효과적으로 달성하기 위해 모든 노력을 기울이게 된다.

(2) 집단의 유형

① **공식집단** … 공식집단은 조직 내에 지위, 부서, 계층 등을 가지고 형성된 집단으로 조직의 특정한 과업을 수행하기 위하여 이루어진 집단이다.
　㉠ 명령집단 : 관리자와 그 구성원으로 구성된 형태의 집단으로 다른 명령집단과의 상호작용이 활발하게 일어난다.
　㉡ 과업집단 : 특정한 과업이나 프로젝트를 수행하기 위하여 조직 내에서 새로 구성되는 집단을 말한다.

② **비공식집단** … 비공식집단은 조직 내에서 공식목표나 과업에 관계없이 자연적으로 형성된 집단으로 조직 전체의 만족보다는 구성원 개개인의 만족을 위하여 구성된다.
　㉠ 이익집단 : 조직 내에서 구성원들이 자신들의 개인적인 목표나 이익을 얻기 위하여 참여하게 되는 집단으로, 전체 조직의 목표보다는 자신들이 속한 이익집단의 목표를 우선하여 행동하게 된다.

ⓛ 우호집단 : 조직의 구성원들 간의 공통된 특성이 비슷한 사람들끼리 모여 구성하는 집단으로, 조직의 목표보다는 개인적인 관심사에 따라 행동하게 되는 집단이다.

❷ 팀

(1) 팀에 대한 이해

① **팀의 의미** … 상호관련되어 있고 의존적인 인간의 상호작용을 총체적으로 이해하게 해주는 시스템, 또는 일반적인 목표를 성취하기 위해 함께 작업하는 상호연관된 사람들의 관점이다.

② **팀의 유형**
　㉠ **과업 팀** : 생산이나 서비스 제공 등의 일상적인 업무를 수행할 목적으로 구성된 팀을 의미한다.
　ⓛ **개선 팀** : 업무처리과정의 비효율과 비용 등을 개선할 목적으로 구성된 팀을 말한다.
　ⓒ **임시 팀** : 일시적으로 발생한 문제를 해결하기 위하여 구성되었다가 그 문제가 해결되고 나면 해체되는 팀이다.
　ⓔ **영구 팀** : 조직이 존재하는 한 계속적으로 존재하는 팀이다.
　ⓜ **작업집단 팀** : 집단구성원을 위해서 리더가 결정을 내리고 통제하는 팀이다.
　ⓗ **자율관리 팀** : 팀원들이 자율적으로 중요한 의사결정을 내릴 수 있다.
　ⓢ **단순기능 팀** : 유사하고 공통된 기능과 역량을 가지고 있는 구성원들로 이루어졌다.
　ⓞ **다기능 팀** : 상호보완적인 서로 다른 기능을 가진 구성원들로 구성되어 있다.

(2) 팀 구축(team building)

① **팀 구축의 개념** … 팀이 형성되고 발전되어 가는 과정을 자연적인 프로세스에 맡기지 않고 인위적인 개입을 통해 팀의 형성과 발전과정을 도와주고 촉진시켜 주는 활동이다.

② **팀 구축의 단계**
　㉠ **팀 사명과 활동규칙의 설정** : 팀 활동을 건전하게 수행하는 데 필요한 행동방식과 효과적 운영을 위해 지켜야 할 지침을 정한다.
　ⓛ **팀원의 역할과 책임을 규정** : 팀의 효과성을 높이기 위해 과제를 결정한다. 모든 팀원을 포함시켜서 각 팀원의 역할에 대한 기대를 표명하게 한 후, 가능하면 내용을 객관화시키고 철저한 책임의식을 요구한다.
　ⓒ **팀워크의 촉진**
　　• 피드백을 장려한다.
　　• 갈등을 해결한다.
　　• 창의력을 조성하기 위해 노력한다.
　　• 참여적인 의사결정을 한다.

② 팀 성과의 확인과 동기유지
- 공동목표의 달성정도, 팀원들의 의사소통수준, 갈등해결과 팀워크의 유지수준, 결정사항에 대한 팀원의 만족도 등에 대해 평가하고 성과를 공유한다.
- 팀원의 동기를 계속 유지시키기 위해 팀원의 직책을 서로 바꿈으로써 팀원의 참여를 지속적으로 고무시키고, 또한 팀원의 관심을 유지시킬 수 있는 과제를 발굴하여 팀에 활력을 불어넣는다.

03 동기부여

① 동기부여의 이해

(1) 동기부여의 의의

① 동기부여의 개념
- ㉠ 조직구성원으로 하여금 조직에서 바라는 결과를 산출할 수 있는 방식으로 행동하도록 구성원의 자발적이고 지속적인 노력을 효과적으로 유도하는 관리활동을 지칭한다.
- ㉡ 관리자나 조직구성원 모두의 입장에서 개개인의 근로의욕을 불러일으키는 동기부여는 매우 중요하다.

② 동기부여의 중요성
- ㉠ 동기부여는 개인이 일을 통해 자아실현을 할 수 있는 기회를 제공한다.
- ㉡ 동기부여는 개개 구성원으로 하여금 맡은 바 업무를 해낼 수 있다는 업무수행에 대한 자신감과 자긍심을 갖게 한다.
- ㉢ 동기부여는 자발적인 업무수행노력을 촉진시킴으로써 개인의 직무만족과 생산성을 높이고 나아가 조직유효성을 제고시키는 데 적극 기여한다.
- ㉣ 동기부여는 조직을 변화시키는 추진력이 된다.
- ㉤ 경쟁우위의 원천으로서 인적자원의 중요성이 커지고 있는 상황에서, 구성원 개개인에 대한 동기부여는 조직의 경쟁력을 제고시키는 열쇠가 된다.

(2) 동기부여와 성과의 관계

① 개인의 직무성과는 그의 직무수행능력과 동기부여에 의해 결정된다.
- ㉠ 직무수행능력 : 개인이 직무를 수행하는 데 활용할 수 있는 육체적 · 정신적 기술(skills), 지식 및 경험을 포함한다.

ⓛ 동기부여 : 직무수행에 활용하려는 노력의 크기를 말한다.

$$P = F(A \times M) \quad [P : 성과(performance), \ A : 능력(ability), \ M : 동기부여(motivation)]$$

② 능력이 적은 사람보다 능력이 많은 사람의 경우에 동기부여수준이 높아짐에 따라 성과의 차이는 더 커지게
된다.

❷ 동기부여이론

(1) 내용이론

① 욕구단계이론

　　㉠ 매슬로우(Maslow)가 발표한 이론으로, 인간의 욕구는 계층을 이루고 있기 때문에 단계적으로 동기부여시킬
　　　 수 있는 욕구가 나타나며 가장 높은 수준의 자아실현욕구에서 가장 낮은 수준의 욕구인 생리적 욕구까지 다
　　　 섯단계(생리적 욕구, 안전욕구, 소속감과 애정 욕구, 자아존중, 자아실현 욕구)로 분류하고 있다.

　　㉡ 욕구가 충족된 상태에서는 동기가 유발되지 않으며 아무런 행동도 일어나지 않는다. 반대로 욕구가 결
　　　 핍된 상태에서는 욕구를 충족시키려고 애쓴다.

② ERG이론

　　㉠ 알더퍼(Alderfer)가 발표한 이론으로 인간의 욕구를 생존, 관계, 성장의 3가지로 분류하였다.

　　㉡ 어떤 행동을 일으키는 욕구는 단계적으로 나타나는 것이 아니라 두 가지 이상의 욕구가 동시에 작동하
　　　 며 일어난다는 점이다.

　　㉢ 하위욕구가 충족되면 다음 단계의 상위욕구로 진행되며, 욕구가 좌절되었을 때는 그보다 하위단계에 있
　　　 는 욕구에 대한 바람이 증대된다는 좌절−퇴행요소가 가미되었다.

③ 성취욕구이론

　　㉠ 맥클랜드(D.C. Mclelland)가 주장하였다.

　　㉡ 조직에서 훌륭한 직무수행을 가져올 수 있는 동기유발요인을 친교욕구, 권력욕구, 성취욕구로 나누었다.

　　㉢ 간호사의 선발ㆍ배치와 업무분담에 활용할 수 있다.

④ X, Y이론

　　㉠ 맥그리거(D.M. Mcgregor)에 의하여 만들어졌다.

　　㉡ 전통적 관리이론의 인간적인 X이론을 전개하였다.

　　㉢ 전통적 인간관과 대비되는 현대적 인간관을 Y이론으로 구성하였다.

⑤ 동기 − 위생이론

　　㉠ 허즈버그(F. Herzberg)에 의하여 만들어졌다.

ⓛ 위생요인 : 직무에 대한 불만족을 미리 예방할 수 있는 환경적인 조건이다.
- 조직의 정책, 관리, 감독, 작업조건, 인간관계, 임금, 보수, 지위, 안전 등이다.
- 요인의 충족이 단지 불만족의 감소만을 가져올 뿐이지 만족을 증가시키지는 못한다.

ⓒ 동기요인 : 요인들이 구성원들로 하여금 만족과 성과를 가져오도록 동기를 부여하는 데 효과적이다(만족요인).
- 성취감 · 인정 · 도전성 · 책임감 · 성장과 발전, 직무 자체에 대한 흥미 등이다.
- 충족되지 않아도 불만은 없지만 일단 충족되게 되면 만족에 적극적인 영향을 주고 일에 대한 적극적인 태도를 유도할 수 있다.

(2) 과정이론

① 성숙 – 미성숙이론

ⓐ 아지리스(C. Argyris)가 주장하였다.

ⓑ 개인과 조직 요구 사이의 불일치가 클수록 긴장, 갈등, 불만족이 크다고 가정한다.

② 강화이론

ⓐ 스키너(B.F. skinner) 연구를 바탕으로 한다.

ⓑ 강화 : 행위자의 일정한 행위반응을 얻기 위해 보상을 제공하여 인간행위에 동기를 부여하는 것을 말한다.
- 긍정적 강화 : 칭찬, 금전 등 보상을 제공함으로써 그러한 행위가 계속되도록 한다.
- 부정적 강화 : 환경 내의 어떤 해가 되는 것이나 바람직하지 않은 것을 피하거나 제거해준다.

③ 기대이론

ⓐ 브룸(V.H. Vroom)에 의해 제시되었다.

ⓑ 행동결정에 있어 여러 가지 가능한 행동대안을 평가하여 자기 자신이 가장 중요하고 가치 있는 결과를 가져오리라고 믿는 것을 선택한다고 가정한다.

ⓒ 결과에 대한 기대감, 개인의 욕구를 반영하는 유의성, 행동의 결과, 성과결과에 대한 기대감인 수단성, 행동패턴 선택의 5가지 변수가 중요한 동기요인이 된다.

④ 공정성이론

ⓐ 아담스(J. Asams)에 의해 주장되었다.

ⓑ 노력과 직무만족은 업무상황의 지각된 공정에 의해서 결정된다고 보는 이론이다.

ⓒ 개인은 자신의 노력과 그 결과로 얻어지는 보상과의 관계를 다른 사람과 비교하여 자신이 느끼는 공정성에 따라 행동동기에 영향을 받는다.

❸ 동기부여의 증진방안

(1) 개인차원의 동기유발

① **적극적 업무자세의 함양**
   ㉠ 정기적으로 자신의 업무성과에 대한 피드백을 자발적으로 구한다.
   ㉡ 훌륭한 역할모델을 설정하여 모델로 삼아 따르도록 한다.
   ㉢ 적절한 도전과 책임을 추구한다.
   ㉣ 현실적인 관점에서 사고하고 목표성취방법에 대해 적극적으로 탐색한다.

② **명확한 자기경력의 구상**
   ㉠ 실현 가능하면서도 도전적인 목표를 세운다.
   ㉡ 자신의 경력에 대한 애착과 조직의 경력개발 프로그램에의 참여를 통해 자신이 세운 목표에 몰두한다.
   ㉢ 목표를 추구하고 실천할 때, 불안감이나 실패에 대한 두려움으로부터 과감히 벗어나야 한다. 이를 위해 다른 간호사들로부터 조언과 도움을 얻는 것이 유용하다.

(2) 조직차원의 동기부여 증진방안

① **직무재설계**
   ㉠ **직무충실화의 실행** : 직무충실화는 개인이 업무수행에 있어서 자신의 성과를 계획 · 지시 · 통제할 수 있는 자율성과 책임감을 갖고, 성장에 대한 기회나 의미있는 직무경험과 같은 동기요인을 경험할 수 있도록 직무의 내용을 재편성하는 것이다.
   ㉡ **탄력적 근무시간제의 운영** : 구성원들의 새로운 욕구충족뿐만 아니라, 생산성 향상을 촉진하기 위한 방안으로서 고안된 경쟁력 있는 직무재설계방안이다.

② **성과 · 보상의 합치프로그램** ··· 구성원에게 조직목표 달성에 기여한 만큼의 대가가 주어지는 성과와 보상의 합치프로그램이 마련되어야 한다. 또한 동기부여를 증진시키려면 공정성을 제고할 수 있는 임금체계를 개발해야 한다.

③ **개인의 임파워먼트의 실행** ··· 구성원의 자긍심, 책임감, 자신감을 향상시키기 위해서는 우선 구성원 개개인의 무력감을 유발하는 요인들을 파악하고 개인들의 무력감을 유발하는 요인들을 제거하는 임파워먼트 방안들을 수행한다.

④ **인사관리제도의 개선** ··· 인사관리의 기본원칙을 확립하는 것이 바람직하다. 또한 내부승진기준의 명확화, 채용 · 승진 · 보상기준의 합리화, 평가제도(평가요소, 평가방법, 평가결과의 조정)의 합리화, 경력관리제도의 확립, 근무부서 이동기준의 명확화, 인사관리자의 역할정립과 같은 구체적인 인사관리활동이 이루어져야 한다.

04 권력과 임파워먼트

1 권력

(1) 권력

① **권력의 개념** … 권력은 사회적 관계 내에서 존재하는 실제 능력 및 잠재 능력을 포함하며, 권위, 힘, 강압, 영향력 등의 개념과 구분 없이 사용하는 경우도 있다. 버나드는 권력을 '비공식적인 권한', 권한은 '합법적인 권력'이라고 정의하였다.

② **권력, 권한, 영향력의 구분**

권력(power)	권한(authority)	영향력(influence)
• 집단 또는 두 명 이상의 사람들 간의 관계가 전제 • 사회적 관계 속에 존재하는 실제 능력과 잠재 능력까지 포함 • 개인 또는 집단을 그들의 의사와 관계없이 자신의 의지대로 유도하거나 변화시킬 수 있는 능력	• 개인이 조직 내에서 차지하고 있는 위치를 통해 갖게 되는 공식적인 힘 • 상급자는 하급자에 대해 합법적인 권력을 가짐 • 권력의 한 요소이며 합법성이 강조 • 개인이나 집단을 지배할 수 있는 권리 • 하향적인 권한을 의미	• 권력과 동의어로 사용 • 개인 또는 집단이 타인 및 타 집단의 태도, 가치관, 지각, 행동 등에 변화를 가져오도록 움직일 수 있는 힘의 총량을 의미 • 권력의 상위 개념 • 리더십의 개념과 관련

ⓐ **권력** : 개인 또는 집단이 다른 개인이나 집단에 대해 지배력을 확보하는 것

ⓑ **권한** : 개인이 조직 내에서의 위치를 통해 갖게 되는 공식적인 힘

ⓒ **영향력** : 개인이나 집단이 타인이나 타 집단의 태도, 가치관, 지각, 행동 등에 변화를 가져오도록 움직이게 하는 힘의 총량

> **TIP** 권한의 특징
> ㉠ 개인의 직위가 바탕이 된다.
> ㉡ 합법적이어야만 한다.
> ㉢ 하급자가 받아들여야 되는 것이어야 한다.
> ㉣ 수직적이고 하향적인 흐름이어야 한다.

(2) 권력의 원천

① **보상적 권력** … 타인이 요구하는 보상을 해 줄 수 있는 자원과 능력을 갖고 있을 때 발생한다.

    ㉠ 급여인상, 승진

    ㉡ 인사고과, 업무할당, 책임부여

    ㉢ 인정, 격려

    ㉣ 동료들에 대한 영향력의 원천

    ㉤ 상급자의 급여인상과 승진가능성에 간접적인 영향

② **강압적 권력** … 보상적 권력과는 반대되는 것으로 처벌이나 위협을 전제로 한다.

    ㉠ 해고, 원치 않는 부서로의 발령, 승진누락 등의 불이익

    ㉡ 하급자는 상급자의 의도대로 행동할 수밖에 없으며 강압적 권력의 행사는 많은 문제점을 유발

    ㉢ 가장 흔하고 가장 통제하기 어려움

③ **합법적 권력**

    ㉠ 권한과 유사한 개념으로 이해할 수 있다.

    ㉡ 권력 행사에 대한 정당한 권리를 전제로 한다.

    ㉢ 3가지 원천

      • 사회구조

      • 개인 및 집단의 리더

      • 합법적인 사회, 조직, 집단

④ **준거적 권력**

    ㉠ 다른 사람이 특정인에 대해 갖고 있는 신뢰나 존경, 매력에 기반을 두는 권력을 말한다.

    ㉡ 타인에게 인기가 있는 사람은 공식적 권한이 없어도 타인에게 영향을 미친다.

    ㉢ 호감이나 존경을 받는 사람이 자신을 존경하는 사람들에게 행사할 수 있는 권력이다.

    ㉣ 연예인 등을 닮고 싶어 하는 경우도 준거적 권력의 상황으로 볼 수 있다.

⑤ **전문적 권력**

    ㉠ 전문적인 기술이나 지식에 기반해 발생하는 권력을 말한다.

    ㉡ 특수한 분야에 탁월한 능력이나 정보를 갖고 있는 사람은 전문적 권력을 갖는다.

    ㉢ 전문적 권력은 직위와 직무를 초월해 조직 내의 누구나 가질 수 있다.

(3) 권력과 리더십

① **권력과 리더십의 관계**

    ㉠ 권력과 리더십은 매우 밀접한 관계에 있다.

    ㉡ 권력은 타인에 대한 영향력의 원천이며, 권력이 존재하지 않으면 리더십을 발휘하기가 쉽지 않다.

    ㉢ 권력의 크기와 사용유형에 따라 리더십의 유효성은 달라지게 된다.

② **구조적 차원과 개인적 차원에서의 권력**

　㉠ 구조적 차원의 권력과 개인적 차원의 권력은 서로 밀접한 관계를 형성하고 있다.

　㉡ 권력의 근원은 시기와 상황에 따라 달라질 수 있다.

③ **권력과 리더십의 유형**

　㉠ 개인 특성에 따라 발생하는 개인의 권력이 가장 중요하다.

　㉡ 전문적인 지식 및 준거적 권력을 갖고 있는 리더의 경우 부하직원들은 조직의 목표달성을 위해 자발적으로 참여하게 된다.

　㉢ 보상적 권력이나 합법적 권력을 갖고 있는 리더의 경우에는 부하직원들의 자발적인 참여는 기대할 수 없다.

　㉣ 강압적 권력을 갖고 있는 리더의 경우에는 부하직원들의 저항 및 반발을 유발시키게 된다.

(4) 간호직의 권력

① **간호직의 권력 신장방법**

　㉠ 권력을 획득하고 유지하기 위해서는 시간, 노력, 헌신 등의 대가를 치를 각오를 해야 한다.

　㉡ 전문직 향상에 대한 강한 의지를 가지고 있어야 한다.

　㉢ 자율성은 정당한 권력을 행사하는 자유를 의미한다.

　㉣ 권력이 상승할수록 자율성도 많아진다.

　㉤ 간호사가 환자를 위한 질적인 간호서비스 제공부터 병원의 정책 수립까지 자율적인 참여를 하기 위해서는 권력이 요구된다.

　㉥ 간호관리자는 구성원들의 업무을 조정하고 지지하기 위해 자신의 권력을 인정하고 개발해야 할 책임이 있다.

② **간호사의 권력과 간호개념**

　㉠ 권력이라는 개념과 도와주는 전문인으로서의 간호 개념이 일치할 수 없다.

　㉡ 권력과 간호개념이 일치할 수 없는 이유는 대부분 여성이고, 여성들은 권력을 위해 목숨거는 남성들과는 달리 사회화되기 때문이다.

　㉢ 간호행위 자체가 그들의 의사결정활동이라기보다는 의사의 지시에 따른 업무중심으로 이루어지기 때문이다.

　㉣ 소비자들에게 간호의 전문지식과 기술을 충분히 인정받지 못하고 있기 때문이다.

② 임파워먼트

(1) 개념

구성원에게 업무 재량을 위임하고 자주적이고 주체적인 체제 속에서 사람이나 조직의 의욕과 성과를 이끌어 내기 위한 '권한부여', '권한이양'의 의미이다. 리더가 업무수행에 필요한 책임과 권한, 자원에 대한 통제력 등을 부하에게 배분 또는 공유하는 과정을 말한다.

(2) 전제조건

① 구성원들의 의지와 능력이 따라야 한다.

② 구성원들에게 공식적인 권한을 부여해 주어야 한다.

③ 구성원들이 자신들의 영향력을 의식하도록 하여야 한다.

(3) 특징

① 조직 내 권력의 증대문제에 초점을 두고 있다.

② 구성원 스스로 리더와 동일한 권력을 갖고 있다고 느끼게 하는 것이다.

③ 권력을 갖고 있다고 느끼는 경우
　　㉠ 스스로 보람찬 일을 하고 있다고 느끼는 경우
　　㉡ 스스로 결정해서 일을 처리할 수 있다고 느끼는 경우
　　㉢ 스스로 업무수행능력이 뛰어나다고 느끼는 경우

(4) 구성요소

① 의미성
　　㉠ 업무에 대해 느끼는 가치를 의미한다.
　　㉡ 개인이 자신의 업무에 대한 의미를 자각하지 못한다며 임파워먼트가 없는 상태이다.
　　㉢ 업무 자체가 주는 내적 동기가 임파워먼트의 핵심이다.
　　㉣ 개인이 스스로 심리적으로 힘을 느끼도록 만들어야 한다.

② 역량감
　　㉠ 자신의 업무를 효과적으로 수행하기 위해 필요한 능력에 대한 개인적 믿음을 말한다.
　　㉡ 임파워먼트의 수준은 믿음이 없으면 높아질 수 없다.

③ 자기결정력
　　㉠ 개인이 스스로의 판단과 결정에 따라 행동할 수 있는 정도를 의미한다.
　　㉡ 명령에 복종하기만 하는 사람은 자기결정력이 낮은 사람이다.

ⓒ 자기결정력이 낮은 사람은 명령이나 지시가 없으면 불안해하고 자신의 선택에 따fms 성과를 낼 수 없다.

④ **영향력** … 개인이 조직의 목표달성에 기여할 수 있다고 느끼는 정도를 말하며, 개인이 조직의 목표달성에 기여를 할 수 없다고 느낀다면 임파워먼트가 없는 것이다.

(5) 중요성

① 자율과 책임을 기본으로 하는 임파워먼트의 중요성은 부각되고 있다.

② 구성원 스스로 임파워먼트가 되어 자신의 능력을 향상시켜 스스로의 가치를 높이지 못한다면 조직에서 도태될 수밖에 없다.

③ 관리자는 자신이 먼저 임파워먼트가 되지 못한다면 타인을 임파워먼트시킨다는 것이 불가능하다.

④ 관리자는 자신을 임파워먼트 시키기 위해 노력해야 하며 동시에 구성원들도 임파워먼트 시킬 수 있는 환경을 조성해야 한다.

⑤ 개인뿐만 아니라 집단 및 조직 차원에서도 임파워먼트는 중요하다.

(6) 효과

① 조직구성원들의 업무수행능력을 향상시킬 수 있다.

② 관리자들의 권한을 조직구성원들에게 이양하여 그들의 책임 범위를 확대시킬 수 있다.

③ 조직구성원의 잠재능력 및 창의력을 최대한 발휘시킬 수 있다.

④ 조직의 성과를 높일 수 있고 조직구성원에게는 만족, 보람 및 즐거움을 가져다 줄 수 있다.

⑤ 조직구성원의 직무 몰입을 극대화시킬 수 있다.

⑥ 업무수행상 문제점과 해결방안을 가장 잘 알고 있는 구성원들이 대상자들에게 적절한 대응을 하게 됨으로써 서비스 품질 수준을 향상시킬 수 있다.

⑦ 고객 접점에서의 시장대응이 보다 신속하고 탄력적으로 이루어질 수 있다.

⑧ 지시, 점검, 감독, 감시, 연락, 조정 등에 필요한 비용과 노력을 감소시킬 수 있다.

(7) 성공적인 임파워먼트를 위한 전략

① **정보의 공개** … 정보는 지식, 자료 등을 포괄하는 개념으로 권력의 기본이다.

② **참여 기회의 유도**
　　ⓐ 참여기회는 신분의 성장과 발전을 위한 기대와 관련되어 있다.
　　ⓑ 기회와 권력에 접근한 사람은 임파워먼트 됨을 느끼게 되어 조직생산성에 공헌을 하게 된다
　　ⓒ 기회와 권력에 접근한 사람은 조직활동에 보다 능동적으로 참여하고 강한 의욕을 나타내게 된다

③ 권한의 위임

 ㉠ 권한의 일부를 위임함으로서 새로운 개념을 시도해 볼 수 있다.

 ㉡ 관료적 병폐들을 해결할 수 있도록 실질적인 권한과 힘을 간호사들에게 위임해 주어야 한다.

 ㉢ 권한과 힘을 부여받은 간호사들에게는 책임감 또한 강해져야 한다고 느끼게 하는 것이 중요하다.

④ 지지

 ㉠ 개인이나 단체의 주의 · 정책 · 의견 따위에 찬동하여 이를 위하여 힘을 쓰는 것으로 회환, 안내, 직접 도와주는 것을 의미한다.

 ㉡ 회환은 체계가 완전한 기능을 발휘하기 위해 산출의 일부가 재투입 되는 과정으로 파드백을 의미하며, 업무를 처리하고 그 능력이 향상될 수 있도록 특별한 정보로 구성된다.

 ㉢ 업무 가능성, 교육의 필요성, 문제 해결에 대한 조언 등에 대한 정보는 효율적인 업무환경 형성에 중요하다.

 ㉣ 지지가 있는 구성원은 힘을 느끼게 되고 조직의 목표에 도달하려고 노력한다.

 ㉤ 지지가 없는 구성원은 조직에 몰입하지 않는 행위를 하게 된다.

❸ 권한위임

(1) 권한위임의 개념

중요한 업무를 하위자에게 할당하고, 결정에 대한 책임을 위임하며, 업무 수행에서의 범위와 판단의 자율성을 증대시키고 관리자의 승인 없이 행동할 수 있는 권한을 부여하는 조직 관리 방법이다.

(2) 권한위임의 필요성

① 관리자는 업무영역을 확대하고 고차원적인 업무에 매진할 수 있게 된다.

② 전체적인 업무활동을 감독할 수 있는 여유를 확보할 수 있게 된다.

③ 권한이 하위자에게 위임되면 그 하위자가 장래에 관리자로 성장할 수 있는 훈련의 계기를 가지게 된다.

④ 권한이 위임된 자는 추후 관리자로 성장할 수 있는 잠재력에 대한 시험 기회를 부여받게 된다.

⑤ 특정 분야에 대해 하위자가 상급자보다 더 많은 지식과 전문적 식견을 갖고 있는 경우도 있으므로 이에 따라 권한위임이 이루어지게 된다.

⑥ 권한위임은 업무의 전문화를 위해서도 필요한 과정이다.

(3) 권한위임의 기준 및 자격

① 간호실무지침 … 권한의 위임을 허가하며 과업에 권한을 주거나 위임을 수락하는 간호사에게 권한을 부여

② 위임의 자격 … 위임하는 권한의 범위에 포함되는 능력, 적정 교육, 기술, 경험 등이 필요

③ 피위임의 자격 … 적정 교육, 훈련, 기술 등과 최근의 능력을 증명할 근거가 필요

(4) 권한위임의 5가지 원칙

적절한 과업	특정 환자나 과업의 권한위임
적절한 상황	여러 요소가 고려된 상황
적절한 사람	적절한 사람에 의해 수행되는 알맞은 과업의 권한위임
정확한 지식 및 의사소통	과업의 목표, 제한점, 기대를 포함한 과업의 명확하고 간결한 기술
적절한 감독	적절한 모니터링, 평가, 중재, 피드백

❹ 간호업무의 권한위임

(1) 간호업무의 권한위임 고려사항

① 간호환경

② 손상의 잠재성

③ 사정의 복잡성

④ 과업의 복잡성

⑤ 중증도 및 합병증을 고려한 환자의 상태

⑥ 과업의 대표성

⑦ 보조요원의 능력

⑧ 요구되는 기술의 양

⑨ 감염통제와 안전사고

⑩ 간호사가 제공할 수 있는 감독의 수준

⑪ 결과의 예측성

⑫ 환자와의 상호작용의 한계

(2) 권한위임의 정도를 결정하는 요인

① 조직의 규모 … 규모가 클수록 권한위임의 정도가 높아진다.

② 사안의 중요성 … 비용 및 장래 조직에 미칠 영향 등의 측면에서 의사결정의 내용이 중요한 것일수록 의사결정에 대한 권한위임의 정도가 적어진다.

③ 과업의 복잡성 … 복잡한 과업을 수행하기 위해 필요한 여러 자원을 활용할 수 있는 권한은 전문적인 식견을 갖춘 사람들에게 위임되어야 한다.

④ 조직의 문화 … 관리자들이 하위자들의 능력을 인정하고 신뢰하는 문화가 형성된 조직에서는 권한위임의 정도가 높아진다.

⑤ 하위자의 자질 … 하위자의 능력과 기술, 동기부여의 정도, 자질 정도에 따라 권한위임의 정도가 달라진다.

(3) 권한위임의 효과

① 관리자는 조직 내 중요문제를 해결할 수 있는 시간적 여유를 가질 수 있다.

② 하급관리자 및 구성원들의 능력과 잠재력을 개발할 수 있는 계기가 된다.

③ 조직 내 구성원들의 사기를 증진시킬 수 있다.

④ 조직 내 구성원들과의 인간관계를 향상시킬 수 있다.

⑤ 보다 효과적이고 효율적인 업무를 수행할 수 있다.

⑥ 모든 구성원들은 자신의 전문성을 살리면서 업무에 임할 수 있다.

(4) 효과적인 권한위임의 방법

① 이용 가능성 명확히 하기

② 긍정적 태도로 시작하기

③ 지시의 방향을 신중하게 고려하기

④ 지시는 분명하게 하기

⑤ 지시의 우선순의를 분명하게 하기

⑥ 피드백

05 커뮤니케이션(communication)과 갈등의 이해

❶ 커뮤니케이션의 이해

(1) 커뮤니케이션의 이해

① 커뮤니케이션(의사소통)의 개념… 개인 상호 간, 집단 상호 간 또는 개인과 집단 상호 간에 정보 또는 의미를 주고받는 과정이다.

② 커뮤니케이션의 의의

    ㉠ 조직활동의 기본이 될 뿐 아니라 조직성공의 시발점이 된다.

    ㉡ 조직에서 커뮤니케이션은 조직구성원들 간의 상호관계를 조정하고 구성원들의 업무성과는 물론 직무만족에도 많은 영향을 준다.

(2) 커뮤니케이션의 과정

① **전달자** … 아이디어를 제공하거나 정보를 전달하는 등의 의사전달을 시도하는 사람으로서, 전달자는 자신의 의도를 수신자에게 정확하게 적시에 전달하기 위한 노력을 기울여야 한다.

② **전달내용**(메시지) … 전달자가 수신자에게 전하려는 내용이며, 매체란 부호화된 메시지를 어떤 경로를 거쳐 수신자에게 전달하느냐 하는 것이다.

③ **매체** … 직접 대면(face to face), 전화, 집단토의, 팩시밀리, 메모, 정책규정집, 업무계획, 그리고 화상회의 등의 방법들이 포함된다. 즉, 전달내용에 따라 적절한 매체를 선택해야만 정확하고 효과적인 커뮤니케이션이 이루어질 수 있다.

④ **수신자** … 전달자에 의해 전달되는 메시지를 수신하는 사람을 말한다. 수신자가 메시지의 의미를 제대로 받아들이기 위해서는, 전달자의 의미를 정확히 파악하려는 노력을 해야 한다.

⑤ **피드백** … 일방적인 커뮤니케이션에서는 전달하려는 내용과 수신자가 받아들이는 내용 사이에 왜곡의 가능성이 높다. 그리고 수신자의 반응이 없으면 내용이 잘 전달되었는가를 확인할 수가 없다. 그러므로 효과적인 커뮤니케이션이 이루어지기 위해서는 피드백 과정이 반드시 필요하다.

(3) 커뮤니케이션의 유형

① 대인 간 커뮤니케이션

    ㉠ **구두적 커뮤니케이션**(oral communication) : 구두적인 언어를 사용하는 것으로 정보와 의사전달에 있어서 가장 빈번히 사용되는 방법이다.

    ㉡ **문서적 커뮤니케이션** : 전달내용이 중요하거나 기록으로 남겨 두어야 하는 경우에는 문자를 이용하는 커뮤니케이션이다. 편지, E-mail, 보고서, 안내서, 협조공문, 회람 등이 포함된다.

    ㉢ **비언어적 커뮤니케이션** : 언어적 수단인 어휘(word)를 사용하지 않고 제스처, 얼굴표정, 눈 접촉, 목소리, 억양, 자세, 걸음걸이, 옷차림 등의 비언어적 수단을 사용하는 커뮤니케이션이다.

② 조직차원의 커뮤니케이션

    ㉠ **공식적 커뮤니케이션**

      • 수직적 커뮤니케이션(vertical communication) : 조직의 위계상 상하 간에 이루어지는 커뮤니케이션이다.

      – 하향적 커뮤니케이션(downward communication, top-down) : 업무와 관련된 상급자의 의견이나 전달사항이 공식적인 경로를 거쳐 구성원에게 전달되는 것으로, 업무지시, 정책제시, 성과 피드백, 메모, 조직의 간행물, 안내서 등이 이에 포함된다.

      – 상향식 커뮤니케이션(upward communication, bottom up) : 하급자로부터 의사나 제반 정보가 상급자에게로 흘러가는 것으로 제안제도나 상향적 보고, 여론조사, 인사상담 등이 있다.

      • 수평적 커뮤니케이션(horizontal communication) : 조직 내에서 같은 지위에 있는 구성원끼리의 커뮤니케이션이나 동등한 부서 간의 커뮤니케이션을 의미한다.

      • 대각적 커뮤니케이션(diagonal communication) : 조직구조상 부서나 직급이 다른 사람들간의 커뮤니케이션을 말한다. 라인과 스텝 간의 커뮤니케이션이 대표적인 예이다.

    ㉡ **그레입바인**(grapevine) : 조직에서의 비공식 커뮤니케이션의 일종인데 인사이동이 임박해서 발생하는 여러 가지 소문들이나 동료와 상사에 대한 입바른 평가나 불평 등은 모두 그레입바인의 예에 속한다.

      • 전달속도가 빠르다.

      • 정보전달에 있어서 선택적이고, 임의적이다.

      • 공식적 커뮤니케이션과 그레입바인은 상호보완적이다.

      • 조직구성원들을 포함한 모든 사람들이 불안하거나 변화에 직면했을 때 사용된다.

      • 약 75%의 정확성을 보인다.

      • 구성원들의 약 50%는 그레입바인을 통해서 직무에 관한 정보를 얻는다.

❷ 갈등의 이해

(1) 갈등의 개념

① 상반되는 두 개 이상의 욕구 혹은 동시에 존재하여 한쪽을 만족시키고자 하면 다른 한쪽이 만족하지 않는 상태와 개인, 집단, 조직의 심리, 행동 또는 그 양면에서 일어나는 대립적 교호작용 및 개인 또는 집단 사이의 생각, 태도, 느낌, 행위에 차이가 있을 때 일어나는 과정이다.

② 의사결정과정에 고장이 생겨 행동대안 선택에 있어서 개인이나 집단이 곤란을 겪는 상황이다.

(2) 갈등의 원인

① **조직수준별 갈등원인**

   ⊙ **개인 내 갈등** : 개인이 의사결정을 할 때 우선순위를 결정할 수 있는 기준이 애매한 경우 발생하는 갈등이다.

   ⓒ **개인 간 갈등** : 두 개인이 동일한 문제에 대해 일치하지 않을 때 발생하는 갈등이다.

   ⓒ **집단 간의 갈등** : 조직 내에서 집단 간에 발생하는 갈등이다.

   ⓔ **조직 간 갈등** : 조직과 경쟁조직 간의 갈등(노동조합과 조직과의 갈등)이다.

② **상황적 요인별 갈등원인**

   ⊙ **목표의 차이** : 개인이 여러 가지 목표를 갖고 있을 때 이러한 목표들이 상반되거나 차이가 있을 때 개인 내부에서 그리고 개인 또는 집단 사이에서 갈등이 일어날 수 있다.

   ⓒ **모호한 업무한계** : 업무의 한계가 애매하고 불명확할 때 갈등이 발생된다.

   ⓒ **가치관과 태도, 인지의 차이** : 개인 또는 집단의 가치관과 태도, 윤리적 책임에 대한 지각, 문제에 대한 인지가 서로 다를 때 문제해결방법이 달라지게 되므로 갈등이 발생된다.

   ⓔ **자원의 희소** : 자원이 희소할 때 자원을 서로 확보하기 위해 갈등이 발생된다.

   ⓜ **의사소통의 장애** : 의사소통이 잘 이루어지지 않을 때 개인과 집단 간의 이해가 어렵고 협조보다는 분열이 조장되고 따라서 갈등이 일어날 수 있다.

(3) 갈등의 기능

① **순기능**

   ⊙ 조직의 균형을 깨뜨려 불안과 무질서를 일으키기도 하지만 경우에 따라서는 조직의 동태적인 발전의 자극제로서 작용할 수 있다(조직의 균형과 갈등).

   ⓒ 다소의 갈등은 오히려 조직의 발전을 위하여 필요한 개인적·사회적인 비용이라고 할 수 있다.

   ⓒ 다소의 갈등은 조직에 새 바람을 불러일으키고 동태성을 부여할 수도 있다(조직 내의 창의성과 쇄신성의 갈등).

② 조직이나 집단의 통합과 응집력을 파괴할 수 있으나, 갈등이 원만히 해결될 경우에는 조직의 통합과 발전에 기여하게 된다(조직의 통합과 갈등).

② 역기능

　③ 직원의 사기를 저하시킨다.

　ⓛ 조직구성원의 편협성을 조장한다.

　ⓒ 조직의 위계질서를 파괴시키고 안정성을 파괴하여 관리통제를 어렵게 한다.

　ⓔ 변화와 쇄신에 저항한다.

갈등의 순기능	갈등의 역기능
• 문제의 인식 • 활동력의 강화 • 충성심의 증가 • 다양성 및 창조성의 증대 • 혁신 풍토 및 도전적인 분위기 조성	• 직원의 사기저하 • 독재자의 출현 • 편견의 증가 • 공식화의 증가 • 파벌의식 및 경제의식기의 증가

06 의사소통과 자기주장

❶ 의사소통

(1) 간호관리에서의 의사소통의 개념

① 대인관계적이고 조직적인 목적을 성취하는 간호관리의 관점에서 볼 때 의사소통은 전형적인 환자 간호의 역할모델이다.

② 중간관리자로 하여금 하위자를 지휘하고 더 나은 간호관리를 지지하게 하는 중요한 과정이다.

③ 관리자가 리더십을 발휘할 때 의사소통기술은 매우 중요한 기능을 한다.

④ 넓은 의미의 의사소통은 임상복지모형을 지향하는 행위에 영향을 주는 것이다.

⑤ 관리자가 효과적으로 의사소통하는 경우 모든 사람들에게 영향력 있는 관리자로 인식된다.

⑥ 건강관리에서 간호활동은 효과적인 변화를 초래할 잠재력을 갖는다.

(2) 의사소통의 구성요소

① 송신자

ㄱ 송신자는 생각이나 의견을 제공하거나 정보를 전달하는 의사전달을 시도하는 사람은 말한다.

ㄴ 송신자에게는 자신의 의도를 각색하고 부호화하여 수신자에게 적시에 정확히 메시지를 전달하려는 노력이 뒤따르게 된다.

② 메시지 … 송신자가 수신자에게 전달하려는 내용으로 사실, 개념, 사고, 감정 등을 선택하여 일관성 있는 방식으로 조직해야 한다.

(3) 의사소통의 유형

① 상향적 의사소통

ㄱ 개념 : 공식적인 경로를 통한 수직적 의사소통의 하나로 메시지의 흐름이 하위계층에서 상위계층으로 전달되는 의사소통을 말한다.

   예 업무보고, 제안, 여론조사, 인사담당 등

ㄴ 목적 : 하급자의 자발적인 의사전달 및 일선 경험을 통한 아이디어의 창출

ㄷ 개선방안

• 일상행동이나 의사결정은 규범을 정하여 이에 따르도록 한다.

• 전달정보의 내용을 요약하여 핵심만을 전하거나 전달소요시간을 최소화하여 공급되는 정보의 효율성을 높인다.

• 보고할 정보의 양이 많을 경우에는 순서를 정하고 보고의 차례를 만들도록 한다.

• 하급자가 상급자에게 보고하는 상황 자체에 대한 두려움을 없애주어야 한다.

• 상급자에게 보고되는 정보의 내용은 체계적으로 조직화되어야 한다.

② 하향적 의사소통

ㄱ 개념

• 전통적인 의사소통의 일종으로 지시적 의사소통으로 널리 사용된다.

• 업무와 관련된 상급자의 의견이나 전달사항이 공식경로를 통해 하급자에게 전달되는 방식이다.

   예 업무지시, 메모, 정책지시, 회사간행물 등

ㄴ 목적 : 명령의 일원화, 책임 소재의 명확성 확보

ㄷ 개선방안

• 공식경로를 통하여 수신자에게 직접 전달되어야 한다.

• 의사소통의 경로를 다양화해야 한다.

• 하급자에게 담당직무 및 직무의 배경에 대해 충분히 설명하고 이해시켜야 한다.

• 중요한 내용은 반복하면서 전달하도록 한다.

• 업무와 관련된 피드백은 계속적으로 제공하여야 한다.

③ 수평적 의사소통

　　㉠ 개념 : 조직에서 위계 수준이 동일한 구성원이나 부서간의 의사소통으로 상호작용적 의사소통이라고도 한다.

　　　　예 사전협조제도, 사후통지제도, 회의, 위원회 등

　　㉡ 목적

　　　　• 조직 목표를 효과적으로 달성하기 위한 수단

　　　　• 동료 간의 업무 협조를 증진시키기 위한 수단

　　㉢ 개선방안

　　　　• 조직 내의 상급자에 대한 신뢰가 강해야 한다.

　　　　• 부서 간 형평의 원리가 적용되어야 한다.

　　　　• 부서 간 원활한 교환이 이루어져야 한다.

　　　　• 조직구조가 신축적이고 환경에 맞게 변화를 이룰 때 효과적이다.

④ 병원조직에서의 효과적인 의사소통 방안

　　㉠ 상위직과의 의사소통 : 상급자에게 의견을 전달할 경우에는 요구하는 근거를 설명하면서 요구를 명확히 하여야 하며 상급자의 반응은 객관적으로 받아들이고 타 부서와 상충되는 요구일 경우도 있음을 이해시켜야 한다.

　　㉡ 하위직과의 의사소통 : 하급자에게 지시할 경우에는 육하원칙에 따라 단계별로 명확히 지시해야 하며, 정보의 배경을 설명하고 경청하며 일의 중요성을 정당하게 설명하여야 한다.

　　㉢ 의료직과의 의사소통

　　　　• 소중한 인간으로서 존중한다.

　　　　• 의사와 간호사는 영원한 파트너로 인식한다.

　　　　• 의사소통기술을 함양한다.

　　　　• 공식적, 비공식적 모임에 참여할 기회를 놓치지 않는다.

　　㉣ 동료와의 의사소통 : 협력자라고 인식하며 서로에 대한 자존심을 지켜 주고 장점은 인정해준다.

⑤ 의사소통 네트워크

　　㉠ 개념 : 조직구성원 사이의 커뮤니케이션 경로 구조를 말하며, 조직 구조에 따라 다르다. 조직구성원 간의 상호작용 패턴으로 이루어진다.

　　㉡ 유형

　　　　• 쇠사슬형

개념	특성
• 공식적인 계통과 수직적인 경로를 통해 이루어지는 의사전달 형태 • 명령과 권한의 체계가 명확한 공식적 조직에서 사용하는 의사소통 • 관료적 조직이나 공식화가 진행된 조직	• 일원화 계통을 통해 최고경영자의 의사가 일선작업자까지 전달 • 지시가 간호부장을 통해 직접적으로 간호사에게 전달되는 것이 아니라 연쇄적으로 전달 • 쇠사슬의 길이가 길수록 정보왜곡의 가능성이 커짐 • 단순 업무에 적용하면 의사소통의 신속성과 효율성 증가

- Y형

개념	특성
• 집단 내 특정 리더가 존재하지 않음 • 집단을 대표할 수 있는 인물이 있을 경우 나타나는 의사소통 네트워크	• 단순한 문제를 해결하는 경우 정확도가 높음 • 이질적인 집단에 속한 사람들 간의 의사소통과정에서 조정자가 필요할 때 사용

- 수레바퀴형

개념	특성
집단 내 특정한 리더가 존재할 때 나타나는 의사소통 네트워크	리더를 통해 모든 정보전달이 이루어지며 정보가 리더에게만 집중되는 현상이 발생할 우려가 큼

- 원형

개념	특성
권력의 집중도 없고 구성원 간의 신분적 서열도 없으며, 중심인물이 없는 상황에서 나타나는 유형	• 문제의 해결과정이 민주적 • 집단사고의 문제점 및 차선책을 내릴 위험성 존재

- 완전 연결형

개념	특성
• 구성원 전체가 서로 의견이나 정보를 자유의지에 따라 교환하는 유형 • 비공식적 의사소통의 방법으로 오늘날 조직에서 많이 사용	• 정해진 규정 없이 자유롭게 의견교환이 이루어지기 때문에 참신하고 창의적인 아이디어 산출이 가능 • 광고 문안 및 새로운 대안을 창출하는 과정인 브레인스토밍에 많이 사용

❷ 자기주장

(1) 자기주장의 행동유형

① **주장행동** … 의사소통과정에서 타인의 권리를 침해하거나 타인을 불쾌하게 만들지 않는 범위 내에서 자신의 권리, 욕구, 의견, 생각, 느낌 등 나타내고자 하는 바를 직접적이고 적절한 방법으로 표현하는 행동을 말한다.

② **소극적 행동** … 자신의 솔직한 감정, 사상, 신념을 제대로 표현하지 못함으로써 자신의 권리를 타인으로 하여금 침해하도록 허용하는 행동을 의미한다.

③ **공격적 행동** … 타인의 인격과 권리를 침해하면서까지 자신의 주장과 의사를 표현하는 행동을 말한다.

(2) 비합리적 사고의 합리적 사고로의 전환

① 비합리적 사고

㉠ 해야 할 일, 행동, 언어가 바람직하지 못한 결과를 가져오면 파멸이 된다고 생각

ⓒ 완전무결해야 한다고 생각

ⓔ 항상 인정을 받고 칭찬을 들어야 한다고 생각

② 합리적 사고

ⓐ 이 문제로 크게 상처를 받지 않기

ⓑ 자연스러운 커뮤니케이션 기술을 익히도록 마음먹기

ⓒ 거절당했다고 해서 자신의 인격 전부가 무시당한 것은 아니라고 생각하기

③ 자기주장적인 사람이 되기 위한 훈련방법

반영	상대방이 말한 내용을 그대로 상대방에게 반복해서 말하기
반복적인 자기주장	주장하려던 메시지를 계속해서 주장하기
지적	상대방의 이야기를 세심하게 듣고 자신이 귀담아 들었음을 상대방에게 상기시키기
재진술	상대방이 말한 내용을 다시 구사하는 경우 자기주장적인 언어를 사용함으로써 진정시키기
질문	공격자가 공격적인 비언어적 단서를 사용하는 경우 자기주장적인 사람은 질문의 형태로 행동에 직면하기

❷ 주장행동

(1) 주장행동의 목적

① 인간관계의 개선

ⓐ 인간은 누구나 올바르게 적응을 할 권리와 그 권리가 행사될 수 있도록 주장할 권리를 가지고 있다.

ⓑ 주장훈련은 상대방의 권리를 침해하지 않으면서 자신의 의사를 솔직하게 표현하기 때문에 상대방과 보다 생산적인 관계를 지속시켜준다.

② 간호업무의 향상

ⓐ 간호는 인간관계의 상호작용을 통해 이루어지는 것이므로 인간관계의 개선은 간호업무의 향상을 가져올 수 있다.

ⓑ 지도자 역할모델을 하도록 하고 자신을 긍정적으로 수용하도록 도와주어 타인에게 좋은 인상을 심어줄 뿐 아니라 스스로 간호표준을 향상시킬 수 있도록 돕는다.

③ 자기능력의 신장

ⓐ 타인과 보다 생산적인 인간관계를 지속하는 것은 자신의 능력을 최대한 발휘할 수 있게 하는 자기성장의 터전을 마련해준다.

ⓑ 타인과 보다 생산적인 인간관계를 지속하는 것은 자신의 능력을 최대한 발휘할 수 있게 하여 자기성찰의 터전을 마련해준다.

(2) 주장행동의 구성요소

긍정적인 요소	부정적인 요소
• 타인에 대한 칭찬, 애정, 친밀감 표현 • 타인보다 먼저 대화를 시도하거나 유지	• 타인의 요구 거절 • 타인과 다른 의견 제시 • 타인의 특정 행동 때문에 나타날 수 밖애 있는 괴로움, 불쾌감, 노여움 표현

≡ 최근 기출문제 분석 ≡

2020. 6. 13. 제1회 지방직 시행
1 다음 글에서 설명하는 리더십 이론은?

> • 소수의 사람은 위대해질 수 있는 자질을 가지고 태어난다는 이론
> • 리더십이란 타고난 것이지 개발될 수 없는 것으로 간주하는 이론

① 행동이론   ② 특성이론

③ 상황이론   ④ 거래적 리더십이론

> **TIP** 특성이론 … 사회나 조직에서 인정되고 있는 성공적인 리더들은 어떤 공통된 특성을 가지고 있다는 전제하에 이들 특성을 집중적으로 연구하여 개념화한 이론이다.

2020. 6. 13. 제2회 서울특별시 시행
2 블레이크와 모튼(R. Blake and J. Mouton)의 관리격자 리더십이론 중 〈보기〉에 해당하는 리더십 유형으로 가장 옳은 것은?

> ──────── 보기 ────────
>
> 인간과 생산성에 관한 관심이 모두 높으며, 구성원들에게 공동목표와 상호의존관계를 강조하고 상호신뢰와 상호존중의 관계 속에서 구성원들의 몰입을 통하여 과업을 달성한다.

① 팀형   ② 타협형

③ 과업형   ④ 인기형

> **TIP** 관리격자이론 … 블레이크와 모튼(R. Blake & J. Mouton, 1964)이 정립한 이론으로서, 관리자가 목적을 달성하는 데 필요한 요인을 제시하면서 그것은 생산과 인간에 대한 관리자의 관심이 중요하다는 것을 강조하고 있다.
> 특히 팀형은 생산에 대한 관심과 인간에 대한 관심이 모두 높은 9.9형으로서, 조직의 목표와 인간에 대한 신뢰를 모두 갖춘 사람에 의해 조직의 목표가 달성되며 근로자의 참여를 강조하는 팀 중심적인 지도자다. 팀형이 이 이론에서 가장 이상적인 지도자형이라 할 수 있다.

Answer 1.② 2.①

2020. 6. 13. 제1회 지방직 시행

3 A 병동 간호사들은 업무에 대한 능력은 낮고, 의지가 높은 상태이다. 이 경우, 허쉬와 블랜차드(Hersey & Blanchard)의 상황적 리더십 이론(situational leadership theory)을 적용할 때, A 병동 간호관리자의 효과적인 리더십 유형과 리더십 행동 유형으로 옳은 것은?

	리더십 유형	리더십 행동 유형	
		관계지향 행동	과업지향 행동
①	설득형 리더	높음	높음
②	설득형 리더	높음	낮음
③	참여형 리더	낮음	낮음
④	참여형 리더	낮음	높음

> **TIP** 허쉬–블랜차드 모델…리더십 차원을 과업중심과 관계중심 차원으로 나눈 피들러의 상황이론을 발전시킨 것으로 과업과 관계 중심 행동을 각각 고, 저로 세분화 하여 지시형, 설득형, 참여형, 위임형의 4가지 특정한 리더십 유형을 제시하였다.
> ⊙ 지시형 리더십 : 능력과 의지가 모두 낮은 상태 – R1단계
> ⓒ 설득형 리더십 : 능력은 낮으나 의지는 강한 상태 – R2 단계
> ⓒ 참여형 리더십 : 능력은 뛰어나나 의지가 약한 상태 – R3 단계
> ⓔ 위임형 리더십 : 능력과 의지 모두 높은 상태 – R4 단계

2020. 6. 13. 제2회 서울특별시 시행

4 〈보기〉에서 설명하는 간호관리과정의 기능으로 가장 옳은 것은?

보기

미래에 대한 비전을 제시하고 직원에게 동기를 부여하며 갈등을 해결한다. 이 과정에 의사소통, 조정, 협력 등의 집단관리 기술이 요구될 수 있다.

① 조직 ② 지휘

③ 기획 ④ 통제

> **TIP** ① 조직은 공식 구조를 만들고, 적합한 간호전달체계를 결정하며 업무활동을 배치하는 것이다.
> ③ 기획은 조직의 목표를 설정하고 이를 효율적으로 달성하기 위한 구체적인 행동방안을 선택하는 과정이다.
> ④ 통제는 조직 목표 달성을 위한 활동이 계획대로 진행되고 있는지 확인하고 피드백을 통해 교정하는 과정이다.

Answer 3.① 4.②

5 갈등은 둘 이상의 개인, 집단 또는 조직이 상호작용하는 과정에서 발생할 수 있다. 갈등의 원인에 대한 설명으로 가장 옳지 않은 것은?

① 갈등은 둘 이상의 서로 다른 행동 주체가 양립될 수 없는 목표를 동시에 추구할 때 발생할 수 있다.

② 갈등은 의사결정의 과정에서 집단 간에 정보의 교환이나 의사소통이 충분히 이루어지지 않을 때 발생할 수 있다.

③ 갈등은 후배가 상관으로 승진하는 경우, 업무나 기술적인 면에서 앞서가는 부하의 지시를 받게 되는 경우 발생할 수 있다.

④ 작업의 상호의존성이 작을수록 과업수행 과정에서 갈등이 발생할 위험이 커진다.

> **TIP** 갈등의 원인
> ㉠ 조직수준별 갈등원인
> • 개인 내 갈등 : 개인이 의사결정을 할 때 우선순위를 결정할 수 있는 기준이 애매한 경우 발생하는 갈등이다.
> • 개인 간 갈등 : 두 개인이 동일한 문제에 대해 일치하지 않을 때 발생하는 갈등이다.
> • 집단 간의 갈등 : 조직 내에서 집단 간에 발생하는 갈등이다.
> • 조직 간 갈등 : 조직과 경쟁조직 간의 갈등(노동조합과 조직과의 갈등)이다.
> ㉡ 상황적 요인별 갈등원인
> • 목표의 차이 : 개인이 여러 가지 목표를 갖고 있을 때 이러한 목표들이 상반되거나 차이가 있을 때 개인 내부에서 그리고 개인 또는 집단 사이에서 갈등이 일어날 수 있다.
> • 모호한 업무한계 : 업무의 한계가 애매하고 불명확할 때 갈등이 발생된다.
> • 가치관과 태도, 인지의 차이 : 개인 또는 집단의 가치관과 태도, 윤리적 책임에 대한 지각, 문제에 대한 인지가 서로 다를 때 문제해결방법이 달라지게 되므로 갈등이 발생된다.
> • 자원의 희소 : 자원이 희소할 때 자원을 서로 확보하기 위해 갈등이 발생된다.
> • 의사소통의 장애 : 의사소통이 잘 이루어지지 않을 때 개인과 집단 간의 이해가 어렵고 협조보다는 분열이 조장되고 따라서 갈등이 일어날 수 있다.

Answer 5.④

6 동기부여 이론을 적용한 관리자의 수행으로 가장 옳은 것은?

① 맥그리거(McGregor)의 XY이론에 따라 X이론 관점을 가진 관리자가 구성원들에게 성장과 발전의 기회로 자율성을 확대하였다.

② 매슬로우(Maslow)의 욕구단계이론에 따라 구성원의 '안정과 안전욕구' 충족을 위해 '사회적 욕구'를 먼저 충족시켜 주었다.

③ 허츠버그(Herzberg)의 동기-위생이론에 따라 구성원의 동기요인을 충족시키기 위해 작업조건을 향상시켜 주었다.

④ 아담스(Adams)의 공정성 이론에 따라 구성원의 조직 몰입을 위해 업무성과에 대한 평가를 객관화하고, 성과와 보상을 합치시키려고 노력하였다.

> **TIP** ① 구성원들에게 성장과 발전의 기회로 자율성을 확대하는 것은 Y이론 관점에 해당한다.
> ② 매슬로우(Maslow)의 욕구단계이론은 하위욕구가 충족되어야 상위욕구가 일어난다고 본다. 따라서 안정과 안전욕구를 먼저 충족시켜야 한다.
> ③ 작업조건 향상은 위생요인을 충족시키는 사항이다.

7 〈보기〉에서 제시된 간호관리자의 리더십 유형은?

─────────── 보기 ───────────

중환자실에 간호관리자가 새로 부임하였다. 이 간호관리자는 병동회의에서 앞으로 모든 간호사가 병동 운영 시 의사결정에 함께 참여하고 병동이 나아가야 할 목표를 함께 만들어 가야한다고 제시하였다.

① 민주적 리더십   ② 전제적 리더십

③ 상황적합적 리더십   ④ 자유방임적 리더십

> **TIP** 민주적 리더십은 의사결정 전 과정에 조직구성원을 참여시키는 유형으로, 명령보다는 조언을 통한 인간관계와 팀워크를 중시한다.

Answer   6.④ 7.①

8 〈보기〉에서 설명하는 의사소통 네트워크 방법에 해당하는 것은?

보기

- 권한의 집중도는 낮음
- 의사소통의 속도가 빠름

- 의사결정의 수용도가 높음
- 구성원의 만족도가 높음

① 사슬형
② Y형
③ 수레바퀴형
④ 완전연결형

> **TIP** ④ 완전연결형은 개방형이라고도 하며 구성원 누구나 다른 구성원과 커뮤니케이션을 주도할 수 있는 형태로 구성원들 간 정보교환이 완전히 이루어진다. 따라서 수용도가 높고 구성원의 만족도가 높다.
> ※ 의사소통 네트워크의 유형
> ㉠ 수레바퀴형: 집단 구성원 간에 리더가 존재하는 경우에 나타나는 형태로, 구성원들의 정보전달이 한 사람의 리더에 집중된다.
> ㉡ 사슬형: 의사소통이 공식적인 명령계통과 수직적인 경로를 통해서 이루어지는 형태로, 구성원들 간의 커뮤니케이션이 연결되지 않는다.
> ㉢ Y형: 사슬형과 수레바퀴형이 혼합된 유형으로, 수레바퀴형에서처럼 확고한 리더가 존재하지는 않지만 비교적 집단을 대표할 수 있는 인물이 있는 경우에 나타난다.
> ㉣ 원형: 구성원 간에 뚜렷한 서열이 없는 경우에 나타나는 형태로, 위원회나 태스크포스의 구성원들 사이에 이루어지는 커뮤니케이션 유형이다.
> ㉤ 개방형: 리더가 존재하지 않고 구성원 누구나 다른 구성원과 커뮤니케이션을 주도할 수 있는 형태로, 구성원들 간 정보교환이 완전히 이루어져 완전연결형이라고도 한다.

9 권력의 유형에 대한 설명으로 가장 옳은 것은?

① 다른 사람에게 가치가 있다고 인정되는 상을 주거나 보상을 할 수 있는 능력은 보상적 권력이다.

② 지식, 전문성과 경험 등에 의해 얻어지며 특정 전문분야에 한정되는 권력은 준거적 권력이다.

③ 해고, 징계와 같은 처벌에 대한 두려움에 근거하여 발생되는 권력은 합법적 권력이다.

④ 특별한 자질을 갖고 있거나 다른 사람들이 권력 행사자를 닮고자 할 때 발생하는 권력은 전문가 권력이다.

> **TIP** ② 지식, 전문성과 경험 등에 의해 얻어지며 특정 전문분야에 한정되는 권력은 전문가 권력이다.
> ③ 합법적 권력은 법규, 제도, 공식적 규칙에 의해 선출되거나 임명된 리더가 행사하는 권력이다. 해고, 징계와 같은 처벌에 대한 두려움에 근거하여 발생되는 권력은 강압적 권력이다.
> ④ 특별한 자질을 갖고 있거나 다른 사람들이 권력 행사자를 닮고자 할 때 발생하는 권력은 준거적 권력이다.
> ※ 미국의 사회심리학자인 프렌치와 레이븐이 제시한 다섯 가지 권력 유형은 준거적 권력, 전문적 권력, 합법적 권력, 보상적 권력, 강압적 권력이 있다.

Answer 8.④ 9.①

10 변혁적 리더십(transformational leadership)의 구성 요소만을 모두 고르면?

⊙ 개별적 배려	ⓒ 영감적 동기부여
ⓒ 보상 연계	ⓔ 지적 자극

① ⊙ⓒ

② ⊙ⓔ

③ ⊙ⓒⓔ

④ ⓒⓒⓔ

> **TIP** 변혁적 리더십은 카리스마와 개별적 배려, 지적 자극을 통한 구성원들의 자아개념을 자극하는 것으로 구성원에 대한 높은 기대의 표현을 통하여, 구성원들의 성과를 이끌어낸다.
> ⊙ 카리스마 : 리더의 이상적인 공약, 구성원들에 대한 높은 기대감, 리더 자신의 확신감과 구성원들에 대한 리더의 신뢰감에 의해 형성되는 것으로 구성원들은 리더 계획에 대한 강력한 지지와 몰입을 통해 리더와 자신을 동일시 함
> ⓒ 지적 자극 : 부하들에게 문제점을 새로운 방식으로 보도록 시도하는 것으로 구성원은 스스로 문제에 대한 해결책을 탐구, 구성원들의 문제해결능력이 높아짐
> ⓒ 개별적 배려 : 리더의 관심사항과 부하들의 관심사항을 공유하는 것으로 구성원들이 개인적 욕구를 스스로 확인하게 만들고, 보다 높은 차원의 욕구를 가질 수 있도록 함
> ⓔ 영감적 동기부여 : 큰 변화를 이룩해야 할 책무를 수행하는 리더로서 변화를 성공적으로 이룩하기 위하여 구성원들로 하여금 정상의 노력과 헌신을 이끌어 낼 수 있어야 함

11 허즈버그(Herzberg)의 동기-위생 이론에 대한 설명으로 옳은 것은?

① 직무수행을 향상시키기 위해 위생요인을 개선한다.

② 위생요인을 개선하면 직무만족이 높아진다.

③ 작업조건 향상을 통해 동기요인을 개선한다.

④ 직무충실화를 통해 동기요인을 개선한다.

> **TIP** 허즈버그의 2요인 이론은 인간의 욕구 가운데는 동기요인과 위생요인의 두 가지가 있으며, 이 두 요인은 상호 독립되어 있다고 주장한다.
> ⊙ 동기요인(만족요인) : 조직구성원에게 만족을 주고 동기를 유발하는 요인
>   **예** 성취, 인정, 직무 내용, 책임, 승진, 승급, 성장 등
> ⓒ 위생요인(불만요인) : 욕구 충족이 되지 않을 경우 조직구성원에게 불만족을 초래하지만 그러한 욕구를 충족시켜 준다 하더라도 직무 수행 동기를 적극적으로 유발하지 않는 요인
>   **예** 조직의 정책과 방침, 관리 감독, 상사/동료/부하직원과의 관계, 근무환경, 보수, 지위, 안전 등

Answer 10.③ 11.④

12 다음 글에서 설명하는 의사소통 네트워크의 유형은?

- 구성원들 간 의사소통에 대한 만족도가 낮다.
- 조직 내 강력한 리더가 있고 모든 구성원이 그 리더와 의사소통한다.
- 구성원의 과업이 복잡할 경우에 의사소통 속도가 느리고 정보 공유가 어렵다.

---

① 원형

② 사슬형

③ 수레바퀴형

④ 완전연결형

> **TIP** 의사소통 네트워크의 유형
>
> ⊙ 수레바퀴형 : 집단 구성원 간에 리더가 존재하는 경우에 나타나는 형태로, 구성원들의 정보전달이 한 사람의 리더에 집중된다.
>
> ⓛ 사슬형 : 의사소통이 공식적인 명령계통과 수직적인 경로를 통해서 이루어지는 형태로, 구성원들 간의 커뮤니케이션이 연결되지 않는다.
>
> ⓒ Y형 : 사슬형과 수레바퀴형이 혼합된 유형으로, 수레바퀴형에서처럼 확고한 리더가 존재하지는 않지만 비교적 집단을 대표할 수 있는 인물이 있는 경우에 나타난다.
>
> ② 원형 : 구성원 간에 뚜렷한 서열이 없는 경우에 나타나는 형태로, 위원회나 태스크포스의 구성원들 사이에 이루어지는 커뮤니케이션 유형이다.
>
> ⓜ 개방형 : 리더가 존재하지 않고 구성원 누구나 다른 구성원과 커뮤니케이션을 주도할 수 있는 형태로, 구성원들 간 정보교환이 완전히 이루어져 완전연결형이라고도 한다.

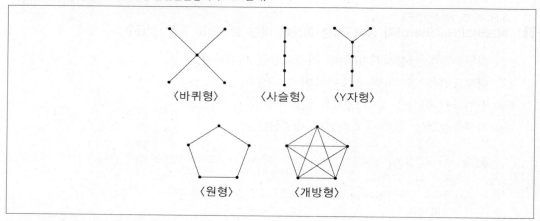

〈바퀴형〉   〈사슬형〉   〈Y자형〉

〈원형〉   〈개방형〉

13 관리자와 리더의 특성에 대한 설명 중 가장 옳은 것은?

① 관리자는 직위에 따르는 권한과 합법적인 권력을 갖는다.
② 리더는 주로 시간과 비용, 급여, 재고물품에 대한 통제를 강조한다.
③ 관리자는 수평적인 관점을 갖고, 리더는 수직적인 관점을 갖는다.
④ 관리자는 신뢰로 이끌어 가고, 리더는 통제하려고 한다.

> **TIP** ② 관리자는 주로 시간과 비용, 급여, 재고물품에 대한 통제를 강조한다.
> ③ 리더는 수평적인 관점을 갖고, 관리자는 수직적인 관점을 갖는다.
> ④ 리더는 신뢰로 이끌어 가고, 관리자는 통제하려고 한다.

14 A간호사는 간호학과 졸업 후 중소규모의 재활병원에 취업하여 3년째 근무 중으로, 최근에 상급종합병원 경력직 간호사 모집에 지원하여 합격하였다. 그러나 현재 근무하는 재활병원 수간호사와 면담 후, A간호사는 상급종합병원 입사를 포기하고 그대로 재활병원에 남아 있기로 하였다. ERG이론에 근거하여 볼 때, 이후 A간호사의 욕구변화로 가장 옳은 것은?

① 존재욕구 충족으로 인하여 관계욕구 증대
② 관계욕구 충족으로 인하여 성장욕구 증대
③ 성장욕구 좌절로 인하여 관계욕구 증대
④ 관계욕구 좌절로 인하여 존재욕구 증대

> **TIP** 상급종합병원으로의 이직을 포기하였으므로 성장욕구 좌절이며, 현재 근무하는 재활병원에 남았으므로 관계욕구의 증대라고 할 수 있다.
> ※ ERG이론 … Maslow의 5단계 욕구이론을 수정해서 개인의 욕구 단계를 3단계로 단순화시킨 Alderfer의 욕구이론
> ㉠ 생존욕구(existence needs) : 육체적인 생존을 유지하고자 하는 다양한 유형의 물리적·생리적 욕구
> ㉡ 관계욕구(relatedness needs) : 타인과의 관계를 유지하고자 하는 인간의 기본 욕구
> ㉢ 성장욕구(growth needs) : 자신의 성장과 발전을 도모하고자 하는 인간의 기본 욕구

Answer 13.① 14.③

15 조직구성원 간의 반복적인 상호작용 패턴으로 의사 소통 경로의 구조를 의미하는 의사소통 네트워크(의사 소통망)에 대한 설명으로 가장 옳은 것은?

① 사슬형은 집단 내에 특정 리더가 있는 것은 아니지만 집단을 대표할 수 있는 인물이 있는 경우에 나타난다.

② Y형은 특정 리더에 의해 모든 정보가 전달되기 때문에 리더에게 정보가 집중되는 현상을 보인다.

③ 수레바퀴형(윤형)은 공식적인 리더나 팀장은 있지만 지위나 신분의 서열이 뚜렷하지 않고 특정 문제의 해결을 위한 조직에서 나타난다.

④ 원형은 구성원 간의 상호작용이 한곳에 집중되지 않고 널리 분산되어 있어서 수평적 의사소통이 가능하다.

> **TIP** 의사소통 네트워크의 유형
> ㉠ 수레바퀴형: 집단 구성원 간에 리더가 존재하는 경우에 나타나는 형태로, 구성원들의 정보전달이 한 사람의 리더에 집중된다.
> ㉡ 사슬형: 의사소통이 공식적인 명령계통과 수직적인 경로를 통해서 이루어지는 형태로, 구성원들 간의 커뮤니케이션이 연결되지 않는다.
> ㉢ Y형: 사슬형과 수레바퀴형이 혼합된 유형으로, 수레바퀴형에서처럼 확고한 리더가 존재하지는 않지만 비교적 집단을 대표할 수 있는 인물이 있는 경우에 나타난다.
> ㉣ 원형: 구성원 간에 뚜렷한 서열이 없는 경우에 나타나는 형태로, 위원회나 태스크포스의 구성원들 사이에 이루어지는 커뮤니케이션 유형이다.
> ㉤ 개방형: 리더가 존재하지 않고 구성원 누구나 다른 구성원과 커뮤니케이션을 주도할 수 있는 형태로, 구성원들 간 정보교환이 완전히 이루어져 완전연결형이라고도 한다.

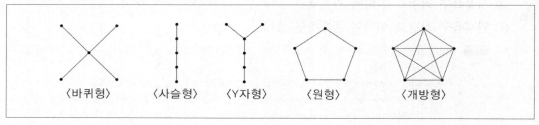

〈바퀴형〉　　〈사슬형〉　　〈Y자형〉　　〈원형〉　　〈개방형〉

16 피들러(Fiedler)의 상황적합성 이론에서 제시한 리더십 상황에 따른 효과적인 리더십 행동유형의 연결이 옳은 것은?

	리더십 상황			리더십 행동유형
	리더-구성원관계	과업구조	리더의 직위권력	
①	나쁨	높음	강함	과업지향적 리더십
②	나쁨	낮음	약함	과업지향적 리더십
③	좋음	높음	강함	관계지향적 리더십
④	좋음	높음	약함	관계지향적 리더십

TIP 피들러의 상황적합성 이론

리더-구성원 관계	좋음	좋음	좋음	좋음	나쁨	나쁨	나쁨	나쁨
과업구조	높음	높음	낮음	낮음	높음	높음	낮음	낮음
리더의 직위권력	강함	약함	강함	약함	강함	약함	강함	약함
리더십 행동유형	과업지향				관계지향			과업지향	
	매우 유리				중간 수준			매우 불리	

17 직무충실화에 의하여 동기부여가 효과적인 사람은?

① 존재욕구가 강한 사람

② 친교욕구가 강한 사람

③ 자아실현욕구가 강한 사람

④ 소속욕구가 강한 사람

TIP 직무충실화 … 직무내용을 고도화해 직무의 질을 높이는 것을 의미한다.
③ 일반적으로 종업원은 스스로에게 부과된 직무가 양적, 질적으로 충실하며 의미 있고 책임감을 느낄 수 있는 일이라고 생각되는 경우에 동기가 부여된다.

Answer 16.② 17.③

2018. 5. 19. 제1회 지방직

18 동기부여 이론을 두 가지 군으로 분류할 때, 다음 설명에 해당하는 군에 속하는 이론은?

> • 무엇이 조직구성원들의 동기를 불러일으키는가를 다룬다.
> • 조직구성원들의 행동을 유발시키는 인간의 욕구나 만족에 초점을 맞춘다.

① 공정성 이론

② ERG 이론

③ 기대 이론

④ 목표설정 이론

> **TIP** 동기부여 이론
> ㉠ 과정이론 : 동기 유발의 과정을 설명하는 이론
> **예** 브룸의 기대 이론, 포터 및 롤러의 업적만족 이론, 조고플러스 등의 통로–목표 이론, 애트킨슨의 기대 이론, 애덤스의 공정성 이론 등
> ㉡ 내용이론 : 동기를 유발하는 요인의 내용을 설명하는 이론
> **예** 매슬로우의 욕구단계 이론, 앨더퍼의 ERG 이론, 허즈버그의 2요인 이론, 맥클리랜드의 성취동기이론 등

2017. 12. 16. 지방직 추가선발

19 거래적 리더십을 발휘하는 리더의 특성으로 옳은 것은?

① 주변 사람의 의견에 귀를 기울이고 새로운 업무에 도전하여 배움의 기회로 활용한다.

② 구성원의 욕구나 능력 수준에 따라 개별적으로 배려하여 높은 차원의 욕구를 갖도록 자극한다.

③ 구성원이 목표를 달성하면 원하는 보상을 얻는다는 확신을 갖게 함으로써 동기를 부여한다.

④ 구성원에게 자율과 책임을 부여하여 스스로 책임지고 행동하게 한다.

> **TIP** 거래적 리더십은 리더가 구성원들과 맺은 거래적 계약 관계에 기반을 두고 영향력을 발휘하는 리더십을 의미한다. 따라서 거래적 리더십을 발휘하는 리더는 구성원이 목표를 달성하면 원하는 보상을 얻는다는 확신을 갖게 함으로써 동기를 부여한다.

Answer 18.② 19.③

2017. 12. 16. 지방직 추가선발

20 동기부여 이론에 따른 관리 전략의 설명으로 옳은 것은?

① 동기 · 위생 이론 – 조직의 정책, 복리후생제도, 작업조건을 개선함으로써 구성원의 동기를 부여한다.

② 기대 이론 – 구성원이 기대하는 명확하고 구체적인 목표를 설정하게 하고, 직무 수행에 대해 즉각적인 피드백을 제공한다.

③ 공정성 이론 – 구성원이 공정하다고 인식할 수 있는 직무수행평가 과정과 보상 체계를 마련한다.

④ 성취동기 이론 – 친화 욕구가 가장 높은 구성원에게 대규모 프로젝트의 리더 역할을 부여한다.

> **TIP** ① 동기 · 위생 이론은 성취, 안정, 직무내용, 책임 등 동기이론을 통해 구성원의 동기를 부여한다. 조직의 정책, 복리후생제도, 작업조건 등은 위생이론으로 욕구 충족이 되지 않을 경우 조직구성원에게 불만족을 초래하지만 욕구를 충족시켜준다 해도 직무수행 동기를 적극적으로 유발하지 않는다.
> ② 목표설정이론에 대한 설명이다. 기대이론에 의하면 동기의 강도는 유의성(특정 보상에 대해 갖는 선호의 강도), 기대(어떤 활동이 특정 결과를 가져오리라고 믿는 가능성), 수단(어떤 특정한 수준의 성과를 달성하면 바람직한 보상이 주어지리라고 믿는 정도)의 영향을 받는다.
> ④ 친화 욕구가 높은 사람은 다른 사람들과 좋은 관계를 유지하려고 노력하며 타인들에게 친절하고 동정심이 많고 타인을 도우며 즐겁게 살려고 하는 경향이 크다. 대규모 프로젝트의 리더 역할은 권력 욕구가 높은 구성원에게 부여하는 것이 동기부여가 된다.

2017. 6. 17. 제1회 지방직

21 다음 글에서 설명하는 간호사의 권력유형에 해당하지 않는 것은?

> • A간호사는 신경외과 중환자실 20년 경력의 중환자 전문간호사로서 유용하거나 희소가치가 있는 정보를 소유하고 있다.
> • A간호사는 임상수행능력이 탁월하여 임상수행에 어려움을 겪는 신규간호사에게 도움을 주고 동료간호사들로부터 닮고 싶다는 얘기를 많이 듣는다.

① 전문적 권력   ② 정보적 권력

③ 준거적 권력   ④ 연결적 권력

> **TIP** ④ 연결적 권력 : 중요인물이나 조직 내의 영향력 있는 사람과의 연계능력
> ① 전문적 권력 : 특정 분야에 대한 전문적인 지식이나 정보에 바탕을 둔 권력
> ② 정보적 권력 : 유용하거나 희소가치가 있는 정보를 소유 · 접근할 수 있을 때 생기는 권력
> ③ 준거적 권력 : 그 사람이 갖고 있는 특별한 자질에 기반을 둔 권력

Answer   20.③   21.④

22 간호사들의 능력은 높으나 동기가 늦은 A 간호단위에 허쉬(Hersey)와 블랜차드(Blanchard)의 상황대응 리더십이론을 적용했을 때 수간호사의 지도유형은?

① 관계지향성은 낮고 과업지향성이 높은 리더유형

② 과업지향성과 관계지향성이 모두 높은 리더유형

③ 관계지향성은 높고 과업지향성이 낮은 리더유형

④ 과업지향성과 관계지향성이 모두 낮은 리더유형

> **TIP** ③ 간호사들의 능력은 높으나 동기가 낮을 때에는 참여형 리더십으로 관계지향성은 높고 과업지향성이 낮은 리더유형이 요구된다.
>
> ※ 허시와 블랜차드의 상황적 리더십

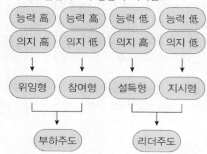

23 동기부여이론에 대한 설명으로 옳은 것은?

① 허츠버그(Herzberg)의 2요인이론 : 직무 만족과 불만족은 각각 독립된 차원으로 존재하며, 각 차원에 영향을 미치는 주요 요인이 다르다.

② 브룸(Vroom)의 기대이론 : 자신이 타인과 동등하게 대우받을 것으로 예상할 때 동기 부여된다.

③ 맥클랜드(McClelland)의 성취동기이론 : 성취 욕구가 강한 사람은 쉽게 완수할 수 있는 과업을 선호한다.

④ 매슬로우(Maslow)의 욕구단계이론 : 전체적 욕구 개념으로 두 가지 이상의 욕구가 동시에 작용하여 개인 행동을 유발한다.

> **TIP** ② 브룸의 기대이론은 개인의 동기는 그 자신의 노력이 어떤 성과를 가져오리라는 기대와 그러한 성과가 보상을 가져다주리라는 수단성에 대한 기대감의 복합적 함수에 의해 결정된다고 본다.
> ③ 맥클랜드의 성취동기이론에 따르면 성취 욕구가 강한 사람일수록 쉽게 완수할 수 있는 과업을 선호하지 않는다.
> ④ 매슬로우의 욕구단계이론은 하위단계의 욕구가 해결되어야만 상위단계의 욕구로 넘어간다고 보았다.

Answer 22.③ 23.①

2016. 6. 25. 서울특별시

24 A 대학병원에 노인 병동을 신축 증설함에 따라 신규 간호사들이 많이 근무하게 되었다. 노인 병동에서 일하게 된 간호사들은 노인 간호 경험이 없어 힘들어하지만 발전하는 병원에 근무한다는 자부심으로 열심히 일하고 있다. 다음 중 허쉬와 블렌차드 리더십 관점에서, 현재 노인 병동을 이끌어가는 데 가장 적합한 리더 유형은?

① 의사결정과 과업수행에 대한 책임을 부하에게 위임하여 부하들이 스스로 자율적 행동과 자기통제하에 과업을 수행하도록 하는 리더

② 결정사항을 부하에게 설명하고 부하가 의견을 제시할 기회를 제공하는 쌍방적 의사소통과 집단적 의사결정을 지향하는 리더

③ 아이디어를 부하와 함께 공유하고 의사결정 과정을 촉진하며 부하들과의 인간관계를 중시하여 의사결정에 많이 참여하게 하는 리더

④ 부하에게 기준을 제시해 주고 가까이서 지도하며 일방적인 의사소통과 리더 중심의 의사결정을 하는 리더

> **TIP** ② R2 단계로 설득형 리더십이 효과적이다.
> ※ **허쉬–블랜차드**(Hersey–Blanchard) 모델 … 리더십 차원을 과업중심과 관계중심 차원으로 나눈 피들러의 상황이론을 발전시킨 것으로 과업과 관계 중심 행동을 각각 고, 저로 세분화 하여 지시형(telling), 설득형(selling), 참여형(participating), 위임형(delegating)의 4가지 특정한 리더십 유형을 제시하였다.
> ㉠ **지시형 리더십** : 능력과 의지가 모두 낮은 상태 – R1 단계
> ㉡ **설득형 리더십** : 능력은 낮으나 의지는 강한 상태 – R2 단계
> ㉢ **참여형 리더십** : 능력은 뛰어나나 의지가 약한 상태 – R3 단계
> ㉣ **위임형 리더십** : 능력과 의지 모두 높은 상태 – R4 단계

2014. 6. 21. 제1회 지방직

25 허시(Hersey)와 블랜차드(Blanchard)의 상황적 리더십 이론에서 구성원 특성과 리더십 유형의 연결이 옳은 것은?

	구성원 특성		리더십 유형
	직무수행능력	직무수행의지	
①	낮음	낮음	설득형 리더십
②	높음	높음	위임형 리더십
③	높음	낮음	지시형 리더십
④	낮음	높음	참여형 리더십

> **TIP** ①번은 지시형 리더십, ③번은 참여형 리더십, ④번은 설득형 리더십이다.

Answer 24.② 25.②

26 개인 간 갈등 상황과 효과적인 대처 유형의 연결이 옳지 않은 것은?

① 상호 배타적인 목표를 가지면서 자신의 입장을 강력하게 주장하는 상황 – 협력형(collaborating)

② 논제가 자신에게 사소하고, 향후 발생할 문제를 위해 상대방과 신뢰를 쌓는 것이 중요한 상황
   – 수용형(accommodating)

③ 자신의 주장에 대해 상대방의 동의와 무관하게 신속하고 결단성 있는 행동이 요구되는 상황 –
   강요형(forcing)

④ 권력이 유사한 개인 간의 복잡한 문제에 대해 임기응변적 해결이 요구되는 상황 – 타협형
   (compromising)

> **TIP** ①은 강요형에 대한 설명이다.

출제 예상 문제

1 피들러 리더십 상황(Contingency)모델의 상황적 요소에 해당하는 것으로 옳게 짝지어진 것은?

> ㉠ 리더와 구성원의 관계   ㉡ 리더의 직위권력
> ㉢ 과업구조   ㉣ 구성원의 능력

① ㉠㉡
② ㉠㉡㉢
③ ㉡㉢
④ ㉡㉢㉣

....

TIP 피들러의 리더십 상황유형

㉠ 리더와 구성원의 관계: 집단의 분위기를 의미하는 요소로서 구성원들이 리더를 좋아하고 신뢰하며 리더의 말을 기꺼이 따르려는 정도를 의미하여 가장 중요한 상황변수이다.

㉡ 과업구조: 과업이 얼마만큼 명확하고 구체적으로 규정되어 있는가를 의미한다.

㉢ 리더의 직위권력: 리더가 집단의 구성원들을 지도·평가하고 상과 벌을 줄 수 있는 권한이 부여된 정도를 의미하며, 공식적·합법적·강압적 권력 등을 포함한다.

2 다음 중 행위이론에 관한 설명으로 옳지 않은 것은?

① 민주형 리더십은 많은 사람의 참여 속에서 의사결정을 하므로 시간이 적게 들고 효율성이 높다.
② 권위형 리더십은 의사결정을 하는데 있어서 집단의 참여가 최소한이다.
③ 행동의 일관성이 필요한 경우에 자유방임형 리더십 유형은 효율성을 증진시키지 못한다.
④ 민주적 리더십의 경우 리더와 집단과의 관계는 호의적이다.

....

TIP ① 민주형 리더십의 경우 다수의 구성원에 의한 토의를 통해서 의사결정을 하므로 보통 혼자 결정하는 것보다 많은 시간을 필요로 하게 되고 효율성이 결여될 수 있다.

Answer   1.②   2.①

3 조직갈등의 순기능으로 옳게 짝지어진 것은?

> ㉠ 건설적인 갈등은 조직의 발전을 가져온다.
> ㉡ 적당한 갈등은 변화와 쇄신에 저항한다.
> ㉢ 적당한 갈등은 생산성을 증대시킨다.
> ㉣ 생동감 있는 조직이 되게 한다.

① ㉠　　　　　　　　　　　　　② ㉠㉡
③ ㉠㉢　　　　　　　　　　　　④ ㉠㉢㉣

TIP 갈등의 순기능
  ㉠ 조직의 균형을 깨뜨려 불안과 무질서를 일으키기도 하지만 경우에 따라서는 동태적인 발전의 자극제로서 작용할 수 있다(조직의 균형과 갈등).
  ㉡ 다소의 갈등은 오히려 조직의 발전을 위하여 필요한 개인적, 사회적인 비용이라고 할 수 있다.
  ㉢ 다소의 갈등은 조직에 새 바람을 불러일으키고 동태성을 부여할 수도 있다(조직 내의 창의성과 쇄신성의 갈등).
  ㉣ 조직이나 집단의 통합과 응집력을 파괴할 수 있으나, 갈등이 원만히 해결될 경우에는 조직의 통합과 발전에 기여하게 된다(조직의 통합과 갈등).

4 다음 중 의사결정이 빠르고 직원들의 만족도가 높으며 권한의 집중도가 아주 낮은 의사결정의 형태는?

① 완전연결형　　　　　　　　　② 쇠사슬형
③ Y형　　　　　　　　　　　　④ 수레바퀴형

TIP 커뮤니케이션 네트워크의 유형 및 특성

구분	사슬형	수레바퀴형	Y형	원형	완전연결형
커뮤니케이션 속도	중간	• 단순과업 : 빠름 • 복잡과업 : 늦음	빠름	• 모여 있는 경우 : 빠름 • 떨어져 있는 경우 : 늦음	빠름
커뮤니케이션 정확성	• 문서 : 높음 • 구두 : 낮음	• 단순과업 : 높음 • 복잡과업 : 낮음	• 단순과업 : 높음 • 복잡과업 : 낮음	• 모여 있는 경우 : 높음 • 떨어져 있는 경우 : 낮음	중간
구성원의 만족도	낮음	낮음	중간	높음	높음

Answer 3.④ 4.①

5 갈등의 순기능과 역기능에 관한 설명 중 옳지 않은 것은?

① 갈등은 순기능과 역기능을 동시에 가지지만 적절한 무질서를 통해 오히려 조직의 안정성을 공고히 한다.

② 조직에서 갈등관리의 기본 방향은 집단의 유효성을 극대화할 수 있는 적정수준의 갈등유지이다.

③ 갈등은 순기능보다 역기능이 많으므로 없는 것이 좋다.

④ 갈등은 부정적으로 보던 종전의 관점과 달리 최근에는 오히려 갈등의 긍정적인 면을 극대화하기 위해 이를 조장하기도 한다.

> TIP ③ 갈등은 부정적으로 보는 전통적 관점과 갈등은 자연적인 것이며 피할 수 없으므로 갈등의 존재를 인정하고 갈등과 더불어 사는 방법을 터득해야 하며 상호공존하기 위해 갈등 당사자들이 서로 양보할 것을 주장하는 행동과학적 관점과는 달리, 현대적 관점에서는 갈등의 절대적 필요성을 인정하고 건설적인 대립과 갈등을 조장하면서 갈등의 효과적 관리를 주장한다.

6 집단응집력의 효과에 대한 설명으로 옳지 않은 것은?

① 응집력이 높은 집단은 구성원의 만족도가 높다.

② 응집력이 높은 집단일수록 생산성이 높다.

③ 응집력이 높은 집단은 구성원들의 참여도와 충성도가 높다.

④ 응집력이 높은 집단은 구성원들 간의 커뮤니케이션이 활발하다.

> TIP ② 집단응집력이 생산성(성과)과 반드시 직결되는 것은 아니다. 집단의 목표와 조직의 목표가 상충될 경우에는 높은 집단응집력은 역기능을 초래할 수도 있다. 집단응집력이 높은 경우 때때로 구성원들이 뭉쳐서 리더에게 저항하거나 집단파업을 일으킬 수도 있으며, 집단 내에서 의사결정을 할 때도 반대의견이나 건설적 비판 없이 획일적인 결정을 내릴 수 있다. 즉, 집단 내의 목표 달성에 대한 열망이 없다면 집단응집력은 오히려 부정적으로 작용한다.

Answer 5.③ 6.②

7 간호부서와 타 부서 간의 갈등이 있을 시 이를 무엇이라 하는가?

① 계층적 갈등　　　　　　　　　　② 기능적 갈등
③ 라인 – 스탭 갈등　　　　　　　　④ 공식 – 비공식 집단 간의 갈등

TIP 집단갈등의 유형
　ⓐ 계층적 갈등 : 조직의 계층 간에 발생하는 갈등으로서, 경영층과 구성원들 간의 갈등이나 상위관리층과 하위관리층 간의 갈등 등이 이에 속한다.
　ⓑ 기능적 갈등 : 여러 기능부서 간의 갈등으로서 간호부서와 타 부서 간의 전형적인 예이다.
　ⓒ 라인 – 스탭 갈등 : 조직의 라인부서와 전문스탭부서 간의 갈등으로서, 예컨대 예산문제와 관련하여 기획실과 실무부서 간의 갈등이나 인사문제와 관련하여 인사부서와 실무부서 간의 갈등이다.
　ⓓ 공식 – 비공식 집단 간의 갈등 : 공식 집단과 비공식 집단 간의 갈등으로서, 공식적 집단의 목적과 비공식 집단의 규범 간의 갈등 등이 이에 속한다.

8 공정성이론에 대한 설명으로 옳은 것은?

> ⓐ 개인은 결과로 얻어지는 보상을 다른 사람과 비교하여 얻어지는 공정성의 영향을 받는다.
> ⓑ 대인관계에 만족을 느끼면 모두 공정성을 느낀다.
> ⓒ 다른 사람과의 투입 및 산출 비율과의 상대적 관계의 개념이다.
> ⓓ 공정성을 느끼는 사람은 일에 만족감을 느끼고 이에 맞는 임금인상을 요구한다.

① ⓐⓑⓒ　　　　　　　　　　　　② ⓐⓒ
③ ⓑⓒ　　　　　　　　　　　　　④ ⓒⓓ

TIP 공정성이론
　ⓐ 아담스(Adams)가 주장하였다.
　ⓑ 노력과 직무만족은 업무상황의 지각된 공정에 의해 결정된다.
　ⓒ 자신이 느끼는 공정성에 따라 행동동기에 영향을 받는다.
　ⓓ 개인의 투입 – 산출과 다른 사람의 투입 – 산출비율과의 상대적인 개념이다.

9 여러 상황에서 리더가 실제하는 행위가 리더십의 가장 중요한 역할을 한다고 여기는 이론은?

① 동기 – 위생이론　　　　　　　　② ERG이론

③ X, Y이론　　　　　　　　　　　④ 행동이론

TIP 리더십 행동이론은 리더가 실제로 어떤 행동을 하는가에 따라서 집단의 생산성과 집단구성원의 만족감 등이 변수로 작용하는 이론이다.

10 다음 중 갈등에 대한 설명으로 옳은 것은?

① 갈등은 빨리 해결하여야 하고 가능한 한 일어나지 않는게 좋다.

② 관리자가 해결을 하는 데에는 집단갈등보다 개인적 갈등이 해결이 쉽다.

③ 갈등관리는 갈등해결보다 갈등의 적정수준을 유지하는 것이다.

④ 집단 간에 갈등이 생겼을 때는 관리자들끼리 만나서 해결한다.

TIP 조직의 갈등관리는 집단이나 조직의 유효성을 높이는 혁신과 변화는 낮은 수준의 갈등하에서는 촉진되지 않기 때문에 관리자는 어느 정도의 갈등을 조성해줄 필요가 있으며, 반면에 높은 수준의 갈등은 부정적인 결과를 야기하므로 관리자는 이를 감소시키려는 노력을 기울여야 한다. 그러므로 갈등관리란 갈등의 해결이 아닌 적정수준의 갈등유지를 말한다.

11 다음 중 동기 – 위생 이론에서 위생요인이 아닌 것은?

① 감독　　　　　　　　　　　　　② 작업조건

③ 일 자체　　　　　　　　　　　④ 개인 상호 간의 관계

TIP ③ 일 자체는 동기부여요인에 포함된다.

12 간호집단을 효과적으로 관리하기 위하여 리더가 해야 할 일을 모두 고르면?

> ㉠ 건설적 논쟁을 활성화시킨다.
> ㉡ 집단의 임무를 분명히 한다.
> ㉢ 협동과 협조를 촉진시킨다.
> ㉣ 집단목표를 개인목표에 맞추어 집단의 임무를 변화시킨다.

① ㉠㉡ ② ㉠㉡㉢

③ ㉠㉢ ④ ㉠㉡㉢㉣

TIP 리더가 집단을 효과적으로 이끌기 위하여 해야 할 일
   ㉠ 안정성, 신뢰, 지지, 창조성을 독려한다.
   ㉡ 개인의 목표와 집단의 목표를 조화시키도록 그룹의 임무를 변화시킨다.
   ㉢ 집단에서의 지도력과 책임감을 공유하도록 집단구성원들을 교육시킨다.
   ㉣ 집단구성원들에게 문제해결방법과 집단의 기능 및 결과적 성과를 평가하는 법을 교육시킨다.

13 성취동기이론에서 성취욕구에 해당하지 않는 것은?

① 장애를 이겨내고 높은 수준을 유지하려는 욕구

② 사회적으로 높은 직위를 얻으려는 욕구

③ 어려운 일을 해결하려는 욕구

④ 자신을 한층 뛰어나게 만들려는 진취적인 욕구

TIP ② 권력욕구이다.
   ※ 성취욕구(need for achievement) … 무엇을 이뤄내고 싶은 욕구로서 어떤 문제를 혼자서 해결해 보려고 하거나 장애를 극복하여 목표를 달성하려는 욕구, 다른 사람과 경쟁하여 능가하려는 욕구, 자신의 능력을 유감없이 발휘하여 자신의 가치를 높이려는 욕구이다.

Answer 12.② 13.②

14 다음 중 공정성이론에 대한 내용으로 옳지 않은 것은?

① 불공정성을 지각하면 이를 감소시키는 쪽으로 동기부여가 된다.

② 사람들의 행위가 다른 사람들과의 관계에서 공정성을 이루는 쪽으로 동기부여가 일어난다.

③ 절대적인 가치에 의해 개인의 행위를 자극하는 동기가 결정된다.

④ 다른 사람들에 비해 얼마나 공정하게 대우받느냐에 대한 느낌을 중요시한다.

TIP ③ 개인의 행위는 동기를 자극하는 욕구나 유인 등의 중요한 요인들이 절대적 가치에 의해 작용하는 것이 아니라 산출과 투입의 상대적 비율에 의해 작용된다.

○2 통제기능의 실제

01 통제기능의 이해

1 통제

(1) 통제의 의의

① **통제의 개념** … 조직구성원들이 조직목표의 달성을 위해 행동하고 있는가를 확인하는 시스템이라 할 수 있으며, 계획한 업무를 행하고 있는가의 여부를 확인하고 계획과 실시간의 차이를 시정하는 관리활동이다.

② **계획과 통제와의 관계** … 통제는 조직의 목적, 계획, 기준에 적절한 행위와 업무수행을 보장하기 위해 사용하는 수단 또는 메커니즘이며, 계획된 방향으로 일이 진행되도록 확인·감독하는 행위이기 때문에 계획과 통제는 상호분리될 수 없으며, 계획에서 설정된 목표는 효과적인 통제로서 달성될 수 있게 된다.

(2) 간호조직에서 통제

① **간호조직에서의 통제** … 간호사들의 제 활동이 일정한 표준을 따르고 있는가의 여부를 검토·분석하여 처음 계획에서 차이가 생긴 경우에 이것을 시정하는 관리기능이다.

② **간호조직에서의 통제의 필요성**

    ㉠ 조직의 목표와 개인의 목표가 일치하지 않는 경우가 많으므로 간호사들로 하여금 조직의 목표달성에 효과적으로 기여할 수 있도록 공식적인 통제시스템이 필요하다.

    ㉡ 간호사들로 하여금 효과적인 조직형태를 유지하게 하기 위함이다.

    ㉢ 의료수요의 증가, 양질의 의료요구의 증가, 의료비의 상승, 의료조직의 효과와 효율성에 대한 필요성 증대와 같은 다양한 사회적 요인으로 인해 비용효과적인 관리혁신이 요구되어 통제가 더욱 필요하다.

❷ 통제과정

통제는 예정된 목표를 성취하는 정도를 측정하고 업무수행을 증진시키기 위해 필요한 교정적 행동을 적용하는 과정으로 표준의 설정, 측정, 평가 및 교정조치의 세 부분으로 이루어진다.

(1) 표준의 설정

① 표준은 업무수행의 질을 측정하는 데 사용되는 준거로서 간호조직의 목적이나 목표로부터 꼭 성취해야 할 내용과 성취 가능한 목표를 표시한 것이므로 간호사의 행위방향을 제시해준다.

② 정책과 절차는 간호를 측정하는 표준의 기초가 될 수 있으며, 기관 외부에서 온 자료도 표준으로 설정할 수 있다.

③ 이상적 표준
   ㉠ 책임의 소재가 명백해야 한다.
   ㉡ 구체적이며 계량적이어야 한다(산출된 물량, 예산, 활동시간수, 기간목표로서의 소요시간수 등으로 표시).
   ㉢ 노력에 의해 달성될 수 있도록 적정수준으로 규정되어야 한다.
   ㉣ 성취감을 느낄 수 있을 정도로 진보적 수준에서 설정되어야 한다.
   ㉤ 과거의 실적을 참고하여 과학적 조사에 의해 설정되어야 한다.

(2) 성과의 측정

① 행동과 성과를 측정하는 단계로서 간호목적이 달성되는 정도를 측정하고 필요한 행동수정을 목적으로 환자에게 제공한 간호에 대한 자료를 수집한다.

② 측정에는 객관성이 요구되며, 반드시 적시에 적절한 방법으로 이루어져야 한다.

③ 측정방법
   ㉠ 직접관찰
   • 장점
   −무형의 업무운영상태에 대한 식견을 획득할 수 있다.
   −개인적 접촉에 의한 친근감이 형성된다.
   −질의응답을 통하여 의욕을 판별할 수 있다.
   −간호실정을 이해할 수 있고 실제에 부응하는 지도가 가능하다.
   −현장의 사기를 고무시킬 수 있다.
   • 단점
   −시간이 많이 소요된다.
   −부분적인 관찰로 전반적인 판단을 할 우려가 있다.
   −실무자에 대한 반감을 야기시킬 수 있다.

ⓛ 보고서 제출 : 정례적인 것과 이례적인 것이 있으며 보고내용은 통제점(표준)에 중점을 두고 이해하기 쉬운 형태로 제출한다.

ⓒ 구두보고 : 책임자가 보고하도록 하며, 타 업무관계자와 제 정보교환 및 조정점 발견에 역점을 둔다.

ⓔ 통계보고 : 생명력 있고 이해하기 쉽도록 그래프나 도표를 이용한다.

(3) 평가 및 수정활동

① 평가를 위해 객관적으로 수집된 자료는 간호표준과 비교되어야 하고, 목표가 성취되지 않았을 때 수정을 위한 활동이 일어나게 된다.

② 적절한 교정행동의 선택은 상황에 따라 달라지며, 의사결정과정의 결과여야 하고 설정된 기준에 도달하지 못하게 한 원인을 확인해서 그것을 제거하도록 노력해야 한다.

③ 계획안 변경의 경우에는 기획 · 집행 · 통제라는 새로운 관리과정의 순환이 이루어지게 되며, 방법상의 개선을 도모한다.

④ 통제과정 수행시 주의점

ⓐ 경직된 관료적 행동 : 경직된 관료제에서는 모든 상황에 규칙을 만들고 이 규칙으로부터의 이탈을 교정하게 됨으로써 효과적인 업무수행에 지장을 주게 된다.

ⓑ 비효과적인 통제시스템 : 간호사들이 자신이 중요하다고 생각하는 것에 관심을 쏟고 노력함으로써 표준에 대한 선택적 주의집중을 할 수 있다.

❸ 통제기법

(1) 비용효과분석

① 비용효과분석은 관리에 투입되는 비용과 그 효과를 분석하는 것이다.

② 비용효과분석과 비용이익분석

ⓐ 비용효과분석 : 투입단위는 화폐단위, 산출부분은 비화폐단위로 분석하는 경우

ⓑ 비용이익분석 : 투입, 산출 모두 화폐단위로 분석하는 경우

(2) 예산평가

① 목표에 의한 관리(MBO : Management By Objectives)

ⓐ 목적설정에 따라 예산을 배정한다.

ⓑ 투입과 효과의 비교분석을 통해 계획대로 목적달성을 했는가를 평가한다.

② 영기점 예산(ZBB : Zero-Base budgeting)
   ㉠ 비용효과분석을 통해 우선순위가 높은 활동에 예산을 배정한다(기존의 예산안은 무시하고 새로운 예산 편성).
   ㉡ 예산규모가 큰 제도이므로 공공조직에만 적용되는 경향이 있다.

(3) 관리감사제도

관리감사제도는 전체 시스템과 하위 시스템을 검토함으로써 조직의 목적성취도, 능률성, 공익성을 평가하는 제도이다.

(4) 인적자원회계

① 조직구성원을 인적자원으로 보는 관점에서 직원들의 기술, 능력, 사기 등을 재산으로 고려하는 것이다.
   예 기술과 경험이 없는 직원이 있을 경우 훈련비용이 들 것이며, 기술과 경험이 있는 직원이 사직할 경우 대치비용과 신규직원의 훈련비용이 요구될 것이다.

② 조직에서 인력확보, 개발, 보상, 유지하는 데 중점을 두는 접근법이다.

④ 효과적인 통제시스템

(1) 간호행위와 간호성과에 대한 통제

① 간호행위와 간호성과에 대한 통제는 간호사의 간호행위를 관찰하고 간호대상자로부터 간호결과를 측정함으로써 간호목표의 달성 여부를 평가하는 것을 근거로 하는 것이다.

② 간호업무에서 간호행위와 결과가 인과관계가 있는 경우 과업의 불확실성이 클수록 성과통제의 비중은 커지게 된다.

③ 간호결과를 달성하기 위해 간호사에게 자유재량권이 주어지게 되므로 성과통제가 중요하다.

④ 적시에 또는 융통성 있게 경제적으로 목표달성을 했는가를 측정할 수 있는 기준에 의해서 불확실성이 감소되는 방향으로 행동통제와 성과통제를 할 수 있어야 한다.

(2) 통제의 범위

① 통제의 수와 통제범위가 클수록 관리비용이 증가되고 통제의 유효성은 감소될 수 있다.

② 간단한 직무에서는 기준이 적은 것이 좋고, 혁신이 필요한 직무에서는 다원적 기준이 필요하다.

(3) 단위의 규모

간호업무는 협동이 필요한 업무이므로 간호단위가 통제단위인 경우가 많다.

① 장점 … 협조적 분위기를 육성한다.

② 단점 … 일하지 않으면서 보상받으려는 심리가 작용한다.

(4) 측정시간간격

① 측정간격이 커질수록 표준으로부터 벗어날 위험이 커지고, 측정간격이 적을수록 표준으로부터 벗어날 위험은 적으나 통제비용이 증가한다.

② 불확실성이 큰 작업, 비일상적인 업무일수록 자주 측정하는 것이 효과적이며, 일상적인 업무인 경우 측정 빈도수를 줄여야 한다.

(5) 보상과 벌

① 보상과 벌은 가능한 한 행위가 끝난 즉시 주어져야 하고, 신뢰감과 존경심이 있는 사람에 의해 주어질 때 효과적이다.

② 모든 상벌은 모든 간호사에게 일관되게 적용되어야 하며, 상벌과 함께 반드시 설명이 필요하다.

02 질 관리

❶ 의료의 질

(1) 의료의 질 개념

각 환자에 대해서 의료행위로 인한 합병증 없이 환자와 가족의 필요에 대한 관심을 가지고 비용효과적이고 증명된 방법으로 적정 수준의 성취 가능한 결과를 확보하는 것을 의미한다.

(2) 의료의 질 구성요소

① 효과성(effectiveness) … 건강수준의 향상에 기여한다고 인정된 의료서비스의 수행 정도이며, 업무가 인간에게 미치는 영향, 목표의 적절성, 장기적 결과 및 인간주의적이며 이상적인 가치 등 올바른 산출과 관련된 개념이다.

② **효율성**(efficacy) ··· 의료서비스의 제공시 자원이 불필요하게 소모되지 않고 효율적으로 활용되었는지에 대한 정도이다.

③ **기술수준**(technical Quality) ··· 서비스의 기술적인 수준을 말한다.

④ **접근성**(accessibility) ··· 시간이나 거리 등의 요인에 의해 의료서비스의 비용에 제한을 받는 정도이다.

⑤ **가용성**(availability) ··· 필요한 서비스를 제공할 수 있는 여건의 구비 정도이다.

⑥ **적정성**(optimality) ··· 건강 개선과 그 건강 개선을 얻는 비용 간의 균형이다.

⑦ **합법성**(legitimacy) ··· 윤리적 원칙, 가치, 규범, 풍속, 법과 규제에서 표현된 사회의 선호도에 대한 순응을 말한다.

⑧ **지속성**(continuity) ··· 의료서비스의 시간적, 지리적 연결 정도와 상관성을 말한다.

⑨ **적합성**(adequacy) ··· 대상 인구집단의 요구에 부합하는 정도이다.

⑩ **형평성**(equity) ··· 보건의료의 분배와 주민에 대한 혜택에서의 공정성을 결정하는 원칙에 대한 순응을 의미한다.

⑪ **이용자 만족도**(consumer satisfaction) ··· 의료서비스에 대한 이용자의 판단이다.

(3) 의료의 질 향상 과정과 접근(PDCA와 FOCUS-PDCA)

① **PDCA** ··· PDCA(Plan-Do-Check-Act)는 사업 활동에서 생산 및 품질 등을 관리하는 방법이다. 계획 – 실행 – 적용 – 평가를 반복해서 실행하여 목표를 달성하는데 사용되는 기법이다.

② **FOCUS-PDCA** ··· 의료 환경에서는 질 개선을 위하여 문제를 해결하도록 PDCA 방법으로 접근하지만, 해결해야 할 문제가 무엇인지 발견하고 문제를 이해하여 해결하기 위해서 변형된 FOCUS-PDCA를 활용하기도 한다. 이는 미국병원법인이 개발하였으며 기본적인 PDCA에서 크게 벗어나지는 않는다.

　ⓐ F(Find) : 개선이 필요한 과정을 발견하는 것

　ⓑ O(Organize) : 과정을 파악하고 있는 팀을 구성하는 것

　ⓒ C(Clarify) : 과정에 대해 명확하게 현재의 지식을 습득하는 것

　ⓓ U(Understand) : 과정의 변화가 필요한 이유를 이해하는 것

　ⓔ S(Select) : 과정의 개선사항을 선택하는 것

　ⓕ P(Plan) : 개선과 자료 수집을 명확히 하는 것

　ⓖ D(Do) : 개선, 자료 수집, 자료 분석을 실행하는 것

　ⓗ C(Check) : 실행을 통한 개선과정의 자료를 점검하는 것

　ⓘ A(Act) : 결과를 유지하면서 개선을 지속하는 것

(4) 식스시그마(Six sigma)

① 식스시그마의 개념
  ㉠ 기업이 최고의 품질 수준을 달성할 수 있도록 유도하는 고객에 초점을 맞추고 데이터에 기반을 둔 경영 혁신 방법론을 말한다.
  ㉡ 복잡한 시장 환경에서 의사결정자로 하여금 문제 해결에 필요한 아이디어를 떠오르게 하고, 당면한 문제를 체계적으로 해결하도록 지원하는 방법론이다.

② 식스시그마의 목표
  ㉠ **통계적인 척도**: 식스시그마는 정규 분포에서 평균을 중심으로 질이 좋은 물품의 수를 6배의 표준편차 이내에서 생산할 수 있는 공정의 능력을 정량화한 것이다. 즉, 식스시그마는 제품 100만 개당(ppm) 2개 이하의 결함을 목표로 하는 것으로 거의 무결점 수준의 품질을 추구하고 있다.
  ㉡ **효율적인 품질문화의 정착**
    • 기업의 경영철학으로서 종업원들의 일하는 자세, 생각하는 습관, 품질 등을 중요시하는 올바른 기업문화의 조성을 의미한다.
    • 올바른 품질문화는 끊임없는 품질개선 노력을 통해 소비자의 요구에 맞는 품질의 제품을 경제적으로 설계, 생산, 서비스하기 위한 기업문화이다.
  ㉢ **품질경영을 위한 기업전략**
    • 고객만족의 관점에서 출발하여 프로세스의 문제를 찾아 통계적인 사고로 문제를 해결하는 품질개선 작업과정을 정의-측정-분석-개선-관리의 단계로 나누어 실시한다.
    • 측정과 분석을 통해 제품의 문제점을 찾아내고 그 문제점의 해결방법을 제시하여 실제로 개선작업을 실행한다.
    • 높은 수준의 품질을 확보하고 유지할 수 있는 혁신적이고 과학적인 기준을 제공하여 고객을 만족시키고 기업경영의 탁월성을 이루고자 한다.

(5) BSC(Balanced Score Card, 균형성과표)

① BSC의 개념
  ㉠ 조직의 비전과 전략목표 실현을 위해 4가지(재무, 고객, 내부프로세스, 학습과 성장) 관점의 성과지표를 도출하여 성과를 관리하는 성과관리 시스템이다.
  ㉡ 단기적 성격의 재무적 목표가치와 장기적 목표가치들 간의 조화를 추구한다.

② BSC의 의의
  ㉠ 조직의 비전과 전략으로부터 도출된 성과지표의 조합을 말한다.
  ㉡ 조직에 전략적인 방향을 제시하고 변화에 대한 동기를 부여한다.
  ㉢ 계획수립, 예산편성, 조직구조의 조정 및 결과 통제 등을 기초로 한다.

③ BSC의 관점에 따른 효과

재무적인 관점	수입의 증가, 경영수지의 개선, 고객이미지 제고
고객의 관점	민원의 감소, 신규환자 수 증가, 고객만족 증가와 재방문 환자율 증가
프로세스의 관점	효율성 개선, 시스템 구축, 업무개선, 다양한 질 개선
학습 및 성장의 관점	교육참여, 논문발표, 훈련

❷ 간호의 질 관리

(1) 간호의 질

특정 서비스나 절차, 진단 혹은 임상적 문제에 있어 일반적으로 인정된 좋은 실무에 대한 현행 표준과 예상되는 결과의 달성에 부합되는 정도를 의미한다.

(2) 간호의 질 관리 접근방법

환자에 대한 높은 수준의 간호를 정하고, 유지하고, 보증하는 질적 보장을 위한 간호업무의 질을 평가하기 위한 접근방법으로는 도나베디안의 질 통제 모델에서 나온 구조적 · 과정적 · 결과적 접근방법이 있다.

① 구조적 접근방법
  ㉠ 구조적 접근방법의 개념
  • 간호서비스 제공 시 소요되는 인적, 물적, 재적정 측면 등 의료서비스 제공자의 자원과 업무환경 측면에서 평가하는 접근방법이다.
  • 대표적인 제도로는 의료기관인증제도와 면허제도를 들 수 있다.
  ㉡ 구조적 접근방법의 특성
  • 요소들이 비교적 안정적이기 때문에 자주 측정할 필요가 없으며 과정적, 결과적 측면과 함께 측정하는 것이 바람직하다.
  • 목표, 정책, 조지국조, 직무기술서, 실무교육계획, 장비와 같은 물리적 자원, 교육 및 연구 기능유무, 재정, 직원의 감독방법 및 배치 등의 요소들이 있다

[구조적 접근방법의 장 · 단점]

장점	• 경영진의 관심과 관리로 적정 이상의 물적 자원과 환경개선 • 적정 이상의 전문인력의 확보와 전문인력의 계속적인 교육과 연구 • 간호의 질에 간접적 영향을 끼치며 병원 경영을 효율적으로 하도록 유도
단점	• 물적 자원과 인적 자원의 확보를 위한 비용이 많이 소요 • 간호가 제공될 수 있는 환경이나 시설 및 인적 자원 등의 간접요인 평가 • 설치 이후의 시설 및 장비의 변경 곤란

② 과정적 접근방법

　㉠ 과정적 접근방법의 개념

　　• 간호과정상 이루어지는 직접 · 간접의 모든 간호활동에 대한 평가를 말하며 의사결정 및 눈의 보이지 않는 행동도 포함된다.

　　• 간호사가 업무표준에 따라 간호서비스를 제공하고 있는지의 간호제공 행위를 주로 평가하는 방법이다

　　• 환자에게 제공된 실제 간호활동의 적합성과 과학적, 기술적 수준을 평가하기 위해 반드시 필요한 접근방법이다.

　㉡ 과정적 접근방법의 특성

　　• 의료제공자와 환자 간에 혹은 이들 내부에서 일어나는 행위에 관한 것을 평가하거나 간호실무의 과정을 측정하거나 간호사의 활동에 대한 간호과정을 측정한다.

　　• 의사소통, 환자간호계획, 절차편람, 간호기록, 환자에 대한 태도, 환자교육 실시, 혈압과 태아심음 청취 등의 업무수행에 관한 모든 요소가 포함된다.

　　• 과정을 평가하는 방법으로는 직접 관찰하는 방법과 의무기록을 중심으로 평가하는 방법이 있다.

　　• 간호과정의 단계인 사정, 계획, 수행 및 평가단계의 간호업무수행이나 투약간호 행위 및 특수검사 절차 등을 표준 및 기준에 의해 평가한다.

[과정적 접근방법의 장 · 단점]

장점	과정을 통하여 나타난 결과를 바로 교정할 수 있고 간호사에 의해 실제로 환자에게 제공된 간호활동의 적합성과 과학적 · 기술적 수준인 간호의 전문성을 평가
단점	간호의 전문성에 대한 평가 이전에 간호의 과정적 측면을 객관적이고 신뢰할 수 있도록 평가할 수 있는 도구의 개발이 필요

③ 결과적 접근방법

　㉠ 결과적 접근방법의 개념

　　• 환자의 건강상태 변화가 간호서비스를 제공받은 이후에 간호중재에 의해 얼마나 호전되었는지에 따른 최종 결과를 평가하는 방법이다.

　　• 간호서비스를 제공받은 이후의 환자 또는 대상자에게 나타난 건강상태의 변화를 평가한다.

　　• 건강을 구성하는 제반요소, 즉 신체적 요소 이외의 사회적 요소와 심리적 요소도 전부 포함된다.

　㉡ 결과적 접근방법의 평가기준

　　• 사망, 불편감의 정도, 문제해결, 증상조절 등 포함하는 건강과 질병수준, 치료계획의 순응유무, 건강유지능력 정도, 생리적 · 사회적 · 심리적 기능을 포함하는 기능적 능력, 환자만족도, 진료비용, 자가간호 지식 및 기술의 변화, 사고나 합병증 또는 감염과 같은 바람직하지 못한 사건발생 등이 있다.

　　• 최근에는 좀 더 민감한 요소로 낙상률, 감염률, 욕창발생률, 신체억제법의 사용률 등도 포함하고 있다.

[도나베디언(Donabedian)의 간호의 질 관리방법]

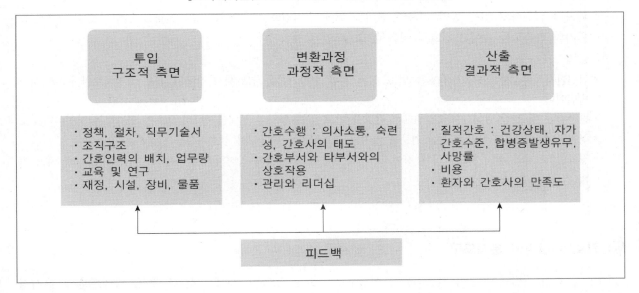

(3) 간호의 질 평가방법

① 개요

　㉠ 간호평가는 평가하는 시기에 따라 실제 간호행위가 끝난 이후에 하는 경우(소급평가)와 간호행위를 하는 중에 하는 경우(동시평가)가 있다.

　㉡ 모든 방법에서 기본이 되는 것은 정확한 기준을 작성해서 이를 적용·분석·수정·보완하는 일련의 순환작용이 계속되어야 한다는 것이며, 두 가지 모두 종합적인 평가에 반영되어야 한다.

② 소급평가

　㉠ 환자가 간호를 모두 받은 이후에 평가를 하므로 수행된 간호에서 어떤 결점을 발견하여 발견된 결점을 다음 간호계획이나 교육, 행정의 변화를 통해 시정하게 함으로써 간호의 질을 높이려는 것이다.

　㉡ 방법

　　• 퇴원환자기록감사 : 퇴원환자의 병록을 검토함으로써 잘못된 점을 지적하는 방법이다.

　　• 환자면담 : 퇴원 후 환자를 면담해서 간호결과를 파악하는 방법이다.

　　• 간호직원 집담회 : 환자간호를 담당한 간호사 및 모든 보건의료팀이 참석한 가운데 환자기록과 간호계획을 고찰하는 방법이다.

　　• 환자설문지법 : 환자에게 퇴원시 환자가 받은 간호에 관련된 내용을 질문을 통해서 알아보는 방법이다.

　㉢ 단점 : 환자가 간호를 받은 후에 평가하는 것이므로 해당 환자에게는 수정의 여지가 없다.

③ 동시평가

　㉠ 환자가 입원하고 있는 동안 환자의 편의를 위해 환자간호를 분석하고 그 결과를 반영시킬수 있으므로, 환자의 만족도를 높이고 간호의 질을 높일 수 있는 방법이다.

　㉡ 방법

　• 입원환자기록감사 : 환자가 간호를 받고 있는 동안 환자기록을 검토해서 잘못된 점을 수정·보완하도록 하는 방법이다.

　• 환자면담 및 관찰(병상감사) : 입원해서 간호를 받고 있는 환자의 상태를 관찰함으로써 평가하는 방법이다.

　• 직원면담 및 관찰 : 이미 정해진 기준을 가지고 간호직원을 면담해서 간호과정을 사정하는 방법이다.

　• 집담회 : 환자와 환자가족을 함께 참여시키거나 혹은 직원들만이 참석하여 환자의 만족을 돕기 위해 여러 가지 간호내용을 검토하는 방법이다.

❸ 간호질 관리의 분석도구

간호의 질 관리의 방법에 많이 사용되는 분석도구로는 흐름도, 원인결과도, 히스토그램, 파레토분석, 유사성 다이아그램 등을 들 수 있다.

(1) 흐름도

① 흐름도 개념

　㉠ 순서도 또는 플로차트(flow chart)라고도 한다.

　㉡ 특정 업무과정에 필요한 모든 단계를 도표로 표기하거나 미리 정의된 기호 및 그것들을 연결하는 선을 사용하여 도표로 표시한 것이다.

② 흐름도 특성

　㉠ 프로그램의 흐름이나 특정 목적을 달성하기 위한 처리과정을 표현하는 경우 사용한다.

　㉡ 질 관리과정을 분석하고 개선하고자 할 때 사용한다.

　㉢ 인력, 제품, 장비, 정보의 흐름이나 움직임을 표시하는 경우 사용한다.

(2) 원인결과도

① 원인결과도의 개념

　㉠ 물고기 뼈 그림, 이시카와 다이어그램이라고도 한다.

　㉡ 일의 특성(결과)과 그것에 영향을 미치는 요인들을 계통적으로 정리한 것이다.

② 원인결과도의 특성

　㉠ 결과에 대해 어떤 요인이 어떤 관계로 영향을 미치고 있는지 명확히 하여 원인을 파악할 수 있다.

　㉡ 원인들의 주요 범주화 형태를 직관적으로 보여주고 있어서 결과에 대해 어떤 요인이 어떤 관계로 영향을 미치고 있는지 명확히 하여 원인추구를 할 수 있다

ⓒ 결과는 등뼈의 오른쪽에 기술하고 일차적인 원인 범주는 등뼈에서 첫 번째로 가지치기를 하고 각 원인 범주별로 하위 원인들을 다시 가지치기를 하면서 기술한다.

(3) 히스토그램

① **히스토그램의 개념** … 다른 사건이나 측정의 빈도와 수를 막대그래프로 나타낸 것이다.

② **히스토그램의 특성**
   ㉠ 도수분포표를 나타내는 그래프이다.
   ㉡ 관측한 데이터의 분포의 특징이 한 눈에 보이도록 기둥모양으로 표시한다.

(4) 파레토분석

① **파레토분석의 개념**
   ㉠ 어떤 자료를 원인별, 또는 현상별로 구별하여 건수와 금액을 크기 순서대로 늘어놓는 분석 수법이다.
   ㉡ 관리력이 일정한 경우에 가급적 효과가 높은 부분에 중점적으로 투입하기 위한 분석방법이다.
   ㉢ 중요한 것의 80%가 상위 20%에 속한다는 이론으로 사회의 여러 현상을 설명하는데 널리 이용되는 기법이다

② **파레토분석의 특성**
   ㉠ 통계적 방법에 의해 관리대상을 A, B, C 그룹으로 나누고, 먼저 A그룹을 최중점 관리대상으로 선정하여 관리노력을 집중함으로써 관리효과를 높이려는 분석방법이다.
   ㉡ 왼쪽에서 오른쪽으로 갈수록 빈도가 감소한다.
   ㉢ 누적빈도를 표시하는 점들의 있고 선으로 연결된다.

(5) 유사성 다이아그램

① **유사성 다이아그램의 개념**
   ㉠ 아이디어를 유사그룹으로 묶기 위한 접근방법이다.
   ㉡ 유사성 다이아그램은 그 목적이 작은 범주별로 아이디어를 논리적으로 그룹화하는 집중적 사고의 한 형태이다.

② **유사성 다이아그램의 특성**
   ㉠ 팀원들은 여러 주제에 관하여 브레인스토밍이나 다른 접근법을 통해 많은 아이디어를 생각해내고 평가한다.
   ㉡ 참여자들은 조용히 항목을 재배열하고 항목은 테이블 위에 있는 카드에 기록되거나 벽차트에 떼었다 붙일 수 있는 형태로 기록된다.
   ㉢ 그룹의 아이디어가 만족스러운 수준에 도달할 때까지 누구나 개별적으로 참여하고 이동이 계속된다.

❹ 간호업무의 표준화

(1) 간호업무의 표준화

① 간호표준의 정의

㉠ 간호업무, 서비스 또는 교육의 질 등을 판단할 수 있는 전문가나 권위 있는 주장들에 의해 일반적으로 인정되고 동의받을 수 있는 간호의 수준을 말한다.

㉡ 기준을 규범에 통합시켜서 나오는 성과모델로서 간호목표, 간호처방, 간호방법 등의 질을 판단하기 위해 사용된다.

㉢ 간호업무의 표준화는 목표 또는 평가를 위한 수단이 될 수 있다. 목표로 이용될 때 표준화는 기획을 위한 도구가 되고, 성과를 평가하는 수단으로 이용될 때는 통제를 위한 방책이 된다.

② 간호표준을 설정하는 목적

㉠ 간호의 질 향상 : 간호표준은 간호사의 노력을 적절한 목표에 집중시키고 목표달성에 대한 그들의 동기부여를 높이게 되므로 간호의 질은 향상되기 마련이다. 따라서 특정 간호표준들과 실행기준은 각 임상분야에서 재개되는 복잡한 환자문제에 대한 안전한 해결책과 중재를 간호사들이 할 수 있도록 각 임상간호의 전문성에 맞게 전개되어야 한다.

㉡ 비용절감 : 간호표준은 비용절감을 위해 간호사들이 환자의 바람직한 결과를 위해 하지 않아도 좋을 것과 환자 회복과 재활에 꼭 필요한 것을 결정할 수 있도록 하기 위해 기획된다.

㉢ 간호태만의 확인 : 간호표준이 설정되어 있으면 간호사가 관계기준을 충족시키지 못했음을 입증하거나 그 기준을 충족시키지 못한 간호사의 실수가 환자에게 해를 끼쳤는가를 결정하는 일 등이 쉬워진다.

③ 간호업무표준의 유형

㉠ 규범적 표준 : 어떤 권위적인 집단에 의해 최상의 여건에서 '옳은 것(good)' 또는 '이상적인 것(ideal)'으로 생각되는 실무이다.

㉡ 경험적 표준 : 많은 수의 환자를 관리하는 기관에서 실제로 관찰될 수 있는 실무를 말하는 것으로 질 보장(QA)에서 훨씬 많이 이용된다.

㉢ 과정적 표준 : 특정 간호중재에 대한 바람직한 방법을 구체적으로 만들어 놓은 기준으로 간호사 지향적이다.

㉣ 구조적 표준 : 간호부서와 다른 부서들 간의 바람직한 관계에 관한 기준을 말하는 것으로 조직 또는 집단지향적이다.

㉤ 결과적 표준 : 바람직한 환자관리의 결과에 대한 설명적인 진술로 환자지향적이다.

(2) 간호표준과 이론과의 관계

① 오렘(Orem)의 간호이론 … 간호의 목적을 개개인들이 건강을 도모하고 질병으로부터 회복을 촉진시키며, 편안한 죽음을 맞을 수 있기 위해 자기간호(self-care)를 성취할 수 있도록 도움을 주는 것이라고 말한다.

② 로저스(Rogers)의 간호이론
  ㉠ 인간을 그가 처해 있는 환경에서 다른 에너지 영역들과 직접적이고 지속적인 상호작용 속에 있는 생물학적인 에너지 영역으로 설명한다.
  ㉡ 간호의 합당한 목적을 개개인의 건강잠재력을 최대화하기 위한 인간에너지 영역과 환경에너지 영역 간의 상호작용을 도모하는 것이라고 주장한다.

③ 로이(Roy)의 간호이론
  ㉠ 인간이란 끊임없이 변화하는 환경과의 지속적인 상호작용 속에 있는 생물학적인 존재라는 점을 전제로 한다.
  ㉡ 간호의 목적은 건강과 질병의 상태에 적응할 수 있도록 인간의 선천성기전과 후천성기전을 발전시키는 것이라고 말한다.

④ 뉴먼(Beetty Newman)의 간호이론
  ㉠ 시스템 모드(systems mode)에 따르면 인간은 생을 가능케 하는 3단계의 가상적인 경계로 둘러싸인 기본적인 에너지의 핵심으로 구성되어 있다.
    • 저항라인(가장 안쪽 경계) : 신체의 항상성 유지시스템으로, 환경적 스트레스에 대한 인간의 궁극적 방어책이다.
    • 표준방어라인 : 후천적 능력(지성, 적극적 태도, 문제해결능력, 대처능력), 환경적 위험에 대한 방어, 불가피한 위험에 대한 저항을 말한다.
    • 탄력방어라인 : 건강증진과 건강유지를 위한 구체적 행동(휴식, 운동, 식이요법, 레크리에이션)을 말한다.
  ㉡ 간호의 목적은 탄력방어라인을 증가시키거나 환경적 스트레스를 감소시키려는 목적성 있는 중재를 통해 환자가 최대한의 건강을 달성할 수 있도록 도와주는 것이라 말한다.

최근 기출문제 분석

2020. 6. 13. 제1회 지방직 시행

1 **다음 글에서 설명하는 의료의 질 평가 방법은?**

> • 환자의 입장에서 진료 및 치료경로를 따라 의료진 및 환자와의 대화, 기록검토, 관찰 등을 통합적으로 살펴보는 방법
> • 환자가 의료기관에 도착해서 퇴원할 때까지 환자에게 제공되는 실제 경로를 조사하는 방법
> • 개별 환자뿐만 아니라 조직 시스템을 대상으로 함

① 추적조사방법

② 국가고객만족도조사

③ BSC(Balanced Score Card) 기법

④ PDCA(Plan-Do-Check-Act) 방식

TIP • BSC 기법 : 1990년대 초반 하버드 비즈니스 스쿨의 카플란과 노턴 교수에 의해 창안되었다. 기존의 성과지표들이 주로 재무적인 분야에 초점을 맞추고 있는 데 비해 BSC는 성과지표를 재무, 고객, 내부 프로세스, 학습 및 성장 관점의 4가지 관점으로 균형 있게 선정하고 그 지표들 간의 인과관계를 파악하여 strategy map으로 구성한다.
• PDCA 방식 : 의료의 질 향상 방법으로 제시된다.
P(Plan, 계획수립) – 질 향상 활동 계획수립
D(Do, 실행) – 질 향상 활동, 자료수집 및 활동 효과분석
C(Check, 점검) – 수집된 자료를 분석을 통해 도출된 결과를 점검
A(Act, 조치) – 결과를 바탕으로 기존 CQI(continuous quality improvement) 활동에 어떤 조정 및 보완이 있어야 할지 결정

Answer 1.①

2 의료의 질(quality)을 구성하는 요소에 대한 설명으로 옳은 것은?

① 접근성(accessibility) – 6시간 걸리던 병원 방문시간을 원격진료를 통하여 단축하였다.

② 효율성(efficiency) – 의료자원의 분배는 공정성에 입각하여 지역별 균형을 맞추었다.

③ 지속성(continuity) – 입원환자 1인당 간호서비스 투입비용을 전년대비 10 % 감소시켰다.

④ 형평성(equity) – 환자를 전원하면서 의료정보를 공유하여 환자에게 제공되는 진료와 간호를 일관성 있게 하였다.

> **TIP** ① 접근성 : 시간이나 거리 등의 요인에 의해 의료서비스의 비용에 제한을 받는 정도이다.
> ② 효율성 : 의료서비스의 제공시 자원이 불필요하게 소모되지 않고 효율적으로 활용되었는지에 대한 정도이다.
> ③ 지속성 : 의료서비스의 시간적, 지리적 연결 정도와 상관성을 말한다.
> ④ 형평성 : 보건의료의 분배와 주민에 대한 혜택에서의 공정성을 결정하는 원칙에 대한 순응을 의미한다.

3 질 관리 정도를 평가하기 위해 각 영역별 실제 수행 정도와 기대되는 수행 정도를 점선, 실선 등으로 표시하여 그 차이까지도 볼 수 있는 도구는?

① 산점도(scatter gram)

② 레이더 차트(radar chart)

③ 파레토 차트(Pareto chart)

④ 원인 결과도(fishbone diagram)

> **TIP** 레이더 차트(Radar Chart)는 어떤 측정 목표에 대한 평가항목이 여러 개일 때 항목 수에 따라 원을 같은 간격으로 나누고, 중심으로부터 일정 간격으로 동심으로 척도를 재는 칸을 나누어 각 평가항목의 정량화된 점수에 따라 그 위치에 점을 찍고 평가항목간 점을 이어 선으로 만들어 항목 간 균형을 한눈에 볼 수 있도록 해주는 도표이다. 여러 측정 목표를 함께 겹쳐 놓아 비교하기에도 편리하다. 각 항목 간 비율뿐만 아니라 균형과 경향을 직관적으로 알 수 있어 편리하다.

Answer 2.① 3.②

4 질관리 자료분석도구 중 작은 범주별로 아이디어를 논리적으로 그룹화하기 위한 방법으로, 만족스러운 수준에 도달할 때까지 아이디어를 생각해 내고 평가하는 방법은?

① 런차트

② 파레토 차트

③ 우선순위 매트릭스

④ 유사성 다이아그램

> **TIP** 유사성 다이아그램 … 유사한 아이디어들끼리 한 그룹으로 묶는 방법. 여러 주제에 관해 브레인스토밍이나 다양한 접근법을 통해 많은 아이디어를 내고 평가하는 방식이다.

5 간호조직에서 통제기능의 필요성으로 가장 옳지 않은 것은?

① 권한위임과 분권화의 확대

② 조직 구성원들의 실수 및 오류 발생 가능성

③ 간호인력의 업무수행 능력 개발

④ 외부 평가의 강화

> **TIP** 간호조직에서의 통제의 필요성
> ㉠ 조직의 목표와 개인의 목표가 일치하지 않는 경우가 많으므로 간호사들로 하여금 조직의 목표달성에 효과적으로 기여할 수 있도록 공식적인 통제시스템이 필요하다.
> ㉡ 간호사들로 하여금 효과적인 조직형태를 유지하게 하기 위함이다.
> ㉢ 의료수요의 증가, 양질의 의료요구의 증가, 의료비의 상승, 의료조직의 효과와 효율성에 대한 필요성 증대와 같은 다양한 사회적 요인으로 인해 비용효과적인 관리혁신이 요구되어 통제가 더욱 필요하다.

Answer 4.④ 5.③

6 도나베디안(Donabedian)의 간호업무 질 관리 접근방법에서 고려될 수 있는 평가항목을 과정적 측면과 결과적 측면 순서대로 바르게 나열한 것은?

	과정적 측면	결과적 측면
①	직무기술서 구비	경력개발프로그램 유무
②	경력개발프로그램 유무	낙상 위험요인 사정 여부
③	낙상 위험요인 사정 여부	환자의 기능수준
④	환자의 기능수준	직무기술서 구비

TIP 간호의 질 관리 접근방법(도나베디안, 1969)

ⓐ 구조적 접근
- 의료 제공자의 자원, 작업 여건이나 환경을 말하며 구조적 접근은 의료를 제공하는데 인적, 물적, 재정적 자원의 측면에서 각각의 항목이 표준에 부응하는지 여부를 평가한다.
- 구조적 접근 방법 요소
- 정책, 절차, 직무기술서
- 조직구조
- 간호인력 배치, 간호업무량
- 교육 및 연구
- 의료제공자의 자원, 작업 여건, 환경
- 인적, 물적, 재정적 지원
- 인력, 시설, 장비, 면허 및 자격증 등

ⓑ 과정적 접근
- 의료제공자와 환자 간에, 또는 의료서비스 진행과정에 일어나는 행위에 관한 것으로 환자에 대한 태도까지 포함하여 의료의 질 향상을 위한 주제를 선정하고 진료표준을 설정하여 이를 충족하는 지를 조사한다.
- 과정적 접근방법 요소
- 간호행위 : 의사소통, 간호기술의 숙련성, 간호사의 태도
- 간호부서와 타 부서와의 상호작용
- 조직의 관리와 지도성
- 의료서비스 진행과정에 일어나는 행위
- 환자에 대한 태도
- 간호기록, 환자 간호계획, 교육실시
- 진단과정, 진료과정, 수술과정, 간호과정, 투약과정 등

ⓒ 결과적 접근
- 현재 및 과거에 의료서비스를 제공받은 개인, 집단의 실제 및 잠재적 건강상태에서 바람직하거나 그렇지 못한 상태로의 변화를 말하며, 결과는 보편적으로 보건의료체계 및 의료 제공자들의 책임과 연계된 건강수준으로 정의한다.
- 결과적 접근방법 요소
- 의료서비스를 제공받은 환자의 건강 상태변화
- 낙상률, 감염률, 욕창발생률, 재원기간
- 건강수준
- 환자기능 수준
- 진료결과(이환율, 사망률, 재발률)
- 간호결과
- 고객만족도 등

Answer 6.③

2020. 6. 13. 제1회 지방직 시행

7 의료서비스 마케팅에 대한 설명으로 옳은 것은?

① 가변성은 동시성이라 불리며, 생산과 소비가 동시에 이루어지는 것을 뜻한다.

② 소멸성은 의료서비스의 저장이 불가능하여, 의료서비스를 보관할 수 없음을 뜻한다.

③ 내부마케팅은 환자를 소비자로 생각하여 환자만족을 위해 필요한 환경을 제공하는 것을 가리킨다.

④ 비분리성은 이질성으로 불리며, 서비스의 질이나 수준, 내용, 과정이 항상 같을 수 없음을 뜻한다.

> **TIP** 간호서비스 마케팅의 특징
> ㉠ 무형성 : 기본 특성의 형태가 없다.
> ㉡ 비분리성(동시성) : 생산과 소비가 동시에 일어난다.
> ㉢ 이질성 : 가변적 요소가 많기 때문에 고객에 대한 서비스가 다르다.
> ㉣ 소멸성 : 판매되지 않는 서비스는 사라진다.

2019. 6. 15. 제2회 서울특별시

8 간호업무의 질을 평가하기 위한 접근방법 중 과정적 측면을 평가하는 항목으로 가장 옳은 것은?

① 간호기록　　　　　　　　　② 직무기술서
③ 정책과 절차　　　　　　　　④ 환자 만족도

> **TIP** 간호기록이란 간호사의 책임하에 기재하는 공적인 환자개인의 기록이다. 간호활동과정에서 발생한 여러 가지 정보로, 입원 시의 환자사정에서부터 간호진단, 간호수행, 간호에 대한 환자의 반응 등을 조직적이고 체계적으로 기록한 문서라고 할 수 있다. 따라서 간호업무의 질을 평가하기 위한 접근방법 중 과정적 측면을 평가하는 항목으로 적절하다.
> ※ 평가의 유형
> ㉠ 구조적 평가 : 간호가 제공되는 구조에 초점
> ㉡ 과정적 평가 : 건강제공자의 활동에 초점
> ㉢ 결과적 평가 : 대상자의 건강상태와 간호결과에 대한 대상자의 만족에 초점

Answer 7.② 8.①

9 통제 활동에 대한 설명으로 옳은 것은?

① 근본원인분석(root cause analysis) - 적신호 사건을 예방하기 위하여 근본 원인을 전향적으로 파악한다.

② 린(Lean) - 지속적인 질 향상을 위해 업무 성과의 변이를 최소화한다.

③ 6-시그마(6-sigma) - 업무 프로세스에서 낭비 요소를 제거하고 고객에게 가치 있는 요소를 강조한다.

④ 오류유형과 영향분석(failure mode and effect analysis) - 업무 프로세스에서 발생할 수 있는 사건 유형을 사전에 파악하고 체계적으로 분석한다.

> **TIP** ① 근본원인분석은 과오의 재발을 예방하기 위한 체계적 변화에 중점을 두는 후향적 검토 방법이다.
> ② 린 생산방식은 작업 공정 혁신을 통해 비용은 줄이고 생산성은 높이는 것으로, 숙련된 기술자들의 편성과 자동화 기계의 사용으로 적정량의 제품을 생산하는 방식이다.
> ③ 6-시그마는 모든 서비스와 상품의 불량률이나 결함을 줄이고 고객만족을 높이기 위한 질 향상 활동 방법이다.

10 의료의 질 향상 방법으로 제시되는 FOCUS-PDCA에서 〈보기〉의 단계에 해당하는 것은?

보기

개선하고, 자료수집 및 분석을 한다.

---

① 계획(Plan)
② 시행(Do)
③ 점검(Check)
④ 실행(Act)

> **TIP** FOCUS-PDCA
> ㉠ F(Find, 문제의 발견) : 개선이 필요한 문제를 선정
> ㉡ O(Organize, 팀 구성) : 업무과정을 잘 파악하고 있는 구성원으로 팀을 조직
> ㉢ C(Clarify, 명확화) : 문제와 관련한 현재 상황을 명확히 파악
> ㉣ U(Understand, 원인분석) : 과정의 변이의 원인을 이해하고 문제의 원인을 분석
> ㉤ S(Select, 전략선택) : 우선순위에 의한 개선 전략을 선택
> ㉥ P(Plan, 계획수립) : 질 향상 활동 계획수립
> ㉦ D(Do, 실행) : 질 향상 활동, 자료수집 및 활동 효과분석
> ㉧ C(Check, 점검) : 수집된 자료를 분석을 통해 도출된 결과를 점검
> ㉨ A(Act, 조치) : 결과를 바탕으로 기존 CQI 활동에 어떤 조정 및 보완이 있어야 할지 결정

Answer 9.④ 10.②

11 요통환자가 많은 지역사회에서 요통전문병원을 개원하였다면, 의료의 질(quality) 구성요소 중 어느 것에 해당하는가?

① 가용성(availability) 　　　　　　② 적합성(adequacy)

③ 적정성(optimality) 　　　　　　　④ 효율성(efficiency)

> **TIP** 요통환자가 많은 인구집단에 부합하는 요통전문병원을 개원하였으므로 의료의 질 구성요소 중 적합성과 관련 있다.
> ※ Meyer의 고전적 의료의 질의 구성요소
> 　㉠ 효과성(Effectiveness) : 목적한 바의 기대나 편익의 달성
> 　㉡ 효율성(Efficiency) : 자원이 불필요하게 소모되지 않은 정도
> 　㉢ 기술 수준(Technical Quality) : 과학적 타당성과 적절성
> 　㉣ 접근성(Accessibility) : 의료서비스 이용의 제한
> 　㉤ 가용성(Availability) : 공간적, 시간적 여건
> 　㉥ 이용자 만족도(Customer Satisfaction) : 이용자 기대수준의 충족
> 　㉦ 지속성(Continuity) : 시간적, 지리적, 종류 간 연결정도와 상관성
> 　㉧ 적합성(Adequacy) : 대상 인구집단에 부합하는 정도

12 〈보기〉와 같은 질 향상 활동 방법의 종류는?

───────────── 보기 ─────────────

• 모든 서비스와 상품의 불량률이나 결함을 줄이고 고객 만족을 높이기 위한 질 향상 활동 방법이다.
• 드매익(DMAIC)이라고 불리는 '정의 – 측정 – 분석 – 개선 – 관리'의 절차로 프로세스의 개선을 수행한다.

① PDCA 사이클 　　　　　　② 린(lean)

③ 6시그마 　　　　　　　　　④ 균형성과표(BSC, Balanced Score Card)

> **TIP** 6시그마
> 　㉠ 모든 프로세스에 적용할 수 있는 전방위 경영혁신 운동으로, 1987년 미국의 마이클 해리가 창안한 품질경영 혁신기법이다.
> 　㉡ 모든 서비스와 상품의 불량률이나 결함을 줄이고 고객만족을 높이기 위한 질 향상 활동 방법이다.
> 　㉢ 6시그마 품질수준이란 3.4PPM(parts per million)으로, 100만 개의 제품 중 발생하는 불량품이 평균 3.4개라는 것을 의미한다. 이는 실제 업무상 실현될 수 있는 가장 낮은 수준의 에러로 인정된다.
> 　㉣ 6시그마의 해결기법 과정은 DMAIC로 대표된다. 즉, 정의(define), 측정(measure), 분석(analyze), 개선(improve), 관리(control)를 거쳐 최종적으로 6시그마 기준에 도달하게 된다.

Answer 11.② 12.③

13 효과적인 통제전략에 대한 설명으로 가장 옳은 것은?

① 통제는 활동의 특성이나 상황과 무관하게 원칙에 근거하도록 한다.

② 모니터링 체계는 업무수행을 완료한 후 확인되어야 한다.

③ 수행의 표준은 업무수행을 완료한 후 정한다.

④ 통제는 조직문화에 알맞아야 한다.

> **TIP** ① 통제는 원칙에 근거해야 하지만, 활동의 특성이나 상황에 따라 융통성을 가지고 해야 효과적이다.
> ② 모니터링 체계는 업무수행을 완료한 후뿐만 아니라 업무수행 중에도 확인되어야 한다.
> ③ 수행의 표준은 업무수행 전에 정한다.

14 의료시장 개방에 따른 의료시장 내 경쟁심화, 고객의 알 권리 및 소비자 보호의 강화 등으로 간호의 질 관리가 중요한 사안이 되고 있다. 간호의 질 관리와 관련된 용어 정의로 가장 옳은 것은?

① 결과표준은 의사소통, 환자간호계획, 절차편람, 환자 교육실시와 관련된 기준과 표준들이다.

② 구조표준은 수행되는 간호활동과 관련된 기준과 표준들이다.

③ 과정표준은 환경, 기구의 사용, 직원의 자격과 관련된 기준과 표준들이다.

④ 간호표준은 간호의 구조, 과정 및 결과적 측면의 질을 평가 할 수 있는 간호에 대한 기대수준으로 달성 가능한 질의 정도, 목표를 말한다.

> **TIP** ① 결과표준은 간호활동의 결과와 관련된 표준이다.
> ②③ 구조표준은 간호활동이 행해지는 조직구조 간의 관계에 관련된 표준이다. 수행되는 간호활동과 관련된 기준과 표준은 과정표준이다.

15 의료의 질 구성요소에 대한 설명으로 옳지 않은 것은?

① 적합성(adequacy) – 대상 인구 집단의 건강 요구에 부합하는 정도

② 가용성(availability) – 필요한 의료서비스를 제공할 수 있는 여건의 구비 정도

③ 효과성(effectiveness) – 건강 수준의 향상에 기여한다고 인정되는 의료서비스 성과의 산출 정도

④ 적정성(optimality) – 시간이나 거리 등 요인에 의해 의료서비스 이용에 제한을 받는 정도

> **TIP** ④ 적정성(optimality)은 비용에 대한 상대적인 의료의 효과 또는 편익을 말한다. 시간이나 거리 등 요인에 의해 의료서비스 이용에 제한을 받는 정도는 접근성(acceptability)에 대한 설명이다.

Answer 13.④ 14.④ 15.④

16 간호의 질 관리 접근방법에서 과정적 요소는?

① 의사소통

② 병원감염발생률

③ 퇴원환자만족도

④ 직무기술서

> **TIP** 간호의 질 관리 접근방법(도나베디안, 1969)
>
> ㉠ 구조적 접근
> - 의료 제공자의 자원, 작업 여건이나 환경을 말하며 구조적 접근은 의료를 제공하는데 인적, 물적, 재정적 자원의 측면에서 각각의 항목이 표준에 부응하는지 여부를 평가한다.
> - 구조적 접근방법 요소
> - 정책, 절차, 직무기술서
> - 조직구조
> - 간호인력 배치, 간호업무량
> - 교육 및 연구
> - 의료제공자의 자원, 작업 여건, 환경
> - 인적, 물적, 재정적 지원
> - 인력, 시설, 장비, 면허 및 자격증 등
>
> ㉡ 과정적 접근
> - 의료제공자와 환자 간에, 또는 의료서비스 진행과정에 일어나는 행위에 관한 것으로 환자에 대한 태도까지 포함하여 의료의 질 향상을 위한 주제를 선정하고 진료표준을 설정하여 이를 충족하는 지를 조사한다.
> - 과정적 접근방법 요소
> - 간호행위 : 의사소통, 간호기술의 숙련성, 간호사의 태도
> - 간호부서와 타 부서와의 상호작용
> - 조직의 관리와 지도성
> - 의료서비스 진행과정에 일어나는 행위
> - 환자에 대한 태도
> - 간호기록, 환자 간호계획, 교육실시
> - 진단과정, 진료과정, 수술과정, 간호과정, 투약과정 등
>
> ㉢ 결과적 접근
> - 현재 및 과거에 의료서비스를 제공받은 개인, 집단의 실제 및 잠재적 건강상태에서 바람직하거나 그렇지 못한 상태로의 변화를 말하며, 결과는 보편적으로 보건의료체계 및 의료 제공자들의 책임과 연계된 건강수준으로 정의한다.
> - 결과적 접근방법 요소
> - 의료서비스를 제공받은 환자의 건강 상태변화
> - 낙상률, 감염률, 욕창발생률, 재원기간
> - 건강수준
> - 환자기능 수준
> - 진료결과(이환율, 사망률, 재발률)
> - 간호결과
> - 고객만족도 등

Answer 16.①

17 질 보장(quality assurance)과 총체적 질관리(total quality management)에 대한 설명으로 옳지 않은 것은?

① 질 보장의 목적은 특정범위를 벗어난 결과를 초래한 개인과 특별한 원인을 규명하는 것이다.

② 질 보장은 예방과 계획보다는 감시를 중요하게 여기고 결과 중심적이다.

③ 총체적 질관리의 목적은 문제가 확인되지 않더라도 지속적인 질 향상을 추구하는 것이다.

④ 총체적 질관리의 영역은 임상의료의 과정 및 결과, 환자에게 취해진 활동에 국한된다.

> **TIP** ④ 임상의료의 과정 및 결과, 환자에게 취해진 활동에 국한된 것은 QA이다. TQM의 영역은 모든 체계와 과정, 취해진 모든 활동을 대상으로 한다.

18 간호 서비스의 질 평가 방법 중 과정적 접근 방법은?

① 간호 실무 수행 방법의 표준과 규칙 마련 여부

② 근거중심 간호연구센터 설치 및 전담 인력 배치 여부

③ 환자안전 문제 발생 시 12시간 이내 적정진료관리실에 보고 여부

④ 관상동맥우회술 환자의 퇴원 후 약물 복용 순응도의 향상 여부

> **TIP** 도나베디안의 의료 질 향상을 위한 접근방법
> ⊙ **구조적 접근**: 진료의 수단과 여건 측면(물적·인적자원, 조직구조 등)
> ⓛ **과정적 접근**: 의료진의 의사결정과정 및 치료과정에 대한 평가
> ⓒ **결과적 접근**: 사망률, 감염률, 합병증률 등 결과지표

19 A 병원 간호부에서는 간호수준을 향상시키기 위해 질 향상 활동을 계획했다. 우선 간호의 질을 평가하기 위한 '평가 활동'을 시행하였고, 이제부터 '개선활동'을 할 예정이다. 일반적인 질 관리과정을 적용할 때 다음 중 가장 먼저 이루어져야 할 활동은?

① 질 개선 계획을 수립한다.

② 개선활동의 표준을 설정한다.

③ 조직의 개선과제를 명확히 규명한다.

④ 질 개선활동에 필요한 인력, 시설, 예산 등을 확보한다.

> **TIP** ③ 가장 먼저 조직의 개선과제를 명확히 규정해야 한다.

Answer 17.④ 18.③ 19.③

2014. 6. 21. 제1회 지방직

20 간호서비스의 질 평가지표 중 과정적 접근방법에 속하는 것은?

① 간호사와 보조 인력의 수

② 환자 도착 후 30분 내 문제 사정과 기록 수행 여부

③ 퇴원 환자의 건강 상태 및 자가간호 능력

④ 간호사의 직무기술서 여부

> **TIP** ①번은 구조적 접근방법(투입)이며, ③번과 ④번은 구조적 접근방법(산출)에 대한 것이다.

2014. 6. 21. 제1회 지방직

21 의료서비스의 질을 구성하는 요소에 대한 설명으로 옳은 것은?

① 접근성(accessibility)은 지리·경제 등의 측면에서 쉽게 의료서비스를 이용할 수 있는 정도이다.

② 효과성(effectiveness)은 최소 자원의 투입으로 최대의 건강수준을 얻을 수 있는 정도이다.

③ 연속성(continuity)은 의료서비스가 윤리적 원칙, 법적 규제 등 사회의 기대에 부합하는 정도이다.

④ 형평성(equity)은 의료서비스가 시간적, 지리적으로 상관성을 갖고 연결되는 정도이다.

> **TIP** ②번은 효율성에 관한 설명이고, ④번은 연속성에 관한 설명이다.

Answer 20.② 21.①

출제 예상 문제

1 다음 중 로이의 간호이론으로 알맞은 내용은?

① 인간을 그가 처한 환경에서 다른 에너지 영역들과 직접적이고 지속적인 상호작용 속에 있는 생물학적인 에너지 영역으로 설명한다.

② 간호의 목적을 건강과 질병의 상태에 적응할 수 있도록 인간의 선천성기전과 후천성기전을 발전시키는 것이라고 정의한다.

③ 인간은 생을 가능케 하는 저항라인, 표준방어라인, 탄력방어라인의 3개의 가상적 경계로 둘러싸인 기본적인 에너지의 핵심으로 구성되어 있다.

④ 간호의 목적은 개개인의 건강잠재력을 최대화하기 위해 인간에너지 영역과 환경에너지 영역 간의 상호작용을 도모하는 것이라고 주장한다.

TIP ①④ 로저스의 간호이론 ③ 뉴먼의 간호이론

2 질적인 간호평가를 위해 퇴원환자의 기록감사, 퇴원환자와의 면담을 통해 평가하는 방법은?

① 동시평가　　　　　　　　　　　② 구조적 평가

③ 동료평가　　　　　　　　　　　④ 소급평가

TIP 간호평가방법
　㉠ 동시평가 : 입원 중에 있는 입원환자기록감사, 환자면담 및 관찰, 직원면담 및 관찰, 집담회 등을 통하여 평가한다.
　㉡ 구조적 평가 : 간호업무상 물리적 시설, 행정과정, 의사소통 등의 과정을 평가한다.
　㉢ 동료평가 : 조직 내에서 간호사들끼리 서로의 업무능력을 평가한다.
　㉣ 소급평가 : 환자가 간호를 모두 받은 이후에 평가를 한다.

Answer 1.② 2.④

3 다음 중 간호조직에서 통제기능이 필요한 이유는?

① 개인과 조직목표의 일치　　　　　　② 정보기능

③ 간호철학 설립　　　　　　　　　　④ 인간관계 회복

TIP 간호조직에서 통제기능이 필요한 이유
　　ⓐ 개인목표와 조직목표의 불일치에 있다.
　　ⓑ 간호사들로 하여금 효과적인 조직형태를 유지하게 하기 위함이다.

4 다음 중 도나베디안(Donabedian)이 통제의 목적으로 개발한 접근방법 중 결과적 접근법에 사용되는 평가기준은?

⊙ 사망률	ⓛ 간호제공자의 행위
ⓒ 환자만족도	ⓔ 교육 및 연구

① ⊙ⓛ　　　　　　　　　　　　　　② ⊙ⓒ

③ ⊙ⓛⓒ　　　　　　　　　　　　　④ ⓛⓒ

TIP ⓛ 과정적 평가기준　ⓔ 구조적 평가기준
※ 결과적 접근 … 간호를 받은 결과로서 나타나는 환자의 건강상태의 변화 결과를 평가하는 방법을 말하며 평가기준으로는 사망률, 불편감의 정도, 문제해결, 증상조절들을 포함하는 건강과 질병수준, 환자의 건강지식 유무, 합병증 발생 유무, 비용, 환자만족도 등이 있다.

5 다음 중 통제기능의 과정에 속하지 않는 것은?

① 표준의 설정　　　　　　　　　　② 교정

③ 간호요원 모집　　　　　　　　　④ 측정 및 평가

TIP 통제과정은 표준의 설정 → 측정 및 평가 → 교정의 단계로 이루어진다.

Answer　3.① 4.② 5.③

6 다음 중 직접관찰에 관한 설명으로 옳지 않은 것은?

① 개인적인 접촉에 의해 친근감을 줄 수 있다.
② 시간을 많이 소요한다.
③ 전반적인 조직관찰이 가능하다.
④ 실무자에게 반감을 야기시킬 수 있다.

TIP ③ 부분적 관찰로 전체적 판단의 우려점을 갖는다.

7 다음 중 비용효과분석에 관한 설명으로 옳은 것은?

① 목적달성을 일정한 자원 내에서 얼마나 성취했는가를 평가하는 것은 효과성으로 나타낸다.
② 투입되는 단위는 화폐단위이고, 산출부분은 비화폐단위인 경우를 비용이익분석이라 한다.
③ 투입, 산출 모두 화폐단위로 분석하는 경우를 비용효과분석이라 한다.
④ 관리에 투입되는 비용과 그 효과를 분석하는 것이다.

TIP ① 목적달성을 일정한 자원 내에서 얼마나 성취했는가를 평가하는 것은 효율성으로 나타내며, 관리과정을 시스템으로 설명하고
투입과 산출을 비교·분석하는 데 있어서 관리과정이 유효하였는가를 평가하는 것은 효과성으로 나타난다.
②③ 투입, 산출 모두를 화폐단위로 분석하는 경우를 비용이익분석이라 한다.
※ 비용효과분석
　ⓐ 비용효과분석은 관리에 투입되는 비용과 그 효과를 분석하는 것이다.
　ⓑ 투입단위는 화폐단위, 산출부분은 비화폐단위로 분석하는 경우이다.

8 다음 중 효과적인 통제시스템에 대한 설명으로 옳지 않은 것은?

① 과업 불확실성이 클수록 성과통제의 비중은 커진다.
② 보상과 벌은 가능한 한 행위가 끝난 즉시, 일관되게 적용되어야 한다.
③ 측정간격이 적을수록 통제비용이 증가하므로 일상적인 업무인 경우 측정빈도수를 줄여야 한다.
④ 혁신이 필요한 업무에서는 기준이 적은 것이 좋다.

TIP ④ 간단한 직무에서는 기준이 적은 것이 좋고, 혁신이 필요한 직무에서는 다원적 기준이 필요하다.

Answer 6.③ 7.④ 8.④

9 다음 중 통제시스템 설계시 주의사항이 아닌 것은?

① 기획과 실행 간의 차이에 대해 즉각적으로 통제성이 필요하다.

② 통제상 활용되는 모든 숫자나 보고가 요망되는 수행기준과 비교될 수 있는 것이어야 한다.

③ 계획과 실행 간의 차이에 대하여 감정적으로 모색되어야 한다.

④ 통제대상이 되는 업무의 성질과 상황을 고려하여 거기에 알맞은 통제수단 및 방법을 만들어야 한다.

....

TIP ③ 계획과 실행상의 차이에 대하여 그 원인이나 시정수단을 강구할 때 객관적 시각으로 대한다.

10 다음 중 통제범위에 대한 설명으로 옳은 것은?

① 통제의 수와 범위가 클수록 관리비용이 감소한다.

② 통제의 수와 범위가 클수록 통제의 유효성이 감소한다.

③ 통제는 결정 가능하여야 하나 입증할 수 있어야 하는 것은 아니다.

④ 간단한 직무에서는 다원적 기준이 필요하다.

....

TIP ① 통제의 수와 범위가 클수록 관리비용은 증가된다.
　　　③ 통제는 결정 가능하며 입증할 수 있어야 한다.
　　　④ 간단한 직무에서는 기준이 적은 것이 좋고 혁신이 필요한 직무에서는 다원적 기준이 필요하다.

11 통제기능과 가장 관련있는 항목은?

① 책임과 권한계통의 명확화

② 정책수립

③ 운영의 계획과 수행차이 확인

④ 집권화

....

TIP 통제는 계획의 올바른 수행 여부를 확인하고 계획과 수행에 차이가 있다면 이를 최소화하기 위한 관리활동이다.

Answer 9.③ 10.② 11.③

12 통제관리시스템의 관리행위에서 주의해야 할 점으로 옳지 않은 것은?

① 특수한 상황에 대해 설계되어야 하고, 활동상태를 반영하며 계획한다.

② 모니터링 체계는 초기와 중요한 시점에서 이루어져야 한다.

③ 융통성 있는 대안적 계획으로 유연성을 갖도록 해야 한다.

④ 통제는 현실지향적이어야 한다.

TIP ④ 통제는 미래지향적이어야 한다.

13 간호업무에 있어 행동통제와 성과통제에 대한 설명으로 옳지 않은 것은?

① 간호목표의 달성 여부를 간호사에게서 측정함으로써 평가한다.

② 간호행위와 결과가 인과관계에 있는 경우 한 가지만 통제해도 된다.

③ 과업 불확실성이 클수록 성과통제의 비중은 커진다.

④ 통제의 기준이 되는 것은 양, 질, 비용, 시간적 요소이다.

TIP ① 통제는 간호결과를 간호대상자로부터 측정하여 간호목표의 달성 여부를 확인한다.

14 다음 중 간호평가 기준설정의 지침으로 옳지 않은 것은?

┌───┐
│ ㉠ 기대하는 행위를 측정가능한 용어로 표현한다.   │
│ ㉡ 기준설정은 관련내용을 간략하게 서술한다.   │
│ ㉢ 한 가지 기준에 짧게, 여러 가지 행위를 기술한다.   │
│ ㉣ 기대하는 내용을 추상적으로 열거한다.   │
└───┘

① ㉠㉡   ② ㉡㉢

③ ㉢㉣   ④ ㉠㉡㉢㉣

TIP ㉢ 한 가지 기준에는 한 가지 행위만을 기술하여야 한다.
㉣ 기대하는 내용을 구체적으로 열거한다.

Answer 12.④ 13.① 14.③

15 다음 중 간호의 질(Quality)에 대한 설명으로 옳지 않은 것은?

① 간호의 질 평가를 위해서는 측정도구가 필요하다.

② 표준과 기준은 간호의 질을 조작화하는 데 필요한 핵심적 개념이다.

③ 간호표준은 어느 조직에서나 공통적으로 적용된다.

④ 질은 간호서비스에 대한 표준에 근거를 둔다.

TIP ③ 간호표준은 어느 조직에서나 공통되는 것이 아니므로 각 의료기관에 따라 안전하고 효과적인 업무를 이끌 수 있는 개별적인 표준을 설정하여야 한다.

16 다음 중 간호생산성을 향상시키기 위하여 하부성과 측정에 이용할 수 있는 평가지표들로서 통제를 위한 분석자료로 적합한 것은?

㉠ 간호직원 이직률	㉢ 환자 분류군별 제공된 직접 간호시간
㉡ 환자의 만족도	㉣ 진단명기준환자군(DRGs)에 따른 재원일수

① ㉠㉡㉢

② ㉠㉢㉣

③ ㉡㉢㉣

④ ㉠㉡㉢㉣

TIP 통제를 위한 자료는 업무수행의 실제결과를 표준과 비교해 볼 수 있도록 구체적인 내용이어야 한다.

Answer 15.③ 16.④

17 다음 중 임상 각 과의 질 관리 평가자료로 적당한 것은?

ㄱ 혈액 반납 및 폐기율   ㄴ 중환자실 재입실률
ㄷ 외래 각 과의 신환 증가율   ㄹ 수술 후 창상 감염률

---

① ㄱㄴ   ② ㄱㄷ
③ ㄴㄷㄹ   ④ ㄱㄴㄷㄹ

TIP 질 관리 평가자료
　　ㄱ 진료지원 부분의 혈액관리
　　ㄴ 진료부문의 중환자실서비스
　　ㄷ 진료부문의 외래서비스
　　ㄹ 진료부문의 수술서비스

간호관리

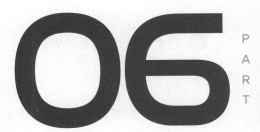

06
P
A
R
T

간호단위관리의
실제

01 간호단위관리기능의 실제

01 간호단위관리의 이해

❶ 간호단위와 간호단위관리

(1) 간호단위

① **간호단위의 개념** ··· 관리자(수간호사)의 관리 책임 아래 일정 수의 간호사와 기타 직원의 참여로 환자에게 최적의 간호를 수행해 나갈 수 있는 적당한 환자의 수와 이에 따른 적절한 시설의 범위를 말한다.

② **간호단위의 구분**
　　㉠ **입원실 간호단위** : 내과환자 간호단위, 외과환자 간호단위 등
　　㉡ **특수간호단위** : 수술실, 분만실, 외래진료실, 중환자실 등

③ **간호단위의 기능** ··· 간호대상자에게 직접간호를 제공하는 기능, 간호제공에 필요한 지원기능, 보건의료팀 내에서의 커뮤니케이션과 인간관계 유지기능을 한다.

④ **간호단위의 구조** ··· 간호단위는 일반적으로 관리의 책임에 따라 조직구조와 관리체계를 갖추어서 수간호사, 책임간호사, 일반간호사 등의 수직적 구조를 가진다.

(2) 간호단위관리

① **간호단위관리의 개념** ··· 환자간호의 수준을 극대화하기 위해 한 사람의 간호단위 관리자와 몇 사람의 간호사, 기타 직원의 참여로 치료와 간호를 위한 쾌적하고 안전한 환경을 조성하고, 양질의 간호를 제공하여 가능한 한 신속하게 대상자의 건강을 회복시키기 위한 과정이다.

② **간호단위관리의 목표**
　　㉠ 입원자에게 쾌적하고 안전한 환경을 조성한다.
　　㉡ 간호에 필요한 인력, 시설, 물품의 적정수와 상태를 확보한다.
　　㉢ 수립된 간호실무표준과 환자의 개별적 간호요구에 부합되도록 간호를 계획하고 수행한다.

ⓔ 환자의 건강회복을 위해서 필요한 의사의 진단과 치료활동을 적극적으로 돕는다.

ⓜ 의사의 처방에 의한 투약과 처치를 정확하게 실시한다.

ⓗ 환자의 가족이 자기간호기술과 지식을 갖도록 건강교육을 실시한다.

ⓢ 환자의 가족, 친구와 유쾌하고 좋은 인간관계를 실시한다.

ⓞ 병원 내의 다른 부서 직원들과의 긴밀한 의사소통과 협조체계를 수립한다.

ⓩ 간호단위에서 일하는 직원들의 건강, 복지, 만족을 도모한다.

ⓒ 간호직원과 학생의 교육적 욕구를 충족시킨다.

ⓚ 간호실무의 향상을 도모하기 위하여 계속적인 간호연구를 시행한다.

ⓣ 최소의 비용으로서 최대의 효과와 생산성을 얻을 수 있도록 간호단위를 운영한다.

❷ 간호단위 관리자의 위치와 책임

(1) 간호단위 관리자의 위치

① 일선 간호관리자는 간호단위의 관리책임자로서, 병원간호업무의 중요한 업무를 담당하고 있으며 병원서비스의 중심이 되는 위치에 있다.

　ㄱ 상위직 : 감독이나 간호(부)장, 병원장

　ㄴ 하위직 : 책임간호사, 일반간호사, 간호조무사 기타 간호부 직원

② 간호단위 관리자가 환자들에게 만족스러운 간호를 제공하고 간호단위의 관리업무를 얼마나 성공적으로 잘 수행하느냐 하는 점은 병원의 목적성취의 성패를 좌우하는 중요 요인이 된다.

(2) 간호단위 관리자의 역할 및 기능

① 환자관리

　ㄱ 직접적인 환자간호와 관련된 역할 : 입·퇴원관리, 환자방문, 간호업무의 평가 및 감독, 간호계획 및 분배, 퇴원환자 교육, 응급상황 해결 및 업무수행

　ㄴ 간접적인 환자간호와 관련된 역할 : 간호업무에 필요한 자료수집, 환자분류 및 조정, 상담 및 설명, 새로운 지식에 대한 정보제공, 간호문제 토의, 관련부서와 상의, 간호업무수행에 필요한 물품지원 및 보충, 간호의 질 평가, 간호기록 점검

② **병동관리** … 물품, 환경 및 안전 등을 관리한다.

③ **사무관리** … 업무수행에 필요한 정보를 획득하고 처리하는 일을 수행한다.

④ **행정관리** … 병동 전체의 행정적 책임을 지므로 간호부서에서 정한 정책과 방침을 병동 내에서 실행하며, 병동의 간호인력에게 업무를 지시하고 업무의 방향을 설정하며 간호활동을 조정한다.

⑤ **인사관리** … 간호요원(간호사, 간호조무사) 및 기타 직원의 업무능력평가, 직장의 분위기 조성 및 직원 간의 불화 조정 등을 한다.

⑥ **감독** … 간호인력들이 질적인 간호제공과 간호인력의 잠재적인 능력을 최대한 개발하기 위해 병동에서 행해지는 전반적인 감독을 한다.

⑦ **교육 및 연구** … 병동 내 직원교육 및 신규간호사 교육, 환자 및 보호자의 교육 및 상담, 학생지도 및 교육, 임상에 대한 연구 등을 한다.

02 간호단위관리활동

❶ 환자관리

(1) 입원 시의 간호관리

① 환자를 따뜻하고 친절하게 맞이하여 환자가 안심하고 간호를 받을 수 있도록 해야 한다.

② 입원실을 깨끗하게 청소하고 침대, 침구, 환의, 필요한 준비물품 등과 병실의 기구류와 블라인드, 커텐 등을 점검하여 입원수속이 끝난 환자가 병실에 도착하기 전에 병실준비를 마친다.

③ 환자가 병실에 도착하면 담당간호사는 입원 생활안내서를 주고 중요한 것은 설명해주며 화장실, 세면기 등 병동의 구조와 식사시간과 회진시간, 면회시간 등 일과를 알려준다.

④ 간호사는 환자의 입원이 곧 담당의사에게 알려졌는지 확인해야 한다.

(2) 퇴원 시의 간호관리

① 불안이나 공포심을 완화시켜 확신과 희망을 가지고 퇴원하도록 돕고, 환자·보호자의 퇴원교육을 통해 가정에서 치료가 지속되도록 하여야 하며 지역사회에 재적응할 수 있도록 돕는다.

② 퇴원 후 계속 약을 복용할 시에는 그 약의 목적과 효과, 정확한 용량, 복용기간, 복용방법, 보관방법, 장기 복용시에 나타날 수 있는 부작용이나 특이한 증상 등을 알려준다.

③ 산모나 신생아의 경우 회음부의 청결과 유방관리, 젖 먹이는 법, 목욕시키는 법 등을 교육한다.

④ 환자들에게 자가간호에 필요한 지식과 기술을 가르치고 환자와 유사한 건강문제를 가진 모임을 소개해준다.

⑤ 퇴원 후 지속적인 치료가 필요한 경우 외래진료소 방문절차와 날짜를 알려주며, 그 지역사회에서 이용할 수 있는 보건·의료기관이 있으면 소개해준다.

⑥ 퇴원 후 환자의 연락처를 알아두는 것이 좋으며, 적당한 수송방법으로 환자가 무사히 집까지 갈 준비를 도운다.

⑦ 퇴원 후 환자의 챠트를 기록실에 보내기 전에 모든 기록이 빠짐없이 기록이 되었는지를 확인하고 순서대로 철한다.

❷ 운영관리

(1) 환경관리

① **안전관리**(특별히 관심을 기울여야 할 간호대상자) … 사고발생의 원인을 제거함으로써 사고로 인한 손실을 미연에 방지하기 위한 계획을 수립하고 이를 실시한다.

 ㉠ 시력·청각장애가 있는 경우

 ㉡ 연령, 질병 또는 약물로 인해 무기력한 상태

 ㉢ 졸도, 경련, 심장마비, 뇌출혈 등 충격적인 급한 상황을 예측할 경우

 ㉣ 정신적·감정적인 변화로 인하여 판단력이 결핍된 경우

 ㉤ 부주의, 무관심, 건망증, 협조를 거부하는 경우

② **화재방지** … 산소통의 보관위치, 운반 및 사용법의 통제와 점검, 소방훈련, 비상구 확인, 환자 및 보호자 대피계획과 절차를 훈련한다.

③ **감염관리**

 ㉠ **업무수행 및 물품관리** : 무균법 적용, 손 씻는 습관을 갖는다.

 ㉡ 청소담당인력의 청소방법, 청소도구 등을 관찰·감독한다.

 ㉢ 물품의 정리정돈, 위생적 관리, 매개동물로 인한 감염가능성 등을 파악한다.

④ **소음관리**

 ㉠ 소음은 신경계통을 자극시키므로 환자를 불쾌하게 만들고 안정을 방해하여 수면을 방해할 뿐 아니라 피로를 과중시키고 간호사의 업무능률을 저하시킨다.

 ㉡ 방음벽, 방음천장, 소리안나는 바닥제, 도어체크를 설치하고, 운반통로 및 배선통로와 병동과의 거리를 유지한다.

⑤ **환기가 안되는 경우** … 공기 중 산소량 부족, 탄소가스량 과다, 발한·체취로 인한 냄새, 습도의 상승, 실내 온도의 상승현상 등이 원인이다.

⑥ **채광** … 커튼이나 스크린을 이용하여 강렬한 직선광선을 차단한다.

⑦ **온도와 습도조절** … 일반적으로 인체에 쾌적한 습도는 40 ~ 70%이고, 온도는 18 ~ 20℃이나 병원환경에서는 습도는 35 ~ 74%, 온도는 18 ~ 20℃를 추천하고 있다.

⑧ 청결관리

ⓐ 간호단위의 청결관리는 간호사나 수간호사가 청소방법의 지도·감독을 통하여 간호단위의 청결을 유지하도록 한다.

ⓑ 간호단위로 공급되는 식사배선, 관리과정에서 식기의 청결을 유지하도록 지도·감독한다.

ⓒ 비누나 타올로 인한 교차감염에 주의한다.

ⓓ 비품 중 오염된 소독물품의 구분사용, 싱크대나 바닥에 오염되지 않도록 처치 후 뒷마무리까지 관리한다.

(2) 병원감염의 관리

① 병원감염의 정의

ⓐ 병원감염은 입원 당시 나타나지 않았음은 물론 잠복상태도 아니였던 감염이 입원기간 동안 혹은 퇴원 이후에 발생하는 것을 말한다.

ⓑ 병원감염은 환자 자신의 내인성, 의료인에 대한 직접적인 전달, 환경요인, 의료기구 등에 의해 발생할 수 있는 감염을 의미한다.

ⓒ 병원감염은 환자에게 신체적, 정신적 고통, 경제적 부담, 인명의 손상을 초래한다.

② 병원감염의 증가요인

ⓐ 노령인구의 증가

ⓑ 만성질환자 및 퇴행성 질환자의 증가

ⓒ 항암제, 면역억제제의 사용으로 인한 면역부전 환자의 증가

ⓓ 장기간의 항생제 사용으로 인한 항생제 내성균의 증가

ⓔ 각종 인체 내 삽입기구 시술의 증가

③ 병원감염의 종류

ⓐ 내인성 감염 : 병원감염의 2/3 정도에 해당, 환자 자신의 면역능력 저하로 인해 자신의 구강, 장기 등에 가지고 있던 세균에 의해 발생한다.

ⓑ 외인성 감염 : 병원감염의 1/3 정도에 해당, 외부 균이 진료과정 중의 처치에 의해 발생한다.

④ 병원감염의 관리활동

ⓐ 병원감염 발생의 감시

• 병원감염의 발생과 분포, 발생위험이 증감되는 요건이나 상황을 체계적으로 계속 관찰하는 것을 말한다.

• 수집된 자료를 정기적으로 분석하여 병원감염발생의 문제를 해결할 적절한 행동을 취할 수 있는 사람에게 보고하는 과정도 모두 포함한다.

ⓑ 유행 발생의 조사 : 일정지역 내에서 일정기간 동안 질병 발생이 기대수준 이상으로 증가하거나 존재하지 않았던 새로운 질병이 발생하는 것에 대한 조사를 말한다.

ⓒ 감염관리 프로그램의 운영

⑤ 병원감염의 예방활동

　　㉠ 병원감염의 예방법

소독법	오염되어 있는 병원성 미생물을 제거 또는 파괴하여 감염을 방지할 목적으로 원인균을 죽여 질병의 전염을 막는 방법
멸균법	병원성 미생물, 비병원성 미생물과 아포까지를 전부 사멸시키는 방법

　　㉡ 병원감염의 효과적인 예방법 : 의료인은 병원감염을 예방하기 위해 손 씻기, 환자의 청결관리, 기구 소독 등을 실시해야 한다.

피부소독	환경소독	기구소독
• 면역기전이 저하된 환자의 증가에 따라 손 씻기는 더욱 중요한 감염 예방방법이다. • 손 씻기는 일시적인 집락균을 제거하여 교차감염을 감소시킨다.	• 먼지, 오물, 미생물의 축적은 불쾌감과 병원감염의 잠재적인 근원이 된다. • 오염이 적은 영역에서 많은 영역으로 위치가 높은 곳에서 낮은 곳으로 진행한다.	• 관리에 주의하며 절차와 규정대로 기구를 소독하고 관리해야 하며 의료행위과정에서 병원감염의 원인이 나타날 수 있다. • 소독제는 표면손상 및 점막손상이 없으면서 소독 효과가 있어야 한다.

⑥ 병원감염의 관리지침

　　㉠ 감염관리체계가 철저히 확립되어 있어야 한다.

　　㉡ 관리를 위한 정책을 수립하고 우선순위를 결정해야 한다.

　　㉢ 조사를 통한 병원감염의 실상을 파악한 후에 우선순위를 결정하도록 한다.

　　㉣ 병원감염의 발생감시체계를 구축해야 한다.

　　㉤ 세부적인 규칙 및 지침을 수립하고 직원들에게 지속적으로 교육을 실시해야 한다.

　　㉥ 전담 감염관리 간호사를 배치하는 것이 필수적이다.

⑦ 병원감염 관리전담부서의 설치

　　㉠ 의료법에 명시된 의료기관 내 감염관리의 핵심을 이루는 감염관리 담당기구를 말한다.

　　㉡ 감염관리 전문간호사와 감염관리 담당의사로 구성한다.

⑧ 병원감염 환자의 관리

　　㉠ 모든 환자는 병원감염관리지침의 표준격리방법에 준하여 관리해야 한다.

특별한 격리가 필요하다고 판단되는 환자	감염관리실에 보고 후 표준격리방법에 따라 관리
감염질환이 의심되는 환자	감염질환에 준하여 환자의 증상에 따른 격리방법을 적용
감염질환이 확인된 환자	감염질환의 특성 및 환자의 증상에 따른 격리방법을 적용

　　㉡ 감염환자의 담당의료인은 병실 출입 시 주의사항을 직원, 환자, 보호자, 방문객 모두에게 교육하여야 한다.

　　㉢ 감염환자의 차트와 침상카드에 감염질환을 표시하는 스티커 등을 부착하여 모든 의료인이 쉽게 파악할 수 있도록 한다.

　　㉣ 전염성 질병으로 확인된 환자의 관리를 위한 의료인들은 그들만의 의사소통방법을 구축해야 한다.

⑨ 병원직원의 병원감염 예방관리

　㉠ 내원환자 중 병원의 특성에 따라 다르지만 3차 의료기관의 경우는 15~20%의 감염환자가 존재한다.

　㉡ 병원 직원에게 빈번하게 문제가 되는 혈액을 통한 감염증으로는 HIV 감염, B형 간염, C형 간염, 매독 등이 있다.

　㉢ 임신 3개월 미만일 경우 감염되면 선천성 기형아 발생이 높은 풍진은 임신 중인 여성직원에게 큰 위험이 되기 때문에 예방접종이 반드시 필요하다.

⑩ 병원직원의 병원감염 예방 지침

　㉠ 직원을 채용시 신체검사를 통한 감염질환 유무와 예방접종 접종 여부를 확인하도록 한다.

　㉡ 직원들은 질병의 종류와 전파의 위험도에 따라 예방접종을 접종하도록 한다.

　㉢ 직원들은 병원의 규정에 따라 매년 1회 정기 신체검사를 받아야 한다. 중환자실, 수술실, 응급실 등과 같이 감염노출이 빈번한 부서의 직원들은 매년 2회 신체검사를 받아야 한다.

　㉣ 직원이 전염성 질환에 감염된 경우 근무를 제한시키고 근무부서 이동시 의료인과 환자에게 노출될 수 있는 위험인자를 고려하여 결정하여야 한다.

　㉤ 주사침, 수술칼날, IV cannular 등의 날카로운 기구는 주사침용 쓰레기통에 폐기하도록 한다.

　㉥ 사용한 주사바늘은 뚜껑을 씌우지 않고 바늘 끝이 사용자의 몸 쪽으로 향하지 않도록 하며 바늘을 부러뜨리거나 구부리지 않는다.

　㉦ C형 바이러스 간염환자의 혈액이나 체액에 오염된 주사침에 찔리거나 점막이 노출된 경우 감염관리실을 통해 면역 글로불린주사를 접종받아야 한다.

　㉧ B형 간염 항원의 양성 가능성이 있는 환자의 혈액이나 체액에 오염된 주사침에 찔리거나 점막이 노출된 경우 예방접종 여부에 따라 예방접종을 하거나 면역글로불린 주사를 접종하도록 한다.

⑪ 병원 감염환자의 격리

　㉠ 병원감염환자의 격리확인

　　• 모든 환자는 표준격리방법에 의거하여 관리한다.

　　• 특별한 격리가 필요한 환자의 경우 감염관리실에 보고 후 병원감염 관리지침상의 격리방법에 따라 관리한다.

　　• 의료인은 감염환자의 병실 출입 시 주의사항에 대해 환자, 직원, 보호자, 방문객 모두에게 교육하여야 한다.

　　• 감염환자의 차트와 침상카드에 스티커 등을 표시하여 모든 의료인이 파악하도록 한다.

　　• 전산시스템에 주의경고 표시를 등록한다.

　㉡ 병원감염환자의 질병확인 : 혈액, 접촉, 호흡기 등의 주의해야 할 질병의 항목을 확인하고 분류한다.

　㉢ 병원감염환자의 격리방법

　　• 격리병실의 이용 : 1인실 이용, 출입문 반드시 닫기

　　• 표준전파의 주의 : 처치 전후 항상 손 씻기, 장갑, 마스크, 가운 착용, 감염환자의 처치 기구 소독

　　• 접촉격리 : 처치 전후 항상 손 씻기, MRSA, VRE 등 감염환자의 경우 장갑, 세탁된 가운, 비닐 앞치마를 착용하고 처치

　　• 감염환자의 병실을 떠나기 전 가운 탈의

ⓔ 공기전파의 주의

- Measles, varicella, Tb 등 질환이 있는 모든 환자는 격리실 사용, 출입문 닫기
- 감수성이 있는 직원, 방문객은 병실 출입을 금지
- 감염환자 이동 최소화

ⓜ 비말전파의 주의

- 세균성, 바이러스성 호흡기계 감염환자는 다른 환자와 적어도 1m 정도 거리를 두도록 한다.
- 감염환자가 사용한 청진기, 혈압기, 체온계 등은 다른 환자에게 사용하지 않도록 한다.

ⓑ 격리표시

- 감염환자의 침상과 차트에 스티커를 부착하여 누구나 알 수 있도록 표시한다.
- 감염환자 관리를 위한 의사소통 수단을 개발하여 효율적으로 정보관리를 한다.

ⓢ 격리해제 이후의 청소방법

- 감염환자가 사용한 격리병실의 모든 물품은 반드시 소독제로 닦거나 교체한다.
- 격리병실의 커튼은 반드시 교체하는 것을 원칙으로 한다.

(3) 물품관리

① 물품관리가 잘못되었을 경우 환자간호에 미치는 영향

ㄱ 물품수량이 부족한 경우

- 간호의 제공 중단 및 물품 공급시까지 간호가 지연된다.
- 간호의 질이 저하된다.
- 간호사의 의욕이 저하된다.

ㄴ 기구가 고장났을 경우 : 간호의 지연 및 사고발생의 위험이 있다.

ㄷ 물품공급과 순환이 원활하지 못한 경우 : 수간호사가 물품보관장을 잠그어 놓고 사용하기도 하는데, 수간호사가 간호단위에 없는 경우 물품을 사용할 수 없으므로 효과적인 물품관리방법으로 볼 수 없다.

② 물품관리지침의 마련

ㄱ 물품의 점검수칙 : 유용성, 청결성, 안정성, 편리성 등을 고려한다.

ㄴ 물품사용방법에 대한 지침서 게시 · 지휘 · 감독한다.

ㄷ 물품목록을 비치한다.

ㄹ 물품을 인계하고, 인수장부를 비치한다.

ㅁ 물품관리의 문제점을 해결하고, 개선방안모색을 위한 간호단위 내의 집담회를 운영한다.

③ 물품관리방법

ㄱ 적정 재고 유지 : 재고를 적정하게 유지함으로써 자본과 인력의 낭비를 줄일 수 있다. 기본적으로 기준량 설정, 물품청구와 교환, 물품의 보관, 물품의 목록작성 및 정기점검 등의 관리방법이 요구된다.

ㄴ 물품의 표준화 : 기능 · 특성 · 규격 · 모양이 다양한 물품은 위원회 등을 통하여 품목을 표준화시켜 두면, 보관 및 입 · 출고 등의 물품관리와 구매가 용이하며 재고량이 감소되는 효과를 기대할 수 있다.

ⓒ **물품의 재생** : 물품을 재생하기 위해서는 수집, 세척, 소독에 따른 비용이 들고, 이에 따른 인건비 등이 소모되므로 반드시 경제성을 검토하여 재생품을 결정해야 한다.

ⓔ **비저장 재고의 처리** : 물품은 유효기간 내에 사용하도록 한다. 유효기간이 경과한 것은 빠른 시간 내에 폐기처분하는 것이 좋으나 아직 유효기간이 경과하지 않은 것은 구매처에 반납하거나 타 부서에서 활용하거나 처분할 수 있도록 한다.

ⓜ **가치분석기법의 활용** : 물품의 용도와 기능을 분명히 파악하고, 물품의 구입가격이나 원가를 조사·분석하여 같은 성능을 발휘하면서 더 싼 물품은 없는지, 이를 규격화 또는 표준화시킬 수는 없는가 등을 분석한다.

ⓑ **물품관리에 대한 직원교육** : 의료장비 및 비품에 대한 사용법이 지침서로 작성되어 있어야 하며, 새로운 기기가 구입되었을 때 수간호사는 모든 간호사에게 물품의 사용법 및 관리에 대하여 교육하고 훈련해야 할 책임이 있다.

(4) 약품관리

① 약품처방체계

ⓐ **정규처방** : 의사가 그 처방을 취소하고 다른 처방을 낼 때까지 유지되거나 처방된 날짜가 만료될 때까지 지속된다.

ⓑ **임시처방** : 의사의 처방명령 변경시나, 응급시에 발행되는 처방으로 투약은 1일분 이내로 제한한다.

ⓒ **퇴원처방** : 입원환자가 퇴원할 때 처방되는 것으로 투약일수는 의료보험기준과 외래처방에 준하여 제공된다.

ⓔ **공휴처방** : 일요일이나 공휴일에 발행되는 처방이다. 모든 입원환자에 대해서는 병동별로 정해진 요일에 일요일이나 공휴일 투약분까지 처방되는 것이 원칙이나 환자의 상황변화, 처방의 누락, 새로 입원한 환자 등에 대해서는 공휴처방을 할 수 있다.

② 투약관리 지침

ⓐ 약품준비 및 투약 전에 반드시 손을 씻고 무균술을 지킨다.

ⓑ 약물투여시 5 right(정확한 양, 정확한 환자, 정확한 용량, 정확한 경로, 정확한 시간)를 정확히 지킨다.

ⓒ 의사의 처방을 완전하게 받고 이해한 후 투약준비를 한다(정확한 약어, 정확한 도량형 단위 알기).

ⓔ 약은 투약을 준비한 간호사가 즉시 투약하며 환자가 먹는 것을 확인한다.

ⓜ 설하, 질내, 직장내, L-tube 등으로 투여되는 약은 보호자나 환자에게 맡기지 말고 간호사가 직접 투약한다.

ⓑ 물약, 침전이 생기는 약은 반드시 흔들어서 투약한다.

ⓢ 정신과 환자 및 환자가 알아서는 안되는 경우를 제외하고는 약의 작용, 투여방법, 기대효과를 환자에게 설명한다.

ⓞ 항생제 주사시는 시작 전 반드시 skin test를 시행하고 이상반응시 즉시 담당의사에게 알리고 수간호사에게 보고하며, 환자기록지에 기록한다.

ⓩ 투약시간과 간격을 준수한다.

ⓧ 주사부위나 주사방법을 철저히 지키고 마비가 있는 부위에는 주사하지 않는다.

㋡ 선 자세에서 채혈이나 정맥주사를 시작하지 않는다(혈관수축으로 현기증 유발).

ⓣ 정맥주사 부위와 정맥주사 line은 72시간마다 교환한다.

ⓟ 정맥류, 하지부종, 순환상태가 좋지 않은 환자에게는 하지에 정맥주사하는 것을 금한다.

ⓗ 투약에 실수가 있으면 즉시 담당의사와 수간호사에게 보고한다.

③ 약품관리 방법

㉠ 환자약은 경구약, 주사약을 개인별로 관리한다.

㉡ 사용중단된 주사약은 즉시 반납하도록 한다.

㉢ 응급약, 비상약은 반드시 인수 인계하도록 한다.

㉣ 유효일이 지난 약은 즉시 교환하도록 한다.

㉤ 마약은 반드시 마약대장과 함께 마약장에 보관하며, 마약장은 항상 잠겨 있어야 한다. 근무교대시마다 마약, 마약장 열쇠를 인계하며 마약대장은 사용할 때마다 개인별로 기록한다.

(5) 기록과 보고

① 기록

㉠ 어느 한 기간에 걸쳐 생긴 일들의 중요한 사실을 글로써 의사소통하는 것으로, 주 · 객관적인 자료를 요약하는 전문직 간호사의 고유한 책임이자 기술이다.

㉡ 기록은 법적 문제가 발생했을 때 증빙서류와 참고서류로 사용될 경우가 있으므로 기록의 정확성을 유지해야 한다.

㉢ 환자기록, 간호업무 분담기록, 근무시간표, 마약기록부, 환자일보, 각종 물품대장 등을 기록한다.

㉣ 기록에 대한 관리책임

• 환자의 기록에 분실되거나 파손되지 않도록 보호하는 일

• 환자기록의 내용을 보호하여 치료와 간호기록상 드러난 환자의 비밀을 유지하는 일

• 병원 당국이나 간호부 차원에서 필요한 기록을 유지하고, 기록에 대한 개발과 개선 등을 제안하는 일

② 보고

㉠ 보고의 목적은 사실에 대한 정보제공, 문제에 대한 결론이나 의견, 추천 등을 포함한다.

㉡ 간단한 보고는 구두보고, 중요한 보고는 서면보고를 하는 것이 좋다.

㉢ 서면보고는 그 취지와 내용이 명확하고 기록이 간결해야 한다.

㉣ 보고서에 포함시켜야 할 내용은 보고의 제목, 보고를 받는 사람, 보고일자, 보고자의 직위 · 성명 · 날인 등이 있다.

㉤ 간호단위 관리자가 책임지는 보고

• 일일업무보고

• 중환자보고

- 입퇴원 및 전과환자보고
- 물품에 관한 보고
- 각종 간호업무의 사고보고
- 직원의 건강상태와 신상변화, 근무의욕, 업적과 과실
- 실무교육 실시결과의 보고
- 상급 간호관리자의 지시사항의 결과보고
- 근무교대시의 보고

≡ 최근 기출문제 분석 ≡

2020. 6. 13. 제1회 지방직 시행

1 마약류 약품 관리 활동에 대한 설명으로 옳은 것은?

① 마약 처방전은 1년 보관 후 폐기하였다.

② 마약은 이중 잠금장치가 된 철제 금고에 별도 저장하였다.

③ 마약 파손 시 깨어진 조각은 정리 후 분리 수거하여 폐기하였다.

④ 냉장·냉동 보관이 필요한 마약류는 잠금장치 없이 보관하였다.

> **TIP** 마약류 관리에 관한 법률 제15조 … 마약류취급자, 마약류취급승인자 또는 제4조 제2항 제3호부터 제5호까지 및 제5조의2 제6항 각 호에 따라 마약류나 예고임시마약류 또는 임시마약류를 취급하는 자는 그 보관·소지 또는 관리하는 마약류나 예고임시마약류 또는 임시마약류를 총리령으로 정하는 바에 따라 다른 의약품과 구별하여 저장하여야 한다. 이 경우 마약은 잠금장치가 되어 있는 견고한 장소에 저장하여야 한다.

2020. 6. 13. 제1회 지방직 시행

2 간호단위 환경관리에 대한 설명으로 옳은 것은?

① 적절한 냉·난방 시설이 필요하며 습도는 20 ~ 25 %가 적절하다.

② 중환자실이나 수술실, 결핵 병동은 자주 창문을 열어 환기시킨다.

③ 환자병실의 소음은 대화가 가능한 60데시벨(decibel) 이상으로 유지한다.

④ 조명은 자연채광이 되도록 노력해야 하지만 강한 햇빛을 가릴 수 있는 커튼이나 블라인드를 설치한다.

> **TIP** ① 병원환경에서 습도는 35~74%가 적절하다고 판단되고 있다.
> ② 중환자실이나 수술실, 결핵 병동의 환기를 자주시킬 경우 병원감염을 일으킬 위험이 있다.
> ③ 소음은 신경계통을 자극시키므로 환자를 불쾌하게 만들고 안정을 방해한다.

Answer 1.② 2.④

3 활동성 결핵으로 입원한 환자의 효과적인 병원 감염 관리 방법은?

① 대상자를 음압격리실에 배치한다.

② 개인정보보호를 위하여 환자 침상에 경고스티커를 부착하지 않는다.

③ 격리실을 나온 후에 장갑과 가운을 벗고 일반 폐기물통에 버린다.

④ 다인실에 입원한 환자의 경우 커튼을 쳐서 옆의 맹장 수술 환자와 격리시킨다.

> **TIP** 공기전파(airborne transmission)는 미생물을 포함한 5μm 이하 작은 입자들이 공기 중에 떠다니다가 감수성이 있는 환자가 이를 흡입함으로 인해 전파되는 경우이다. 이러한 경로로 전파되는 미생물은 기류를 타고 먼 거리까지 전파가 가능하다. 공기로 전파되는 미생물은 결핵균, 홍역 바이러스, 수두 바이러스 등이 있다. 공기주의 환자 격리실은 기존 건물인 경우 시간당 적어도 6회, 새 건물이나 리노베이션 건물인 경우 시간당 12회 이상 공기를 교환할 수 있어야 하고 격리실의 공기는 직접 건물 외부로 배출되거나 헤파필터를 거친 후 인접 공간으로 유입되어야 한다. 음압을 유지하기 위하여 격리실 문은 출입을 제외하고 닫아두어야 하며 환자가 입원한 격리실이 음압을 잘 유지하고 있는지 매일 육안으로 확인하여야 한다. 개인보호장구로는 N-95마스크나 고수준 호흡보호구를 착용한다.

4 빌딩이나 일정 기간 사용되는 주요 장비 구입 등에 대한 예산으로 가장 옳은 것은?

① 운영예산   ② 자본예산

③ 현금예산   ④ 인력예산

> **TIP** 자본지출예산(capital expenditure budget)
> ㉠ 자본지출예산은 중요 비품이나 거액을 요하는 시설의 구매, 건축쇄신에 지출되는 예산을 말한다(땅, 건물, 비싸고 긴 수명을 가진 중요 시설물의 구입 등).
> ㉡ 자본적인 품목은 일정한 가격 이상이어야만 하고 일정 기간 이상의 수명을 갖고 있어야 한다.
> ㉢ 자본적 수요에는 설비, 운반비, 서비스계약 등의 예산이 포함된다.
> ㉣ 인건비나 공급품 예산과 같은 운영상의 측면도 고려해야 한다.

Answer 3.① 4.②

5 공기 중에 먼지와 함께 떠다니다가 흡입에 의해 감염이 발생하는 질환으로 공기전파 주의 조치를 취해야 하는 홍역, 활동성 결핵의 감염관리 방법으로 가장 옳은 것은?

① 대상자는 음압 격리실에 격리한다.

② 간호수행 시 병실 문은 열어 놓아도 된다.

③ 격리실에 다제내성균 환자와 같이 격리하였다.

④ 간호수행 시 보호장구로 가운과 장갑을 착용한다.

> **TIP** 공기전파(airborne transmission)는 미생물을 포함한 5μm 이하 작은 입자들이 공기 중에 떠다니다가 감수성이 있는 환자가 이를 흡입함으로 인해 전파되는 경우이다. 이러한 경로로 전파되는 미생물은 기류를 타고 먼 거리까지 전파가 가능하다. 공기로 전파되는 미생물은 결핵균, 홍역 바이러스, 수두 바이러스 등이 있다. 공기주의 환자 격리실은 기존 건물인 경우 시간당 적어도 6회, 새 건물이나 리노베이션 건물인 경우 시간당 12회 이상 공기를 교환할 수 있어야 하고 격리실의 공기는 직접 건물 외부로 배출되거나 헤파필터를 거친 후 인접 공간으로 유입되어야 한다. 음압을 유지하기 위하여 격리실 문은 출입을 제외하고 닫아두어야 하며 환자가 입원한 격리실이 음압을 잘 유지하고 있는지 매일 육안으로 확인하여야 한다. 개인보호장구로는 N-95마스크나 고수준 호흡보호구를 착용한다.

6 병원 감염관리 방법으로 옳은 것은?

① 격리된 세균성 이질 환자에게 사용한 수액세트를 일반의료 폐기물 박스에 버린다.

② 방문객을 제한하되 응급실 소아 환자의 보호자 수는 제한하지 않는다.

③ 코호트 격리 중인 VRE(vancomycin-resistant enterococci) 감염 환자들의 활력징후 측정 시 매 환자마다 장갑을 교체한다.

④ 격리된 콜레라 환자에게 사용한 가운을 병실 앞 복도에 비치된 전용 폐기물 박스에 버린다.

> **TIP** ①④ 법정 전염병 중 격리병실 사용 중인 환자에서 발생한 폐기물은 격리의료폐기물에 해당한다.
> ② 방문객을 제한하고, 응급실 소아 환자의 보호자 수 역시 제한한다.

Answer 5.① 6.③

2019. 6. 15. 제1회 지방직

7 병동 물품관리에 대한 설명으로 옳은 것은?

① 물품의 기준량은 침상 수, 환자 수, 간호요구도 등을 고려하여 결정한다.

② 최근 공급된 멸균제품을 기존 멸균제품보다 선반 앞쪽에 배치한다.

③ 부피가 작고 사용량이 많은 진료재료의 공급은 정수보충방식을 원칙으로 한다.

④ 매주 공급되는 소모품은 주간 평균 사용량과 동일한 개수를 청구하여 재고가 없게 한다.

> **TIP** ② 최근 공급된 멸균제품은 기존 멸균제품보다 선반 뒤쪽에 배치한다.
> ③ 정수보충방식은 사용빈도가 높은 물품 중 부피가 큰 진료재료의 공급에 적용한다.
> ④ 매주 공급되는 소모품이라도 재고를 보유하고 있어야 한다.

2019. 6. 15. 제1회 지방직

8 의료인이 감염 예방을 위해 N95 마스크를 착용해야 하는 질병만을 모두 고르면?

㉠ 홍역	㉡ 수두
㉢ 풍진	㉣ 성홍열
㉤ 디프테리아(diphtheria)	

① ㉠㉡

② ㉠㉤

③ ㉢㉣

④ ㉠㉡㉤

> **TIP** N95 마스크는 식품의약품안전처 기준 KF94에 해당하는 헤비필터 마스크이다. 숫자 '95'는 공기 중 미세과립의 95% 이상을 걸러준다는 뜻이다. N95 마스크는 공기전파주의 감염병인 홍역, 수두, 활동성 결핵, SARS 등의 예방을 위해 착용해야 한다.
> ㉢㉣㉤ 비말전파주의 질병이다.

Answer 7.① 8.①

2018. 5. 19. 제1회 지방직

9 약품 관리방법으로 옳지 않은 것은?

① 약품의 외관, 포장이 유사한 경우 분리 보관한다.

② 병동에서 사용하고 남은 마약은 병동에서 즉시 폐기한다.

③ 고위험 약품 보관은 경구, 주사 등 제형별로 각각 분리하여 보관한다.

④ 항암주사제, 고농도 전해질은 각각의 안전지침에 따른 규정에 의거하여 보관한다.

> **TIP** ② 사용하고 남은 잔여 마약류는 「마약류 관리에 관한 법률」 제12조 제2항 및 동법 시행규칙 제23조에 따라 해당 허가관청에 폐기신청서를 제출하고 관계공무원 입회하에 폐기하여야 한다.

2018. 5. 19. 제1회 지방직

10 화재 발생 시 대처 방법으로 옳은 것은?

① 대피는 중환자부터 경환자, 보호자, 방문객, 조직구성원 순으로 한다.

② 비상 상황 기준에 따른 환자분류체계에 의하여 환자를 분류하여 대피시킨다.

③ 타 방화구획으로 대피하는 것보다 1차 화점으로 이동하는 것이 안전하다.

④ 보행이 가능한 환자는 계단보다 엘리베이터를 이용하여 신속하게 대피시킨다.

> **TIP** ① A급 환자는 중환자, 거동 불가능 환자이고, B급 환자는 도움을 받아서 보행이 가능한 환자, C급 환자는 자립으로 거동 가능한 일반 환자를 말한다. 대피 순서는 C, B, A 순이다.
> ③ 대피 시는 1차 화점으로부터 타 방화구획으로 대피하고, 2차 직하층이나 피난층으로 대피한다.
> ④ 대피 시 승강기 탑승을 금지하고 비상계단을 이용 대피한다.

2017. 12. 16. 지방직 추가선발

11 의료기관 내 환자안전 관리를 위한 접근법으로 옳지 않은 것은?

① 업무 수행 과정을 단순화하고 표준화한다.

② 근접오류에 대해 강제적 보고 체계를 원칙으로 한다.

③ 표준화된 공통 언어를 사용하고 개방적인 의사소통을 함으로써 팀워크를 향상시킨다.

④ 의료인 개인에 초점을 두기보다는 오류를 발견·예방할 수 있는 시스템을 구축하기 위해 노력한다.

> **TIP** ② 근접오류에 대해 자율적 보고 체계를 원칙으로 한다.

Answer 9.② 10.② 11.②

12 간호단위 기록에 대한 설명으로 옳은 것은?

① 환자기록 : 법적으로 중요한 자료가 되고 직원을 보호하는 근거가 된다.

② 약물기록 : 경구투약을 제외한 투약방법은 기입하지 않는다.

③ 진단검사기록 : 검사 전 준비사항은 기록으로 남기지 않는다.

④ 간호기록 : 상급자의 요청이 있을 경우 기록내용을 임의로 수정할 수 있다.

> **TIP** ② 약물기록은 경구투약 외의 다른 투약방법도 모두 기입한다.
> ③ 진단검사기록은 검사 전 준비사항도 기록으로 남긴다.
> ④ 간호기록은 기록내용을 임의로 수정할 수 없다.

13 의료기관의 감염 관리 방법에 대한 설명으로 옳은 것은?

① 의료법령상 30개 병상을 갖춘 병원은 감염관리위원회를 설치하여야 한다.

② 의료법령상 콜레라 등 제1군 감염병 환자도 요양병원의 입원 대상에 포함된다.

③ 종합병원은 표준주의(standard precaution)를 적용하여 간호사가 입원 환자 접촉 시 항상 장갑과 마스크를 착용하게 해야 한다.

④ 의료법령상 운영되는 감염관리실에는 감염관리에 경험과 지식이 있는 의사, 간호사, 해당 의료기관의 장이 인정하는 사람 중 1명 이상이 전담 근무하여야 한다.

> **TIP** ① 병원(병상이 200개 이상인 경우만 해당) 및 종합병원으로서 중환자실을 운영하는 의료기관의 장은 병원감염 예방을 위하여 감염관리위원회와 감염관리실을 설치·운영하여야 한다.
> ② 제1군 감염병 환자는 요양병원의 입원대상에 포함되지 않는다.
> ③ 입원 환자 접촉 시 항상 장갑과 마스크를 착용하게 해야 하는 것은 접촉주의를 적용한 것이다.

Answer 12.① 13.④

2016. 6. 18. 제1회 지방직

14 의료기관의 환자안전 관리에 대한 설명으로 옳지 않은 것은?

① 위해사건(adverse event)의 기초적인 원인을 밝혀내기 위해 근본원인분석(root cause analysis)을 실시한다.

② 환자에게 심각한 위해(harm)가 발생한 사건의 보고 여부는 보고자의 자발성을 우선적으로 존중한다.

③ 개인의 수행보다는 시스템과 프로세스에 초점을 맞추어 환자안전 개선안을 마련한다.

④ 반복적으로 발생하는 환자안전 문제를 개선하기 위해서는 외부 고객과 내부 고객 모두에게 초점을 맞춘다.

> **TIP** ② 환자에게 심각한 위해가 발생한 사건은 반드시 보고해야 한다.

2014. 6. 21. 제1회 지방직

15 간호단위관리자의 물품관리 활동에 대한 설명으로 옳지 않은 것은?

① 비용절감을 위해 물품 기준량은 예상 소모량과 정확하게 일치시킨다.

② 물품 기준량은 기본적으로 비품은 침상 수, 소모품은 환자 수를 고려하여 정한다.

③ 물품 재고조사는 기준량 확보, 불필요한 물품 파악, 수선이나 교환 물품 확인 등을 위한 것이다.

④ 물품의 기능을 분석하여 동일하거나 더 높은 성능을 가진 저렴한 물품이 없는지에 대하여 가치분석을 한다.

> **TIP** ① 물품 기준량은 만일의 상황에 대비하여 예상 소모량보다 조금 더 많게 준비해 두어야한다.

2014. 6. 21. 제1회 지방직

16 간호단위의 안전관리에 대한 설명으로 옳지 않은 것은?

① 낙상 예방을 위해 침상을 낮게 유지하고 침대바퀴는 잠금장치를 유지한다.

② 사용한 주사기 바늘은 뚜껑을 씌우지 않고 주사침용 쓰레기통에 버린다.

③ 장갑을 착용하고 혈액을 만졌을 경우, 다른 환자 처치 전에 손을 씻지 않아도 된다.

④ 화재가 발생한 경우, 사용 중인 산소밸브를 잠그고 경환자부터 중환자 순으로 대피시킨다.

> **TIP** 손 씻기는 다음과 같은 상황에서 반드시 시행한다.
> ㉠ 상처 치료 전후
> ㉡ 중환자실에서 환자 간호 전·후
> ㉢ 감염성 질환이 있는 환자나 분비물을 접촉한 후
> ㉣ 인체의 방어기전에 손상을 주는 치료 행위 전

Answer 14.② 15.① 16.③

출제 예상 문제

1 수간호사는 일반간호사와 의사 및 타직원들과의 관계를 원활하게 하여 조직을 관리해야 한다. 이와 같은 수간호사의 기능은?

① 지휘　　　　　　　　　　　　　　② 조정

③ 통제　　　　　　　　　　　　　　④ 지도

> **TIP**　① 목표달성을 위하여 필요한 행동을 동기부여하고 지도하는 기능이다.
> 　　　③ 조직목표 달성을 위해 구성원들의 행동을 확인하는 기능이다.
> 　　　④ 공동목표의 달성을 위하여 영향력을 행사하는 기능이다.

2 다음 중 환경관리가 중요한 이유로 옳지 않은 것은?

> ㉠ 최적의 환경이 조성될 때 환자에게 필요한 진료와 간호를 해줄 수 있다.
> ㉡ 바람직한 병동구조는 동선을 줄여주므로 직접간호 시간이 감소되어 병원운영이 경제적이다.
> ㉢ 최적의 환경이 조성될 때 직원의 업무능률을 향상시킬 수 있다.
> ㉣ 안정된 분위기와 최적의 환경을 조성함으로써 환자의 기본욕구가 충족될 수 있다.

① ㉠㉡　　　　　　　　　　　　　　② ㉡㉢

③ ㉢㉣　　　　　　　　　　　　　　④ ㉠㉢㉣

> **TIP**　환경관리의 중요성
> 　　　㉠ 최적의 환경이 조성될 때 직원의 업무능률을 향상시킬 수 있다.
> 　　　㉡ 안정된 분위기와 최적의 환경을 조성함으로써 환자의 기본욕구가 충족될 수 있다.

Answer　1.②　2.①

3 병원의 물리적 환경조성으로 옳지 않은 것은?

① 출입 여부를 알 수 있도록 문소리가 나게 한다.

② 산소를 이용하는 인접환경에는 화재위험을 알리는 표지판을 단다.

③ 벽의 색깔은 반사작용을 하기 때문에 흰색이나 형광은 좋지 않다.

④ 물품관리 시 무균법을 적용하도록 한다.

TIP ① 병원의 출입문은 문소리가 안 나도록 도어체크를 단다.

4 다음 중 특별히 안전관리에 더 관심을 기울여야 할 간호대상자가 아닌 것은?

① 골절로 석고붕대한 환자

② 정신착란으로 인하여 판단력이 결핍이 된 경우

③ 졸도, 심장마비 등 충격적인 급한 상황이 예측될 경우

④ 시력·청각장애가 있는 경우

TIP 안전관리에 특히 관심을 기울여야 할 간호대상자
　　㉠ 시력·청각장애가 있는 경우
　　㉡ 졸도, 심장마비 등 충격적인 급한 상황을 예측할 경우
　　㉢ 정신적·감정적인 변화로 인하여 판단력이 결핍이 된 경우
　　㉣ 질병, 약물로 인한 무기력한 상태
　　㉤ 부주의, 건망증이 있는 경우

5 다음은 병원감염을 예방하기 위한 방법들이다. 이 중 가장 효과가 적은 것은?

① 효과적인 감염발생 감시체계를 확립한다.

② 교차감염을 막기 위해 격리시설을 구비한다.

③ 간호사는 환자접촉 전·후 반드시 손을 씻는다.

④ 면회 온 어린이에게 덧가운을 착용하여 면회시킨다.

TIP ④ 감수성이 있는 사람(특히, 어린이의 경우 감염위험성이 높으므로)은 가능한 감염환자와 접촉이 없도록 지도한다.

Answer　　3.① 4.① 5.④

6 다음 중 물품관리의 중요성에 대한 설명으로 옳지 않은 것은?

① 간호업무와 간호의 결과에 우선하여 물품의 경제적 효율적인 사용을 우선적으로 관리할 책임이 간호관리자에게 있기 때문이다.

② 병원은 환자의 진료비, 지역사회 세금 등으로 운영되어 공익성을 추구하므로 낭비 없이 관리할 필요가 있기 때문이다.

③ 병원운영비 중 물품에 소요되는 예산적 비중이 인력에 소모되는 비용 다음으로 많이 차지하기 때문이다.

④ 물품관리의 소홀은 간호대상자에게 위험한 상황을 초래할 수 있는 요인이 될 수 있기 때문이다.

TIP ① 물품관리는 경제적인 면과 간호의 질적인 면을 동시에 고려해야 한다.

7 약품관리의 중요성을 설명한 것으로 옳지 않은 것은?

① 간호사는 환자에게 직접 투약하는 행위자로 약품관리의 최일선에 있다.

② 약품관리는 병원 전체에서 투약과 관련된 모든 약품의 구입, 분배, 통제 및 투약까지 의미한다.

③ 약품의 처방권은 의사에게 있으므로 약품관리의 최종책임은 의사에게 주어진다.

④ 약품관리의 질은 정확한 약품정보와 평가, 최신의 정보까지 포함된다.

TIP ③ 약품관리의 책임은 처방내용은 의사에게, 처방된 약의 조제는 약사, 환자에게 제공되는 과정에는 간호사의 책임이 크다고 할 것이다.

8 다음 중 약품의 반납과 관련된 내용으로 옳지 않은 것은?

① 투약중지, 사망, 가퇴원 등은 반납의 이유가 된다.

② 반납처방은 의사가 쓰지 않도록 하여 신속히 처리되게 한다.

③ 반납수령확인은 처방수량과 투약된 양으로 확인하게 된다.

④ 반납처방과 원처방이 같이 약제부로 보내져야 한다.

TIP ② 반납처방은 의사가 써야 하며 빨간색으로 기재, 날인하게 한다.

Answer 6.① 7.③ 8.②

9 약품처방체계에 대한 설명으로 옳지 않은 것은?

① 비용효과적이며 효율적 약의 이용을 위해 미리 승인된 약의 처방방법을 말한다.

② 궁극적으로 환자에게 높은 약값을 부담시키게 된다.

③ 의사들이 병원에 있지 않은 약을 처방할 수 있으므로 계속적 정보제공이 중요하다.

④ 병원에 없는 약의 처방은 때로는 논쟁거리와 법적 위험소재가 될 수 있다.

TIP ② 반대로 낮은 약값을 부담하게 되는 장점이 있다.

10 다음 중 입원 시 간호사가 제일 먼저 취해야 하는 행위로 가장 적합한 것은?

① 환자가 병실에 도착하면 담당 간호사는 자기를 소개하고, 입원생활의 안내서를 주고 설명해 준다.

② 환자가 병실에 도착하면 일선 간호관리자는 자기소개를 통해 단위를 관리하는 담당자임을 알리고 환자를 안심시킨다.

③ 환자가 병실에 도착하면 담당간호사는 당직의사에게 환자입원을 알리고 검사물 채취 등을 환자에게 설명해준다.

④ 환자가 병실에 도착하면 담당간호사는 먼저 환자의 소지품을 보호자에게 돌려준 후 기록한다.

TIP 환자가 병실에 도착하면 우선 담당 간호사의 자기소개를 시작으로 하여 입원생활 전반에 대한 설명이 주어져야 한다.

11 다음은 환자기록의 중요성에 대한 설명이다. 옳지 않은 것은?

① 환자기록은 진단 및 치료와 간호에 도움이 된다.

② 환자기록은 교육과 연구에 중요한 자원이 된다.

③ 환자기록은 법적으로 중요한 자료가 되기 때문에 직원들을 보호하는 근거가 된다.

④ 환자기록은 병원수입에 직접적인 영향이 있기 때문에 도움이 된다.

TIP 환자기록은 진단·치료·간호에 도움이 되며, 교육과 연구에 중요한 자원이며, 법적 자료로 직원보호의 근거를 제공한다.

Answer 9.② 10.① 11.④

12 다음은 인간관계의 기본적 측면에 대한 설명이다. 옳지 않은 것은?

① 상대방에 대한 지식을 갖는 인간적 측면

② 상대방에 대해 느끼는 감정적 측면

③ 상대방에 대한 자기의 행동이나 태도를 결정하는 의지적 측면

④ 상대방을 분석하는 분석적 측면

TIP 인간관계의 기본적 측면은 상대방에 대한 지식을 갖는 인간적 측면, 상대방에 대해 느끼는 감정적 측면, 상대방에 대한 자기의 행동이나 태도를 결정하는 의지적 측면으로 구분하여 볼 수 있다.

02 간호업무의 법적 책임

01 간호사의 법적 지위와 의무

① 간호행위의 범위

(1) 보건의료법규

간호사의 임무에 대해 의료법 제 2 조 제 2 항 제 5 호는 '환자의 간호요구에 대한 관찰, 자료수집, 간호판단 및 요양을 위한 간호 및 간호조무사가 수행하는 업무보조에 대한 지도 또는 진료의 보조 및 대통령령이 정하는 보건활동'이라고 하고 있는데, 전자는 간호사의 간호전문지식을 기초로 한 범위 내에서 독자적 판단으로서의 요양과 방법에 대한 지도가 가능한 것이고(독자적 업무영역), 후자는 의사의 지시와 감독하에 이루어지는 것으로 독자적인 판단과 진료행위가 허용되지 않는 것이다.

(2) 대법원 판례

대법원은 의료행위를 '의료인이 의학의 전문적 지식을 기초로 하여 경험과 기능으로써 진찰, 검안, 처방, 투약 또는 외과수술 등 질병의 예방이나 치료행위를 하는 것(대판 1987. 11. 24, 87도1942)'이라고 정의하였다. 최근의 판례에서는 의료행위의 범위를 보다 넓게 인정하고 '의료행위라 함은 질병의 예방과 치료행위뿐만 아니라 의료인이 행하지 아니하면 보건위생상 위해가 생길 우려가 있는 행위(대판 1992. 5. 22, 91도3219)'를 의미하는 것으로 판시하고 있다. 즉, 의료행위를 국민의 보건위생상 위해의 우려가 있는 행위를 포함하는 것으로 해석하고 있다.

(3) 보건복지부의 유권해석

보건복지부의 질의회신내용은 법적 강제력이나 구속력은 약하나 법규정이 모호하거나 관련된 선행판례가 없는 경우 실무 의료인에게는 중요한 지침이 된다.

① 간호사의 혈맥주사는 의사의 지도하에 시행되어야 한다(의제 01254-67779, 85. 8. 29).

② 조산소에서의 약품구매행위 및 주사 · 투약행위는 적법하다(의정 01254-479, 92. 8. 11).

❷ 간호사의 법적 의무

(1) 간호의무

간호의무는 간호사 면허범위 내에서 간호대상자에게 간호를 직업적 정신과 법적 근거하에 수행해야 할 의무이다. 간호의무에 대해서는 간호학적 지식과 기술 등의 계속적인 탐구로, 동시대의 평균 간호사의 간호수준을 유지해야 할 의무가 있다. 간호의무에 대해서는 간호업무의 본질적인 내용이 된다.

(2) 설명 및 동의의무

① 의료행위가 위험이 내포된 것이라면 반드시 환자나 그의 대리인의 동의를 얻어야 한다(의료행위를 정당화시키는 적극적 요소). 동의를 얻지 않으면 전단적 의료행위가 되어 불법행위가 된다.

② 설명 및 동의의무를 위반한 의료행위는 민사책임 발생의 결정적 원인이 된다.

(3) 주의의무

① 유해한 결과가 발생되지 않도록 의식을 집중할 의무로서, 이를 게을리하여 타인의 생명이나 건강에 해를 초래할 경우 민사·형사상 책임 추궁의 핵심이 된다.

② 결과예견의무와 결과회피의무로 구성된다.

(4) 확인의무

① 확인의무란 간호사는 간호의 내용 및 그 행위가 정확하게 이루어지는가를 확인해야 하는 의무로, 동료의료인과 간호보조인력 그리고 의료장비 및 의료용 재료·의약품의 사용과정에 있어서 확인의무가 있다.

② 현대의 의료행위는 팀단위의 상호협력관계에 의존하므로, 과실이 행위자(간호조무사)의 행위에 기인되고 간호사 과실이 아니어도 그 과실에 대해 확인을 태만히 한 책임을 추궁받게 된다.

02 간호사고

① 간호사고의 개요

(1) 간호사고의 관련개념

① **간호사고의 개념** ··· 환자가 간호사로부터 간호서비스를 제공받음에 있어서 간호행위가 개시되어 종료되기까지의 과정이나 그 종료 후 당해 간호행위로 인하여 발생한 예상하지 못하고 원하지 않았던 인신상의 불상사고를 의미한다.

② **간호과오** ··· 간호사가 간호행위를 행함에 있어서 평균수준의 간호사에게 요구되는 업무상의 주의의무를 게을리하여 환자에게 인신상의 손해를 발생하게 한 것이다.

③ **간호과실**
  ㉠ 간호과오가 객관적으로 입증되거나 인정되었을 때, 즉 법적 판단을 받은 경우(과실의 손해와 인과관계 성립) 성립된다.
  ㉡ 간호과실은 간호사고에 기인되나 모든 간호사고가 과실이 되는 것은 아니다.
  ㉢ 간호사가 간호행위를 행함에 있어 업무상 요구되는 주의의무를 게을리하여 환자에게 손해를 끼치는 것을 말한다.
  ㉣ 책임에 응하는 간호행위를 이해하지 않은 결과로 상대방이 상해를 받게 되는 경우도 해당된다.

> **TIP 과실과 과오**
> ㉠ 과실 : 통상 요구되는 주의의무를 태만히 하는 것, 합리적이고 신중한 태도로 행동하지 못한 잘못으로 같은 상황에서 정상적인 신중한 사람이라면 행하는 범위에서 행동하지 않은 잘못을 말한다.
> ㉡ 과오 : 과실의 특수한 형태로, 합리적이고 신중하게 행동하도록 교육받고 훈련된 전문가에게 기대되는 실무표준을 위반하는 경우를 말한다.

> **TIP 간호사고와 관련있는 법적 용어**
> ㉠ 불법행위 : 고의 또는 과실에 의한 위법한 행위로 남에게 손해를 끼치는 행위이다.
> ㉡ 업무상 과실 : 불법행위 중 특수한 직무를 수행하다가 저지른 과실을 말한다.
> ㉢ 주의의무 태만 : 업무능력이 있는 사람이 주의해야 할 의무를 다하지 않음으로써 남에게 손해를 입게 한 것을 의미한다.
> ㉣ 부정행위 : 주의의무 태만 중에서 고도화된 전문직업인의 주의의무 태만을 말한다.
> ㉤ 전단적 의료 : 의료인이 어떤 위험성이 있는 의료행위를 실시하기 전에 환자로부터 동의를 얻지 않고 의료행위를 시행한 것을 전단적 의료라고 하며 형사 및 민사상의 모든 책임을 지게 된다.

(2) 간호사고의 요인과 원인

구분	세부요인	발생원인
인적 요인	간호사	• 부주의 • 업무미숙과 사전교육 부족 • 간호학 지식과 기술부족 • 법적 책임에 대한 지식부족 • 업무과중과 정신적, 육체적 피로 • 신 장비 조작방법 미숙지 • 대상자에 대한 부적절한 의사소통 • 간호사의 비윤리적 행동
	환자	• 의료인에게 협조(지시와 교육)하지 않고 자의적으로 행동 • 본인의 정보를 의료인에게 왜곡되게 전달 • 의료인의 설명에 대한 이해부족 및 확인 미실시
물리적 요인	환경	• 병동 구조상의 결함 • 병원환경 비계획적 설계·복잡성 • 안전관리시설 및 장비 미흡 • 부족한 간호인력에 대한 미보충
과정적 요인	의료팀	• 간호부 조직과 명령체계의 비효율성 • 신뢰하지 못하는 의료팀원 관계 • 부서 간 부적절한 의사소통 • 처방이 불명확하여 오인 유발 • 약사, 약 조제 오류
	불가항력	• 환자의 특이체질 • 의약품의 불가항력적 부작용 • 현대의학상의 한계

(3) 간호업무상 과실

① **기계와 스펀지 계산사고** … 기계나 바늘, 스펀지 등의 계산이 제대로 되지 않아 복강 내에 기계, 바늘, 스펀지가 그대로 남아 재수술이 필요하게 되는 사고이다.

② **화상** … 더운 물 주머니, 관장, 세척·좌욕, 목욕 시 물 온도를 잘 조절하지 못한 경우의 사고이다.

③ **낙상** … 허약한 환자나 혼수상태의 환자가 침대에서 떨어지는 사고와 병실이나 복도에서 걷다가 넘어지는 사고이다.

④ **투약사고** … 약명, 용량, 환자의 확인, 농도, 투여시간, 투약방법 등의 잘못과 부작용 등에 의해 발생한다.

⑤ **환자소유물의 분실 또는 파손** … 관리규정대로 환자가 귀중품을 맡겼는데, 분실·파손했을 경우 책임을 지게 된다.

⑥ 방치로 인한 부상

⑦ 물품 및 기구 불량에 의한 부상

⑧ 수혈을 할 때 환자를 확인하지 않는 경우

⑨ 혈액을 바꾸어 수혈하여 환자가 사망하는 경우

⑩ 감염이나 환자의 병원이탈과 자살, 사망 등

❷ 간호사고와 법적 책임

(1) 민사책임

① 채무불이행과 불법행위책임

구분	채무불이행책임	불법행위책임
법적 근거	민법 제390조	민법 제750조
발생요건	• 간호사의 고의·과실 • 불완전한 이행 • 손해발생 • 불완전이행과 손해의 인과관계	• 간호사의 고의·과실 • 위법한 간호행위 • 손해발생 • 행위와 손해 사이의 인과관계
귀책사유	고의, 과실(주의의무 위반)	고의, 과실(주의의무 위반)
입증책임	간호사(채무자)	환자(피해자)
손해배상 책임주체	• 의료기관의 간호사 : 이행보조자의 고의·과실은 채무자(개설자)의 고의·과실과 전적으로 동일시됨 • 간호사가 독립적 요양원 개설 : 계약상의 채무자이므로 배상책임	• 의료기관의 간호사 : 피고용인의 불법행위에 대한 사용자 책임 • 의사의 진료협조에 응한 경우 : 의사가 간호사와 감독·확인관계에 있으면, 의사단독 또는 간호사와 공동불법행위책임 • 간호사의 고유업무인 경우 : 간호사 단독 책임지나, 대개 기관개설자와 공동불법행위책임
배상범위	통상손해(현실로 발생한 손해)	통상손해, 위자료
소멸시효	10년	3년

② 공동불법행위책임

㉠ 의의 : 의료행위는 일련의 과정을 거치므로 각 과정에서 여러 사람이 관련되어 의료사고가 발생하는 경우가 있다. 복수의 사람이 손해발생의 원인에 공동으로 관여된 경우에는 공동불법행위책임을 부담하여야 한다.

ⓛ 성립조건

- 각자가 독립하여 불법행위의 요건을 갖추어야 한다.
- 불법행위자 간의 행위의 관련성이 필요하다. 관련성은 행위자 간의 공모나 공동인식이 반드시 필요한 것은 아니고 그 행위가 객관적으로 관련하고 있으면 된다.

(2) 형사책임

① 범죄구성요건

ⓐ **구성요건해당성** : 죄형법정주의 원칙에 입각하여 아무리 반사회적·반도덕적 행위라 할지라도 구성요건에 해당하지 않으면 범죄가 아니다.

ⓑ **위법성** : 구성요건에 해당하는 행위가 법률상 허용되지 않는 성질을 말한다. 그러나 형법상 위법성이 없는 것으로 되는 경우로 정당행위, 정당방위, 긴급피난, 피해자의 승낙, 자구행위 등이 있다(위법성조각사유).

ⓒ **책임성** : 당해 행위자에 대한 비난가능성으로 행위자가 형사미성년자나 심실상실자의 행위 또는 강요된 행위는 책임이 없어 범죄가 성립되지 않는다.

② **주의의무제한원리** … 기술적 위험이 상존하는 현대사회는 예견가능성과 회피가능성에 기초를 둔 일반적인 주의의무(위험금지의무)를 무제한적으로 적용할 수 없는 한계가 있어 허용된 위험과 신뢰의 원칙이 적용된다.

③ **업무상 과실치사죄** … 업무상의 과실로 인하여 사람을 사상에 이르게 함으로써 성립하는 범죄이다. 이 죄는 생명이나 신체를 보호하기 위하여 이와 관련된 업무자에 대하여 법이 무겁게 벌한다.

≡ 최근 기출문제 분석 ≡

2020. 6. 13. 제1회 지방직 시행

1 간호사가 수행하는 간접간호활동은?

① 투약

② 산소투여

③ 인수인계

④ 섭취량 및 배설량 측정

> **TIP** ⊙ 직접적인 환자간호와 관련된 역할 : 입·퇴원관리, 환자방문, 간호업무의 평가 및 감독, 간호계획 및 분배, 퇴원환자 교육, 응급상황 해결 및 업무수행
> ⊙ 간접적인 환자간호와 관련된 역할 : 간호업무에 필요한 자료수집, 환자분류 및 조정, 상담 및 설명, 새로운 지식에 대한 정보제공, 간호문제 토의, 관련부서와 상의, 간호업무수행에 필요한 물품지원 및 보충, 간호의 질 평가, 간호기록 점검

2020. 6. 13. 제1회 지방직 시행

2 다음 글에서 설명하는 환자의 권리는?

> • 의료진은 환자에게 특정 의료행위를 하기 전에 설명과 동의를 구해야 한다.
> • 환자는 의료진에게 질병상태, 치료방법, 예상결과 및 진료비용 등에 관하여 질문할 수 있다.

① 진료받을 권리

② 비밀을 보호받을 권리

③ 알 권리 및 자기결정권

④ 상담·조정을 신청할 권리

> **TIP** 알 권리 및 자기결정권 존중 … 간호사는 간호대상자를 간호의 전 과정에 참여시키며, 충분한 정보 제공과 설명으로 간호대상자가 스스로 의사결정을 하도록 돕는다.

Answer 1.③ 2.③

3 「의료법」상 의료인의 면허취소 사유는?

① 의료인의 품위를 심하게 손상시키는 행위를 한 때

② 의료기관 개설자가 될 수 없는 자에게 고용되어 의료행위를 한 때

③ 진료기록부를 거짓으로 작성하거나 고의로 사실과 다르게 추가기재·수정한 때

④ 의료관련 법령을 위반하여 금고 이상의 형을 선고받고 그 형의 집행이 종료되지 아니하였을 때

> **TIP** 의료법 제8조 제4호(결격사유) … 대통령령으로 정하는 의료 관련 법령을 위반하여 금고 이상의 형을 선고받고 그 형의
> 집행이 종료되지 아니하였거나 집행을 받지 아니하기로 확정되지 아니한 자

4 간호사고를 예방하기 위한 조직적 예방 방안은?

① 근본적 원인 해결을 위하여 필요하다면 병원의 구조적 변화를 요청한다.

② 사건보고와 인사고과를 연결하여 효율적으로 사고 예방 체계를 마련한다.

③ '왜 문제가 발생되었는가'보다 '누가 과오를 범하였는가'에 대한 책임 소재를 명확히 규명한다.

④ 사고예방을 위하여 사례 중심의 문제해결 교육보다는 지침서 위주의 교육으로 전환하는 것이 더
효과적이다.

> **TIP** 안전대책의 수립 … 사고예방을 위한 안전대책이 제정되어 간호단위마다 비치되어야 한다.

5 환자의 권리 중 자기결정권과 관련하여 간호사가 상대적으로 가지게 되는 법적의무사항으로 가장 옳은
것은?

① 주의의무　　　　　　　　　　　② 확인의무

③ 결과예견의무　　　　　　　　　④ 설명 및 동의의무

> **TIP** 설명 및 동의의무
> ㉠ 의료행위가 위험이 내포된 것이라면 반드시 환자나 그의 대리인의 동의를 얻어야 한다(의료행위를 정당화시키는 적
> 극적 요소). 동의를 얻지 않으면 전단적 의료행위가 되어 불법행위가 된다.
> ㉡ 설명 및 동의의무를 위반한 의료행위는 민사책임 발생의 결정적 원인이 된다.

Answer 3.④ 4.① 5.④

6 「의료법」에 따라 의료기관 인증의 기준에 포함하여야 할 사항으로 가장 옳지 않은 것은?

① 의료서비스의 제공과정 및 성과   ② 의료인과 고객의 만족도

③ 환자의 권리와 안전   ④ 의료기관의 의료서비스 질 향상 활동

> **TIP** 인증기준(「의료법」제58조3 제1항)
> ㉠ 환자의 권리와 안전
> ㉡ 의료기관의 의료서비스 질 향상 활동
> ㉢ 의료서비스의 제공과정 및 성과
> ㉣ 의료기관의 조직 인력관리 및 운영
> ㉤ 환자만족도

7 의료행위는 사전설명과 그 설명에 기초한 동의에 의해서 적법화된다. 대상자에게 설명을 제공할 때 고려할 사항은?

① 의료행위를 하기 직전에 설명을 하고 동의를 받는다.

② 대상자에게 정확한 내용을 전달하기 위하여 전문용어를 사용하여 설명한다.

③ 의료인의 판단에 근거하여 설명의 내용과 범위를 결정한 뒤 대상자에게 설명한다.

④ 대상자가 자기결정권을 행사하는데 필요한 이해력과 판단능력을 갖추고 있는지 확인하여야 한다.

> **TIP** 의료행위에 대한 사전설명과 동의는 의료행위에 대한 대상자의 자기결정권을 보장하기 위함이다. 따라서 대상자가 자기결정권을 행사함에 있어 필요한 이해력과 판단능력을 갖추고 있는지 확인해야 한다.

8 의료서비스 수준의 평가를 통해 의료서비스 질 향상을 도모하고자 실시하는 우리나라의 의료기관인증제의 인증을 받기 위한 필수 기준으로 반드시 충족하여야 하는 기준이 아닌 것은?

① 환자안전   ② 직원안전

③ 진료지침 관리체계   ④ 질 향상 운영체계

> **TIP** 의료기관 인증기준〈의료법 제58조의3(의료기관의 인증기준 및 방법 등) 제1항〉
> ㉠ 환자의 권리와 안전
> ㉡ 의료기관의 의료서비스 질 향상 활동
> ㉢ 의료서비스의 제공과정 및 성과
> ㉣ 의료기관의 조직·인력관리 및 운영
> ㉤ 환자 만족도

Answer 6.② 7.④ 8.③

9 의료법령상 의료기관 인증에 대한 설명으로 옳은 것은?

① 인증등급은 인증 또는 조건부인증으로 구분하고, '인증' 유효기간은 4년이다.

② 이의신청은 평가결과 또는 인증등급을 통보받은 날부터 60일 이내에 하여야 한다.

③ 조건부인증을 받은 의료기관의 장은 1년의 유효기간 내에 보건복지부령에 정하는 바에 따라 재인증을 받아야 한다.

④ 의료기관인증위원회의 위원은 인증전담기관의 장이 임명하거나 위촉한다.

> **TIP** ① 인증등급은 인증, 조건부인증 및 불인증으로 구분한다. 인증의 유효기간은 4년, 조건부인증의 경우에는 유효기간을 1년으로 한다.
> ② 이의신청은 평가결과 또는 인증등급을 통보받은 날부터 30일 이내에 하여야 한다. 다만, 책임질 수 없는 사유로 그 기간을 지킬 수 없었던 경우에는 그 사유가 없어진 날부터 기산한다.
> ④ 의료기관인증위원회의 위원장은 보건복지부차관으로 하고, 위원회의 위원은 보건복지부장관이 임명 또는 위촉한다.

10 용어에 대한 설명으로 옳지 않은 것은?

① 의료오류(medical error) – 현재의 의학적 지식수준에서 예방가능한 위해사건 혹은 근접오류

② 과오(malpractice) – 상식을 가진 일반인의 표준적 수준을 충족하지 못하는 행위

③ 과실(negligence) – 유해한 결과가 발생하지 않도록 정신을 집중할 주의의무를 태만히 한 행위

④ 전단적 의료(unauthorized medical care) – 위험성이 있는 의료를 행하기에 앞서 환자로부터 동의를 얻지 않고 의료행위를 하는 것

> **TIP** ② 의료과오는 의료인이 의료행위를 수행함에 있어서 당시의 의학지식 또는 의료기술의 원칙에 준하는 업무상 필요로 하는 주의의무를 게을리하여 환자에게 적절치 못한 결과를 초래한 것이다.
> ※ 의료과오는 의료인에게 법적 책임을 지울 수 있는 의료행위상의 잘못을 모두 포함하는 반면에 의료과실은 의료행위상의 잘못에 대하여 법적으로 비난할 수 있는 특정 요소로써, 사법상으로는 '일정한 사실을 인식할 수 있었음에도 불구하고 부주의로 인식하지 못한 것'을 의미하고, 형법상으로는 '정상의 주의를 태만함으로 인하여 죄의 성립요소인 사실을 인식하지 못한 것'을 뜻한다.

Answer　9.③　10.②

11 간호사는 간호조무사에게 욕창 발생의 위험이 있는 환자를 2시간마다 체위변경을 하도록 지시하였다. 간호조무사는 간호사의 지시를 잘못 듣고 4시간마다 체위변경을 시행하였고 이로 인하여 1단계 욕창이 발생하였다. 간호사의 행위에 해당하는 것은?

① 설명의무 태만

② 확인의무 태만

③ 동의의무 태만

④ 요양방법 지도의무 태만

> **TIP** 간호사는 간호의 내용 및 그 행위가 정확하게 이루어지는가를 확인할 의무가 있다. 간호보조행위에 대한 확인 의무 및 의약품과 기자재 사용에 대한 확인의무가 이에 해당한다. 문제에 제시된 상황은 간호사가 간호조무사에게 지시한 간호 행위가 정확하게 이루어지는가를 확인하지 않았으므로, 확인의무 태만에 해당한다.

12 「의료법」상 진단서 등에 대한 설명으로 옳은 것은?

① 조산사는 자신이 조산한 것에 대한 사망증명서 교부를 요구받은 때에는 정당한 사유없이 거부하지 못한다.

② 의사는 진료 중이던 환자가 최종 진료 시부터 24시간이 지난 후 사망한 경우에는 다시 진료를 해야만 증명서를 내줄 수 있다.

③ 의사는 자신이 진찰한 자에 대한 진단서 교부를 요구받은 때에는 정당한 사유가 있는 경우에도 거부하지 못한다.

④ 환자를 검안한 치과의사는 「형사소송법」 제222조 제1항에 따라 검시를 하는 지방검찰청검사에게 환자의 허락없이 검안서를 교부하지 못한다.

> **TIP** 진단서 등〈의료법 제17조〉
> ㉠ 의료업에 종사하고 직접 진찰하거나 검안한 의사, 치과의사, 한의사가 아니면 진단서·검안서·증명서 또는 처방전을 작성하여 환자 또는 「형사소송법」 제222조 제1항에 따라 검시를 하는 지방검찰청검사에게 교부하지 못한다. 다만, 진료 중이던 환자가 최종 진료 시부터 48시간 이내에 사망한 경우에는 다시 진료하지 아니하더라도 진단서나 증명서를 내줄 수 있으며, 환자 또는 사망자를 직접 진찰하거나 검안한 의사·치과의사 또는 한의사가 부득이한 사유로 진단서·검안서 또는 증명서를 내줄 수 없으면 같은 의료기관에 종사하는 다른 의사·치과의사 또는 한의사가 환자의 진료기록부 등에 따라 내줄 수 있다.
> ㉡ 의료업에 종사하고 직접 조산한 의사·한의사 또는 조산사가 아니면 출생·사망 또는 사산 증명서를 내주지 못한다. 다만, 직접 조산한 의사·한의사 또는 조산사가 부득이한 사유로 증명서를 내줄 수 없으면 같은 의료기관에 종사하는 다른 의사·한의사 또는 조산사가 진료기록부 등에 따라 증명서를 내줄 수 있다.
> ㉢ 의사·치과의사 또는 한의사는 자신이 진찰하거나 검안한 자에 대한 진단서·검안서 또는 증명서 교부를 요구받은 때에는 정당한 사유 없이 거부하지 못한다.
> ㉣ 의사·한의사 또는 조산사는 자신이 조산한 것에 대한 출생·사망 또는 사산 증명서 교부를 요구받은 때에는 정당한 사유 없이 거부하지 못한다.
> ㉤ ㉠부터 ㉣까지의 규정에 따른 진단서, 증명서의 서식·기재사항, 그 밖에 필요한 사항은 보건복지부령으로 정한다.

Answer 11.② 12.①

13 전단적 의료(unauthorized medical care)가 발생하지 않도록 의료인이 준수해야 할 의무는?

① 비밀누설금지 의무

② 결과예견 의무

③ 결과회피 의무

④ 설명과·동의 의무

> **TIP** 전단적 의료란 의료인이 어떤 위험성이 있는 의료행위를 실시하기 전에 환자로부터 동의를 얻지 않고 의료행위를 시행하는 것으로 불법행위이며 민형사상 책임을 진다.

14 「의료법」상 의료기관을 개설한 의료법인과 그 의료기관에 종사하는 의료인의 민사 책임에 대한 설명으로 옳지 않은 것은?

① 의료인의 과실로 인해 환자가 약속된 의료서비스를 제공받지 못해 손해가 발생한 경우, 환자는 계약자인 의료법인에게 손해배상을 청구할 수 있다.

② 의료인의 불법행위로 인하여 손해를 입은 환자는 의료법인에게 손해배상을 청구할 수 있지만, 직접 그 의료인을 상대로 하여 손해배상을 청구할 수 없다.

③ 의료인의 불법행위 책임이 인정되기 위해서는 환자의 손해가 의료인의 고의 또는 과실에 의한 위법한 행위로 인해 발생해야 한다.

④ 의료인의 의료행위가 불법행위로 인정되는 경우, 그 의료행위에 대한 감독에 상당한 주의를 하지 않은 의료법인은 사용자의 배상책임을 진다.

> **TIP** ② 법인의 대표자나 법인 또는 개인의 대리인, 사용인, 그 밖의 종업원이 그 법인 또는 개인의 업무에 관하여 제87조, 제88조, 제88조의2, 제89조 또는 제90조의 위반행위를 하면 그 행위자를 벌하는 외에 그 법인 또는 개인에게도 해당 조문의 벌금형을 과한다. 다만, 법인 또는 개인이 그 위반행위를 방지하기 위하여 해당 업무에 관하여 상당한 주의와 감독을 게을리하지 아니한 경우에는 그러하지 아니하다〈의료법 제91조(양벌규정)〉.

Answer 13.④ 14.②

15 「환자안전법 시행규칙」상 환자안전 전담인력의 자격기준으로 옳지 않은 것은?

① 「의료법」에 따른 전문의 자격이 있는 사람

② 의사 면허를 취득한 후 2년 이상 보건의료기관에서 근무한 사람

③ 치과의사 면허를 취득한 후 3년 이상 보건의료기관에서 근무한 사람

④ 간호사 면허를 취득한 후 3년 이상 보건의료기관에서 근무한 사람

> **TIP** ※ 2020. 1. 29. 개정으로 전담인력의 자격기준이 변경되었다.
> 전담인력〈「환자안전법」제12조 제1항〉… 보건복지부령으로 정하는 일정 규모 이상의 병원급 의료기관은 다음 각 호의
> 어느 하나에 해당하는 사람으로서 환자안전 및 의료 질 향상에 관한 업무를 전담하여 수행하는 환자안전 전담인력을
> 두어야 한다.
> 1. 의사·치과의사·한의사·약사 또는 간호사 면허를 취득한 후 보건복지부령으로 정하는 기간 이상 보건의료기관에
>   서 근무한 사람
> ※ 「환자안전법 시행규칙」제9조(전담인력) 제2항 … 법 제12조 제1항 제1호에서 "보건복지부령으로 정하는 기간"이란 3
>   년을 말한다.
> 2. 「의료법」제77조에 따른 전문의 자격이 있는 사람

16 「의료법 시행규칙」상 환자의 권리가 아닌 것은?

① 존엄의 권리 ② 진료받을 권리

③ 알권리 및 자기결정권 ④ 상담·조정을 신청할 권리

> **TIP** 환자의 권리와 의무〈의료법 시행규칙 별표 1〉
> ㉠ 환자의 권리
> • 진료받을 권리 : 환자는 자신의 건강보호와 증진을 위하여 적절한 보건의료서비스를 받을 권리를 갖고, 성별·나
>   이·종교·신분 및 경제적 사정 등을 이유로 건강에 관한 권리를 침해받지 아니하며, 의료인은 정당한 사유 없이
>   진료를 거부하지 못한다.
> • 알권리 및 자기결정권 : 환자는 담당 의사·간호사 등으로부터 질병 상태, 치료 방법, 의학적 연구 대상 여부, 장기
>   이식 여부, 부작용 등 예상 결과 및 진료 비용에 관하여 충분한 설명을 듣고 자세히 물어볼 수 있으며, 이에 관한
>   동의 여부를 결정할 권리를 가진다.
> • 비밀을 보호받을 권리 : 환자는 진료와 관련된 신체상·건강상의 비밀과 사생활의 비밀을 침해받지 아니하며, 의료인
>   과 의료기관은 환자의 동의를 받거나 범죄 수사 등 법률에서 정한 경우 외에는 비밀을 누설·발표하지 못한다.
> • 상담·조정을 신청할 권리 : 환자는 의료서비스 관련 분쟁이 발생한 경우, 한국의료분쟁조정중재원 등에 상담 및 조
>   정 신청을 할 수 있다.
> ㉡ 환자의 의무
> • 의료인에 대한 신뢰·존중 의무 : 환자는 자신의 건강 관련 정보를 의료인에게 정확히 알리고, 의료인의 치료계획을
>   신뢰하고 존중하여야 한다.
> • 부정한 방법으로 진료를 받지 않을 의무 : 환자는 진료 전에 본인의 신분을 밝혀야 하고, 다른 사람의 명의로 진료
>   를 받는 등 거짓이나 부정한 방법으로 진료를 받지 아니한다.

Answer 15.② 16.①

17 「의료법」상 의료기관 인증을 신청하여야 하는 기관은?

① 300 병상의 종합병원   ② 30 병상의 병원

③ 요양병원   ④ 한방병원

> **TIP** 의료기관 인증의 신청〈의료법 제58조의4〉
> ㉠ 의료기관 인증을 받고자 하는 의료기관의 장은 보건복지부령으로 정하는 바에 따라 보건복지부장관에게 신청할 수 있다.
> ㉡ ㉠에도 불구하고 요양병원의 장은 보건복지부령으로 정하는 바에 따라 보건복지부장관에게 인증을 신청하여야 한다.
> ㉢ 인증전담기관은 보건복지부장관의 승인을 받아 의료기관 인증을 신청한 의료기관의 장으로부터 인증에 소요되는 비용을 징수할 수 있다.

18 다음 사례에서 설명하는 것은?

> K병동에서 낮 근무 중인 A간호사는 항생제 피부반응 검사를 하지 않고 처방된 페니실린계 항생제를 환자에게 투여하였다. 이 약물을 투여 받은 환자는 갑자기 급격한 혈압강하 및 실신을 일으켰다.

① 근접오류   ② 위해사건

③ 잠재적오류   ④ 환자안전문화

> **TIP** 위해사건과 근접오류
> ㉠ 위해사건 : 환자가 현재 앓고 있는 질환에 의해서라기보다는 의학적 관리로 인해 환자에게 위해가 간 사건
> ㉡ 근접오류 : 환자에게 상해를 줄 수 있었지만 운이 좋았거나(예 : 환자가 금기된 약을 투여 받았지만 부작용을 보이지 않음), 예방이 되었거나(예 : 잠재적으로 위험할 정도의 약물이 과다처방 되었지만 간호사가 약물을 투여하기 전에 발견), 또는 완화시켜서(예 : 약물이 과다투여 되었지만, 일찍 발견되어서 해독제로 대처함) 해를 끼치지 않은 행위

Answer 17.③ 18.②

19 「의료법 시행규칙」상 환자가 담당 의사·간호사 등으로부터 치료 방법, 진료비용 등에 관하여 충분한 설명을 듣고 이에 관한 동의 여부를 결정할 수 있는 권리는?

① 진료받을 권리   ② 알권리 및 자기결정권

③ 비밀을 보호받을 권리   ④ 상담·조정을 신청할 권리

> **TIP** 환자의 권리〈의료법 시행규칙 별표 1〉
> ㉠ 진료받을 권리 : 환자는 자신의 건강보호와 증진을 위하여 적절한 보건의료서비스를 받을 권리를 갖고, 성별·나이·종교·신분 및 경제적 사정 등을 이유로 건강에 관한 권리를 침해받지 아니하며, 의료인은 정당한 사유 없이 진료를 거부하지 못한다.
> ㉡ 알권리 및 자기결정권 : 환자는 담당 의사·간호사 등으로부터 질병 상태, 치료 방법, 의학적 연구 대상 여부, 장기이식 여부, 부작용 등 예상 결과 및 진료 비용에 관하여 충분한 설명을 듣고 자세히 물어볼 수 있으며, 이에 관한 동의 여부를 결정할 권리를 가진다.
> ㉢ 비밀을 보호받을 권리 : 환자는 진료와 관련된 신체상·건강상의 비밀과 사생활의 비밀을 침해받지 아니하며, 의료인과 의료기관은 환자의 동의를 받거나 범죄 수사 등 법률에서 정한 경우 외에는 비밀을 누설·발표하지 못한다.
> ㉣ 상담·조정을 신청할 권리 : 환자는 의료서비스 관련 분쟁이 발생한 경우, 한국의료분쟁조정중재원 등에 상담 및 조정 신청을 할 수 있다.

20 「의료법」상 의료기관 인증기준에 포함되지 않는 것은?

① 환자 만족도

② 의료기관의 의료서비스 질 향상 활동

③ 진료비용의 적정성

④ 의료서비스의 제공과정 및 성과

> **TIP** 의료기관 인증기준〈의료법 제58조의3 제1항〉
> ㉠ 환자의 권리와 안전
> ㉡ 의료기관의 의료서비스 질 향상 활동
> ㉢ 의료서비스의 제공과정 및 성과
> ㉣ 의료기관의 조직·인력관리 및 운영
> ㉤ 환자 만족도

Answer 19.② 20.③

21 간호사의 법적 의무에 대한 내용으로 옳지 않은 것은?

① 환자에게 위험한 결과가 발생하지 않도록 최선의 조치를 취하였다고 인정되더라도 실제 해 (harm)가 발생했다면 주의의무 위반에 해당된다.

② 응급 의료가 지체되어 환자의 생명이 위험해질 경우, 설명의무는 생략될 수 있다.

③ 의사의 지시가 불명확하거나 불충분할 경우, 이를 확인해야 할 의무가 있다.

④ 비밀유지 의무에도 불구하고 환자 본인의 동의가 있다면 치료 정보를 제3자에게 공개할 수 있다.

> **TIP** ① 주의의무 위반이란 어떤 문제가 나타나지 않도록 관심을 가지고 지켜보는 것으로 소홀한 경우 문제가 되나, 위의 경우 최선의 조치를 취한 상태라 주의의무 위반에 해당되지 않는다.
> ④ 환자 본인의 동의가 있는 경우, 전염질환이 확인되었을 경우, 제3자에게 이를 공개할 수 있다.

Answer 21.①

출제 예상 문제

1 의약품 사용 전 그 변질 여부를 반드시 살펴보아야 하는 간호사의 의무는 무엇인가?

① 확인의무

② 설명 및 동의의무

③ 주의의무

④ 결과예견의무

> **TIP** 확인의무 ··· 간호사가 간호의 내용 및 그 행위가 정확하게 이루어지는가를 확인해야 하는 의무로, 동료의료인과 간호보조인력 그리고 의료장비 및 의료용 재료·의약품의 사용과정에 있어서 확인의무가 있다.

2 간호업무 수행 중 발생되는 모든 사고를 무엇이라 하는가?

① 업무태만

② 간호사고

③ 간호과실

④ 부정행위

> **TIP** 간호사고 ··· 환자가 간호사로부터 간호서비스를 제공받음에 있어서 간호행위가 개시되어 종료되기 전까지의 과정이나 그 종료 후 간호행위로 인하여 발생한 예상하지 못하고 원하지 않았던 일신상의 불상사고를 의미한다.

3 다음 중 수술실에서 주로 발생될 수 있는 사고는 무엇인가?

① 골절

② 화상

③ 스펀지 계산사고

④ 낙상

> **TIP** ③ 기계나 바늘, 스펀지 등의 계산이 제대로 되지 않아 복강 내에 기계, 바늘, 스펀지가 그대로 남아 재수술이 필요하게 되는 사고를 말한다.

Answer 1.① 2.② 3.③

4 주의의무에 대한 설명으로 옳은 것은?

> ㉠ 주의의무에 예견의무도 있다.
>
> ㉡ 해야 할 일을 하지 않는 것도 주의의무 태만에 속한다.
>
> ㉢ 위반시 민·형사상의 처벌(책임)을 받는다.
>
> ㉣ 보통 간호사가 지켜야 할 것이다.

① ㉠㉡㉢㉣　　　　　　　　　　② ㉠㉢

③ ㉠㉢㉣　　　　　　　　　　　④ ㉡㉣

TIP 주의의무
　㉠ 타인에게 유해한 결과가 발생되지 않도록 집중할 의무이다.
　㉡ 주의의무 태만은 업무능력이 있는 사람이 주의의무를 다하지 않는 경우를 말한다.
　㉢ 결과예견의무와 결과회피의무로 구성된다.

5 다음 중 전단적 의료를 설명한 것으로 옳은 것은?

① 업무능력이 있는 사람이 주의해야 할 의무를 다하지 않음으로써 남에게 손해를 입히는 행위

② 의료인이 어떤 위험성이 있는 의료행위를 실시하기 전에 환자로부터 동의를 얻지 않고 의료행위를 시행하는 행위

③ 타인에게 위해한 결과가 발생되지 않도록 정신을 집중할 의무를 태만히 하는 행위

④ 고의 또는 과실에 의한 위법한 행위로 남에게 손해를 끼치는 행위

TIP 전단적 의료 … 의료인이 어떤 위험성이 있는 의료행위를 실시하기 전에 환자로부터 동의를 얻지 않고 의료행위를 시행한 것을 말하며, 형사 및 민사상의 모든 책임을 지게 된다.
　①③ 주의의무 태만　④ 불법행위

Answer 4.① 5.②

6 병실에서 일어날 수 있는 사고에 대한 일반적인 사고방지대책으로 옳지 않은 것은?

① 약명, 용량, 농도, 투약시간 등의 잘못으로 인해 발생될 수 있다.

② 환자의 부상이 기구의 보이지 않는 불완전에 의한 것이라도 간호사의 책임이 있다.

③ 환자가 혼자 있다가 부상당한 업무상 과실은 문책 당하게 된다.

④ 낙상사고로 인하여 뇌손상, 골절, 염좌 등이 발생될 수 있다.

TIP ② 보이지 않는 불완전에 의한 간호사고는 간호사의 책임이 없다.

7 다음 중 주의의무의 설명으로 옳지 않은 것은?

① 주의의무는 타인에게 유해한 결과가 발생하지 않도록 정신이 집중되어야 한다.

② 간호사의 업무상 과실은 주로 주의의무 태만으로 이루어진다.

③ 예견의무와 결과회피의무가 포함된다.

④ 구체적인 내용이 사전에 설정되어 있어 결과를 이에 비교하여 위반을 결정한다.

TIP ④ 주의의무는 구체적인 내용이 사고가 발생한 후에 결정되어 이의 위반 여부가 평가된다.

8 다음 중 법적인 요건의 구비가 꼭 필요한 의료행위는?

① 신체절단술   ② 예방접종

③ 임신중절수술   ④ 응급처치

TIP 동의서와 법적 요건의 구비를 필요로 하는 것은 임신중절수술과 안락사 문제가 있다.

Answer 6.② 7.④ 8.③

9 의료인은 환자에 관한 기록을 의료법 또는 다른 법령에서 규정한 경우를 제외하고는 타인에게 기록을 열람시키거나, 내용탐지에 응해서는 아니 된다. 이러한 기록열람과 관련된 규정은 환자의 무엇을 보호하기 위함인가?

① 비밀유지의무
② 사생활 보호의무
③ 환자의 자기결정권 보호의무
④ 통신의 비밀유지의무

....

TIP 간호사는 환자가 국민으로서 헌법에 규정된 권리와 의료법 규정 및 한국소비자단체에서 발표한 환자의 권리장전에서 구현한 환자의 권리인 사생활 보호에 대해 인식하고, 간호상황에서 환자의 권리가 침해되지 않도록 해야 한다.

10 다음 중 간호사의 기록작성 및 부관의 의무에 대한 설명 중 알맞은 것으로 짝지어진 것은?

㉠ 간호사가 기록의 일부를 변조하여 그 변조이유에 대한 합리적 이유를 대지 못하는 경우 법원은 이를 하나의 자료로 하여 간호사에게 불리한 평가를 할 수 있다.

㉡ 간호기록부를 거짓으로 작성하거나 고의로 사실과 다르게 추가기재·수정한 경우 면허자격정지 1개월의 사유에 해당된다.

㉢ 간호행위에 관한 사항과 소견은 간호행위의 적정 여부를 판단하기에 충분할 정도로 반드시 상세하게 기록하고 서명하여야 한다.

㉣ 간호기록부의 보존기간은 10년이다.

---

① ㉠㉡
② ㉠㉢
③ ㉡㉣
④ ㉢㉣

....

TIP ㉠ 의사측이 진료기록을 변조한 행위는 그 변조이유에 대하여 상당하고도 합리적인 이유를 제시하지 못하는 한 당사자 간의 공평의 원칙 또는 신의칙에 어긋나는 입증방해행위에 해당한다 할 것이고 법원으로서는 이를 하나의 자료로 하여 자유로운 심증에 따라 의사측에 불리한 평가를 할 수 있다고 할 것이다(대판 1995. 3. 10, 94다39567).
㉡ 1년의 범위 내에서 면허자격을 정지시킬 수 있다<의료법 제66조>.
㉢ 의사에게 진료기록부를 작성하도록 하는 취지는 진료를 담당하는 의사 자신으로 하여금 환자의 상태와 치료의 경과에 관한 정보를 빠트리지 않고 정확하게 기록하여 이를 이후에 계속되는 환자치료에 이용하도록 함과 아울러 다른 관련의료 종사자에게도 그 정보를 제공하여 환자로 하여금 적정한 의료를 제공받을 수 있도록 하고, 의료행위가 종료된 이후에는 그 의료행위의 적정성을 판단하는 자료로 사용할 수 있도록 하고자 함에 있다(대판 1997. 1. 23, 97다2124).
㉣ 의료기관의 개설자 또는 관리자는 간호기록부는 5년간 보존한다<의료법 시행규칙 제15조>.

Answer 9.② 10.②

O3 간호윤리의 이해

O1 건강관리체계

① 건강관리체계의 의의

(1) 건강관리체계의 주요 구성원이 누구인지, 누가 건강관리서비스를 이용하는지, 누가 누구에게 지불을 하는지, 병원에 영향을 미치는 규정들에는 어떠한 것이 있는지 파악할 필요가 있다.

(2) 최근들어 우리나라 건강관리체계의 주요 이슈는 WTO 보건의료시장 개방, 의약분업이나 포괄수가제(Diagnosis Related Groups), 의약품 실가격거래제, 자원기준 상대가치수가제 등이다.

(3) 새롭게 생기는 건강관리기관들은 사회의 다양한 건강관리관련정책과 흐름을 이해하고 그 안에서 생존할 수 있도록 재무적 인센티브와 탄력성을 가지고 있어야 한다.

> **TIP** 포괄수가제와 신포괄수가제
> ㉠ 포괄수가제 : 환자가 입원해서 퇴원할 때까지 발생하는 진료에 대하여 질병마다 미리 정해진 금액을 내는 제도이다.
> ㉡ 신포괄수가제 : 기존의 포괄수가제에 행위병수가제적인 성격을 반영한 혼합모형 지불제도로 입원기간 동안 발생한 입원료, 처치 등 진료에 필요한 기본적인 서비스는 포괄수가로 묶고, 의사의 수술, 시술 등은 행위별 수가로 별도 보상하는 제도이다.

구분	7개 질병군 포괄수가제	신포괄수가제
대상기관	7개 질병군 진료가 있는 전체 의료기관	국민건강보험공단 일산병원, 국립중앙의료원, 지역거점공공병원 등 총 68개 기관
적용환자	7개 질병군 입원환자 (백내장수술, 편도수술, 맹장수술, 항문수술, 탈장수술, 제왕절개분만, 자궁수술)	559개 질병군 입원환자
장점	포괄수가(묶음) 의료자원의 효율적 사용	포괄수가(묶음)+행위별수가(건당) 의료자원의 효율적 사용+적극적 의료서비스 제공

❷ 건강관리체계의 변화

(1) 건강전문직의 다양화와 수적 팽창

① 해방 이후 건강전문직은 다양해졌고 그 숫자 또한 극적으로 늘어났다.

    ㉠ 간호분야는 가장 커다란 건강전문직이 되었으며 훈련, 역할, 능력, 전문화에 있어서도 현저하게 다양해졌다.

    ㉡ 석사 및 박사학위를 소지한 간호사, 3년제와 4년제를 졸업한 정규간호사, 간호보조원, 노무원 등이 있다.

② 환자옹호 건강조직체들은 자기집단의 이익을 지키고 그들의 멤버십을 교육시키기 위해 노력하고 있다(환자집단, 산부인과 실습에 도전하는 여성집단, 약사, 임상병리사, 물리치료사, 한의사 등의 집단).

③ 사회운동(시민운동)은 건강관리 전달에 있어서의 민족적 · 경제적 차별을 폭로하였다.

④ 노조는 작업상의 건강위험을 보장할 수 있도록 노력을 기울였다.

⑤ 여성주의는 간호사에 대한 압박을 여성에 대한 차별로 연결시켰다.

(2) 테크놀로지의 신속한 발전

건강관리 기술공학(인공호흡기, CT scan, 투석기계, 양수천자 등)의 신속한 발전으로 인해 치료에 대한 판단과 전문직 자격에 관한 논란이 증가하게 되었다.

(3) 질병과 노령인구에 대한 인구통계학적 변화

① **가난으로 인한 위험** … 질병(기아, 감염, 기생충 등), 높은 유아사망율 등

② **부로 인한 위험** … 영양과잉, 운동부족 등

③ **개인적 행위로 인한 위험** … 흡연, 음주 등

④ **기타 위험요소** … 직업적인 우발사고, 화학오염물질, 자동차사고, 치료로 인한 징벌, 스트레스, 방사선 등

02 윤리적 접근법 및 윤리의 원리

1 윤리적 접근법

(1) 생의학적 윤리문제

① 건강관리가 예측할 수 없는 변화와 해결될 수 없는 문제에 봉착했다는 위기감을 갖게 됨에 따라 생의학적 윤리의 영역이 대단히 중요해졌다.

② 생의학적 문제들을 제기하기 위해 사용된 이론과 원칙(생의학적 원리)들은 도덕철학분야에서 나왔다.

③ 생의학적 윤리문제를 제기하기 위해 이용되는 접근방식
- ㉠ **의무론**(deontology)
  - 의무나 책임에 초점을 맞추고 행동의 특징 그 자체로서 옳은지 그른지를 결정한다.
  - 가정 : 본질적으로 옳거나 정당한 보편적 원칙이나 규칙이 존재한다.
- ㉡ **목적론**(teleololgy) : 공리주의
  - 목적이나 결과에 의해 행동의 옳고 그름을 판단한다.
  - 근본원칙 : 유용성으로 도덕성의 목적은 최대 다수를 위해 최소의 이익과 최소한의 손해를 만드는 것이라고 주장한다.

(2) 철학적 전제

① 전문직에 대한 윤리적 규약과 철학적 뼈대로 선택된 전제가 그 직업의 책임과 의무를 정의한다.

② **간호에 대한 철학적 전제**(Lesh Curtin)
- ㉠ 간호의 목적은 다른 사람의 복지이므로 간호전문직의 목적과 목표는 도덕적인 것이지 과학적인 것이 아니라고 단정한다.
- ㉡ 옹호의 이상을 다른 사람과의 관계로 포함한 공통된 인간성, 공통된 욕구, 공통된 권리에 기초를 둔다.

③ 간호사가 옹호자로서 일하기 위해서는 환자와 전문가로서의 간호사 자신이 직면하고 있는 문제의 임상적 차원과 도덕적 차원을 이해해야 할 필요가 있다.

② 윤리의 원리

(1) 자율성의 원리

① 자율의 의의
  ○ 자율성은 스스로 계획하고 수행할 수 있는 스스로의 역량을 말한다.
  ○ 자율성의 원리는 자신들의 안녕에 영향을 주는 사건이 있을 때 결정에 참여시키도록 해야 한다는 원리이다.

② 타인에 대한 존중의 원리는 자율성 원리와 관련이 있다.
  ○ 환자들은 그 자신의 삶을 관리할 권리를 가진 자율적인 행위자이다.
  ○ 환자 자신이 결정을 내리기 위해서는 정확한 정보가 필요하다.
  ○ 환자에게 정보를 제공하거나 그들을 위해 정보를 구하거나 그들에게 정보를 얻을 권리, 치료를 거부할 권리가 있음을 알린다.

③ 자율성 존중의 정신은 사람들이 자신에게 영향을 미칠 수 있는 결정을 자신의 능력만큼 관여할 수 있도록 도와주는 것이다.
  ○ **환자가 무능력하거나 비상시** : 의료전문가가 그 사람의 '최선의 이익'의 입장에서 행동한다.
  ○ **능력있는 환자** : 스스로가 결정할 권리를 가진다(치료거부로 죽을 수도 있다).
  ○ 환자가 결정을 무시할 수 있기 위해서는 그 사람이 정말로 무능력하다는 '강력한' 증거가 필요하다.

④ 프라이버시(Privacy)와 비밀에 관한 권리도 자율성의 원리에서 나온다.

(2) 무해의 원리

① 무해의 원리란 "해를 끼치지 말라."는 것을 요구하는 원칙으로, 건강전문가들에 대한 가장 엄중한 의무로 간주되고 있다.

② 무해의 원칙에 따라 행동하기 위해서는 분별있고 유능하게 행동해야 하며, 적절한 지식과 기술을 가지고 있어야 한다.

③ 해(harm)의 개념은 고통, 죽음 또는 불구와 마찬가지로 정서적·재정적 비용의 손실 등도 해당되며, 이에 대한 인식이 서로 다를 때 갈등이 생길 수 있다.

(3) 선행의 원리

① 선행의 원리는 개인의 관심·기술·능력을 증진시킴으로써 위험을 최소한으로 하고, 가능한 선을 많이 행하도록 인도하며 해를 방지하고, 해가 되는 조건을 제거해야 하는 원리이다.

② 유효한 서비스를 제공하지 않은 것은 전문적 의무와 선행원칙의 위반을 의미한다.

(4) 정의의 원리

① 정의(공평)의 원리는 인간이 근본적으로 평등하다는 것에 그 기본이 있다.
   ㉠ 정의란 공평함을 의미하는 것으로, 각 개인에게 그 자신의 당연한 권리를 부여하는 것과 동일시된다.
   ㉡ 사람들은 자기들의 가치관이나 주어진 상황에 따라 타인을 취급하므로, 그 개인의 내면적인 가치관에
      대한 동등한 대우를 하기 위해 문화적인 요소를 중요하게 고려해야 한다.

② 간호관리자는 환자별 간호요원의 비율을 결정할 때, 날마다 배당이 이루어질 때 정의(공정함)의 문제를 제
   기한다.

③ 간호관리자는 최대한 가능한 정도로 차별대우와 불공정함을 막기 위하여 그들 자신의 가치와 선입관을 알
   고 있어야 할 필요가 있다.

03 간호사의 역할 및 윤리적 갈등

❶ 간호사의 갈등

(1) 간호의 윤리적 쟁점

① 간호사가 겪는 윤리적 갈등내용
   ㉠ 간호사들이 환자들과의 개인적인 관계를 통한 인간적인 건강관리의 강한 전통을 가진 반면, 새로운 과
      학기술은 간호사에게 보다 세련된 의학적 기술을 습득하고 기본적인 병상간호에 적은 시간을 할애하는
      것이 대단한 일인 것으로 유도한다.
   ㉡ 지위와 자율성에 있어서 의사들과의 동등성을 바라지만, 의사들의 역할은 대부분의 임상전문가들이 바
      라는 것보다 더 많은 힘과 명성을 얻고 있다.
   ㉢ 간호전문직 내에 갈등이 존재한다. 4년제 졸업생들이 전문직 개념에 강한 주장을 하고 있는 반면, 3년
      제 졸업생들은 바람직한 병상간호에 대한 강한 이상을 주장하고 있다.
   ㉣ 일반간호사는 노동자 대 관리자의 계보(系譜)에 따라 행정적 간호사와의 갈등을 갖고 있다.
   ㉤ 계속적인 투쟁 속에서 간호사는 직업적으로 더 많이 인정받으려고 하고 보다 많은 자율성을 획득하려
      한다. 그러나 이러한 것은 관리자, 행정가, 투자가들의 이익과 건강관리의 지도와 전달에서 얻는 권한
      획득이 잘 맞아떨어질 때 가능한 일이다.

② **활발한 간호참여와 영향력** … 간호윤리가 하나의 영역으로 계속 성장하고 많은 윤리적 갈등에 대한 해결책
   을 찾기 위해서는 활발한 간호참여와 영향력이 필요하다.

⑵ 간호사와 의사와의 갈등

① 역사적인 유산

 ㉠ 오늘날까지도 의사와 병원행정가가 병원간호사의 의사결정을 심각하게 제한하고 있다.

 ㉡ 의사들은 의사결정과정의 중심에 있고 간호사는 그 결정을 수행해야 하는 종속적인 관계가 형성됨으로써 두 직종 간의 협동이 제한을 받아 왔다.

② 간호실무영역의 확장

 ㉠ 20세기 후반 급속한 기술적·사회적 변화와 확대된 지식은 간호업무영역의 재정을 필요로 하게 되었고, 간호사 − 의사관계에 긴장감을 초래하는 요인이 되었다.

 ㉡ 사회적·기술적 변화와 재교육, 대학원 과정의 교육, 독립적인 요구와 경험을 통하여 간호사들은 어떤 기계나 설비, 치료방법에 대하여는 의사들보다 폭넓게 알게 되었다.

 ㉢ 간호사에게는 자신의 지식에 근거하여 행위하는 것이 법률적으로 허용되지 않고 있으며, 그와 동시에 의사와 간호사 간의 의료영역의 업무경계가 불분명하여 이를 구별해 내기가 쉽지 않은 경우가 많다.

 ㉣ 간호사가 간호실무법령이나 관련 법규 및 규정을 잘 알고 있어도 간호사의 정당한 기능에 관해 의사와 일치하지 않을 경우 갈등이 생기게 된다.

③ 간호사와 의사와의 사회·경제·교육적 거리감

 ㉠ 사회적·경제적인 상이한 배경으로 인해 가치관과 생활의 차이를 초래하여 최소한의 의사소통과 관계를 가진 채 일하게 되었다.

 ㉡ 간호사들은 3년제나 4년제의 대학교육을 받는 반면 의사들은 10~11년의 교육(6년제 대학, 1년의 인턴과, 3~4년간의 레지던트과정)을 받기 때문에 의사들이 간호사들보다 특권이 더 있는 직종이 되고 있다.

④ 간호의 전문적 이념 … 최근 간호사들은 보다 높은 전문성을 갖기 위한 노력을 강화하고 있으나, 간호사의 전문성과 판단을 계속적으로 통제하려는 의사로 인하여 두 직종 간의 긴장이 유발되고 있다.

⑶ 간호사 갈등해소방안

① 문제해결 … 갈등 당사자들이 공동의 노력으로 갈등의 원인이 되는 문제를 해결해야 한다.

② 회피

 ㉠ 갈등을 야기할 수 있는 의사결정을 보류하거나 회피하고, 갈등상황이나 갈등 당사자의 접촉을 피하는 것을 말한다.

 ㉡ 갈등의 원인이 되는 문제는 계속 남아 있으므로 갈등의 소지는 계속 남아 있다.

③ 완화

 ㉠ 갈등 당사자들의 의견차이를 얼버무려 의견차이가 없는 것 같이 느끼도록 하고, 사소한 의견의 일치와 공동이익을 강조함으로써 갈등을 완화시키는 방법이다.

 ㉡ 갈등의 원인을 제거하지 못하는 단기적 해소방법이다.

④ **강압** … 강력한 힘을 가진 경쟁자, 상관 등 권위를 가진 사람, 중재인이나 조정자를 이용한다.

⑤ **협상** … 갈등 당사자들이 그들의 대립되는 입장을 부분적으로 양보하여 해결하는 것이다.

⑥ **자원의 증대** … 희소자원으로 인한 갈등을 해소하기 위해 자원을 늘리는 것이다.

⑦ **상위목표의 제시** … 갈등 당사자들이 공동으로 추구해야 할 상위목표를 제시함으로써 갈등을 완화시키는 것이다.

② 간호사의 역할

(1) 간호사의 역할

① 최근까지 간호사는 의사의 명령과 감독하에서 활동하는 종속적인 기능자로 간주되었다.

② 대부분의 간호사와 간호전문직의 복지에 관심이 있는 사람들은 환자옹호자로서의 간호모델을 선호하고, 전통적인 대리모나 의사의 종속자로서의 모델을 부적절하고 부당하게 여긴다.
   ㉠ **간호사의 책임영역 확장** : 여성의 역할에 대한 고정관념의 붕괴, 경제적 상황의 변화(맞벌이 부부), 환자관리의 기술적인 진보, 고령인구의 증가 등으로 간호사의 책임영역이 확장되었다.
   ㉡ **주도적 간호(돌봄)의 역할 증대** : 만성적 질병으로 고통받는 고령층, 불치병환자 등이 증가하면서 주도적 간호의 역할이 증대되었다.

③ 의사의 역할이 '치료(cure)'하는 것이라면 간호사의 역할은 '돌보는 것(care)'이라고 의사의 역할과 구별할 수 있으며, 또한 개업간호사의 역할에서처럼 역할 중에는 의사의 전통적인 의무부분과 일치하는 부분도 있다.

④ 간호사가 건강관리를 하는 데 있어서 가장 중요시해야 할 것은 인간적인 차원이다. 그리하여 간호사의 역할이 차갑고 비정하고 비인간적인 치료가 될 수 있는 것에 인간적인 요소를 불어넣을 수 있는 것이 되어야 한다.

⑤ 간호사의 역할은 근본적으로 도덕적인 것이며, 곤경에 처한 환자의 존엄성과 자율성을 지켜주는 것이다.

(2) 간호에서의 자율성

① **자율성의 정의**
   ㉠ 자기의 업무영역 안에서 판단하고 선택할 수 있는 자유이다.
   ㉡ 환자에 대한 전체적인 간호를 계획하고 다른 의료진들과 독자적인 수준에서 교류할 수 있는 자유를 의미한다.
   ㉢ 스스로 계획하고 결정할 수 있는 의미있는 독자성이다.
   ㉣ **자기절제(Self Governance)** : 간호사의 자율성은 올바른 의지, 지식, 행위로 제한되어져야 한다는 것을 말한다.

② 환자의 자율성에 대한 지지자로서의 간호사
　㉠ 간호의 주요 관심은 환자의 육체적·정신적 안녕을 증진시키는 데 있다. 따라서 간호업무에는 항상 도의적인 문제가 따르게 마련이며, 간호사가 환자에 대한 의사결정에 참여할 때 도덕적 판단를 요하게 된다.
　㉡ 간호상황에서 환자의 자율성을 제한해야 할 때가 있을 수 있으며, 이러한 경우 간호사는 언제 그 환자의 자율성을 제한하고, 언제 그 환자를 위해 다른 사람이 결정권을 가질 수 있으며, 그것은 과연 윤리적으로 정당화될 수 있는지 냉철히 생각해 볼 필요가 있다.
　㉢ 치료에 대한 결정이 환자의 적극적인 참여 없이 이루어질 때 환자가 가진 문제 중 임상이 아닌 다른 영역은 전혀 알 수 없게 되며, 이것이 바로 전문적 지식이라는 명목하에 환자의 자율성을 위반하게 되는 것이다.
　㉣ 환자가 의료진에 갖는 의존성으로 인해 의료진이 인간의 자율성 존중에 대한 윤리적 중요성을 인식할 때조차도 환자의 자율성은 위협될 수 있다.

③ 환자의 옹호자로서의 간호사
　㉠ 옹호자의 개념은 전문적 환자간호의 근본철학으로, 옹호자는 환자를 돌보면서 그 환자들의 실제적인 의존과 자율성 존중의 의무를 인식한다.
　㉡ 간호사는 환자가 스스로 자신의 건강요구에 대처할 수 있도록 돕는 역할을 맡고 있다.
　㉢ 간호사는 환자가 자신의 존엄성과 인간성을 상실하지 않고서도 자율성을 발휘함으로써 스스로 건강관리를 할 수 있도록 해준다.
　㉣ 간호는 무엇보다도 환자의 자유로운 의사결정을 방해하는 요인들(고통, 불안, 예후와 선택 및 권리에 대한 지식부족 등)을 감소시키는 데 기여하며, 환자가 결정할 수 있도록 도와준다.
　㉤ 환자의 옹호자가 된다는 것은 환자의 소원이나 자율성을 무시하면서 일하는 다른 건강전문인들과 맞서는 것을 필요로 한다.
　㉥ 간호사가 유능한 환자옹호자로서 행동한다면 윤리적 책임이 더 확대될 수도 있고 대다수의 불유쾌한 충돌도 없어질 수 있다.
　㉦ 간호사는 의사보다 덜 권위적이어서 간호사와 환자는 더 가깝게 접촉할 수 있으며, 간호사로 하여금 환자의 희망·목표·공포 등을 알 수 있게 하는 독특한 위치가 되게 할 수 있다.
　㉧ 옹호자로서의 간호사는 자율성을 존중하는 것을 넘어서 자율성을 격려하고 개발하도록 도울 수 있다.

④ 간호사의 자율성
  ㉠ 한 개인이 면허간호사가 되었다는 것은 대상자에게 안전하고 효과적이며 도덕적으로 책임있는 간호를 제공할 책임을 전제한 것이다.
  ㉡ 어떠한 의학적 지시에 의문이 있다면 수행하지 않는 것이 간호실무법과 병원과의 계약으로 정의되는 법률적 책임을 완수하는 것이다.
    • 응급상황인 경우 : 간호사가 생각하기에 다른 방법이 더 적합하더라도 의사의 지시가 수용 될 만한 범위에 속한다면 그 지시에 따르고 나중에 그 문제에 관해 의사와 의논해야 한다.
    • 긴박성의 수준이 낮은 경우 : 의사의 지시에 의문이 있으면 간호사는 차분하고 합리적으로 의사와 토론을 해야 한다.
  ㉢ 환자의 권리나 간호사 자신의 도덕 정체감을 지키기 위하여 발행하는 곤경의 횟수나 그 심각성을 완화시킬 수 있는 간호사와 의사관계, 즉 협동과 타협이 필요하다.

⑤ 간호사의 자율성과 윤리적 의사결정
  ㉠ 전문적 간호사들은 환자와 진정한 치료적 관계를 형성하고, 환자에 대한 도덕적 의무를 수행하기 위하여 행동의 자유와 융통성을 필요로 한다.
  ㉡ 역사적으로 볼 때 간호는 항상 건강관리체계 안에서 중요한 역할을 해 왔지만 자율적인 위치를 가지지 못했다. 이러한 자율성의 결여는 전문적 간호수행의 첫 번째 장애요인이 된다.
  ㉢ 전문직은 긴 기간의 전문화된 교육, 직무훈련 그리고 자율성을 요구한다. 따라서 전문직은 자율성을 소유한 덕으로 자신감과 자존심을 가지며, 권력 내지 권위를 누리고 사회에서 존경받는 위치를 차지하게 된다.
  ㉣ 자율성을 수행하는 데 가장 큰 장애요인은 병원의 관료주의적 체제이다.
  ㉤ 간호사가 부딪치는 자율성의 결여는 간호사의 윤리적 간호행위를 저해하고 있다.
  ㉥ 간호사는 의사의 전통적인 권위, 환자의 부상하는 권리, 점점 커지는 병원행정의 권력 틈에서 일하고 있는데, 이는 현실적인 면에서 볼 때 도덕적 행위를 이상적으로 실천하기 어렵다는 것을 암시한다.
  ㉦ 자율성에는 언제나 윤리와 책임이 수반되기 때문에 간호사의 자율성도 어떤 확실한 경계에 의해 제한되어야 한다. 즉, 간호사들의 자유는 올바른 의지, 올바른 지식, 올바른 재능, 올바른 행위로 제한되어야 한다.
  ㉧ 실제적으로 임상에서의 윤리적 결정은 환자, 가족, 간호사, 병원행정가와의 상호협조적인 노력에 의해 이루어지는 것이 원칙이다(절대적 자율성의 배제).
  ㉨ 자율성이 의미하는 두 가지 차원
    • 구조적 자율성 : 환경 자체가 자율성에 관여할 때 존재하는 것이다(존재적).
    • 태도적 자율성 : 전문인 스스로 의사결정에 자유롭지 못하다고 느끼는 것이다(주관적).

⑥ 간호사의 자율성과 성숙도 … 윤리적 판단능력은 간호사의 성숙도와 직결되는데, 이 윤리적 판단능력은 단계적으로 변하는 인지발달과정으로 정의될 수 있으며 높은 수준의 도덕적 사고를 필요로 한다.

최근 기출문제 분석

2019. 6. 15. 제2회 서울특별시

1 간호사와 의사 간 업무에 대한 의견 차이로 인해 갈등이 발생했을 때, 대상자의 결과 향상을 위해 할 수 있는 최선의 일이 무엇인지 생각하고, 문제의 근본 원인을 규명하여 통합적 대안을 도출함으로써 갈등을 해결하고자 하는 방법은?

① 회피

② 수용

③ 타협

④ 협력

> **TIP** 둘 다 만족할 수 있는 통합적 대안을 도출함으로써 갈등을 해결하고자 하는 방법은 협력이다.
> ① 회피 : 갈등이 없었던 것처럼 행동하여 이를 의도적으로 피하는 방법
> ② 수용 : 자신의 욕구충족은 포기하더라도 상대방의 갈등이 해소되도록 노력하는 방법
> ③ 타협 : 양보를 통해 절충안을 찾으려는 방법
> ※ 갈등관리 유형

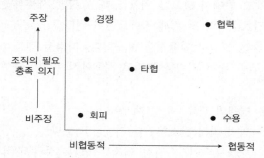

Answer 1.④

2 우리나라의 의료비 지불제도 방식 중 현재 시범사업으로 시행 중인 신포괄수가제도에 대한 설명으로 가장 옳은 것은?

① 신포괄수가제도의 핵심은 비용절감과 서비스 제공의 최소화이다.

② 기존의 포괄수가제에 행위별수가제적인 성격을 반영한 혼합모형지불제도이다.

③ 4대 중증질환(암·뇌·심장·희귀난치성질환)을 제외한 559개 질병군 입원환자에게 적용한다.

④ 의료자원의 효율적 사용을 더욱 증대시키기 위해 완전히 새로운 개념으로 고안된 의료비지불제도이다.

> **TIP** 신포괄수가제는 행위별수가제와 7개 질병군포괄수가제의 대안적 모델로, 포괄지불방식과 행위별 지불방식을 병행한다. 대부분의 의료서비스를 포괄로 묶고, 진료비 차이를 유발하는 고가 서비스를 행위별수가로 보상하는 제도이다. 7개 질병군 포괄수가제는 비교적 단순한 일부 외과수술에만 적용하고 있다. 여기에 4대 중증질환(암·뇌·심장·희귀난치성질환)과 같이 복잡한 질환까지 포함시켜 더 많은 입원환자가 혜택을 받을 수 있게 한 것이 신포괄수가제이다.
>
> ※ 7개 질병군 포괄수가제와 신포괄수가제

구분	7개 질병군 포괄수가제	신포괄수가제
대상 기관	7개 질병군 진료가 있는 전체 의료기관(2013. 7. 1. 부터)	국민건강보험 공단일산병원, 국립중앙의료원, 지역 거점공공병원 등 총 68개 기관
적용 환자	백내장수술, 편도수술, 맹장수술, 항문수술, 탈장수술, 제왕절개분만, 자궁수술 7개 질병군 입원환자	559개 질병군 입원환자
장점	• 포괄수가(묶음) • 의료자원의 효율적 사용	• 포괄수가(묶음) + 행위별수가(건당) • 의료자원의 효율적 사용 + 적극적 의료서비스 제공

Answer 2.②

3 「한국간호사 윤리강령」의 항목에 대한 설명으로 옳은 것은?

① 건강 환경 구현 – 간호사는 건강을 위협하는 사회적 유해환경, 재해, 생태계의 오염으로부터 간호대상자를 보호하고, 건강한 환경을 보전·유지하는 데에 참여한다.

② 전문적 활동 – 간호사는 간호 수준의 향상과 근거기반 실무를 위한 교육과 훈련에 참여하고, 간호 표준 개발 및 연구에 기여한다.

③ 대상자 보호 – 간호사는 간호의 전 과정에서 인간의 존엄과 가치, 개인의 안전을 우선하여야 하며, 위험을 최소화하기 위한 조치를 취한다.

④ 취약한 대상자 보호 – 간호사는 인간 생명의 존엄성과 안전에 위배되는 생명과학기술을 이용한 시술로부터 간호대상자를 보호한다.

> **TIP** 한국간호사 윤리강령 … 간호의 근본 이념은 인간 생명의 존엄성과 기본권을 존중하고 옹호하는 것이다. 간호사의 책무는 인간 생명의 시작으로부터 끝에 이르기까지 건강을 증진하고, 질병을 예방하며, 건강을 회복하고, 고통을 경감하도록 돕는 것이다. 간호사는 간호대상자의 자기결정권을 존중하고, 간호대상자 스스로 건강을 증진하는 데 필요한 지식과 정보를 획득하여 최선의 선택을 할 수 있도록 돕는다. 이에 대한간호협회는 국민의 건강과 안녕에 이바지하는 전문인으로서 간호사의 위상과 긍지를 높이고, 윤리의식의 제고와 사회적 책무를 다하기 위하여 이 윤리강령을 제정한다.
>
> ㉠ 간호사와 대상자
> • 평등한 간호 제공 : 간호사는 간호대상자의 국적, 인종, 종교, 사상, 연령, 성별, 정치적·사회적·경제적 지위, 성적 지향, 질병과 장애의 종류와 정도, 문화적 차이를 불문하고 차별 없는 간호를 제공한다.
> • 개별적 요구 존중 : 간호사는 간호대상자의 관습, 신념 및 가치관에 근거한 개인적 요구를 존중하여 간호를 제공한다.
> • 사생활 보호 및 비밀유지 : 간호사는 간호대상자의 사생활을 보호하고, 비밀을 유지하며 간호에 필요한 정보 공유만을 원칙으로 한다.
> • 알 권리 및 자기결정권 존중 : 간호사는 간호대상자를 간호의 전 과정에 참여시키며, 충분한 정보 제공과 설명으로 간호대상자가 스스로 의사결정을 하도록 돕는다.
> • 취약한 대상자 보호 : 간호사는 취약한 환경에 처해 있는 간호대상자를 보호하고 돌본다.
> • 건강 환경 구현 : 간호사는 건강을 위협하는 사회적 유해환경, 재해, 생태계의 오염으로부터 간호대상자를 보호하고, 건강한 환경을 보전·유지하는 데에 참여한다.
> ㉡ 전문가로서의 간호사 의무
> • 간호표준 준수 : 간호사는 모든 업무를 대한간호협회 업무 표준에 따라 수행하고 간호에 대한 판단과 행위에 책임을 진다.
> • 교육과 연구 : 간호사는 간호 수준의 향상과 근거기반 실무를 위한 교육과 훈련에 참여하고, 간호 표준개발 및 연구에 기여한다.
> • 전문적 활동 : 간호사는 전문가로서의 활동을 통해 간호정책 및 관련제도의 개선과 발전에 참여한다.
> • 정의와 신뢰의 증진 : 간호사는 의료자원의 분배와 간호활동에 형평성과 공정성을 유지하여 사회의 공동선과 신뢰를 증진하는 데에 참여한다.
> • 안전한 간호 제공 : 간호사는 간호의 전 과정에서 인간의 존엄과 가치, 개인의 안전을 우선하여야 하며, 위험을 최소화하기 위한 조치를 취한다.
> • 건강 및 품위 유지 : 간호사는 자신의 건강을 보호하고 전문가로서의 긍지와 품위를 유지한다.

Answer 3.①

© 간호사와 협력자
- 관계윤리 준수 : 간호사는 의료와 관련된 전문직·산업체 종사자와 협력할 때, 간호대상자 및 사회에 대한 윤리적 의무를 준수한다.
- 대상자 보호 : 간호사는 간호대상자의 건강과 안전이 위협받는 상황에서 적절한 조치를 취한다.
- 생명과학기술과 존엄성 보호 : 간호사는 인간생명의 존엄성과 안전에 위배되는 생명과학기술을 이용한 시술로부터 간호대상자를 보호한다.

2018. 5. 19. 제1회 지방직

4 다음 사례에서 간호사의 위약(placebo) 사용에 대한 정당성을 부여할 수 있는 윤리 원칙은?

> 환자가 수술 후 통증조절을 위해 데메롤(Demerol)과 부스펜(Busphen)을 투약받고 있다. 수술 후 1주일이 넘었는데도 환자는 매 시간마다 호출기를 누르며 진통제를 요구하고 있다. 담당 간호사는 의사와 상의하여 부스펜과 위약을 처방받아 하루 3회 투약하기로 하였다.

① 신의의 원칙   ② 정의의 원칙
③ 선행의 원칙   ④ 자율성 존중의 원칙

TIP 윤리 원칙과 윤리 규칙
  ㉠ 윤리 원칙
   - 자율성 존중의 원칙 : 치료 과정과 방법, 그리고 필요한 약품의 효능과 부작용 등을 거짓 없이 상세히 설명하고, 환자는 자신의 자발적 선택과 충분한 설명에 의거하여 치료에 동의해야 한다.
   - 악행 금지의 원칙 : 타인에게 의도적으로 해를 입히거나 타인에게 해를 입히는 위험을 초래하는 것을 금지한다.
   - 선행의 원칙 : 악행 금지의 원칙을 넘어서 해악의 예방과 제거와 적극적인 선의 실행을 요구한다.
   - 정의의 원칙 : 공평한 분배에 대한 윤리적 원칙이다.
  ㉡ 윤리 규칙
   - 정직의 규칙 : 선을 위해서 진실을 말해야 하는 의무이다.
   - 신의의 규칙 : 환자의 의료기밀을 보장하기 위해 최선을 다해야 한다는 규칙이다.
   - 성실의 규칙 : 끝까지 최선을 다하려는 노력, 약속이행의 의지를 말한다.

Answer 4.③

5 다음 중 간호사가 겪고 있는 윤리원칙 충돌 중 '선행의 원칙'과 '정직의 원칙'이 충돌한 사례로 가장 옳은 것은?

① 박씨는 말기 암환자로 자살을 시도하였으나 실패 후 상처 치유를 위해 입원하였다. 상처 소독과 환자 관찰을 위해 간호사는 매일 병실에 들어갔다.

② 백혈병으로 진단받은 40세 이씨는 검사 결과 당장 수혈을 받아야하나, 종교적인 이유로 수혈을 거부하고 있다. 간호사는 수혈을 권유하였으나 환자는 들으려 하지 않는다.

③ 6개월 전 위암으로 진단받은 김씨는 본인의 질병을 위궤양으로 알고 있으나, 비슷한 색의 주사를 맞는 옆 병상 환자를 보고 자신도 암환자인지를 간호사에게 묻고 있다. 보호자의 강력한 주장으로 의료진은 김씨에게 진단명을 언급하지 못하는 상황이다.

④ 말기 암환자 최씨는 통증 호소가 심해 여러 종류의 진통제를 투약받았으나, 효과를 보지 못해 간호사는 처방된 위약(Placebo)을 투약하였고 그 후 최씨의 통증 호소는 감소하였다. 최근 위약(Placebo) 투약 후에도 최씨는 다른 진통제 처방을 가끔씩 요구하기도 한다.

> **TIP** ④ 여러 종류의 진통제를 투약 받았으나 효과를 보지 못한 말기 암환자의 통증 호소를 감소시키는 것(선행의 원칙)과 위약을 투여하는 것(정직의 원칙)이 충돌하고 있는 사례이다.

Answer 5.④

출제 예상 문제

1 대상자의 자율성을 보장하기 위한 장치로 강조되는 윤리원칙은?

① 정의의 원칙
② 무해의 원칙
③ 사전동의의 원칙
④ 선행의 원칙

....

TIP 사전동의의 기본요소
㉠ 동의할 사람의 동의할 능력이 있어야 한다.
㉡ 자유로운 행사권을 위해 강요나 간섭은 없어야 한다.
㉢ 결정을 위한 지식을 충분히 전해 듣고 이해할 수 있어야 한다.

2 다음 중 윤리적 문제의 분출이 될 수 있는 건강관리체계의 변화내용으로 옳지 않은 것은?

① 건강전문직은 매우 다양해졌고 그 숫자 또한 극적으로 늘어났다.
② 여성주의는 간호사에 대한 압박을 여성에 대한 차별로 연결시켰다.
③ 건강관리기술공학의 신속한 발전으로 인해 치료에 대한 판단과 전문직 자격에 대한 논란이 증가하게 되었다.
④ 질병양상과 노령인구에 대한 인구통계학적 변화로 인해 건강관리에 있어 급성질환 및 조기치료에 잘 대처해야 하는 시점에 있다.

....

TIP ④ 최근 건강관리는 예방의 문제, 만성적인 질병, 핸디캡 등에 잘 대처해야 하는 시점에 있다.

Answer 1.③ 2.④

3 생의학적 윤리문제를 제기하기 위한 이론적 접근방식 중 목적론에 대한 설명은?

① 공리주의라고도 불리며 그 목적이나 결과에 의해 행동의 옳고 그름을 판단한다.

② 행동의 특징 그 자체로서 옳고 그름을 판단한다.

③ 정당한 보편적인 원칙이나 규칙이 존재한다는 것을 가정한다.

④ 의무나 책임에 초점을 맞춘다.

TIP ②③④ 의무론에 대한 설명이다.

4 다음 중 의무론에 관한 설명으로 옳지 않은 것은?

① 행동의 특징 그 자체로서 옳은지 그른지를 결정한다.

② 본질적으로 옳거나 정당한 보편적 원칙이나 규칙이 존재한다고 가정한다.

③ "약속은 지켜라."는 의무론에 속한다.

④ 공리주의라고도 불린다.

TIP 목적론 … 공리주의라고도 불리며 그 목적이나 결과에 의해 옳고 그름을 판단한다. 그리고 유용성으로 도덕성의 목적을 최대 다수를 위해 최소의 이익과 최소한의 손해를 만든 것이라고 주장하였다.

5 다음 중 간호가 전문직으로서 면모를 갖추기 위해 가져야 할 특징이 아닌 것은?

① 조직   ② 희생
③ 교육   ④ 책임감

TIP 간호전문직의 특징 … 조직, 교육, 책임감, 헌신

6 윤리의 원리 중 건강전문가들에 대한 가장 엄중한 의무로 간주되고 있는 것은?

① 선행의 원리　　　　　　　　② 자율성의 원리

③ 무해의 원리　　　　　　　　④ 정의의 원리

TIP 무해의 원리

　ⓐ 무해의 원리란 해를 끼치지 말라는 것을 요구하는 원칙으로, 건강전문가들에 대한 가장 엄중한 의무로 간주되고 있다.

　ⓑ 무해의 원칙에 따라 행동하기 위해서는 분별있고 유능하게 행동해야 하며, 적절한 지식과 기술을 가지고 있어야 한다.

　ⓒ 해(harm)의 개념은 고통, 죽음 또는 불구와 마찬가지로 정서적·재정적 비용의 손실 등도 해당되며, 이에 대한 인식이 서로 다를 때 갈등이 생길 수 있다.

7 윤리의 원리 중 자율성의 원리를 설명한 것으로 옳은 것은?

① 자신들의 안녕에 영향을 주는 사건이 있을 때 결정에 스스로 참여시키도록 해야 한다.

② "해를 끼치지 말라."는 것을 요구한다.

③ 해를 방지하고 해가 되는 조건을 제거해야 한다.

④ 인간은 근본적으로 평등하다는 것에 기초한다.

TIP ② 무해의 원리　③ 선행의 원리　④ 정의의 원리

　※ 자율성의 원리

　　ⓐ 자율성은 스스로 계획하고 수행할 수 있는 스스로의 역량이다.

　　ⓑ 자율성 원리는 자신들의 안녕에 영향을 주는 사건이 있을 때 결정에 참여시키도록 해야 한다는 원리이다.

Answer　6.③　7.①

8 간호사가 겪는 윤리적 갈등내용으로 옳지 않은 것은?

① 3년제 졸업생들이 바람직한 병상간호에 대한 강한 이상을 주장하는 반면, 4년제 졸업생들은 전문직 개념이 강한 주장을 하여 간호전문직 내에 갈등이 존재한다.

② 일반간호사는 노동자 대 관리자의 계보에 따라 행정적 간호사와의 갈등을 갖고 있다.

③ 간호사들이 환자들과의 업무관계를 통한 기술적 건강관리에 강한 전통을 가진 반면, 새로운 과학기술은 기본적인 병상간호에 많은 시간을 할애할 것을 유도한다.

④ 지위와 자율성에 있어서 의사와의 동등성을 바라지만, 의사의 역할은 대부분의 임상전문가들이 바라는 것보다 더 많은 힘과 명성을 얻고 있다.

TIP ③ 간호사들이 환자들과의 개인적인 관계를 통한 인간적인 건강관리에 강한 전통을 가진 반면, 새로운 과학기술은 간호사에게 보다 세련된 의학적 기술을 습득하고 기본적인 병상간호에 적은 시간을 할애하도록 유도한다.

9 다음 중 간호전문직 윤리강령의 기능으로 볼 수 없는 것은?

① 새로 입문하는 간호사의 교육안내 지침기능

② 간호직이 허용하는 최소한의 행동표준의 제공기능

③ 모든 간호상황에 대한 구체적 지시기능

④ 간호직의 윤리적 조건에 대한 암시기능

TIP ③ 윤리강령이 모든 상황에 대한 구체적인 지시를 하는 데는 한계가 있다. 즉, 뛰어난 간호실천을 위해서는 윤리강령을 넘어서서 주관적인 판단을 해야 하는 경우가 있기 마련이다.

Answer 8.③ 9.③

10 다음 윤리의 원리 중 정의의 원리에 대한 설명으로 옳지 않은 것은?

① 간호관리자는 환자별 간호요원의 비율을 정할 때, 날마다 배당이 이루어질 때 정의(공정함)의 문제를 제기한다.
② 간호관리자는 최대한 가능한 정도로 차별대우와 불공정함을 막기 위하여 그들 자신의 가치와 선입관을 알고 있어야 할 필요가 있다.
③ 유효한 서비스를 제공하지 않는 것은 전문적 의무와 선행원칙의 위반을 의미한다.
④ 인간이 근본적으로 평등하다는 것에 그 기본이 있다.

TIP ③ 선행의 원리에 대한 설명이다.
※ 정의의 원리
  ㉠ 정의(공평)의 원리는 인간이 근본적으로 평등하다는 것에 그 기본이 있다.
   • 정의란 공평함을 의미하는 것으로, 각 개인에게 그 자신의 당연한 권리를 부여하는 것과 동일시된다.
   • 사람들은 자기들의 가치관이나 주어진 상황에 따라 타인을 취급하므로, 그 개인의 내면적인 가치관에 대한 동등한 대우를 하기 위해 문화적인 요소를 중요하게 고려해야 한다.
  ㉡ 간호관리자는 환자별 간호요원의 비율을 정할 때, 날마다 배당이 이루어질 때 정의(공정함)의 문제를 제기한다.
  ㉢ 간호관리자는 최대한 가능한 정도로 차별대우와 불공정함을 막기 위하여 그들 자신의 가치와 선입관을 알고 있어야 할 필요가 있다.

11 다음은 무엇에 대한 설명인가?

> 윤리나 도덕의 문제가 내포된 상황에서 만족스런 해결이 불가능해 보이는 어려운 문제 또는 어떤 선택이나 상황 등이 동등하게 만족스런 두 가지 중에서 결정을 해야 하는 경우를 의미한다.

① 윤리적 딜레마　　　　　② 윤리적 탐색
③ 윤리적 고민　　　　　　④ 윤리적 영역

TIP 윤리적 딜레마 … 윤리나 도덕의 문제가 내포된 상황에서 만족스런 해결이 불가능해 보이는 어려운 문제 또는 어떤 선택이나 상황 등이 동등하게 만족스런 두 가지 중에서 결정을 해야 하는 경우를 의미하는 것이다.

지역사회간호

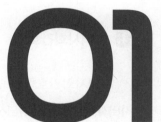

지역사회간호의
이해

O1 지역사회 간호사업

O1 지역사회간호학의 개념 및 지역사회 간호사업의 발전

❶ 지역사회간호학

(1) 지역사회간호학의 정의

지역사회간호학은 지역사회간호로 정의된 것을 과학적인 논리에 의해 연구·개발하는 학문이다. 여기서 지역사회간호란 지역사회를 대상으로 간호제공 및 보건교육을 통하여 지역사회의 공동의식 및 공동요구에서 시작되는 사회적 행동으로, 개인적으로는 육체적, 정신적, 사회적 복귀 내지 재활에 도움을 주는 등 지역사회의 적정기능 수준의 향상에 기여하는 것을 목표로 행하는 과학적인 실천이다.

(2) 지역사회간호학의 기본요소

① 대상
  ㉠ 구조적 지역사회 : 지역사회 주민들간의 시간적·공간적 관계에 의해서 모여진 공동체로, 대면공동체, 집합체, 지정학적 공동체, 조직, 생태학적 문제의 공동체, 문제해결공동체 등이 이에 속한다.
  ㉡ 기능적 지역사회 : 특정목적의 성취를 목적으로 지역의 공통적 감정을 기반으로 한 공동체로, 유동적이며 자원공동체, 동일한 요구를 가진 공동체 등이 이에 속한다.
  ㉢ 감정적 지역사회 : 공통의 연고 또는 관심을 기울여 모여진 공동체로, 소속공동체(고향, 동문회), 특수 흥미공동체(산악회, 낚시회) 등이 이에 속한다.
② 목표(적정기능 수준향상)
  ㉠ 건강의 개념 : 1948년 세계보건기구(WHO) 헌장에서 정의한 바에 의하면, 인간의 건강상태는 질병과 건강의 연속선상에 위치하는 것으로 질병이나 불구가 없을 뿐만 아니라 완전한 신체적·정신적·사회적 안녕상태를 말한다.
    • 신체적 안녕 : 질병이 없는 상태
    • 정신적 안녕 : 사회와 문화권 내에서 받아들일 수 있는 행동을 하는 상태
    • 사회적 안녕 : 사회제도와 사회보장이 잘된 상태

ⓛ 건강의 결정요인 : 건강을 결정하는 요인에는 인간, 환경, 생활양식, 보건사업조직 등이 있다.

ⓒ 적정기능 수준의 측정 : 지역사회간호사는 기능 연속지표에 따라 긍정적 · 부정적 기능요소를 동시에 조사하여 기능연속선상에 긍정적인 방향으로 그들을 도와주어야 한다.

ⓔ 적정기능 수준향상에 영향을 미치는 요소

- 정치적인 영향 : 사회적 풍토는 적정기능 수준에 도달하는 데 영향을 미치는데, 정치적 통제는 사회의 안정 혹은 압박을 유도하고 범죄나 지역사회 안정의 결핍 정도에 따라 지역사회의 적정기능 수준향상이 달라진다.
- 습관적인 영향 : 물리적 · 문화적 · 윤리적인 요소들과 관련된 습관은 적정기능 수준에 도달하는데 영향을 미치는 요소로 예컨대 흡연, 운동부족, 약품의 남용 등이다.
- 유전적인 영향 : 유전적인 영향으로 형성된 노력과 잠재력은 수정하기가 어렵다. 유전학의 발달과 유전적인 영향요인에 대한 상담을 통하여 많은 효과를 얻고 있으나 아직도 인구집단의 요구를 충족시키기에는 더 많은 연구와 노력이 필요하다.
- 보건의료 전달체계의 영향 : 건강을 유지하고 증진하는 지역사회 조직의 증가와 의료보험 가입률의 증가는 지역사회의 질병예방, 건강의 증진을 도모하고 지역사회의 적정기능 수준향상에 도움을 주는 보건의료 전달체계이다.
- 환경적인 영향 : 환경위생(오염)도 건강에 영향을 미치는 데, 대기오염은 폐질환과 관련이 있고 수질의 화학성 오염은 식생활을 크게 위협한다. 이러한 환경적인 영향은 지역사회의 적정기능 수준을 유지하는데 방해요소로 작용하고 있다.
- 사회 · 경제적인 영향 : 어느 지역사회의 문제점을 쉽게 파악하고 해결하는 방법으로 그 지역사회를 떠나는 이주민에 대한 조사가 효과적이라고 하는 연구가 있는데, 이는 그 지역사회의 사회 · 경제적인 측면에 대한 문제가 주민의 안녕과 직결되기 때문이다.

③ 활동

㉠ 건강관리체계

- 1차 건강관리체계 : 건강유지 및 증진, 질병예방을 목표로 환경위생 및 보존, 식수보존, 주거환경, 식품관리, 예방접종, 영양개선 등의 활동을 한다.
- 2차 건강관리체계 : 질병의 조기발견 및 조기치료를 목표로 질병의 전구기 · 잠복기의 증상 등의 사정과 병원을 중심으로 하는 환자간호를 제공한다.
- 3차 건강관리체계 : 기능의 극대화, 재활을 목표로 치료를 통한 기능회복 및 장애의 최소화를 위한 활동을 한다.

㉡ 일차보건의료

- 개념
  - 저렴한 비용으로 보건의료를 많은 수혜자가 이용할 수 있도록 간단하고 기본적인 건강문제를 1차 단계에서 해결하는 의료로, 지역사회 내에서 각 개인이나, 가족이 보편적으로 접근할 수 있게 만들어진 필수 보건의료 서비스이다.
  - 일차보건의료는 주민의 전적인 참여를 통해 이용할 수 있도록 하고, 지역사회와 국가가 지불할 수 있는 비용으로 제공된다.
  - 일차보건의료의 초점은 광범위하고 지역사회의 모든 부문과 보건요구를 포괄하며 개인들보다는 전체로서의 지역사회가 대상으로 고려된다.

- 일차보건의료와 일차의료 개념의 차이
- 일차의료란 의학, 간호학 또는 보건의료 전문가에 의해 주도될 수 있는 보건의료의 전달에 관한 것을 말하며 보건의료의 1·2·3차의 수준으로 구분하는 전통적인 보건의료 서비스의 전달모형의 한 부분이다. 따라서, 일차의료의 초점은 개인이나 개별 가족에 주어진다.
- 반면에 일차보건의료는 보건의료 서비스의 소비자가 전문가의 동반자가 되고, 건강의 향상이라는 공동의 목적에 도달하는데 참여하는 보건의료 전달의 유형이다.
- 일차보건의료 전략 : 일차보건의료는 자가간호와 건강, 사회복지에 있어서의 자율적 관리를 권장하며 개인, 가족 그리고 지역사회의 자존과 자립을 전략의 효과로서 기대한다.
- 일차보건의료 프로그램의 중심은 정부나 지방보건인력이 아니라 지역사회의 주민들이다. 정부관료들과 보건전문가는 전주민에게 가장 유익한 시설과 기술을 지원하는 것이므로 일차보건의료는 주민이 사용하고, 비용을 지불할 수 있는 적절한 보건기술의 개발·적응·응용을 요구한다.
- 일차보건의료는 주민들이 자신의 건강행위를 돌보고, 보다 건강지향적인 선택을 할 수 있도록 상담하고 자문을 해주는 서비스를 포함할 뿐만 아니라 저렴한 비용, 양질의 필수의약품, 예방접종 기타 물품과 장비의 적절한 공급을 필요로 하며, 일차보건의료에는 보건소나 병원같이 기능적으로 효율적이며 지지적인 보건의료시설이 포함된다.
- 수행과제
- 평등과 책임성있는 참여에 기초하여 모든 주민을 포괄해야 한다.
- 보건의료부문의 요소와 보건에 기여하는 관련 활동을 벌이는 다른 부문의 요소를 포함해야 한다.
- 지방수준의 일차보건의료 제공을 최우선순위로 지원해야 한다.
- 주민들과 지역보건의료인력의 보수교육과 지도뿐만 아니라 지방수준에서 의뢰를 요하는 좀 더 전문적인 보건의료문제를 다루는데 필요한 전문적이고 수준높은 진료를 중간수준에서 제공하여야 한다.
- 중앙정부의 수준에서는 기획과 관리능력, 정밀진단, 전문요원 교육, 중앙검사실 같은 서비스, 중앙의 수송 및 재정지원들을 제공하여야 한다.
- 적절한 시기에 전체 체계에 걸쳐 단계간, 부문간의 문제의뢰를 포함해 조정활동을 해야 한다.
- 접근법 : 쉽게 이용할 수 있고 대상자가 받아들일 수 있는 방법으로, 대상자의 적극적인 참여와 대상자의 지불능력에 맞는 의료수가로 이루어져야 한다.
- 내용 : 안전한 음료수의 공급 및 기본환경위생, 보건교육, 모자보건 및 가족계획, 예방접종, 통상질환 및 상해관리, 정신보건, 기본약품 제공 등 지역사회 내의 주요 건강문제를 다루어야 한다.
ⓒ 간호제공
- 직접간호 : 직접 주민봉사, 간호제공, 보건교육 및 상담, 추후간호, 개별간호, 개인·집단에 직접 보건의료를 제공한다.
- 반직접간호 : 직접 주민봉사준비, 주민·마을단체의 조직활동 및 설치 등의 활동을 한다.
- 간접간호 : 관리, 지역사회 건강연구, 정책준비, 업무처리 등의 활동을 한다.
ⓔ 보건교육 및 환경위생관리의 활동을 한다.

④ **과정** … 간호행위와 대상 간의 관계는 간호과정을 통해서 이루어진다.

⑤ **수단** … 간호행위와 목표를 연결하는 활동방법이다.

⑥ **기능연속지표** … 간호대상이 간호목표에 도달하는 과정이다.

② 지역사회 간호사업의 발전

(1) 방문간호시대(1945년 이전)

대한제국시기에 간호학교가 설립되고 간호사를 배출하면서 정식으로 간호사업이 시작되었다고 볼 수 있다. 물론 그 이전에도 외국에서 교육을 받은 간호사나, 정규교육을 받지 않고 간호업무에 종사하던 사람들에 의한 사업들이 진행되고 있었다.

(2) 보건간호시대(1945 ～ 1980)

정부의 보건사업은 보건소, 보건지소를 중심으로 이루어졌으며 지역사회 간호영역의 주요 실무분야였으나 지역사회의 건강요구보다는 정부의 사업내용과 사업목표량을 달성하는 하향식 보건계획에 의한 보건간호실무를 수행하였다.

① **시기별 발전**

    ㉠ **미군정하** : 1946년 보건후생국이 보건후생부로 개편되고 간호사업국에 보건간호사업과가 설치되었다. 사업의 내용을 불문하고 미국 보건간호사업과 같은 형태의 체계가 중앙정부의 수준으로 자리를 잡게 되었고, 미국식 보건행정제도가 공중보건사업에 도입되었다.

    ㉡ **대한민국 정부수립(1948) 후** : 보건후생부가 사회부 보건후생국으로 축소됨에 따라 보건행정은 미군정시보다 위축되었고 간호사업국도 간호사업과로 축소되었다. 1981년에는 간호사업계가 폐지됨으로써 보건간호사업뿐만 아니라 전반적인 간호사업의 정책결정의 일관성 결여를 초래하게 되었다.

> **TIP** **보건소법의 제정·공포**
> 1962년 보건소법이 제정·공포되어 보건간호사업은 보건소를 중심으로 하여 전국적인 차원에서 이루어지게 되었다. 이 때의 보건간호사업은 세분화된 간호사업 위주로 당시 가장 문제가 되었던 결핵관리, 모자보건 및 가족계획사업 등이 주된 사업내용이었다.

    ㉢ **1970년대 이후의 통합보건사업** : 1970년대 이르러 국민들의 의료에 대한 욕구가 늘어나고 의료보험의 시행(1977), 전반적인 국민생활 수준향상, 지역사회 보건문제의 변화 등의 요인에 의해 세분화된 보건사업 중심의 보건소 기능에 대한 문제점이 노출되기 시작하자 1985년 정부는 군단위 보건소를 대상으로 한 명의 보건간호인력이 세분화된 보건사업을 통합하여 제공하는 통합보건사업을 시도하여 가족단위의 보건사업 접근을 위해 실제 군단위 보건소, 보건지소의 보건요원들을 재교육하였다.

② 특징적인 발전
　　㉠ 학교보건법의 제정(1967) : 학교보건법에서는 교육법에 명시된 양호교사의 직무가 구체화되었다. 그러나 독립적인 기능보다는 학교의와 체육교사에게 의존적인 기능을 하도록 규정하였다.
　　㉡ 보건간호사제도 : 1973년 의료법 시행규칙에 분야별 간호사의 하나로 보건간호사제도가 마련됨에 따라 병원의 임상간호사보다 보건간호사의 자격기준을 강화하였다.

(3) 지역사회 간호시대(1980 ～ 현재)

이 시기에는 지역사회간호의 여러 실무영역이 발전되어 지역사회간호사의 역할이 확대되고 실무범위가 확대되는 전환기이다.

① 보건진료원 … 1980년 12월에 농어촌 등 보건의료를 위한 특별조치법이 공포되면서 읍·면 단위의 무의촌지역에 보건지료소가 설치되고 간호사로서 24주의 직무교육을 받은 보건진료원이 배치되었다. 이 제도는 1976년의 거제보건원 시범연구사업에서 개발한 '보건간호사'와 1977년 한국보건개발연구원의 시범사업, WHO의 일차보건의료선언(1978)에 힘입어 1981년부터 보건진료원이 배치되기 시작하였으며 지역사회의 일차보건의료 요구에 부응하는 포괄적인 지역사회 간호사업을 수행하며 오늘에까지 이르고 있다.

> 📢 **TIP** 농어촌 등 보건의료를 위한 특별조치법상 보건진료 전담공무원의 업무
> ① 의료행위의 범위
> 　1. 질병·부상상태를 판별하기 위한 진찰·검사
> 　2. 환자의 이송
> 　3. 외상 등 흔히 볼 수 있는 환자의 치료 및 응급조치가 필요한 환자에 대한 응급처치
> 　4. 질병·부상의 악화 방지를 위한 처치
> 　5. 만성병 환자의 요양지도 및 관리
> 　6. 정상분만 시의 분만 도움
> 　7. 예방접종
> 　8. 의료행위에 따르는 의약품의 투여
> ② 의료행위 외의 업무
> 　1. 환경위생 및 영양개선에 관한 업무
> 　2. 질병예방에 관한 업무
> 　3. 모자보건에 관한 업무
> 　4. 주민의 건강에 관한 업무를 담당하는 사람에 대한 교육 및 지도에 관한 업무
> 　5. 그 밖에 주민의 건강증진에 관한 업무

② 산업간호사업 … 1981년 산업안전보건법의 제정으로 보건담당자인 간호사를 상시근로자 300명 이상인 제조업 사업장에 배치토록 하였다. 본격적인 산업간호사업이 시작되었으나 직무내용은 거의 대부분 보건관리자인 의사에게 의존적인 활동이었다. 1990년 12월에 산업안전보건법이 개정되면서 산업장의 간호사는 의사, 위생기사와 함께 보건관리자로 개칭되었으며 보건관리자의 배치기준은 상시근로자 50인 이상 500인 미만인 경우에는 1인, 상시근로자 500인 이상인 경우에는 2인을 두도록 정하고 있으며 직무내용도 산업장이 일차보건의료 제공자로서 그리고 관리자로서의 역할이 강조되고 독자적인 역할을 수행하도록 개정되었다.

③ **학교간호사업** … 학교보건법의 개정(1991. 3)으로 양호교사의 직무내용은 학교에서의 일차 보건의료 제공자로서의 역할과 독자적인 역할이 강조되었으며 보건교육, 보건지도와 환경위생관리의 직무가 강화되었다.

④ **가정간호사제도**(1991) … 1960년대 이후 질병양상의 변화와 노인인구 비율의 증가, 보건의료 전달체계의 정비, 평균수명의 연장, 그리고 사회구조의 변화 등으로 의료기관에서 퇴원 후에도 전문적·지속적인 간호와 의료서비스와의 연계를 확립하기 위한 제도로써, 임상간호영역과 지역사회 간호영역의 통합이기도 하다.

⑤ **건강증진법의 제정**(1995. 9) … 국민에게 건강에 대한 가치와 책임의식을 함양하도록 건강에 관한 바른 지식을 보급하고 스스로 건강생활을 실천할 수 있는 여건을 조성함으로써 국민의 건강을 증진함을 목적으로 한다고 정하고 있다<국민건강증진법 제1조>.

🔊 TIP 지역사회 통합건강증진사업

㉠ 의의
- 지자체가 지역사회 주민을 대상으로 실시하는 건강생활실천 및 만성질환 예방, 취약계층 건강관리를 목적으로 지역사회 특성과 주민의 요구가 반영된 프로그램 및 서비스 등을 기획·추진하는 사업
- 사업 영역은 금연, 음주폐해예방(절주), 신체활동, 영양, 비만예방관리, 구강보건, 심뇌혈관질환예방관리, 한의약건강증진, 아토피·천식 예방관리, 여성어린이특화, 치매관리, 지역사회 중심재활, 방문건강관리로 구성
- 사업 영역 간 경계를 없애고, 주민 중심으로 사업을 통합·협력하여 수행할 것을 권장

㉡ 특성

기존 국고보조사업	지역사회 통합건강증진사업
• 사업내용 및 방법 지정 지침	• 사업범위 및 원칙 중심 지침
• 중앙집중식·하향식	• 지방분권식·상향식
• 지역여건에 무방한 사업	• 지역여건과 연계된 사업
• 산출중심의 사업 평가	• 과정, 성과중심의 평가
• 분절적 사업수행으로 비효율	• 보건소 내외 사업 통합·연계 활성화

㉢ 목적 : 지역사회 주민의 건강수준 향상을 위해 지자체가 주도적으로 사업을 추진하여 지역주민의 건강증진사업 체감도 및 건강행태 개선
- 중앙정부와 지방정부가 함께 노력하여 국민건강증진종합계획 목표 달성
- 지역별 다양한 특성과 주민 요구와 연계되는 건강증진사업 개발

㉣ 기본 방향
- 건강증진사업 통합 및 재편성을 통한 사업의 효율성 제고
- 보건소 지역보건의료계획 및 국민건강증진종합계획에 부합하도록 사업구조 재편성
- 사업목표가 달성될 수 있도록 사업을 건강영역별 또는 생애주기별로 통합 구성하여 다양한 전략 활용
- 지역사회 자원과 포괄적 연계·협력을 통한 대상자 중심의 통합서비스를 제공할 수 있도록 여건 조성
- 지자체의 자율성 확대
- 지자체가 재원의 용도 및 세부내역을 자율적으로 설계·집행할 수 있도록 개선
- 지역사회 건강문제 및 특성에 따라 우선순위 사업영역 선정 및 사업량 선택의 자율적 운영
- 지자체의 책임성 제고
- 사업운영의 자율성을 부여하되 책임성을 담보하기 위해 지자체 스스로 관리·감독 역할 강화
- 사업기획, 운영, 평가과정에서 지자체의 자발적 성과관리가 이루어질 수 있도록 평가관리체계 운영

❸ 지역사회간호 관련 이론

(1) 체계이론

① 개념

㉠ 모든 유기체는 하나의 체계이며 상호작용하는 여러 구성요소로 이루어진 하나의 복합물이라 본다.

㉡ 체계란 그들 간에 환경과 상호작용하는 요소들의 집합체로 전체는 부분의 합보다 크다.

㉢ 간호학에서 체계이론의 활용은 전반적인 양상을 파악하도록 해주는 방법론인 기본 틀을 제공한다.

② 체계의 유형

㉠ 개방체계 : 외부환경과 구성요소 간의 상호작용이 있는 체계

㉡ 폐쇄체계 : 외부환경과 구성요소 간의 상호작용이 없는 체계

③ 체계의 구조와 기능

㉠ 경계

- 체계를 환경으로부터 구분하는 것
- 경계를 통해 환경과 상호작용하는 정도에 따라 개방적, 폐쇄적 체계로 구분한다.

㉡ 환경 : 경계외부의 세계로 속성의 변화가 이루어지는 곳

㉢ 계층 : 체계의 배열은 계층적 위계질서가 있으며, 하위체계의 계속적인 활동으로 체계가 유지된다.

㉣ 속성 : 체계의 부분이나 요소들의 특징, 체계의 기능은 체계에 의해 행해지는 행동으로 에너지(물질, 정보의 형태)를 필요로 한다.

④ 체계의 기능

㉠ 투입 : 체계가 활동하기 위한 에너지(물질, 정보)가 유입되는 과정

㉡ 변환 : 체계 내에서 에너지, 물질, 정보를 사용하는 과정

㉢ 산출 : 체계 내에 보유하지 않는 에너지를 배출하는 과정, 변환을 통해 나온 결과

㉣ 회환 : 체계가 완전한 기능을 발휘하기 위해 산출의 일부가 재투입되는 과정

> **TIP** 살아있는 체계는 생존과 성장을 위하여 투입, 변환, 산출을 포함하여 적응, 통합, 의사결정의 세 기능을 수행해 나간다. 이 세 과정이 상호작용함으로써 체계는 체계 내와 끊임없는 환경의 변화에 대응할 수 있게 된다.

⑤ 주요 개념

㉠ 물질과 에너지

- 엔트로피(entropy) : 일로 전환될 수 없는 체계 내 에너지의 양, 무질서의 에너지
- 네겐트로피(negentropy) : 체계에 의해 사용되는 자유에너지, 일할 수 있는 에너지의 양
- 개방체계는 네겐트로피에 의해 물질 유입이 가능하여 폐쇄체계와 달리 고도의 질서와 분화를 통해 발달과 진화가 이루어 질 수 있다. (엔트로피-체계 내 더 이상 유용하지 않은 에너지, 많아질수록 무질서)

ⓛ **항상성(steady state)** : 생성과 파괴가 일어나는 데도 변화하지 않고 체계 내 요소가 균형 상태를 유지하
는 것으로 체계 내 조절작용은 회환에 의해 이루어진다.

ⓒ **균등종국(동일한 효과 ; equifinality)**

　• 시작 상태와 관계없이 과정에 장애가 있어도 동일한 목표에 도달하는 것

　• 개방체계의 특성으로 체계는 목표지향적이고 서로 다른 시작조건과 과정을 거치면서 동일한 목표에서 도달한다.

ⓔ **위계적 질서** : 모든 체계는 복잡한 계열, 과정을 통해 상호 연결되며 모든 체계의 부분이나 구성요소 간
에 순차적이고 논리적인 관계가 있다.

⑥ **지역사회간호에의 적용**

ⓐ **목표** : 지역사회의 건강(적정기능수준의 향상)

ⓛ **경계** : 지역사회

ⓒ **지역사회 구성물** : 지역사회 주민과 지역사회 자원(물적, 인적, 사회환경적 자원)

ⓔ **상호작용** : 지역사회 구성물 간의 상호작용(주민들이 지역사회자원을 이용하는 과정, 상담횟수, 가정방문
실적)

ⓜ **체계과정** : 지역사회체계는 항상 투입, 변환, 산출의 과정으로 목표를 달성하기 위해 움직이고 있다.

ⓗ 구성물과 자원이 체계 속에서 투입되고 상호작용하는 일련의 변환과정을 거쳐서 산출의 결과에 도달한다.

(2) 교환이론

① **개념**

ⓐ **교환과정** : 주고받는 과정

ⓛ **보상** : 교환을 통해 얻을 수 있는 것으로 심리적, 사회적, 물질적, 신체적 보상이 있다.

ⓒ **비용** : 보상을 얻기 위해 지불하는 시간, 비용, 노력 등

ⓔ **권력** : 교환에 영향을 미치는 요소로 상대방에게서 보상을 얻어내는 능력

ⓜ **규범** : 상호관계에서 인정되는 상호규칙이다.

ⓗ 교환이론은 간호수행 시 가장 많이 적용되는 이론이다.

② **지역사회간호에서의 적용**

ⓐ 지역사회간호사와 주민 간의 교환과정에서는 물질적인 것과 비물질적인 것이 함께 이루어지는데, 이 과
정에서 바람직한 결과, 즉 상호관계가 좋은 방향으로 변화하도록 노력할 수 있다.

ⓛ 지역사회간호사는 보건의료서비스를 지역사회에 전달하고 지역사회는 전달된 서비스에 대한 합당한 보
상이 이루어질 수 있도록 상호 교환과정을 적절하게 적용해야 한다. 교환과정을 위한 조직과 기준을 확
립하고 교환결과에 대한 회환이 이루어져서 다음 과정에 참고해야 한다. 일방적인 교환이 되지 않도록
주민과 함께 보건사업 내용을 계획하고 그 교환과정을 정기적으로 평가함으로써 긍정적인 교환과정을
성립할 수 있도록 한다.

(3) 베티 뉴만의 간호관리체계이론

① 이론의 이해

ⓐ 인간 : 간호의 대상인 인간을 총체적 인간으로 접근하는데, 생리적, 심리적, 사회문화적, 발달적, 영적변수로 구성된 하나의 체계로 생존의 필수요소로 구성된 기본구조와 이를 둘러싼 3가지 보호막, 즉, 저항선, 정상방어선, 유연방어선으로 구성된다고 본다.

ⓑ 환경 : 대상체계와 접하고 있으며 내적 환경과 외적 환경으로 이루어진다. 대상체계와 계속 상호작용하며, 지속적으로 영향을 미치는 스트레스원으로 구성된다.

ⓒ 건강 : 간호의 목표인 건강은 인간체계 속에 기본구조와 방어선이 환경의 변수들인 스트레스원을 막아내어 안정상태를 이루는 것이다.

ⓓ 간호(활동) : 기본구조를 보호하기 위하여 스트레스원을 제거 또는 약화시키거나 유연방어선 및 정상방어선을 강화시키는 일차예방활동과 저항선을 강화시키고 나타나는 반응에 대하여 조기발견하고 빠르고 정화학 처치를 시행하는 이차예방활동, 그리고 기본구조에 손상이 왔을 때 이를 재구성하도록 돕는 삼차예방활동으로 대별할 수 있다.

② 개념

ⓐ 기본구조
- 간호대상자는 기본구조와 이를 둘러싼 3가지 방어선 즉 저항선, 정상방어선, 유연방어선으로 형성된 체계이다. 또한 인간은 환경과 상호작용하는 개방체계이며, 대상자는 개인, 가족, 지역사회 또는 집단이 되므로 지역사회간호 대상자 모두 포함하고 있다.
- 기본구조는 대상자의 생존요인, 유전적 특징, 강점과 약점이 모두 포함된 생존에 필요한 에너지 자원이라 볼 수 있다. 생리적, 심리적, 사회문화적, 발달적, 영적변수들이 역동적으로 구성되어 개인의 고유한 특성을 나타내며, 외부 스트레스원에 대한 방어선에 영향을 준다.

ⓑ 저항선
- 내적저항요소, 스트레스원에 의해 기존구조가 침투되는 것을 보호하는 내적요인들
- 저항선이 스트레스원에 함락되면 기본구조가 파괴되고, 이를 방치하면 사망에 이르게 된다.
- 지역사회 주민들의 건강에 대한 태도, 가치관, 신념, 유대관계, 결속력 등

ⓒ 정상방어선
- 저항선 바깥에 존재하는 것으로, 이는 대상자의 안녕상태 혹은 스트레스원에 대해 정상범위로 반응하는 상태를 말한다.
- 한 체계가 오랫동안 유지해 온 평형상태에서 어떤 외부의 자극이나 스트레스에 대해 나타나는 정상적 반응의 범위 → 개인의 일상적인 대처유형, 삶의 유형, 발달단계와 같은 행위적 요인과 변수들의 복합물
- 이 선이 외부에서 침입하는 스트레스원에 의해 무너지면 기본구조가 손상되어 생명이나 존재에 위협을 받게 된다.
- 지역사회 주민건강수준, 경제수준의 적절성, 지역사회의 교통, 통신의 적절성, 물리적 환경요소의 적절성

ㄹ 유연방어선

- 기본구조를 둘러싼 선 중 가장 바깥에 위치하는 것으로, 외적변화에 방어할 잠재력을 가지고 환경과 상호작용하여 수시로 변화하는 역동적 구조이다.
- 유연방어선은 외부자극으로부터 대상체계를 일차로 보호하는 쿠션과 같은 기능을 한다. 즉, 외부자극이나 변화에 신속하게 축소되거나 확장되는 등 대처함으로써 스트레스원이 정상방어선을 침범하지 못하도록 완충적 역할을 한다.
- 지역사회 보건의료체계의 적절성, 의료기관 분포상태의 적절성, 의료서비스의 질
- 유연방어선이 대상체계를 보호할 수 없을 때 정상방어선이 침투된다. 침투범위와 침투반응 정도는 정상방어선과 저항선의 힘에 좌우된다.
- 저항선과 방어선의 힘은 대상자의 발달변수, 생리적, 정신적, 사회문화적, 영적 변수들에 영향을 준다.

ㅁ 스트레스원

- 대상체계 밖, 즉 모든 환경은 자극으로 존재하고 있어 대상체계에 계속적으로 자극하여 반응한다.
  - -내적요인(체계 내) : 개체 내에서 일어나는 요소로 다시 대상체계에 영향을 줄 수 있는 자극 – 통증, 상실, 분노
  - -대인적 요인(체계 간) : 개체 간에 일어나는 자극요인 – 역할기대
  - -외적요인(체계 외) : 개체외부에서 발생하는 요인 – 관습의 변화, 경제상황, 실적
- 스트레스원은 대상체계가 균형이나 평형을 유지하는제 방해가 된다.
- 스트레스원의 영향력을 미치는 요인
  - -스트레스의 강도와 수
  - -스트레스원에 반응하기 위해 3가지 방어선을 사용하는 대상자의 방어능력

ㅂ 예방단계

- 일차예방
  - -대상체계에서 어떤 증상이 나타나지 않은 상태에서 수행되는 간호중재이다.
  - -일차예방활동은 스트레스원 자체를 중재하며 없애거나 약화시키는 활동, 유연방어선을 강화함으로써 스트레스원이 정상방어선을 침범하지 못하게 보호하려는 간호중재이다.
- 이차예방
  - -스트레스원이 정상방어선을 침입하여 저항에 도달함으로써 증상이 나타나기 시작했을 때 시행하는 중재방법이다.
  - -증상을 완화하거나 저항선을 강화하여 스트레스원이 저항선을 뚫고 기본구조를 손상시키지 못하도록 보호한다.
- 삼차예방
  - -스트레스원에 의하여 대상체계의 균형이 깨진 상태에서 다시 체계의 균형상태를 재구성함으로써 바람직한 안녕상태로 되돌리기 위한 중재이다.
  - -기본구조가 파괴되었을 때 합리적인 적응 정도를 유지하는 것으로, 각 대상자의 기본 에너지 자원을 적당히 활용하여 재구성하는 적응과정을 돕는 중재활동이다.

(4) 오렘의 자가간호이론

① 이론의 이해

  ㉠ **자가간호** : 개인이나 지역사회가 자신의 삶, 건강, 안녕을 유지하기 위해 시도되고 수행하는 범위

  ㉡ **인간** : 생물학적, 사회적, 상징적으로 기능하는 하나의 통합된 개체로서 자가간호라는 행동형태를 통하여 계속적인 자기유지와 자기조절을 수행하는 자가간호요구를 가진 자가간호행위자. 인간 내부에는 자가간호를 위한 요구와 자가간호를 수행할 수 있는 역량을 동시에 가지고 있다. 자가간호요구가 자가간호역량보다 높을 경우 자가간호결핍현상이 나타난다.

  ㉢ **간호** : 자가간호결핍이 있는 사람에게 제공되는 것으로, 개인을 위한 간호의 필요성을 결정하고 간호체계를 설계하여 제공하는 간호사들의 복합적인 능력으로 간호역량을 설명한다.

  ㉣ **건강** : 대상자가 자가간호를 잘 수행하는 상태, 대상자 스스로 자신의 삶, 건강, 안녕을 위해 자가간호를 유지하는 것이 간호의 목표이다.

  ㉤ **환경**

② **개념**

  ㉠ **자가간호요구**

- 간호의 대상인 인간이 개인의 안녕, 삶, 건강을 유지하기 위한 기능화와 발달에 영향을 미치는 환경적 요소나 개인 자신의 요소를 조절하기 위해 개인 스스로가 수행할 행동이다.
- 자가간호활동을 통하여 도달하려는 목표이다.
- 일반적 자가간호요구 : 모든 인간이 공통적으로 가지고 있는 자가간호요구로서 인간이 구조, 기능을 유지하는 내적, 외적 조건과 관련된 요구를 의미 - 공기, 물, 음식, 휴식, 활동, 사회적 상호작용, 위험으로부터의 해방
- 발달적 자가간호요구 : 발달과정에서 특정하게 필요한 자가간호요구 - 유아의 배변훈련시키기, 임신, 배우자와 부모의 사망 등 상황에서 필요한 자가간호요구
- 건강이탈 자가간호요구
- 질병상태, 진단, 치료와 관계된 비정상적 상태에 대한 자가간호요구
- 적당한 의료서비스를 받으며, 건강이탈로 인한 결과에 대해 조치하고, 의사의 처방을 효과적으로 수행하며, 부작용 시 이에 대해 조치한다. 그리고 현재 건강상태의 현실적인 면을 받아들여 자신의 자가개념을 수정하며, 현재 건강상태와 필요한 치료방법을 고려하여 계속되는 개인의 발달을 증진하기 위해 자신의 생활유형을 조절한다.

  ㉡ **자가간호역량**

- 자가간호 활동을 수행하는 힘
- 개인이 생과 건강과 안녕을 유지하기 위해 건강활동을 시도하고 자가간호를 수행할 수 있는 지식, 기술과 태도, 신념, 가치, 동기화로 구성되어 있다.

  ㉢ **자가간호결핍**

- 대상자 개인이 자가간호역량과 치료적인 자가간호 요구 간의 관계를 나타낸 것이다.
- 기능을 유지하고 발달을 증진시키는 치료적 자가간호요구가 자가간호역량보다 클 때 나타나는 현상이다.

ⓔ **간호역량** : 자가간호결핍이 일어난 사람들에게 자가간호요구의 종류와 이를 충족시킬 수 있는 자가간호 역량의 정도에 따라 대상자를 위한 간호의 필요성을 결정하고 간호체계를 설계, 제공하는 간호사들의 복합적인 능력이다.

ⓜ **간호체계**
  • 자가간호요구를 충족시키고 자가간호역량을 조절하여 결손을 극복하도록 돕는, 간호상황에서 환자를 위하여 처방하고, 설계하고, 직접 간호를 제공하는 체계적인 간호활동으로 3가지 종류가 있다.
  – 전체적 보상체계 : 개인이 자가간호활동을 거의 수행하지 못하는 상황으로, 간호사가 전적으로 환자를 위해 모든 것을 해주거나 활동을 도와주는 경우
  – 부분적 보상체계 : 개인 자신이 일반적인 자가간호요구는 충족시킬 수 있으나 건강이탈요구를 충족시키기 위해서는 도움이 필요한 경우로, 간호사와 대상자가 함께 건강을 위한 간호를 수행한다.
  – 교육지지적 체계 : 환자가 자가간호요구를 충족시키는 자원은 가지고 있으나 의사결정, 행위조절, 지식이나 기술을 획득하는 데 간호사의 도움이 필요한 경우를 말하며 돕는 방법은 주로 지지, 지도, 발전적 환경제공 및 교육 등이 있다.

③ **정리**
  ㉠ 간호가 궁극적으로 도달해야 할 목표, 즉 건강상태는 대상자가 자가간호를 잘 수행하는 상태를 의미한다.
  ㉡ 이를 위한 간호사의 활동은 자가간호 요구를 저하시키거나 자가간호역량을 증진시켜 자가간호결핍을 감소시키는 것이다.
  ㉢ 간호활동을 제공할 때는 자가간호결핍 정도에 따라 간호체계를 적합하게 선택하여 제공한다.
  ㉣ 오렘이 제시한 3가지 종류의 간호체계는 자가간호능력을 조정하고 완성시키기 위하여 간호사와 대상자가 함께 협조하여 행동해야 함을 보여주고 있다.

④ **지역사회간호에의 적용**
  ㉠ **사정**
    • 1단계 사정 : 치료적 자가간호요구 사정
    – 일반적 자가간호요구
    – 발달적 자가간호요구
    – 건강이탈 자가간호요구
    • 2단계 사정 : 자가간호 역량 사정
  ㉡ **간호진단** : 자가간호결핍을 중심으로 기술
  ㉢ **간호계획** : 적절한 간호체계를 결정하고 중재방법을 선택함
  ㉣ **수행**
    • 치료적 자가간호를 수행한다.
    • 환자의 자가간호능력을 증진시킨다.
    • 자가간호능력의 한계점을 보완해준다.
  ㉤ **평가**

(5) 로이(Roy)의 적응이론

① 이론의 이해

　㉠ 인간

　　• 하나의 체계로서 주위환경으로부터 계속적으로 투입되는 자극을 받고 있으며, 이러한 자극에 대하여 내부의 과정인 대처기전을 활용하여 적응양상을 나타내고, 그 결과 반응을 나타낸다고 보고 있다.

　　• 변화하는 환경과 끊임없이 상호작용하는 생물적, 심리적, 사회적 존재로서 환경에 긍정적으로 반응하기 위해서 인간 스스로가 환경변화에 효과적으로 적응해야 한다고 본다.

　㉡ 환경 : 인간행위의 발달과 관련된 주변을 둘러싼 모든 상태나 상황을 의미한다. 따라서 환경 내의 모든 것은 자극으로써 인간에게 영향을 미친다.

　㉢ 건강(간호의 목표)

　　• 인간이 통합된 총제적 상태인 적응의 상태를 유지하는 것이다.

　　• 통합된 전체로 되어가는 과정 또는 상태로 환경변화인 자극에 대해 긍정적인 반응이 나타난 적응상태이다.

　㉣ 간호(간호활동) : 자극 자체를 감소시키거나 내적 과정인 적응양상에 영향을 주고 인간이 적극반응을 나타낼 수 있게 돕는 것이다.

② 개념

　㉠ 자극

　　• 인간의 행동과 발달에 영향을 주는 모든 상황인 주위 여건이나 인간 내부에서 일어나는 상태는 적응체계인 인간에게 투입으로 적용하는 내·외적 자극이 된다.

　　• 초점자극 : 자극 중에서 인간의 행동유발에 가장 큰 영향을 미치는 즉각적이며, 직접적으로 직면하고 있는 사건이나 상황변화

　　• 관련자극 : 초점자극 이외의 행동유발과 관련된 다른 모든 자극, 현재 상태에 영향을 주며 대개 예측될 수 있는 내·외적 세계에 존재하는 자극 – 피로, 일이 늦어질 것에 대한 근심 →초점자극에 대한 대상자의 반응에 영향을 준다.

　　• 잔여자극 : 인간행동에 간접적으로 영향을 줄 수 있는 요인, 대부분 측정되기 어려운 신념, 태도, 개인의 성품 등, 초점자극에 대한 현재 반응에 영향을 줄 과거의 경험, 신념가치의 결과이다.

　　　🔖 TIP 인간체계에 영향을 주는 모든 자극은 이 3가지가 서로 복합되어 있으므로 자극을 사정할 때는 3가지를 구분하여 사정하여야 한다.

　㉡ 대처기전

　　• 인간이 자극에 적응하는 과정에는 2가지 서로 상호관계가 있는 대처기전과 적응양상이 작용한다.

　　• 대처기전을 적응을 하는 방법으로 이 대처기전의 활동으로 적응양상이 활성화되며, 이 적응양상이 반응으로 이어진다. 이 적응양상이 반응으로 일어나는 목적은 환경적 자극에 대하여 생리적, 정신적, 사회적으로 통합된 총제적 상태를 이루기 위함이다.

　　• 인간은 변화하는 환경에 대처하는 생물학적, 심리학적 능력이 있는데, 이를 대처기전이라 한다.

- 조정기전 : 자극이 투입되었을 때 중추신경계의 통로를 통하여 척수, 뇌를 중심으로 하는 자율신경계 반응 또는 내분비계를 중심으로 하는 호르몬계 반응, 지각을 중심으로 하는 정신신체 반응을 주로 관장하는 기전으로, 대개 자동적이고 무의식적인 반응을 나타낸다.
- 인지기전
- 자극이 투입되었을 때 인지적 정보처리과정, 학습, 판단, 정서과정을 통하여 사회심리적 반응을 관장하는 기전이다.
- 정보처리과정은 주의집중, 기억에 대한 행동을 포함하고, 학습은 모방, 강화의 행동을, 판단은 문제해결과 의사결정에 관한 행동을, 정서과정을 통해서는 애착, 애정, 불안해소 등의 행동을 관장한다.

> **TIP** 대처기전의 작용은 4가지 적응양상과 관련되며 조절기전은 생리적 적응양상과 연관되고, 인지기전은 자아개념, 역할기능, 상호의존 적응양상과 주로 연관된다.

ⓒ 적응양상
- 대처기전의 활동으로 나타나는 적응방법의 종류로서, 인간의 기본적인 욕구를 나타내는 행위들의 모임이라 할 수 있다.
- 생리적 양상
- 환경 자극에 대한 인간이 신체적으로 반응하는 방법
- 생리적 통합성에 대한 인간의 기본욕구를 다루며, 이에 포함되는 욕구는 수분과 전해질, 활동과 휴식, 배설, 영양, 순환과 산소 그리고 감각, 체온 및 내분비계 조절 등이다.
- 자아개념 양상
- 정신적 통합성을 유지하기 위해 일어나는 적응양상
- 자아개념은 신념과 느낌의 복합체로서 신체적 자아와 개인적 자아로 구분할 수 있다. 신체적 자아란 신체적으로 자신을 지각하고 형성하는 능력 또는 자신의 신체에 대한 주관적인 생각으로 감각과 신체상이 포함된다. 개인적 자아란 자신의 성격, 기대, 가치에 대한 평가로서 도덕·윤리적 자아, 자아일관성, 자아이상, 기대가 포함된다.
- 역할기능 양상
- 사회적 통합성에 대한 적응방식
- 사회적 통합성을 유지하기 위해서는 환경 내의 다른 사람과 상호작용하고, 적합한 행동역할을 하며 능숙하게 역할을 수행해야 한다.
- 역할이행에 대한 역할결핍이 생기면 역할상실과 역할갈등 문제가 나타난다.
- 상호의존 양상
- 사회적 통합성 중에서도 특히 상호작용에 초점을 둔 적응방법
- 상호의존감이란 독립심과 의존심 사이의 균형으로 의미 있는 타인이나 지지체계와의 관계, 사랑, 존경, 가치를 주고받는 것과 관련된다.
- 인간은 상호의존을 통해 생의 목적과 의미를 찾게 되는데, 이에 대한 문제로는 분리, 거부, 미움, 고독, 경쟁 등이다.

② 반응 : 반응은 2가지 형태로 구분되는데, 생존, 성장, 재생산, 자아실현과 같이 개인의 통합성을 증진시키는 효율적인 적응반응과 통합성을 증진시키지 못하거나 방해하는 비효율적 반응이 있다.

> 📢 TIP 살아있는 개방체계로서의 인간은 자신과 환경으로부터 초점자극, 연관자극, 잔여자극으로 구성된 자극을 계속적으로 투입받는다. 자극이 투입되면 인간 내부에서는 이 자극에 대하여 스스로를 조정하기 위하여 조절기전과 인지기전, 대처기전을 활성화시키며, 이들 활동은 4가지 적응양상으로 나타난다. 이러한 4가지 적응양상은 반응으로 표현되며, 이 반응은 적응적인 경우에는 인간의 통합성을 촉진시키기도 하지만, 비적응적인 경우에는 통합성을 깨뜨리기도 한다.

③ 지역사회간호에의 적용
  ㉠ 개인의 건강을 위한 간호접근에 생리적인 문제 뿐 아니라 자아개념, 역할기능, 상호의존 양상을 사정해야 하며, 이에 영향을 미치는 자극원도 항상 관련 자극과 잔여자극을 함께 고려하여 지역사회 접근에 매우 바람직한 방향을 제시해 준다.
  ㉡ 간호진단 : 비효율적 반응과 자극의 관련성을 중심으로 기술
  ㉢ 간호계획 : 4가지 적응양상에 적응반응으로 변화할 수 있도록 적응양상반응과 자극에 대한 중재방법 모색

(6) 마가렛 뉴만(Margaret Newman)의 확장이론

① 이론의 이해
  ㉠ 인간 : 절대적인 의식 장 내의 독특한 패턴
  ㉡ 건강 : 의식의 확장
  ㉢ 인간·환경의 보이지 않는 패턴이 가시적으로 표현되는 것 그리고 움직임은 의식의 표현이다.
  ㉣ 질병이 있다면 이는 분리된 실재라기보다는 환경과의 상호작용에서 인간의 중요한 패턴에 의한 정보이다.
  ㉤ 병리적 상태는 개인의 총체적인 패턴을 나타내는 것으로 볼 수 있는데 결국 병리로서 나타나는 개인의 패턴은 일차적인 것이며 구조나 기능적 변화에 앞서서 존재하기 때문에 병리를 제거하는 그 자체가 개인의 패턴을 변화시키지는 않는다.

② 개념
  ㉠ 건강
    • 질병과 질병이 아닌 것을 모두 포함하며 인간과 환경의 기본적인 패턴을 설명하는 것으로 간주한다.
    • 건강은 다양한 방법으로 반응하고 대체안을 지각하는 능력이 증가되면서 환경과 자신에 대한 인식이 함께 발달되는 과정이다.
    • 건강은 인간의 총체적 패턴으로서 질병을 포함하며 삶에 있어서 의식의 확장이 지속되는 과정이라는 전제에 근거한다.
  ㉡ 패턴
    • 패러다임의 전환(질병의 증상치료 - 패턴추구)에서 패턴은 중심개념으로서 개인을 특별한 사람으로 정의한다.
    • 인간의 기본적인 패턴 특성의 예로는 인간이 되어감, 목소리 패턴, 움직임 패턴을 지시하는 유전패턴이 있다.
    • 인간·환경 상호작용의 패턴이 건강을 구성한다고 본다.

ⓒ 의식
- 체계의 정보능력, 즉 환경과 상호작용하는 체계의 능력
- 의식과 상호 관련된 3가지(시간, 움직임, 공간) 개념은 전체 변화하는 패턴을 설명해 주는 건강이론의 주요 개념이다.
- 삶의 과정은 의식의 더 높은 수준을 향한 진행과정이며, 의식의 확대는 삶과 건강에 관한 모든 것이다.

ⓓ 움직임
- 인간이 현실을 지각하고 자신을 알게 되는 수단
- 공간을 통한 움직임은 인간의 시간 개념을 발달시키는데 필수적이며 시간의 측정에 이용된다.

ⓔ 시간과 공간
- 보완적 관계
- 공간개념은 필연적으로 시간과 연결된다. 뉴만의 관점에서 시간은 시간관점, 즉, 과거, 현재, 미래에 대한 오리엔테이션이지만, 지각된 기간으로서의 시간에 우선적으로 중점을 둔다.

ⓕ 간호
- 의식의 확장과정에서 파트를 제공하는 것으로 본다.
- 간호사는 새로운 규칙을 찾는 시점에서 대상자와 연결될 수 있으며 개인, 가족, 지역사회가 자신의 패턴을 맞추도록 도와주는 촉진자이다.

③ 지역사회간호에의 적용
ⓐ 움직임과 시간은 지역사회에서 간호사가 매일 이용하고 있는 가동범위, 이동, 기침하기, 심호흡하기 등의 간호중재에 활용될 수 있다.
ⓑ 지역사회간호과정에서 뉴만은 중재과정에서 해야 할 일들을 보건의료전문인이 자신의 패턴을 감지함으로써, 다른 사람의 패턴을 알게 되는 패턴인식이라고 하였다.
ⓒ 뉴만은 확장이론에서 의식의 진화패러다임을 설명하면서 간호사들은 특정시간이나 장소에 국한되지 않는 지속적인 파트너십을 유지하면서 대상자와의 관계를 자유롭게 할 수 있다고 보았다.

02 보건의료 전달체계와 지역사회 간호사업

1 보건의료 전달체계

(1) 보건의료 전달체계의 개념

보건의료 전달체계란 의료기관의 기술수준에 따라 기능분담과 협업관계를 결정함으로써 의료이용을 단계화하고 의료자원의 효율적 활용과 적정의료 이용을 유도하기 위한 장치를 말한다.

(2) 보건의료 전달체계의 특성

구분	내용	단점
자유기업형 (미국, 일본, 독일 등)	• 정부의 통제나 간섭을 극소화 • 민간주도 의료인과 의료기관 선택의 자유 • 의료제공이 효과적으로 이루어짐 • 의료서비스의 내용과 질적 수준이 높음	• 시설의 지역적 편중 • 의료혜택이 지역적, 사회계층적으로 균등하지 못함 • 의료비 증가(가장 큰 문제점) • 국가의 관여, 간섭, 통제의 불가피성
사회복지형 (영국, 캐나다 등)	• 정부주도형 보건의료제도 • 소외계층이 없도록 사회보장을 주목표로 함. • 국민의 건강요구에 맞추어 의료시설·물자·지식 등을 정책적으로 수행 • 개인의 선택이 어느 정도 보장	• 의료질의 하락 • 행정체계의 복잡성으로 의료서비스 공급이 비효율적 • 의료인의 열의가 낮음
공산주의형 (구소련, 북한 등)	• 중앙정부의 명령하달식 • 기본적인 목표는 의료자원과 서비스의 균등한 분포에 있음 • 의료자원 분포의 비효율성 • 조직이 조직적·체계적 • 개인의 선택이 불가능	• 경직된 의료체계(관료체계) • 의료질의 저하
개발도상국형	• 의료자원의 절대부족, 생활을 위한 기본적 의식문제의 미해결 등으로 보건의료의 정책적인 우선순위가 하위에 있음 • 경제적, 정치적으로 보건의료 전달체계의 확실한 방향제시가 어려움 • 전반적인 뚜렷한 계획이나 방향이 없고, 부분적인 모방을 하게 됨	• 여러 종류의 보건의료 전달체계가 혼합되어 있어 혼란 속에 빠져 있음 • 부족한 자원도 활용이 잘 되지 않아 혼란 등의 문제해결이 더욱 어려움

② 우리나라 보건의료 전달체계

(1) 인력

우리나라의 경우 현재 법으로 규정되어 있는 보건의료인력의 종류는 다음과 같다.

① **의료인** ··· 의료법상 '의료인'이라 함은 보건복지부장관의 면허를 받은 의사·치과의사·한의사·조산사 및 간호사를 말한다<의료법 제2조 제1항>.

② **의료기사** ··· 의료기사의 종별은 임상병리사·방사선사·물리치료사·작업치료사·치과기공사 및 치과위생사로 한다<의료기사 등에 관한 법률 제2조>.

③ **기타** ··· 약사<약사법 제2조>, 간호조무사<의료법 제80조>, 의료유사업자<의료법 제81조>, 안마사<의료법 제82조>, 응급구조사<응급의료에 관한 법률 제36조> 등이 있다.

(2) 기본적 구상

① 지역주민의 의료이용이 생활화되도록 하기 위하여 진료권을 설정하고 의료자원이 지역적인 의료수요에 맞도록 배분한다.

② 의료시설 부족량을 각 진료권에 적절히 분배하여 의료인력 및 시설을 확보하고 지역의 의료수요를 충족시킨다.

③ 의료자원을 효율적으로 활용하여 각 의료기관은 수준에 적합한 서비스를 할 수 있도록 규모와 종류에 따라 역할과 기능을 발휘할 수 있도록 해야 한다.

④ 환자의 의료기관 이용이 단계적으로 이루어질 수 있도록 합리적인 후송의뢰체계가 확립되어야 한다.

(3) 시설

① 1차 의료기관

　㉠ 기능 : 주민들이 보건의료 서비스에 가장 처음 접촉하게 되는 곳이며, 대부분의 질병들이 이곳에서 해결될 수 있으므로 예방과 진료가 통합된 포괄적인 보건의료 서비스를 제공하도록 한다.

　㉡ 일반 의료원, 특수과 의원, 보건소 및 보건지소, 보건진료소, 모자보건센터, 조산소, 병원선 등이 이에 속한다.

　㉢ 원칙 : 모든 1차 의료기관은 외래진료만을 담당하고 입원진료는 하지 않는 것을 원칙으로 하며 특수과 전문의를 제외한 전문의는 의원에 근무하지 않는다. 만약 의원에 근무하거나 단독 개업할 시에는 일반의의 역할을 담당하도록 한다.

　㉣ 예외 : 도서, 벽지 등 2차 의료기관까지의 접근도가 낮은 지역은 응급입원을 위한 시설을 인정한다.

② 2차 의료기관

　㉠ **기능** : 소속 중진료권 내의 1차 의료기관에서 후송 의뢰된 외래 및 입원환자의 진료를 담당하며, 소속된 소진료권의 주민에 대해서는 1차 의료기관의 기능도 동시에 가진다.

　㉡ 각 과마다 해당과목의 전문의를 두고 전문의 기준의 의료를 담당할 수 있는 시설 및 장비와 보조인력을 갖추어야 한다.

　㉢ 기술적으로 2차 의료기관에서 다룰 수 없거나, 보건·경제적 측면에서 보다 중앙화하는 것이 유리하다고 생각되는 의료기능에 속하는 환자는 3차 의료기관으로 이송한다.

③ 3차 의료기관

　㉠ **기능** : 대진료권 내의 중심도시에 설치하여 1차 의료기관 또는 2차 의료기관에서 후송 의뢰된 환자의 외래 및 입원진료를 특수분야별 전문의가 담당하도록 하되 보유하고 있는 병상의 50%는 소속 중진료권에 대하여 2차 의료기관으로서의 기능을 수행하도록 한다.

　㉡ **규모** : 3차 의료기관은 500병상 이상의 의료대학 부속병원 또는 그에 준하는 시설과 인력을 갖춘 병원으로 하고 그 기본형은 700병상으로 한다.

　㉢ **역할** : 환자진료와 더불어 본래의 역할인 의학연구와 의료인력의 교육훈련 및 개업의사의 보수교육 등의 기능도 충실히 수행함으로써 대진료권 내 모든 의료기관의 구심적 역할을 담당한다.

④ **특수병원**

　㉠ **기능**

　　• 일반병원에서 진료가 어렵거나 격리 또는 장기간의 치료가 필요하여 그 환자에 대한 전문적인 시설과 인력을 갖추는 것이 바람직한 질병은 별도의 특수병원을 설치하여 관리하여야 한다.

　　• 특수병원에서의 환자진료는 대진료권 내의 모든 1차, 2차, 3차 의료기관에서 이송될 수 있으며 특수질환을 가진 환자의 외래 및 입원진료를 담당한다.

　　• 난임의 예방 및 관리

　㉡ **종류** : 정신병원, 결핵병원, 나병원, 재활원, 산재병원, 암센터 및 감염병원 등으로 구분한다.

　　　🔊**TIP** 2·3차 의료기관에 해당하는 병원과 종합병원의 법적인 구분〈의료법 제3조의2, 제3조의3〉

　　　　㉠ 병원 등 : 병원·치과병원·한방병원 및 요양병원은 30개 이상의 병상(병원·한방병원만 해당) 또는 요양병상(요양병원만 해당, 장기입원이 필요한 환자를 대상으로 의료행위를 하기 위해 설치한 병상)을 갖추어야 한다.

　　　　㉡ 종합병원 : 다음의 요건을 갖추어야 한다.

　　　　　• 100개 이상의 병상을 갖출 것

　　　　　• 100병상 이상 300병상 이하인 경우에는 내과·외과·소아청소년과·산부인과 중 3개 진료과목, 영상의학과, 마취통증의학과와 진단검사의학과 또는 병리과를 포함한 7개 이상의 진료과목을 갖추고 각 진료과목마다 전속하는 전문의를 둘 것

　　　　　• 300병상을 초과하는 경우에는 내과, 외과, 소아청소년과, 산부인과, 영상의학과, 마취통증의학과, 진단검사의학과 또는 병리과, 정신건강의학과 및 치과를 포함한 9개 이상의 진료과목을 갖추고 각 진료과목마다 전속하는 전문의를 둘 것

　　　　㉢ 종합병원은 필수진료과목 외에 필요하면 추가로 진료과목을 설치·운영할 수 있다. 이 경우 필수진료과목 외의 진료과목에 대하여는 해당 의료기관에 전속하지 아니한 전문의를 둘 수 있다.

(4) 지역사회 보건기관

① **보건소의 설치**〈지역보건법 제10조〉

  ㉠ 지역주민의 건강을 증진하고 질병을 예방·관리하기 위하여 시·군·구에 대통령령으로 정하는 기준에 따라 해당 지방자치단체의 조례로 보건소(보건의료원을 포함)를 설치한다.

  ㉡ 동일한 시·군·구에 2개 이상의 보건소가 설치되어 있는 경우 해당 지방자치단체의 조례로 정하는 바에 따라 업무를 총괄하는 보건소를 지정하여 운영할 수 있다.

② **보건소의 기능 및 업무**〈지역보건법 제11조〉

  ㉠ 건강 친화적인 지역사회 여건의 조성

  ㉡ 지역보건의료정책의 기획, 조사·연구 및 평가

  ㉢ 보건의료인 및 「보건의료기본법」에 따른 보건의료기관 등에 대한 지도·관리·육성과 국민보건 향상을 위한 지도·관리

  ㉣ 보건의료 관련기관·단체, 학교, 직장 등과의 협력체계 구축

  ㉤ **지역주민의 건강증진 및 질병예방·관리를 위한 다음의 지역보건의료서비스의 제공**

   • 국민건강증진·구강건강·영양관리사업 및 보건교육

   • 감염병의 예방 및 관리

   • 모성과 영유아의 건강유지·증진

   • 여성·노인·장애인 등 보건의료 취약계층의 건강유지·증진

   • 정신건강증진 및 생명존중에 관한 사항

   • 지역주민에 대한 진료, 건강검진 및 만성질환 등의 질병관리에 관한 사항

   • 가정 및 사회복지시설 등을 방문하여 행하는 보건의료사업

   • 난임의 예방 및 관리

③ **보건지소의 설치**〈지역보건법 제13조〉 … 지방자치단체는 보건소의 업무수행을 위하여 필요하다고 인정하는 경우에는 대통령령으로 정하는 기준에 따라 해당 지방자치단체의 조례로 보건소의 지소를 설치할 수 있다.

> **TIP 지역보건법**
>
> ① 목적 … 이 법은 보건소 등 지역보건의료기관의 설치·운영에 관한 사항과 보건의료 관련기관·단체와의 연계·협력을 통하여 지역보건의료기관의 기능을 효과적으로 수행하는 데 필요한 사항을 규정함으로써 지역보건의료정책을 효율적으로 추진하며 지역주민의 건강 증진에 이바지함을 목적으로 한다.
>
> ② 지역사회 건강실태조사
>
>   ㉠ 국가와 지방자치단체는 지역주민의 건강 상태 및 건강 문제의 원인 등을 파악하기 위하여 매년 지역사회 건강실태조사를 실시하여야 한다.
>
>   ㉡ 지역사회 건강실태조사의 방법, 내용 등에 관하여 필요한 사항은 대통령령으로 정한다.
>
> ③ 지역보건의료업무의 전자화
>
>   ㉠ 보건복지부장관은 지역보건의료기관(「농어촌 등 보건의료를 위한 특별조치법」 제2조 제4호에 따른 보건진료소를 포함)의 기능을 수행하는 데 필요한 각종 자료 및 정보의 효율적 처리와 기록·관리 업무의 전자화를 위하여 지역보건의료정보시스템을 구축·운영할 수 있다.

ⓒ 보건복지부장관은 지역보건의료정보시스템을 구축 · 운영하는 데 필요한 자료로서 다음 각 호의 어느 하나에 해당하는 자료를 수집 · 관리 · 보유 · 활용(실적보고 및 통계산출)할 수 있으며, 관련 기관 및 단체에 필요한 자료의 제공을 요청할 수 있다. 이 경우 요청을 받은 기관 및 단체는 정당한 사유가 없으면 그 요청에 따라야 한다.

1. 지역보건의료서비스의 제공에 관한 자료
2. 지역보건의료서비스 제공의 신청, 조사 및 실시에 관한 자료
3. 그 밖에 지역보건의료기관의 기능을 수행하는 데 필요한 것으로서 대통령령으로 정하는 자료

ⓒ 누구든지 정당한 접근 권한 없이 또는 허용된 접근 권한을 넘어 지역보건의료정보시스템의 정보를 훼손 · 멸실 · 변경 · 위조 · 유출하거나 검색 · 복제하여서는 아니 된다.

④ 보건소장

㉠ 보건소에 보건소장(보건의료원의 경우에는 원장) 1명을 두되, 의사 면허가 있는 사람 중에서 보건소장을 임용한다. 다만, 의사 면허가 있는 사람 중에서 임용하기 어려운 경우에는 「지방공무원 임용령」 별표 1에 따른 보건 · 식품위생 · 의료기술 · 의무 · 약무 · 간호 · 보건진료(이하 "보건등") 직렬의 공무원을 보건소장으로 임용할 수 있다.

㉡ 보건등 직렬의 공무원을 보건소장으로 임용하려는 경우에 해당 보건소에서 실제로 보건등과 관련된 업무를 하는 보건등 직렬의 공무원으로서 보건소장으로 임용되기 이전 최근 5년 이상 보건등의 업무와 관련하여 근무한 경험이 있는 사람 중에서 임용하여야 한다.

㉢ 보건소장은 시장 · 군수 · 구청장의 지휘 · 감독을 받아 보건소의 업무를 관장하고 소속 공무원을 지휘 · 감독하며, 관할 보건지소, 건강생활지원센터 및 「농어촌 등 보건의료를 위한 특별조치법」 제2조 제4호에 따른 보건진료소(이하 "보건진료소")의 직원 및 업무에 대하여 지도 · 감독한다.

⑤ 교육훈련의 대상 및 기간 … 교육훈련 과정별 교육훈련의 대상 및 기간은 다음 각 호의 구분에 따른다.

1. 기본교육훈련 : 해당 직급의 공무원으로서 필요한 능력과 자질을 배양할 수 있도록 신규로 임용되는 전문인력을 대상으로 하는 3주 이상의 교육훈련
2. 직무 분야별 전문교육훈련 : 보건소에서 현재 담당하고 있거나 담당할 직무 분야에 필요한 전문적인 지식과 기술을 습득할 수 있도록 재직 중인 전문인력을 대상으로 하는 1주 이상의 교육훈련

❸ 보건의료재정

(1) 국민의료비

① 국민의료비의 체계적 추계는 국민의 의료비 지출에 대한 재정적 부담뿐만 아니라 의료비 지출에 따른 국민보건 향상의 효과를 측정하는 중요한 수단이 된다.

② 국민의료비의 범위와 관련하여 건강유지나 증진에 목적이 있다고 하더라도 간접적으로 영향을 끼치는 교육, 환경 및 위생 등에 관련된 지출은 국민의료비에서 제외하는 것이 보통 정례화되고 있다.

③ **국민의료비 증가요인** … 국민의료비 증가는 대상자 및 급여범위의 확대, 노인인구수 증가 등의 수요측 요인과 의료수가 상승, 고급의료기술 사용, 의료인력 및 병상수 증가 등의 공급측 요인으로 나눌 수 있다.

④ 국민의료비 억제방안

　㉠ 단기적 방안

　　• 수요측 억제방안: 본인부담률을 인상하고, 보험급여범위의 확대를 억제하여 의료에 대한 과잉된 수요를 줄이는 방법이 있다.

　　• 공급측 억제방안: 의료수가 상승을 억제시키고, 고가의료기술의 도입 및 사용을 억제하여 도입된 장비의 공동사용 방안 등을 강구하면서 의료비 증가폭을 줄이는 방법이 있다.

　㉡ 장기적 방안

　　• 지불보상제도의 개편: 의료비 지불방식 중 사후결정방식은 과잉진료 등으로 인한 의료비 및 급여 증가를 가속화시키고 있는 가장 큰 원인이 되므로 의료서비스 공급자에 대한 지불수준이 미리 결정되는 사전결정방식의 형태로 개편할 필요성이 있다.

　　• 의료전달체계의 확립: 의료제도가 일차의료 중심으로 개편되는 것은 의학적·보건학적 관점에서 뿐만 아니라 경제적 관점에서도 바람직하며, 의료의 사회화와 공공성의 확대는 의료가 시장경제에 의해 흔들리지 않고 효율적인 국가개입으로 안정적인 의료수가 수준을 유지하는 데 용이하다.

　　• 다양한 의료대체 서비스 및 인력의 개발과 활용: 지역사회 간호센터나 가정간호, 호스피스, 정신보건센터 등의 대체의료기관 및 서비스의 개발과 활용은 저렴한 비용으로 이용가능하여 총의료비 억제효과를 얻을 수 있다. 또한 보건진료원, 전문간호사제도, 정신보건 전문요원 등 다양한 보건의료전문가의 양성으로 최소의 비용으로 국민보건의료 요구를 최대로 충족시킬 수 있는 효율적인 인력관리가 필요하다.

(2) 의료비 지불제도

① **사전결정방식** … 진료를 받기 전 병원 또는 의료인에게 지불될 총액이나 그 율이 미리 정해져 있어 실제로 받은 서비스와 무관하게 진료비가 지불되는 방식을 말한다.

　㉠ 인두제

　　• 개념: 등록된 환자 또는 사람 수에 따라 의사가 보상받는 방식으로 대상자 1인당 보수단가를 의사등록부에 등재된 대상자 수에 따라 보상받는 제도이다.

　　• 장점

　　－환자에 대한 의사의 의료서비스의 제공 양과 의사의 수입은 거의 관계가 없어 과잉진료의 억제효과와 치료보다는 예방에 보다 많은 관심을 기울이게 되어 총진료비 억제효과가 있다.

　　－계속적이고 포괄적인 의료제공이 가능하며, 비교적 행정적 업무절차가 간편하다.

　　• 단점

　　－환자가 의료인이나 의료기관을 선택하는데 제한이 있을 수 있다.

　　－과소진료의 문제와 일반적으로 복잡한 문제를 가진 환자는 후송의뢰하게 되는 경향이 많아진다.

　㉡ 봉급제

　　• 개념: 서비스의 양이나 제공받는 환자 수에 관계없이 일정 기간에 따라 보상받는 방식으로 사회주의나 공산주의 국가의 의료제도에서 일반적으로 채택되고 있으며 자유시장경제체제하에서는 2, 3차 의료기관에서 주로 채택되고 있는 제도이다.

- 장점
- 의사의 직장이 보장된다.
- 수입이 안정된다.
- 의사 간의 불필요한 경쟁심을 억제한다.
- 단점 : 진료가 관료화 및 형식화될 수 있다.
ⓒ 포괄수가제
- 개념 : 서비스의 양과 관계없이 환자 요양일수별 또는 질병별로 보수단가를 설정하여 보상하는 방식으로 대체로 외래는 방문 빈도별로 결정되지만 입원은 질병별로 결정된 진료비가 지불되는 제도이다.
- 장점
- 과잉진료의 억제효과와 총진료비 억제효과가 있다.
- 행정적 업무절차가 간편하다.
- 수익을 위해 의료기관의 자발적 경영효율화 노력을 기대할 수 있다.
- 단점
- 과소진료로 의료의 질 저하의 우려가 있다.
- 많은 의료서비스가 요구되는 환자에 대한 기피현상이 나타날 수 있다.
- 분류정보 조작을 통한 부당청구가 성행할 가능성이 있다.

② 사후결정방식 … 진료를 받은 후 제공받은 서비스에 대한 합산된 진료비를 지불하는 방식을 말한다.
ⓐ 행위별 수가제
- 개념 : 제공된 서비스의 단위당 가격과 서비스의 양을 곱한 만큼 지불하는 방식으로 진단, 치료, 투약과 개별 행위의 서비스를 총합하여 지불한다.
- 장점
- 진료의 내역에 따라 의료비가 결정되므로 현실적으로 시행이 쉽다.
- 의료인의 자율성이 보장되며 양질 서비스의 수혜가 가능하다.
- 단점
- 수입극대화를 위한 과잉진료의 소인이 있다.
- 예방보다는 치료중심의 의료행위로 치우치는 경향으로 인해 의료비 상승 효과가 있다.
- 의료자원의 지역간 편재현상의 경향이 있다.
- 의료비 지불심사상의 행정절차가 복잡하다.
ⓑ 상대가치수가제
- 개념 : 관행수가제에 근거하여 책정된 현행 행위별 수가제의 비합리적 수가를 개선하기 위한 방법으로 의료인의 진료행위의 난이도에 대한 상대가치를 고려하여 수가를 책정하는 방식이다.
- 문제점
- 의료서비스에 투입된 의사들의 자원만이 고려되고 의료서비스 질 등 서비스 산출효과가 지표의 산정에 포함되지 못한다.
- 의사들의 능력과 질이 투입자원을 고려하지 못한다.
- 환자의 상태가 고려되지 못한다.

(3) 사회보장제도

① **목적** … 질병, 상해, 노령, 실업, 사망 등 사회적 위험으로부터 모든 국민을 보호하고 빈곤을 해소하며, 국민생활의 질을 향상시키는 목적으로 사회보험, 공공부조, 사회복지 서비스 및 관련 복지제도를 운영하고 있다.

② **기본 원리**
- ㉠ **최저생활보장의 원리** : 사회보험에서 보장하는 소득 수준은 최저생활수준을 원칙으로 한다. 최저생계비 개념에 근거하여 소득 수준을 정한다.
- ㉡ **소득재분배의 원리**
  - 기여금의 납부 시에는 소득에 비례하거나 소득에 누진율을 적용하여 기여율을 책정함으로써 재분배 효과가 나타난다.
  - 급여의 지급에 있어 소득과 무관하게 요구의 크기에 따라 급여를 지급하여 재분배 효과를 기대한다.
  - 보편주의 원리 : 사회보험의 적용범위는 전 국민을 대상으로 하여야 한다. 특히, 혜택을 받을 시 자산조사 없이 조건만 되면 가능하다.
  - 비용부담의 원리 : 사회보험의 운영에 필요한 재원은 사용자, 피용자, 국가가 분담하여 조달하여야 한다.

③ **종류**
- ㉠ **사회보험** : 국민에게 발생하는 사회적 위험을 국가가 주체가 되어 보험 방식으로 대처하는 것으로 국민건강과 소득을 보장하는 제도이다. 이 제도 안에는 국민연금, 건강보험, 고용보험, 산재보험, 노인장기요양보험 등이 있다.
  - 국민연금 : 급속한 산업화로 산업재해 및 실업 등의 증가, 핵가족화, 노령화, 노인부양의식의 악화현상 등의 사회적 위험으로부터 국민 개인을 보호하기 위한 사회보험제도로 장애, 사망, 노령화로 개인이 소득능력을 상실할 경우 국가가 본인 또는 유족에게 일정액의 연금을 매월 지급하여 기본적인 생활을 영위하는데 목적이 있다.
  - 건강보험 : 피보험자가 질병·부상 등의 사고를 당하였을 경우 치료비 또는 요양비의 급여를 통하여 국민보건의 회복, 유지 및 증진을 도모하는 사회보험제도이다.
  - 고용보험 : 근로자가 직업을 선택할 시점부터 직장선택을 체계적으로 지원하고, 근로자의 고용안정과 기업의 경쟁력 강화를 위한 고용안정사업과 직업능력개발사업을 실시하여 실업예방과 고용구조의 개선을 도모하고, 실직근로자의 생활안정을 위해 실업급여를 지급하고 재취업 촉진에 목적이 있다.
  - 산재보험 : 근로자가 업무상 사유로 인해 부상·질병·장애 또는 사망한 경우에 이를 회복시키거나 소득을 보장하고 그 가족의 생활보호를 위해 지급되는 급여이다.
  - 노인장기요양보험 : 노인 또는 노인성질환으로 의존적인 상태에 처하거나 생활상의 장애를 지닌 노인에게 장기간에 걸쳐서 일상생활 수행능력을 도와주기 위해 제공되는 모든 형태의 보호 서비스를 말한다.

TIP 노인장기요양보험

   ⑦ 노인장기요양보험제도의 목적 : 고령이나 노인성 질병 등의 사유로 일상생활을 혼자서 수행하기 어려운 노인 등에게 신체활동 또는 가사활동 지원 등의 장기요양급여를 제공하여 노후의 건강증진 및 생활안정을 도모하고 그 가족의 부담을 덜어줌으로써 국민의 삶의 질을 향상하도록 함을 목적으로 시행하는 사회보험제도이다.

   ⓒ 특징 : 건강보험제도와는 별개의 제도로 도입·운영되고 있는 한편, 제도운영의 효율성을 도모하기 위하여 보험자 및 관리운영기관을 국민건강보험공단으로 일원화하고 있다. 또한 국고지원이 가미된 사회보험방식을 채택하고 있고 수급대상자에는 65세 미만의 장애인이 제외되어 노인을 중심으로 운영되고 있다.

   ⓒ 노인장기요양보험 재원
- 노인장기요양보험 운영에 소요되는 재원은 가입자가 납부하는 장기요양보험료 및 국가 지방자치단체 부담금, 장기요양급여 이용자가 부담하는 본인일부부담금으로 조달된다.
- 국가의 부담
  - 국고 지원금 : 국가는 매년 예산의 범위 안에서 당해 연도 장기요양보험료 예상 수입액의 100분의 20에 상당하는 금액을 공단에 지원한다.
  - 국가 및 지방자치단체 부담 : 국가와 지방자치단체는 의료급여수급권자에 대한 장기요양급여비용, 의사소견서 발급비용, 방문간호지시서 발급비용 중 공단이 부담해야 할 비용 및 관리운영비의 전액을 부담한다.
- 본인일부부담금 : 재가 및 시설 급여비용 중 수급자의 본인일부부담금(장기요양기관에 직접 납부)는 다음과 같다.
  - 재가급여 : 당해 장기요양급여비용의 100분의 15
  - 시설급여 : 당해 장기요양급여비용의 100분의 20
  - 국민기초생활보장법에 따른 의료급여 수급자는 본인일부부담금 전액 면제

   ⓔ 기존 건강보험제도 및 노인복지서비스 체계와의 차이

구분	노인장기요양보험	기존 노인복지서비스 체계
관련법	노인장기요양보험법	노인복지법
서비스 대상	• 보편적 제도 • 장기요양이 필요한 65세 이상 노인 및 치매 등 노인성 질병을 가진 65세 미만 자	• 특정대상 한정(선택적) • 국민기초생활보장 수급자를 포함한 저소득층 위주
서비스 선택	수급자 및 부양가족의 선택에 의한 서비스 제공	지방자치단체장의 판단(공급자 위주)
재원	장기요양보험료+국가 및 지방자치단체 부담+이용자 본인 부담	정부 및 지방자치단체의 부담

ⓒ 공공부조 : 저소득 및 빈곤자들을 대상으로 기여금 납부 없이 국가가 조세를 자원으로 수급자의 자녀유무, 노령, 장애 등 인구학적 요소를 고려하며, 자산조사를 존재로 급여를 지급하는 방식이다.
- 국민기초생활보장제도 : 생존권 보장의 이념을 구체적으로 실현하기 위한 법으로 생활이 어려운 자에게 필요한 급여를 행하여 최저생활을 보장하고 자활 조성하는 것을 목적으로 한다.
- 의료급여 : 국민기초생활보장법에 의한 수급자 등 일정한 수준 이하의 저소득층을 대상으로 그들의 자력으로 의료문제를 해결할 수 없는 경우에 국가가 재정으로 의료 혜택을 주는 제도이다.
- 기초노령연금 : 자산조사를 실시하여 대상자를 한정하고 조세를 재원으로 하여 생활이 어려운 노인의 생활안정을 지원하고 복지를 증진하고자 도입된 제도로 생활이 어려운 노인에 대한 공공부조적 성격을 띤다.

≣ 최근 기출문제 분석 ≣

2020. 6. 13. 제1회 지방직

1 다음 글에 해당하는 우리나라 지방보건행정 조직은?

> • 지역보건법령에 근거하여 설치함
> • 보건소가 없는 읍·면·동마다 1개씩 설치할 수 있음
> • 진료 서비스는 없으나 지역주민의 만성질환 예방 및 건강한 생활습관 형성을 지원함

① 보건지소   ② 보건진료소

③ 정신건강복지센터   ④ 건강생활지원센터

> **TIP** 지역보건법 제14조 … 지방자치단체는 보건소의 업무 중에서 특별히 지역주민의 만성질환 예방 및 건강한 생활습관 형성을 지원하는 건강생활지원센터를 대통령령으로 정하는 기준에 따라 해당 지방자치단체의 조례로 설치할 수 있다.
> 지역보건법 시행령 제11조 … 건강생활지원센터는 읍·면·동(보건소가 설치된 읍·면·동은 제외한다)마다 1개씩 설치할 수 있다.

2020. 6. 13. 제1회 지방직

2 베티 뉴만(Betty Neuman)의 건강관리체계이론에 대한 설명으로 옳은 것은?

① 역할 기대는 스트레스원 중 외적 요인에 해당한다.

② 저항선은 유연방어선보다 바깥에 위치하면서 대상 체계를 보호한다.

③ 유연방어선을 강화시키는 활동은 일차예방에 해당한다.

④ 정상방어선은 기본구조 내부에 위치하면서 대상 체계를 보호한다.

> **TIP** 베티 뉴만의 건강관리체계이론
> ㉠ 일차예방: 스트레스의 원인 제거·약화, 유연방어선 및 정상방어선 강화
> ㉡ 이차예방: 저항선 강화, 나타나는 반응에 대한 조기발견 및 정확한 처치
> ㉢ 삼차예방: 기본구조 손상 시 기본구조의 재구성을 돕는 활동

Answer 1.④ 2.③

3 면허 또는 자격증 관련 실태와 취업상황을 보건복지부장관에게 신고하여야 하는 의료인력만을 모두 고르면?

㉠ 간호사	㉡ 한의사
㉢ 간호조무사	㉣ 임상병리사

① ㉠, ㉡   ② ㉢, ㉣

③ ㉠, ㉡, ㉢   ④ ㉠, ㉡, ㉢, ㉣

> **TIP** ㉠ 간호사 : 간호사란 간호학을 전공하는 대학이나 전문대학에서 간호교육을 이수하고 국시원에서 시행하는 간호사 시험에 합격하고 보건복지부장관이 발급하는 면허를 받은 자를 말한다.
> ㉡ 한의사 : 한의사란 응시자격을 갖춘 자가 국시원에서 시행하는 한의사 시험에 합격한 후, 보건복지부장관의 면허를 받은 자를 말한다.
> ㉢ 간호조무사 : 간호조무사란 고등학교 이상 학력자가 1,520시간의 간호조무사 교육을 이수하고 보건의료인국가시험원에서 시행하는 간호조무사 국가시험에 합격한 후 보건복지부장관의 자격인정을 받은 자를 말한다.
> ㉣ 임상병리사 : 임상병리사란 임상병리사 면허에 상응하는 보건의료에 관한 학문을 전공하는 대학·산업대학 또는 전문대학을 졸업한 자가 국시원에서 시행하는 임상병리사 시험에 합격한 후, 보건복지부장관의 면허를 발급받은 자를 말한다.

4 〈보기〉에서 설명하는 의료비 지불제도로 가장 옳은 것은?

―――――――――――― 보기 ――――――――――――

- 진단, 치료, 투약과 개별행위의 서비스를 총합하여 의료행위를 한 만큼 보상하는 방식이다.
- 서비스 행위에 대한 보상을 일단 점수로 받고, 그 점수들을 일정비율에 의해서 금액으로 환산하여 의료비 총액을 계산하는 방법인 점수제의 형태로 많이 사용된다.
- 종류로는 시장기능에 의해 수가가 결정되는 관행수가제와 정부와 보험조합의 생산원가를 기준으로 계산한 후 의료수가를 공권력에 의해 강제 집행하는 제도수가제가 있다.
- 장점으로 의료인의 자율성 보장, 양질의 서비스 제공을 들 수 있다.

① 인두제   ② 봉급제

③ 행위별수가제   ④ 총액예산제(총괄계약제)

Answer 3.④ 4.③

2020. 6. 13. 제2회 서울특별시

5 〈보기〉에 제시된 우리나라 지역사회간호 관련 역사를 시간순으로 바르게 나열한 것은?

─────── 보기 ───────

㈎ 「산업안전보건법」의 제정으로 보건담당자인 간호사가 상시근로자 300명 이상인 사업장에 배치되었다.
㈏ 「노인장기요양보험법」의 제정으로 노인장기요양사업이 활성화되었다.
㈐ 「국민건강증진법」이 제정되어 지역사회 간호사의 역할이 더욱 확대되는 계기가 되었다.
㈑ 「의료법」의 개정으로 전문간호사 영역이 신설되어 가정, 보건, 노인, 산업 등의 지역사회 실무가 강화되었고, 이후 13개 분야로 확대되었다.

① ㈎ - ㈏ - ㈐ - ㈑
② ㈎ - ㈐ - ㈑ - ㈏
③ ㈏ - ㈐ - ㈑ - ㈎
④ ㈐ - ㈎ - ㈑ - ㈏

TIP ㈎ 1981년
㈐ 1995년
㈑ 2003년
㈏ 2007년

Answer 5.②

6 **〈보기〉에서 우리나라 공공보건사업의 발전 순서를 바르게 나열한 것은?**

보기

　㉠ 보건소 기반 전국 방문건강관리사업 시행
　㉡ 우리나라 전 국민을 위한 의료보험 실행
　㉢ 국민건강증진법 제정으로 바람직한 건강행태 고취를 위한 토대 마련
　㉣ 농어촌 보건의료를 위한 특별조치법 제정으로 일차 보건의료서비스 제공

① ㉠ → ㉡ → ㉢ → ㉣　　　　　　② ㉣ → ㉡ → ㉢ → ㉠

③ ㉡ → ㉢ → ㉠ → ㉣　　　　　　④ ㉣ → ㉡ → ㉠ → ㉢

> **TIP** ㉣ 농어촌 보건의료를 위한 특별조치법 제정 : 1980년
> ㉡ 전 국민 의료보험 실행 : 1989년
> ㉢ 국민건강증진법 제정 : 1995년
> ㉠ 전국 방문건강관리사업 시행 : 2007년

7 **지역사회 통합건강증진사업의 특징은?**

① 사업 산출량 지표를 개발하여 모든 지역에 적용함으로써 객관적으로 지역 간 비교가 가능하다.

② 기존 건강증진사업이 분절되어 운영되었던 것에 비해 사업을 통합하여 지역특성 및 주민수요 중심으로 서비스를 제공한다.

③ 모든 지역에서 동일한 사업을 수행할 수 있도록 중앙에서 표준화된 사업계획이 제공된다.

④ 사업별로 재원을 구체적으로 배분하여 일정 정해진 사업을 지역에서 수행하도록 하여 중앙정부의 목표에 집중하도록 한다.

> **TIP** 지역사회 통합건강증진사업이란, 지자체가 지역사회 주민을 대상으로 실시하는 건강생활실천 및 만성질환 예방, 취약계층 건강관리를 목적으로 하는 사업을 통합하여 지역특성 및 주민 수요에 맞게 기획·추진하는 사업을 말한다. 기존 전국을 대상으로 획일적으로 실시하는 국가 주도형 사업방식에서 지역여건에 맞는 사업을 추진할 수 있도록 지자체 주도방식으로 개선하였다.

Answer　6.②　7.②

※ 기존 국고보조사업과 지역사회 통합건강증진사업 비교

기존 국고보조사업	지역사회 통합건강증진사업
• 사업내용 및 방법 지정 지침	• 사업범위 및 원칙 중심 지침
• 중앙집중식 · 하향식	• 지방분권식 · 상향식
• 지역여건에 무방한 사업	• 지역여건을 고려한 사업
• 산출중심의 사업 평가	• 과정, 성과중심의 평가
• 분절적 사업수행으로 비효율	• 보건소 내외 사업 통합 · 연계 활성화

2019. 6. 15. 제2회 서울특별시

8 세계보건기구(WHO)에서 제시한 일차보건의료의 특성에 대한 설명으로 가장 옳지 않은 것은?

① 지역사회의 적극적 참여를 통해 이루어져야 한다.

② 지역사회의 지불능력에 맞는 보건의료수가로 제공되어야 한다.

③ 지리적, 경제적, 사회적으로 지역주민이 이용하는데 차별이 있어서는 안된다.

④ 자원이 한정되어 있으므로 효과가 가장 높은 사업을 선별하여 제공해야 한다.

> **TIP** 세계보건기구(WHO)에서 제시한 일차보건의료의 필수요소(4A)
> ㉠ 접근성(Accessible) : 지리적, 경제적, 사회적으로 지역주민이 이용하는데 차별이 있어서는 안 된다.
> ㉡ 주민참여(Available) : 지역사회의 적극적 참여를 통해 이루어져야 한다.
> ㉢ 수용가능성(Acceptable) : 주민이 쉽게 받아들일 수 있는 방법으로 제공해야 한다.
> ㉣ 지불부담능력(Affordable) : 지역사회의 지불능력에 맞는 보건의료수가로 제공되어야 한다.

2019. 6. 15. 제2회 서울특별시

9 우리나라 사회보장제도에 대한 설명으로 가장 옳은 것은?

① 산재보험은 소득보장과 함께 의료보장을 해주는 사회보험이다.

② 의료급여는 저소득층의 의료보장을 위한 사회보험에 해당한다.

③ 건강보험은 공공부조로 공공적 특성을 가지며 강제성을 띤다.

④ 노인장기요양보험은 공공부조로 재원조달은 국고지원으로 이루어진다.

> **TIP** ② 의료급여는 저소득층의 의료보장을 위한 공공부조에 해당한다.
> ③ 건강보험은 사회보험으로 공공적 특성을 가지며 강제성을 띤다.
> ④ 노인장기요양보험은 사회보험으로 재원조달은 장기요양보험료와 국가 및 지방자치단체 부담금, 그리고 수급자가 부담하는 본인부담금으로 이루어진다.

Answer 8.④ 9.①

10 노인장기요양보험법령상 다음 사례에 적용할 수 있는 설명으로 옳은 것은?

> 파킨슨병을 진단받고 1년 이상 혼자서 일상생활을 수행할 수 없는 60세의 의료급여수급권자인 어머니를 가정에서 부양하는 가족이 있다.

① 어머니는 65세가 되지 않았기 때문에 노인 장기요양 인정 신청을 할 수 없다.

② 의사의 소견서가 있다면 등급판정 절차 없이도 장기요양서비스를 받을 수 있다.

③ 의료급여수급권자의 재가급여에 대한 본인일부부담금은 장기요양급여비용의 100분의 20이다.

④ 장기요양보험가입자의 자격관리와 노인성질환예방사업에 관한 업무는 국민건강보험공단에서 관장한다.

> **TIP** ① 어머니는 65세 미만이지만 파킨슨병을 앓고 있으므로 노인 장기요양 인정 신청을 할 수 있다.
>
> ② 의사의 소견서가 있어도 등급판정 절차 없이는 장기요양서비스를 받을 수 없다. 공단은 장기요양인정 신청의 조사가 완료된 때 조사결과서, 신청서, 의사소견서, 그 밖에 심의에 필요한 자료를 등급판정위원회에 제출하여야 한다.
>
> ③ 의료급여수급권자의 재가급여에 대한 본인부담금은 장기요양급여비용의 100분의 15이다. 시설급여에 대한 본인부담금이 장기요양급여비용의 100분의 20이다.

11 「농어촌 등 보건의료를 위한 특별조치법 시행령」상 보건진료 전담공무원 의료행위의 범위는?

① 급성질환자의 요양지도 및 관리

② 고위험 고령 임산부의 제왕절개

③ 상병상태를 판별하기 위한 진찰·검사

④ 거동이 불편한 지역주민에 대한 응급수술

> **TIP** 보건진료 전담공무원의 의료행위의 범위〈농어촌 등 보건의료를 위한 특별조치법 시행령 제14조 제1항〉
>
> ㉠ 질병·부상상태를 판별하기 위한 진찰·검사
>
> ㉡ 환자의 이송
>
> ㉢ 외상 등 흔히 볼 수 있는 환자의 치료 및 응급 조치가 필요한 환자에 대한 응급처치
>
> ㉣ 질병·부상의 악화 방지를 위한 처치
>
> ㉤ 만성병 환자의 요양지도 및 관리
>
> ㉥ 정상분만 시의 분만 도움
>
> ㉦ 예방접종
>
> ㉧ ㉠부터 ㉦까지의 의료행위에 따르는 의약품의 투여

Answer 10.④ 11.③

12 다음 글에 해당하는 오렘(Orem)의 간호체계는?

> • 가정전문간호사는 오렘(Orem)의 이론을 적용하여 수술 후 조기 퇴원한 노인 대상자에게 간호를 제공하려고 한다.
> • 노인 대상자는 일반적인 자가간호요구는 충족할 수 있으나 건강이탈시의 자가간호요구를 충족하기 위한 도움이 필요한 상태이다.

① 전체적 보상체계
② 부분적 보상체계
③ 교육적 체계
④ 지지적 체계

TIP 오렘의 간호체계 … 자가간호요구를 충족시키고 자가간호 역량을 조절하여 결손을 극복하도록 돕는 간호상황에서 환자를 이해 처방하고 설계하고 직접간호를 제공하는 체계적인 간호활동
ⓐ 전체적 보상체계 : 환자의 모든 욕구를 충족시켜줘야 하는 경우 환자가 자가간호를 수행하는데 있어 아무런 활동적 역할을 수행하지 못하는 상황
ⓑ 부분적 보상체계 : 개인 자신이 일반적인 자가간호요구는 충족시킬 수 있으나 건강이탈 요구를 충족시키기 위해서는 도움이 필요
ⓒ 교육지지적 보상체계 : 환자가 자가간호를 수행할 수 있으나 지식이나 기술 획득을 위한 도움을 필요로 하는 경우

Answer 12.②

13 뢰머(Roemer)의 matrix형 분류에서 다음 글이 설명하는 보건의료체계는?

> 민간의료 시장이 매우 강력하고 크며 정부 개입은 미미하다. 보건의료비 지출의 절반 이상을 환자 본인이 부담하며, 보건의료는 개인의 책임이 된다.

① 복지지향형 보건의료체계
② 포괄적보장형 보건의료체계
③ 자유기업형 보건의료체계
④ 사회주의계획형 보건의료체계

TIP 뢰머의 보건의료체계 유형별 특징

 ⊙ 자유기업형 : 미국, 의료보험 실시 전의 우리나라
 • 정부의 개입을 최소화하고 수요·공급 및 가격을 시장에 의존한다.
 • 보건의료비에 대해 개인 책임을 강조하는 입장으로 민간보험 시장이 발달하였으며, 시장의 이윤추구를 통해 효율성을 제고한다.
 • 의료의 남용 문제가 발생할 수 있다.
 ⊙ 복지국가형 : 프랑스, 독일, 스웨덴, 스칸디나비아 등
 • 사회보험이나 조세를 통해 보건의료서비스의 보편적 수혜를 기본 요건으로 한다.
 • 민간에 의해 보건의료서비스를 제공하지만 자유기업형과 다르게 질과 비용 등의 측면에서 정부가 개입·통제할 수 있다.
 • 보건의료서비스의 형평성이 보장되지만, 보건의료비 상승의 문제가 발생할 수 있다.
 ⓒ 저개발국가형 : 아시아, 아프리카 등 저개발국
 • 전문인력 및 보건의료시설이 부족하여 전통의료나 민간의료에 의존한다.
 • 국민의 대다수인 빈곤층의 경우 공적부조 차원에서 보건의료서비스가 이루어진다.
 ② 개발도상국형 : 남미, 아시아 일부 지역
 • 자유기업형 + 복지국가형의 혼합형태 또는 사회주의국형을 보인다.
 • 경제개발의 성공으로 국민들의 소득이 증가하여 보건의료서비스에 대한 관심이 증가했다.
 • 경제개발 논리에 밀려 보건의료의 우선순위가 낮고, 사회보험이 근로자 중심의 형태를 보인다.
 ⓜ 사회주의국형 : 구 소련, 북한, 쿠바 등
 • 국가가 모든 책임을 지는 사회주의 국가로 보건의료 역시 국유화하여 국가가 관장한다.
 • 형평성이 보장되지만 보건의료서비스 수준과 생산성이 떨어진다.
 • 넓은 의미에서 볼 때 뉴질랜드, 영국도 이 유형으로 볼 수 있다.

Answer 13.③

2019. 6. 15. 제1회 지방직

14 우리나라의 일차보건의료에 대한 설명으로 옳지 않은 것은?

① 「지역보건법」 제정으로 일차보건의료 시행에 대한 제도적 근거를 마련하였다.

② 보건복지부장관이 실시하는 24주 이상의 직무교육을 받은 간호사는 보건진료 전담공무원직을 수행할 수 있다.

③ 읍·면 지역 보건지소에 배치된 공중보건의사는 보건의료 취약지역에서 일차보건의료 사업을 제공하였다.

④ 정부는 한국보건개발연구원을 설립하여 일차보건의료 시범사업을 실시한 후 사업의 정착을 위한 방안들을 정책화하였다.

> **TIP** 1978년 알마아타 선언으로 알려진 일차보건의료는 국가보건의료의 필수 부분이며 사회 개발이 추구해야 할 으뜸가는 목적인 건강의 향상을 달성하고 사회정의를 실현하는 중요한 전략적 방법으로 알려져 있다.
> ① 1980년 「농어촌보건의료를 위한 특별법」 제정으로 일차보건의료가 최초로 법제화 되면서, 농어촌 등 벽지에 보건진료소를 설치해 보건진료원을 배치하는 것과 보건소, 보건지소에 공중보건의를 배치할 수 있는 기틀을 마련하였다.

2019. 2. 23. 제1회 서울특별시

15 우리나라 보건의료제도에 대한 설명으로 가장 옳지 않은 것은?

① 민간보건의료조직이 다수를 차지한다.

② 환자가 자유롭게 의료제공자를 선택할 수 있다.

③ 국민의료비가 지속적으로 증가하고 있다.

④ 예방중심의 포괄적인 서비스가 제공되고 있다.

> **TIP** ④ 우리나라 보건의료제도는 예방보다 치료중심의 서비스가 제공되고 있다.

2019. 2. 23. 제1회 서울특별시

16 「지역보건법」의 내용으로 가장 옳지 않은 것은?

① 보건소는 매년 지역 주민을 대상으로 지역사회 건강 실태조사를 실시한다.

② 보건소장은 관할 보건지소, 건강생활지원센터, 보건진료소의 직원 및 업무에 대하여 지도·감독한다.

③ 지역보건의료기관의 전문인력의 자질향상을 위한 기본교육훈련 기간은 1주이다.

④ 보건복지부장관은 지역보건의료기관의 기능을 수행하는 데 필요한 각종 자료 및 정보의 효율적 처리와 기록·관리 업무의 전자화를 위하여 지역보건의료정보 시스템을 구축·운영할 수 있다.

Answer 14.① 15.④ 16.③

2019. 2. 23. 제1회 서울특별시

17 「지역보건법」상 보건소의 기능 및 업무를 〈보기〉에서 모두 고른 것은?

────────── 보기 ──────────

ⓖ 건강 친화적인 지역사회 여건의 조성
ⓛ 지역보건의료정책의 기획, 조사 · 연구 및 평가
ⓒ 국민보건 향상을 위한 지도 · 관리
ⓔ 보건의료 관련기관 · 단체, 학교, 직장 등과의 협력 체계 구축

① ⓖⓛ   ② ⓒⓔ
③ ⓖⓛⓒ   ④ ⓖⓛⓒⓔ

TIP 보건소의 기능 및 업무〈지역보건법 제11조 제1항〉
ⓖ 건강 친화적인 지역사회 여건의 조성
ⓛ 지역보건의료정책의 기획, 조사 · 연구 및 평가
ⓒ 보건의료인 및 「보건의료기본법」 제3조제4호에 따른 보건의료기관 등에 대한 지도 · 관리 · 육성과 국민보건 향상을 위한 지도 · 관리
ⓔ 보건의료 관련기관 · 단체, 학교, 직장 등과의 협력체계 구축
ⓜ 지역주민의 건강증진 및 질병예방 · 관리를 위한 다음 각 목의 지역보건의료서비스의 제공
  • 국민건강증진 · 구강건강 · 영양관리사업 및 보건교육
  • 감염병의 예방 및 관리
  • 모성과 영유아의 건강유지 · 증진
  • 여성 · 노인 · 장애인 등 보건의료 취약계층의 건강유지 · 증진
  • 정신건강증진 및 생명존중에 관한 사항
  • 지역주민에 대한 진료, 건강검진 및 만성질환 등의 질병관리에 관한 사항
  • 가정 및 사회복지시설 등을 방문하여 행하는 보건의료 및 건강관리사업
  • 난임의 예방 및 관리

Answer 17.④

18 우리나라 노인장기요양보험에 관한 설명으로 가장 옳은 것은?

① 국민건강보험 재정에 구속되어 있어서 재정의 효율성을 제고할 수 있다.

② 「국민건강보험법」에 의하여 설립된 기존의 국민건강보험공단을 관리운영기관으로 하고 있다.

③ 재원은 수급대상자의 본인부담금 없이 장기요양보험료와 국가 및 지방자치단체 부담으로 운영된다.

④ 수급 대상자는 65세 이상의 노인 또는 65세 미만의 자로서 치매, 뇌혈관성질환, 파킨슨병 등 노인성 질병을 가진 자 중 6개월 이상 병원에 입원하고 있는 노인이다.

> **TIP** ① 국민건강보험 재정에 구속되지 않아 장기요양급여 운영에 있어 재정의 효율성을 제고할 수 있다.
> ③ 노인장기요양보험법 제40조에서 본인부담금(2019. 12. 12. 시행)을 규정하고 있다.
> ④ 장기요양인정을 신청할 수 있는 자는 노인등(65세 이상의 노인 또는 65세 미만의 자로서 치매·뇌혈관성질환 등 대통령령으로 정하는 노인성 질병을 가진 자)으로서, 장기요양보험가입자 또는 그 피부양자이거나 「의료급여법」에 따른 수급권자의 자격을 갖추어야 한다. 등급판정위원회는 신청인이 해당 신청자격요건을 충족하고 <u>6개월 이상 동안 혼자서 일상생활을 수행하기 어렵다고</u> 인정하는 경우 심신상태 및 장기요양이 필요한 정도 등 대통령령으로 정하는 등급판정기준에 따라 수급자로 판정한다.

19 Betty Neuman의 건강관리체계이론의 구성요소 중 '유연방어선'에 대한 설명으로 가장 옳은 것은?

① 대상체계가 스트레스원에 의해 기본구조가 침투되는 것을 보호하는 내적요인들이다.

② 개인의 일상적인 대처유형, 삶의 유형, 발달단계와 같은 행위적 요인과 변수들의 복합물이다.

③ 저항선 바깥에 존재하며, 대상자의 안녕상태 혹은 스트레스원에 대해 정상범위로 반응하는 상태를 말한다.

④ 외적변화에 방어할 잠재력을 가지고 환경과 상호작용 하며, 외부자극으로부터 대상체계를 일차로 보호하는 쿠션과 같은 기능을 한다.

> **TIP** 유연방어선은 기본구조를 둘러싼 선 중 가장 바깥에 위치하는 것으로, 외적 변화에 방어할 잠재력을 가지고 환경과 상호작용하여 수시로 변화하는 역동적 구조이다.
> 유연방어선은 외부자극으로부터 대상 체계를 일차로 보호하는 쿠션 같은 기능을 한다. 즉, 외부 자극이나 변화에 신속하게 축소되거나 확장되는 등 대처함으로써 스트레스원이 정상방어선을 침범하지 못하도록 완충적 역할을 한다.

Answer 18.② 19.④

20 다음과 같은 지역사회간호의 시대적 흐름과 관련한 설명으로 옳은 것은?

> (가) 1900년 이전 : 방문간호시대
> (나) 1900년 ~ 1960년 : 보건간호시대
> (다) 1960년 이후 : 지역사회간호시대

① (가) – 한국에서 로선복(Rosenberger)이 태화여자관에 보건사업부를 설치하여 모자보건사업을 실시하였다.

② (나) – 라론드(Lalonde) 보고서의 영향을 받아 건강생활실천을 유도하는 건강증진사업이 활성화되었다.

③ (나) – 릴리안 왈드(Lillian Wald)가 가난하고 병든 사람들을 간호하기 위하여 뉴욕 헨리가에 구제사업소를 설립하였다.

④ (다) – 미국에서 메디케어(Medicare)와 메디케이드(Medicaid)의 도입 이후 가정간호가 활성화되었다.

> **TIP** ④ 1965년 → (다)
> ① 1923년 → (나)
> ② 1974년 → (다)
> ③ 1893년 → (가)

21 우리나라 의료보장제도에 대한 설명으로 옳은 것은?

① 1977년 전국민 의료보험이 실시되었다.

② 국민건강보험 가입은 국민의 자발적 의사에 따라 선택한다.

③ 사회보험 방식의 국민건강보험과 공공부조 방식의 의료급여 제도를 운영하고 있다.

④ 국민건강보험 적용대상자는 직장가입자, 지역가입자와 피부양자, 의료급여 수급권자이다.

> **TIP** ① 전국민 의료보험이 실시된 것은 1989년이다.
> ② 국민건강보험은 강제가입이 원칙이다.
> ④ 의료급여 수급권자는 공공부조에 해당한다.

Answer 20.④ 21.③

2018. 5. 19. 제1회 지방직

22 지역주민의 건강증진을 위하여 '지역보건의료계획'을 수립하고 시행하도록 한 근거가 되는 법은?

① 「보건소법」　　　　　　　　　　　　② 「지역보건법」

③ 「국민건강보험법」　　　　　　　　　④ 「국민건강증진법」

> **TIP** 지역보건의료계획의 수립 등〈지역보건법 제7조 제1항〉 … 특별시장·광역시장·도지사 또는 특별자치시장·특별자치도
> 지사·시장·군수·구청장은 지역주민의 건강 증진을 위하여 다음 각 호의 사항이 포함된 지역보건의료계획을 4년마
> 다 수립하여야 한다.
> ㉠ 보건의료 수요의 측정
> ㉡ 지역보건의료서비스에 관한 장기·단기 공급대책
> ㉢ 인력·조직·재정 등 보건의료자원의 조달 및 관리
> ㉣ 지역보건의료서비스의 제공을 위한 전달체계 구성 방안
> ㉤ 지역보건의료에 관련된 통계의 수집 및 정리

2018. 5. 19. 제1회 지방직

23 다음 ㉠에 해당하는 지역사회 유형은?

「지역보건법 시행령」 제8조(보건소의 설치)

① 법 제10조에 따른 보건소는 (㉠) 별로 1개씩 설치한다. 다만, 지역주민의 보건의료를 위하여 특별
히 필요하다고 인정되는 경우에는 필요한 지역에 보건소를 추가로 설치·운영할 수 있다.

---

① 생태학적 문제의 공동체　　　　　　② 특수흥미 공동체

③ 지정학적 공동체　　　　　　　　　④ 자원 공동체

> **TIP** 법 제10조에 따른 보건소는 시·군·구별로 1개씩 설치한다. 다만, 지역주민의 보건의료를 위하여 특별히 필요하다고 인
> 정되는 경우에는 필요한 지역에 보건소를 추가로 설치·운영할 수 있다〈지역보건법 시행령 제8조(보건소의 설치) 제1항〉.
> ③ 시·군·구는 지리적, 법적인 경계로 구분된 지역사회인 지정학적 공동체이다.
> ※ 지역사회 유형
> ㉠ 구조적 지역사회
> • 집합체 : 사람이 모인 이유와 관계없이 '집합'그 자체
> • 대면 공동체 : 가장 기본이 되는 공동체로 지역사회의 기본적인 집단
> • 생태학적 공동체 : 지리적 특성, 기후, 자연환경 등 동일한 생태학적 문제를 공휴하는 집단
> • 지정학적 공동체 : 지리적, 법적인 경계로 구분된 지역사회
> • 조직 : 일정한 환경 아래 특정한 목표를 추구하며 일정한 구조를 가진 사회단위
> • 문제해결 공동체 : 문제를 정의할 수 있고, 문제를 공유하며, 해결할 수 있는 범위 내에 있는 구역
> ㉡ 기능적 지역사회
> • 요구 공동체 : 주민들의 일반적인 공통문제 및 요구에 기초를 두고 있는 공동체
> • 자원 공동체 : 어떤 문제를 해결하기 위한 자원의 활용범위로 모인 집단
> ㉢ 감정적 지역사회
> • 소속 공동체 : 동지애와 같은 정서적 감정으로 결속된 감성적 지역사회
> • 특수흥미 공동체 : 특수 분야에 서로 같은 관심과 목적을 가지고 관계를 맺는 공동체

Answer 22.② 23.③

2018. 5. 19. 제1회 지방직

24 질병군별 포괄수가제에 대한 설명으로 옳지 않은 것은?

① 진료의 표준화를 유도할 수 있다.

② 과잉진료 및 진료비 억제의 효과가 있다.

③ 진료비 청구를 위한 행정 사무가 간편하다.

④ 의료인의 자율성을 보장하여 양질의 서비스 제공이 가능하다.

> **TIP** 질병군별 포괄수가제는 질병군별 중증도에 따라 이미 정해진 정액의 진료비를 의료행위 항목별로 따지지 않고 포괄하여 계산하는 치료비 결정방식이다.
>
> ④ 질병군별 포괄수가제는 의료의 질적 서비스 저하 우려, 의료원가 보상 미흡, 복잡한 중증환자에 대한 포괄수가 적용 무리, 조기 퇴원 문제, 많은 진료건수로 건강보험공단 재정에 부정적인 영향 등의 문제점이 제기된다.

2017. 12. 16. 지방직 추가선발

25 세계보건기구(WHO)에서 제시한 일차보건의료 접근법에 대한 설명으로 옳지 않은 것은?

① 지역사회의 능동적, 적극적 참여가 이루어지도록 한다.

② 지역사회가 쉽게 받아들일 수 있는 방법으로 사업이 제공되어야 한다.

③ 지역적, 지리적, 경제적, 사회적 요인으로 인하여 이용에 차별이 있어서는 안 된다.

④ 국가에서 제공하는 보건의료서비스이므로 무상으로 제공하는 것을 원칙으로 한다.

> **TIP** 세계보건기구의 일차보건의료 접근법(4A)
> ㉠ Accessible(접근성) : 대상자가 쉽게 이용 가능해야 한다.
> ㉡ Acceptable(수용가능성) : 지역사회가 쉽게 받아들일 수 있는 방법으로 사업이 제공되어야 한다.
> ㉢ Available(주민참여) : 지역사회의 능동적, 적극적 참여가 이루어지도록 한다.
> ㉣ Affordable(지불부담능력) : 지불능력에 맞는 보건의료수가로 사업이 제공되어야 한다.

Answer 24.④ 25.④

26 「지역보건법」상 보건소의 기능 및 업무 중 '지역주민의 건강증진 및 질병예방 · 관리를 위한 지역보건의료서비스 제공'에 포함되지 않는 것은?

① 감염병의 예방 및 관리

② 모성과 영유아의 건강유지 · 증진

③ 건강 친화적인 지역사회 여건 조성

④ 가정 및 사회복지시설 등을 방문하여 행하는 보건의료사업

> **TIP** 보건소의 기능 및 업무〈지역보건법 제11조 제1항〉
> ㉠ 건강 친화적인 지역사회 여건의 조성
> ㉡ 지역보건의료정책의 기획, 조사 · 연구 및 평가
> ㉢ 보건의료인 및 「보건의료기본법」 제3조 제4호에 따른 보건의료기관 등에 대한 지도 · 관리 · 육성과 국민보건 향상을 위한 지도 · 관리
> ㉣ 보건의료 관련기관 · 단체, 학교, 직장 등과의 협력체계 구축
> ㉤ 지역주민의 건강증진 및 질병예방 · 관리를 위한 다음 각 목의 지역보건의료서비스의 제공
> • 국민건강증진 · 구강건강 · 영양관리사업 및 보건교육
> • 감염병의 예방 및 관리
> • 모성과 영유아의 건강유지 · 증진
> • 여성 · 노인 · 장애인 등 보건의료 취약계층의 건강유지 · 증진
> • 정신건강증진 및 생명존중에 관한 사항
> • 지역주민에 대한 진료, 건강검진 및 만성질환 등의 질병관리에 관한 사항
> • 가정 및 사회복지시설 등을 방문하여 행하는 보건의료사업
> • 난임의 예방 및 관리

27 보건의료체계의 특성 중 괄호 안에 들어갈 내용으로 옳은 것은?

> 자유방임형과 사회주의형 보건의료체계를 비교하였을 때, ( )은(는) 사회주의형보다 자유방임형 보건의료체계에서 일반적으로 높다.

① 의료서비스 수혜의 형평성

② 의료서비스의 균등 분포

③ 의료서비스의 포괄성

④ 의료서비스 선택의 자유

Answer 26.③ 27.④

　　　　　　　㉠ 자유방임형 : 의료공급(민간), 재원조달(민간)
　　　　　　　• 국민이 의료인이나 의료기관을 선택할 자유가 최대한 부여
　　　　　　　• 의료기관도 자유경쟁 원칙하에 운영
　　　　　　　• 의료서비스의 질적 수준이 높음
　　　　　　　• 의료인에게 충분한 재량권 부여
　　　　　　　• 의료의 수준이나 자원이 지역적으로나 사회계층간 불균형
　　　　　　　• 의료자원의 비효율적인 활용 등으로 의료비가 매우 높음
　　　　　　　㉡ 사회주의형 : 의료공급(공공), 재원조달(공공)
　　　　　　　• 의료자원과 의료서비스의 균등분포, 국민에게 균등한 의료이용의 기회제공
　　　　　　　• 국민은 의료인이나 의료기관 선택할 자유 없음
　　　　　　　• 거주 지역별 담당의사가 담당하므로 지속적이고 포괄적인 의료서비스 제공
　　　　　　　• 국가가 보건의료공급을 기획하므로 의료자원의 낭비를 막음
　　　　　　　• 의료서비스 질이나 효율 증진에 대한 동기 미약
　　　　　　　• 관료체제에 따른 경직성

2017. 6. 17. 제1회 지방직

28 보건소에 대한 설명으로 옳은 것은?

① 「보건의료기본법」에 따라 시·군·구별로 1개씩 설치한다.

② 보건복지부로부터 인력과 예산을 지원받는다.

③ 매 5년마다 지역보건의료계획을 수립한다.

④ 관할 구역 내 보건의료기관을 지도 및 관리한다.

TIP ① 「지역보건법」에 따라 지역주민의 건강을 증진하고 질병을 예방·관리하기 위하여 시·군·구에 대통령령으로 정하
　　　는 기준에 따라 해당 지방자치단체의 조례로 보건소(보건의료원을 포함)를 설치한다〈지역보건법 제10조(보건소의 설
　　　치) 제1항〉.
　　② 국가와 시·도는 지역보건의료기관의 설치와 운영에 필요한 비용 및 지역보건의료계획의 시행에 필요한 비용의 일
　　　부를 보조할 수 있다〈지역보건법 제24조(비용의 보조) 제1항〉.
　　③ 특별시장·광역시장·도지사 또는 특별자치시장·특별자치도지사·시장·군수·구청장은 지역주민의 건강 증진을
　　　위하여 지역보건의료계획을 4년마다 수립하여야 한다〈지역보건법 제7조(지역보건의료계획의 수립 등) 제1항〉.

Answer 28.④

29 다음 중 우리나라 지역사회 간호의 역사적 사건으로 옳은 것은?

① 1990년 보건소법이 지역보건법으로 개정되면서 지역보건의료계획이 수립되어 포괄적인 보건의료사업이 수행되었다.

② 부분적이고 지역적인 수준에서 시행되던 보건간호사업이 1960년 보건소법이 제정되면서 보건소를 중심으로 전국적인 차원에서 이루어지게 되었다.

③ 국민의 의료에 대한 욕구가 증가하여 1989년 우리나라 최초로 의료보험이 시행되었다.

④ 1985년 정부는 군단위 보건소를 대상으로 보건간호인력 한 명이 세분화된 보건사업을 통합하여 제공하는 통합보건사업을 시도하였다.

> **TIP** ① 보건소법이 지역보건법으로 개정된 것은 1995년으로 1996년부터 시행되었다.
> ② 보건소법이 제정된 것은 1956년이다.
> ③ 1989년은 국민 모두가 건강보험에 가입되어 그 혜택을 받게 된 해이다. 의료에 대한 사회보험을 실시하고자 하는 의도는 1963년 「의료보험법」이 처음 제정되면서 시작되었고, 의료보험제도가 국민을 상대로 제대로 시행되기 시작한 것은 의료보험법이 제정된 지 14년이 지난 1977년부터이다.

30 우리나라 지역사회간호의 변화를 시기순으로 나열한 것은?

> ㉠ 「의료법 시행규칙」에 의하여 보건간호분야의 간호원으로 자격을 인정받음
> ㉡ 「초·중등교육법」에 의하여 '양호교사'가 '보건교사'로 개칭됨
> ㉢ 「농어촌 보건의료를 위한 특별조치법」에 의하여 의료 취약지역에 '보건진료원'이 배치됨
> ㉣ 「산업안전보건법 시행령」에 의하여 사업장의 간호사가 '보건관리자'로 인정됨

① ㉠→㉢→㉣→㉡

② ㉠→㉣→㉡→㉢

③ ㉢→㉣→㉡→㉠

④ ㉢→㉠→㉡→㉣

> **TIP** ㉠ 1962년 → ㉢ 1980년 → ㉣ 1990년 → ㉡ 2002년

Answer 29.④ 30.①

출제 예상 문제

1 자유기업형 의료전달체계의 단점을 보완하기 위해 정책시 고려해야 할 사항은?

① 정부의 간섭을 최소화한다.

② 의료의 질적 수준을 높인다.

③ 공공의료기관을 확충하여 국민의 의료혜택에 형평을 기한다.

④ 의료서비스의 공급이 효율적으로 이루어지도록 한다.

TIP ③ 자유기업형 의료전달체계의 경우 의료혜택이 지역적·사회계층적으로 균등하지 못하므로 이를 보완하기 위한 정책시 국민의 의료혜택의 형평성을 고려해야 한다.

2 건강개념에 대한 내용으로 옳은 것은?

> ㉠ 정치 및 보건의료 전달체계와 관련이 있다.
> ㉡ 임상적 관점에서 본다.
> ㉢ 건강 – 질병의 연속선상에서 역동적 개념이다.
> ㉣ 지역사회주민이 질병이 없는 상태를 말한다.

① ㉠㉡

② ㉠㉡㉢

③ ㉠㉢

④ ㉡㉣

TIP ㉡ 지역사회간호에서 건강개념은 임상적 관점보다는 기능적 관점에서 본다.
㉣ 건강이란 질병이나 불구가 없을 뿐만 아니라 완전한 신체적·정신적·사회적 안녕상태를 말한다.

Answer 1.③ 2.③

3 다음 중 보건소 제도의 효시는?

① 헬레나의 질병간호활동   ② 보건진료소

③ 보건지소   ④ 라스본의 구역간호활동

TIP 1859년 영국 Liverpool시에서의 라스본(William Rathbone)의 가정방문 간호사업 실시가 보건소(Health Center) 제도의 효시가 되었다.

4 지역사회 간호사업에 대한 설명 중 옳은 것은?

① 지역개발사업과는 아무런 관련이 없다.

② 지역사회 간호사업은 지역사회 간호문제를 모두 해결해 주는 것에 그 목적이 있다.

③ 지역사회 간호사업은 선택된 지역주민을 대상으로 한다.

④ 적정기능 수준의 향상을 목표로 한다.

TIP ① 지역사회 간호사업은 그 지역주민의 적극적인 참여가 중요시되며 지역개발사업의 일환이기도 하다.
②④ 지역사회 간호사업은 지역주민 스스로가 자신들의 건강문제를 해결할 수 있는 적정기능 수준을 향상시키는 것에 목적이 있다.
③ 지역사회 간호사업의 대상은 지역사회주민 전체이다.

5 다음 중 자유방임주의형 의료전달체계의 설명으로 옳지 않은 것은?

① 의료비가 증가한다.   ② 의료기관의 선택이 자유롭다.

③ 의료수준의 질이 높다.   ④ 형평성이 강조된다.

TIP 자유방임주의형 의료전달체계
  ㉠ 내용
    • 정부의 간섭이나 통제를 극소화한다.
    • 의료제공을 효과적으로 할 수 있다.
    • 의료서비스의 내용과 질적 수준이 높다.
    • 민간주도 의료인과 의료기관의 선택이 자유롭다.

Answer   3.④   4.④   5.④

ⓛ 단점
  - 시설이 지역에 편중된다.
  - 의료비가 증가한다(가장 큰 문제점).
  - 의료혜택이 사회계층적·지역적으로 불균등하다.
  - 국가의 간섭·관여·통제가 불가피해진다.

6 자유방임형 의료전달체계의 특징으로 옳은 것은?

> ㉠ 영국과 미국에 해당한다. ㉡ 의료기관의 선택이 자유롭지 않다.
> ㉢ 국가가 주도한다. ㉣ 의료의 질이 높아진다.

① ㉠㉡㉢ ② ㉠㉡㉢㉣
③ ㉠㉢ ④ ㉣

TIP 자유방임형 의료전달체계의 특징
  ㉠ 미국, 일본, 독일 등에서 채택하고 있다.
  ㉡ 정부의 통제나 간섭을 극소화해서 민간주도 의료기관과 의료인이 많다.
  ㉢ 의료서비스의 제공이 효과적으로 이루어진다.
  ㉣ 의료서비스의 수준이 높고 선택을 할 수 있는 폭이 넓다.

7 다음 중 보건의료의 사회·경제적 측면으로 옳지 않은 것은?

① 보건의료 요구자들이 보건의료에 지식이 결여되어 있다.
② 보건의료는 수요측정이 가능하다.
③ 공급의 독점성이 있다.
④ 보건의료는 외부효과를 갖는다.

TIP ② 보건의료는 수요발생을 예측하는 것이 불가능하다.

Answer 6.④ 7.②

8 지역사회간호와 일차보건의료에 대한 설명으로 옳지 않은 것은?

① 현실적으로 일정 기간 교육 후의 인력으로 가장 적합한 인력은 간호사이다.

② 일차보건의료와 관련된 지역사회 간호분야는 보건소, 산업장, 가정간호사업 등이다.

③ 일차보건의료사업의 대상은 지불능력이 있는 일부 계층이다.

④ 지역사회 간호사들은 일차보건의료의 실현을 위해 공공보건 의료기관에 근무한다.

TIP ③ 일차보건의료사업의 대상은 일부 계층이 아닌 지역사회주민 전체가 된다.

9 다음 중 우리나라가 보건간호시대에서 지역사회 간호시대로 전환한 계기로 옳은 것은?

① 건강증진법   ② 가정간호사 제도

③ 보건소 설치   ④ 보건진료원 제도

TIP 지역사회로의 전환
　　㉠ 1980년에 '농어촌 등 보건의료를 위한 특별조치법'을 공포해서 지역사회 간호시대로 변화하였다.
　　㉡ 1981년부터는 보건진료원이 배치되어 지역사회의 1차 의료를 담당하고 있다.

10 다음 중 우리나라의 보건의료제도를 설명한 것으로 옳은 것은?

① 주로 일본식 제도의 도입으로 민간 중심의 체제이다.

② 정부차원에서 일방적으로 하는 하향식 보건의료산업체제이다.

③ 공공 및 민간 중심의 체제가 각각 50%씩 운영된다.

④ 자유방임형 의료제도로 민간주도형이다.

TIP 우리나라 보건의료제도의 특징
　　㉠ 의료자원의 대부분을 민간부분이 소유한다.
　　㉡ 의료기관들 간의 과잉경쟁으로 기능분담이 이루어지지 않는다.
　　㉢ 대도시 지역에서의 시설 및 장비의 중복투자로 농촌지역의 의료자원이 희소하다.
　　㉣ 자유방임형 의료제도에 속한다고 볼 수 있다.

Answer 8.③　9.④　10.④

11 다음 중 지역사회 간호사업의 원리로 옳지 않은 것은?

① 모든 사업기관은 같은 목표를 가진다.
② 파악한 요구를 근거로 한다.
③ 지역건강상태를 정기적 · 지속적으로 평가한다.
④ 가족의 의사결정에 참여하게 한다.

TIP ① 모든 사업기관은 각기 다른 목표를 가질 수 있다.

12 전체 인구에 대한 1차 보건의료의 대상인구의 비중으로 옳은 것은?

① 전체 인구의 20%　　　　　　② 전체 인구의 40%
③ 전체 인구의 70%　　　　　　④ 전체 인구의 90%

TIP 1차 보건의료의 대상인구는 전체 인구의 70% 정도이다.

13 다음 중 1차 보건의료에 대한 설명으로 옳지 않은 것은?

① 주민의 자본능력에 맞는 의료수가로 이루어져야 한다.
② 몸에 이상이 있을 때 제일 처음 가는 의료이다.
③ 주민이 받아들여질 수 있는 제반환경을 기반으로 해서 제공된다.
④ 주민의 적극적인 참여가 요구된다.

TIP ② 1차 보건의료는 지역 내에서 각 개인이나 가족이 보편적으로 접근할 수 있게 만들어진 필수 보건의료 서비스이지만, 기술적으로 1차 보건의료에서 다룰 수 없거나 보건 · 경제적 측면에서 보다 중앙화는 것이 유리하다고 생각되는 경우에는 바로 2, 3차 보건의료를 이용할 수도 있다.

Answer　11.①　12.③　13.②

14 다음 중 자유방임형 보건의료 전달체계의 문제점끼리 묶인 것은?

> ㉠ 의료시혜의 극대화   ㉡ 의료값의 상승
> ㉢ 도시에 편중분포   ㉣ 진료가 지속적이지 못함
> ㉤ 병원의 관료제화

① ㉠㉡㉢   ② ㉠㉢㉣
③ ㉡㉢㉣   ④ ㉢㉣㉤

TIP 자유기업형 보건의료 전달체계의 단점
　㉠ 시설의 지역적 편중
　㉡ 의료혜택이 지역적·사회계층적으로 균등하지 못함
　㉢ 의료비의 상승
　㉣ 국가의 관여·통제 불가피
　㉤ 진료의 지속성과 포괄성 면에서 부정적임

02 지역사회 간호사업의 유형 및 역할

01 지역사회 간호사업의 유형

❶ 일반화 보건간호사업(전반화 사업)

(1) 개념
다목적사업 또는 통합보건사업이라고 하며, 간호사 개개인이 가족을 단위로 가족에게 전체 보건사업을 제공하는 것을 말한다.

(2) 장·단점
① 장점
    ㉠ 가족에게 균등한 보건사업을 제공할 수 있다.
    ㉡ 시간이 절약되고 경제적이다.
    ㉢ 사업의 중복과 누락을 피할 수 있다.
    ㉣ 문제의 통합적 접근이 가능하다.

② 단점 … 전반적·다목적으로 건강에 관한 여러 문제를 다루게 되므로 다소 특수한 문제나 전문성이 결여되기 쉽다.

② 전문화 보건간호사업(전문화 사업)

(1) 개념

대상을 유형별로 구분하여 1인 책임제로 하는 것이며 학교보건, 산업보건, 가족계획요원 등을 말한다.

(2) 장·단점

① 장점 ··· 전문화된 사업수행이 가능하며 깊이 있게 문제를 해결할 수 있다.

② 단점
ㄱ 사업이 중복될 수 있고 비경제적으로 시간이 이용된다.
ㄴ 한 가지 사업에만 치중하게 되어 포괄성이 결여되기 쉽다.

02 지역사회간호의 역할 및 기능

① 전문분야별 지역사회간호의 역할

(1) 정부 공중보건사업을 실시하고 있는 보건간호사

① 정의 ··· 정부보건기관에서 근무하는 간호사의 총칭으로 실제로는 보건소에서 보건간호사업을 전개하는 간호사를 말한다.

② 역할 ··· 다목적 보건사업 및 예방접종, 방역사업담당, 성병관리담당, 의료시혜담당 등의 기능을 수행하고 있다.

(2) 벽·오지의 일차보건의료를 담당하고 있는 보건간호사

① 정의 ··· 농어촌 벽·오지에 배치되어 일차보건의료를 담당하고 있는 지역사회간호사이다.

② 역할 ··· 지역사회 조직 및 개발, 지역사회 진단 및 사업계획, 모자보건 및 가족계획, 지역사회 보건, 보건진료소 운영관리, 보건정보체계 수립 및 관리 등의 기능을 수행하고 있다.

(3) 산업체 산업인구의 건강을 관리하는 산업간호사

① 정의 ··· 산업체 근로자의 건강을 관리하는 지역사회간호사이다.

② 역할 ··· 산업간호사는 근로자의 건강관리, 근로자의 보호, 유해환경요인의 제거 혹은 감시, 보건교육, 근로자의 복지후생업무, 산업보건 산업계획 및 평가, 의무실 운영 등의 기능을 수행하고 있다.

(4) 학교보건사업을 담당하고 있는 보건교사

① 정의 … 학교 내에서 학교보건을 담당하는 지역사회간호사이다.

② 보건교사의 자격<초 · 중등교육법 제21조 제2항> … 다음에 해당하는 자로서 대통령령이 정하는 바에 의하여 교육부장관이 검정 · 수여하는 자격증을 받은 자이어야 한다.

　㉠ 보건교사 1급의 자격기준 : 보건교사 2급 자격증을 가진 자로서 3년 이상의 보건교사 경력을 가지고 자격연수를 받은 자이다.

　㉡ 보건교사 2급의 자격기준
　　• 대학, 산업대학의 간호학과 졸업자로서 재학 중 일정한 교직학점을 취득하고 간호사 면허증을 가진 자이다.
　　• 전문대학의 간호과 졸업자로서 재학 중 일정한 교직학점을 취득하고 간호사 자격증을 가진 자이다.

③ 보건교사의 직무<학교보건법 시행령 제23조 제3항> … 학교보건법상 보건교사의 직무는 다음과 같다.

　㉠ 학교보건계획의 수립
　㉡ 학교 환경위생의 유지관리 및 개선에 관한 사항
　㉢ 학생 및 교직원에 대한 건강진단실시의 준비와 실시에 관한 협조
　㉣ 각종 질병의 예방처치 및 보건지도
　㉤ 학생 및 교직원의 건강관찰과 학교의사의 건강상담 · 건강평가 등의 실시에 관한 협조
　㉥ 신체허약 학생에 대한 보건지도
　㉦ 보건지도를 위한 학생가정의 방문
　㉧ 교사의 보건교육에 관한 협조와 필요시의 보건교육
　㉨ 보건실의 시설 · 설비 및 약품 등의 관리
　㉩ 보건교육자료의 수집 · 관리
　㉪ 학생건강기록부의 관리
　㉫ 다음의 의료행위(단, 간호사 면허를 가진 자에 한함)
　　• 외상 등 흔히 볼 수 있는 환자의 치료
　　• 응급을 요하는 자에 대한 응급처치
　　• 부상과 질병의 악화를 방지하기 위한 처치
　　• 건강진단결과 발견된 질병자의 요양지도 및 관리
　　• 위 의료행위에 따르는 의약품의 투여
　㉬ 기타 학교의 보건관리

❷ 지역사회간호사의 역할 및 기능

(1) 지역사회간호사의 역할

① 직접간호 제공자

- ㉠ 한 지역사회의 특별한 요구가 있는 집단을 파악하고 이에 필요한 간호를 제공하며, 대상자의 건강문제 한 부분이 아니라 가족, 집단이나 지역사회는 둘 이상의 사람들과의 관계와 상호작용을 파악하여 전체 성에 입각하여 건강문제를 파악한다.
- ㉡ 질병상태에 있는 대상자에게 일시적이고 치료적인 문제해결에 국한된 간호제공이 아니라 그 가족, 또는 지역사회주민의 질병예방과 최적의 건강수준을 성취할 수 있는 건강증진, 예컨대 적절한 음식섭취와 영 양, 식이습관 형성, 금연, 운동 등 안녕과 복지를 지향하는 간호제공에 중점을 둔다.
- ㉢ **지역사회간호사에게 요구되는 간호기술**
  - 퇴원 후 재가환자와 증가하는 노인의 건강문제를 다루기 위해 기초 간호기술부터 특수기구장착 후의 간호기 술에 이르기까지의 신체 간호기술이 요구될 뿐만 아니라 면담기술, 의사소통기술, 관찰과 경청기법, 상담기법 이나 교육 등의 간호기술도 요구된다.
  - 점차 정신적·사회문화적인 요인들에 관한 관심이 증가되면서 환경오염, 도시화와 관계가 있는 지역사회단위 의 건강문제를 사정하고 중재할 수 있는 새로운 기술도 필요하다.

② 교육자

- ㉠ 지역사회주민들은 건강을 최고의 수준으로 유지하기 위해서 많은 정보를 얻고자 노력하는데, 지역사회 간호사는 이러한 대상자들의 학습을 촉진하고자 노력해야 한다.
- ㉡ 교육은 비공식적으로 실시되거나 공식적인 교육도 실시할 수 있다. 지역사회의 기존의 단체나 조직을 대상으로 교육하거나 때로는 대상자가 갖고 있는 특별한 문제나 주제인 경우에는 전문단체나 기관에 의 뢰하여서 대상자의 교육요구를 충족시킬 수 있다.
- ㉢ 지역사회간호사는 대상자 스스로가 자신을 돌볼 수 있는 능력을 갖도록 교육하며 문제발생시 스스로 건 강정보와 적절한 보건자원을 이용할 수 있는 능력을 갖도록 교육하기도 한다. 보건교육은 질병이 있을 때뿐만 아니라 질병예방과 건강증진을 위해서 건강연속선상에서 어느 때나 이루어지므로 지역사회 간호 실무에 있어 하나의 도구라고 할 수 있다.

③ 대변자(옹호자)

- ㉠ 간호대상자에게 어떠한 보건의료가 유용한지, 무슨 보건의료를 받을 자격이 있는지 또 어떻게 이런 보 건의료를 받을 수 있는지에 대해서 그들 스스로 정보를 얻는 능력이 생길 때까지 알려주고 안내하며 간 호대상자가 독립적으로 되도록 돕는다.
- ㉡ 어느 기관에서나 대상자의 요구에 부응하기 위해 더 책임감 있고 적합한 기관으로 만들기 위하여 간호 대상자를 대변하거나 옹호하며 대변자로서 지역사회간호사는 어떤 개인이나 집단의 유익을 위해 행동하 거나 그들의 입장에 서서 의견을 제시한다.

④ 관리자 … 지역사회간호사가 관리자로서의 역할을 수행함에 있어서는 계획, 조직화, 조정기능을 이용한다.

  ㉠ 계획 : 가장 기본적인 기능으로 간호대상자 중심의 목적을 설정하고 목적을 성취하도록 함을 말한다. 간호사는 상황을 파악하고 구체적인 계획을 수립하는데 간호대상자의 요구와 관심을 파악하여 그 요구에 부응하는 목적을 설정하고 그에 타당한 활동방법과 과정을 선정한다.

  ㉡ 조직화 : 이미 설정된 목표에 도달하기 위해 활동을 구조화하고 인력을 배치함을 말한다. 관리자는 효과적으로 수립된 계획이 수행될 수 있도록 사람, 활동과 그들간의 관계를 고안해야 하며 이러한 조직화의 과정에서 지역사회간호사는 목적을 성취하기 위해서 제공되는 다양한 사업을 위한 개념틀을 사용한다.

  ㉢ 조정 : 설정된 목표를 달성하기 위해서 사업을 추진해 가는 동안에 배치된 인력과 인력별 활동이 조화를 이루면서 기능할 수 있도록 인력별 활동의 연결을 촉진함을 말한다. 계획과 수행단계에서 행해지며 지역사회간호사와 간호대상자(개인, 가족, 집단, 지역사회)와의 관계에서 거의 대부분 행해진다.

  ㉣ 기타 : 그 외에 관리자로서의 역할을 수행하는 데는 사업활동의 감독·통제, 동기부여와 인력배치 등의 기능도 필요하다.

⑤ 협력자

  ㉠ 지역사회간호사는 단독으로 실무를 하는 경우는 드물고 다른 간호사, 약사, 의사, 물리치료사, 사회복지사, 영양사 또는 간호조무사 등 전문의료인이나 보건관계인력과 함께 활동을 하는 경우가 많다.

  ㉡ 보건팀의 일원으로서 지역사회간호사는 지역사회 보건사업을 전개하는 데 관련된 타 보건의료인력과 상호유기적인 관계를 구축하며 협력적으로 추진해 나가는 협력자의 역할을 수행한다.

⑥ 연구자

  ㉠ 연구자의 역할이란 지역사회 간호실무의 통합적 부분이다. 연구는 일종의 문제해결과정이고 체계적인 연구과정을 통해 과학적인 지식을 얻을 수 있다는 점에서 지역사회간호사가 연구자로서의 역할을 한다는 것은 건강관리전문가로서 의의가 큰 활동이라고 할 수 있다.

  ㉡ 연구를 하나의 조사과정으로도 볼 수 있다. 단순하게는 연구절차는 질문을 제기하고 그 질문을 검증하기 위해서 가설을 설정하고 연구를 위한 설계를 고안하여 자료를 수집·분석하고 결론을 유출하는 과정을 거친다.

⑦ 변화촉진자

  ㉠ 개인, 가족, 지역사회 수준의 건강문제에 대처하는 능력을 증진시키는 역할로서, 의사결정을 하는 데 영향력을 행사하여 보건의료를 위한 변화를 효과적으로 가져오도록 돕는다.

  ㉡ 농어촌의 경우 지역사회간호사는 지역사회 보건사업의 대표자로서 의료적인 감독, 산전관리, 높은 예방접종률의 유지 등 포괄적인 보건사업을 이끌어 나간다. 최근에는 개인, 가족, 지역사회가 건강을 위한 적합한 의사결정을 내리도록 도와주는 데 중추적인 역할도 하고 있다.

⑧ 상담자
　㉠ 지역사회간호사가 관할하는 지역사회의 건강문제에 관한 정보를 기초로 2차 의료기관과 3차 의료기관 또는 지역사회 타 기관들과 서로 정보를 주고받으며 상담할 수 있다. 그 외 학교교사, 지역행정가, 사무원 등 지역사회주민에게 영향을 미칠 수 있는 모든 사람들과 상담한다.
　㉡ 간호사의 지식과 기술의 확대에 따라 상담의 분야도 확장되고 있다. 예를 들면 가족유전에 대한 상담, 결혼상담, 아동발달에 관한 문제상담 등이다. 보건전문분야의 상담을 위해서는 훌륭한 면접기술, 자료분석기술, 교육에 대한 전략 등 간호도구로 사용되는 각종 기술을 학습하고 적절히 활용해야 한다.

⑨ 평가자
　㉠ 필요한 간호활동을 결정하고 시행된 간호활동이 지역사회주민에게 미친 효과가 어떻게 나타났는지를 평가한다.
　㉡ 전체적으로 사업이 처음에 계획한 목적에 적절하게 도달되었는지, 그 결과가 궁극적인 목표와 일관성이 있는지 등을 평가하고 궁극적인 목표를 향해 계속 진행해 나가기 위한 효율적인 방안을 고려한다.

⑩ 정보수집자 및 보존자
　㉠ 자료수집, 간호진단, 연구 등을 위해서 지역사회간호사는 조사하여야 할 분야가 무엇이며 수집되어 보존해야 하는 정보가 무엇인가를 인지하고 이 정보의 수집과 보존의 책임을 갖는다.
　㉡ 간호사업 수행이 보다 나은 방향으로 이루어지기 위해서는 간호사에 의해서나 혹은 다른 여러 가지 방법으로 조직화된 정보를 얻는 일을 소홀히 해서는 안 된다. 특히 발전적이고 혁신적인 측면으로 지역사회 간호사업을 유도하려면 보수적인 행정가의 저항을 받기 쉬운데 지역사회간호사는 과학적인 접근방법으로 수집된 확고한 자료를 준비하고 보존하여야 한다.

⑪ 알선자
　㉠ 의뢰자 또는 사업연계자라고 부르기도 하며, 주민들의 다양한 요구를 지역사회간호사가 여러 분야와 접촉하여 의뢰하여야 하므로 매우 중요하게 다루어져야 한다.
　㉡ 지역사회 보건문제와 관련하여 흔히 부딪히거나 예상되는 전문적인 기술의 범위에서 벗어나거나 그 이상의 어떤 조치가 필요한 문제를 다루는 데에는 유용한 기관이나 자원에 대한 지식을 알아야 한다. 그리고 언제, 어디서, 어떻게 도움을 줄 것인가를 알아야 한다.

(2) 지역사회간호사의 기능

① 보건사업 수행팀 일원으로서의 기능 … 간호대상의 안녕·유지를 위하고 육체적·정신적 또는 사회적인 건강균형이 깨어지거나 흔들릴 때 원상태로 회복하도록 시간과 노력을 아껴쓰고 능률적 성과를 위하여 보건팀 구성요원간의 기능 분담과 공동목표를 향하여 균형과 질서가 계속 유지되도록 하여야 한다.

② **교육과 지도의 기능**

　⊙ 지역사회 간호사업에서 교육적 기능은 어느 기능보다 중요하다. 사업의 내용에 따라서는 각각 상이한 개인이나 가족 또는 집단(어머니회, 반상회), 학교와 공장(산업장)의 집단 등 그 집단마다의 성격적 특색을 갖게 된다.

　ⓒ 교육이나 지도의 내용은 교육목적, 지도이유, 간호대상의 사회 · 경제적 교육, 연령, 지위, 개성에 따라 달리 하여야 한다.

③ **건강관리실 운영의 기능** … 지역사회간호사가 건강관리실 운영을 통하여 직접적인 전문적 혜택을 건강관리실에 등록된 대상자에게 줄 수 있으며 그 대상자들을 독자적으로 지도하고 이들을 위한 건강관리실 운영계획이나 평가사업추진의 책임을 지게 된다.

④ **가정방문의 기능**

　⊙ 가정방문은 지역사회 간호사업에 있어 간호대상자에게 가장 능률을 낼 수 있는 효과적인 간호제공수단이다.

　ⓒ 가정방문을 통하여 대상가정의 실정을 정확하게 파악할 수 있고 파악된 실정에 맞추어 간호계획을 세울 수 있으므로 지역사회 간호제공은 노력 및 시간에 있어서 대단히 경제적이다.

　ⓒ 개인이나 가족의 입장에서는 자신들의 생각을 익숙한 분위기에서 긴장없이 교류할 수 있으며, 자신들도 모르는 숨어있는 건강문제들을 조기에 발견할 수 있다. 또한 새로운 건강지식이나 사업내용을 전달하는 수단으로서도 가정방문은 중요하다.

⑤ **환자 병상간호의 기능** … 상병자와 입원실이라는 제한된 대상과 공간적 이유 때문에 지역사회 간호사업의 수행에는 가정에 있는 약간의 상병자만이 대상이 되어 왔으나, 만성질병의 증가와 수명의 연장으로 노령의 노인병 환자가 증가하고 이로 인해 병원과 병상수의 부족을 초래하게 되어 응급처치나 가료를 받은 회복기에 있는 많은 환자가 가정에서 치료나 간호를 받는 경우가 많아지고 또한 치료기간도 길어지므로 가정간호의 수요가 증가되게 되었다.

[지역사회간호사 역할]

역할	활동
직접 간호제공자	• 대상자 건강 사정 • 간호진단 도출 • 간호수행 계획 • 간호수행 • 간호수행 결과평가
교육자	• 대상자 교육요구 사정 • 보건교육 계획 • 보건교육 수행 • 보건교육 결과평가
상담자	• 해결할 문제 확인 및 이해 • 선택된 해결방법의 확인과 대상자 도움 • 해결할 범위의 결정과 대상자 조력 • 선정된 해결방법의 평가나 대상자 도움 • 대상자와 문제해결과정 공유
자원의뢰자	• 지역사회자원에 대한 정보수집 • 의뢰의 요구와 적합성 결정 • 의뢰수행 • 의뢰에 대한 추후관리
옹호자	• 옹호에 대한 요구결정 • 적합한 방법의 진상규명 • 결정자에게 대상자의 사례 제시 • 대상자가 홀로서기 할 수 있도록 준비
일차간호제공자	• 대상자 건강 사정과 문제확인 • 문제에 대한 치료계획과 수행 • 대상자 중심 건강서비스 연계 • 교육과 감독 • 필요시 간호계획 수정 • 대상자 자가간호 교육 • 대상자 중심 복지 서비스 연계
사례관리자	• 사례관리의 대상자 선정 • 대상자 건강요구의 사정과 확인 • 요구에 부합되는 간호계획 • 다른 사람이 수행한 간호의 감독
조정자	• 대상자의 상태와 요구에 대해 다른 요원과 의사소통 • 사례관리 집담회

협력자	• 타 건강팀과의 의사소통 • 공동 의사결정 참여 • 대상자의 문제해결을 위한 공동활동 참여
관리자	• 감독 • 업무관리 • 건강관리실 운영
지도자	• 활동에 대한 요구확인 • 적합한 지도력의 유형 결정과 추종자 사정 • 팀원의 활동 촉진을 위한 동기부여 • 활동계획과 팀원의 활동 조정 • 활동에 대한 효과평가 • 팀원의 적응촉진 • 협력 팀 간의 역할조정
변화촉진자	• 변화에 작용하는 방해 및 촉진요인 확인 • 변화를 위한 동기부여와 조력 • 변화의 수행을 도움 • 자기 것으로 굳히도록 집단을 도움
연구자	• 연구결과의 검토 및 실무적용 • 연구문제 확인 및 간호연구의 계획 수행 • 자료수집 • 연구결과의 보급

최근 기출문제 분석

2020. 6. 13. 제1회 지방직

1 지역사회간호사의 역할에 대한 설명으로 옳지 않은 것은?

① 조정자(coordinator) – 대상자의 행동이 바람직한 방향으로 변화되도록 유도하는 역할

② 의뢰자(refer agent) – 문제해결을 위해 대상자를 적절한 지역사회 자원이나 기관에 연결해주는 역할

③ 사례관리자(case manager) – 대상자의 욕구를 충족시키고 자원을 비용-효과적으로 사용하도록 유도하는 역할

④ 사례발굴자(case finder) – 지역사회 인구 집단 중 서비스가 필요한 개인 및 특정 질환 이환자를 발견하는 역할

> **TIP** ① 조정자(coordinator) – 조정이란 가능한 최대의 유효한 방법으로 대상자의 요구를 충족시키는 최선의 서비스를 조직하고 통합하는 과정을 말한다. 사례관리자와는 다르게 조정자는 다른 건강관리 전문가가 수행한 간호를 계획하지 않는다.

2020. 6. 13. 제2회 서울특별시

2 〈보기〉에 나타난 지역사회간호사의 역할로 가장 옳은 것은?

보기

코로나19(COVID-19) 사태에서 사회적 약자들이 방치되는 것을 방지하기 위해 지역사회의 차상위계층, 기초생활수급자, 독거노인, 신체장애인에 전화를 걸어 호흡기 등의 건강상태와 정신건강 상태를 확인하였다.

① 상담자   ② 사례관리자

③ 교육자   ④ 변화촉진자

> **TIP** 사례관리자 … 지역사회에 거주하고 있는 고위험군을 발굴하여 대상자의 문제를 사정, 계획, 수행, 평가하고 지역사회 내의 다양한 보건의료서비스로 연계시켜 준다.

Answer 1.① 2.②

3 지역사회간호사의 역할 중 지역사회의 포괄적인 보건사업을 이끌어 개인, 가족, 지역사회가 건강을 위해 적합한 의사결정을 내리도록 도와주는 역할에 해당하는 것은?

① 변화촉진자   ② 지도자

③ 교육자   ④ 옹호자

> **TIP** 간호사의 역할
> ㉠ 돌봄제공자 : 대상자의 존엄성을 지키면서 대상자를 신체·심리적으로 돕는다.
> ㉡ 의사소통자 : 대상자, 가족, 기타 건강전문인들, 지역사회인들과 의사소통한다.
> ㉢ 교육자 : 대상자가 건강을 회복하거나 유지하는 데 필요한 건강관리를 학습하도록 돕는다.
> ㉣ 옹호자 : 대상자의 요구와 바람을 표현해 주고 대상자의 권리를 행사하도록 보호한다.
> ㉤ 상담자 : 지적·정서적·심리적 지지를 제공한다.
> ㉥ 변화촉진자 : 대상자의 행동 변화가 필요하다고 판단될 때 의도한 방향으로 변화를 유도하는 것이다.
> ㉦ 지도자 : 특별한 목적을 달성하기 위해 공동으로 작업하는 타인에게 영향을 미치는 것이다.
> ㉧ 관리자 : 질적 간호를 제공하기 위해 다른 건강요원들과 지도·감독하며 간호수행 현장을 관리한다.

4 (가), (나)에 해당하는 지역사회간호사의 역할은?

> (가) 간호직 공무원 A씨는 지체장애인 B씨의 대사증후군 관리 방안을 수립하기 위해 영양사, 운동치료사와 팀회의를 실시하였다. 회의 결과, B씨는 복부비만, 고혈압, 당뇨가 심각한 수준이지만 장애로 인해 보건소 방문이 어려우므로 가정방문을 실시하기로 하였다.
> (나) 가정방문을 실시한 A씨는 B씨에게 식이조절을 포함한 대사증후군 관리 방법을 설명하였다.

	(가)	(나)
①	협력자	교육자
②	협력자	의뢰자
③	연구자	의뢰자
④	연구자	교육자

Answer 3.① 4.①

지역사회 간호사의 역할

　㉠ 일차보건의료 제공자 : 지역사회 내 개인이나 가족이 보건의료서비스에 쉽게 접근할 수 있도록 하는 필수적인 건강 관리 서비스를 제공

　㉡ 직접간호 제공자 : 특별한 요구가 있는 집단을 파악하고 이를 해결하는 데 필요한 간호를 제공

　㉢ 교육자 : 대상자 스스로 자신을 돌볼 수 있는 능력과 스스로 건강정보와 적절한 보건의료자원을 이용할 수 있는 능력을 갖도록 교육

　㉣ 대변자(옹호자) : 동등하고 인간적인 보건의료를 받을 권리를 보장하기 위해 보건의료제도나 보건지식이 적은 소비자들의 입장을 지지하고 대변

　㉤ 관리자 : 가족의 간호를 감독하고 시행되고 있는 업무량을 관리하며, 건강 관리실 또는 학교 보건실을 운영하는 등 지역사회 보건사업 계획을 수립

　㉥ 협력자 : 전문의료인이나 보건의료인력과 동반자적 관계를 구축하고 업무를 협력적으로 추진

　㉦ 연구자 : 실무에서 간호문제를 도출하고 연구하며 연구결과를 간호실무에 적용

　㉧ 변화촉진자 : 건강과 관련된 의사결정을 할 때 바람직하고 효과적인 방향으로 변화를 가져오도록 도와 건강문제에 대처하는 능력을 증진

　㉨ 상담자 : 지역사회의 건강문제를 의료기관, 지역사회 타 기관들과 그 외 지역사회 주민에게 영향을 줄 수 있는 사람과 상담

　㉩ 평가자 : 시행된 간호활동이 지역사회 주민에게 미친 효과를 평가 사업진행, 사업결과, 효율적 방안 모색

　㉪ 정보수집자 및 보존자 : 자료수집, 간호진단, 연구를 위한 정보를 과학적인 접근 방법을 통하여 수집 · 보존

　㉫ 알선자 : 지역사회 자원에 대한 목록 및 업무 내용을 숙지하여 대상자가 지역사회 자원을 적절히 활용할 수 있게 알선

2014. 6. 21. 제1회 지방직

5 다음 글에 해당하는 지역사회간호사의 역할은?

> 지역사회의 취약계층이 인간적 권리를 찾도록 그들의 입장에서 의견을 제시하고 대상자의 유익을 위해 행동한다.

① 대변자　　　　　　　　　　② 관리자

③ 변화촉진자　　　　　　　　④ 의뢰자

TIP ① 간호대상자에게 어떠한 보건의료가 유용한지, 무슨 보건의료를 받을 자격이 있는지 또 어떻게 이런 보건의료를 받을 수 있는지에 대해서 그들 스스로 정보를 얻는 능력이 생길 때까지 알려주고 안내하며 간호대상자가 독립적으로 되도록 돕는다. 또한 지역사회간호사는 간호대상자를 대변하거나 옹호하며 어떤 개인이나 집단의 유익을 위해 행동하거나 그들의 입장에 서서 의견을 제시한다.

출제 예상 문제

1 보건팀을 구성하여 기획하고 목적달성을 위해 의견을 수렴할 때, 의견을 수렴할 수 있는 사람은 누구인가?

① 지역사회주민   ② 환자

③ 지역사회 보건요원   ④ 보건복지부

> **TIP** 지역사회의 팀 접근 시 지역사회간호사의 업무는 보건팀을 구성하고 의견을 수렴하며 직접간호를 수행하는 역할이다.

2 지역사회간호사 역할 중 주민에게 유용한 정보를 알려주고 주민의 입장에서 그들의 권리를 찾을 수 있도록 도와주는 간호사의 역할은?

① 대변자   ② 변화촉진자

③ 의뢰자   ④ 교육자

> **TIP** 대변자로서의 지역사회간호사는 어떤 개인이나 집단의 유익을 위해 행동하거나 그들의 입장에서 의견을 제시하는 역할이다.

3 지역사회 간호사업의 평가 시 계획단계에서 마련된 수단 및 방법을 통해 집행계획을 수립한 것을 기준으로 하여 내용 및 일정에 맞도록 수행되었는지, 혹은 되고 있는지 파악하는 것은 평가범주상 어느 측면을 평가하는 것인가?

① 투입된 노력에 대한 평가   ② 사업진행에 대한 평가

③ 목표달성 정도에 대한 평가   ④ 사업효율에 대한 평가

> **TIP** ② 사업진행에 대한 평가는 계획을 기준으로 하여 사업이 제대로 진행되고 있는지 평가하는 것이다. 진행이 느리거나 빠르다면 그 원인이 어디 있는지 분석하고 수정 가능성이 있는지 살펴본다.

Answer 1.③ 2.① 3.②

4 다음 중 지역사회간호사의 역할과 기능이 아닌 것은?

① 보건의료팀 기능

② 지역사회 조직관리기능

③ 의약품 등의 안정성 및 유효성에 관한 검사기능

④ 건강자료 수집기능

TIP 지역사회간호사의 역할은 직접간호 제공자, 교육자, 대변자, 관리자, 협력자, 연구자 등이다.

5 다음 중 지역사회간호사의 역할에 대한 설명으로 옳지 않은 것은?

① 교육자 – 최근의 정보와 지식으로 직접 · 간접방법을 통해 보건교육 실시

② 팀요원 – 주민건강을 위한 보건의료팀간의 협조적 활동

③ 대변인 – 간호사업의 효과나 필요에 대해 주민과 동료 기타 관련요원들에게 주지시키는 활동

④ 직접간호 제공자 – 개인이나 가족의 건강문제 발생시 시행되는 간호 제공

TIP ③ 대변인의 역할은 간호대상자가 좀 더 독립적으로 되도록 돕기 위해 그들 스스로 정보를 얻는 능력이 생길 때까지 알려주는 활동이다.

6 다음 중 지역사회 건강진단을 위해서 요구되는 간호사의 기술과 관계없는 것은?

① 조사기술 ② 관찰력

③ 비판력 ④ 판단력

TIP 간호사는 우수한 조사기술, 관찰력, 판단력을 통하여 지역사회 건강진단을 정확하게 내릴 수 있다.

Answer 4.③ 5.③ 6.③

03 지역사회 간호대상과 간호과정

01 지역사회 간호대상

❶ 지역사회의 의의

(1) 지역사회의 개념과 특징

① 개념적 정의

    ㉠ 사회적 집단(단위) 혹은 인구집단으로서 그 사회의 여러 가지 공동이익을 위하여 서로 협조하면서 노력하는 가운데 비슷한 관심·위치·특성으로 함께 모여사는 사람들의 집단, 즉 가치·관심·목표 등 사회의 여러 가지 공동이익을 위하여 서로 협조하고 노력하는 사회적 집단이다.

    ㉡ 미국(지역사회를 인종집단으로 개념화)과 같이 인위적 집단(단위)으로 주민들의 일상생활을 영위하는 사회적 단위이다.

    ㉢ 지리적 구분, 지방적 특색은 보통 공간적 단위로 나타나기 때문에 비교적 같은 문화를 갖고 한 지방에서 생활하는 집단을 말하는데 이는 전통적 개념으로서 보통 향토사회(heimat)라고 한다.

    ㉣ 유태인 사회와 같이 지역적인 접근을 조건으로 삼지 않고 공통의 이해나 공통의 전통 밑에서 사는 집단도 있다.

② 지역사회의 특징

    ㉠ 실질적으로 모든 주민의 건강에 필요한 공동관심을 갖는다.

    ㉡ 주민들의 공동관심을 보존하고 각자의 행동을 다스리는 법과 규정을 인정한다(공동체의식).

    ㉢ 일상생활에서 개인 대 개인을 접촉한다.

    ㉣ 주민들의 건강증진을 위하여 동일보조를 맞추도록 협조한다.

    ㉤ 주민들의 공동관심을 실현하기 위한 협조기관을 설치한다.

    ㉥ 지역사회는 지리적으로 점점 넓어지는 경향이 있다.

(2) 지역사회간호학에서의 지역사회 접근

① 실무현장으로서의 지역사회간호 접근
    ㉠ 지역사회간호의 본질은 지역사회간호의 실무현장이 지니는 특성으로 설명된다.
    ㉡ 지역사회 내의 가정을 지역사회간호사의 실무현장으로 한다.
    ㉢ 질병치료보다는 질병의 예방과 건강증진에 간호사업의 초점을 두고 있다.
    ㉣ 간호학의 분과영역의 대상은 누구를 어떻게 보는가에 따라 구별되어지기 때문에 간호학의 발전에 따라
       전근대적인 접근방법이 되었다.

> **TIP 성인간호**
>
> 성인을 대상으로 이들의 질병을 모두 포함하므로 실무현장 중심으로는 간호의 본질을 찾을 수 없다.

② 사업단위로서의 지역사회간호 접근
    ㉠ 지역사회 내의 개인, 가족집단을 실무현장이 아니라 간호사업의 단위로 설정한다.
    ㉡ 지역사회간호사는 지역사회의 건강문제를 규명하고 지역사회가 이를 해결할 수 있도록 돕기 위한 제반
       활동을 제공한다.
    ㉢ 지역사회는 지정학적 특성에 의해 한정된다.

③ 사업대상으로서의 지역사회간호 접근
    ㉠ 지역사회는 간호사업의 소비자 혹은 대상이 된다.
    ㉡ 공동체 전체의 건강수준 향상에 목표를 두고 있다.
    ㉢ 간호대상으로 지역사회접근법은 곧 지역사회 중심의 간호를 의미하고 이는 건강수준의 향상이 지역사회
       전체의 이득이라는 것을 의미한다.
    ㉣ 특징
     • 인간을 개체단위로 파악하는 간호실무와 공동체를 중심으로 하는 간호활동이 통합될 수 있는 가능성을 제시
      한다.
     • 지역사회 건강수준의 향상을 위한 변화과정이 복잡하다.
     • 지역사회간호사는 지역사회 보건사업의 일선관리자로서 기능한다.
     • 우리나라와 같이 자유방임형 보건의료제도 속에서는 무시되기 쉬운 집단의 건강수준 향상을 위한 제반사업
      활성화에 기여할 수 있다.
     • 지역사회 간호분야가 간호전문직의 발전에도 기여할 수 있도록 가능성을 제시한다.

② 지역사회 보건사업

(1) 지역사회보건학의 정의

① E.A. Winslow(1920)

 ㉠ **공중보건학의 정의** : 조직화된 지역사회의 공동노력을 통하여 환경위생관리, 감염병관리, 개인위생에 관한 보건교육, 질병의 조기발견, 예방적 치료를 할 수 있는 의료 및 간호사업의 체계화 및 모든 사람들이 자기 건강을 유지하는 데 적합한 생활수준을 보장하도록 사회제도를 발전시킴으로써, 질병을 예방하고, 수명을 연장하며, 건강과 안녕상태를 증진시키는 과학이며 기술이다.

 ㉡ **공중보건학의 학문적 목적**

  • 질병예방

  • 수명연장

  • 건강과 안녕상태의 증진

 ㉢ **목적달성수단** : 조직화된 지역사회의 공동노력을 통하여 목적을 달성한다.

 ㉣ **구체적 사업** : 환경위생, 역학, 보건통계, 학교보건, 모자보건, 가족계획, 인구문제, 감염병 관리, 보건행정, 산업보건, 국민영양, 국민건강보험, 노인보건, 인류생태학, 우생학, 정신보건, 가정간호, 지역사회의학, 지역사회간호학 등 다양하다.

② J. Tape

 ㉠ **지역사회의학** : 지역사회 또는 인간집단의 건강문제에 대한 인식과 해결에 관여하는 학술이다.

 ㉡ **특징**

  • 용어면 : 치료의학에 대응하여 최고수준의 건강을 목표로 하고 있다.

  • 공중보건학의 기술적인 면 : 의료비의 지불능력과 관계없이 모든 지역사회주민에게 포괄적인 의료를 제공한다.

  • 사회의학 태도면 : 사회적 제반상황에서 보다 나은 건강의 질을 계속적으로 유지하고자 하는 지역사회의 건강증진이라는 목적을 가진다.

③ Green(1986)

 ㉠ **지역사회 건강증진** : 건강을 유도하는 행위를 위해 필요로 하는 교육적 · 사회적 · 환경적인 제 자원의 조화이다.

 ㉡ **목적달성방법**

  • 교육적 접근 : 고위험수준에 처해있는 개인과 가족, 지역사회에 대하여 대중매체 · 학교 · 산업장 · 조직체를 통하여 지원한다.

  • 사회적 접근 : 건강을 유도하는 활동을 지원하기 위하여 고안된 경제적 · 정책적 · 법적 · 조직적 변화를 시도한다.

  • 환경적 접근 : 물리적 · 화학적 · 생물학적 자원시설의 구조 및 적정배분과 건강보호에 요구되는 물질로 지원한다.

구분	공중보건사업	지역사회 보건사업
목적	개인 및 가족의 질병예방	지역사회로부터 세계인구집단의 건강증진
사업	정부 및 기관	지역사회
결정권	제한적	자율적 행사
권력	정치권력과 강제성이 있음	정치권력과 강제성이 없음
법령의 제약	제약이 크며, 여론의 초점이 됨	여론의 초점이 되지 않음
평등성	합법성이 전제됨으로 평등	평등성이 적음
사업대상	선택된 인구집단	지역사회주민 전체
사업절차	하향식 전달체계	상향식 전달체계
사업완료기간	단기간	장기간
지역사회	격리상태	적극적 추진

(2) 지역사회 보건사업의 범위

① 건강에 대한 시각

   ㉠ 과거 : 자신이 지켜야 하며 개개인의 책임이었다.

   ㉡ 오늘날 : 개인이 건강의 모든 책임을 지기에는 불가능하며, 국가나 사회가 주체적 책임을 지고 건강을 저해하는 위험을 방지함으로써 건강을 확립하는 시대이다.

② 공중보건학

   ㉠ 범위의 확대화 : 오늘날 공중보건학의 범위는 점차 확대되어 의료보장제도에 따른 사회경제적 문제, 의료시설이나 의료인력 문제까지도 포함하게 된다.

   ㉡ 내용 : 질병관리, 환경위생, 역학, 보건통계, 모자보건, 산업보건, 보건교육, 학교보건, 위생, 정신보건, 보건영양, 보건행정, 보건정책과 관리, 보건기획, 보건간호, 공해, 가족계획, 의료보장, 지역사회사업, 사고예방, 구강보건, 노인보건, 보건사회사업, 국제보건 등 다양하다.

02 지역사회 간호과정

❶ 지역사회 건강사정

(1) 지역사회 건강을 위한 정보

지역사회의 건강을 진단하기 위해서는 지역사회를 하나의 체계로 이해하여, 체계적 접근을 해나가는 것이 필요하다. 이에 지역사회 건강진단을 위한 영역은 지역사회 체계 내의 주요 구성물인 인구와, 그 인구의 건강상태, 자원 및 환경, 상호작용, 목표, 경계 등에 대한 정보의 수집이 요청된다.

① **인구와 인구의 건강상태** … 지역사회를 구성하는 주요 구성물은 인구이다. 따라서 지역사회간호사가 지역사회를 대상으로 사업을 전개할 때 가장 우선적으로 관심을 갖는 것이 인구이고, 지역사회의 건강을 진단하기 위해 인구학적 특성과 그 인구집단의 건강상태를 파악하는 것이 선결조건이 된다. 이에 보건간호사와 보건진료원은 지역주민의 특성과 그들의 건강상태를, 양호교사는 학생 및 교직원의 인구학적 특성과 그들의 건강상태를, 산업간호사는 근로자의 인구학적 특성과 그들의 건강상태를 파악하는 것이 우선이다.

㉠ 지역사회 건강진단을 위하여 인구에서 수집해야 할 정보
- 일반적인 인적 특성에 관한 정보
  - 보건간호사나 보건진료원이 수집하는 정보에 비해 학교간호의 경우에는 결혼 여부, 직업, 교육정도 등은 별 의미가 없다.
  - 산업간호의 경우에 출생률, 사망률이나 인구이동상태 등의 정보는 불필요하게 되므로, 지역사회간호사는 자신이 대상으로 하고 있는 공동체나 지역사회의 특성에 따라, 진단에 필요한 정보가 무엇인지를 결정하고 그에 관한 정보를 수집해야 한다.
  - 인구통계에 취급되는 변수들로서 인구수, 연령, 성별, 결혼 여부, 직업·교육수준에 대한 분포, 출생률, 사망률, 인구이동상태, 종교별 분포, 경제수준 등이 속한다.
- 인구의 건강상태에 관한 정보
  - 보건통계에서 취급되는 주로 사망에 대한 정보인 사망률, 사망원인, 연령별·성별·질환별 사망률 등이며 상병 및 유병에 대한 정보들로는 시점유병률, 기간유병률, 발생률 등이다.
  - 지역간호에서는 사망률 자료인 영아사망률과 사망원인, 모성사망률과 사망원인, 풍토병의 유병률과 발생률 등이 중요하고, 학교간호의 경우에는 결석률과 결석원인 분석, 양호실 이용상태와 주호소와 응급상황, 성장지연, 발달지체자수, 사고발생률을 파악해야 한다.
  - 산업간호에서는 결근율과 결근원인, 보건관리실, 산업재해율, 일반·특수 건강진단결과 유소견자수, 직업병 발생률 등의 자료가 필수적이다.
  - 실무영역별 인구집단의 흡연, 음주, 약물 등의 건강형태와 생활양식에 관한 자료도 또한 필수적이다.

㉡ 지역사회간호사는 자신이 담당한 지역사회의 인구특성을 파악하기 위한 정보를 미리 작성하여 효율적으로 자료를 수집하고 그 지역의 건강상태를 분석하여야 한다.

🔊TIP SWOT 분석
- ㉠ 개념 : 보건 프로그램 개발을 위해 수집된 일반적 특성, 건강문제 및 건강행태, 자원, 환경 등 자료를 분석하여 문제점을 파악하기 위한 기법이다.
- ㉡ 목적 : 불확실한 미래 환경 및 외부환경의 변화를 예측하고 내부 역량을 감안하여 적합한 사업전략을 수립하기 위하여 사용한다. 보건소 등 공공조직에서는 보건사업 전략 개발에 활용하고 있다. 외부환경의 변화를 예측하는 방법으로는 단순 예측, 시나리오 기법, 델파이 분석을 사용한다.
- ㉢ 구성요인
  - 강점(Strength) : 내부능력의 강점 분석을 통하여 도출된 강점의 내용을 활용하여 어떠한 전략을 펼칠 것인지에 시사점을 둔다.
  - 약점(Weakness) : 내부능력의 약점을 분석하여 경쟁자에 비해 불리한 점이나 활용하기보다 보완해야 할 방법을 고민한다.

- 기회(Opportunity) : 외부환경의 기회요소를 파악하는 것으로 기회가 있으면 적극적으로 투자하여 수익을 창출하여야 한다.
- 위협(Threat) : 외부환경의 위협요소를 분석하여 위협요인을 파악하고 대비책을 세워야 한다.

ㄹ SWOT 분석을 위한 사분면

외적 요소＼내적 요소	강점(Strength)	약점(Weakness)
기회(Opportunity)	강점, 기회전략 : 외부환경이 유리하고, 내부역량에 강점이 있는 경우 보건사업을 확대하는 전략이 필요하다.	약점, 기회전략 : 외부환경은 유리하나, 내부역량이 취약할 경우 구조조정이나 혁신운동으로 조직 역량 강화가 필요하다.
위협(Threat)	강점, 위협전략 : 내부역량에 강점이 있으나, 외부환경이 불리한 경우 불리한 환경을 극복하기 위한 새로운 대상을 개발하여야 한다.	약점, 위협전략 : 외부환경이 불리하고, 내부역량도 취약할 경우 보건사업을 중단하거나 축소하는 전략이 필요하다.

ㅁ SWOT 전략
- SO전략 : 강점을 바탕으로 기회를 잡는 공격적 전략으로 시장 확대가 대표적이다.
- ST전략 : 강점을 가지고 위기(위협)를 벗어나고자 하는 전략으로 다각화 전략이 대표적이다.
- WO전략 : 약점을 보완하고 기회를 활용하는 전략으로 예상 밖의 시도로 국면을 전환하는 것이다.
- WT전략 : 약점을 극복하고 위기를 회피하기 위하여 방어 전략을 세우는 것이다.

② **자원 및 환경**
ㄱ **공간적·물리적 자원** : 지역사회의 면적, 경계, 기후, 지형, 역사, 특산물 등의 자연적 환경과 화장실 시설, 상·하수도, 주택, 그 지역사회에 소재한 산업장의 작업공정과정, 농촌의 경우에는 농약 등 화학약품 살포정도, 공기오염 등의 인위적 환경 등이 이에 속한다. 지역사회간호사는 이러한 물질적 환경을 관리하기 위한 각 분야의 전문가들을 통해 필요한 정보를 수집할 수 있고 이들과 협조하여 지역건강을 증진시킬 수 있다. 즉, 지역사회간호사는 지역의 자원에 대한 충분한 파악을 통하여 관련된 기관의 협조하에 필요한 정보를 얻을 수 있다.

ㄴ **사회적 자원** : 사회적 자원에는 지역사회개발위원회, 청년회의소, 학교의 각종 위원회, 노동조합, 각종 직능단체 등의 지역사회 조직들이 속하는 데, 이들은 크게 공적 조직과 사적 조직으로 나눌 수 있다.

ㄷ **인적 자원** : 이는 개개인을 의미하며 보건의료 전문인, 타 분야의 전문인, 일반사람들로 나뉜다. 또 보건의료 전문인들도 현재 보건사업에 종사하고 있는 요원들과 종사하지 않는 간호사, 약사, 조산사, 의사, 한의사 등으로 나누어 볼 수 있다. 이 중 현재 그 지역사회를 담당하고 있는 간호사는 특히 중요한 인적 자원이 되며 비보건의료 전문가 중에서는 문제와 직접 관련된 가족, 친척, 이웃들과 지역사회의 공적 혹은 사적 조직의 지도자가 중요한 인적 자원이다.

ㄹ **보건의료시설 및 건물** : 지역사회 간호사업에 이용할 수 있는 건물과 시설 모두 포함되며 보건소, 병원, 의원, 조산소, 약국, 한약방 등이 이에 속한다.

ⓜ **기기와 기구 및 자료** : 지역사회 간호사업에 활용될 수 있는 각종 기구, 도구, 자료에는 방문가방, 청진기, 혈압계, 참고서적, 기록, 보고서, 지침서, 지역사회 조사서 등이 속한다. 지역사회간호사, 보건교사, 산업간호사 모두 도구 및 자료를 비치하고 이를 사용하면서 보건실을 운영한다.

ⓗ **예산** : 예산은 지역사회 자원 중 가장 중요한 자원일 수 있다. 따라서 지역사회간호사는 지역사회간호를 위하여 쓸 수 있는 예산 및 재원을 파악하는 것이 필수적이다.

ⓢ **시간** : 지역사회간호사는 지역사회 간호사업을 위하여 사용될 수 있는 시간을 파악해 두는 것이 필요하다.

ⓞ 지역사회 자원은 지역사회의 특성에 따라 각각 그 중요성을 달리하므로 지역사회간호사는 자신이 담당한 지역사회의 특성에 따라 적절한 자원을 파악해야 한다.

③ **상호작용 또는 과정**

㉠ **지역사회개발** : 의식고취를 통하여 개인과 지역사회가 그들의 문제를 이해하고 해결하며 그들의 삶을 위해 새로운 환경을 조성토록 하기 위한 힘을 증진시킴으로써 자원을 이용하고 증진하는 일련의 과정이다.

㉡ **지역사회능력** : 지역사회 건강측면에서 지역사회과정에 대한 개념은 Collrell(1976)이 사용한 지역사회능력을 말한다. 지역사회능력이란 지역사회 구성요소의 하나로 효과적으로 지역사회의 요구와 문제를 규명하며 목표와 우선순위를 합의적으로 수립하고 이를 성취하기 위한 활동을 협력적으로 수행하는 것을 의미한다.

④ **목표와 경계**

㉠ **목표** : 지역사회 간호과정의 목표인 지역사회건강이란 지역사회 그 체계와 사위체계인 더 큰 사회간의 상호작용을 관리하며 문제파악을 통해 집합체적인 요구를 충족시키는 기능수준을 의미한다. 이 개념적인 기능수준을 나타내는 지표란 인구와 그 인구의 건강상태, 자원과 환경, 그리고 상호작용의 통합적인 과정이자 산물이다. 그러므로 이 적정기능 수준을 성취한다 함은 건강진단에 가장 핵심적인 영역인 그 지역사회의 건강상태에 영향을 미치는 제 영역들간의 관계를 일련의 간호사업 또는 간호활동을 통해 개선하고 그 과정이나 결과를 감시하고 측정하는 것이다.

㉡ **경계** : 물리적인 공간으로서의 구분이라기보다는 어떤 지역사회 특유의 사회적 · 문화적 · 지정학적 가치나 규범적 측면에서 구분되어지는 개념이다.

(2) **자료수집방법**

대상자에 대한 다양한 정보를 수집하기 위해서는 적절한 수집방법을 사용해야 하며, 자료를 수집하는 방법은 크게 두 가지로 구분된다. 하나는 기초자료를 수집하는 방법이고, 다른 하나는 지역사회에서 간접적으로 자료를 수집하는 방법이다. 자료의 유형에는 통계수치와 같은 양적인 자료와 지역사회의 규범, 가치, 의식 등에 관한 질적(서술적)인 자료가 있다.

① **정보원 면담**⋯ 지역사회의 가치, 규범, 신념, 권력구조, 문제해결과정 등에 대한 정보를 지도자, 종교지도자, 사회사업가 등을 통해 수집하는 방법이다.

② **참여관찰** … 지역사회주민들에게 영향을 미치는 의식, 행사 등에 직접 참석하여 관찰하는 방법이다.

③ **차창 밖 조사** … 신속하게 지역사회의 환경, 생활상 등을 보기 위해 자동차 유리 너머로 관찰하는 방법이다.

④ **이차적인 분석** … 공공기관의 보고서, 통계자료, 회의록, 조사자료, 건강기록 등과 같은 각종 기록 및 자료를 통해 필요한 정보를 얻는 방법이며 표준화된 통계자료인지를 검토해야 한다.

⑤ **설문지 조사** … 기초조사에 사용되는 방법으로 조사대상자를 직접 면담하여 자료를 얻는 방법이며 위의 방법들보다는 비경제적 · 비효율적이고 시간과 비용이 많이 소요되나 지역사회의 특정한 문제를 규명하기 위해서는 필요한 방법이다.

(3) 지역사회 건강진단

① 지역사회간호에서 지역사회 건강진단명은 수집된 자료를 분석하여 확인된 건강문제이며 환자의 요구를 반영하는 진술로써 지역사회 건강문제로 기술된다. 즉, 진단명은 지역사회 건강문제들의 진술이며 이것이 곧 지역사회 건강요구가 된다.

② 지역사회 건강진단은 수집된 자료에서 지역사회의 건강규범 혹은 평균에서 벗어난 것을 문제로 뽑아 관련된 정보를 묶어서 정리한다. 단, 지역사회간호사는 지역사회의 건강을 관리하는 전문가이므로 지역사회 인구 개인의 문제가 지역사회 건강문제가 되지 못하는 경우도 많다는 것을 이해해야 한다.

③ 지역사회의 건강문제는 자료에 근거하여 지역사회간호사의 지각과 지역사회 자체의 지각간의 차이에 따라 규명되므로 이를 위해서는 지역사회와 동반자 관계의 유지가 필수적이다. 문제규명에서는 현존문제 또는 잠재적 문제가 있는 대상자 집단을 파악하고 이 문제와 관련된 선행요인과 결과간의 상호관련성을 문제일람표로 작성하여 파악한다.

(4) 지역사회 간호사업의 기준 및 지침확인

지역사회간호사의 근본적인 역할과 기능은 어느 지역사회이건 동일하나 지역사회의 목적에 따라 지역사회간호사의 역할 및 기능의 정도에 차이가 있다. 그러므로 지역사회간호사는 그가 담당하고 있는 지역사회와 관계되는 각종 법령, 규정, 기준, 지침, 업무 분장표 등을 통하여 자신의 역할범위와 깊이를 파악해야 한다.

① **보건진료원** … 간호사업을 전개하면서 지역주민에게 제공할 수 있는 직접 치료기능의 범위와 치료에 사용할 수 있는 처치와 약품의 종류 및 범위를 확인하고 간호서비스를 제공해야 한다.

② **학교보건사업을 담당하는 보건교사** … 학교보건사업을 전개하면서 학교보건 관리기준을 확인해야 한다.

③ **산업간호사** … 산업안전보건법, 동 시행령 및 시행규칙, 산업체 내의 각종 업무지침 및 기준을 확인하여 산업간호문제를 도출해야 한다. 간호사업지침 및 기준을 확인하고 이를 기초로 지역사회 건강진단자료에서 지역사회 간호문제를 도출하게 된다. 이러한 과정에서 간호사업지침 및 기준 자체를 연구하는 자세로 분석하고, 이를 계속 활용하면서 연구 · 개발해야 한다.

④ 간호사업의 기준 및 지침은 제공되는 간호사업의 내용에 참고가 되고 법적인 책임문제가 동반되므로 확실하게 알고 활용해야 한다.

(5) 지역사회 간호문제의 우선순위 설정

① 지역사회 진단을 통하여 얻어진 건강상태를 지역사회 인구집단 자체의 문제, 인간집단이 거주하는 주위환경(자원)의 문제, 보건사업에 대한 문제, 지역사회 인구집단과 자원 간의 문제로 구분한다.

② 분석·정리된 지역사회 건강문제는 지역사회 간호사업의 기준 및 지침에 의거하여 간호인력이 해결할 수 있는 지역사회주민의 건강문제를 지역사회 간호문제로 하고, 간호인력의 지식과 기술수준에 의해서 배려될 수 없는 지역사회 건강문제는 적절한 기관에 의뢰한다. 사업의 우선순위를 설정할 때 문제의 중요성을 먼저 고려하고 동원가능한 자원을 고려하여 간호문제의 우선순위를 정해야 한다.

③ 우선순위 결정시의 기준(Stanhope와 Lancaster, 1996) … 간호진단에 의해 문제가 파악되면 문제해결의 우선순위를 결정해야 하는데 그 기준은 다음과 같다.
　㉠ 지역사회 건강문제에 대한 지역사회주민들의 인식 정도
　㉡ 건강문제를 해결하려는 지역사회의 동기수준
　㉢ 건강문제 해결에 영향을 미치는 간호사의 능력
　㉣ 건강문제 해결에 필요한 적절한 전문가의 유용성
　㉤ 건강문제 해결이 안될 때 후속적으로 생길 결과의 심각성
　㉥ 건강문제 해결에 걸리는 시간

❷ 지역사회 간호계획

(1) 계획과 과정의 특징

① 협력적 과정 … 협력이란 사업제공자와 지역사회 구성원들이 함께 무엇이, 언제, 누구에 의해 무엇보다도 왜 그래야 하는지를 정의하는 것으로 협력은 모든 참여자들이 함께 가능한 모든 관점을 고려하는 것이며 최소한 그들이 규정할 수 있는 범위 내에서 상호 공동이익이 되는 의사결정을 나누는 것이므로 계획과정의 결과에 의해 영향을 받을 모든 사람들의 지속적이고 능동적인 참여가 필수적이다.

② 순차적 과정 … 지역사회 구성원들의 협력을 통해 의식적이며 고의적으로 계획한 변화로서 필요한 때에 피드백(반응)을 제공하는 경고기전이 필수적이다.

③ 순환적 과정 … 계획참여자들이 바라는 이상적 미래의 대부분은 비교적 광범위한 것이기 때문에 중요한 시기별로 여러 가지 계획과정을 필요로 하고 이 계획과정에서는 진행과정과 밀접하게 관련된 활동들의 계속적인 순환과정의 한 부분으로 보아야 한다.

④ **상호동의한 이상적 미래** … 사업제공자인 지역사회간호사와 지역사회주민들간의 협력에는 계획의 전과정에서 분담과 합의를 이루는 접근이 필수적이며 참여자들이 지역사회의 미래상에 합의를 이루는 것이 무엇보다도 중요하다.

⑤ **활동의 예측** … 결과는 활동수행에 의해 얻어지는 계획의 한 단계이며 변화란 일반적으로 결과를 나타낸다. 계획을 세움으로써 어려운 결정이나 위험한 활동을 피할 수도 있지만, 계획을 세우며 아무리 바쁘게 움직여도 실천이 없다면 계획된 변화는 일어나지 않고 지역사회나 집단이 동의한 미래로의 전환은 없다.

⑥ **결과에 대한 평가와 결말** … 한 계획순환의 최종단계이며 다음 순환을 위한 사정단계이다. 평가는 활동의 즉각적인 또는 장기적인 효과를 보는 것을 의미한다.

(2) 계획지침

계획지침은 각국마다 약간의 차이를 보인다. 사회의 모든 부문에서 계획은 여러 가지 형태로 이루어지며 여러 집단에 의해 실행된다. 공공복지분야 중에서도 공공비용이 지출되는 분야에서 계획의 조정은 필수적이다.

(3) 계획도구의 선택

계획을 위해 사용되는 여러 가지 도구 중의 하나가 의사결정가치를 따라가는 방법이다. 이 방법은 계획가들이 선택가능한 그 결과들을 시각적으로 나타낸다. 이러한 시각화는 사람들로 하여금 어떤 선택이 가져다주는 위험이나 이익에 대해 더 잘 알게 해준다.

(4) 변화과정(전략)

① **합리적 · 경험적 변화** … 제시된 사실이나 경험상의 정보에 기초하여 결정을 내린다. 이 접근은 사업이 그들을 위해 무엇을 하는 것인지를 알려주며, 사람들이 지역사회 참여를 기대하기 전에 명백한 대답이 무엇인지를 알려주는 매우 현실적인 전략이다.

② **규범적 · 재교육적 변화** … 사람들이 그들 나름대로의 가치관, 규범, 태도, 행동을 가지고 있다는 신념에 입각한 전략이다. 변화에 대한 의지는 그들의 가치관, 규범, 태도를 재관찰하고 변화하려는 개방성의 정도에 따라 달라지므로 사업을 위한 노력은 사람들이 상황을 다르게 보게 될 것이라는 희망을 가지고 그들의 가치관을 재관찰하도록 돕는 데 초점을 둔다.

③ **권력적 · 강제적 변화** … 이 전략은 정치적 · 경제적 힘의 제재나 적용이 포함되며, 위의 두 전략이 실패했을 때 시도되는 마지막 대안이 된다. 그러나 지역사회 구성원들의 태도와 요구가 변화되지 않는다면 이 접근법은 미약할 수밖에 없다는 단점이 있다.

(5) 목표설정

① **목표** … 사업에 책임을 갖는 요원이 역할수행을 통하여 바람직하게 달성해야 할 환경, 인간의 상태와 조건을 의미한다.

② **목표의 구성** … 무엇, 범위, 누가, 어디서, 언제의 내용이며 필요에 따라 그 중 어느 항목을 생략할 수도 있다. 여기서 '무엇'이란 변화 혹은 달성해야 하는 상태나 조건을 말하는 것이며, '범위'는 달성하고자 하는 상태나 조건의 양, '누가'란 바람직하게 달성되어져야 할 환경의 부분 혹은 인간의 특정집단, 즉 대상이다. '어디서'란 사업에 포함되어지는, '언제'란 의도된 바람직한 상태 혹은 조건이 수행되어야 할 기간이나 때 등을 말한다.

(6) 방법 및 수단의 선택

지역사회간호사는 목표달성을 위하여 사용할 수 있는 방법과 수단의 장·단점을 고려하여 가장 효과적이고 효율적인 것을 택해야 한다.

① 지역사회 간호활동에는 크게 나누어 간호제공과 보건교육 그리고 관리가 있다. 이러한 간호활동도 클리닉 활동, 방문활동, 의뢰활동, 개인상담, 지역사회 조직활동 등의 수단을 통하여 수행한다. 그러므로 지역사회 간호활동 및 수단은 지역사회 간호업무활동이라고 할 수 있다.

② **활동 및 수단의 4가지 선택절차**
  ㉠ 목표달성을 위한 서로 다른 각종 방법 및 수단을 모색한다.
  ㉡ 문제해결을 위하여 요구되는 자원과 이용가능한 자원을 조정한다.
  ㉢ 가장 최선의 방법 및 수단을 선정한다.
  ㉣ 구체적인 활동을 기술한다.

③ **타당성 고려**
  ㉠ 기술적 타당성 : 그 방법이 기술적으로 가능하고 효과가 있어야 한다.
  ㉡ 경제적 타당성 : 우선 경제적으로 시행가능하고 나아가서는 그 효과가 경제적 측면에서 분명한 것을 의미한다.
  ㉢ 사회적 타당성 : 주로 사업대상자들의 수용도, 즉 얼마만큼 받아들여 줄 것이냐의 문제이다.
  ㉣ 법률적 타당성 : 목표달성을 위한 행위가 법적으로 받아들여질 수 있는가, 즉 법률제도적으로 보장이 되는 것이어야 한다는 의미로 해석할 수 있다.

(7) 집행계획

① **누가 업무활동을 하는가** … 어떤 지식과 기술을 갖춘 요원 몇 명이 하여야 할 것인가를 계획하는 것이다.

② **무엇을 가지고 업무활동을 할 것인가** … 그 업무활동에 필요한 도구와 예산을 계획하는 것이다. 이용가능한 도구의 목록 및 더 청구해야 할 도구의 목록, 가능한 예산을 어떻게 사용해야 하며 얼마만큼 사용해야 하는가 하는 예산명세서를 작성한다.

③ 어디서 업무활동을 할 것인가 … 어느 지역, 어느 장소에서 할 것인가를 명확히 기술한다.

④ 언제 업무활동을 할 것인가 … 각 업무활동 단계마다 시작하는 시간과 끝나는 시간을 기록하여 시간표를 작성하며, 시간계획을 작성할 때에는 연간계획, 기간별 월별계획 등을 상세히 기술하는 것이 바람직하다.

　ㄱ 연간계획 : 사업의 성격, 그 지역의 특성에 따라 사업의 수행기간을 월별로 동일한 간격으로 구분할 필요는 없지만 농촌인 경우 농번기를 고려하여야 할 것이고, 그 지역의 특수한 집단적 행사가 있을 경우도 또한 참고로 해야 한다. 그러나 특별한 이유가 없을 경우에는 월별, 분기별로 균등하게 구분하는 것이 상례이다.

　ㄴ 월별사업 수행계획 : 하나의 도표로 작성하여 한꺼번에 연간계획을 볼 수 있도록 눈에 잘 띄는 곳에 비치하는 것이 좋다.

　ㄷ 월간계획 : 연간계획을 바탕으로 하여 활성화하는데 일별, 요일별로 구분하여 작성한다. 특별한 행사날 등을 고려하여 계획하면 훨씬 유용할 수도 있다.

(8) 평가계획

① 평가를 무엇을 가지고 할 것인가 … 수행이 끝난 뒤 평가를 위한 평가도구를 의미한다. 그 사업의 평가를 위한 평가도구는 사업을 시작하기 전에 마련하여야 하며, 평가도구는 타당성과 신뢰성이 있어야 한다. 타당성이라 함은 평가하고자 하는 내용을 올바르게 평가하고 있는 것을 의미하며, 신뢰성은 평가하고 있는 기준이 정확한 것인지를 의미한다.

② 평가를 언제 할 것인가 … 평가는 사업이 완전히 끝났을 때와 사업이 진행되는 도중에 수시로 하여야 하며 수시로 시행하는 것이 더 좋은 방법이라 할 수 있다. 평가에 대한 계획안은 사업이 시작되기 전에 작성해야 한다.

③ 평가의 범주를 어느 것으로 할 것인가 … 평가의 범위로는 사업의 성취, 투입된 노력, 사업의 진행과정, 사업의 적합성, 사업의 효율 등이 있다. 즉, 사업의 평가를 평가범위 중 어느 부분에 중점적으로 할 것인가를 결정해야 한다. 이들 평가계획도 지역주민들의 참여를 유도해야 한다.

❸ 지역사회 간호수행

(1) 간호수행 메커니즘

계획은 수행을 위한 지침이 되므로 사업의 수행은 계획된 대로 활동들이 이루어지고 이러한 활동의 누적으로 사업은 완결된다. 계획을 사업대상자에게로 전달하기 위해서는 수행 메커니즘 또는 통로가 필요하다. 지역사회간호사 한 사람만의 활동으로 지역사회 건강수준의 향상이란 변화를 가져오기는 어려우므로 지역사회간호사는 소집단모임, 조언가, 대중매체, 보건정책 등의 다양한 메커니즘을 이용하는 것이 필요하다.

① **소집단모임** … 지역사회에 있는 공식적 그리고 비공식적 소집단모임은 지역사회에 살고 있는 주민 개인과 지역사회 전체를 이어주는 매개적인 역할을 하므로 지역사회의 변화를 지지하거나 저해하기도 한다. 지역사회간호사는 어느 소집단이 변화에 대해 긍정적인 시각을 가지고 있는가, 또는 어느 소집단이 부정적 시각을 가지고 있는가를 파악하는 것이 필요하다. 변화를 촉진하기 위해 필요시에는 새로운 소집단모임을 구성할 수도 있다.

② **조언가** … 새로운 정보를 받아들이거나 거부하는 데 영향력을 행사하는 개인으로서, 이들은 대중매체로부터 새로운 생각을 받아들이는 능력과 넓은 시야를 가진 자들인 조기 적응자들과 유사하게 기능한다. 특히 많은 공식적인 사회활동에 참여하며 특정분야의 전문가이고 비교적 추종자들보다는 사회적 신분이 높은 편이다.

③ **대중매체** … 소집단모임과 조언가들은 후기 적응자들 간에 변화를 유도하는 데 유용한 편이다. 신문, 텔레비전과 라디오 등의 대중매체는 비인격적이며 공식적인 유형의 의사소통이고, 빠르고 신뢰할 만한 방법으로, 대단위 집단에게 정보를 줄 수 있는 유용한 방법이다. 특히 중재 시 효과적인 보조자 역할을 한다.

④ **보건정책** … 지역사회 건강수준을 변화시키기 위한 중재방안들을 촉진하는 데 유용하다. 만일 공공정책이 지역사회주민들의 건강을 향상시킬 수 있는 방안이 된다면 지역사회간호사는 정책에 반영되도록 적극적으로 활동해야 한다.

(2) 사업진행의 감시와 감독

① **감시** … 업무활동의 질적 표준을 유지하기 위하여 업무의 수행수준, 수행절차, 수행결과에 대한 결여를 규명하고 그들 결여의 원인이 무엇인지를 찾는다. 감시하는 방법으로는 계속적인 관찰, 기록의 감사, 물품의 점검, 요원과 지역사회와의 토의 등이 있으며 계속적인 감시를 하기 위하여 정보체계를 통한 감시목록을 기록하기도 한다.

② **감독** … 업무활동의 감독은 감독계획을 만들어 정기적으로 지역사회를 방문하여 실시한다. 어느 정도 자주 방문하여 감독을 할 것인가는 지역사회의 상태, 지역사회 간호사업의 수준, 교통망과 자원의 동원가능성에 의하여 결정된다.

　　㉠ **지역사회간호사가 감독을 위한 방문 전 알아야 할 사항**
　　　• 감독해야 할 지역사회가 도달해야 할 목표량
　　　• 요원들이 해야 할 활동
　　　• 목표량과 관련된 사업의 진행정도
　　　• 사업진행 동안 발생한 문제
　　　• 요구되는 물품의 종류
　　㉡ **지역사회간호사의 방문시 감독활동**
　　　• 목표량을 향하여 잘 진행되고 있는지 요원들이 기록한 기록부 감사
　　　• 도구의 소독방법, 물품의 비축, 상병자 간호, 보건교육 등 주어진 업무활동에 대한 관찰

- 주민의 요구와 주어진 사업이 잘 부합되는지를 지역사회주민들과의 대화를 통해 사업수행에 대한 이해와 요구를 파악
- 방문의 끝에는 지역사회간호사가 무엇을 발견했는지에 대하여 요원들과 토의 후 조언
- 다음 방문날짜 재확인

❹ 지역사회 간호평가

(1) 평가의 개념

① 평가란 일의 양 또는 가치를 측정하여 어떠한 기준에 따라 성취한 것을 비교하는 것을 말하며, 지역사회 간호과정의 최종단계이자 동시에 시작이므로 사업을 수행하고 난 후에 이루어지고 또한 후속사업의 계획에 반영된다.

② 평가의 목적은 사업수행결과를 파악하고 측정하여 계획단계에서 설정된 사업목표를 달성할 수 있도록 추진하고 또한 기획과정에서 수정할 사항이 있는지 없는지를 알아내는 데 있다.

③ 평가를 하는 데에는 그 사업의 성취를 측정할 수 있는 도구나 기준이 있어야 하며 평가는 사업을 완전히 성취한 후에만 하는 것이 아니라 사업의 수행 등 각 단계에서도 시행해야 한다.

④ 평가의 결과는 사업의 계획에 반영되어야 함은 물론 사업의 지침 및 기준, 사업에 관련된 법령 등에도 영향을 주어야 한다.

(2) 평가의 범주

① **투입된 노력에 대한 평가** … 지역사회 간호사업에서 투입된 노력이라 함은 재정적 예산에 대한 것보다는 지역사회간호사, 간호조무사, 지역사회 자원봉사자 등의 간호팀이 사업을 위하여 제공한 시간, 간호팀의 가정방문횟수, 의사 및 전문가 방문횟수 등을 총망라한 것으로 결과가 효과적으로 나타날 수 있는 노력이 투입되어야 한다.

② **사업진행에 대한 평가** … 계획단계에서 마련된 수단 및 방법을 통해 집행계획을 수립한 것을 기준으로 하여 내용 및 일정에 맞도록 수행되었는지 혹은 되고 있는지를 파악하는 것이다. 평가상 서로 차질이 있는 것으로 나타나면 그 원인이 어디에 있는지 분석하고, 분석한 결과 그 원인을 제거하거나 혹은 변형할 수 있는 것인지 우선 살펴본다. 만약 수정이 불가능하다면 관련된 수단이나 방법을 변형해야 하는지, 일정표를 조정해야만 하는지 등의 계획변경 여부를 평가해야 한다.

③ **목표달성 정도에 대한 평가**(결과평가) … 계획된 목표수준에 설정된 목표가 제한된 기간 동안에 어느 정도 도달했는가를 구체적 목표, 즉 하위목표에서 파악하는 것이다.

TIP 결과평가

    ⊙ 질적 평가 : 대상자의 실제적 변화정도를 평가하는 것으로 태도나 행동의 변화를 측정하는 것이다.

    ⓛ 양적 평가 : 단순히 수량적 평가를 하는 것이다.

④ **사업효율에 대한 평가** … 효율에 대한 평가라 함은 사업을 수행하는데 투입된 노력, 즉 인적 자원, 물적 자원 등을 비용으로 환산하여 그 사업의 단위목표량에 대한 투입된 비용이 어느 정도인가를 산출하는 것으로 산출된 단위목표량에 대한 비용을 다른 목표량에 대한 비용 혹은 계획된 비용 등에 비추어 많고 적음을 평가한다. 즉, 적은 비용으로 최대의 목표에 도달하자는 의도이다.

⑤ **사업의 적합성에 대한 평가** … 사업의 목표는 지역사회의 요구와 정부의 정책 및 지침을 기본으로 하되 투입되는 인적·물적 자원의 한계 내에서 설정된다. 그러므로 그 목표 자체가 지역사회 요구에 적합하다거나 충분하다는 것과 일치하지 않는다. 사업의 적합성은 투입된 노력에 대한 결과, 즉 모든 사업의 실적을 산출하고 그 산출한 자료의 지역사회 요구량과의 비율을 계산한다.

(3) 평가의 절차

① 지역사회 간호사업에서 평가로 시도하는 사업실적 위주의 평가는 목표달성에 대한 평가라고 하기에는 명확치 않고 사업의 진행평가도 아니다. 즉, 어느 측면으로 평가를 하든간에 다루어지는 측면은 평가되어진 후 수정을 가할 수 있는 기준이 있어야 한다.

② 지역사회 간호팀은 월별, 분기별, 연도별 평가계획에 따라 자체 평가를 상위기관 간호사와 같이 평가하며, 평가에 지역사회 인구집단을 참여시켜야 한다.

③ 평가의 5가지 접근단계

    ⊙ **평가대상 및 기준** : 무엇을 평가하며 어떠한 측정기준으로 평가할 것인가를 결정한다. 즉, 평가되어져야 할 것의 결정과 평가를 위한 측정기준을 설정하는 것이다. 예를 들면 평가범주 중 목표달성 정도에 관한 평가를 하고자 했을 때 사업목표를 영아사망률의 감소라고 정한다면, 무엇을 평가할 것인가에 영아사망률과 관련된 항목으로 영아사망수의 증감을 평가하여야 하며 측정기준으로는 1,000명의 출생아에 대한 사망아를 계산하는 것이다.

    ⓛ **평가자료 수집** : 평가하기 위한 정보 및 자료를 수집한다. 평가대상을 알아내기 위하여 관련된 정보나 자료를 수집해야 한다. 예를 들면 사망수의 증감을 평가하기 위하여 현재 영아사망실태에 대한 자료를 어디에서 수집해야 하는가를 결정하고 이를 근거로 자료를 수집한다. 사망신고서 혹은 지역사회주민에게 실시하는 설문지 조사 등의 방법이 이에 속한다.

    ⓒ **설정된 목표와 비교** : 설정된 목표와 현재 이루어진 상태를 비교한다.

    ⓔ **가치판단** : 목표에 도달하였는지, 혹은 도달하지 못했다면 어느 정도 도달했는지 등의 범위를 판단하고 그 원인을 분석한다.

    ⓜ **재계획 수립** : 미래의 사업진행방향을 결정한다. 진행했던 사업을 변화없이 계속할 것인지, 그것을 변화하여 수행할 것인지, 혹은 사업을 중단할 것인지 등을 결정한다.

⑤ 보건사업의 평가유형

(1) 평가 주체에 따른 유형

구분	특징	장점	단점
내부평가	실제 지역사회 보건사업을 수행하고 있는 실무자에 의해 이루어지는 평가	수행실무자가 지역사회 보건사업에 대하여 평가하기 때문에 기관의 특성이나 보건사업의 독특한 성격이 반영할 수 있다.	평가자가 관련되어 있으므로 객관적이고 공정한 평가활동을 하기 어려워서 결과에 대한 신뢰성 문제가 제기될 수 있다.
외부평가	내부평가로는 지역사회 보건사업에 대하여 객관적으로 평가할 수 없다는 가정하에 주로 전문기관, 전문가들로 구성된 패널에 의해 실시	보건사업에 대한 전문적인 지식을 가지고 객관적으로 평가할 수 있다.	비용과 시간이 많이 소요되고 사업의 고유한 특성을 반영하기 어렵다.

(2) 평가자료에 따른 유형

구분	특징	장점	단점
질적평가	검사도구로 측정하여 수량화할 수 없는 경우에 활용한다.	특성의 달성 정도나 수준을 상세하게 기술하고 묘사할 수 있다.	• 기준의 신뢰성, 객관성을 보장받기 어렵다. • 고도의 전문성이 요청되거나 자료 수집에 비용, 시간, 노력이 많이 소요된다.
양적평가	• 수량화된 자료를 적절한 통계적 방법을 이용하여 기술, 분석하는 평가이다. • 체계적이고 과학적이고 경험적인 평가이다. • 일정한 과정에 따라 진행되어야 한다. • 심층적인 탐구의 전통에 따라 평가대상을 다양한 형태로 수량화한다.		

(3) 평가시기에 따른 유형

① **진단평가** … 진단평가는 보건사업을 수행하기 이전에 실시하는 사전평가이다. 대상자들의 프로그램에 대한 이해도, 흥미, 준비도, 지식수준, 동기여부 등 사전에 측정하기 위하여 실시한다.

② **형성평가** … 보건사업을 수행하는 중간에 실시하는 평가이다. 형성평가의 평가항목으로는 다음과 같은 것이 있다.

    ㉠ 지역사회 보건사업이 계획한 대로 진행되고 있는지?

    ㉡ 무엇을 어느 정도 수행했는지?

    ㉢ 수행 중에 어떤 문제점이 발생했는지?

③ **총괄평가** … 보건사업을 수행한 이후에 실시하는 평가이다. 총괄평가의 평가항목으로는 다음과 같은 것이 있다.

　㉠ 투입된 노력의 대가로 무엇이 나타났는지?

　㉡ 설정된 목표를 달성했는지?

　㉢ 보건사업이 어떤 영향을 끼쳤는지?

(4) 사업 진행과정에 따른 유형

종류	정의	특징
구조평가	프로그램을 수행하기 이전에(사전조사 포함) 자료나 전략의 강점 및 약점을 평가하기 위해 실시하는 것	• 모든 노력이 진행되기 전에 필요한 수정을 할 수 있도록 한다. • 프로그램을 성공시키기 위한 기회를 최대화한다. 〈평가항목〉 • 사업에 투입되는 자료 • 사업에 필요한 인력의 양적 적절성과 전문성 • 시설 및 장비의 적절성
과정평가	프로그램을 수행하는 중간에 실시하는 평가	• 프로그램의 계획과 진행정도를 비교하여 목표달성이 가능하도록 내용을 조정한다. • 목표달성을 저해하는 요인을 조기에 발견·시정하고 촉진요인은 강화하기 위함이다. 〈평가항목〉 • 프로그램 진행 일정의 준수 • 프로그램 자원의 적절성 효율성 • 프로그램 이용자의 특성과 형평성 • 프로그램의 전략 및 활동의 적합성 • 제공된 서비스의 질
영향평가	프로그램의 단기적 결과에 대한 평가	• 프로그램의 즉각적인 결과를 측정하고 평가한다. • 프로그램의 효과인 인식, 지식, 태도, 기술, 행위의 변화를 측정하고 평가한다. 〈평가항목〉 • 프로그램 영향으로 주민들의 지식, 태도, 행위에 변화가 있는가? • 다른 프로그램에 어떤 파급 효과가 있었는가?

⑥ 지역사회 간호진단 분류체계

(1) 오마하(OMAHA) 분류체계

① 오마하 방문간호사 협회에서 1975년부터 1993년까지 개발된 분류체계로 보건간호실무영역에서 문제중심 접근방법에 기초하여 개발되었다.

② 오마하 분류체계는 문제분류, 중재, 결과를 모두 다루고 있다.

③ 대상자의 건강문제를 규명하기 위한 4개의 수준

　㉠ 제1단계 영역 : 환경, 사회심리, 생리, 건강관련행위의 4가지
- 환경영역 : 4개의 문제
- 사회심리영역 : 12개의 문제
- 생리영역 : 18개의 문제
- 건강관련행위영역 : 8개의 문제

　㉡ 제2단계 문제 : 개인/가족의 건강상태에 영향을 미치는 간호요구와 문제, 강점을 나타낸다.

　㉢ 제3단계 수정인자 : 대상과 심각성을 나타낸다. 여기서 심각성이란 건강과 질병의 연속선상에서 나타날 수 있는 건강증진, 잠재적 손상, 실제적 손상을 의미한다.

　㉣ 제4단계 증상/증후 : 개인, 가족, 지역사회로 분류하며, 주관적 증거인 증상과 객관적 증거인 증후로서 378개를 포함한다.

④ 영역과 문제

영역	문제
환경영역 - 물리적 자원과 물리적 환경	수입, 위생, 주거, 이웃, 직장의 안전 등
사회 심리적 영역 - 행동, 감정, 의사소통, 관계형성, 발달양상	지역사회자원과의 의사소통, 사회접촉, 역할변화, 대인관계, 영성, 슬픔, 정신건강, 성욕, 돌봄/양육, 아동/성인무시, 아동/성인학대, 성장/발달
생리적 영역 - 생명 유지 기능이나 상태	청각, 시각, 언어와 말, 구강건강, 인지, 동통, 의식, 피부, 신경근/골격기능, 호흡, 순환, 소화와 수분, 배변기능, 배뇨기능, 생식기능, 임신, 산후, 감염병/감염성 상태
건강관련 행위 - 안녕유지, 향상, 회복과 재활	영양, 수면과 휴식양상, 신체활동, 개인위생, 약물사용, 가족계획, 건강관리감독, 투약처방

⑤ 지역사회간호사가 지역사회문제를 진단하고 이를 통해 지역사회건강증진을 위한 의사결정을 하는데 유용한 도구를 제공할 수 있다.

(2) 가정간호(HHCCs) 분류체계

① 가정간호가 필요한 관련 대상자로부터 데이터를 수집하고 범주화하여 가정간호서비스에 대한 요구예측 및 결과측정을 위한 분류체계이다.

② 가정간호서비스를 범주화하여 가정간호서비스에 대한 요구예측과 결과를 측정하기 이하여 1988년부터 1991년까지 조지타운대학의 간호대학에서 전국 646개의 가정간호기관을 대상으로 이들 기관에서 퇴원한 메디케어 환자들에 관한 자료를 바탕으로 개발하였다.

③ 분류체계는 4단계, 간호요소는 20개, 가정간호진단은 145개로 구성되어 있다.

④ 4단계 분류체계
　㉠ 1단계 간호요소 : 활동, 배변, 심장, 인지, 대처, 체액량, 건강행위, 투약, 대사, 영양, 신체조절, 호흡, 역할관계, 안전, 자가간호, 자아개념, 감각, 피부통합성, 조직관류, 배뇨
　㉡ 2단계 대분류 : 50개의 대분류로 구성
　㉢ 3단계 하위분류 : 95개의 하위분류로 구성
　㉣ 4단계 수정인자 : 호전, 안정, 장애 등 3개의 수정인자로 구성

⑤ 가정간호분류체계는 사정, 비용예측, 평가하기 위한 분석적 모델을 제시해 준다.

(3) 국제간호실무(ICNP) 분류체계

① 1989년 국제간호협회가 국제적으로 통용될 수 있는 공동의 언어와 분류체계를 만들기 위해 개발되었다.

② 간호진단은 간호현상으로 명명하고, 8개의 축으로 구조화되어 있다.

③ 8개의 축

A	간호실무의 초점
B	판단
C	빈도
D	기간
E	해부학적 범위
F	신체부위
G	가능성
H	간호현상이 있는 실체

④ 적용원칙과 내용

  ㉠ 진단을 내리기 위해서는 간호실무의 초점 축과 판단과 가능성 축으로부터 나온 용어를 포함해야 하고, 하나의 진단 시 각 축은 한 번씩 사용해야 한다.

  ㉡ 다축구조 : 적은 수의 개념과 코드로 구성될 수 있고, 개념정의가 간단하나, 데이터 입력이 복잡하고, 여러 개의 축으로부터 조합하여 의미가 모호할 수 있다.

  ㉢ 분류체계 : 2,498개의 개념이 있으며, 이론적으로 융통성이 높지만, 의미가 모호할 수 있으며, 일부는 반복적으로 나타나 향후 더 해결해야 할 문제가 있다.

  ㉣ 우리나라에서는 실증적으로 가족간호현상을 분류하는데 14개 현상으로 분류하여 활용되고 있다.

(4) 북미간호진단협회(NANDA) 분류체계

① 실제 또는 잠재적 건강문제 또는 생의 과정 속에서 개인, 가족, 지역사회의 반응을 임상적으로 판단하는 것을 말한다.

② 1973년부터 간호진단을 명명하고 개발하기 시작하였다.

③ 분류체계 … 통합된 인간에 대한 인간과 환경의 상호작용 양상에 대해 5단계로 진단분류를 제시하였다.

  ㉠ 제1단계 : 9개의 인간반응양상 - 교환, 의사소통, 관계형성, 가치, 선택, 기동, 지각, 지식, 감정

  ㉡ 제2단계 : 제2단계부터 제5단계까지 진단명으로 제시하며, 148개의 진단을 포함

④ 2000년 개발된 NANDA Taxonomy II

  ㉠ 13개의 영역과 47개의 범주, 7개의 축으로 구성

  ㉡ 13개 영역 : 건강증진, 영양, 배설, 활동/휴식, 지각/인지, 자각, 역할관계, 성, 대처/스트레스 내성, 삶의 원리, 안전/보호, 편안감, 성장/발달

  ㉢ 7개의 축

   • 1[진단초점] : 불안, 출혈, 낙상, 피로

   • 2[진단대상] : 개인, 가족, 집단, 지역사회

   • 3[판단] : 장애, 비효과적

   • 4[부위] : 심장, 대장, 방광 등

   • 5[연령] : 영아, 성인, 노인 등

   • 6[시간] : 만성, 급성, 간헐적

   • 7[진단상태] : 실제적, 위험, 건강증진

⑤ NANDA 분류체계는 지역사회보다는 임상의 개개인에게 초점이 맞춰져 있어 지역사회간호현상을 폭넓게 적용하기에 제한적이다.

≡ 최근 기출문제 분석 ≡

2020. 6. 13. 제1회 지방직

1 지역사회 간호사업의 평가에 대한 설명으로 옳지 않은 것은?

① 평가 계획은 사업 수행 단계 전에 수립하여야 한다.

② 평가의 계획 단계부터 주요 이해당사자를 배제한다.

③ 평가 결과는 차기 간호사업 기획에 활용한다.

④ 사업의 목표 달성 정도를 파악하기 위해 효과성 평가를 실시한다.

> **TIP** 지역사회 간호사업 평가절차는 평가대상 및 기준설정→평가자료 수집→설정된 목표와 현재 상태 비교→목표 도달
> 정도의 판단과 분석→재계획으로 이루어진다.

2020. 6. 13. 제1회 지방직

2 BPRS(Basic Priority Rating System)를 적용할 때, 우선순위가 가장 높은 건강 문제는?

건강 문제	평가항목		
	건강 문제의 크기 (0~10)	건강 문제의 심각도 (0~10)	사업의 추정 효과 (0~10)
①	5	5	7
②	5	6	6
③	6	5	5
④	7	5	5

> **TIP** BPRS 방식은 (A+2B)×C 공식에 따라 점수를 계산하여 우선순위를 결정한다.
> A 문제의 크기(건강문제를 가진 인구 비율, 만성질환 유병률, 급성질환 발병률 등)
> B 문제의 심각도(긴급성, 중증도, 경제적 손실, 타인에게 미치는 영향 등)
> C 사업의 추정효과(사업의 최대효과와 최소효과 추정 등)
> ㉠ 사용자의 주관적 판단에 의거하여 우선순위를 결정하기도 한다.
> ㉡ 경제적 손실은 문제의 심각도와 관련된다.
> ㉢ 건강문제를 가진 인구 비율은 문제의 크기와 관련된다.

Answer 1.② 2.①

3 A간호사는 지역 보건소에 처음 발령을 받고 주민센터 동장님을 만나 지역사회 건강 문제에 대한 의견을 물어보았다. 이때의 자료수집 방법으로 가장 옳은 것은?

① 정보원 면담 ② 설문지 조사

③ 차창 밖 조사 ④ 참여관찰

> **TIP** 정보원 면담 … 지역사회의 공식 · 비공식 지역지도자의 면담을 통해 자료를 수집하는 방법이다.

4 지역사회 간호과정에서 목표 설정 시 고려해야 할 사항으로 가장 옳지 않은 것은?

① 추상성 ② 관련성

③ 성취가능성 ④ 측정가능성

> **TIP** 목표설정기준
> ㉠ 구체성: 목표는 구체적으로 기술하여야 한다.
> ㉡ 측정가능성: 목표는 측정 가능하여야 한다.
> ㉢ 적극성&성취가능성: 목표는 진취적이면서 성취 가능한 현실적인 것이어야 하나, 별다른 노력 없이도 달성되는 소극적인 목표는 안 된다.
> ㉣ 연관성: 사업목적 및 문제해결과 직접 관련성이 있어야 한다. 즉, 해당 건강문제와 인과관계가 있어야 한다.
> ㉤ 기한: 목표달성의 기한을 밝혀야 한다.

5 SWOT 분석의 전략을 옳게 짝지은 것은?

① SO 전략 – 다각화 전략

② WO 전략 – 공격적 전략

③ ST 전략 – 국면전환 전략

④ WT 전략 – 방어적 전략

> **TIP** ① SO 전략 – 공격적 전략
> ② WO 전략 – 국면전환 전략
> ③ ST 전략 – 다각화 전략

Answer 3.① 4.① 5.④

6 보건사업 평가유형과 그에 대한 설명을 옳게 짝지은 것은?

① 내부평가 – 평가결과에 대한 신뢰성 문제가 제기될 수 있다.

② 외부평가 – 보건사업의 고유한 특수성을 잘 반영하여 평가할 수 있다.

③ 질적평가 – 수량화된 자료를 이용한 통계적 분석을 주로 한다.

④ 양적평가 – 평가기준의 신뢰성과 객관성을 보장받기 어렵다.

> **TIP** 내부평가 … 보건사업에 관련된 인사가 내부적으로 보건사업을 평가하는 것이다. 내부평가는 형성평가에 적합하며 평가자가 사업의 내용을 속속들이 알고 있기 때문에 외부평가에 비해 정확할 수는 있으나, 이해관계가 얽혀 있어 객관적이고 공정한 태도로 평가하기 어려운 경우가 많으며, 처음에 의도하지는 않았지만 결과적으로 나타난 효과들을 간과하기 쉽다는 단점이 있다.

7 지역사회간호사업 수행단계에서 계획대로 사업이 진행되고 있는지를 확인하기 위한 활동으로, 업무수행을 관찰하거나 기록을 검사하여 문제를 파악하고 문제의 원인을 찾는 활동에 해당하는 것은?

① 조정　　　　　　　　　　　　② 의뢰

③ 감시　　　　　　　　　　　　④ 감독

> **TIP** 업무수행을 관찰하거나 기록을 검사하여 문제를 파악하고 문제의 원인을 찾는 활동은 감시활동으로 사업이 진행되고 있는지를 확인하기 위해서 필요하다.
> ※ 간호수행단계에서 요구되는 활동
> 　㉠ 조정 : 활동 간에 중복이나 누락이 생기지 않도록 함
> 　㉡ 감시 : 계획한 대로 사업이 진행되고 있는지 확인

8 지역사회간호사업의 평가계획에 대한 설명으로 가장 옳은 것은?

① 평가의 객관성을 최대한 유지하기 위해 사업의 내부 최고책임자를 포함한다.

② 평가자, 시기, 범주, 도구의 구체적인 계획은 사업평가시에 작성한다.

③ 평가도구의 타당성은 평가하고자 하는 내용을 올바르게 평가하는 것을 의미한다.

④ 평가계획은 사업 시작전 단계, 사업 수행 단계, 사업 종결 단계에서 수시로 가능하다.

> **TIP** ① 평가의 객관성을 최대한 유지하기 위해 사업의 외부 최고책임자를 포함한다.
> ② 평가자, 시기, 범주, 도구의 구체적인 계획은 사업계획 시에 작성한다.
> ④ 평가계획은 사업 시작 전 단계에서 수립한다.

Answer　6.① 7.③ 8.③

9 **다음 글에서 설명하는 SWOT 분석의 요소는?**

> 보건소에서 SWOT 분석을 실시한 결과 해외여행 증가로 인한 신종감염병 유입과 기후 온난화에 따른 건강문제 증가가 도출되었다.

① S(Strength)

② W(Weakness)

③ O(Opportunity)

④ T(Threat)

> **TIP** SWOT 분석 … 내부 환경과 외부 환경을 분석하여 강점(strength), 약점(weakness), 기회(opportunity), 위협(threat) 요인을 규정하고 이를 토대로 경영 전략을 수립하는 기법
> ㉠ SO전략(강점-기회 전략) : 강점을 살려 기회를 포착
> ㉡ ST전략(강점-위협 전략) : 강점을 살려 위협을 회피
> ㉢ WO전략(약점-기회 전략) : 약점을 보완하여 기회를 포착
> ㉣ WT전략(약점-위협 전략) : 약점을 보완하여 위협을 회피

10 **다음 글에서 설명하는 평가 유형은?**

> 사업의 단위 목표량 결과에 대해서 사업을 수행하는 데 투입된 인적 자원, 물적 자원 등 투입된 비용이 어느 정도인가를 산출하는 것이다.

① 투입된 노력에 대한 평가

② 목표달성 정도에 대한 평가

③ 사업의 적합성 평가

④ 사업의 효율성 평가

> **TIP** 투입된 비용 대비 효과를 따지는 것은 효율성과 관련된 것이다.

Answer 9.④ 10.④

11 다음 사례에 적용한 간호진단 분류체계는?

> • 임신 36주된 미혼모 K씨(29세)는 첫 번째 임신 때 임신성 당뇨가 있어 분만이 어려웠던 경험이 있었
>   다. 현재 두 번째 임신으로 병원에 다니고 싶으나 경제적인 여건이 좋지 않아 산전관리를 받은 적이
>   없다.
> • 문제분류체계
>   - 영역 : 생리적 영역
>   - 문제 : 임신
>   - 수정인자 : 개인의 실제적 문제(산전관리 없음, 임신성 당뇨의 경험 있음)
>   - 증상/징후 : 임신 합병증에 대한 두려움, 산전 운동/식이의 어려움

① 오마하(OMAHA) 분류체계

② 가정간호(HHCCS) 분류체계

③ 국제간호실무(ICNP) 분류체계

④ 북미간호진단협회(NANDA) 간호진단 분류체계

> **TIP** 오마하 문제분류체계 … 지역사회 보건사업소에서 간호대상자의 문제를 체계적으로 분류하기 위하여 1975년부터 오마
> 하 방문간호사협회와 미국 국립보건원에서 개발하였다.
> ㉠ 1단계 : 간호실무영역을 환경, 심리사회, 생리, 건강관련행위의 4영역으로 구분
> ㉡ 2단계 : 44개의 간호진단으로 구분
> ㉢ 3단계 : 2개의 수정인자 세트로 구성(개인 · 가족/건강증진 · 잠재적 건강문제 · 실제적 건강문제)
> ㉣ 4단계 : 보건의료제공자에 의하여 관찰된 객관적 증상과 대상자나 보호자에 의해 보고된 주관적 증후로 구성

12 다음 글에 해당하는 타당성은?

> • 보건소 건강증진업무 담당자는 관내 흡연청소년을 대상으로 금연프로그램을 기획하고, 목표달성을 위
>   한 각종 방법을 찾아낸 후에 사업의 실현성을 위하여 다음의 타당성을 고려하기로 하였다.
> • 대상 청소년들이 보건소가 기획한 금연프로그램에 거부감 없이 참여하고, 금연전략을 긍정적으로 수
>   용할 것인지를 확인하였다.

① 법률적 타당성   ② 기술적 타당성

③ 사회적 타당성   ④ 경제적 타당성

Answer 11.① 12.③

2019. 2. 23. 제1회 서울특별시

13 B구의 보건문제에 대해 BPRS 우선순위 결정방법에 따라 우선순위를 선정하려고 한다. 1순위로 고려될 수 있는 보건문제는?

보건문제	평가항목		
	문제의 크기	문제의 심각도	사업의 추정효과
높은 비만율	4	3	2
높은 흡연율	3	7	2
높은 암 사망률	2	8	1
높은 고혈압 유병률	3	6	5

① 높은 비만율

② 높은 흡연율

③ 높은 암 사망률

④ 높은 고혈압 유병률

TIP BPRS(Basic Priority Rating System)는 보건사업의 우선순위 결정에서 가장 널리 활용되고 있는 방법으로, 건강문제의 크기, 문제의 심각도, 사업의 추정효과가 우선순위 결정의 기준이 된다.

> BPR = (문제의 크기 + 2 × 문제의 심각도) × 사업의 추정효과

• 높은 비만율 = (4 + 2 × 3) × 2 = 20 → 3순위

• 높은 흡연율 = (3 + 2 × 7) × 2 = 34 → 2순위

• 높은 암 사망률 = (2 + 2 × 8) × 1 = 18 → 4순위

• 높은 고혈압 유병률 = (3 + 2 × 6) × 5 = 75 → 1순위

2018. 5. 19. 제1회 지방직

14 지역 주민의 건강문제를 파악하기 위한 2차 자료 수집 방법은?

① 독거노인을 대상으로 실시한 면담　　　② 지역 주민의 보건사업 요구도 조사

③ 지역 주민의 행사에 참여하여 관찰　　　④ 통계청에서 제공한 생정통계 활용

> **TIP** 1차 자료는 연구자가 자신의 연구목적에 따라 원하는 자료를 직접 수집한 자료인 반면 2차 자료는 다른 연구자나 문헌 등의 자료를 활용하여 가공한 자료이다.

2018. 5. 19. 제1회 지방직

15 지역사회 간호과정을 적용하여 비만여성 운동프로그램을 실시한 경우, 계획단계에서 이루어진 내용으로 옳은 것은?

① 비만여성 운동프로그램 참여율에 대한 목표를 설정하였다.

② 여성의 운동부족과 비만문제를 최우선 순위로 설정하였다.

③ 여성의 비만이 건강에 미치는 영향을 조사하였다.

④ 여성의 비만 유병률을 다른 지역과 비교하였다.

> **TIP** 사정→진단→계획→수행→평가 중 계획단계에서 실시하는 내용은 ①이다.
> ②③④ 사정단계

2018. 5. 19. 제1회 지방직

16 다음에 해당하는 지역사회 간호사정의 자료 분석 단계는?

> • 부족하거나 더 필요한 자료가 없는지 파악한다.
> • 다른 지역의 자료나 과거의 통계자료 등을 비교한다.

① 분류　　　　　　　　　　　② 요약

③ 확인　　　　　　　　　　　④ 결론

> **TIP** 자료 분석 단계
>
> | 단계 | 내용 |
> |---|---|
> | 분류 | 서로 연관성 있는 것끼리 분류 |
> | 요약 | 분류된 자료를 근거로 지역사회의 특성을 요약 |
> | 비교·확인 | 수집된 자료에 대한 재확인, 과거와의 비교, 다른 지역과의 비교 |
> | 결론 | 수집된 자료의 의미 파악, 지역사회의 건강요구 및 구체적 문제 결론 |

Answer　14.④　15.①　16.③

900 제3과목 지역사회간호 – 지역사회간호의 이해

2017. 12. 16. 지방직 추가선발
17 지역사회 간호사업 평가절차 중 가장 먼저 해야 할 것은?

① 평가자료 수집   ② 평가기준 설정

③ 설정된 목표와 현재 상태 비교   ④ 목표 도달 정도의 판단과 분석

> **TIP** 지역사회 간호사업 평가절차는 평가대상 및 기준설정→평가자료 수집→설정된 목표와 현재 상태 비교→목표 도달
> 정도의 판단과 분석→재계획으로 이루어진다.

2017. 6. 17. 제1회 지방직
18 지역사회 사정 시 자료 수집에 대한 설명으로 옳지 않은 것은?

① 참여관찰법은 주민들의 자발적 참여 정도를 파악할 수 있다.

② 공공기관의 연보 및 보고서 등 이차 자료를 활용할 수 있다.

③ 간접법은 자료 수집 기간이 길고 비용이 많이 든다.

④ 기존 자료의 타당성이 문제될 때 직접법을 활용한다.

> **TIP** ③ 간접법은 공공기관의 보고서, 통계자료, 회의록 등을 이용하는 방법으로 즉시 활용이 가능하고 직접법에 비해 비용
> 이 적게 든다.

2015. 6. 27. 제1회 지방직
19 지역보건사업에서 이차 예방에 해당하는 것은?

① 뇌졸증, 두부 손상 관련 재활프로그램 이행

② 상담과 관찰을 통한 가정 폭력 피해자의 조기 발견

③ 적절한 식사, 운동과 같은 건강한 일상생활 교육

④ 인플루엔자 예방접종 실시

> **TIP** ① 3차 예방에 해당된다.
> ② 빠르고 정확한 (조기)처치에 대한 부분은 2차 예방에 해당된다.
> ③④ 질병의 유입을 감소시키고 이완되지 않도록 하는 1차 예방에 해당된다.

Answer   17.②   18.③   19.②

▨▨▨ 출제 예상 문제

1 지역보건의료계획에 포함되어야 할 사항으로 옳은 것은?

㉠ 보건의료 전달체계
㉡ 보건의료 수요측정
㉢ 보건의료 자원의 조달 및 관리
㉣ 지역보건의료에 관련된 통계의 수집 및 정리

---

① ㉠㉡
② ㉠㉡㉢
③ ㉡㉢㉣
④ ㉠㉡㉢㉣

TIP 지역보건의료계획에 포함될 사항
㉠ 보건의료 수요측정
㉡ 보건의료에 관한 장·단기 공급대책
㉢ 보건의료 자원(인력, 조직, 재정 등)의 조달 및 관리
㉣ 보건의료 전달체계
㉤ 지역보건의료에 관련된 통계의 수집 및 정리

Answer 1.④

2 다음 내용에 대한 평가범주가 평가한 측면으로 옳은 것은?

> 어린아이를 가진 부모를 대상으로 어린이 안전에 관한 9차례의 세미나를 개최하여 350가구 이상이 참여하였다. 세미나의 의사일정, 참석자수, 배포된 자료의 종류, 세미나를 준비하고 개최하는 데 종사한 실무자들의 시간, 사용비용 등을 각 세미나 마다 기록하였다.

① 사업실적 평가　　　　　　　　② 사업과정 평가
③ 사업효율성 평가　　　　　　　④ 투입된 업무량 평가

TIP 사업진행에 대한 평가
ㄱ 계획단계에서 마련된 수단 및 방법을 통해 집행계획을 수립한 것을 기준으로 하여 내용 및 일정에 맞도록 수행되었는지 혹은 되고 있는지를 파악하는 것이다.
ㄴ 분석한 결과 그 원인을 제거하거나 혹은 변형할 수 있는 것인지 우선 살펴본다. 만약 수정이 불가능하다면 관련된 수단이나 방법을 변형해야 하는지, 일정표를 조정해야만 하는지 등의 계획변경 여부를 평가해야 한다.

---

3 다음 중 지역사회 간호계획시 우선순위 기준에 포함되는 것은 무엇인가?

> ㉠ 간호사의 능력　　　　　　　㉡ 전문가의 유용성
> ㉢ 간호의 방법　　　　　　　　㉣ 지역주민의 요구도

① ㉠㉡　　　　　　　　　　　② ㉠㉡㉣
③ ㉠㉢㉣　　　　　　　　　　④ ㉢㉣

TIP 우선순위 결정의 기준(Stanhope & Lancaster, 1995)
ㄱ 지역사회 건강문제에 대한 지역사회주민들의 인식 정도
ㄴ 건강문제 해결에 영향을 미치는 간호사의 능력
ㄷ 건강문제를 해결에 필요한 적절한 전문가의 유용성
ㄹ 건강문제를 해결하려는 지역사회의 동기수준
ㅁ 건강문제가 해결 안 될 때 후속적으로 생길 결과의 심각성
ㅂ 건강문제를 해결하는 데 걸리는 시간

Answer　2.② 3.②

4 다음 중 지역사회 특성으로 옳지 않은 것은?

① 지리적 영역의 공유   ② 사회적 상호작용

③ 공동유대감   ④ 사회통제

TIP 지역사회는 인간의 기능적 집단으로 볼 수 있기 때문에 공동체적 특징을 지니고 있다. 공동체적 사회를 구성하기 위한 특성은 지리적 영역, 상호작용 및 공동유대감 등을 들 수 있다.

5 지역사회 간호사업에 지역주민의 참여가 높아질 때의 단점은?

㉠ 전문성의 저하	㉡ 문제해결시간의 지연
㉢ 책임의 불명확화	㉣ 사업진행의 이해도 저하

① ㉠㉡㉢   ② ㉠㉡㉢㉣

③ ㉠㉢   ④ ㉡㉣

TIP ㉣ 지역사회주민의 참여가 높아지면 사업진행의 이해도를 높일 수 있다.

6 다음 중 지역보건의료계획의 내용으로 옳지 않은 것은?

① 보건소 업무의 추진현황 및 추진계획

② 지역사회 보건문제에 관한 조사연구계획(건강증진)

③ 지역보건의료와 사회복지사업간의 연계성 확보

④ 보건의료 수요측정

TIP 지역보건의료계획의 내용〈지역보건법 제7조〉
　㉠ 보건의료 수요의 측정
　㉡ 지역보건의료서비스에 대한 장기 · 단기 공급대책
　㉢ 인력 · 조직 · 재정 등 보건의료자원의 조달 및 관리
　㉣ 지역보건의료서비스의 제공을 위한 전달체계 구성 방안
　㉤ 지역보건의료에 관련된 통계의 수집 및 관리

Answer   4.④   5.①   6.②

7 지역사회 간호사업계획에서 목적을 설정하려고 한다. 목적에 대한 설명으로 옳지 않은 것은?

① 목적의 구성은 무엇, 범위, 누가, 어디서, 언제의 내용이다.

② 목적의 구성내용은 어느 항목이라도 생략되어서는 안 된다.

③ 어디서란 사업에 포함되어지는 지역을 말한다.

④ 언제란 의도된 바람직한 상태 혹은 조건에 수행되어야 할 시간이나 때를 말한다.

TIP ② 목적의 구성은 무엇, 범위, 누가, 어디서, 언제의 내용으로 구성되며 필요에 따라 특정항목이 생략될 수 있다.

8 다음 중 간호문제의 우선순위에 영향을 주는 가장 큰 요인으로 옳은 것은?

① 예방가능성

② 지역자원 동원가능성

③ 문제해결방법에 대한 주민의 자세

④ 문제의 해결가능성

TIP 간호문제의 우선순위를 정할 때 중점을 두어야 하는 것은 그 문제의 해결가능성이다.

9 다음 중 지역사회 간호계획과정을 순서대로 나열한 것은?

㉠ 평가계획	㉡ 방법 및 수단선택
㉢ 간호수행계획서 작성	㉣ 간호문제의 구체적 목적설정
㉤ 문제규명 및 우선순위설정	

① ㉣ - ㉡ - ㉤ - ㉢ - ㉠

② ㉣ - ㉢ - ㉠ - ㉡ - ㉤

③ ㉤ - ㉡ - ㉢ - ㉣ - ㉠

④ ㉤ - ㉣ - ㉡ - ㉢ - ㉠

TIP 지역사회 간호과정
㉠ 사정 : 자료수집 – 분석 – 건강문제도출
㉡ 진단 : 간호문제도출 – 간호진단수집 – 우선순위결정
㉢ 계획 : 목표설정 – 간호방법, 수단 선택 – 집행계획 수립 – 평가계획 수립
㉣ 수행 : 직접간호 – 보건교육 – 보건관리(감시, 감독, 조정)
㉤ 평가 : 평가대상 및 기준설정 – 평가자료수집 – 비교 – 가치판단 – 재계획

Answer 7.② 8.④ 9.④

04 지역사회 간호수단

01 방문활동

❶ 방문활동의 개요

(1) 방문활동의 목적

① 사례발굴과 의뢰 … 대상자를 확인한 후 그들의 요구 충족을 위해 적당한 자원에 의뢰한다.

② 건강증진과 질병예방 … 지역사회간호사가 행하는 방문활동의 중요한 부분이다.

③ 환자간호 … 가정에서 대상자의 건강회복과 건강유지에 목적이 있다.

(2) 방문활동의 원칙

① 가정방문 참여는 자발적이어야 하며, 대상자와 방문자의 관계는 협동적인 관계이어야 한다.

② 가정방문은 프로그램 목적과 개인의 목적을 향해 진행되도록 대상자를 양육해야 한다.

③ 가정방문은 다양한 목적을 설정해야 하며, 단기목적에서 건강상태에 대한 정보를 얻는 것과 마찬가지로 장기목적도 포함해야 한다.

④ 가정방문은 제공되는 서비스의 강도와 기간에 융통성이 있어야 한다.

⑤ 가정방문은 다양한 대상자와 제공되는 다양한 서비스에 민감해야 한다.

⑥ 가정방문은 잘 훈련된 직원이 요구된다.

⑦ 가정방문의 기대되는 결과는 현실성이 있어야 한다.

⑧ 가정방문의 평가는 대상자의 결과, 비용 – 효과 그리고 간호중재의 과정 등에 초점을 두어야 한다.

(3) 방문활동과정

① 방문 전 계획

　㉠ 방문대상을 이해한다. 즉, 개인·가족·지역사회에 대한 기록과 보고서가 있을 경우 그 자료를 전부 검토한 후 구체적인 간호계획을 세운다.

　㉡ 대상이 가지고 있는 문제가 무엇인지 예측하고 이에 대비한다.

　㉢ 방문일시와 방문목적을 대상자에게 사전 연락한다.

② 방문 중 활동

　㉠ 관찰과 질문·분석을 통해 개인·가족·지역사회의 간호요구, 건강에 대한 가치관 및 기대 등을 파악한다.

　㉡ 환자와 가족이 간호사를 신뢰하여 치료적 동맹관계를 맺도록 한다.

　㉢ 동원가능한 자원을 최대한 활용하여 필요한 간호를 제공한다.

　㉣ 간호대상자가 해결해야 할 활동에 대한 계획을 스스로 수립할 수 있도록 도와주어 그들의 문제를 스스로 해결하는 방법을 모색한다.

　㉤ 성공적이고 효율적인 간호수행을 위해서는 방문간호의 목적과 한계에 대한 명확한 인식이 있어야 한다.

　㉥ 한 가정의 방문시간은 30 ~ 60분 사이로 시간전략을 수립한다.

③ 방문 후 활동

　㉠ 감시(monitoring) : 개인·가족·지역사회와 함께 설정한 방문 중 계획에 대하여 지역사회간호사가 해야 될 부분을 처리하고 간호대상자의 수행과정을 계속 감시한다. 또 계속적인 추후관리계획을 세워 추후관리카드를 보관한다.

　㉡ 평가 : 개인·가족·지역사회를 방문한 목적에 대한 달성 정도와 방문활동에 대한 진행과정 및 적합성을 평가하여 필요에 따라 자문관을 요청하여 방문활동의 결과에 대하여 논의한다.

　㉢ 기록 : 문제점, 간호활동내용, 대상자의 태도, 간호의 결과, 합의된 활동시행, 앞으로 고려해야 할 문제점 등을 기록한다.

　㉣ 보고 : 동료 및 상급자에게 방문결과를 구두 혹은 서면으로 보고하여 필요시 방문결과에 대한 평가와 토의를 할 수 있도록 한다.

(4) 방문의 장·단점

① 장점

　㉠ 편익성 : 가정방문은 건강관리사업에서 대상자의 일상적인 과정으로 통합되어 있으며 대상자의 입장에서 교통에 걸리는 시간이나 기관에서의 대기시간이 불필요해진다.

　㉡ 접근성

　　• 이동이 용이하지 못하거나 다른 기관으로 갈 수 없는 대상자들의 건강관리가 가능하다.

　　• 서비스의 요구가 있는 대상자를 확인하는 기회를 지닌 지역사회간호사들이 제공한다.

ⓒ 정보 : 간호사는 대상자 개인 및 가족과 대상자의 환경 등 대상자의 완전한 상황을 파악할 수 있고, 대상자의 문제를 예방하는 활동을 할 수 있다.

ⓔ 관계성 : 대상자를 자율적으로 연습하게 하고 통제할 수 있으며 친밀감을 가지게 되므로 정보를 더 많이 얻을 수 있다.

ⓜ 비용 : 가정방문은 의료비 절감에 크게 기여한다.

ⓗ 결과 : 대상자는 가정방문을 통해 빠르게 회복된다.

② 단점

㉠ 친밀성과 전문직업적 관계 거리유지 : 간호사와 대상자 간의 친밀감이 장점이 될 수도 있으나 치료를 위한 적절한 전문적 거리를 유지하는 데 어려움을 초래할 수 있다.

㉡ 대상자 조력과 평가절하 : 다른 사람의 도움을 받을 때 자신을 미숙하다고 인지하기 쉬우므로 대상자가 스스로를 평가절하하지 않도록 자기효능감을 전해주어야 한다.

㉢ 대상자의 의존성 : 대상자들이 독자성을 가지지 못하고 계속 지역사회간호사에게 의존할 가능성이 많다.

㉣ 애타주의와 현실주의 : 애타주의와 현실주의 간의 균형을 유지하여야 한다.

㉤ 자원활용 : 가정환경에서는 물질과 자원이 부족한 경우가 많다.

㉥ 비용과 질 : 비용억제와 질의 균형에서 문제가 발생할 수 있다.

❷ 방문가방

(1) 방문가방의 준비

① 지역사회간호사가 간호대상을 방문할 때에는 필수적으로 방문가방을 가지고 가야 한다.

② 방문가방의 내용물

㉠ 종이 2장(깔개용, 휴지통용)

㉡ 종이수건, 비누(손소독용), 비눗갑

㉢ 필기도구, 기록지

㉣ 검사용구 : 진공채혈관, 소변검사용 스틱, 시험관, 객담통, 변통, 소변검사용 컵

㉤ 간호용품 : 관장기, 연고, 압설자, 소독솜, 장갑(소독, 일회용), 주사기(2cc, 5cc, 10cc), 거즈, 면봉대, 생리식염수, 증류수

㉥ 드레싱용구 : 포셉, 가위, 헤모스테이트, 드레싱용 멸균소독용구, 드레싱포, 드레싱종지

㉦ 측정용구 : 줄자, 체중기, 청진기, 혈압계, 체온계(구강용, 항문용), 윤활유

(2) 방문가방 사용절차

① 가능한 안전한 장소에 놓는다. 책상이 있으면 책상 위에, 책상이 없으면 문에서 먼 곳에, 간호대상이 비말 전염성 환자인 경우에는 환자로부터 먼 거리에 방문가방을 놓는다.

② 가방뚜껑을 열어 신문지를 꺼내고 이를 가방 놓을 장소에 깐다.

③ 신문지를 깐 종이 위에 가방과 종이봉지를 세워 놓는다.

④ 가방에서 신문지를 꺼내어 손 씻을 장소에 펴놓고 비누, 비누곽, 수건을 놓는다.

⑤ 간호시행에 불필요한 시계·반지 등은 빼서 주머니에 넣는다.

⑥ 대야에 물을 떠서 손을 씻은 후 꺼내어 놓은 수건으로 닦는다(되도록이면 흐르는 물에 씻는다).

⑦ 사용한 수건과 비누, 비누곽을 가지고 들어와서 신문지 한 귀퉁이에 놓는다.

⑧ 필요한 앞치마를 꺼내 입는다.

⑨ 간호에 필요한 물품을 꺼내어 종이 위에 놓고 가방을 놓는다.

⑩ 필요한 처치를 한다.

⑪ 처치를 하고 난 후 다 쓴 기구들은 종이 위에 가지런히 놓는다.

⑫ 체온기나 소독이 필요하지 않은 기구들은 마른 솜으로 닦고, 다시 알코올 솜으로 닦아 준다.

⑬ 다른 물품은 정리해서 가방 속에 넣는다.

⑭ 감염병 환자나 감염우려가 있는 기구, 앞치마는 따로 싸가지고 온다.

⑮ 처치 후 나온 쓰레기는 종이봉지에 모았다가 가방 밑에 깔았던 신문지에 싸서 태우도록 가족들에게 요청하거나 혹은 처리하는 방법을 시범으로 보인다.

❸ 방문건강관리사업

(1) 방문건강관리사업의 개요

① 개념

　㉠ 방문건강관리사업은 빈곤, 질병, 장애, 고령 등 건강위험요인이 큰 취약계층 가구를 간호사 등 전문인력이 직접 찾아가 건강관리서비스를 제공하는 사업을 말한다.

　㉡ 방문건강관리사업 전문인력은 만성질환자, 영유아, 노인 등을 대상으로 주기적인 건강문제 스크리닝을 통해 건강행태 및 건강위험요인을 파악하고 영양, 운동, 절주, 금연 등 건강행태 개선, 만성질환 및 합병증 예방관리, 임산부·허약노인 등 생애주기별 건강문제 관리 등의 건강관리서비스를 제공하고 있다.

② 목적 … 지역주민의 건강인식제고, 자가건강관리능력 향상, 건강상태 유지 및 개선

③ 목표

    ㉠ 지역주민의 건강행태 개선

- 건강상태 인식
- 건강생활 실천 유조
- 건강지식 향상

    ㉡ 취약계층의 건강문제 관리

- 건강문제 정기적 스크리닝
- 증상 조절
- 치료 순응 향상

④ 법적근거

    ㉠ **국민건강증진법 제3조** : ① 국가 및 지방자치단체는 건강에 관한 국민의 관심을 높이고 국민건강을 증진할 책임을 진다. ② 모든 국민은 자신 및 가족의 건강을 증진하도록 노력하여야 하며, 타인의 건강에 해를 끼치는 행위를 하여서는 아니 된다.

    ㉡ **지역보건법 제11조** : ① 보건소는 해당 지방자치단체의 관할 구역에서 다음 각 호의 기능 및 업무를 수행한다. 5. 지역주민의 건강증진 및 질병예방·관리를 위한 다음 각 목의 지역보건의료서비스의 제공 / 라. 여성·노인·장애인 등 보건의료 취약계층의 건강유지·증진 / 사. 가정 및 사회복지시설 등을 방문하여 행하는 보건의료사업

    ㉢ **보건의료기본법 제31조** : ① 국가와 지방자치단체는 생애주기별 건강상 특성과 주요 건강위험요인을 고려한 평생국민건강관리를 위한 사업을 시행하여야 한다. ② 국가와 지방자치단체는 공공보건의료기관의 평생국민건강관리사업에서 중심 역할을 할 수 있도록 필요한 시책을 강구하여야 한다. ③ 국가와 지방자치단체는 평생국민건강관리사업을 원활하게 수행하기 위하여 건강지도·보건교육 등을 담당할 전문인력을 양성하고 건강관리정보체계를 구축하는 등 필요한 시책을 강구하여야 한다.

    ㉣ **공공보건의료에 관한 법률 제7조** : ① 공공보건의료기관은 다음 각 호에 해당하는 보건의료를 우선적으로 제공하여야 한다.

1. 의료급여환자 등 취약계층에 대한 보건의료
2. 아동과 모성, 장애인, 정신질환, 감염병, 응급진료 등 수익성이 낮아 공급이 부족한 보건의료
3. 질병 예방과 건강 증진에 관련된 보건의료
4. 교육·훈련 및 인력 지원을 통한 지역적 균형을 확보하기 위한 보건의료
5. 그 밖에 보건의료기본법 제15조에 따른 보건의료발전계획에 따라 보건복지부장관이 정하는 보건의료

(2) 건강관리서비스 운영

① 건강관리서비스 대상 … 건강관리서비스 이용이 어려운 사회·문화·경제적 건강취약계층(건강위험군, 질환군) 및 65세 이상 독거노인 가구, 75세 이상 노인부부 가구 중심

② 건강관리서비스 방법
  ㉠ 운영과정 : 보건소 내 간호사, 영양사, 물리/작업치료사, 치과위생사 등 전문 인력이 가정 등을 방문하여 개인, 2 ~ 4인의 소그룹을 집단을 대상으로 건강문제 스크리닝, 건강관리서비스 제공, 보건소 내·외 자원 연계 등 실시
  ㉡ 대상자 군 분류 및 군별 세부 기준

군	대상자 특성	군별 세부사항
집중관리군 (군 분류 후, 3개월 이내 8회 이상 방문)필요시 전화 상담가능	건강위험요인 및 건강 문제가 있고 증상조절이 안 되는 경우	• 수축기압 140mmHg 이상 또는 이완기압 90mmHg 이상 • 수축기압 140mmHg 이상 또는 이완기압 90mmHg 이상이고, 흡연·위험 음주·비만·신체활동 미 실천 중 2개 이상의 건강행태 개선이 필요 • 당화혈색소 7.0% 이상 또는 공복혈당 126mg/dl 이상 또는 식후혈당 200mg/dl 이상 • 당화혈색소 7.0% 이상 또는 공복혈당 126mg/dl 이상 또는 식후혈당 200mg/dl 이상이고, 흡연·고위험 음주·비만·신체활동 미실천 중 2개 이상의 건강행태 개선이 필요 • 관절염, 뇌졸중, 암 등록자로 흡연·고위험 음주·비만·신체활동 미실천 중 2개 이상의 건강행태 개선이 필요 • 임부 또는 분만 8주 이내 산부, 출생 4주 이내 신생아, 영유아, 다문화가족으로 집중관리가 필요 • 허약노인 판정점수가 4 ~ 12점 • 북한이탈주민으로 감염성 질환이 1개 이상이거나, 흡연·고위험 음주·비만·신체활동 미실천 중 2개 이상의 건강행태 개선이 필요 ※ 장애인(기능평가 MBI 49점 이하)으로 고혈압, 당뇨, 관절염, 뇌졸중, 암 질환이 있는 경우 ※ 암 대상자로 암 치료 종료 후 5년이 경과되지 아니한 경우
정기관리군 (3개월마다 1회 이상 방문) 필요시 전화 상담가능	건강위험요인 및 건강 문제가 있고 증상이 있으나 조절이 되는 경우 (위험군)	• 수축기압이 120 ~ 139mmHg 또는 이완기압 80 ~ 89mmHg • 수축기압이 120 ~ 139mmHg 또는 이완기압 80 ~ 89mmHg이고, 흡연·고위험 음주·비만·신체활동 미실천 중 1개 이상의 건강행태 개선이 필요 • 공복혈당이 100 ~ 125mg/dl 또는 식후혈당이 140 ~ 199mg/dl • 공복혈당이 100 ~ 125mg/dl 또는 식후혈당이 140 ~ 199mg/dl이고 흡연·고위험 음주·비만·신체활동 미실천 중 1개 이상의 건강행태 개선이 필요 • 관절염, 뇌졸중, 암 등록자로 흡연·고위험 음주·비만·신체활동 미실천 중 1개의 건강행태 개선이 필요 • 북한이탈주민으로 흡연·고위험 음주·비만·신체활동 미실천 중 1개 이상의 건강행태 개선이 필요 ※ 장애인(기능평가 MBI 50점 이상)으로 고혈압, 당뇨, 관절염, 뇌졸중, 암 질환이 있는 경우 ※ 암 대상자로 암 치료 종료 후 5년이 경과되지 아니한 경우

| 자기역량지원군
(6개월마다 1회
이상 방문)필요시
전화 상담가능 | 건강위험요인 및 건강
문제가 있으나 증상이
없는 경우(정상군) | • 수축기압이 120mmHg 미만이고, 이완기압이 80mmHg 미만
• 수축기압이 120mmHg 미만이고, 이완기압이 80mmHg 미만이고 흡연·고위험 음주·비만·신체활동 미실천 중 1개 이상의 건강행태 개선이 필요
• 당화혈색소가 7.0% 미만 또는 공복혈당 100mg/dl 미만 또는 식후 혈당 140mg/dl 미만
• 당화혈색소가 7.0% 미만 또는 공복혈당 100mg/dl 미만 또는 식후 혈당 140mg/dl 미만이고, 흡연·고위험 음주·비만·신체활동 미실천 중 1개 이상의 건강행태 개선이 필요
• 질환은 없고, 흡연·고위험 음주·비만·신체활동 미실천 중 1개 이상의 건강행태 개선이 필요
• 기타 집중관리군과 정기관리군에 해당되지 않는 경우 |

ⓒ 군별 관리내용

군	대상	관리방법
집중관리군	건강위험요인 및 건강문제가 있고 증상조절이 안 되는 경우(고혈압, 당뇨, 뇌졸중, 관절통증, 재가암, 허약노인, 임산부, 신생아, 영유아, 다문화가족, 북한이탈주민)	• 건강위험요인 및 건강문제에 따라 집중관리 실시 • 집중관리 요구도 조사 후 문제선정기준에 의해 우선순위에 따라 관리계획 수립 • 관리계획에 따라 건강관리서비스 제공 • 집중관리 완료 기준 −정상완료 : 8회 직접 방문 또는 7회 직접 방문과 1회(내소 및 전화 상담) −중간종료 : 건강상태가 자기역량지원군 수준으로 6회 이상 직접 방문(전화상담 제외) −중도퇴록 : 4회 이상 직접 방문 후 사망, 전출, 노인장기요양보험 이관, 장기입원 등으로 건강관리가 어려운 경우
정기관리군	건강위험요인 및 건강문제가 있고 증상이 있으나 조절(위험군)이 되는 경우	• 분기당 1회 이상 직접 방문하여 건강관리서비스 제공, 필요시 건강평가표를 통해 대상자 평가 • 건강위험요인이 있는 경우 관련 건강관리 정보 제공 및 보건소 내·외 기관 연계
자기역량지원군	건강위험요인 및 건강문제가 있으나 증상이 없는 경우	• 6개월당 1회 이상 직접 방문하여 건강관리서비스 제공, 필요시 건강평가표를 통해 대상자를 평가하고, 연 1회 이상 우편이나 전자우편 등으로 건강정보 제공 • 건강위험요인이 있는 경우 관련 건강관리정보 제공 및 보건소 내·외 기관에 연계

ⓔ 대상자 평가
• 대상자는 등록 시 건강면접조사표를 조사하고 이후 필요시 조사(건강면접조사표 일부 문항 매년 조사)
• 재평가 결과 자기건강관리가 가능하거나 미방문 기간이 총 2년을 초과하는 경우 퇴록
※ **퇴록 기준** … 사망, 전출, 노인장기요양보험 대상자로 이관, 장기입원 및 시설 입소, 건강상태 호전, 거부 및 자격 변경 등

⑩ 집중관리 완료(정상완료, 중간종료) 후, 건강상태에 따른 군 분류를 재실시하여 자기역량지원군, 정기관리군, 집중관리군으로 대상자 관리 가능하며 정기관리군 및 자기역량지원군은 필요시 건강평가표를 통해 대상자 평가

(3) 건강관리서비스 조직 및 인력

① 조직 구성
㉠ 건강관리서비스를 제공하기 위해 팀 접근이 가능하도록 다양한 전문 인력으로 구성
㉡ 의사, 한의사, 간호사, 물리치료사, 치과위생사, 영양사, 사회복지사 등으로 구성된 전문 인력과 자원봉사자를 활용하여 운영

② 인력 자격 및 업무
㉠ 의사, 한의사
  • 서비스 대상자 및 가족, 집단 등의 방문 진료 및 건강관리서비스 제공
  • 대상자의 혈액 검사 등 필요시 처방, 채혈 등 관리 및 감독
  • 임상적 소견과 의학적 자문 제공, 사례관리 집담회 참여 등
㉡ 간호사
  • 대상자별 주요 건강문제 선정 및 관련 업무 계획
  • 지역사회 내 건강위험요인이 있는 대상 가수 및 집단 발굴 및 등록관리
  • 건강문제 스크리닝, 건강관리서비스 제공, 보건소 내·외 자원 연계 실시
㉢ 물리/작업치료사
  • 간호사가 외뢰한 대상자 및 집단 등에 재활 상담 및 건강관리서비스 제공
  • 대상자 및 가족 등 주요 건강문제 선정 및 관련 업무 계획
  • 재활 관련 서비스 제공 : 통증감소, 균형 및 협응 촉진으로 가동성 개선, 영구적 신체장애 지연 및 예방 등
㉣ 운동 관련 전문인력
  • 간호사가 의뢰한 대상자 및 집단 등에 신체활동 상담 및 건강관리서비스 제공
  • 대상자 및 가족 등 주요 건강문제 선정 및 관련 업무 계획
  • 신체활동 관련 서비스 제공 : 균형감각 촉진, 근력강화, 자가관리 훈련, 체력 및 건강 촉진·유지·회복 등
㉤ 치과위생사
  • 간호사가 위뢰한 대상자 및 집단 등에 구강 상담 및 건강관리서비스 제공
  • 대상자 및 가족, 집단 등의 주요 건강문제 선정 및 관련 업무 계획
  • 구강 관련 서비스 제공 : 구강보건교육, 구강위생관리법, 잇솔질 교육, 틀니 관리, 구강위생용품 사용법 교육 등
㉥ 영양사
  • 간호사가 의뢰한 대상자 및 집단 등에 영양 상담 및 건강관리서비스 제공
  • 대상자 및 가족, 집단 등의 주요 건강문제 선정 및 관련 업무 계획
  • 영양 관련 서비스 제공 : 대상자의 영양 평가 및 개인 특성별 영양상담 등

ⓐ 사회복지사

- 간호사가 의뢰한 대상자 및 집단 등 복지 상담 및 연계서비스 제공
- 대상자 및 가족, 집단 등 주요 건강문제 선정 및 관련 업무 계획
- 복지 관련 서비스 제공 : 지역사회 내 자원 연계 및 신규 자원 발굴 등

ⓞ 북한이탈주민 상담사

- 북한이탈주민 건강관리의 접점으로 전문 인력이 건강관리서비스 제공시 조정자 역할
- 북한이탈주민 관련 서비스 제공 : 신규대상 발굴 및 전화상담, 북한이탈주민의 사회 적응을 위한 정보제공, 정서적 지지 등

ⓩ 그 외 보건소 인력

- 약사 : 대상자 및 가족, 집단 등 건강관리를 위한 임상약리학적 자문 제공
- 자원봉사자 : 신체적·정서적 지지, 가사일 보조, 차량봉사 등

  ※ 재가 말기암 대상자 및 가족 등에 대한 자원봉사는 호스피스 자원봉사자 교육 이수자 우선 활동

③ 방문건강관리사업 비정규직 인력의 정규직 전환 필요

ⓐ 방문건강관리사업은 상시·지속적으로 국고보조사업이다.

ⓑ 상시·지속적 업무라 함은 연중 9개월 이상 계속되는 업무로 향후 2년 이상 계속될 것으로 예상되는 업무이다.

ⓒ 고용개선을 위한 국정과제 및 정부종합대책에 따라 공공부문의 상시·지속적 업무를 수행하는 비정규직의 정규직 전환이 차질 없이 추진되도록 노력하여야 한다.

02 건강관리실(클리닉) 활동

❶ 건강관리실의 개요

(1) 건강관리실의 분류

① 고정건강관리실 … 학교 내 보건실과 보건소 내 모성실·유아실·가족계획실·결핵실·치료실·진료실 등 계속적으로 고정되어 있는, 지역사회간호사가 간호계획을 수립·실행하는 건강관리실 형태이다.

② 이동건강관리실 … 배 또는 버스 안에 건강관리실을 운영하는 형태이다.

(2) 건강관리실 활동에 관한 지역사회간호사의 업무

① 건강관리실에 대한 개실을 결정한다.

② 건강관리실을 위한 사전활동으로 대상자에 대한 광고 및 이용을 권장한다.

③ 건강관리실에 필요한 기구·기계 및 장소를 준비한다.

④ 건강관리를 위한 정규적인 업무순서를 설정한다.

⑤ 행정적인 절차를 확인한다.

⑥ 보건교육의 조직을 형성한다.

⑦ 자원봉사자 혹은 노조원들을 지도·감독한다.

⑧ 기록제도와 추후관리방법 등을 계획한다.

(3) 건강관리실의 장·단점

① 장점

    ㉠ 시간과 비용이 절약된다.

    ㉡ 간호사 이외에 다른 전문인의 서비스를 받을 수 있고, 전문적인 시설을 이용할 수 있다.

    ㉢ 같은 문제를 가진 대상자들끼리 서로의 경험을 나누어 집단효과가 있다.

    ㉣ 대상자 스스로가 자신의 건강문제에 적극성을 가지고 자력으로 문제를 해결할 수 있는 능력을 갖게 할
       수 있다.

② 단점

    ㉠ 대상자가 처한 상황을 직접적으로 파악할 수 없다.

    ㉡ 가족이 미처 발견하지 못한 문제를 발견할 수 없다.

    ㉢ 시범이 필요한 간호행위일 때 상황에 적절한 시범을 보일 수 없다.

    ㉣ 건강관리실 방문이 불가능한 대상자들의 접근성이 떨어진다.

    ㉤ 대상자가 심리적으로 위축하는 경우 자신의 문제를 솔직하게 드러내지 않는다.

❷ 이동건강관리실의 설치 및 관리

(1) 이동건강관리실의 설치장소

① 교통이 편리한 곳에 설치한다.

② 종교 및 정치에 관련이 없는 건물에 일시적인 건강관리실을 준비한다(단, 응급시에는 예외).

③ 대상자들에게 널리 알려지고 쉽게 찾을 수 있는 곳에 설치한다.

④ 건강관리실의 특성을 고려한다.

⑤ 화장실, 수도시설이 이용가능한 곳으로 정한다.

⑥ 냉·난방시설과 환기장치가 적당한 곳으로 정한다.

⑦ 대기실 및 적절한 수의 의자 혹은 장의자를 준비한다.

⑧ 주민과의 대화 및 주민의 건강검진에 비밀이 보장될 수 있는 개별적인 방을 준비하거나 휘장을 사용한다.

⑨ 건강관리실 바닥은 청소하기 쉬운 딱딱한 것이어야 하고 벽은 벽지보다 페인트를 사용하는 것이 좋다.

(2) 건강관리실의 기구확보 및 준비

① 고정적인 건강관리실은 능률적인 기구를 사용하고 이동건강관리실은 감염관리와 효율성을 고려하여 일회용으로 사용하는 것이 편리하다.

② 건강관리실의 물품은 가급적 그 지역의 물품을 사용하여 지역주민들에게 친밀감을 유도한다.

③ 기구나 물자를 보관할 수 있는 창고를 구비한다.

④ 건강관리실의 기록과 보고를 할 수 있는 공인된 서식을 구비한다.

(3) 건강관리실의 관리

① 건강관리실에 대한 행정적 절차 확립 … 간호대상자가 건강관리실을 방문하였을 때 건강관리를 받는 수속절차를 명확히 한다.

② 건강관리실에 포스터, 사진, 소책자 등을 전시 … 지역사회주민의 방문만으로도 보건교육이 되도록 하고, 보건교육자료는 수시로 교환한다. 이러한 교육자료는 지역사회주민들의 교육참여를 활성화되게 한다.

(4) 추후관리방법

① 환자가 약속된 날짜에 건강관리실로 오지 않을 경우에는 이유를 조사할 수 있는 제도를 마련하고, 편지나 엽서를 즉각 보내면 압박감을 느끼므로 일주일 정도 기다렸다가 연락한다.

② 대상자의 상태가 중요하거나 즉각적인 조치가 필요할 때에는 다음날 즉시 가정방문한다.

03 면접 및 상담

① 면접

(1) 면접활동

① 의의 … 면접활동은 지역사회 간호방법 중의 하나인 보건교육을 전달하는 수단으로 많이 이루어지고 있다. 면접이란 두 사람이 의도한 공공목적을 가지고 생각이나 정보를 교환하는 과정을 말하며, 언어적 혹은 비언어적 방식으로 이루어진다. 즉, 공공목적에 도달하기 위한 두 사람 사이의 의사소통이며 고의적인 대화의 성격을 지닌다.

② 면접자의 자질
- ㉠ 부드럽고 친절하며 사람들에 대한 순수한 관심을 가진 태도와 상대방에게 도움이 되어 주겠다는 마음의 자세가 필요하다.
- ㉡ 도움을 필요로 하는 사람의 인격에 대한 존경심을 가진 태도를 지닌다.
- ㉢ 자기결정, 자기지휘에 대한 권리를 인정하는 태도를 지닌다.
- ㉣ 비판적이며 강제적이 아닌 남을 수용하는 태도를 지닌다.
- ㉤ 걱정되는 일에 대하여 안심하고 이야기할 수 있도록 신뢰감을 얻을 수 있는 능력이 필요하다.
- ㉥ 정확한 관찰과 민감한 이해력, 좋은 청취자가 될 수 있는 능력이 필요하다.
- ㉦ 자신의 태도나 편견에 대한 자각능력이 있어야 한다.
- ㉧ 자제력 및 융통성과 적응능력이 있어야 한다.
- ㉨ 효과적인 의사소통능력과 건강관리에 대한 지식이 풍부해야 한다.
- ㉩ 인간행동에 영향을 주는 기본원리에 대한 지식이 있어야 한다.
- ㉪ 개인·가족·지역사회의 사회문화적 배경에 대한 지식이 필요하다.
- ㉫ 소속기관에 대한 지식(기능, 목적, 사업내용, 정책 등)이 필요하다.
- ㉬ 지역사회 자원에 대한 지식(의뢰방법)이 있어야 한다.
- ㉭ 그 지역 혹은 그 사회계층에서 통용하는 언어를 사용한다.

(2) 면접방법

① 관찰 … 관찰에 있어서는 언어를 통한 표현, 즉 면접자가 말하는 것, 말 안하는 것, 급작스런 화제의 변경, 이야기 줄거리의 간격뿐만 아니라 비언어적 표현, 즉 신체의 긴장도, 얼굴의 표정, 몸의 움직임, 몸의 자세 등을 주의하여 관찰한다.

② 청취
　　㉠ 대상자가 효과적으로 도중에 잠깐씩 중지하는 점에 관심을 기울인다.
　　㉡ 지나친 간섭, 혹은 지나치게 적은 간섭을 피한다.
　　㉢ 대상자가 계속 대화를 할 수 있도록 가끔 반응을 나타내어 경청하고 있다는 것을 알린다. 경우에 따라서 환자의 말을 반복하고 조언이나 질문을 한다.

③ 질문
　　㉠ 질문시기
　　　• 피면접자가 하고 있는 말을 이해하지 못했을 때 질문을 한다.
　　　• 피면접자 본인이 가지고 있는 문제를 혼동하고 있을 때 질문을 한다.
　　　• 구체적으로 필요한 정보를 얻으려고 할 때 질문을 한다.
　　　• 화제의 방향이 빗나갔을 때 질문을 한다.
　　　• 피면접자가 좀 더 구체적인 설명을 할 필요가 있을 때 질문을 한다.
　　㉡ 질문방법
　　　• 직접적인 질문보다는 일반적인 유도질문을 한다.
　　　• '예' 혹은 '아니오'로 대답을 유도하는 것보다 설명을 요하는 질문을 한다.
　　　• 관심과 친절감이 있는 언어를 사용한다.
　　　• 지나치게 많은 질문은 피면접자를 혼동시키고 너무 적은 질문은 관심이 없어 보이므로 주의한다.

④ 이야기
　　㉠ 이야기하는 시기와 이유
　　　• 피면접자가 화제를 계속하도록 조장할 때 이야기를 해야 한다.
　　　• 필요한 정보, 지식, 조언을 제공할 때 이야기를 해야 한다.
　　　• 각종 보건관리방법을 설명할 때 이야기를 해야 한다.
　　　• 대상자를 안심시키려고 할 때 이야기를 해야 한다.
　　　• 대상자의 질문에 답변할 때 이야기를 해야 한다.
　　㉡ 이야기 방법
　　　• 대상자와 같은 수준의 언어를 사용한다.
　　　• 간단하고 정확히 전달이 되는 용어를 사용하며 대상자와의 상호 이해를 명백히 해야 한다.
　　　• 허식적인 칭찬 또는 공을 내세우는 것을 피한다.
　　　• 질문에 대한 답변은 짧고 솔직하게 하고 대상자에게 다시 주의를 기울여야 한다.

⑤ 해석 … 지역사회간호사는 관찰·청취·대화과정에서 어떤 단서나 인상 등을 종합하여 대상자가 가지고 있는 문제에 대한 상황을 파악하며, 임시적으로 가설하여 문제해결에 접근한다.

② 상담

(1) 상담의 개념

① 상담은 개인이나 가족들의 건강문제를 정의하고 문제를 해결함에 있어서 그들의 실력 또는 능력을 증강시켜 주는 것을 목적으로 전문지식 및 기술과 전문직업적 관계를 응용하는 것이다.

② 건강상담이란 개인과 가족이 건강을 위한 지식을 습득하고, 태도를 변화시키고, 건강한 행위를 할 수 있도록 환경을 조성하고, 그들의 건강문제를 해결할 수 있는 능력을 개발하기 위해서 개인과 가족의 생각에 대한 자원과 용기를 북돋아 주는 의사소통 전체를 말한다.

(2) 상담의 목표

① **자기이해** … 피상담자는 상담을 통하여 자신의 내부와 자신을 둘러싼 환경 속에서 어떤 일이 일어나고 있는지를 올바로 이해하게 되고 자신의 장·단점을 포함하여 자신과 관련된 많은 문제들을 파악하게 된다.

② **효과적인 의사소통능력** … 많은 문제들이 의사소통의 단점 또는 잘못된 의사소통으로 발생한다는 사실을 알게 되고, 이에 따라 감정과 생각·태도를 정확하게 효과적으로 전달하는 방법과 능력을 기르게 된다.

③ **학습 및 행동변화** … 대부분의 행동은 학습되어진 것임을 전제하여 비효과적이거나 바람직하지 못한 행동을 버리고, 보다 효과적으로 행동하는 방법을 터득(학습)하여 실질적인 행동변화를 일으킨다.

④ **자아실현** … 개인이 가지고 있는 풍부한 잠재력을 개발함과 동시에 삶의 의미를 깨닫거나 또한 삶의 의미를 부여하여 자신을 완성된 하나의 인격체로 실현시키게 된다.

⑤ **지지** … 자신의 모든 측면의 자원들을 재동원해서 삶의 문제를 효과적으로 대처할 수 있을 때까지 지지받기를 원한다.

> **TIP** 효과적인 상담자의 자질
> 상담자는 온정, 성실함, 공감능력, 겸손, 자기성찰, 선행, 인내력 등의 자질을 갖추어야 한다.

(3) 상담의 실제

① **상담기법**

  ㉠ '예', '아니오'로 대답되는 폐쇄식 질문이 아닌 개방식 질문을 한다.

  ㉡ 피상담자의 호소에 경청하면서 반사, 인도, 질문, 직면, 정보제공, 해석, 지지와 격려 등을 적절히 사용하여 반응한다. 반응은 피상담자로 하여금 자신의 이야기에 집중하고 있다는 느낌을 받게 한다.

  ㉢ 상담을 통해 파악된 피상담자의 문제와 관련된 내용을 교육한다.

② 상담과정

 ㉠ 1단계 : 상담자와 피상담자간의 관계를 거치면서 진행된다.

 ㉡ 2단계 : 피상담자가 가진 문제를 명확하게 이해하고 규명한다.

 ㉢ 3단계 : 상담의 목적을 탐색한다. 즉, 피상담자가 가진 문제들을 어떻게 처리할 수 있는지 결정하기 위하여 가능한 모든 방법을 탐색한다.

 ㉣ 4단계 : 변화를 요하는 피상담자의 행동방향을 결정한다.

 ㉤ 5단계 : 피상담자가 행동변화를 일으키도록 자극한다.

 ㉥ 6단계 : 상담과정을 평가하고 추후행동을 결정한다.

 ㉦ 7단계 : 상담자의 도움 없이 추진해 나갈 수 있도록 격려·지지·지도하면서 관계를 종결시킨다.

(4) 상담 시 주의점

① 상담자는 말과 태도가 일치하도록 신중하여 피상담자가 신뢰하고 마음을 열 수 있도록 해야 한다.

② 피상담자에 대한 긍정적인 태도를 가진다.

③ 현재의 문제만을 갖고 공감대를 형성하도록 노력한다.

④ 피상담자가 자유롭게 의사를 표시할 수 있도록 부드럽고 조용한 상담분위기를 조성한다.

⑤ 피상담자가 스스로 말할 수 있을 때까지 말이나 해답을 강요하지 말아야 한다.

⑥ 피상담자의 부정적 감정의 표시를 잘 수용해야 한다.

⑦ 명령이나 지시는 피상담자로 하여금 강압적인 느낌을 받게 하므로 도와주는 역할 이외의 지시나 명령을 금한다.

최근 기출문제 분석

2020. 6. 13. 제2회 서울특별시

1 〈보기〉는 보건소에서 실시하는 방문건강관리사업의 일부이다. 이에 해당하는 사례관리의 단계로 가장 옳은 것은?

보기

- 전문 인력의 판단과 팀 구성에 따라 건강관리서비스 내용 조정
- 서신발송, 전화, 방문, 내소, 자원연계 실시

① 요구사정

② 목표설정 및 계획수립

③ 대상자 선정 및 등록

④ 개입 및 실행

> **TIP** 사례관리의 과정
> ㉠ 사정단계 : 다학제 팀이 함께 사정하여 문제를 확인한다.
> ㉡ 계획단계 : 확인된 문제의 해결을 위한 구체적안 개입 계획과 평가계획을 세운다.
> ㉢ 수행단계 : 문제의 우선순위에 따라 실제 대상자에게 필요한 다양한 자원을 활용한다. 지역사회 자원을 이용한 새로운 사회적 지지망을 구축한다.
> ㉣ 평가단계 : 대상자에게 제공된 서비스, 대상자의 변화 등을 고려하여 사례관리의 효과성과 효율성을 분석하고 피드백을 제공한다.

2019. 2. 23. 제1회 서울특별시

2 보건소의 방문건강관리사업 사례관리를 받기로 동의한 대상자의 건강위험요인을 파악하였다. 다음 중 정기 관리군으로 고려될 대상자는?

① 허약노인 판정점수가 6점인 75세 여성

② 당화혈색소 6.5%이면서 흡연 중인 77세 남성

③ 수축기압 145mmHg이면서 비만인 67세 여성

④ 뇌졸중 등록자로 신체활동을 미실천하는 72세 남성

Answer 1.④ 2.④

TIP 방문건강관리사업 대상자군 분류 및 군별 세부 기준

㉠ 집중관리군 : 건강위험요인 및 건강문제가 있고 증상조절이 안 되는 경우(3개월 이내 8회 이상 방문)

- 수축기압 140mmHg 이상 또는 이완기압 90mmHg 이상
- 수축기압 140mmHg 이상 또는 이완기압 90mmHg 이상이고, 흡연·위험 음주·비만·신체활동 미실천 중 2개 이상의 건강행태 개선이 필요
- 당화혈색소 7.0% 이상 또는 공복혈당 126mg/dℓ 이상 또는 식후혈당 200mg/dℓ 이상
- 당화혈색소 7.0% 이상 또는 공복혈당 126mg/dℓ 이상 또는 식후혈당 200mg/dℓ 이상이고, 흡연·고위험 음주·비만·신체활동 미실천 중 2개 이상의 건강행태 개선이 필요
- 관절염, 뇌졸중, 암 등록자로 흡연·고위험 음주·비만·신체활동 미실천 중 2개 이상의 건강 행태 개선이 필요
- 임부 또는 분만 8주 이내 산부, 출생 4주 이내 신생아, 영유아, 다문화가족으로 집중관리가 필요
- 허약노인 판정점수가 4~12점
- 북한이탈주민으로 감염성 질환이 1개 이상 이거나, 흡연·고위험 음주·비만·신체활동 미실천 중 2개 이상의 건강행태 개선이 필요

※ 장애인(기능평가 MBI 49점 이하)으로 고혈압, 당뇨, 관절염, 뇌졸중, 암 질환이 있는 경우

※ 암 대상자로 암 치료 종료 후 5년이 경과되지 아니한 경우

㉡ 정기관리군 : 건강위험요인 및 건강문제가 있고 증상이 있으나 조절이 되는 경우(3개월마다 1회 이상 방문)

- 수축기압이 120~139mmHg 또는 이완기압이 80~89mmHg
- 수축기압이 120~139mmHg 또는 이완기압이 80~89mmHg이고, 흡연·고위험 음주·비만·신체활동 미실천 중 1개 이상의 건강행태 개선이 필요
- 공복혈당이 100~125mg/dℓ 또는 식후혈당이 140~199mg/dℓ
- 공복혈당이 100~125mg/dℓ 또는 식후혈당이 140~199mg/dℓ이고 흡연·고위험 음주·비만·신체활동·미실천 중 1개 이상의 건강행태 개선이 필요
- 관절염, 뇌졸중, 암 등록자로 흡연·고위험 음주·비만·신체활동 미실천 중 1개의 건강행태 개선이 필요
- 북한이탈주민으로 흡연·고위험 음주·비만·신체활동 미실천 중 1개 이상의 건강행태 개선이 필요

※ 장애인(기능평가 MBI 50점 이상)으로 고혈압, 당뇨, 관절염, 뇌졸중, 암 등 질환이 있는 경우

※ 암 대상자로 암 치료 종료 후 5년이 경과되지 아니한 경우

㉢ 자기역량지원군 : 건강위험요인 및 건강문제가 있으나 증상이 없는 경우(6개월마다 1회 이상 방문)

- 수축기압이 120mmHg 미만이고, 이완기압이 80mmHg 미만
- 수축기압이 120mmHg 미만이고, 이완기압이 80mmHg 미만이고 흡연·고위험 음주·비만·신체활동 미실천 중 1개 이상의 건강행태 개선이 필요
- 당화혈색소가 7.0% 미만 또는 공복혈당 100mg/dℓ 미만 또는 식후혈당 140mg/dℓ 미만
- 당화혈색소가 7.0% 미만 또는 공복혈당 100 mg/dℓ 미만 또는 식후혈당 140mg/dℓ 미만이고, 흡연·고위험 음주·비만·신체활동 미실천 중 1개 이상의 건강행태 개선이 필요
- 질환은 없고, 흡연·고위험 음주·비만·신체활동 미실천 중 1개 이상의 건강행태 개선이 필요
- 기타 집중관리군과 정기관리군에 해당되지 않는 경우

3 보건교육방법의 토의 유형 중 심포지엄(symposium)에 대한 설명으로 옳은 것은?

① 일명 '팝콘회의'라고 하며, 기발한 아이디어를 자유롭게 제시하도록 하는 방법이다.
② 참가자 전원이 상호 대등한 관계 속에서 정해진 주제에 대해 자유롭게 의견을 교환하는 방법이다.
③ 전체를 여러 개의 분단으로 나누어 토의시키고 다시 전체 회의에서 종합하는 방법이다.
④ 동일한 주제에 대해 전문가들이 다양한 의견을 발표한 후 사회자가 청중을 공개토론 형식으로 참여시키는 방법이다.

> **TIP** ① 브레인스토밍
> ② 원탁토의
> ③ 버즈토의

4 지역사회간호사의 방문활동 원리에 대한 설명으로 옳은 것은?

① 하루에 여러 곳을 방문하는 경우 면역력이 높은 대상자부터 방문한다.
② 방문횟수는 인력, 시간, 예산, 자원, 대상자의 건강상태 등을 고려하여 결정한다.
③ 개인정보보호를 위해 방문간호사의 신분을 대상자에게 밝히지 않는다.
④ 지역사회 자원 연계는 방문간호사 활동 영역이 아니므로 수행하지 않는다.

> **TIP** ① 하루에 여러 곳을 방문하는 경우 면역력이 낮은 대상자부터 방문한다.
> ③ 방문간호사는 자신의 신분을 대상자에게 밝혀야 한다.
> ④ 방문간호사는 알선자로서 지역사회 자원 연계 역할을 수행한다.

Answer 3.④ 4.②

출제 예상 문제

1 면접에 대한 설명 중 옳은 것은?

> ㉠ 언어적 혹은 비언어적 방식으로 이루어진다.
> ㉡ 어떤 뚜렷한 목표를 가지고 두 사람 사이에 교환되는 대화이다.
> ㉢ 면접시 전문직에 대한 학문과 기술이 있어야 한다.
> ㉣ 개인의 배경을 확인하기 위하여 이루어진다.

① ㉠㉡
② ㉠㉡㉢
③ ㉠㉢
④ ㉡㉣

TIP ㉣ 면접활동은 지역사회 간호방법 중의 하나인 보건교육을 전달하는 수단으로 많이 이루어지며 공공목적에 도달하기 위한 두 사람 사이의 생각이나 정보를 교환하는 과정을 말한다. 즉, 개인의 배경을 확인하기 위하여 면접이 이루어지는 것은 아니다.

2 다음 중 가정방문 시 먼저 방문해야 할 대상자는?

① 임신 9개월의 임산부
② 신생아
③ 결핵환자
④ 에이즈환자

TIP 지역사회간호사가 가정방문활동 시 방문순서는 비전염성 영유아부터 방문하고 전염성 환자의 경우에는 맨 나중에 방문한다.

Answer 1.② 2.②

3 산후체조에 대한 교육방법으로 가장 적절한 것은?

① 강의　　　　　　　　　　　　② 연극

③ 시범회　　　　　　　　　　　④ 심포지엄

TIP 시범회 … 보건교육의 목적을 대상자가 실천하는 것으로 설정하였을 때 이론설명만으로는 부족하므로 여러 자료를 가지고 실제와 비슷하게 시범을 보이며 교육하는 것이다.

4 다음 중 '고혈압 자가관리'에 대해 사회자의 안내로 2~5명 정도의 전문적인 지식이 있는 연사가 10~15분 토의 후 청중들에게 질문을 주고받는 형식의 학습방법으로 옳은 것은?

① 심포지엄　　　　　　　　　　② 분단토의

③ 패널토의　　　　　　　　　　④ 집단토론회

TIP ② 집단구성원을 몇 개의 분단으로 나누어 책임을 지우고 그 책임의 내용에 대해 토의한 후 각각의 견해를 전체 집단에 발표해 전체 의견을 종합한다.
③ 토의 문제에 대해 대립된 견해를 가진 전문가 여러 명의 구성원으로 선정되고 의장의 안내로 토의가 시작되는데 청중수에는 제한이 없다.
④ 약 10~15명의 인원으로 구성되어 자유로운 분위기에서 발언권의 필요없이 토의한다.

5 다음 중 분열병적 성격장애로 인해 의심이 많고 부적절한 사회성으로 주위 사람들과 마찰이 잦은 자녀를 둔 어머니가 상담을 의뢰해 왔을 때 정신보건간호사가 취할 행동으로 옳지 않은 것은?

① 대상자를 상담하고 사례를 관리한다.

② 정신요양원을 소개한다.

③ 정신과 전문의를 소개한다.

④ 같은 증상을 가진 사람을 소개하고 조언을 듣도록 한다.

TIP 문제를 해결하고 대상자와 가족들이 정서적 안정을 찾도록 정신보건상담을 하도록 한다. 대상자가 적절한 대처와 일상생활을 할 수 있도록 문제해결을 위해 구체적으로 상담을 해야 하는데 요양원 소개는 맞지 않은 행동이다.

Answer 3.③ 4.① 5.②

6 다음 중 효율적인 건강관리실의 장소선정을 위해 고려해야 할 점으로 옳지 않은 것은?

① 개인 사생활 보호를 위해 한적한 곳　　② 종교와 관련된 장소
③ 수도시설의 이용이 가능한 곳　　　　　④ 교통이 편리한 곳

TIP ② 종교 및 정치에 관련이 없는 건물에 건강관리실을 준비하나 응급시에는 예외가 된다.

7 다음 중 교육자가 직접 수행해 보여줌으로써 교육하는 효과적 방법은?

① 시범　　　　　　　　　　　　　② 강의
③ 영화상영　　　　　　　　　　　④ 집단토론

TIP 시범 … 교육자가 직접 수행해서 보여주는 교육방법으로 매우 효과적이다.

8 다음 중 가정방문의 단점으로 옳지 않은 것은?

① 시간과 비용이 많이 요구된다.
② 간호사 이외의 다른 전문인의 서비스를 받을 수 없다.
③ 대상자의 상황파악이 늦어 상황에 맞는 간호를 제공할 수 없다.
④ 같은 문제를 가진 사람들끼리 서로 정보를 나누는 집단효과를 볼 수 없다.

TIP ③ 가정방문은 대상자의 상황파악을 할 수 있고 상황에 맞는 간호를 제공할 수 있다는 장점이 있다.

9 다음 지역사회 간호활동 중 집단간호활동에 속하지 않는 것은?

① 연구　　　　　　　　　　　　　② 관리
③ 공적 관계　　　　　　　　　　　④ 예방접종

TIP ④ 간호활동 중 예방접종은 개별간호활동에 속한다고 볼 수 있다.

Answer　6.② 7.① 8.③ 9.④

10 지역사회간호사의 방문활동의 원리로서 옳지 않은 것은?

① 기록은 유지·보관한다.

② 같은 날 방문할 때는 전염성 환자를 먼저 방문하고 비전염성 영유아는 나중에 방문한다.

③ 질적인 간호사업 제공에 힘써야 한다.

④ 지역사회 자원을 적절히 활용한다.

TIP ② 간호사가 감염병의 매체가 되어서는 안 된다. 따라서 하루에 여러 곳을 방문할 경우에는 비전염성 영유아부터 방문하고 전염성 문제가 있는 환자는 마지막에 방문한다.

11 지역주민에게 여름철 건강관리에 대한 보건교육을 방송하였다. 방송을 이용하는 경우의 장점이 아닌 것은?

① 가장 빠르게 전할 수 있다.

② 긴급문제 발생시 유용하다.

③ 오랜 시간 기억할 수 있다.

④ 많은 사람에게 일시에 교육할 수 있다.

TIP 방송매체 활용의 장·단점
 ㉠ 장점
  • 유인물과 같은 매체에 노출되지 않는 대상자에게 인기가 있다.
  • 친근감을 준다.
  • 방송에서 들은 이야기는 권위있는 내용으로 생각한다.
  • 가장 빠르게 많은 대상자에게 전달할 수 있다.
 ㉡ 단점
  • 시간이 지나면서 기억이 상실된다.
  • 방송망의 활용이 번거롭다.

12 지역사회간호사가 전달하고자 하는 많은 내용을 자세히 포함할 수 있는 간접매체는?

① 전화

② 편지

③ 벽보판

④ 유인물

TIP 유인물의 장점
 ㉠ 보건교육 내용을 조직적이고 계획적으로 자세히 담을 수 있다.
 ㉡ 다른 매체보다 신뢰성이 있다.
 ㉢ 주민이 유인물을 보관하여 수시로 볼 수 있다.

Answer 10.② 11.③ 12.④

05 건강증진과 보건교육

01 건강증진과 국민건강증진종합계획

1 건강증진

(1) 건강증진의 개념

① 사람들로 하여금 자신의 건강을 향상시키고, 통제할 수 있도록 촉진하는 과정을 말한다.

② WHO 오타와 헌장(1986)

    ㉠ 건강증진은 사람들로 하여금 자신의 건강에 대한 통제력을 증가시키고, 건강을 향상시키는 능력을 갖도록 하는 과정이다.

    ㉡ 모든 사람들에게 건강한 생활환경을 조성하기 위해 5가지 요소를 제시하였다.

       • 건강 지향적 공공정책의 수립

       • 건강지향적(지지적) 환경 조성

       • 지역사회활동의 강화

       • 개개인의 기술 개발

       • 보건의료서비스의 방향 재설정

③ 건강증진법(1995)

    ㉠ 건강증진이란 국민에게 건강에 대한 가치와 책임의식을 함양하도록 건강에 관한 바른 지식을 보급하고 스스로 건강생활을 실천할 수 있는 여건을 조성하는 것이다.

    ㉡ **건강증진사업** : 보건교육, 질병예방, 영양개선, 건강생활의 실천

(2) 우리나라 건강증진사업

① 1995년 국민건강증진법 및 시행령 제정·공포 ··· 건강증진사업 전개의 법적 기반 구축

② 국민건강증진사업은 1997년 국민건강증진기금 조성으로 재원을 확보, 1998년 10월 9개 보건소를 시작으로 1999년 18개 보건소, 2001년 6월까지 3년간 건강증진 거점 보건소 시범사업을 진행하였다.

③ 2002년 10월 이후 제2차 건강증진시범사업으로 금연, 절주, 운동, 영양 등 건강생활 실천사업이 보건소에서 추진하였다.

④ 2005년 건강증진기금 대폭 확충, 전체 보건소로 확대하였다.

⑤ 노동부 1990년 산업안전보건법 제정으로 근로자의 뇌심혈관계질환 및 돌연사 예방

⑥ 초·중·고등학교 학교보건사업으로 금연, 영양, 운동프로그램을 진행하였다.

⑦ 국민건강증진종합계획을 5년마다 수립하고 있다.

(3) 국민건강증진사업의 기본 개념

① 소득 증가에 따라 건강한 삶에 대한 국민들의 욕구가 증가하고 있다.

② 노인인구가 급증함에 따라 국가의료비의 부담이 증가하고 있다.

③ 복잡한 도시생활 등에서 오는 스트레스와 불건전한 생활습관 등으로 질병구조가 다양화·만성화되고 있다.

④ 지역사회 주민들의 보건의료에 대한 관심이 높아지고 이를 통합·조정할 필요성이 제고되었다.

⑤ 건강생활실천, 만성질환 예방·관리, 생애주기별 건강증진 등 건강증진사업을 체계적으로 수행하여 75세 건강장수가 가능한 사회실현이 목적이다.

> 🔖 **TIP** **건강증진사업의 우선순위 결정기준**[미국 CDC의 PATCH(Planned Approach To Community Health)의 우선순위 결정기준]
>
> ㉠ 중요성
> - 중요성은 건강문제가 지역사회에 얼마나 심각한 영향을 주는가, 또는 건강문제를 변화시키면 건강수준에 얼마나 효과가 나타나는가를 평가하는 기준이다.
> - 건강문제의 중요성을 판단하기 위해서는 첫째, 건강문제가 얼마나 흔한가를 평가하게 된다. 주로 유병률이나 발생률을 이용하여 비교하게 되는데 유병률이나 발생률의 절대적 크기도 중요하지만 상대적 크기(전국 평균이나 다른 지역과의 유병률 차이)도 중요하게 평가되어야 한다. 예를 들면 어느 지역의 유병률을 조사하였더니 1위는 암, 2위는 순환기계 질환, 3위는 사고로 나왔다고 하자. 그런데 다른 문제는 전국 평균치와 큰 차이가 없는데, 유독 사고는 전국 평균치보다 1.5배가 높다고 하자. 이 경우 암과 사고 중 어떤 문제가 더 우선되어야 할까? 이 문제에 대한 해답을 내리기 위해서는 우리가 형평성과 효율성 중 어느 것을 더 존중하는가에 대한 가치판단이 필요하다. 효율성이라는 관점에서 보면 유병률이 더 높은 암이 보건사업 대상으로 더 중요하다는 결론을 내리게 될 것이다. 그러나 지역간 건강수준의 차리를 감소시키는 것도 보건사업의 중요한 목적의 하나라고 생각하는 사람들은 보건사업의 대상으로 사고를 더 우선시할 수도 있다.

- 건강문제의 중요성을 판단하는 두 번째 기준은 해당 문제가 지역의 건강수준에 얼마나 심각한 영향을 미치는 가이다. 소위 건강문제의 위중도(危重度)라고 불리는 이 기준은 질병의 사망률이나 장애발생률, DALY 같은 질병부담 측정지표, 경제적 부담 등을 이용하여 측정하게 된다. 건강결정요인의 경우는 해당 건강결정요인이 야기하는 질환의 위중도에 건강결정요인의 질환별 귀속위험도를 곱하여 줌으로써 중요성의 측정이 가능할 것이다. 그러나 필요한 역학적 자료가 부족하여 지역에서 쉽게 활용할 수 있는 방법은 아니다.

ⓒ 변화가능성

- 변화가능성은 건강문제가 얼마나 용이하게 변화될 수 있는가를 평가하는 기준이다. 변화가능성을 평가하기 위해서는 문헌을 통해서나 다른 지역의 보건사업 경험을 통해 건강문제를 효과적으로 해결한 경험이 있는가를 확인하여야 한다. 즉, 과학적 근거에 따라 건강문제의 변화가능성을 평가하여야 한다. 우리가 비교하고자 하는 건강문제가 질병이나 사망이 아니고 행태인 경우에는 행태가 생활습관으로 고착된 경우보다 그렇지 않은 경우를 변화가능성이 높다고 평가할 수 있을 것이다. 따라서 노인의 흡연보다 청소년의 흡연이 변화가능성이 높다고 할 수 있다.
- PATCH를 이용하여 건강문제의 우선순위를 정하는 경우는 다음의 단계를 밟을 것을 미국 질병본부는 권장하고 있다.
  –1단계 : 브레인스토밍 등의 방법을 사용하여 지역에 흔한 건강문제를 취합한다.
  –2단계 : 1단계에서 취합된 건강문제를 건강문제의 중요성과 변화가능성을 고려하여 해당 영역에 정리한다.
  –3단계 : 중요하고 변화가능성이 높은 문제들을 중심으로 다시 한 번 우선순위를 정한다.

❷ 국민건강증진종합계획

(1) 국민건강증진종합계획의 개요

① 정의 ··· 국민건강증진종합계획의 효율적인 운영 및 목표 달성을 위해 모니터링, 평가, 환류하는 사업을 말한다.

② 목적 ··· 국민건강증진법 제4조 국민건강증진종합계획의 수립에 따라, 성과지표 모니터링 및 평가를 통해 국민의 건강수준 및 건강정책의 효과를 평가하고 국가건강증진전략 도출 및 건강증진정책 개발의 근거 확보에 목적이 있다.

③ 사업대상 ··· 보건복지부, 국민건강증진 관련 부처, 지방자치단체, 관련 전문가, 국민

④ 연혁

ⓐ 1995 – 국민건강증진법 제정

ⓑ 1997 – 국민건강증진기금 조성

ⓒ 2002 – 제1차 국민건강증진종합계획(HP2010, 2002 ~ 2005) 수립
- 75세의 건강장수 실현이 가능한 사회
- 건강 실천의 생활화를 통한 건강 잠재력 제고
- 효율적인 질병의 예방 및 관리체계 구축
- 생애주기별로 효과적인 건강증진서비스 제공

- •「선택과 집중」의 원리에 의한 보건산업의 체계적 추진
- • 건강증진위원회를 통해 추진사업을 지속적으로 평가 · 환류

ⓔ 2005 - 제2차 국민건강증진종합계획(HP2010, 2006 ~ 2010) 수립

- • 온 국민이 함께 하는 건강세항
- • 건강수명 연장과 건강형평성 제고
- • 건강 잠재력 강화
- • 질병과 조기사망 감소
- • 인구집단간 건강 격차 완화

ⓜ 2011 - 제3차 국민건강증진종합계획(HP2020, 2011 ~ 2015) 수립

- • 온 국민이 함께 만들고 누리는 건강세상
- • 건강수명 연장과 건강형평성 제고

ⓗ 2015 - 제4차 국민건강증진종합계획(HP2020, 2016 ~ 2020) 수립

- • 온 국민이 함께 만들고 누리는 건강세상
- • 건강수명 연장과 건강형평성 제고

> **TIP** UN 새천년 개발목표
> ㉠ 절대빈곤 및 기아퇴치
> ㉡ 보편적 초등교육 실현
> ㉢ 양성평등 및 여성능력의 고양
> ㉣ 유아사망률 감소
> ㉤ 모성보건 증진
> ㉥ AIDS 등 질병퇴치
> ㉦ 지속가능한 환경확보
> ㉧ 개발을 위한 글로벌 파트너십 구축

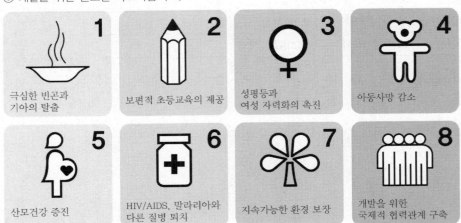

1 극심한 빈곤과 기아의 탈출
2 보편적 초등교육의 제공
3 성평등과 여성 자력화의 촉진
4 아동사망 감소
5 산모건강 증진
6 HIV/AIDS, 말라리아와 다른 질병 퇴치
7 지속가능한 환경 보장
8 개발을 위한 국제적 협력관계 구축

(2) 제4차 국민건강증진종합계획의 지표분석

① 대표지표

중점과제	지표
금연	성인 남자 현재흡연율
	중·고등학교 남학생 현재흡연율
절주	성인 남자 연간음주자의 고위험음주율
	성인 여자 연간음주자의 고위험음주율
신체활동	유산소 신체활동 실천율
영양	건강식생활 실천 인구비율(만 6세 이상)
암	암 사망률(인구 10만 명당)
건강검진	일반검진 수검률
심뇌혈관	고혈압 유병률(30세 이상)
	당뇨병 유병률(30세 이상)
비만	성인 남자 비만유병률
	성인 여자 비만유병률
정신보건	자살사망률(인구 10만 명당)
구강보건	영구치(12세) 치아우식 경험률
결핵	신고 결핵 신환자율(인구 10만 명당)
손상예방	손상사망률(인구 10만 명당)
모성건강	모성사망비(출생아 10만 명당)
영유아건강	영아사망률(출생아 1천 명당)
노인건강	노인 일상생활수행능력(ADL) 장애율

② 건강격차지표

중점과제	지표
금연	성인 남자 현재흡연율
	중 · 고등학교 남학생 현재흡연율
절주	성인 남자 연간음주자의 고위험음주율
	성인 여자 연간음주자의 고위험음주율
영양	건강식생활 실천 인구비율(만 6세 이상)
건강검진	일반검진 수검률
심뇌혈관	고혈압 유병률(30세 이상)
	당뇨병 유병률(30세 이상)
비만	성인 남자 비만유병률
	성인 여자 비만유병률
노인건강	노인 일상생활수행능력(ADL) 장애율

③ 양성평등지표

중점과제	지표
금연	성인 현재흡연율
	중 · 고등학교 현재흡연율
절주	성인 남자 연간음주자의 고위험음주율
	성인 여자 연간음주자의 고위험음주율
영양	건강식생활 실천 인구비율(만 6세 이상)
심뇌혈관	고혈압 유병률(30세 이상)
	당뇨병 유병률(30세 이상)
비만	성인 남자 비만유병률
	성인 여자 비만유병률
구강보건	영구치(12세) 치아우식 경험률
모성건강	모성사망비(출생아 10만 명당)
노인건강	노인 일상생활수행능력(ADL) 장애율

④ 국가 간 건강수준 지표

중점과제	대표지표
총괄	출생시 기대수명
금연	매일 흡연자 비율(15세 이상)
절주	알코올소비량(15세 이상)
암	암 사망률(인구 10만 명당)
비만	비만율(15세 이상)
정신보건	자살사망률(인구 10만 명당)
구강보건	우식경험영구치지수(12세 이상)
결핵	결핵발생률(인구 10만 명당)
모성건강	모성사망비(출생아 10만 명당)
영유아 건강	저체중출생아(출생 시 2,500g 미만)
	영아사망률(출생아 1천 명당)

02 건강증진 관련 이론 및 보건교육

❶ 건강증진 관련 이론

(1) 타나힐(Tannahill)의 건강증진모형

① 개념 … 건강증진은 보건교육을 통해 학습자의 지식, 태도, 행동에 영향을 줌으로써 자기건강관리능력을 갖출 수 있게 육성하는 것이다.

② 구성요소

  ㉠ 보건교육 : 건강증진은 보건교육을 통해 학습자의 지식, 태도, 행동에 영향을 줌으로써 자기건강관리능력을 갖출 수 있게 육성하는 것이다.

  ㉡ 예방 : 의학적 중재를 통해 질병과 불건강을 감소시키는 것으로 3단계가 있다.
  • 일차예방 : 건강위험요인을 감소시켜 질병이나 특정 건강문제가 발생하지 않도록 하는 것
  • 이차예방 : 질병이나 건강문제를 조기 발견하여 예방하는 것
  • 삼차예방 : 질병이나 건강문제로 인해 발생할 수 있는 합병증 예방과 재발 방지

  ㉢ 건강보호
  • 법률적, 재정적, 사회적 방법을 통해 건강에 유익한 환경을 제공함으로써 인구집단을 보호하는 것이다.

- 환경에서 발생하는 환경적 위험과 감염을 통제하려는 노력, 자발적인 규칙과 정책을 정해 법률적, 재정적 통제를 하는 것이다.
- HACCP제도와 같은 식품안전정책, 자동차 안전벨트 착용 의무화, 공공장소에서의 금연 활동 등이 그 예이다.

③ 건강증진영역
  ㉠ 예방영역 : 예방접종, 자궁경부암 선별검사, 선천성장애 선별검사
  ㉡ 예방적 보건교육 영역 : 불건강을 예방하기 위해 생활양식의 변화를 유도하고 예방사업을 이용하도록 권장하는 노력
    예 금연상담, 정보제공
  ㉢ 예방적 건강보호 영역 : 건강보호차원에서 소개된 여러 법률, 정책, 규칙의 제정과 시행
    예 충치 예방을 위한 수돗물 불소화 사업
  ㉣ 예방적 건강보호를 위한 보건교육 영역
    • 안전벨트 착용 의무화하는 법안을 통과시키도록 강력하게 운동을 전개하거나 로비활동 하는 것
    • 예방적 건강보호를 위한 방법들이 성공을 거두기 위해 대중들에게 도움이 되는 사회적 환경을 조성하려는 노력
  ㉤ 적극적 보건교육 영역 : 개인이나 전체 지역사회가 적극적으로 건강의 기초를 세우도록, 건강 관련 기술과 자신감 등을 개발할 수 있도록 도와주는 보건교육
    예 청소년 대상의 생활기술 습득 활동
  ㉥ 적극적 건강보호 영역 : 금연을 위해 직장 내에서의 흡연금지 정책 시행이나, 적극적 건강상태를 증진하기 위해 사용이 편리한 여가시설을 마련하기 위해 공공자금을 제공하는 것
    예 작업장 금연 정책
  ㉦ 적극적 건강보호를 위한 보건교육 영역 : 대중이나 정책 결정자들에게 적극적 건강보호 수단의 중요성을 인식시키고 이들에 대한 지원을 보장받기 위한 노력
    예 담배광고 금지를 위한 로비활동

(2) 합리적 행동이론(TRA) & 계획된 행동이론(TPB)

① 합리적 행동이론
  ㉠ 개념
    • 신념(행동적, 규범적), 태도, 의도, 행위 사이의 관계에 관심을 두고 태도와 행위 간의 관계를 찾기 위해 개발되었다.
    • 인간은 이성적 존재이고 가능한 정보를 체계적으로 사용하며, 행위에 대한 개인의 의도가 그 행위의 직접적인 결정요인이다.
    • 인간은 합리적이며 자신이 이용할 수 있는 정보를 활용하여 행동을 결정한다.
    • 인간이 특정 행동을 선택할 때, 행동의 결과로 야기될 수 있는 것들 중 좋은 것은 최대로 하고, 나쁜 것은 최소로 하겠다는 기대감으로 합리적 행동을 선택한다.

ⓛ **합리적 행동이론의 구성요소** : 행위, 행위의도, 행위에 대한 태도, 주관적 사회규범, 행동의 결과평가, 행동에 대한 주위의 태도

　• 행위의 결정요소 : 개인의 행위 의도

　• 행위 의도의 직접적인 결정요소

　－그 행위를 수행하는 것에 대한 태도 : 행위의 결과 또는 행위 수행에 대한 개인적 신념에 의해 결정되며, 행위 결과에 긍정적 가치를 부여할 때 행위가 수행된다.

　－그 행위와 관련된 주관적인 규범 : 사회적 압력에 대한 인식, 어떤 행위에 대한 주위 사람들의 찬성이나 반대, 주위 사람들의 의견을 따를 것인지에 따라 결정된다.

　• 개인이 특정 행위의 결과에 만족하고 그 행위를 하도록 사회적 압력이 있다고 인식할 때 행위 수행이 일어난다.

② **계획된 행동이론**

ⓖ **개념** : 합리적 행동이론이 확장된 이론으로 인지된 행동통제 개념을 추가하여 확대·발전시킨 이론이다.

ⓛ **의도를 결정하는 요인**

　• 행위에 대한 태도 : 행위 수행에 대한 개인의 긍정적 또는 부정적 평가 정도 → 행위 신념(행동적 신념)에 의해 영향을 받음

　• 주관적 규범 : 제시된 행위를 선택하도록 만드는 사회적 기대감을 개인이 지각하는 정도 → 규범적 신념에 의해 영향을 받음

　• 인지(지각)된 행위 통제 : 특정행위를 수행하는 데 있어서 어려움이나 용이함을 지각하는 정도 → 통제신념에 의해 영향을 받음

　• 행위신념(행동적 신념) : 어떤 행위가 특정한 결과를 이끌어 낼 것이라는 기대 혹은 대가에 대한 신념

　　예 체중조절이 체중을 감소시킬 가능성이 있음

　• 규범적 신념 : 주위의 의미 있는 사람들이 행위 실천에 대해 지지할지 반대할지에 대한 믿음

　　예 주치의가 체중을 조절해야 한다고 생각하다고 믿음

　• 통제신념 : 행위수행에 필요한 자원, 기회 및 장애물의 존재유무 등에 대한 행위통제에 대한 신념

　　예 식당에서 흡연금지에 직면할 가능성

ⓒ **특성**

　• 행동보다는 중간단계의 결과인 행동의도에 초점 – 내적인 동기유발과 외적 환경영향을 구분

　• 태도가 믿음으로 구성되는 것으로 정의 – 태도에 대한 정확한 측정이 가능(여러 가지 믿음을 측정함으로써 태도를 결정)

　• 동기유발이 태도에 의해 영향을 받는다는 점을 제시 – 행위결과에 대한 기대감은 그것이 현실적이든 그렇지 않든 동기유발에 결정적 영향을 수행함

　• 주관적 규범을 모형에 포함 – 개인의 행동결정과정에 타인의 영향력이 행사된다는 것을 이론적으로 정립

　• 행동수행능력에 대한 개인의 인식 고려 – 동기유발은 개인의 자신감에 의해 증가되고, 자신감 결핍에 의해 감소됨

(3) 사회인지이론

① 사회인지이론의 발달

　ㄱ 사회인지이론 = 사회학습 + 인지과정 : 학습된 행동을 합리적인 사고를 통해 올바른 가치관을 형성하는 것이다.

　ㄴ 건강행위와 행위변화의 증진방법에 영향을 미치는 심리·사회적 역동성을 설명해 주는 주요 행동과학이론이다.

　ㄷ 개인의 행동과 인지가 앞으로의 행동에 영향을 준다는 점을 강조한다.

　ㄹ 반두라는 상호결정론을 통해 인간의 행동은 인지를 포함하는 개인의 요소, 행동과 관련된 요소, 환경의 요소 이렇게 3가지 요소가 서로 영향을 미치는 결과로 만들어진 역동적·상호적인 것으로 설명한다.

　ㅁ 행동변화의 이해를 위해 인지적·정서적·행동적 요소를 종합적으로 제시하고, 이론에서 파악된 개념과 과정이 건강교육 실무와 건강행위변화에 이론적 아이디어의 적용을 가능하게 해주는 것이 이 이론의 장점이라 할 수 있다.

　ㅂ 건강행위는 개인이 자신의 건강과 안녕을 위하여 스스로 실행하는 활동이므로 행위에 영향을 미치는 개인적 요소를 고려하여야 한다.

　ㅅ 사회인지이론을 창의적으로 적용하여 개인의 인지요소에 영향을 미치는 기술과 방법을 개발하고 행동변화의 가능성을 증가시키는 노력이 매우 중요하다.

② 사회인지이론의 개념

　ㄱ 사회인지이론에서 설명하는 행동은 환경과 개인의 특성에 의존하며 이 세 요소가 동시 상호간에 영향을 미치는 역동적인 관계이다.

　ㄴ 행동은 단순히 인간과 행동의 결과가 아니며, 또한 환경도 단순히 인간과 행동에 따른 결과이기 보다는 이 세 요소가 서로에게 영향을 주는 것이다.

　ㄷ 상호결정론 : 한 가지 요소의 변화는 다른 두 가지 요소에 자연히 영향을 미치게 되는 것으로 행동만 따로 분리해서 초점을 두지 않고, 개인적·환경적 특성을 함께 고려함으로써 환경 변화나 개인 특성 프로그램을 개발하여 행동의 변화가 보다 효과적으로 실천될 수 있도록 하는데 활용될 수 있다.

③ 사회인지이론의 주요 개념

　ㄱ 행동능력

　　• 특정행동을 수행할 수 있는지의 여부를 의미한다.

　　• 행동이 무엇인지(지식), 어떻게 그 행동을 실행하는지(기술)를 알아야 한다.

　　• 특별한 행위를 수행하는 사람이 누구이든지 간에, 그 행위가 지식을 습득하는 것이든 기술로써 수행하는 것이든 나름대로 습득방법을 통해서 얻어진다.

　　• 건강교육자들은 학습을 전제로 목표행동을 분명히 하는 것이 중요하다.

　　• 주어진 업무가 학습되어도 수행되지 않을 수가 있으므로 행동능력에 대한 개념은 학습을 전제로 한 실행에 둔다.

　　• 행동능력은 개인의 훈련, 지적 수준, 학습형태의 결과이다.

- 숙련학습 : 무엇을 수행해야 되는지에 대한 인지적 지식을 제공해 주고, 실제 그 행동을 실행하여 개인이 사전에 세운 기준에 맞는 행동을 실행할 때까지 수행을 정확히 하도록 피드백해 주는 것을 말한다.

ⓒ 관찰학습
- 사회인지이론에서 사람은 타인을 통해 강화받고, 관찰함으로써 배우게 되며, 주위 환경이 행동에 대한 모델을 제시하므로 환경이 매우 중요하다.
- 관찰학습을 통해 타인의 행위를 보고 그 사람이 강화받는 것을 보면서 대리경험 혹은 대리강화를 경험한다.
- 복잡한 행동을 학습하는데 조작적 학습보다 더 효율적이다.
- 조작적 접근 : 특정 행위에 따라 강화를 받게 되며, 시행착오를 통해 개인은 반복적으로 계속 행동하고, 점차 의도하는 결과에 가깝도록 행동을 하게 된다.
- 관찰학습 : 조작적 접근과 같이 시간 소모적인 과정을 거칠 필요 없이 다른 사람의 행동을 관찰하고 그들이 행동에 대한 강화를 받는 것을 관찰함으로써 다른 사람의 행동에서 고려되는 법칙을 발견한다.
- 개인은 다른 사람의 행동과정, 성공과 실패를 관찰함으로써 무엇이 적합한 행동인지를 배우게 된다.
  - 예 이아들이 부모의 생활습관(식습관 등)을 관찰하는 것, 또래 친구를 관찰하며 그들이 받는 처벌과 보상을 주목하게 되는 것
- 관찰을 통해 배울 수 있는 다양한 행동 유형들을 흔히 가족 또는 함께 몰려다니는 급우들이 서로 공통적인 행동 형태를 갖는 것에서 알 수 있다.
- 전강교육자 또는 행동과학자들은 바람직한 행동에 대한 관찰학습을 위하여 다른 사람들의 성공적 행위 실천을 모델링하여 볼 수 있는 기회를 제공하고 그에 대한 긍정적 평가를 함으로써 강화하고 특정 행동을 시도할 수 있도록 이끌어 주는 역할을 할 수 있다.

ⓒ 강화
- 학습에서 중요하게 다루어지는 개념이다.
- 긍정적 강화 혹은 보상은 긍정적 자극을 줌으로써 그 행동이 반복될 수 있는 가능성을 증가시켜 주는 개인의 행동에 대한 반응이다.
- 긍정적 강화 : 칭찬해 주는 사람의 의견이나 판단이 행동을 하는 사람에게 가치 있는 것으로 여겨지면 더욱 강화된다.
  - 예 '잘한다!'라고 긍정적인 격려를 해주었을 시 칭찬받을 만한 행동을 할 가능성이 많아진다.
- 부정적 강화 : 부정적 자극을 제거해 줌으로써 특정 행동의 가능성을 증가시켜 바람직한 행동을 이끌도록 만든다.
  - 예 흡연의 행동을 지속하는 이유로 담배에 들어 있는 니코틴 성분으로 인해 우울·불안·분노와 같은 부정적 정서가 제거되는 상황
- 긍정적 처벌 : 어떠한 행동을 줌으로써 처벌받는 상황 → 벌금
- 부정적 처벌 : 무엇인가를 제거하는 것을 처벌로 간주하는 것 → 주차권리의 박탈
- 강화의 유형
- 외적 강화 : 예측 가능한 강화가치를 가진 사건이나 행동이 외부에서 제공되는 것
- 내적 강화 : 개인 자신의 경험이나 지각을 가치 있는 일로 판단하는 것
- 직접강화(조작적 조건화)

- 대리강화(관찰학습)
- 자기강화(자기통제)
- 건강교육자나 행동과학자는 모든 건강증진활동에 대하여 무조건 외적 보상을 제공하지 말고 이들 행동에 대한 내적 흥미가 강화된 프로그램을 고안하여야 할 것이다.

② 결과기대
- 행동에 선행하는 결정요소 = 특정 행동으로 인하여 기대되는 측면
- 개인은 특정 사건이 특별한 상황에서 그들의 행동에 따라 발생된다는 것을 학습하고, 그 상황이 다시 주어지면 그러한 사건이 다시 발생하리라고 기대하게 된다.
- 습관적인 행동이라기보다 사람들은 실행한 행동에 따른 여러 가지 상황을 예상하고 그 상황에 대처하기 위한 전략을 개발하고 테스트하고 그 상황에서 그들의 행동의 결과가 어떻게 나타날까 기대하는 것이다.
- 실제 그 상황에 직면하기 전에 그에 대한 기대를 하고 그에 따라 그들의 행동 결과를 발전시킨다.
- 대부분 이러한 예상된 행동은 그들의 걱정을 줄여주고 상황을 처리할 수 있는 능력을 높여준다.
- 결과기대는 실행에 대한 자신감인 자기효능의 증진방법으로 학습된다.

⑩ 결과기대치
- 특정결과에 대하여 개인이 부여하는 가치나 유인가라는 점에서 결과 기대와는 구별된다.
- 다른 모든 조건들이 동일시 될 때 사람들은 긍정적 결과를 최대화하고 부정적 결과를 최소화하는 방향으로 행동을 실천하게 된다.

⑪ 자기효능
- 개인이 특정 행동을 수행할 때 느끼는 자신감으로 그 행위를 수행하는 데 따르는 장애요소의 극복을 포함하고 있다.
- 반두라는 자기 효능이 행동 변화를 위한 가장 중요한 선결조건이라고 하였다. → 주어진 과제에 얼마만큼 노력을 해야 하고 어느 정도로 수행을 달성해야 하는 지에 영향을 주기 때문
- 지각된 자기효능은 특정행위를 수행하는 데 그 행위를 조작하고 집행하는 과정에서의 자기능력에 대한 개인적 판단으로 자기 조절의 중요한 역할을 하는 내적 요소 중의 하나이다.
- 자신이 무엇을 할 수 있는지에 대한 지기효능의 지각은 자신과 타인의 성공과 실패에 대한 직접적·대리적 경험으로 영향을 받는다.
- 자기효능을 높게 지각한 사람은 더 성취하려는 노력을 하고 실천하고자 하는 과제를 지속적으로 실천해 낸다.

⑫ 자기통제
- 건강교육의 목표 중 하나는 수행이하는 목표 성취에 초점을 두고 개인의 자기조절능력을 키워 자기통제 아래 건강행동을 수행하도록 만드는 것이다.
- 자기조절행위는 순환적 과정으로 자신의 행동을 관찰, 판단, 반응함으로써 목표를 성취해 나간다.
- 자신의 행동을 다양하게 감시하여 관찰한 후 자신의 평가 기준과 비교, 판단하고 그에 따른 긍정적, 부정적 자기 반응으로 보상과 처벌을 부여하는 일련의 과정을 통해 행위가 조절되는 것이라고 볼 수 있다.
- 자기조절과정에서 가장 중요한 요소는 행동을 변화시키는 동기화로서 자신이 무엇보다도 강력한 영향을 미칠 수 있다는 점에서 자기통제력의 정도는 행동수행을 결정하는 요소가 된다.

◎ 정서적 대처
- 지나친 정서적 대처는 학습과 실천을 방해한다고 제시되었는데, 특정 자극은 공포감을 야기시키고(결과 기대치 자극), 이러한 공포감이 정서적 각성인 감정을 유발시켜 방어적 행동을 촉발한다.
- 방어적 행동이 효과적으로 자극을 처리하면 공포, 불안, 적대감 또는 정서적 각성 등이 감소된다.
- 정서적·생리적 각성에 대한 행동관리의 방법
- 생리적 방어기제(부정, 억압, 억제 등)
- 인지적 기술이나 문제의 재구성법
- 정서적 고통증상을 관리하는 스트레스 관리기술(운동)
- 문제를 효과적으로 해결하는 방법(문제규명과 확인, 정서적 각성의 원인해결)이 있음
- 건강교육자나 행동과학자들은 개인의 행동변화를 돕기 위해 개인에게 동반되는 정서적 각성이 최소화되도록 돕거나 불안이 해소되는 것을 전제로 하고 중재계획을 세우는 것이 좋다.

ⓩ 상호결정론
- 사회인지이론 안에서 행동이란 역동적이고, 사람과 환경의 양상에 달려 있으며, 각각 다른 것에 동시에 영향을 주는 것이다.
- 상호결정론 : 사람들의 특성 사이에서의 지속되는 상호작용, 그 사람의 행동, 행동이 수행되는 환경과의 상호작용
- 이 세 가지의 환경요소는 지속적으로 서로에게 영향을 미치며 한 구성요소의 변화는 다른 것들에게 영향을 미친다.

ⓒ 환경과 상황
- 환경 : 물리적 외부요인으로 사람의 행동에 영향을 미치는 객관적 요소
- 사회적인 환경 : 가족구성원, 친구, 회사 및 학급동료 등
- 물리적인 환경 : 방 크기, 온도 등
- 상황 : 행동에 영향을 줄 수 있는 인지적, 정신적 환경을 말함
- 상황은 개인의 인지에 따른 환경을 나타낸다.
- 환경은 건강행위변화의 주요 요인으로 인식된다.

(4) 건강신념모형

① 개요

㉠ 인간의 행위가 개인이 그 목표에 대하여 생각하는 가치와 목표를 달성할 가능성에 대한 생각에 달려 있다고 가정하는 심리학과 행동이론을 기본으로 한다.

㉡ 초기에는 사람들이 유료나 무료로 제공되는 질병예방 프로그램에 참여하지 않는 이유를 알고자 하는 의도로 개발되기 시작하여, 후에는 예방행위, 질병행위, 환자역할행위 등을 포함한 검진행위를 설명하는데 활용되었다.

㉢ 행동과학을 건강증진에 응용한 첫 번째 이론이며, 건강행위에 대해 가장 널리 알려진 개념 틀이다.

② 보건의료분야에 제공되는 많은 사업 중 사람들의 건강 관련 행위는 질병을 두려워하는 정도에 따라 달라지고, 건강행위는 질병으로 인한 심각성의 정도와 어떤 행위를 함으로써 기대되는 심각성 감소에 대한 잠재성에 따라 달라진다고 설명한다.

② **건강신념모형도** ··· 지각된 민감성, 지각된 심각성, 지각된 유익성, 지각된 장애성 등으로 나타내어지는 네 가지 구성요인으로 설명된다. 또한 행동하는 데 방아쇠 역할을 하는 자극이 있을 때 행동의 계기가 되어 적절한 행위가 일어난다. 최근에는 자기효능의 개념이 추가되었다. 이는 행동을 성공적으로 수행할 능력에 대한 자신감이다.

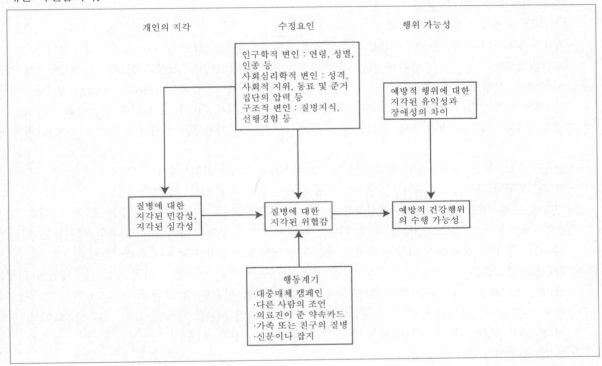

③ **주요 개념**

　⊙ **지각된 민감성** : 어떤 건강상태가 될 것이라는 가능성에 대한 생각이다. 자신이 어떤 질병에 걸릴 위험이 있다고 지각하거나, 질병에 이미 걸린 경우 의료적 진단을 받아들이거나 재발할 위험성이 있다고 생각하는 등 일반적으로 질병에 민감하다고 믿는 것이다.

　• 위험 인구 집단이나 위험 수준 규정

　• 개인의 특징이나 행동에 근거한 위험요인의 개별화

　• 개인의 실제 위험을 좀더 일관성 있게 인지하도록 만듦

　⊙ **지각된 심각성** : 질병에 걸렸을 경우나 치료를 하지 않았을 경우 어느 정도 심각하게 될 것인지에 대한 지각이다. 또는 이미 질병에 걸린 경우 이를 치료하지 않고 내버려 두었을 때 죽음, 장애, 고통을 느끼거나 사회적으로 직업상실, 가족생활과 사회관계에 문제가 생길 것 등에 대한 심각성이며 민감성과 심각성의 조합은 지각된 위협감으로 나타난다.

- 위험요인과 상황결과를 세분화
- 상황을 위험하게 느끼는지에 대한 개인의 신념

ⓒ **지각된 유익성** : 특정 행위를 하게 될 경우 얻을 수 있는 혜택에 대한 지각이다. 어떤 상황에 대해 개인의 민감성이 위협감을 느껴 행동을 취할 때 그러한 행동의 과정은 특정한 행위의 효과가 질병의 위협을 감소시킬 수 있다고 여겨질 때 나타난다는 것이다. 즉, 사람들이 자신의 건강문제에 대해 민감하고 심각하게 느낄지라도 다양한 행위가 질병의 위험을 감소시키는데 유용하다고 믿을 때, 즉 건강행위가 가능하고 효과적이라고 느낄 때 행동하게 된다는 것이다.
- 언제, 어떻게 행동할 지 규정
- 기대되는 긍정적 효과를 명확히 함
- 결과의 심각성이나 위험을 감소시키기 위해 권고된 효능에 대한 개인의 믿음

ⓔ **지각된 장애성** : 특정 건강행위에 대한 부정적 지각으로 어떤 행위를 하려고 할 때 그 건강행위에 잠재되어 있는 부정적인 측면이다. 어떤 행위를 취할 시에 거기에 들어가는 비용이나 위험성, 부작용, 고통, 불편함, 시간소비, 습관변화 등이 건강행위를 방해하게 된다는 것이다. 그러므로 민감성과 심각성이 적절한 조화를 이루는 것이 행동 에너지를 만들고, 장애를 덜 가져오는 유익성의 지각이 행동을 하게 만드는 것이다.
- 잘못된 정보, 보상, 도움을 수정할 지각된 장애를 감소시켜 주거나 확인시켜 줌
- 권고된 행동에 대해서 실제적이고 심리적인 비용의 개인 신념

ⓜ **기타 변인** : 다양한 인구학적, 사회심리학적, 구조적 변인들이 개인의 지각에 영향을 줄 수도 있고, 건강 관련 행동에 간접적으로 영향을 주게 된다. 특별히 사회 인구학적 요인이나 교육적 성취들은 민감성, 심각성, 유익성, 장애성의 지각에 영향을 줌으로써 행동에 간접적인 작용을 하게 된다.

ⓗ **자기효능감** : 반두라가 정의한 자기효능감은 주어진 행위가 어떤 성과를 끌어낼 것이라는 개인의 기재를 정의한 것이다. 그 중 효능기대감은 자신의 건강에 필요한 행위를 잘 해낼 수 있다는 확신으로 행위수행에 대한 훈련, 자신감 등이다. 로젠스톡이나 베커 등은 건강신념모형에 민감성, 심각성, 유익성, 장애성의 초기 개념과 분리된 구성요로로서 자기효능을 추가하였다.
- 인지를 증진시킬 정보 제공
- 행동수행에 대한 훈련 및 안내 제공
- 추진력 있는 목표 설정 언어적 강화
- 바람직한 행동 설명으로 불안 감소
- 개인의 행동할 능력에 대한 신뢰

(5) 펜더(Pender)의 건강증진모형(HPM)

① 개념

㉠ 건강증진 행위를 통제하는 데 있어서 인식의 조정 과정이 중요함을 강조한 사회인지이론과 건강신념모형을 기초로 하여 개발되었다.

㉡ 건강신념모형이 질병 관련 행위를 주로 설명한 것이라면 건강증진모형은 전반적인 건강증진행위를 설명한 것이다.

ⓒ 건강증진행위의 7가지 가정

- 인간은 각 개인의 독특한 건강잠재력을 표현할 수 있는 생활조건을 창출하고자 한다.
- 인간은 자신의 능력을 사정하고, 반성적으로 자기지각을 할 수 있는 능력을 가지고 있다.
- 인간은 긍정적인 방향으로 성장하는 것을 가치 있게 생각하며, 개인이 수용할 수 있는 변화와 안정 사이의 균형을 얻고자 노력한다.
- 개인은 자신의 행동을 능동적으로 조절하고자 한다.
- 신체·심리·사회적 복합성을 지닌 개인은 환경과 상호 작용하면서, 점진적이고도, 지속적으로 환경을 변화시킨다.
- 건강전문가는 인간 상호간의 환경 중 일부에 해당하며, 인간의 일생에 영향을 미친다.
- 자발적으로 인간·환경 간의 상호작용방식을 바꾸는 것은 행동변화에 필수적이다.

② 구성

㉠ 개인적 특성과 경험

- 이전의 관련 행위 : 현재와 비슷한 행위를 과거에 얼마나 자주 했는지를 의미하는 것으로, 이전의 행위는 자신도 모르게 자동적으로 행위를 하게 만들며 이것은 지각된 자기효능, 유익성, 장애성, 활동 관련 정서를 통해 건강증진행위에 간접적인 영향을 준다.
- 개인적 요인 : 건강증진행위뿐만 아니라 행위에 따른 인지와 정서에 직접적인 영향을 미치는 요소로 행위를 변화시키기 위한 중재로 구체화하기에는 어려움이 있다.
- 생물학적 요인 : 연령, 성, 비만도, 사춘기상태, 폐경상태, 힘, 균형성 등
- 심리적 요인 : 자존감, 자기 동기화, 개인능력, 지각된 건강상태, 건강의 정의 등
- 사회문화적 요인 : 종족, 보건교육, 사회·경제적 수준 등

㉡ 행위별 인지와 정서

- 활동에 대한 지각된 유익성 : 특정 행위에 대해 개인이 기대하는 이익이나 긍정적 결과
- 행위에 따른 긍정적 결과나 강화된 결과로부터 얻어짐
- 내적인 이익 : 피로감의 감소, 각성 수준의 증가 등
- 외적인 이익 : 경제적 보상인자 사회적 상호작용의 증가
- 활동에 대한 지각된 장애성 : 활동을 할 때 부정적인 측면을 인지, 이용하기 불가능한 것을 의미, 불편함, 값이 비쌈, 어려움, 시간소요가 많음 등
- 지각된 자기효능감
- 수행을 확실하게 성취할 수 있는 개인의 능력으로 판단
- 직접적으로 건강증진행위를 동기화시키고 지각된 장애에 영향을 줌으로써 행위의 시행이나 유지에 간접적으로 영향
- 활동과 관련된 정서 : 행위를 시작하기 전, 하는 동안, 한 후에 일어나는 주관적인 느낌으로 행동 자체가 가지는 자극의 특성에 기초한다. 감정 상태는 행위를 반복하거나 지속하는데 영향을 미치며 긍정적인 감정을 동반한 행위일수록 반복될 가능성이 크고, 부정적인 감정을 느끼게 하는 행위일수록 피할 가능성이 크다.

- 인간 상호간의 영향
  - 다른 사람의 태도와 신념, 행위 등에 영향을 받는 것
  - 건강증진행위에 대한 인간 상호 간의 일차적인 원천은 가족(부모, 형제), 또래집단, 보건의료제공자이며, 규범(의미 있는 타인의 기대), 사회적 지지(도구적, 정서적 격려), 모델링(특정행위에 참여하는 타인을 관찰하여 학습함) 등 사회적 압력이나 행동계획 수립의 격려를 통해 직·간접적으로 행위에 영향
  - 상황적 영향 : 상황에 대해 개인이 지각하고 인지하는 것으로 행위를 촉진시키거나 저해
  - ⓒ 행위결과 : 활동계획에 몰입하고 건강행위가 이루어지는 단계
    - 활동계획 수립 : 주어진 시간과 장소에서 특정 사람이나 환자와 구체적인 활동을 하거나 행위를 수행, 강화하기 위한 전략
    - 즉각적인 갈등적 요구와 선호성
      - 계획된 건강증진행위를 하는 데 방해되는 다른 행위
      - 운동보다 쇼핑을 더 좋아하기 때문에 운동하는 곳을 늘 지나쳐서 마트로 가게 되는 경우
    - 건강증진행위 : 건강증진행위는 개인이나 집단이 최적의 안녕상태를 이루고 자아실현 및 개인적 욕구충족을 유지, 증진하려는 행위로서 질병을 예방하는 것 이상을 의미하며 균형과 안정성을 지키게 하고 최적의 기능 상태로 만들며 조화를 증진시키며 적응을 강화시키고 안녕을 극대화하고 의식을 확재시키는 것 등을 포함한다.

③ 특징
- ㉠ 인지지각을 변화시켜 건강증진 행위를 촉진할 수 있다는 데 초점이 있으며, 건강증진에 인지지각 요인이 미치는 영향이 크다는 점을 강조한 것이다.
- ㉡ 지나치게 많은 변수들을 고려함으로써 실제적인 적용이 어렵다.
- ㉢ 이론으로서의 간편성이 부족하다.

(6) PRECEDE-PROCEED 모형

① 개념
- ㉠ 수행평가 과정의 연속적인 단계를 제공하여 포괄적인 건강증진계획이 가능한 모형이다.
- ㉡ PRECEDE 과정은 보건교육사업의 우선순위 결정 및 목적 설정을 보여주는 진단단계이다.
- ㉢ PROCEED 과정은 정책수립 및 보건교육사업 수행과 사업평가에서의 대상과 그 기준을 제시하는 건강증진계획의 개발단계이다.
- ㉣ 건강, 건강행위의 사회적, 생태학적(가족, 지역사회, 문화, 신체적·사회적 환경)요인 등 직·간접요인들을 분석한 후 그를 바탕으로 포괄적인 사업을 계획하도록 모형이 개발되었다.
- ㉤ 건강행위에 사회적, 생태학적 측면이 중요한 요인임을 강조한 것으로, 건강행위 변화에 대한 책임을 대상자 중심으로 본 다른 건강행위 관련 모형과 구별된다.

② 모형의 단계

　㉠ 사회적 사정단계

　　• 사람들 자신의 요구나 삶의 질을 이해하기 위한 과정으로 광범위한 지역사회에 대한 이해를 위해 계획된 다양한 정보수집활동

　　• 지역사회와 삶의 질을 사정하도록 격려하고 돕는 것에서 시작

　　• 삶의 질 측정

　　－객관적 측정 : 고용률, 결근율, 교육수준, 실업률과 같은 사회적 지표, 주택밀도, 사회복지 수준, 대기상태와 같은 환경적 지표

　　－주관적 측정 : 지역주민의 적응(스트레스 생활사건, 개인적 또는 사회적 자원)과 삶의 만족도(긍정적 생활경험, 개인적 또는 사회적 자원) 등을 포함하여 대상 집단에게 삶의 질을 방해하는 주요 장애물이 무엇인지를 물어보는 것

　　• 자료수집방법 : 면담, 지역사회 포럼, 포커스 그룹 활용, 설문조사, 사회적 지표, 연구기록, 국가적 자료의 지역수준으로 합성된 통계

　㉡ 역학적 사정단계

　　• 사회적 관점에서 규명된 삶의 질에 영향을 미치는 구체적인 건강문제 또는 건강목표 규명, 우선순위를 선정하여 제한된 자원을 사용할 가치가 큰 건강문제를 규명하는 단계

　　• 건강문제를 나타내는 지표 : 사망률, 이환율, 장애율, 불편감, 불만족 － 5D

　　• 건강문제 우선순위 설정

　　－사망, 질병, 근로손실일수, 재활비용, 장애(일시적, 영구적), 가족해체, 회복 비용 등의 문제 중 가장 파급효과가 큰 문제는 어느 것인가?

　　－어린이, 여성, 인종 등의 소집단 중에서 위험에 처해 있는 것은 어느 집단인가?

　　－어떤 문제가 가장 중재하기에 적합한 것인가?

　　－지역사회 내의 다른 기관들로부터 외면당하고 있는 문제는 어떤 것인가? 그럴만한 이유가 있는가?

　　－어떤 문제가 건강상태, 경제상태 또는 이익 등의 측면에서 가장 효과적인 결과를 가져올 것인가?

　　－지역적, 국가적 우선순위에서 상위에 배정되어 있는 문제가 있는가?

　　• 건강 목적 개발

　　－사업추진의 구심적 역할, 방향 제시

　　－역학적, 의학적 결과로 표현

　　－대상, 기대효과, 범위, 기간 등의 내용 포함

　　－측정가능, 정확한 자료에 근거하여 합리적 설정

　　－하부목표와 성취 목표는 일관성

　㉢ 행위 및 환경적 사정단계

　　• 전 단계에서 확인된 삶의 질, 건강결정요인들을 통제하는 총체적인 행위

　　• 사회적·물리적 환경 요인을 분석하는 단계

　　• PRECEDE 모형에서는 행위요인만 다뤘으나 PROCEED 모형에서는 생활양식과 환경적 요인까지 고려한다.

- 행위사정의 단계
  - 건강문제 관련 요인의 분류 : 행위와 비행위 요인
  - 행위의 분류 : 예방행위와 치료행위
  - 행위의 중요도에 따른 분류
  - 행위의 가변성 정도에 따른 분류 : 행위에 등급을 매기는 것, 시간요인 고려
  - 대상행위의 결정 : 사업의 초점이 될 수 있는 행위 선택
  - 행동목표 진술 : 구체적, 정확성 요구, 변화가 기대되는 대상, 성취되어야 하는 건강행위, 성취되어야 하는 조건의 범위, 변화가 발생될 것이라고 생각되는 시간 등 포함
- 환경사정의 단계
  - 변화될 수 있는 환경요인의 규명
  - 중요도에 따른 환경요인들의 분류
  - 가변성에 따른 환경요인들의 분류
  - 표적 환경요인 결정 : 행위 매트릭스
  - 환경목표의 진술 : 측정 가능한 용어로 진술

② 교육 및 생태학적 사정 단계
- 행위에 영향을 주는 요인
  - 성향요인 : 행위를 초래하거나 행위의 근거가 되는 요인(개인이나 집단의 동기화와 관련) → 인지, 정서적 요인으로 지식, 태도, 신념, 가치, 자기효능, 의도 등
  - 촉진요인 : 건강행위를 수행하는데 필요한 기술과 자원, 실제로 행위가 나타나도록 하는 요인 → 지역사회의 보건의료나 지역사회의 자원에 대한 이용가능성, 접근성, 시간적 여유 등
  - 강화요인 : 행위가 계속되거나 반복되도록 보상을 제공하는 행위와 관련된 요인 → 사회적 지지, 동료영향, 의료제공자의 충고와 피드백, 신체적으로 얻은 결과
- 행위와 환경변화 요인 선택 및 우선순위 결정
  - 요인들의 규명 및 분류단계
  - 세 범주 중에서 우선순위 결정
  - 범주 내의 요인들 간의 우선순위 결정
- 학습과 자원목표
  - 학습목표 : 성향요인과 중재내용을 서술 → 사업평가의 기준
  - 자원목표 : 사업의 환경적 촉진요인 정의

⑩ 행정 및 정책 사정 단계
- PRECEDE에서 PROCEED로 넘어가는 단계
- 사정단계에서 규명된 계획이 건강증진사업으로 전환되기 위한 행정·정책사정과정
- 건강증진 프로그램을 촉진하거나 방해하는 정책, 자원 및 조직의 환경 분석
  - 정책 : 조직과 행정활동을 안내하는 일련의 목표와 규칙
  - 규제 : 정책을 수행하거나 규칙이나 법을 강화하는 활동

–조직 : 사업 수행에 필요한 자원을 모으고 조정하는 활동

–수행 : 행정, 규제, 조직을 통해 정책과 사업을 활동으로 전화시키는 것

- 행정 사정 단계 : 필요한 자원의 사정, 이용가능한 자원의 사정, 수행에 있어서 장애물 사정
- 정책 사정 단계 : 계획이 수행되기 전 기존의 정책, 규제 및 조직에 적합한지 검토
- 수행 단계

–계획, 예산, 조직과 정책의 지지, 인력과 감독

–사람들의 요구에 대한 민감성, 상황에 따른 융통성, 인식, 유머감각

ⓑ 실행 : 프로그램 수행

ⓢ 평가

- 과정평가 : 사업의 수행이 정책, 이론적 근거, 프로토콜 등에서 벗어날 때 이를 인식할 수 있도록 한다.
- 영향평가 : 대상 행위와 선행요인, 촉진요인, 강화요인, 행위에 미치는 환경요인에 대한 즉각적인 효과
- 결과평가 : 건강상태와 삶의 질 지표

(7) 범이론적 모형

① 개요

ⓐ 횡이론적 변화단계이론

ⓑ 심리치료자들이 다양한 이론의 통합을 통해 새로운 시개 정신을 찾기 위한 하나의 방법으로 범이론적 접근을 시도

ⓒ 시간적인 차원을 포함한 단계의 개념으로 이해함으로써 성공적인 금연을 유도할 수 있다는 새로운 접근법을 제시

ⓓ 성인의 금연에 대한 폭넓은 연구 : 스스로 담배를 끊는 사람이 어떠한 단계를 거치면서 행동의 변화를 보이는지를 이해

ⓔ 개인의 행위에 영향을 주는 인적 요소가 어떤 것이 있는지에 초점을 두고 건강행위를 설명한다.

② 변화의 단계

ⓐ 계획 전 단계, 인식 전 단계

- 6개월 내에 행동변화의 의지가 없는 단계
- 인식을 갖도록 하기 위해 문제점에 대한 정보를 주어야 한다.

ⓑ 계획단계, 인식단계

- 6개월 내에 행동변화의 의지가 있는 단계
- 구체적인 계획을 세울 수 있도록 긍정적인 부분을 강조한다.

ⓒ 준비단계

- 1개월 내에 행동변화의 의지를 가지고 있으며, 적극적으로 행동변화를 계획하는 단계
- 기술을 가르쳐 주고, 실천계획을 세울 수 있도록 도와주고, 할 수 있다는 자신감을 준다.

    ② 행동단계
      • 6개월 내에 명백한 행동의 변화를 갖는 단계
      • 칭찬을 하며, 실패를 막을 수 있는 방법을 가르치며, 이전행동으로 돌아가려는 자극을 조절하는 계획을 세우도록 한다.
    ③ 유지단계
      • 6개월 이상 행동변화가 지속되는 단계
      • 유혹을 어떻게 조절해야 하는지 긍정적인 부분을 강조한다.

③ 변화과정
    ㉠ 변화단계를 계속 유지하기 위하여 사람들이 사용하는 암묵적이거나 명백한 활동
    ㉡ 경험적 과정(인지적 과정) : 행동과 관련된 정서, 믿음, 가치 등 대상자의 인지적인 과정(동기부여, 의식형성, 극적 전환, 자기재평가, 사회적 조건, 환경 재평가)
    ㉢ 행동적 과정 : 행동변화에 적용이 되는 과정 → 조력관계, 대응조건, 강화관리, 자극조절, 자기해방

④ 변화과정
    ㉠ 의식형성 : 높은 수준의 의식과 보다 정확한 정보를 찾는 과정
    ㉡ 극적 안도 : 감정경험과 표출
    ㉢ 환경 재평가 : 자기 환경과 문제들에 대한 감정적, 인지적 재인식
    ㉣ 자기 재평가 : 자기 자신과 문제들에 대한 감정적, 인지적 재인식
    ㉤ 자기해방 : 신념에 근거하여 변화하고 행할 수 있다는 믿음
    ㉥ 조력관계 : 개발, 보호, 신뢰, 진실, 감정이입을 포함한 관계
    ㉦ 사회적 조건 : 개인적 변화를 지지하는 사회적 변화 의지
    ㉧ 대응조건 : 문제행위를 보다 긍정적 행위나 경험으로 대치
    ㉨ 강화관리 : 긍정적 행위는 강화하고 부정적 행위는 처벌
    ㉩ 자극조절 : 환경 또는 경험을 재구축하여 문제자극이 덜 발생하도록 함

⑤ 변화단계 모형

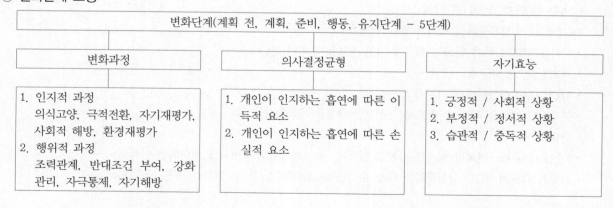

변화단계(계획 전, 계획, 준비, 행동, 유지단계 – 5단계)		
변화과정	의사결정균형	자기효능

1. 인지적 과정
   의식고양, 극적전환, 자기재평가, 사회적 해방, 환경재평가
2. 행위적 과정
   조력관계, 반대조건 부여, 강화관리, 자극통제, 자기해방
	1. 개인이 인지하는 흡연에 따른 이득적 요소
	2. 개인이 인지하는 흡연에 따른 손실적 요소
		1. 긍정적 / 사회적 상황
		2. 부정적 / 정서적 상황
		3. 습관적 / 중독적 상황

⑥ 적용

  ㉠ 단계모델은 광범위한 건강부분 및 정신보건영역으로 확대되어 적용된다.

  ㉡ 알코올중독 및 물질남용, 불안 및 공포장애, 섭취장애 및 비만, 에이즈 예방, 유방암 검진과 자궁암 검진

  ㉢ 치료권고에 대한 이행, 임신과 흡연 등 다양한 영역의 건강 프로그램에서 활용

(8) PATCH(Planned Approach to community Health) 모형

① 개요

  ㉠ 미국의 질병관리본부가 1980년대 지역보건요원의 보건사업 기획지침서로 개발하였다.

  ㉡ 지역사회에서 건강증진 및 질병예방 프로그램의 계획과 수행을 위한 계획된 접근방법으로 사용된다.

  ㉢ 지방정부 차원에 적용하는 모형이지만 지방정부와 중앙정부가 종적으로 상호협력하여 건강문제의 우선순위를 다루어야 한다.

  ㉣ 각 지역의 물적 인적자원과 보건체계를 강화하도록 계획한다.

  ㉤ 지역사회의 주인의식과 파트너십을 중요한 개념으로 다룬다.

② 주요개념

  ㉠ 1단계 지역사회 자원의 동원 : 프로그램의 대상지역을 정하고 참여자를 모집한다.

  ㉡ 2단계 자료수집과 분석 : 프로그램 대상지역의 사망률, 유병률, 지역사회 주민의 건강행위, 인식 및 견해 등에 대한 자료를 수집하여 분석한 후 가장 우선순위가 높은 건강문제를 결정한다.

  ㉢ 3단계 우선순위 설정과 표적집단 결정 : 대상지역의 건강문제가 지역사회에 얼마나 심각한 영향을 미치는지, 건강문제가 변화되면 어느 정도의 효과가 나타나는지 등을 평가하는 기준을 중요하게 다룬다.

  ㉣ 4단계 중재전략 개발 및 실행 : 현재 제공되고 있는 프로그램을 파악하고 사용 가능한 자원을 파악하여 실행계획을 세운다.

  ㉤ 5단계 평가 : 패치 전 과정의 진행을 모니터링하여 프로그램의 성공을 측정할 수 있는 지표를 설정하며 자료를 수집한다.

(9) MATCH(Multilevel Approach Community Health) 모형

① 개요

  ㉠ 보건프로그램의 실행을 강조하는 모형으로 중재를 수행할 표적집단을 설정한다.

  ㉡ 중재전략을 생태학적인 여러 수준으로 나누어 다양한 접근법을 적용한다.

  ㉢ 개인의 특성과 환경의 특성이 서로 상호작용하면서 영향을 미치는 요인을 개인, 집단, 지역사회, 국가 등의 수준으로 나누어 보건프로그램을 기획한다.

② 주요개념

  ㉠ 목적/목표 설정

    • 건강상태 목적(목표) 선정

- 우선순위 목적(목표) 선정
- 건강 행위요인과 관련된 목적(목표) 선정
- 환경요인과 관련된 목적(목표) 선정

  ⓛ **중재 계획**
- 중재 목표 파악 : 중재 활동의 목표가 되는 중재 대상 결정
- 중재 목표 선정 : 1단계에서 파악된 건강행동 요인, 환경적 요인, 중재 대상을 조합하여 목표 선정
- 중재 목표를 이루기 위한 매개변인(지식, 태도, 기술 등) 파악
- 중재 접근방법 선정 : 중재 목표의 수준에 맞게 중재 활동의 종류를 선택

  ⓒ **프로그램 개발** : 각 프로그램의 내용적인 구성요소 등 프로그램 개발과 관련된 내용을 상세하게 기술하는 단계

  ⓔ **실행**
- 변화 채택을 위한 계획안을 작성하고 자원활동 준비
- 변화를 위한 요구, 준비 정도, 환경적인 지지조건 등에 대한 사안 개발
- 중재가 효과적이라는 증거 수집
- 중재를 통한 변화를 지지하여 줄 수 있는 사회적 지도자나 기관 단체를 파악
- 사회적인 의사 결정권이 있는 사람들과 협조 관계 유지
- 프로그램 수행자들을 모집, 업무 훈련, 수행 업무 모니터 및 지지할 수 있는 시스템 개발

  ⓜ **평가**
- 과정평가 : 중재기획과 과정에 대한 유용성, 실제 수행에 대한 정도와 질, 프로그램 수행 후 즉시 나타난 교육적인 효과 등
- 영향평가 : 보건프로그램의 단기적인 결과로 지식, 태도, 기술을 포함한 중간 효과와 행동 변화 또는 환경적인 변화를 포함
- 결과평가 : 장기적인 보건프로그램 효과 측정

❷ 보건교육

(1) 보건교육의 이해

① 보건교육의 개념

  ㉠ 정의
- WHO : 보건교육은 개인과 지역사회의 건강에 도움이 되는 지식을 향상시키고, 삶의 기술을 개발하는 것을 포함하여 건강에 대하여 읽고 행동할 수 있는 능력을 향상시키도록 구성된 의사소통을 포함한 학습의 기회이다.
- 국민건강증진법 : 보건교육은 개인 또는 집단으로 하여금 건강에 유익한 행위를 자발적으로 수행하도록 하는 교육을 말한다.

ⓛ 보건교육의 목적과 목표
- 목적 : 대상자들이 최적의 건강을 유지·증진시킬 수 있는 자가건강관리능력을 함양하여 삶의 질을 향상시키는 것이다.
- 목표
  - 개인의 삶의 질 향상 증진
  - 보건의료자원의 올바른 이용
  - 건강한 생활양식 행동의 실천 강화
  - 대상자들의 자가건강관리능력 함양
  - 건강행위를 스스로 실천할 수 있도록 도움

② 보건교육의 일반적 원리 및 필요성

ⓐ 일반적 원리
- 보건교육은 모든 연령층을 대상으로 한다.
- 보건교육은 개인이나 집단의 건강에 관한 지식, 태도, 행위를 바람직한 방향으로 변화시키는 데 목적이 있다.
- 보건교육은 형제, 동료, 친구 사이에도 이루어진다. 전문적 기초지식의 결여로 부정확한 측면도 있지만 모르는 것을 알도록 도와주는 데서 개인적인 신뢰나 우정이 크게 작용할 수 있다.
- 보건교육은 거의 실제 경험과 비슷한 학습환경에서 이루어질 때 그 효과가 크다.
- 보건교육은 가정, 학교, 지역사회 간의 접촉 및 매개수단이 되어야 한다.
- 보건교육계획을 세우려면 명확한 목표가 설정되어 있어야 한다.
- 보건교육은 다른 관련 분야들과 협조관계가 필요하다.
- 보건교육계획 시 그 지역사회 주민의 건강에 대한 태도, 신념, 미신, 습관, 금기사항, 전통 등 일상생활의 전반적인 사항을 반드시 알고 있어야 한다.
- 보건교육은 양과 질을 측정할 수 있는 평가 지표의 준비가 필요하다. 사전평가, 중간평가, 사후평가를 실시하여 재계획에 반영하여야 한다.
- 보건교육은 개인, 가정, 지역사회 주민의 요구 또는 흥미에 따라 실시해야 효과적이다. 보건교육 실시 전에 지역사회의 요구도를 미리 사정하여야 한다
- 보건교육은 대상자의 연령, 교육수준, 경제수준에 맞게 실시하여야 한다.
- 보건교육은 단편적인 지식이나 기술(기능)을 전달하는 데 그쳐서는 아니 되며, 일상생활에서 응용될 수 있도록 해야 하며, 보건교육을 실시할 때는 인간의 신체적·정신적·사회적 측면의 조화를 고려하여야 한다.
- 대상자가 자발적으로 보건교육에 참여하도록 유도하여야 한다.
- 보건문제 해결은 일정한 공식이나 틀이 없으므로 일종의 창의적인 과정이라 할 수 있다.

ⓑ 필요성
- 보건교육을 통해 자신이 이용하는 서비스 수준을 판단할 수 있는 능력을 키워야 한다.
- 질병 양상의 변화와 의학기술의 한계에 따른 보건교육의 상대적 가치가 부각되고 있다.
- 의료비 상승으로 인한 조기 퇴원으로 가정에서 환자와 가족이 건강관리를 해야 할 필요성이 증가하고 있다.
- 개인이나 지역사회가 건강 관련 문제를 스스로 해결할 수 있는 능력을 기를 필요가 있다.
- 소비자 의식의 향상으로 삶의 질 향상을 추구하려는 인식이 전반적으로 확산되었다.

③ 보건교육 관련 이론 정리

　㉠ 행동주의 학습이론

　　• 개념

　　-인간의 학습 현상을 행동과 그 행동의 발생 원인이 되는 외부환경에 초점을 두고 설명하는 이론으로 목표한 행동의 변화가 일어나면 학습이 이루어진다고 본다.

　　-인간의 행동은 자연법칙의 지배를 받기 때문에 과학적으로 연구되어야 하고, 겉으로 나타나는 행동을 연구의 대상으로 한다.

　　-환경은 개체의 행동에 영향을 주는 외적 변인이며, 행동 변화를 목표로 하는 학습도 환경이 개체에 작용해서 나타난 결과로 볼 수 있다.

　　-환경을 조절함으로써 인간의 행동을 변화시키거나 수정할 수 있다. 환경을 적절히 조성하면 학습도 의도한 대로 조절이 가능하다.

　　• 기본원리

　　-행동은 보상, 칭찬, 처벌 등과 같은 강화에 의해 증가된다.

　　-행동은 이전의 경험에 의해 영향을 받으며, 다음에 올 결과에 의해 더 큰 영향을 받는다.

　　-처벌은 행동을 억제한다. 처벌이 제거되면 행동은 증가하는 경향이 있다.

　　-각성은 주의 집중에 영향을 준다.

　　-반복적인 행동으로 강화가 이루어지며 강화를 통해 학습을 증진시킨다.

　　-불규칙적인 강화가 행동을 오래 지속하게 한다.

　　-즉각적이고 일관성 있는 강화가 효과적이다. 정확하고 즉각적인 회환은 학습을 향상시킨다.

　　-명백하게 행동과 연결된 보상이나 체벌이 행동을 강화시킨다. 결과에 상응하는 적절한 보상제공이 학습을 증진시킨다.

　　-대상자가 원하는 보상일 때 행동이 증가한다.

　　-욕구를 충족시키지 못하는 행위는 소멸된다.

　㉡ 인지주의 학습이론

　　• 개념

　　-인간을 문제해결을 위한 정보를 적극적으로 탐색하고 이미 알고 있는 것을 재배열하며 재구성함으로써 새로운 학습을 성취하는 능동적이고 적극적인 존재로 본다.

　　-학습은 본질적으로 내적인 사고과정의 변화이기에 개인이 환경으로부터 받은 자극이나 정보를 어떻게 지각하고 해석하고 저장하는가에 관심을 둔다.

　　• 기본원리

　　-주의집중은 학습을 증가시킨다.

　　-정보자료를 조직화할 때 학습을 증가시킨다.

　　-정보를 관련지음으로써 학습을 증가시킨다.

　　-개개인의 학습유형은 다양하다.

　　-우선적인 것은 정보의 저장에 영향을 준다.

-새로이 학습한 내용을 다양한 배경에서 적용하는 것은 그 학습의 일반화를 돕는다.

-모방은 하나의 학습방법이다.

-신기함이나 새로움은 정보의 저장에 영향을 준다.

ⓒ 인본주의 학습이론

• 개념 : 심리학에 근본을 두고 있으며 학습은 개인이 주위 환경과의 능동적인 상호작용을 통하여 자아성장과 자아실현을 이루는 과정이다.

> **TIP 학습의 개념**
>
> ㉠ 학습은 학습자가 긍정적 자아개념을 갖도록 도와주는 것이다.
>
> ㉡ 학습자들에게 자유 선택의 기회를 부여하면 그들은 최선의 것을 선택한다.
>
> ㉢ 학습은 학습자의 조화로운 발달을 도모하며 학습자 중심으로 이루어져야 효과적이다.
>
> ㉣ 학습은 학습자로 하여금 그들의 신념과 태도와 가치를 분명히 의식하여 행동하도록 돕는 것이다.
>
> ㉤ 학습은 자기실현을 할 수 있도록 개인의 잠재력을 발달시키는 것이다.

• 기본원리

-학습자가 자발적인 사람이기 때문에 교육자의 역할은 학습자의 요청에 반응하는 것이며 교사는 촉진자, 조력자, 격려자가 되어야 한다.

-학습에서 필수적인 것은 학습자가 경험에서 의미를 이끌어내는 것(스스로 학습하며 학습이 유용했는지 평가)이다.

ⓔ 구성주의 학습이론

• 개념

-구성주의 학습은 자신의 개인적인 경험에 근거해서 독특하고 개인적인 해석을 내리는 능동적이며 개인적인 과정을 의미하는 학습이론이다.

-구성주의는 지식이 인간의 경험과는 별도로 외부에 존재한다는 객관주의와는 상반되는 이론으로 지식이란 인간이 처한 상황의 맥락 안에서 사전 경험에 의해 개개인의 마음에 재구성하는 것이라고 주장한다.

-구성주의는 문제중심학습의 철학적 배경이 되며 의미 만들기 이론 또는 알아가기 이론이라고도 하며 의학이나 간호학의 학습방법으로 도입되고 있다.

• 기본원리

-학습자는 학습의 주체이며 능동적으로 학습과정에 참여하여 자신의 경험의 의미를 구성할 때 학습이 일어난다.

-교사는 실제와 같은 복잡하고 역동적인 상황이나 문제를 제시하고 다양한 관점을 개발할 수 있는 기회와 학습에 대한 안내를 줄 수 있는 학습 환경을 조성해야 한다.

-학습이 의미를 가지지 위해서는 학습한 지식이 실제로 사용될 수 있는 맥락과 함께 제공되어야 한다. 맥락은 실제 상황과 유사한 것이어야 한다.

-학습자는 문제 상황에서 관련 정보를 회상하고, 문제 해결 과정에 집중하며 전문가들이 실세계의 문제 해결 과정에서 경험하는 사고력을 촉진하고자 문제 상황을 제공한다.

-문제 상황은 학습자의 학습동기를 유발하고, 관련 지식을 점검하거나 습득하게 하며, 지식을 문제 해결에 적용하도록 유도한다.

-교사는 학습자의 흥미를 유발하고, 지속적인 피드백과 지지를 통하여 학습자의 의미 구성 과정을 촉진한다.

- 학습자는 사회공동체 내에서 다른 사람들과 아이디어를 공유하고 다양한 관점을 접하게 되는데, 이때 모순되거나 불일치함을 경험하면서 반성적인 사고를 통해서 자신의 관점을 재해석하거나 변형하는 등 조정이 가능하고 공동체와 공유된 의미를 갖게 된다.
- 평가는 학습과정에서 이루어져야 한다고 본다. 평가는 학습자가 문제를 해결하는 과정에서 지식과 기능을 새로운 상황에 전이할 수 있는 능력에 초점을 두고 이루어져야 한다.

(2) 보건교육의 계획

① 학습목표의 설정

㉠ 학습목표 : 학습경험을 통하여 바람직하게 변화되어야 할 학습자의 지식, 태도, 행위를 말하며, 학습과정의 결과로 기대되는 행동이다.

㉡ 학습목표가 갖추어야 할 조건
- 연관성 : 목적과 밀접한 관련을 가져야 한다.
- 논리성 : 논리적으로 기술되어야 한다.
- 명백성 : 학습자와 교육자가 모두 명확히 이해하고 이에 기준하여 교육이 일어날 수 있도록 명확하게 설정되어야 한다.
- 실현 가능성 : 학습을 통해 실현 가능한 목표가 설정되어야 한다.
- 관찰 가능성 : 관찰 가능한 목표가 되도록 구체적으로 설정하여야 한다.
- 측정 가능성 : 측정 가능하도록 설정되어야 한다.

㉢ 학습목표의 분류 : Bloom은 학습목표를 인지적, 정의적, 심리운동적 영역으로 구분하였다.
- 인지적 영역
- 지식의 증가와 이를 활용하는 능력
- 행동의 복합성에 따라 가장 낮은 수준의 지식 습득부터 가장 높은 수준의 평가로 분류
- 지식 : 정보를 회상해 내거나 기억하는 것

  예 대상자들은 흡연의 피해를 열거할 수 있다.
- 이해 : 하급자는 의사소통이 되고 있는 물질이나 아이디어를 다른 것과 관련시키지 않고도 무엇이 의사소통되고 있는지 앎

  예 대상자들은 니코틴의 작용을 말할 수 있다.
- 적용 : 구체적이고 특수한 상황에 일반적인 아이디어나 규칙, 이론, 기술적인 원리, 일반화된 방법의 추상성 사용

  예 대상자들은 심장질환과 니코틴의 작용을 관련지어 말할 수 있다.
- 분석 : 의사소통을 조직적·효과적으로 하기 위해 표현된 아이디어의 위계와 관계가 분명해지도록 의사소통을 부분으로 나눔

  예 대상자들은 흡연으로 인한 증상과 자신에게서 나타나는 증상을 비교한다.
- 종합 : 부분이나 요소를 합하여 분명하도록 완성된 구조로 구성

  예 대상자들은 금연방법을 참고하여 자신의 금연계획을 작성한다.

-평가 : 주어진 목표에 대해 자료와 방법이 범주를 충족시키는 정도에 관해 질적 · 양적으로 판단

　예　대상자들은 자신들이 계획한 금연계획을 실천 가능성에 따라 평가한다.

• 정의적 영역

-느낌이나 정서의 내면화가 깊어짐에 따라 대상자의 성격과 가치체계에 통합되어 가는 과정

-감수 : 학습자는 단순히 어떤 것에 의식적이거나 선호하는 자극에 주의를 기울임

　예　대상자는 담배연기로 죽어가는 쥐를 들여다본다.

-반응 : 학습자의 반응

　예　대상자는 담배가 자신이나 가족에게 매우 해롭다고 말한다.

-가치화 : 학습자가 스스로 몰입하여 가치를 갖고 있음을 타인이 확인 가능

　예　대상자는 금연계획을 세우고 담배를 줄이며 금연 스티커를 자신이 볼 수 있는 곳에 붙여 놓는다.

-조직화 : 복합적인 가치를 적절히 분류하고 순서를 매겨 체계화하고 가치들의 관계가 조화롭고 내적으로 일관
　성을 이루도록 함

　예　대상자는 흡연의 유혹을 피하기 위해 기상과 함께 조깅을 하고, 아침식사 후 커피 대신 과일을 먹는 등의
　　　생활양식을 체계적으로 실행한다.

-성격화 : 새로운 가치를 생활 속으로 통합하여 효과적으로 행동

　예　대상자는 지역사회 금연운동에서 자원봉사자로 활동한다.

• 심리 운동적 영역

-관찰이 가능하므로 학습목표의 확인과 측정 용이

-복합성의 수준이 증가함에 따라 심리운동 영역의 수준도 증가

-심리운동 영역이 높아질수록 신체적 기술을 좀 더 효과적으로 수행

-지각 : 감각기관을 통해 대상, 질 또는 관계를 알아가는 과정

　예　노인들은 운동 시범자가 보이는 근력운동을 관찰한다.

-태세 : 특정 활동이나 경험을 위한 준비

　예　노인들은 운동을 하기 위해 필요한 고무 밴드를 하나씩 집어 든다.

-지시에 따른 반응 : 교육자의 안내 하에 학습자가 외형적인 행위를 하는 것으로 활동에 앞서 반응할 준비성과
　적절한 반응을 선택

　예　노인들은 운동시범자의 지시에 따라 고무 밴드를 이용한 운동을 한다.

-기계화 : 학습된 반응이 습관화되어 학습자는 행동수행에 자신감이 있으며 상황에 따라 습관적으로 행동

　예　노인들은 음악을 들으며 스스로 운동을 한다.

-복합 외적 반응 : 복합적이라고 여겨지는 운동 활동의 수행을 의미, 고도의 기술이 습득되고 최소한의 시간과
　에너지 활동을 수행

　예　노인들은 집에서 TV를 보면서 고무 밴드를 이용한 운동을 능숙하게 실행한다.

-적응 : 신체적 반응이 새로운 문제 상황에 대처하기 위해 운동 활동을 변경

　예　노인들은 고무 밴드가 없는 노인 회관에서 고무 밴드 대신 긴 타월을 이용하여 운동을 한다.

② 학습내용의 조직 원리

    ㉠ **계속성의 원리** : 학습내용의 구성요소가 계속 반복됨으로써 학습자에게 연속적으로 연습의 기회를 제공하여야 하며, 인지적 영역–심리 운동적 영역–정의적 영역의 순서로 더 긴 시간의 교육을 요구한다.

    ㉡ **계열성의 원리** : 학습내용의 위계적·순차적 반복을 통해 학습의 선행 내용을 기초로 후속 내용을 전개함으로써 수준을 달리한 동일 교육내용을 반복적으로 학습하는 심화 학습이 이루어져야 한다.

    ㉢ **통합성의 원리** : 교육내용을 구성하는 요소들이 서로 연결되고 통합됨으로써 효과적인 학습이 이루어져야 하며 통합성을 고려하지 않으면 교육내용이나 경험들 간의 불균형과 부조화, 내용의 중복이나 누락 등을 가져올 수 있다.

    ㉣ **균형성의 원리** : 여러 거지 학습경험들 사이에 균형이 유지되어야 한다.

    ㉤ **다양성의 원리** : 학생들의 요구를 반영할 수 있는 다양하고 융통성 있는 학습경험이 되도록 조직해야 한다.

    ㉥ **보편성의 원리** : 민주시민으로서 가져야 할 건전한 가치관, 이해, 태도, 기능을 기를 수 있는 학습경험을 조직해야 한다.

③ 보건교육의 수행

    ㉠ **영유아기 및 학령기**

      • 보건교육 시 돌보는 사람의 건강정보를 얻고자 하는 준비성, 아기의 발달 수준과 건강 상태를 파악

      • 아동의 기질적인 차이와 발달과정, 안전, 좋은 식습관의 형성, 예방접종 등에 관한 교육 수행

    ㉡ **청소년기**

      • 청소년기에는 개념 이해에 필요한 기본적 지식은 충분하나 기존의 가치에 대한 의문이 발생 가능

      • 다양한 생활양식에 관한 정보와 그 결과 제공

      • 현재 하고 있는 건강행위를 강화

      • 자가간호행위에 관한 의사결정에 적극적으로 참여함으로써 그 효과 증대

    ㉢ **성인기**

      • 이미 많은 경험과 정보를 가지고 학습에 참여하므로 그들이 가지고 있는 사고와 기술을 재표현

      • 학습한 것을 현실적으로 즉각 적용하기 원하며 교과 중심의 학습보다는 문제 해결 중심의 학습으로 이행

    ㉣ **노년기** : 학습자는 노화로 인한 신체적 변화와 인지, 감각 운동 수준이 저하되므로 게임, 역할극, 시범, 재시범 등의 교육방법이 효과적

④ 보건교육의 평가

    ㉠ **평가시점에 따른 분류**

      • 진단평가

      – 대상자들의 교육에 대한 이해 정도를 파악하고 교육 계획을 수립할 때 무엇을 교육할지를 알아보기 위해 실시

      – 대상자의 지식수준, 태도, 흥미, 동기, 학습자의 준비도 등을 파악할 수 있고 필요한 교육 내용을 알 수 있음

      – 학습자의 개인차를 이해하고 이에 알맞은 교수–학습 방법을 모색하는데 유용

      • 형성평가

      – 교수–학습활동이 진행되는 동안 주기적으로 학습의 진행 정도를 파악하여 교육방법이나 내용 향상을 위해 실시

- 보건교육 중 하나의 체계가 끝나기 전에 하위체계 단위에서 각 단계마다 평가를 실시하는 것
- 대상자의 주위 집중과 학습의 동기유발을 증진
- 중간목표 도달을 점검하여 효과적인 학습에 영향을 주는 요인을 알아보고 이에 대처하여 교육목표에 도달하려고 하는 것
- 총괄평가
- 일정한 교육이 끝난 후 목표 도달 여부를 확인
- 자신의 능력, 교육자의 교육방법 및 교육과정을 대상자가 평가하여 교육자와 대상자 간에 동등한 관계로 존중받았다는 느낌을 갖게 되며 스스로 평가할 수 있는 자신감을 부여

ⓒ 평가 성과에 초점을 둔 분류

- 과정평가
- 지도자의 훈련수준과 관련된 사업의 외적 특징 등 과정의 적절성, 난이도, 과정의 수, 각 과정의 진행시간, 참석자의 수, 대상자의 참여율 등이 포함
- 프로그램이 계획한 대로 시행되었는지를 사정하여 프로그램을 관리하는데 필요한 기초정보와 평가의 영향 또는 성과적 결과를 해석하는 기초
- 시행된 사업이 다른 환경에서도 적용할 수 있는 실현 가능성과 일반화, 프로그램의 확산에 관한 판단의 실마리 제공
- 영향평가
- 프로그램을 투입한 결과로 대상자의 지식, 태도, 신념, 가치관, 기술, 행동 또는 실천 양상에 일어난 변화를 사정하려는 것이 목적
- 위험요인의 감소, 효과적인 대처 등이 지표
- 보건사업을 투입한 결과로 단기적으로 나타난 바람직한 변화를 평가
- 성과평가
- 프로그램을 시행한 결과 얻은 건강 또는 사회적 요인의 개선점을 측정
- 보건사업을 통해 나타난 바람직한 변화가 시간이 흐름에 따라 긍정적으로 나타난 장기적 효과를 평가
- 평가된 지역사회 보건사업의 당위성과 필요성을 설명하는 중요한 수단

ⓒ 평가기준에 따른 분류

- 절대평가 : 기준에 따른 평가로, 보건교육 계획 시 목표를 설정하고 교육 후 목표도달 여부를 확인
- 상대평가 : 다른 학습자에 비해 어느 정도 잘하고 있는지를 평가하는 것으로 학습자 개인의 상대적인 위치와 우열 파악

최근 기출문제 분석

2020. 6. 13. 제1회 지방직

1 보건소 절주 프로그램의 과정 평가지표는?

① 프로그램 참여율

② 금주 실천율

③ 프로그램 예산의 적정성

④ 음주 관련 질환에 대한 지식 수준의 변화

> **TIP** ① 참여율 파악은 과정 평가에 해당한다.

2020. 6. 13. 제1회 지방직

2 다음 글에 해당하는 범이론적 모형(Transtheoretical model)의 건강행위 변화단계는?

> 저는 담배를 10년간 피웠더니 폐도 좀 안 좋아진 것 같고 조금만 활동을 해도 너무 힘이 들어요. 요즘 아내와 임신에 관해 얘기하고 있어서 담배를 끊기는 해야 할 것 같은데, 스트레스가 너무 많아서 어떻게 해야 할지 모르겠어요. 그래도 태어날 아기를 생각해서 앞으로 6개월 안에는 금연을 시도해볼까 해요.

① 계획 전 단계(precontemplation stage)

② 계획 단계(contemplation stage)

③ 준비 단계(preparation stage)

④ 행동 단계(action stage)

> **TIP** 범이론적 모형의 변화 6단계
> ㉠ 무관심 단계(계획 전 단계) : 6개월 이내에 행동 변화의 의지가 없는 단계이다. 자신의 문제를 인지하지 못하거나 과소평가, 회피가 나타난다.
> ㉡ 관심단계(계획단계) : 문제를 인식하고 6개월 이내에 문제를 해결하고자 하는 의도는 있고 구체적인 계획은 없다.
> ㉢ 준비단계 : 행위 변화 의도와 행동을 결합시킨 단계로 구체적인 실행계획이 잡혀 있는 단계이다. 1개월 내에 건강행동을 하겠다는 의도가 있다.
> ㉣ 실행(행동)단계 : 행동 시작 후 6개월 이내로 행동 변화가 실행되는 단계이다.
> ㉤ 유지단계 : 실행단계에서 시작한 행위 변화를 최소한 6개월 이상 지속하여 생활의 일부분으로 정착하는 단계이다.
> ㉥ 종결단계 : 재발의 위험이 없는 단계로 종결단계 없이 유지단계로 끝나는 경우가 많다.

Answer 1.① 2.②

3 MATCH(Multi-level Approach to Community Health) 모형의 단계별 활동으로 옳지 않은 것은?

① 목적 설정 단계 – 행동요인 및 환경요인과 관련된 목적을 설정한다.

② 중재 계획 단계 – 중재의 대상과 접근 방법을 결정한다.

③ 프로그램 개발 단계 – 사업의 우선순위가 높은 인구집단을 선정한다.

④ 평가 단계 – 사업의 과정, 영향, 결과에 대해 평가한다.

> **TIP** MATCH(Multiple Approach to Community Health) 모형
> '목적/목표설정 → 중재 계획 → 프로그램 개발 → 실행 → 평가'의 5단계
> 1. 목적/목표설정
>   ⊙ 건강상태 목적(목표) 선정
>   ⓒ 우선순위 목적(목표) 선정
>   ⓒ 건강 행위요인과 관련된 목적(목표) 선정
>   ② 환경요인과 관련된 목적(목표) 선정
> 2. 중재 계획
>   ⊙ 중재 목표 파악 : 파악중재활동의 목표가 되는 중재대상 결정
>   ⓒ 중재 목표 선정 : 1단계에서 파악된 건강행동 요인, 환경적 요인, 중재 대상을 조합하여 목표 선정
>   ⓒ 중재 목표를 이루기 위한 매개변인(지식, 태도, 기술 등) 파악
>   ② 중재 접근방법 선정 : 중재 목표의 수준에 맞게 중재 활동의 종류를 선택
> 3. 프로그램 개발 : 각 프로그램의 내용적인 구성요소 등 프로그램 개발과 관련된 내용을 상세하게 기술하는 단계
> 4. 실행
>   ⊙ 변화 채택을 위한 계획안을 작성하고 자원활동 준비
>   ⓒ 변화를 위한 요구, 준비 정도, 환경적인 지지조건 등에 대한 사안 개발
>   ⓒ 중재가 효과적이라는 증거 수집
>   ② 중재를 통한 변화를 지지하여 줄 수 있는 사회적 지도자나 기관 단체를 파악
>   ⓜ 사회적인 의사 결정권이 있는 사람들과 협조 관계 유지
>   ⓗ 프로그램 수행자들을 모집, 업무 훈련, 수행 업무 모니터 및 지지할 수 있는 시스템 개발
> 5. 평가
>   ⊙ 과정평가 : 중재기획과 과정에 대한 유용성, 실제 수행에 대한 정도와 질, 프로그램 수행 후 즉시 나타난 교육적인 효과 등
>   ⓒ 영향평가 : 보건프로그램의 단기적인 결과로 지식, 태도, 기술을 포함한 중간 효과와 행동 변화 또는 환경적인 변화를 포함
>   ⓒ 결과평가 : 장기적인 보건프로그램 효과 측정

Answer 3.③

2020. 6. 13. 제1회 지방직

4 다음 글에서 설명하는 학습이론은?

> • 보상이나 처벌이 행동의 지속이나 소멸에 영향을 줌
> • 개인 고유의 내적 신념과 가치를 무시하는 경향이 있음
> • 즉각적인 회환은 학습 향상에 효과적임

① 인지주의
② 행동주의
③ 인본주의
④ 구성주의

> **TIP** 행동주의 학습이론은 학습을 경험이나 관찰의 결과로 유기체에게서 일어나는 비교적 영속적인 행동의 변화 또는 행동 잠재력의 변화로 정의 내린다. 학습자는 환경의 자극에 대해 수동적으로 반응하는 존재로, 즉각적인 피드백과 적절한 강화가 요구되며 반복학습을 강조한다.

2020. 6. 13. 제2회 서울특별시

5 간호사는 금연 교육 프로그램을 기획하고 학습목표를 기술하였다. 블룸(Bloom)의 인지적 학습 목표에 따를 때, 가장 높은 수준에 해당하는 것은?

① 대상자는 심장질환과 니코틴의 작용을 관련지어 말할 수 있다.
② 대상자들은 자신들이 계획한 금연계획을 실천가능성에 따라 평가한다.
③ 대상자들은 흡연으로 인한 증상과 자신에게서 나타나는 증상을 비교한다.
④ 대상자들은 금연방법을 참고하여 자신의 금연계획을 작성한다.

> **TIP** Bloom이 제시한 인지적 영역 학습목표의 수준을 낮은 수준부터 높은 수준으로 나열하면 지식 → 이해 → 적용 → 분석 → 종합 → 평가이다.

Answer 4.② 5.②

6 UN에서 발표한 새천년개발목표(Millennium Development Goals, MDGs)에 해당하지 않는 것은?

① 절대빈곤 및 기아 퇴치

② 모든 사람의 건강한 삶을 보장하고 웰빙을 증진

③ 보편적 초등교육 실현

④ 지속가능한 환경의 확보

> **TIP** UN의 새천년 개발목표
> ㉠ 절대빈곤 및 기아퇴치
> ㉡ 보편적 초등교육 실현
> ㉢ 양성평등 및 여성능력의 고양
> ㉣ 유아사망률 감소
> ㉤ 모성보건 증진
> ㉥ AIDS 등의 질병 퇴치
> ㉦ 지속가능한 환경 확보
> ㉧ 개발을 위한 글로벌 파트너십 구축

7 〈보기〉에서 설명하는 학습이론으로 가장 옳은 것은?

─────── 보기 ───────

학습이란 개인이 이해력을 얻고 새로운 통찰력 혹은 더 발달된 인지구조를 얻는 적극적인 과정이다. 이러한 학습은 동화와 조절을 통해 이루어진다. 동화란 이전에 알고 있던 아이디어나 개념에 새로운 아이디어를 관련시켜 통합하는 것이다. 학습자는 자신의 인지구조와 일치하는 사건을 경험할 때는 끊임없이 동화되며 학습하지만 새로운 지식이나 사건이 이미 갖고 있는 인지구조와 매우 달라서 동화만으로 적응이 어려울 때는 조절을 통해 학습하고 적응한다.

① 구성주의 학습이론

② 인본주의 학습이론

③ 인지주의 학습이론

④ 행동주의 학습이론

> **TIP** 인지주의 학습이론 : 학습이란 학습자가 기억 속에서 학습사태에서 일어나는 여러 가지 사상에 관한 정보를 보존하고 조직하는 인지구조를 형성함으로써 일어나는 현상이다.

Answer 6.② 7.③

8 고혈압에 대한 2차 예방 활동으로 가장 옳은 것은?

① 금연   ② 체중조절

③ 직장 복귀   ④ 고혈압 검진

> **TIP** 2차 예방 : 질병의 조기발견 및 조기치료를 목표로 질병의 전구기 · 잠복기의 증상 등의 사정과 병원을 중심으로 하는
> 환자간호를 제공

9 우리나라의 제4차 국민건강증진종합계획(Health Plan 2020)의 총괄목표에 해당하는 것은?

① 삶의 질 향상, 건강수명 연장

② 건강형평성 제고, 사회물리적 환경조성

③ 삶의 질 향상, 사회물리적 환경조성

④ 건강수명 연장, 건강형평성 제고

> **TIP** 제4차 HP2020의 목표는 3차와 마찬가지로 WHO 건강증진의 개념, 목표 달성 측정을 위해 계량화 가능 여부와 주요
> 외국의 추세를 감안하여 '건강수명 연장과 건강형평성 제고'로 선정하였다.

10 Bloom은 학습목표 영역을 세 가지로 분류하였다. 다음 중 다른 종류의 학습목표 영역에 해당하는
것은?

① 대상자들은 담배 속 화학물질인 타르와 니코틴이 건강에 미치는 영향을 비교하여 설명할 수 있다.

② 대상자들은 흡연이 건강에 미치는 해로운 영향을 5가지 말할 수 있다.

③ 대상자들은 흡연이 자신이나 가족들에게 매우 해로우므로 금연을 하는 것이 긍정적인 행위라고
말한다.

④ 대상자들은 자신이 직접 세운 금연 계획의 실천 가능성이 얼마나 되는지 평가할 수 있다.

> **TIP** ①②④는 인지적 영역, ③은 정의적 영역에 해당한다.
> ※ 블룸의 학습목표 분류
> ㉠ 인지적 영역 : 주로 안다는 일과 관계되는 기초적인 정신적 · 지적 과정
> ㉡ 정의적 영역 : 흥미나 태도에 관련되는 과정
> ㉢ 심리 · 운동 영역 : 신체적 행위를 통한 신체적 능력과 기능을 발달시키는 것과 연관된 영역

Answer 8.④ 9.④ 10.③

11 〈보기〉에서 설명하고 있는 학습이론은?

─────────── 보기 ───────────

학습이란 외적인 환경을 적절히 조성하여 학습자의 행동을 변화시키는 것으로 학습자에게 목표된 반응이 나타날 때, 즉각적인 피드백과 적절한 강화를 사용하도록 한다. 또한, 학습목표의 성취를 위하여 필요한 학습과제를 하위에서 상위로 단계별로 제시하고 반복연습의 기회를 제공한다.

① 구성주의 학습이론
② 인본주의 학습이론
③ 인지주의 학습이론
④ 행동주의 학습이론

TIP 행동주의 학습이론은 학습을 경험이나 관찰의 결과로 유기체에게서 일어나는 비교적 영속적인 행동의 변화 또는 행동 잠재력의 변화로 정의내린다. 학습자는 환경의 자극에 대해 수동적으로 반응하는 존재로, 즉각적인 피드백과 적절한 강화가 요구되며 반복학습을 강조한다.

12 PRECEDE-PROCEED 모형에서 강화요인(reinforcing factors)은?

① 개인의 기술 및 자원
② 대상자의 지식, 태도, 신념
③ 보건의료 및 지역사회 자원의 이용 가능성
④ 보건의료 제공자의 반응이나 사회적 지지

TIP PRECEDE-PROCEED Model의 3단계는 행동적, 환경적 진단으로 주요 보건의료 문제와 관련되는 구체적 건강행위와 생활양식, 환경적 요인들을 파악하는데, 개인이나 집단의 건강행위에 영향을 주는 요인은 크게 성향요인, 촉진요인, 강화요인으로 구분된다.
ⓐ 성향요인(predisposing factors) : 행위를 초래하거나 행위의 근거가 되는 요인으로 보건교육 계획에 유용한 요인(지식, 태도, 신념, 가치, 자기효능 등)
ⓑ 촉진요인(enabling factors) : 개인이나 집단으로 하여금 행위를 하도록 촉진하는 것(접근성, 개인의 기술, 보건의료나 지역사회자원의 이용가능성)
ⓒ 강화요인(reinforcing factors) : 행위가 계속되거나 중단하게 하는 요인(보상, 벌칙 등)

Answer 11.④ 12.④

2019. 6. 15. 제1회 지방직

13 PATCH(Planned Approach To Community Health) 모형에서 우선순위를 설정하는 평가 기준은?

① 경제성, 자원 이용 가능성

② 건강문제의 중요성, 변화 가능성

③ 문제해결 가능성, 주민의 관심도

④ 건강문제의 심각도, 사업의 추정효과

> **TIP** PATCH(Planned Approach To Community Health) ··· 1980년대 미국 CDC(질병관리본부)에서 건강증진 및 질병예방 프로그램의 계획 및 수행을 위해 개발한 것으로 지역사회 단위의 건강문제 우선순위 확인, 건강문제 목표설정, 특정 인구집단의 보건요구도 측정에 활용한다. 우선순위를 설정하는 평가 기준은 건강문제의 중요성과 변화 가능성이다.

2019. 6. 15. 제1회 지방직

14 우리나라 제4차 국민건강증진종합계획(Health Plan 2020)의 총괄목표는?

① 안전한 보건환경과 건강생활 실천

② 건강수명 연장과 건강형평성 제고

③ 예방중심 상병관리와 만성퇴행성질환 감소

④ 생애주기별 건강관리와 의료보장성 강화

> **TIP** 제4차 HP2020의 목표는 3차와 마찬가지로 WHO 건강증진의 개념, 목표 달성 측정을 위해 계량화 가능 여부와 주요 외국의 추세를 감안하여 '건강수명 연장과 건강형평성 제고'로 선정하였다.

2019. 2. 23. 제1회 서울특별시

15 제시된 시나리오를 활용하여 학습에 대한 동기유발, 학습자의 자발적 참여와 자율성, 능동적 태도 및 문제해결능력이 강화되어 새로운 상황에 대한 효과적인 대처가 가능하도록 교육하는 데 근거가 되는 교육방법과 교육이론을 옳게 짝지은 것은?

① 역할극 – 행동주의 학습이론

② 분단토의 – 인지주의 학습이론

③ 강의 – 인본주의 학습이론

④ 문제중심학습법 – 구성주의 학습이론

> **TIP** 문제중심학습(PBL, Problem–Based Learning)은 문제를 활용하여 학습자 중심으로 학습을 진행하는 교육방법으로 구성주의적 교육관과 자기주도적 학습이라는 원칙 하에서 새롭게 등장한 교육방법이다.

Answer 13.② 14.② 15.④

16 제4차 국민건강증진종합계획(HP2020)의 중점과제와 대표지표가 옳게 연결되지 않은 것은?

① 정신보건 – 자살 사망률(인구 10만명당)

② 노인건강 – 노인 치매 유병률

③ 신체활동 – 유산소 신체활동 실천율

④ 구강보건 – 영구치(12세) 치아우식 경험률

TIP 제4차 국민건강증진종합계획(HP2020) 중점과제별 대표지표

중점과제	대표지표
금연	성인남성 현재흡연율, 중고등학교 남학생 현재흡연율
절주	성인 연간음주자의 고위험 음주율
신체활동	유산소 신체활동 실천율
영양	건강식생활 실천율(지방, 나트륨, 과일/채소, 영양표시 4개 지표 중 2개 이상을 만족하는 인구 비율)
암관리	암 사망률(인구 10만 명당)
건강검진	일반(생애) 건강검진 수검률(건강보험적용자)
심뇌혈관질환	고혈압 유병률, 당뇨병 유병률
비만	성인 비만유병률
정신보건	자살 사망률 감소(인구 10만 명당)
구강보건	아동청소년 치아우식 경험률(영구치)
결핵	신고 결핵 신환자율(인구 10만 명당)
손상예방	인구 10만 명당 손상 사망률
모성건강	모성사망비(출생 10만 명당)
영유아	영아사망률(출생아 천 명당)
노인건강	노인 활동제한율 – 일상행활 수행능력(ADL) 장애율

Answer 16.②

17 초등학교 보건교사가 인지주의 학습이론을 적용하여 비만 아동에게 체중 감량을 위한 식이교육을 실시하고자 할 때 가장 적절한 방법은?

① 음식일기를 기록한 날에는 일기장에 예쁜 스티커를 붙여 주었다.

② 익숙한 동요의 가사를 음식 칼로리에 대한 내용으로 바꾸어 반복해서 부르게 하였다.

③ 아동이 자율성을 가지고 다이어트 식단을 스스로 작성하도록 독려하였다.

④ 고칼로리 음식섭취를 자제하면서 조금씩 체중을 감량하고 있는 아동에게는 칭찬 점수를 주고 모으도록 하였다.

> **TIP** 인지주의적 관점에서 학습이란 학습자가 기억 속에서 학습상태에서 일어나는 여러 가지 사상에 관한 정보를 보존하고 조직하는 인지구조를 형성함으로써 일어나는 현상이다. 따라서 인지주의 학습이론을 적용한 교육방법은 ②이다.

18 PRECEDE-PROCEED 모형의 교육 및 생태학적 진단단계에서 제시한 건강행위 결정에 영향을 주는 요인과 항목이 바르게 짝지어진 것은?

① 조정 요인(modifying factor) – 사회적 지지

② 가능 요인(enabling factor) – 친구 또는 동료의 영향

③ 강화 요인(reinforcing factor) – 보건의료 및 지역사회 자원의 이용 가능성

④ 성향 요인(predisposing factor) – 건강에 대한 신념과 자기 효능

> **TIP** 그린의 PRECEDE-PROCEED 모형 중 행위에 영향을 주는 요인
> ㉠ 성향요인 : 행위를 초래하거나 행위의 근거가 되는 요인(개인이나 집단의 동기화와 관련) → 인지, 정서적 요인으로 지식, 태도, 신념, 가치, 자기효능, 의도 등
> ㉡ 촉진요인 : 건강행위를 수행하는데 필요한 기술과 자원, 실제로 행위가 나타나도록 하는 요인 → 지역사회의 보건의료나 지역사회의 자원에 대한 이용가능성, 접근성, 시간적 여유 등
> ㉢ 강화요인 : 행위가 계속되거나 반복되도록 보상을 제공하는 행위와 관련된 요인 → 사회적 지지, 동료영향, 의료제공자의 충고와 피드백, 신체적으로 얻은 결과

Answer 17.② 18.④

19 **제1차 국제건강증진회의(캐나다 오타와)에서 건강증진 5대 활동전략이 발표되었다. 다음 글에 해당하는 전략은?**

• 보건의료 부문의 역할은 치료와 임상서비스에 대한 책임을 넘어서 건강증진 방향으로 전환해야 한다.
• 건강증진의 책임은 개인, 지역사회, 보건전문인, 보건의료기관, 정부 등이 공동으로 분담한다.

---

① 보건의료서비스의 방향 재설정
② 건강 지향적 공공정책의 수립
③ 지지적 환경 조성
④ 지역사회활동의 강화

> **TIP** WHO 오타와 헌장(1986)
> ㉠ 건강증진은 사람들로 하여금 자신의 건강에 대한 통제력을 증가시키고, 건강을 향상시키는 능력을 갖도록 하는 과정이다.
> ㉡ 모든 사람들에게 건강한 생활환경을 조성하기 위해 5가지 요소를 제시하였다.
> • 건강 지향적 공공정책의 수립
> • 건강지향적(지지적) 환경 조성
> • 지역사회활동의 강화
> • 개개인의 기술 개발
> • 보건의료서비스의 방향 재설정

Answer 19.①

20 제4차 국민건강증진종합계획(HP2020)의 정책 효과를 측정하기 위해 설정한 대표지표가 아닌 것은?

① 모성사망비
② 영아사망률
③ 건강식생활 실천율
④ 노인 삶의 질

TIP 제4차 국민건강증진종합계획 중점과제별 대표지표

중점과제	지표
금연	성인 남자 현재흡연율
	중·고등학교 남학생 현재흡연율
절주	성인 남자 연간음주자의 고위험음주율
	성인 여자 연간음주자의 고위험음주율
신체활동	유산소 신체활동 실천율
영양	건강식생활 실천 인구비율(만 6세 이상)
암	암 사망률(인구 10만 명당)
건강검진	일반검진 수검률
심뇌혈관	고혈압 유병률(30세 이상)
	당뇨병 유병률(30세 이상)
비만	성인 남자 비만유병률
	성인 여자 비만유병률
정신보건	자살사망률(인구 10만 명당)
구강보건	영구치(12세) 치아우식 경험률
결핵	신고 결핵 신환자율(인구 10만 명당)
손상예방	손상사망률(인구 10만 명당)
모성건강	모성사망비(출생아 10만 명당)
영유아건강	영아사망률(출생아 1천 명당)
노인건강	노인 일상생활수행능력(ADL) 장애율

Answer 20.④

21 블룸(Bloom)의 심리운동 영역에 해당하는 학습목표는?

① 대상자는 운동의 장점을 열거할 수 있다.

② 대상자는 지도자의 지시에 따라 맨손체조를 실시할 수 있다.

③ 대상자는 만성질환 관리와 운동 효과를 연관시킬 수 있다.

④ 대상자는 운동이 자신에게 매우 이롭다고 표현한다.

> **TIP** 블룸(Bloom)의 심리 운동적 영역
> ㉠ 관찰이 가능하므로 학습목표의 확인과 측정 용이
> ㉡ 복합성의 수준이 증가함에 따라 심리운동 영역의 수준도 증가
> ㉢ 심리운동 영역이 높아질수록 신체적 기술을 좀 더 효과적으로 수행
> ㉣ 지각 : 감각기관을 통해 대상, 질 또는 관계를 알아가는 과정
> > **예** 노인들은 운동 시범자가 보이는 근력운동을 관찰한다.
> ㉤ 태세 : 특정 활동이나 경험을 위한 준비
> > **예** 노인들은 운동을 하기 위해 필요한 고무 밴드를 하나씩 집어 든다.
> ㉥ 지시에 따른 반응 : 교육자의 안내 하에 학습자가 외형적인 행위를 하는 것으로 활동에 앞서 반응할 준비성과 적절한 반응을 선택
> > **예** 노인들은 운동시범자의 지시에 따라 고무 밴드를 이용한 운동을 한다.
> ㉦ 기계화 : 학습된 반응이 습관화되어 학습자는 행동수행에 자신감이 있으며 상황에 따라 습관적으로 행동
> > **예** 노인들은 음악을 들으며 스스로 운동을 한다.
> ㉧ 복합 외적 반응 : 복합적이라고 여겨지는 운동 활동의 수행을 의미, 고도의 기술이 습득되고 최소한의 시간과 에너지 활동을 수행
> > **예** 노인들은 집에서 TV를 보면서 고무 밴드를 이용한 운동을 능숙하게 실행한다.
> ㉨ 적응 : 신체적 반응이 새로운 문제 상황에 대처하기 위해 운동 활동을 변경
> > **예** 노인들은 고무 밴드가 없는 노인 회관에서 고무 밴드 대신 긴 타월을 이용하여 운동을 한다.

Answer 21.②

출제 예상 문제

1 다음 중 Pender의 건강증진모형에 대한 설명으로 옳지 않은 것은?

① 개인적 요인은 변화가 쉽게 일어나 구체화할 수 있다.

② 경쟁적이고 즉각적인 요구와 선호는 건강증진행위를 하는 데 방해가 된다.

③ 행위의 수행이나 강화를 위해 명확한 전략을 확인하는 것은 활동계획에의 몰입이다.

④ 이전 관련된 행위는 건강증진행위에 직·간접적으로 영향을 미쳐 행위를 하는 습관을 만든다.

TIP 개인적 요인은 생물학적 요인, 심리적 요인, 사회 문화적 요인으로 변화가 쉽게 일어나지 않는다.

2 그린(Green)의 PRECEDE-PROCEED Model을 적용하여 청소년 대상 보건교육사업을 기획하고자 한다. 이때, 관내 청소년 흡연율 조사가 실시되는 단계는?

① 사회적 사정 단계

② 역학, 행위 및 환경적 사정 단계

③ 교육 및 생태학적 사정 단계

④ 행정 및 정책적 사정 단계

TIP 그린(Green)의 PRECEDE-PROCEED Model
ⓙ 1단계 : 사회적 사정단계로 대상 인구집단의 관심 있는 문제나 일반적인 요구 등에 대한 사정
ⓛ 2단계 : 역학적 진단으로 1단계에서 드러난 사회적 문제들을 확인하는 것으로 어떤 건강 문제가 중요한 지 객관적으로 측정된 자료를 이용하여 확인하는 것이 보통이다.
ⓒ 3단계 : 행동적, 환경적 진단으로 주요 보건의료 문제와 관련되는 구체적 건강행위와 생활양식, 환경적 요인들을 파악
ⓔ 4단계 : 교육적, 생태학적 진단으로 대상자의 건강행위, 생활양식에 영향을 주는 결정요인으로 성향요인, 강화요인, 촉진요인을 파악
ⓜ 5단계 : 행정적, 정책적 진단으로 프로그램의 개발 및 시행과 관련되는 조직적, 행정적 능력과 자원을 검토하고 평가하는 것 (인력, 물자, 시설, 예산 등)
ⓗ 6단계 : 수행단계
ⓢ 7단계 : 과정평가로서 수행 중에 처음으로 문제점을 찾아냈을 때 그 문제가 표면화되기 전에 수정하는 것
ⓞ 8단계 : 영향평가로 대상행위와 성향요인, 강화요인, 촉진요인 그리고 행위에 영향을 미치는 환경요인에 대한 즉각적인 효과에 대한 평가
ⓧ 9단계 : 결과평가로 계획과정의 가장 첫 단계에서 만들어진 건강상태와 삶의 질을 평가하는 것

Answer 1.① 2.②

3 다음은 범이론적 모형의 변화과정 중 하나에 대한 설명이다. 이에 해당하는 것은?

> 개인의 건강습관 유무가 어떻게 사회적 환경에 영향을 미치는지를 정서적, 인지적으로 사정한다.

① 인식 제고(consciousness raising)
② 자아 재평가(self reevaluation)
③ 환경 재평가(environmantal reevaluation)
④ 자극 통제(stimulus control)

....

TIP 범이론적 모형의 변화과정
    ㉠ 인식 제고 : 문제를 이해하기 위해 대상자가 하는 과정으로 높은 수준의 의식과 관련된 정보를 찾는다. 계획단계에서 가장 많이 행하여진다.
    ㉡ 극적 전환 : 심리극, 역할극 등을 통해 문제행위의 결과에 대한 감정을 느끼는 과정이다.
    ㉢ 자기 재평가 : 자신의 가치관과 신념에 비추어 자신의 행동을 평가하는 과정으로 계획단계에서 준비단계로 이동할 때 행하여진다.
    ㉣ 사회적 해방 : 사회에서의 생활방식에 대해 인식하는 과정이다.
    ㉤ 환경 재평가 : 개인의 습관이 사회적 환경에 어떤 영향을 미치는지를 정서적, 인지적으로 평가하는 과정이다.
    ㉥ 조력 관계 : 타인과의 행동에 대한 지지관계를 형성하는 과정으로 문제가 생겼을 때 도와주거나 들어주는 조력자를 형성한다.
    ㉦ 자극 통제 : 문제행동을 유발하는 자극이나 상황을 조정한다.
    ㉧ 강화 관리 : 긍정적 행동은 강화하고 부정적 행동은 처벌한다. 물질적, 사회적 또는 자신을 통해 강화가 이루어질 수 있다.
    ㉨ 역조건 형성 : 문제행동을 보다 긍정적인 행동이나 경험으로 대치한다.
    ㉩ 자기 해방 : 자기 스스로 변화할 수 있다고 믿고 결심하는 것이다.

4 팬더(Pender)의 건강증진모형을 이용하여 건강한 젊은 성인들을 대상으로 제공할 수 있는 운동프로그램 중재로 옳지 않은 것은?

① 대상자의 자기효능감을 증진시킨다.
② 대상자에게 운동의 이점을 설명한다.
③ 건강 위협을 통해 대상자를 동기화한다.
④ 대상자 가족들이 대상자를 지지하도록 한다.

....

TIP ② 인지, 정서의 중요성에 대한 부분이다.
    ③ 건강위협을 통한 동기화는 옳지 않다.

Answer 3.③ 4.③

5 건강신념모형을 적용하여 암 예방사업을 하고자 할 때, 건강행위 가능성을 높일 수 있는 간호중재의 방향으로 옳지 않은 것은?

① 암 예방행위에 대한 지각된 장애성을 감소시킨다.

② 암 예방행위에 대한 지각된 유익성을 증가시킨다.

③ 암에 대한 지각된 심각성을 증가시킨다.

④ 암에 대한 지각된 민감성을 감소시킨다.

TIP 건강신념모형의 구성요소

ⓐ 지각된 민감성: 자신이 어떠한 질병에 걸릴 위험이 있다고 지각하거나, 질병에 이미 걸린 경우 의료적 진단을 받아들이거나 재발할 위험성이 있다고 생각하는 등 일반적으로 질병에 민감하다고 믿는 것

ⓑ 지각된 심각성: 질병에 걸렸을 경우나 치료를 하지 않았을 경우 어느 정도 심각하게 될 것인지에 대한 지각 또는 이미 질병에 걸린 경우 이를 치료하지 않고 내버려 두었을 때 죽음, 장애, 고통, 직업상실, 가족생활과 사회관계에 문제가 생길 것 등에 대한 심각성

ⓒ 지각된 유익성: 특정 행위를 하게 될 경우 얻을 수 있는 혜택에 대한 지각으로 사람들이 자신의 건강문제에 대하여 민감하고 심각하게 느낄지라도 다양한 행위가 질병의 위험을 감소시키는 데 유용하다고 믿을 때, 즉 건강행위가 가능하고 효과적이라고 느낄 때 행동하게 됨

ⓓ 지각된 장애성: 특정 건강행위에 대한 부정적 지각으로 어떠한 행위를 하려고 할 때 그 건강행위에 잠재되어 있는 부정적인 측면, 즉 비용이나 위험성, 부작용, 고통, 불편함, 시간소요, 습관변화 등이 건강행위를 방해하게 됨

ⓔ 행동 계기: 특정행위를 하게 만드는 필요한 자극으로 증상과 같은 내적인 것도 있고, 대중매체·대인관계·의료정보 등과 같은 외적 사항일 수도 있음

ⓕ 자기효능: 자신의 건강에 필요한 행위를 잘 해낼 수 있다는 확신으로 행위수행에 대한 훈련·자신감 등

---

6 지역사회간호사가 Green의 PRECEDE-PROCEED 모형을 이용하여 보건교육을 기획하는 과정에서 다음과 같은 진단을 내렸다면 이는 어느 단계에 해당하는가?

> 지역사회주민의 고혈압 식이조절에 대한 지식과 신념이 부족하여 의료시설 이용이 부적절하다.

① 교육 및 생태학적 진단단계　　② 사회적 진단단계

③ 역학 및 행위와 환경 진단단계　　④ 행정 및 정책적 진단단계

TIP 교육 및 생태학적 진단단계 … 대상자의 건강행위, 생활양식에 영향을 주는 결정요인으로 성향요인, 상황요인, 촉진요인을 파악한다.

Answer 5.④ 6.①

7 GREEN의 PRECEDE-PROCEED 모형에 의해 교육 및 생태학적 사정을 할 때 기인이나 조직의 건강행위 수행을 가능하게 도와주는 것과 관련된 요인은?

① 성향요인
② 촉진요인
③ 강화요인
④ 행위요인

TIP 그린(Green)의 PRECEDE-PROCEED Model
ㄱ 1단계 : 사회적 사정단계로 대상 인구집단의 관심 있는 문제나 일반적인 요구 등에 대한 사정
ㄴ 2단계 : 역학적 진단으로 1단계에서 드러난 사회적 문제들을 확인하는 것으로 어떤 건강 문제가 중요한 지 객관적으로 측정된 자료를 이용하여 확인하는 것이 보통이다.
ㄷ 3단계 : 행동적, 환경적 진단으로 주요 보건의료 문제와 관련되는 구체적 건강행위와 생활양식, 환경적 요인들을 파악
ㄹ 4단계 : 교육적, 생태학적 진단으로 대상자의 건강행위, 생활양식에 영향을 주는 결정요인으로 지식이나 태도에 해당하는 성향요인, 문제행위를 없애는 강화요인, 수행을 가능하게 하는 촉진요인을 파악
ㅁ 5단계 : 행정적, 정책적 진단으로 프로그램의 개발 및 시행과 관련되는 조직적, 행정적 능력과 자원을 검토하고 평가하는 것 (인력, 물자, 시설, 예산 등)
ㅂ 6단계 : 수행단계
ㅅ 7단계 : 과정평가로서 수행 중에 처음으로 문제점을 찾아냈을 때 그 문제가 표면화되기 전에 수정하는 것
ㅇ 8단계 : 영향평가로 대상행위와 성향요인, 강화요인, 촉진요인 그리고 행위에 영향을 미치는 환경요인에 대한 즉각적인 효과에 대한 평가
ㅈ 9단계 : 결과평가로 계획과정의 가장 첫 단계에서 만들어진 건강상태와 삶의 질을 평가하는 것

8 본인이 결핵에 걸릴 가능성을 실제보다 과소평가하는 대상자에게 높은 결핵 발생률에 대한 정보를 제공하여 결핵검진 및 예방행동을 증진하는 데 활용할 수 있는 이론 또는 모형으로 가장 적합한 것은?

① 건강신념모형
② 합리적 행동이론
③ 임파워먼트이론
④ 건강증진모형

TIP 건강신념모형 … 자신이 질병이나 장애에 아주 취약하다는 믿음(신념), 질병이나 장애가 매우 심각하다는 믿음, 건강을 증진하려는 행동을 통해 실제로 이득을 얻는다는 믿음, 건강을 증진하려는 행동을 가로막는 장애물을 뛰어넘을 수 있다는 믿음이 클수록 건강을 보호하거나 추구하려는 행동을 더 많이 한다.
※ 건강행동이론
ㄱ 건강신념모형
ㄴ 합리적 행위이론
ㄷ 계획된 행동이론
ㄹ 예방채택과정모형

Answer 7.② 8.①

9 PRECEDE-PROCEED 모형의 교육적 진단단계에서 수집해야 할 성향요인은?

① 건강행위에 대한 피드백

② 건강행위 관련 지식 및 인식

③ 행위를 촉진하는 학습자의 기술

④ 건강행위 변화를 방해하는 환경적 자원

TIP 그린(Green)의 PRECEDE-PROCEED Model

　㉠ 1단계 : 사회적 사정단계로 대상 인구집단의 관심 있는 문제나 일반적인 요구 등에 대한 사정

　㉡ 2단계 : 역학적 진단으로 1단계에서 드러난 사회적 문제들을 확인하는 것으로 어떤 건강 문제가 중요한 지 객관적으로 측정된 자료를 이용하여 확인하는 것이 보통이다.

　㉢ 3단계 : 행동적, 환경적 진단으로 주요 보건의료 문제와 관련되는 구체적 건강행위와 생활양식, 환경적 요인들을 파악

　㉣ 4단계 : 교육적, 생태학적 진단으로 대상자의 건강행위, 생활양식에 영향을 주는 결정요인으로 지식이나 태도에 해당하는 성향요인, 문제행위를 없애는 강화요인, 수행을 가능하게 하는 촉진요인을 파악

　㉤ 5단계 : 행정적, 정책적 진단으로 프로그램의 개발 및 시행과 관련되는 조직적, 행정적 능력과 자원을 검토하고 평가하는 것 (인력, 물자, 시설, 예산 등)

　㉥ 6단계 : 수행단계

　㉦ 7단계 : 과정평가로서 수행 중에 처음으로 문제점을 찾아냈을 때 그 문제가 표면화되기 전에 수정하는 것

　㉧ 8단계 : 영향평가로 대상행위와 성향요인, 강화요인, 촉진요인 그리고 행위에 영향을 미치는 환경요인에 대한 즉각적인 효과에 대한 평가

　㉨ 9단계 : 결과평가로 계획과정의 가장 첫 단계에서 만들어진 건강상태와 삶의 질을 평가하는 것

10 Bloom이 제시한 인지적 영역 학습목표의 수준이 올바르게 나열된 것은?

　　← 낮은 수준　　　　높은 수준 →

① 지식 → 적용 → 이해 → 종합 → 분석 → 평가

② 지식 → 이해 → 적용 → 종합 → 분석 → 평가

③ 지식 → 이해 → 적용 → 분석 → 종합 → 평가

④ 지식 → 적용 → 이해 → 분석 → 종합 → 평가

TIP Bloom이 제시한 인지적 영역 학습목표의 수준을 낮은 수준부터 높은 수준으로 나열하면 지식 → 이해 → 적용 → 분석 → 종합 → 평가이다.

Answer 9.② 10.③

11 사회생태학적 모형을 적용한 건강증진사업에서 건강 영향 요인별 전략의 예로 옳지 않은 것은?

① 개인적 요인 – 개인의 지식·태도·기술을 변화시키기 위한 교육
② 개인간 요인 – 친구, 이웃 등 사회적 네트워크의 활용
③ 조직 요인 – 음주를 감소시키기 위한 직장 회식문화 개선
④ 정책 요인 – 지역사회 내 이벤트, 홍보, 사회 마케팅 활동

TIP 지역 내 이벤트, 홍보, 사회 마케팅 활동은 지역사회 요인별 전략의 에에 해당한다. 정책 요인별 전략으로는 법률, 정책, 예산배정 등이 있다.

12 범이론적 모형에 대한 설명으로 옳은 것은?

① 관심단계(contemplation stage) – 1개월 이내에 건강행위를 변화시키기 위한 계획을 세우는 단계이다.
② 준비단계(preparation stage) – 건강행위 변화에 대한 장점과 단점을 파악하고 행위변화를 망설이는 단계이다.
③ 자아해방(self-liberation) – 자신의 건강행위를 변화시킬 수 있다고 결심하고 주변 사람에게 결심을 말하는 것이다.
④ 환경재평가(environmental reevaluation) – 건강행위 변화를 촉진하기 위해 다른 사람과 자조모임을 형성하는 것이다.

TIP ① 준비단계에 대한 설명이다.
② 관심단계에 대한 설명이다.
④ 환경재평가는 개인의 습관 존재 유무가 자신의 사회적 환경에 어떻게 영향을 미치는지 정서적·인지적으로 사정하고 고려하는 과정이다.

지역사회간호

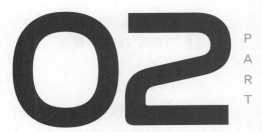

02
PART

가족간호

01 가족과 가족간호

01 가족

❶ 가족의 개념과 특징

(1) 가족의 개념

① **전통적 의미** … 전통적 혼인관계로 맺어진 남녀, 즉 부부와 그들 사이에서 출생한 자녀 또는 양자로 이루어진 혈연집단을 말한다.

② **현대적 의미** … 함께 기거하면서 한 집단으로서의 특별한 정서적 지원을 할 수 있는 개인들의 집합체로 혈연관계를 넘어선 인간관계를 포괄한다.

(2) 가족의 특징과 기능

① 특징
- ㉠ **시간과 장소에 따라 변화** : 농업사회에서 현대산업사회로의 변화에 따라 확대가족에서 핵가족 형태로 가족의 구조가 변화하는 등 가족의 구조와 기능은 사회적 · 경제적 · 지리적 조건에 따라 변화한다.
- ㉡ **가족 고유의 가치관, 행동양상, 생활방식을 개발** : 특별한 정서적 관계를 가진 개인의 집단인 가족 고유의 생활양식, 태도, 행동양상, 의사소통방법, 역할의 분담방법 등을 가지고 있어서 다른 가족과 구분된다.
- ㉢ **집단으로 작용** : 가족들이 문제나 위기에 직면할 때 가족은 집단으로서 대처방법을 갖게 된다.
- ㉣ **개인 구성원들의 욕구를 충족** : 가족 개인의 성장발달에 따른 욕구가 충족될 때 집단으로서의 가족은 발달한다.
- ㉤ **지역사회와 상호작용** : 지역사회에 속하면서 지역사회와 유기적 관계를 가진다.
- ㉥ **성장 · 발달의 과정** : 가족은 결혼과 더불어 태어나 자녀의 탄생과 함께 성장 · 발달한다.

② 기능
- ㉠ **신체적 기능** : 의 · 식 · 주를 제공하며 자녀의 출산과 위험으로부터 보호하고 질병을 예방하며 건강을 유지하도록 한다.

ⓛ **정서적 기능** : 가족은 가족 구성원에게 사랑, 격려, 지지 등 정서적 안정과 휴식을 제공하고 정신적인 건강한 생활을 유지시킨다.

ⓒ **사회적 기능** : 개인의 주체성, 사회적 역할, 성적 역할, 사회적 책임감 등 인격형성에 중요한 역할을 한다.

ⓔ **성적 기능** : 성인 남녀의 기본적인 성적 만족을 충족시킨다.

ⓜ **생산적 기능** : 충족된 부부관계에 의해 자녀 생산으로 사회를 유지하고 존속시키는 역할을 한다. 생식기능은 가족만이 갖는 유일한 기능이다.

ⓗ **교육적 기능** : 가치관, 태도 등이 형성되어 세대 간의 문화가 계승되고 자녀를 사회화시킨다.

ⓢ **경제적 기능** : 가족 구성원의 노동을 제공하여 의·식·주와 건강관리를 할 수 있는 경제적인 보장을 확보한다. 가족은 경제단위의 기본을 이룬다.

❷ 가족이해의 이론적 배경

(1) 체계이론적 접근

① **내용**

ⓐ 개인보다는 가족 전체를 체계로서 접근할 수 있어서 가족건강, 지역사회의 접근 및 건강전달에 접근하는 다양한 분야에도 많이 활용된다.

ⓑ 내부 상호작용의 결과와 외부체계와의 관련에 중점을 두는 접근법이다.

ⓒ 가족 구성원들 간의 상호작용, 가족 내 하부체계 간의 관계, 외부 환경체제와의 교류에 의한 균형, 즉 항상성을 유지하는 것이 체계의 목적을 달성하는 것이다.

② **가정**

ⓐ 가족은 그 자체가 하부체계들로서 구성되어 있는 계층적 구조로 더 큰 상위체계의 일부인 하나의 체계이다.

ⓑ 가족체계는 각 부분들의 역동적인 상호작용으로 통합된 전체로서 기능하며, 그 부분의 합보다 크고 합과는 다르다.

ⓒ 가족체계 일부분에 받은 영향은 다른 부분에 영향을 주며, 또한 전체 체계에 영향을 주고 체계 전체의 변화는 체계를 구성하는 부분에 영향을 끼친다.

ⓔ 가족체계는 외부체계와의 지속적인 상호작용과 교류를 통하여 변화와 안정 간의 균형을 잡는다.

ⓜ 가족체계는 지역사회와는 구별되는 특징적 성격이다.

ⓗ 서로 다른 가족체계에도 구조적인 동질성이 있다.

ⓢ 가족체계 안에 있는 양상은 선형적이 아니라 원형적이다.

③ **한계와 단점**

ⓐ 다양한 이론들이 있지만 이론의 많은 개념들을 조직화하기 힘들다.

ⓛ 개념들 중 일부분은 일상적인 용어와 일치하지 않는다.

ⓒ 체계로서 가족에 대한 측정변수들이 구체적이지 않고 측정하기 어렵다.

(2) 구조 · 기능주의적 접근

① 내용

ⓐ 가족은 사회 안에서 다른 체계와 상호작용하는 하나의 사회체계이다.

ⓛ 가족과 학교, 직장, 보건기관 등 사회체제와의 상호작용을 분석하고 가족과 가족의 하부체계(남편과 아내의 관계, 형제관계, 개인 가족들의 개인성격의 체계)의 분석에 초점을 둔다.

ⓒ 가족의 사회적 기능과 사회와 가족 개개인을 위해 가족이 수행하는 기능을 중요시한다.

ⓔ 가족과 다른 사회체계 사이의 관계를 규명한다.

ⓜ 가족과 가족 구성원 간의 관계에 관심을 가진다.

ⓗ 사회가 가족에게 무엇을 수행했는가 하는 기능을 검토하는 동시에 가족이 사회와 그 가족의 구성원에게 무엇을 수행하는지에 관심을 가진다.

ⓢ 가족은 외부의 영향을 받고 상호교류하는 개방체계이다.

ⓞ 가족과 가족 구성원들은 변화에 수동적인 구성요소이다.

② 가정

ⓐ 체계는 질서라는 속성, 그리고 각 부분들 간의 상호의존이라는 속성을 가진다.

ⓛ 체계는 자기유지를 위한 질서 또는 균형을 지향한다.

ⓒ 체계는 정형적일 수도 있고, 질서 있는 변동과정에 포괄될 수도 있다.

ⓔ 체계의 한 부분의 특성이 다른 부분들이 취할 수 있는 형태의 형성에 영향을 준다.

ⓜ 체계는 그 환경과 경계를 유지한다.

ⓗ 체계는 자기유지 성향을 지닌다.

(3) 성장 · 발달주의적 접근

① 내용

ⓐ 가족성장주기(family life cycle)를 통해 가족의 발달을 분석하고, 가족과업과 어린이, 부모 그리고 가족의 역할기대와 가족성장주기를 통한 가족의 변화를 조사한다.

ⓛ 가족형태에 따라 발달단계를 먼저 사정한 후 그 시기의 발달과업을 어느 정도 수행하고 있는가를 사정한다.

② 가정

ⓐ 가족의 구조는 핵가족이며 결혼에서부터 배우자가 모두 사망할 때까지 존재하며 자녀를 양육하는 가족이다.

© 가족 내의 개별적인 행위자에게 기본적인 초점을 두는 것은 가족발달연구를 진작시키기 위해서는 배제되어야 한다. 즉, 가족에 관한 연구에서는 연구의 질문이 하나의 사회체계의 기본단위인 가족을 대상으로 설정되어야 한다.

③ 장점

   ③ 가족의 변화를 시간적 차원에서 고찰하는 방법으로, 다른 접근법보다 단순하여 성장·발달과정에 따라 예측이 가능하므로 짧은 시간에 사정을 해야 될 경우 또는 많은 가족을 관리해야 하는 보건간호사에게 유용한 접근방법이다.

   © 개인의 발달수준이 가족발달에 미치는 효과에 대한 연구의 가능성을 제시해주는 혁신적인 접근법이다.

   © 해석학적 방법론이나 상호작용 분석이 용이하다.

   ② 가족발달에 관련된 여러 변수를 규명하는 데 다변량 분석기법을 이용한 연구도 유용하다.

④ 단점

   ③ 학자들에 따라 성장·발달기를 분류하는 체계가 다르다.

   © 기존의 가족발달단계가 핵가족 중심의 분류이기 때문에 확대가족에 적용하기 어렵다.

   © 우리나라의 가족특성에 맞는 발달과업이 아직 개발되어 있지 않다.

(4) 상징적 상호주의적 접근

① 내용

   ③ 가족 구성원 개인간의 관계를 고찰하는 방법으로서, 가족을 서로 상호작용하는 인격체로 보고 접근하는 방식이다.

   © 개인의 행위는 상호작용을 통해 형성되며, 개인이 다른 사람의 관점을 취함으로써 자신의 행동을 평가하며 그 결과로 대안적 행위를 선택한다.

② 가정

   ③ 인간은 인간이 사물에 대해 가지고 있는 의미에 근거하여 행동한다.

   © 사물에 대한 의미는 인간이 동료들과 관계를 형성하고 있는 사회적 상호작용으로부터 나온다.

   © 의미는 인간이 접하는 사물들을 처리하는 데 단순히 형성된 의미의 적용이 아니라 해석의 가정을 통해 의미를 사용한다.

   ② 인간은 반응자일 뿐만 아니라 행위자로서 자신에게 반응하는 주위환경을 선택하고 해석한다.

③ 한계

   ③ 이론의 개념과 가정 간의 일치가 결여되어 있다.

   © 이론이 과정에 관심이 있는데도 상호주의자들의 연구는 과정의 일부분에 머무르는 경향이 있다.

❸ 가족발달과업

(1) 가족발달과업과 가족성장주기

① **가족발달과업** … 가족생활주기의 발달단계에서 구체적으로 주어진 기본적인 가족의 과업을 말하며, 특정시기에 있는 가족의 안녕과 연속성을 충족시키는 방향을 취한다.

② **가족성장주기**(Family Life Cycle) … 두 남녀가 결혼을 하여 가족이 탄생하고 양 배우자가 사망함으로써 소멸되는 성장발달과정을 말하며, 이 과정은 연속적으로 변화되고 발달하는 역동체계를 말한다.

(2) 각 발달단계의 발달과업

가족생활주기단계		특징과제
형성기	신혼기	• 새로운 가정과 부부관계의 기초 확립 • 부모가정과의 협력관계 • 가정의 장기기본계획(교육, 주택, 노후설계) • 가족계획(임신, 출산준비) • 주부의 가사노동 합리화 • 부부와 함께하는 여가 계획 • 가계부 기록
	유아기	• 유아 중심의 생활 설계 • 유치원, 놀이방 활용 계획 • 조부모와의 협력관계 • 가사노동의 능률화와 시간의 합리화 • 자녀의 성장에 대한 가계 설계 • 자녀중심의 교육비와 주택 중심의 장기가계 계획 재검토 • 부부역할의 재조정
확대기	학교교육 전기	• 가족 여가를 위한 지출계획 • 자녀의 교육비와 부부의 교양비 설계 • 자녀 성장에 따른 용돈계획 • 자녀의 공부방 계획 • 자녀 성장에 따른 부부역할 재검토
	학교교육 후기	• 단체활동 참가 • 자녀의 진학과 교육비 계획 • 자녀의 학습 환경 설계 • 수험생 자녀를 위한 의식주 계획 • 자녀의 역할 분담 • 성인교육 참가 계획

축소기	자녀독립기	• 부부관계 재조정 • 부인회 활동 등과 단체활동에의 적극 참가 • 자녀부부와의 역할 기대 관계 조정 • 노부를 위한 가계소득, 지출(저축, 연금, 퇴직금, 재산소득)의 설계 • 유산분배 계획 • 자녀의 취직, 결혼지도
관계 재정립기	노부부기	• 노후생활 설계 • 건강과 취미를 위한 자주적 생활시간 설계 • 사회적 활동 시간 • 성인병 예방, 건강 증진 계획 • 취미, 문화그룹에의 참가 • 노인학교, 노인그룹 참가
중년기 가족	자녀들이 집을 떠난 후 ~ 은퇴	• 생리적 노화에 직면한 새로운 흥미의 개발과 참여 • 부부관계의 재확립 • 경제적 풍요 • 출가한 자녀 가족과의 유대관계 유지
노년기 가족	은퇴 후 ~ 사망	• 은퇴에 대한 대처 • 건강문제에 대처 • 사회적 지위 및 경제적 감소의 대처 • 배우자 상실, 권위의 이양, 의존과 독립의 전환 • 자신의 죽음 준비, 삶의 통합과 비평

(3) 듀발(Duvall)의 가족생활주기 8단계

① 신혼기

 ㉠ 결혼에서 첫 자녀 출생 전까지(아내, 남편 구성)

 ㉡ 결혼에 적용, 건전한 부부관계 수립, 가족계획 등

 ㉢ 친척에 대한 이해와 관계수립

② 양육기

 ㉠ 첫 자녀의 출생 ~ 30개월

 ㉡ 자녀를 갖고 적응, 부모의 역할과 기능

 ㉢ 각 가족 구성원의 갈등이 되는 역할 조정, 만족한 가족 형성

③ 학령전기

 ㉠ 첫 자녀가 30개월 ~ 6세

 ㉡ 자녀들의 사회화 교육 및 영양관리, 안정된 부부관계 유지

 ㉢ 자녀들의 경쟁 및 불균형된 자녀와의 관계 대처

④ 학령기
  ㉠ 첫 자녀가 6세 ~ 13세
  ㉡ 자녀들의 사회화, 가정의 전통과 관습 전승, 학업성취의 증진
  ㉢ 부부관계유지, 가족 내 규칙과 규범의 확립

⑤ 청소년기
  ㉠ 첫 자녀가 13 ~ 19세
  ㉡ 안정된 결혼관계 유지, 수입의 안정화, 세대간 충돌 대처
  ㉢ 10대의 자유와 책임의 균형, 자녀 성문제 대처, 자녀 독립성 증가, 자녀 출가에 대처

⑥ 진수기
  ㉠ 첫 자녀가 결혼 ~ 막내 결혼, 자녀들이 집을 떠나는 단계
  ㉡ 부부관계의 재조정, 노부모에 대한 지지, 새로운 흥미의 개발과 참여
  ㉢ 자녀 출가에 따른 부모 역할 적응

⑦ 중년기
  ㉠ 자녀들이 집을 떠난 후 은퇴할 때까지
  ㉡ 경제적 풍요, 부부관계 재확립
  ㉢ 신구세대간에 친족 결속 유지, 출가한 자녀 가족과의 유대 관계 확립

⑧ 노년기
  ㉠ 은퇴 후 사망
  ㉡ 은퇴에 대한 대처, 건강문제에 대한 대처, 사회적 지위 및 경제력 감소 대처
  ㉢ 배우자 상실, 권위의 이앙

02 가족간호

❶ 목적 및 접근방법

(1) 가족간호의 목적

① 가족간호에서 간호대상자인 가족에 대한 가정
  ㉠ 개인들과 가족들 하나하나가 개성의 뚜렷한 개체이다.
  ㉡ 가족이 건강문제에 대해 결정을 할 때에는 가족 내 결속력, 지각, 적응, 가치, 문화, 역할, 종교, 경제, 가족의 상호작용, 가족의 구조와 힘, 사회심리적인 변수와 물리적인 변수 등에 의해 영향을 받는다.

ⓒ 간호사는 조언자일 뿐이며 보건의료에 대한 가족의 결정은 간호사와는 무관하다.

ⓔ 목적달성은 가족이 스스로 목적을 결정할 때 가장 잘 이루어진다.

ⓜ 가족의 건강은 역동적이며 복합적이고 다양한 측면을 가진 개념이다.

ⓗ 간호대상자는 개인적으로 적합하다고 생각하는 건강행위를 하며, 그들의 사회적 맥락 속에서 수용가능한 건강행위를 한다.

ⓢ 모든 가족은 그들이 건강수준을 향상시키려는 잠재력을 가지며 이는 간호사에 의해 촉진될 수 있다.

ⓞ 가족간호사는 가족의 건강상태를 사정하고 이를 개선한다.

② **가족간호의 목적** … 가족간호의 목적은 가족건강을 유지·증진하고 삶의 질을 향상시키는 데 있으며 가족간호의 핵심적인 개념은 가족건강이므로 가족건강에 대한 개념 정의에 따라 가족간호의 목적은 달라진다.

③ **가족이 지역사회 간호사업의 기본단위로서 이용되는 까닭**

ⓖ 가족은 가장 자연적·기본적·사회적·경제적 기본단위이다.

ⓛ 가족은 가족집단의 문제를 함께 해결하는 문제해결활동의 단위이다.

ⓒ 가족의 건강문제는 상호 탄력적·협력적이다.

ⓔ 가족은 가족 구성원의 개인 건강관리에 영향을 끼치는 가장 중요한 환경이다.

ⓜ 가족은 가족 건강행동형태를 결정한다.

ⓗ 가족은 지역사회 간호사업을 수행하는 데 있어서 효과적이고 유용한 매개체이다.

(2) 가족간호 접근방법

① **환자 또는 대상자의 주요 배경으로서의 가족접근**

ⓖ 전통적인 방법으로 환자는 드러난 전경이며 가족은 배경이 된다.

ⓛ 가족은 환자의 가장 근원적이며 필수적인 사회환경이다.

ⓒ 가족은 스트레스원, 문제해결의 기본자원으로 본다.

ⓔ 간호사의 관심의 초점이나 접근의 시작은 환자 개인이다.

ⓜ 대상자의 정확한 사정이나 좀더 나은 중재방법을 위하여 가족을 포함시키며 지지체계로 환자간호계획에 동참한다.

② **가구원들의 총화(sum)로서의 가족접근**

ⓖ 가족 구성원 개개인 모두를 중점으로 하여 가족 자체를 포함하는 간호를 제공하려는 시도이다.

ⓛ 간호사는 가족 전체를 하나의 통합체로서 보려고 노력하나, 초점은 아프거나 문제가 있는 가구원 개개인이다.

ⓒ 가족은 부분들의 합 이상인 상호작용하는 체계라는 체계적 관점에서 가족을 보는 방법이다.

ⓔ 구성원들간의 상호작용을 강조한다.

ⓜ 사업제공시 가족단위로 문제점들을 포괄하여 함께 중재하려고 노력한다.

③ 대상자(서비스 단위)로서의 가족접근

　　㉠ 가족 자체를 대상자로 보는 접근법이다.

　　㉡ 가족이 환자나 가구원 개인과 관련되어 관심을 받는 것이 아니라 가족 자체가 주 관심이 되며 모든 구성원을 위해 간호가 제공된다.

　　㉢ 환자는 가족의 이해를 돕기 위한 배경으로 취급한다.

　　㉣ 가족 내 상호관계나 가족역동 또는 가족기능이 중심이 되고 이를 파악하기 위하여 가구원 개인이나 다른 사회조직과의 관계를 분석한다.

　　㉤ 간호중재시 가구원 개인의 문제나 환자의 질병치료가 우선순위가 되지 않는 경우가 많다.

❷ 가족간호에 있어서 간호사의 역할

(1) 의의

지역사회 배경 속에서 개인, 가족과 일하는 것은 일련의 간호역할이며 중재이다. 가족의 조직과 기능은 가족 개인과 가족 전체 그리고 지역사회의 건강에 중요한 영향을 미친다. 그러므로 지역사회간호사는 가족이 건강문제에 효과적으로 대처하도록 가족의 기능을 향상시켜준다.

(2) 지역사회간호사의 역할

① 계속적인 건강감시자로서의 역할을 한다. 가족건강상태를 계속적으로 사정함으로써 정상건강상태로부터 이탈한 건강문제를 발견한다.

② 가족이 건강문제가 있을 때 간호서비스를 제공하며 간호제공자로서의 역할을 한다.

③ 가족의 건강관리를 위해 지역사회의 자원을 효과적으로 이용하도록 돕는 자원의뢰자의 역할을 한다.

④ 필요한 자원과 기술을 이용하도록 가족을 격려하고 부족한 자원을 발견하여 연결시켜주는 촉진자로서 역할을 한다.

⑤ 가족건강과업을 수행하기 위해 요구되는 보건지식을 제공하는 보건교육자로서의 역할을 한다.

⑥ 신뢰관계를 기반으로 가족의 문제를 의논할 수 있는 상담자로서의 역할을 한다.

⑦ 가족의 역할장애가 있을 때 역할모델로서의 역할을 한다.

⑧ 가족의 건강문제를 타 기관에 의뢰하는 의뢰자, 협조자의 역할을 한다.

≡ 최근 기출문제 분석 ≡

2020. 6. 13. 제1회 지방직

1 가족 이론에 대한 설명으로 옳지 않은 것은?

① 구조-기능이론 : 가족 기능을 위한 적절한 가족 구조를 갖춤으로써 상위체계인 사회로의 통합을 추구한다.

② 가족발달이론 : 가족생활주기별 과업 수행 정도를 분석함으로써 가족 문제를 파악할 수 있다.

③ 가족체계이론 : 가족 구성원을 개별적으로 분석함으로써 가족 체계 전체를 이해할 수 있다.

④ 상징적 상호작용이론 : 가족 구성원 간 상호작용이 개인 정체성에 영향을 주므로 내적 가족 역동이 중요하다.

> **TIP** ③ 가족체계이론 : 가족은 구성원 개개인들의 특성을 합한 것 이상의 실체를 지닌 집합체이다.

2020. 6. 13. 제1회 지방직

2 듀발(Duvall)의 가족생활주기 중 진수기 가족이 성취해야 하는 발달과업은?

① 가족계획

② 은퇴와 노화에 대한 적응

③ 자녀의 사회화와 학업 성취 격려

④ 자녀의 출가에 따른 부모 역할 적응

> **TIP** 듀발의 가족생활주기 8단계 중 진수기 가족 단계 : 첫 자녀 결혼부터 막내 결혼까지 자녀들이 집을 떠나는 단계
> • 부부관계의 재조정
> • 늘어가는 부모들의 부양과 지지
> • 자녀들의 출가에 따른 부모의 역할 적응
> • 성인이 된 자녀와 자녀의 배우자와의 관계 확립, 재배열

Answer 1.③ 2.④

3 부모와 32개월 남아 및 18개월 여아로 이루어진 가족은 Duvall의 가족생활 주기 8단계 중 어디에 해당되며, 이 단계의 발달과업은 무엇인가?

① 양육기 – 임신과 자녀 양육 문제에 대한 배우자 간의 동의

② 학령전기 – 가정의 전통과 관습의 전승

③ 양육기 – 자녀들의 경쟁 및 불균형된 자녀와의 관계에 대처

④ 학령전기 – 자녀들의 사회화 교육 및 영양관리

> **TIP** Duvall의 가족발달이론

단계		발달과업
제1단계	결혼한 부부 (부부 확립기, 무자녀)	• 가정의 토대 확립하기 • 공유된 재정적 체재 확립하기 • 누가, 언제, 무엇을 할 것인가에 대해 상호적으로 수용 • 가능한 유형 확립하기 • 미래의 부모역할에 대해 준비하기 • 의사소통 유형 및 인간관계의 확대에 대해 준비
제2단계	아이를 기르는 가정 (첫아이 출산~30개월)	• 가사의 책임분담 재조정 및 의사소통의 효율화 • 영아를 포함하는 생활유형에 적응하기 • 경제적 비용 충족시키기
제3단계	학령 전 아동이 있는 가정 (첫아이 2.5세~6세)	• 확대되는 가족이 요구하는 공간과 설비를 갖추는 데 필요한 비용 충당하기 • 가족구성원들 사이의 의사소통유형에 적응하기 • 변화하는 가족의 욕구충족에 대한 책임에 적응하기
제4단계	학동기 아동이 있는 가정 (첫아이 6세~13세)	• 아동의 활동을 충족시키고 부모의 사생활 보장하기 • 재정적 지급능력 유지하기 • 결혼생활을 유지하기 위해 노력하기 • 아동의 변화하는 발달적 요구에 효과적으로 대응하기
제5단계	10대 아이가 있는 가정 (첫아이 13세~20세)	• 가족구성원들의 다양한 요구에 대비하기 • 가족의 금전문제에 대처하기 • 모든 가족구성원들이 책임 공유하기 • 성인들의 부부관계에 초점 맞추기 • 청소년과 성인 사이의 의사소통 중재하기
제6단계	자녀를 결혼시키는 가정 (첫아이가 독립부터 마지막아이 독립까지)	• 가정의 물리적 설비와 자원 재배치하기 • 자녀가 가정을 떠날 때 책임 재활당하기 • 부부관계의 재정립 • 자녀의 결혼을 통하여 새로운 가족구성원을 받아들임으로써 가족범위 확대시키기

Answer 3.④

제7단계	중년 부모기 (부부만이 남은 가족~은퇴기까지)	• 텅 빈 보금자리에 적응하기 • 부부 사이의 관계를 계속해서 재조정하기 • 조부모로서의 생활에 적응하기 • 은퇴 및 신체적 노화에 적응하기
제8단계	가족의 노화기 (은퇴 후~사망)	• 배우자의 죽음에 적응하기 • 타인, 특히 자녀에 대한 의존에 대처하기 • 경제적 문제에서의 변화에 적응하기 • 임박한 죽음에 적응하기

2019. 6. 15. 제1회 지방직

4 **체계이론에 근거한 가족에 대한 설명으로 옳은 것은?**

① 가족구성원은 사회적 상호작용을 통해 상징에 대한 의미를 해석하고 행동한다.

② 가족은 내·외부 환경과 지속적으로 교류하고, 변화와 안정 간의 균형을 통해 성장한다.

③ 가족은 처음 형성되고 성장하여 쇠퇴할 때까지 가족생활주기의 단계별 발달과업을 가진다.

④ 가족기능은 가족구성원과 사회의 요구를 충족하는 것으로 애정·사회화·재생산·경제·건강관리 기능이 있다.

> **TIP** ② 체계이론은 가족을 구성원 개개인들의 특성을 합한 것 이상의 실체를 지닌 집합체로 가정한다. 따라서 가족은 내·외부 환경과 지속적으로 교류하고, 변화와 안정 간의 균형을 통해 성장한다고 본다.

Answer 4.②

2019. 2. 23. 제1회 서울특별시

5 Duvall의 가족발달이론에서 첫 아이의 연령이 6~13세인 가족의 발달과업으로 가장 옳은 것은?

① 부부관계를 재확립한다.

② 세대 간의 충돌에 대처한다.

③ 가족 내 규칙과 규범을 확립한다.

④ 서로의 친척에 대한 이해와 관계를 수립한다.

TIP Duvall의 가족발달이론

단계		발달과업
제1단계	결혼한 부부 (부부 확립기, 무자녀)	• 가정의 토대 확립하기 • 공유된 재정적 체재 확립하기 • 누가, 언제, 무엇을 할 것인가에 대해 상호적으로 수용 • 가능한 유형 확립하기 • 미래의 부모역할에 대해 준비하기 • 의사소통 유형 및 인간관계의 확대에 대해 준비
제2단계	아이를 기르는 가정 (첫아이 출산~30개월)	• 가사의 책임분담 재조정 및 의사소통의 효율화 • 영아를 포함하는 생활유형에 적응하기 • 경제적 비용 충족시키기
제3단계	학령 전 아동이 있는 가정 (첫아이 2.5세~6세)	• 확대되는 가족이 요구하는 공간과 설비를 갖추는 데 필요한 비용 충당하기 • 가족구성원들 사이의 의사소통유형에 적응하기 • 변화하는 가족의 욕구충족에 대한 책임에 적응하기
제4단계	학동기 아동이 있는 가정 (첫아이 6세~13세)	• 아동의 활동을 충족시키고 부모의 사생활 보장하기 • 재정적 지급능력 유지하기 • 결혼생활을 유지하기 위해 노력하기 • 아동의 변화하는 발달적 요구에 효과적으로 대응하기
제5단계	10대 아이가 있는 가정 (첫아이 13세~20세)	• 가족구성원들의 다양한 요구에 대비하기 • 가족의 금전문제에 대처하기 • 모든 가족구성원들이 책임 공유하기 • 성인들의 부부관계에 초점 맞추기 • 청소년과 성인 사이의 의사소통 중재하기
제6단계	자녀를 결혼시키는 가정 (첫아이가 독립부터 마지막아이 독립까지)	• 가정의 물리적 설비와 자원 재배치하기 • 자녀가 가정을 떠날 때 책임 재활당하기 • 부부관계의 재정립 • 자녀의 결혼을 통하여 새로운 가족구성원을 받아들임으로써 가족범위 확대시키기
제7단계	중년 부모기 (부부만이 남은 가족~은퇴기까지)	• 텅 빈 보금자리에 적응하기 • 부부 사이의 관계를 계속해서 재조정하기 • 조부모로서의 생활에 적응하기 • 은퇴 및 신체적 노화에 적응하기
제8단계	가족의 노화기 (은퇴 후~사망)	• 배우자의 죽음에 적응하기 • 타인, 특히 자녀에 대한 의존에 대처하기 • 경제적 문제에서의 변화에 적응하기 • 임박한 죽음에 적응하기

Answer 5.③

2018. 5. 19. 제1회 지방직

6 취약가족 간호대상자 중 가족 구조의 변화로 발생한 것이 아닌 것은?

① 만성질환자 가족　　　　　　　　② 한부모 가족

③ 별거 가족　　　　　　　　　　　④ 이혼 가족

> **TIP** ① 만성질환자 가족은 기능적 취약가족이다.
> ※ 취약가족의 종류
> 　ⓐ 구조적 취약 : 한부모 가족, 이혼 가족, 별거 가족, 독거노인 가족 등
> 　ⓑ 기능적 취약 : 저소득 가족, 실직자 가족, 만성 및 말기 질환자 가족 등
> 　ⓒ 상호작용 취약 : 학대 부모 가족, 비행 청소년 가족, 알코올·약물 중독 가족 등
> 　ⓓ 발달단계 취약 : 미숙아 가족 등

2017. 12. 16. 지방직 추가선발

7 가족간호과정에 대한 설명으로 옳지 않은 것은?

① 문제가 있는 가구원만을 대상으로 사정한다.

② 가족의 문제점뿐만 아니라 강점도 함께 사정한다.

③ 간호사가 전화면담을 통해 가족으로부터 직접 얻은 자료는 일차자료이다.

④ 정상가족이라는 고정관념을 버리고 가족의 다양성과 변화성에 대한 인식을 가진다.

> **TIP** ① 가족간호과정은 가족 구성원 전체를 대상으로 한다.

2017. 12. 16. 지방직 추가선발

8 가족 관련 이론에 대한 설명으로 옳은 것은?

① 가족체계이론 – 가족은 구성원 개개인들의 특성을 합한 것 이상의 실체를 지닌 집합체이다.

② 상징적 상호작용이론 – 생애주기별 발달과업을 어느 정도 성취했는가를 중심으로 가족건강을 평가한다.

③ 구조·기능주의이론 – 가족 내 개인의 역할과 역할기대에 따른 상호작용을 중시하는 미시적 접근법을 사용한다.

④ 가족발달이론 – 사회 전체의 요구에 가족의 사회화 기능이 어느 정도 부합되는지 거시적 관점에서 접근한다.

> **TIP** ② 가족발달이론에 대한 설명이다.
> ③ 상징적 상호작용이론에 대한 설명이다.
> ④ 구조·기능주의이론에 대한 설명이다.

Answer　6.① 7.① 8.①

2017. 6. 17. 제1회 지방직

9 우리나라 가족 기능의 변화 양상에 대한 설명으로 옳지 않은 것은?

① 산업화로 인하여 소비단위로서의 기능이 증가하였다.

② 학교 등 전문 교육기관의 발달로 교육 기능이 축소되고 있다.

③ 사회보장제도의 축소로 인하여 가족구성원 간의 간병 기능이 확대되고 있다.

④ 건강한 사회 유지를 위한 애정적 기능은 여전히 중요하다.

> **TIP** ③ 사회보장제도의 확대로 인하여 가족구성원 간의 간병 기능이 축소되고 있다.

2016. 6. 18. 제1회 지방직

10 듀발(Duvall)의 가족발달단계에서 자녀의 사회화 교육이 주요 발달 과업이 되는 단계는?

① 신혼기   ② 학령전기

③ 진수기   ④ 노년기

> **TIP** 학령전기 가족의 발달 과업
> ㉠ 유아기 자녀의 욕구와 관심에 적응, 효율적으로 양육
> ㉡ 부모역할 수행에 따른 에너지 소모와 사생활 부족에 적응
> ㉢ 만족스런 부부관계 유지 노력

2014. 6. 21. 제1회 지방직

11 듀발(Duvall)의 가족발달단계별 과업 중 진수기 가족의 발달 과업은?

① 세대 간의 충돌 대처

② 안정된 부부관계 유지

③ 자녀의 출가에 따른 부모의 역할 적응

④ 가족 내 규칙과 규범의 확립

> **TIP** 진수기 가족의 발달 과업
> ㉠ 자녀의 발달과업에 직면하여 성인기로 자녀를 진수시키기
> ㉡ 자녀의 독립지원, 자녀의 출가에 따른 부모의 역할 적응
> ㉢ 지지기반으로서의 가족 기능을 유지
> ㉣ 재정계획 및 실천
> ㉤ 만족스런 부부관계 유지 노력, 중·노년기 준비

Answer   9.③   10.②   11.③

출제 예상 문제

1 다음 중 가정간호대상자의 퇴록기준으로 옳지 않은 것은?

① 환자가 사망한 경우

② 질병이 위중한 경우

③ 가정간호서비스가 월 1 회 미만으로 제공되는 경우

④ 환자와 간호사의 관계가 나빠져 서비스를 제공하기가 힘든 경우

TIP ④ 담당간호사의 교체나 환자와의 관계개선을 위해 노력하여 환자를 계속 간호해야 한다.

2 가족간호이론 중 가족의 내적 역동에 초점에 둔 이론은?

① 상징적 상호작용이론   ② 체계이론

③ 기능주의적 이론   ④ 발달주의적 이론

TIP 상징적 상호주의적 접근
　㉠ 사회학자 Mead가 만들었으며 Blumer(1973)가 처음 이 용어를 사용하였다.
　㉡ 가족 구성원 개인간의 관계를 고찰하는 방법으로서 가족을 서로 상호작용하는 인격체로 보고 접근하는 방법이다.
　㉢ 이론의 개념과 가정간의 일치가 결여되어 있다.
　㉣ 일반적인 가정간호이론에서는 이론의 과정에 관심이 있는데, 상호주의자들의 연구는 과정의 일부분에 머무르는 경향이 있다.

Answer 1.④ 2.①

3 다음 중 가족이 지역사회 간호사업의 기본이 되는 이유를 고른 것으로 옳은 것은?

> ⊙ 가족은 지역사회 사업수행시 효과적인 단위이기 때문이다.
> ⓒ 구성원의 건강문제는 가족의 건강문제를 반영하기 때문이다.
> ⓒ 가족은 구성원의 건강에 가장 큰 영향력을 발휘하기 때문이다.
> ⓔ 가족의 건강문제는 상호관련적이기 때문이다.

① ⊙ⓒ   ② ⓒⓔ

③ ⓒⓒⓔ   ④ ⊙ⓒⓒⓔ

··

TIP 가족의 지역사회 간호사업의 기본단위로 이용되는 이유
    ⊙ 가족은 가장 자연적 · 기본적 · 사회적 · 경제적 기본단위이다.
    ⓒ 가족은 가족집단의 문제를 함께 해결하는 문제해결활동의 단위이다.
    ⓒ 가족의 건강문제는 상호 탄력적 · 협력적이다.
    ⓔ 가족은 가족 구성원의 개인 건강관리에 영향을 끼치는 가장 중요한 환경이다.
    ⓜ 가족은 가족 건강행동형태를 결정한다.
    ⓗ 가족은 지역사회 간호사업을 수행하는 데 있어서 효과적이고 유용한 매개체이다.

4 박씨는 큰아이가 30개월이며 안정된 부부관계를 유지하는 30대 직장인이다. 이 가족이 가지는 건강에 대한 관심은 주로 산모교육, 육아, 예방접종, 건강증진활동이다. 이 가족의 발달단계는?

① 진수기   ② 출산기

③ 학령 전기   ④ 학령기

··

TIP 출산기의 발달과업
    ⊙ 첫 자녀 출생부터 생후 30개월까지의 시기
    ⓒ 부모됨과 조부모됨의 관계 성립
    ⓒ 각 가족 구성원의 갈등되는 역할의 조정
    ⓔ 임신, 자녀양육에 의한 배우자간의 동의

Answer   3.④   4.②

5 다음 중 가족이론에 해당하는 것을 모두 고른 것은?

㉠ 구조 · 기능적 접근	㉡ 상호작용적 접근
㉢ 조직이론	㉣ 발달주의적 접근

① ㉠㉡
② ㉠㉡㉢
③ ㉠㉡㉣
④ ㉠㉢

TIP ㉢ 지역사회간호 관계이론이다.

6 지역사회간호사가 진수기의 가족을 접하게 되었다. 그들에게서 기대되는 독특한 발달과업이라고 할 수 있는 것은?

① 자녀의 사회화
② 은퇴에 적응
③ 자녀를 성인으로 독립시킴
④ 만족스러운 결혼관계 유지

TIP ①④ 학령기 가족 ② 노년기 가족
※ 진수기 가족의 발달과업
㉠ 부부관계의 재조정
㉡ 늙어가는 부모들을 지지
㉢ 자녀 출가에 따른 부모의 역할 적응
㉣ 가족 구성원들을 적절하게 통합하고 분가시킴

7 지역사회간호사는 누구의 요건에 중점을 두고 가족간호를 수행해야 하는가?

① 가족의 요구
② 개별적인 요구
③ 기관의 요구
④ 간호사의 요구

TIP 가족간호의 결정주체는 가족이다.

Answer 5.③ 6.③ 7.①

8 다음 중 가족의 발달과업에 대한 설명으로 옳지 않은 것은?

① 가족생활순환의 각 단계마다 변한다.

② 모든 가족의 생활순환마다 같다.

③ 가족의 생리적 및 문화적 요구를 만족시킨다.

④ 가족 전체의 요구에 중점을 둔 것이다.

....

TIP ② 가족의 발달과업은 각 가족의 특성에 따라 약간의 차이를 보인다.

9 가족의 건강과 간호문제를 다루기 위하여 자원을 조직하는 데 있어서 간호사는 다음과 같은 자원을 활용할 책임이 있다. 1차적으로 가장 중요한 것은?

① 지역사회   ② 어머니

③ 가족   ④ 간호사

....

TIP 가족간호에서의 가족 전체는 좋은 자원이 될 수 있다.

10 지역사회 간호사업은 가족을 단위로 하는 것이 바람직한데 그 이유로 옳지 않은 것은?

① 가족은 자연적이며 기본적인 사회단위이기 때문이다.

② 건강에 관한 사항을 결정하는데 관여하기 때문이다.

③ 비용과 시간면에서 유익하기 때문이다.

④ 가족의 건강문제는 상호협력적이기 때문이다.

....

TIP 가족을 기본단위로 사용하는 이유

ⓐ 가족은 자연적 · 사회적 · 경제적 기본단위이다.

ⓑ 가족은 가족집단의 문제를 함께 해결하는 문제해결활동의 단위이다.

ⓒ 가족의 건강문제는 상호탄력 · 협력적이다.

ⓓ 가족은 가족 구성원의 개인 건강관리에 영향을 끼치는 가장 중요한 환경이다.

ⓔ 가족은 가족 건강행동형태를 결정한다.

Answer 8.② 9.③ 10.③

11 다음 중 가족의 건강과업을 벗어난 것은?

① 의료수혜자로서의 역할수행

② 건강문제의 발견

③ 의존적인 가족 구성원에 대한 간호제공

④ 지역 내 보건의료기관의 적절한 활용

TIP ① 가족은 가족 내에서 스스로 건강역할을 수행하여야 하며, 의료수혜자는 피동적인 역할로 건강과업에 속하지 않는다.

12 다음 중 가족간호의 구조적·기능적 접근이란?

① 가족체계의 부분적 배열과 기능의 상호관련성에 관한 이론이다.

② 가족발달단계의 변화과정에 주요 초점을 둔 이론이다.

③ 가족 구성원 개인의 행위는 상호작용을 통해 형성된다.

④ 개인의 행위가 사회체계를 결정한다고 본다.

TIP ② 성장·발달주의적 접근
③ 상호주의적 접근
④ 체계이론적 접근

13 다음 중 가족의 일반적인 기능으로 옳은 것끼리 묶은 것은?

㉠ 생산 또는 자녀양육	㉡ 생물학적이고 정서적인 안정의 실현
㉢ 질병의 발견과 치료	㉣ 사회화 및 구성원의 교체

① ㉠㉡㉢

② ㉠㉡㉣

③ ㉠㉢㉣

④ ㉡㉢㉣

TIP ㉢ 질병의 발견과 치료는 지역사회와 의료기관에서 시행하는 사업이다.

Answer 11.① 12.① 13.②

14 다음 중 가족성장주기에 대한 설명으로 옳은 것은?

① 가족의 특성에 따라 변화하는 것을 말한다.

② 사회계층에 의해 변화하는 것을 말한다.

③ 결혼에서 사망으로 인한 종실에 이르기까지 연속되는 발전적 역동체계를 말한다.

④ 거주지에 따른 변화를 말한다.

TIP 가족성장주기(family life cycle) … 두 남녀가 결혼을 함으로써 가족이 탄생하고, 양 배우자가 사망함으로써 소멸되는 성장발달과 정으로 연속적으로 변화되고 발달하는 역동체계이다.

02 가족간호과정

01 간호사정 및 간호계획

① 가족간호과정의 개념과 가족의 건강사정

(1) 가족간호과정의 개념

① **체계적인 접근** … 가족에 대한 사정, 진단, 계획, 중재, 평가단계를 말하며 이 과정은 순서적이며 논리적인 방식으로 간호사가 기능하도록 함을 의미한다.

② **과학적인 문제해결** … 가족의 요구와 이에 따른 간호중재에 대한 결정으로 과학적인 원칙에 근거하여 건강과 질병예방과 관련된 자료를 수집·분석하여 가족의 능력을 최대화하는 간호중재를 제공하는 데 최근의 과학적인 지식을 활용한다는 뜻이다.

③ **순환적이며 역동적인 행위** … 간호과정의 각 단계마다 건전한 의사결정과 효과적인 간호중재가 이루어지도록 하며 필요시 간호계획이 수정되고 평가되어 다시 가족체계로 환류됨을 말한다.

(2) 가족의 건강사정

① **목적**
  ㉠ 가족의 건강, 기능, 과업수준을 파악하는 것이다.
  ㉡ 가족 구성원의 상호작용하는 방법을 이해함으로써 중재가 구체적이고 효과적으로 실시되며, 가족들로 하여금 기능상태를 알게 하여 부정적인 면을 변화시키고 긍정적인 측면을 강화해 나가도록 돕기 위함이다.
  ㉢ 가족의 입장에서는 현존하는 건강문제에 대처하여 앞으로 일어날 건강문제에 대해 예측적인 안내를 받아 대처해 나가도록 도움을 준다.

② **원칙**
  ㉠ 가족 구성원 개개인보다 가족 전체에 초점을 맞춘다.
  ㉡ 가족의 다양성과 변화성에 대한 인식을 가지고 접근한다.

ⓒ 가족의 문제점뿐만 아니라 장점도 사정한다.

ⓔ 사정단계에서부터 가족이 전체 간호과정에 함께 참여함으로써 대상가족과 간호사가 동의하에 진단을 내려야 하며 그에 따라 목표를 수립하고 중재방법을 결정하도록 한다.

③ **사정단계에서 간호사의 책임** … 가족과의 신뢰적인 관계를 수립하며, 모든 가능한 자료원으로부터 가족에 대한 자료를 얻도록 다양한 방법을 이용하고, 가족건강에 관한 모든 변수를 수집하여 사정한다.

④ **신뢰관계 형성**

ⓐ 가족을 방문한 목적과 제공될 간호의 내용을 설명하고 온화한 분위기를 조성하는 것은 대상자와 간호사 간에 필요한 자료의 공유를 용이하게 한다.

ⓑ 방문목적을 분명히 하는 것 또한 필수적이다. 방문목적이 명확하지 않으면 갈등과 불신을 갖게 되어 대상자가 감정, 느낌, 자료 등을 제고하는 데 장애가 된다. 즉, 목적이 없는 방문은 절대 이루어져서는 안 된다.

ⓒ 간호사는 대상자의 안녕을 위해 순수한 관심을 가지고 개방적이며 진실한 태도로 관계를 형성한다. 면담시에는 민감성 있고 무비판적이며 수용적인 태도로 대상자의 결정권을 존중하는 태도를 가짐으로써 신뢰적인 관계형성을 촉진한다.

ⓓ 대상자가 불필요한 의존이 생기지 않도록 주의해야 한다.

ⓔ 의사결정을 하는 데 다른 사람으로부터 관심과 지지와 돌봄의 태도, 순수한 관심을 보여주는 것이 의미 있는 인간관계를 형성하는 데 도움이 된다. 이러한 전문간호사의 태도가 대상자로 하여금 변화할 수 있는 자신이 내적인 능력을 발휘하는 데 도움을 준다.

⑤ **자료수집방법**

ⓐ 1차적인 자료 : 간호사가 직접적으로 관찰하고, 보고, 듣고, 환경에서 나는 냄새를 직접 맡음으로써 얻어지는 자료를 말한다. 간호사는 가족이 구두로 제공한 정보뿐만 아니라 관찰내용도 주의깊게 기록한다.

ⓑ 2차적인 자료

• 가족에 관련된 중요한 타인, 보건 및 사회기관의 직원, 가족의 주치의, 성직자, 건강기록지 등 다양한 자료원으로부터 가족에 관한 정보를 얻을 수 있다.

• 자료를 이용하고자 할 때는 가족의 구두 또는 서면 동의를 받는 것이 필요한데, 이는 간호사가 가족의 비밀을 지킬 의무이며 치료적인 관계에서 신뢰감을 증진하는 방법이다.

• 2차적인 자료는 정확하게 대상자가 지각한 내용이기보다는 제3자가 가족을 보는 지각정도를 나타낸다.

ⓒ 1차적인 자료와 2차적인 자료를 얻을 때 사용되는 구체적인 방법은 면담, 관찰, 신체사정술(청진, 타진, 촉진, 시진)과 계측이 활용되고 또 2차적인 자료원에 접하면 관련된 기록 검토 등이 복합적으로 사용된다.

ⓔ 자료수집을 위해 간호사가 가족을 만날 수 있는 방법

방법	장점	단점
가정방문	• 가족의 상황을 직접 관찰함으로써 가족관계, 시설, 능력에 대한 정확한 평가가 용이 • 실정에 맞는(기구, 시설) 보건지도 • 가족 구성원들에게 질문하기에 편함 • 가족 구성원이 수행한 간호를 관찰하는 기회 (원칙과 지시사항) • 가족 구성원을 지지 • 새로운 건강문제 발견	• 시간, 비용이 비경제적(방문 전 준비, 방문 후 정리) • 가정 내 많은 요인들로 산만해짐 • 공통의 문제를 가진 사람들과의 경험을 나눌 기회 결여
서신	• 비용이 적게 듬 • 가족 중심의 행동을 상기시킬 때	• 전체 가족에 대한 상황파악이 안됨 • 문제발견, 도울 기회 결여 • 가족 구성원이 받았는지 불확실
기관모임	• 간호시간이 절약 • 가정에 없는 전문적 기구에 대한 시범가능 • 산만함을 최소화 • 필요시 타 보건인력의 도움이 가능 • 자조에 대한 책임 강조	• 가정, 가족상황 파악이 어려움 • 찾아오는 부담(신체 · 경제적 부담) • 가정방문보다 개인적 문제에 대한 대화가 어려움 • 간호사 업무에 지장(시간약속이 안된 경우)
소집단 모임	• 같은 질병을 가진 구성원들간의 경험교환 및 서로간에 도움을 주는 기회 • 구성원들의 지도성을 고양 • 문제에 대한 실질적인 해답을 얻기가 용이 • 기분전환의 기회(불안, 슬픔 등 문제해결 접근의 기회가 됨)	• 관심이 적거나 부끄러워하는 경우 또는 너무 일반적인 경우에는 해결방안이 어려움 • 가능한 집단구성원이 동질성일 때 문제해결 용이
전화	• 시간, 비용이 경제적 • 구성원들의 지도성을 고양 • 가정방문보다 부담이 적음 • 서신연락보다 개인적 관계 유지 • 문제를 찾아내는 도구의 역할	• 상황판단의 기회가 적음 • 화로 사정이 어려움 • 전화가 없는 가정이나 전화통화가 되지 않으면 소용없음

⑥ 가족의 건강사정시 유의점

　㉠ 가족 구성원 개인이 아니라 가족을 하나의 단위로 하여 가족 전체에 초점을 둔다.

　㉡ 자료수집에 적절한 시간을 들인다. 타당한 가족사정을 위해서는 시간이 걸리며 전체 간호제공시에도 병행한다. 첫 번째 방문으로 모든 결정을 내리지 말고 관찰이 정확하다고 판단되면 가족 구성원에게 질문을 해서 간호사의 소견을 정당화시키도록 한다.

　㉢ 가족의 건강사정을 위해 수집되는 자료는 질적인 내용과 양적 자료를 보완적으로 이용한다.

⑦ **가족의 건강사정도구의 종류** … 가족을 대상으로 건강문제에 관한 자료수집을 위해 WHO의 '건강'정의를 토대로 가족구조, 기능, 과정에 대한 자료를 얻기 위해 도구가 개발되었으며 이를 통해 가족의 요구, 강점, 관심을 파악할 수 있다.

ㄱ **가족사정지침서**
  - 가족 개개인의 건강상태와 가족기능에 초점을 둔 도구이다.
  - 가족기능의 강화 또는 변화가 필요하거나 예측적인 안내가 필요한 가족의 행위를 신속히 볼 수 있도록 시각적으로 요약한 도구이다.
  - 환경·가족과의 관계, 가족 전체와 가족의 내적인 기능과의 관계를 조사하는 데 도움을 준다.
  - 사용이 용이하고 시간을 최소화한다는 점이 특징이며 자료를 다룰 수 있는 이론적 배경이 있을 때 더욱 유용하다.
  - 국내에서도 체계론적인 관점으로 우리나라의 사회문화적인 특성에 맞는 지표 또는 변수를 이용하여 개발한 가족사정지침서를 사용하고 있다.

ㄴ **가계도**
  - 유전학자, 의사, 간호사가 사용하여 온 도구로 3세대 이상에 걸친 가족성원에 관한 정보와 그들간의 관계를 도표로 기록하는 방법을 말한다.
  - 가계도에서는 가족 전체의 구성과 구조를 그림이나 도표로 그리기 때문에 복잡한 가족유형의 형태를 한눈에 파악할 수 있다.
  - 가계도는 가족 구성원이 자신들을 새로운 시점에서 볼 수 있도록 도와줌으로써 치료에서 가족과 합류하는 중요한 방법이 된다.
  - 가계도 면접은 체계적인 질문을 하기에 용이하여 임상가에게는 좋은 정보를 제공함과 동시에 가족 자신도 체계적인 관점으로 문제를 볼 수 있게 한다.
  - 가계도는 가족의 연령, 성별, 질병 상태에 관하여 한눈에 볼 수 있게 하여 추후 필요한 정보가 무엇인지 확인 가능하다.
  - 가족체계를 역사적으로 탐색하고 생활주기의 단계를 어떻게 거쳐 왔는가를 살펴봄으로써 현재의 가족문제를 어떻게 발전시켜 왔는지를 파악할 수 있다.
  - 가족구조나 생활에 큰 차가 생겨 변화된 가족관계나 과거의 질병양상을 가계도상에서 정리하면 무엇이 가족에게 영향을 주었는지를 추론하기 용이하다.

ㄷ **외부체계도**
  - 가족관계와 외부체계와의 관계를 그림으로 나타내는 도구를 말하며, 외부환경과 가족의 상호작용을 분석하기 위한 시각적인 방법으로 전문보건 의료인들이 이용한다.
  - 체계론적 관점으로 도식하면 에너지의 유출, 유입을 관찰할 수 있다.
  - 많은 건강 또는 복지기관과 접촉하는 구성원, 지지체계, 가족체계를 유지하는데 필요한 에너지의 결여 등을 파악할 수 있다.
  - 가족 구성원들에게 영향을 미치는 스트레스원을 찾는데 도움이 된다.

- 한 장에 가족체계 밖에 있는 기관들과 개인 구성원과의 상호작용 측면에서 관련된 스트레스, 갈등, 가족의 감정 등을 요약할 수 있는 유용한 도구이다.
- 복합적인 관계가 불분명하거나 도구표현이 어려운 경우에는 사용이 어렵다는 것이 단점이다.

② 가족연대기
- 가족의 역사 중에서 개인에게 영향을 주었다고 생각되는 중요한 사건을 순서대로 열거한 것이며, 중요한 시기만의 특별한 연대표를 작성하는 경우도 있다.
- 가족연대기는 개인의 질환과 중요한 사건의 관련성을 추구하려 할 때 사용한다.
- 개인의 연대표를 만들어 두면 전 가족 구성원의 증상, 역할 등을 가족이라는 맥락 안에서 추적하는 데 유용하다.
- 가족이 필요한 건강행위나 건강에 대해 집중적인 관심을 쏟지 못하는 가족관계의 문제를 다룰 때 도움이 되며 가족 구성원들이 가족관계를 어떻게 할 때 성공적이었나를 볼 수 있도록 도와줌으로써 긍정적인 강화가 된다.

⑩ 최근 경험표 또는 생의 변화 질문지
- 질병을 앓을 위험에 있는 사람들을 파악하기 위해 이용되는 도구이다.
- Holmes, Rahe, Masuda 등에 의해 개발된 생의 변화 질문지는 생의 변화를 가져온 사건들과 질병간의 관계를 보기 위해 미국 및 여러 나라에서 이용되고 있다.
- 가정이나 지역사회, 또는 임상에서 복합적인 스트레스를 경험하는 개인을 신속히 가려내는데 유용하다.

⑪ 사회지지도
- 가족 중 가장 취약한 구성원을 중심으로 부모형제관계, 친척관계, 친구와 직장동료 등 이웃관계, 그 외 지역사회와의 관계를 그려봄으로써, 취약가족 구성원의 가족하위체계뿐만 아니라 가족 외부체계와의 상호작용을 파악할 수 있다.

④ 가족밀착도
- 가족을 이해함에 있어 가족의 구조뿐 아니라 구조를 구성하고 있는 관계의 본질을 파악해야 한다.
- 가족 구성원 간의 밀착 관계와 상호 관계를 그림으로 도식화하는 것이다.
- 현재 동거하고 있는 가족구성원 간의 애정적 결속력, 밀착관계, 애착정도, 갈등정도를 알 수 있다.
- 평소 가족이 알지 못하던 관계를 새롭게 조명해 볼 수 있고, 가족의 전체적인 상호작용을 바로 볼 수 있어 가족 간 문제를 확인하기가 용이하다.
- 가족밀착도 작성
  - 가족 구성원을 둥글게 배치하여 남자는 □, 여자는 ○로 표시
  - 기호 안에는 간단하게 구성원이 가족 내 위치와 나이를 기록하고, 가족 2명을 조로하여 관계를 선으로 표시
  - 밀착관계, 갈등관계, 소원한 관계, 단절, 갈등적 관계, 융해된 갈등관계 등을 각각의 다른 모양의 선으로 표시

⑧ 가족기능평가도구(Family APGAR) … 가족이 문제에 대처하여 해결해 나가는 가족의 자가 관리 능력과 더불어 가족 기능수준을 사정하는 도구이다. 가족이 인지하는 가족의 일반적 기능인 가족의 적응능력, 협력, 성숙도, 애정, 해결에 대한 만족도를 10점 만점으로 측정하여 판단한다.

점수	평가
0~3점	문제가 있는 가족기능
4~6점	중등도의 가족기능
7~10점	좋은 가족기능

㉠ 가족의 적응능력 : 가족위기 때 문제해결을 위한 내·외적 가족자원 활용능력의 정도
㉡ 가족 간의 동료의식 정도 : 가족 구성원끼리 동반자 관계에서 의사결정을 하고 서로 지지하는 정도
㉢ 가족 간의 성숙도 : 가족 구성원 간의 상호지지와 지도를 통한 신체적 정서적 충만감을 달성하는 정도
㉣ 가족 간의 애정 정도 : 가족 구성원 간의 돌봄과 애정적 관계
㉤ 문제해결 : 가족 구성원들이 다른 구성원의 신체적 정서적 지지를 위해 서로 시간을 내어주는 정도

❷ 가족간호계획

(1) 목적설정

① 가족이 스스로 다룰 수 있는 문제는 무엇이며 간호사의 중재가 필요한 문제와 외부기관이나 단체에 의뢰해야 할 문제는 무엇인지를 분류한다.

② 가족이나 간호사의 활동을 구체화하고 기대하는 결과나 성과를 기술한다.

③ 목적과 목표는 어떠한 간호행위를 택할 것인가를 결정하는 데 기준이 되며 간호중재에 대한 지속적이고 종합적인 평가를 내리기 위한 기준이 되므로 중요하다.

④ 목적은 전반적이고 추상적인 진술로 목표와 평가의 방향을 제시해 주는 진술이다.

⑤ 목표는 목적보다는 구체적인 진술로서 간호대상자 중심의 성취해야 할 내용, 성취해야 할 양, 기간, 변화가 있어야 할 가족 구성원과 장소가 포함된 진술이다.

⑥ 목적과 목표진술은 기회의 가치, 목적, 신념과 일치하도록 한다.

⑦ 목표의 구성요소는 누가(who), 무엇을(what), 언제까지(when)의 3요소를 반드시 포함해야 한다.

(2) 계획단계

① **총체적인 접근** … 가족의 문화적·사회적인 맥락에서 접근한 가족 스스로의 건강에 대한 책임, 자기돌봄, 보건교육, 건강증진, 질병이나 불구의 예방, 가족 구성원 개인의 발달단계와 과업 등을 전체적으로 파악하고 가족의 독자성에 중점을 둔다. 부수적으로 영양과 관련된 행위, 운동, 스트레스 해소방법, 질병발생시 가족의 도움을 받는 곳 등에 대한 파악도 필요하다.

② **계약** … 계약은 가족과 간호사 공동의 분담된 노력으로 책임과 통제를 목적으로 쌍방간의 구두 또는 서면으로 어떤 것을 할 것인지에 대한 동의이다.

  ㉠ **목적** : 가족이 간호에 대한 목적을 구체적으로 이해하고 가족과 간호사와의 관계를 명확히 구체적으로 이해하도록 도움을 준다. 그리고 가족이 누구보다도 가족 건강에 대한 책임이 있음을 인식하는 데 근본적인 목적이 있다.

  ㉡ 구두로 할 것인지 서면으로 할 것인지에 대한 선택은 기관의 정책에 달려 있다.

  ㉢ 가족간호를 적용하는 실무영역별로 차이가 있겠으나 가정간호사업인 경우에는 가정은 병원과는 다른 환경이므로 의사처방이나 시행절차의 변형을 요하는 경우가 발생하므로 이 방법은 필수적이다.

  ㉣ 계약은 전통적인 간호행위 또는 치료, 처치에서 보면 새로운 접근법이고 우리나라에서는 생소한 간호계획의 접근방법이다. 보건의료 제공자들은 수혜자와 상호관계적이며 협력적인 유형을 지향하는 경향이 있고 이 접근은 일반대중의 지식수준이 향상되고 자기돌봄운동과 일치하는 방법이다. 적극적인 가족이나 가족 구성원의 참여와 자기결정권을 인정함을 의미하며 이는 환자의 권리이기도 하다는 점에서 미국에서 널리 이용되고 있다.

  ㉤ **특징**
  • 동반자 관계로 간호사와 가족 간의 힘의 배분이 개방적이며 탄력적이고 협상적이다.
  • 계약의 목적을 이행하기 위해 제공자와 수혜자를 묶는 방법으로 목적에 대한 몰입을 의미한다.
  • 목적적인 관계, 책임을 분명히 문서화함으로써 간호사, 환자, 가족간의 앞으로 제공될 서비스의 내용과 구체적인 제한점을 명시한다.
  • 누가, 무엇을, 언제 수행할 것인가를 명확히 기술한다.
  • 서비스를 주고받는 기간, 어떻게 목적에 가장 잘 도달할 수 있는가에 대한 제안을 계속적으로 나눌 수 있는 협상의 기회가 된다.

  ㉥ **포함되는 내용**
  • 목적성취를 위한 간호계획으로 구체적인 활동, 누가 무엇을 언제 할 것인가 하는 내용, 가족과 환자의 기대, 포함된 모든 사람들의 역할과 기대를 명백히 하고 구체적인 절차에 대한 윤곽과 책임을 포함한다.
  • 방문횟수 및 기간과 간호사와 가족간의 상호작용의 목적, 간호진단, 바람직한 결과, 간호요구의 우선순위, 중재와 수행방법, 구체적인 활동, 방문시간 등도 포함한다.

  ㉦ **장점**
  • 환자 자신의 참여와 구체적인 측정가능한 목표설정은 환자가 필요한 과업을 수행하도록 동기화한다.
  • 환자의 개별적 욕구에 초점을 둠으로써 간호계획이 개별화될 수 있다.
  • 양자 모두 목적을 알기 때문에 목적성취의 가능성이 높아진다.

- 간호사, 환자 모두의 문제해결능력이 향상된다.
- 의사결정과정에서 환자가 능동적인 참여자가 된다.
- 스스로 자신을 돌볼 수 있는 기술을 배움으로 해서 환자의 자율성과 자긍심이 고취된다.
- 간호사의 간호서비스가 좀 더 효과적으로 수행되므로 비용효과적이다.
- ◎ 단점 : 가족이나 건강문제가 있는 가족 구성원이 적극적으로 참여하기보다 간호사나 의료인에게 의존적일 때는 적용이 어렵다.

02 간호중재 및 간호평가

❶ 가족간호중재

(1) 가족간호중재의 개념

간호사는 가족이 현재와 미래의 문제에 대처하는 능력을 가족 스스로 볼 수 있게 도와준다. 중재단계에서는 가족과 함께 이미 설정된 목적과 목표를 성취하기 위해 간호수행계획에 따라 필요한 행위를 시작해서 마무리하는 단계이며 가족의 전반적인 기능, 질적인 삶, 건강증진과 질병이나 불구를 예방하기 위한 스스로의 능력을 강화시키고 자율성과 자기경각심을 증진시키려는 단계이다.

(2) 북미간호진단협회(NANDA)의 가족 대상 간호진단별 간호중재

① 예측적 안내 … 예측적 안내는 가족생활주기(family life cycle)를 통해 가족들이 경험할 수 있는 문제들을 예측하여 이에 대처할 수 있는 능력을 키워주는 것이다.
  ㉠ 예측적 안내는 주로 문제해결의 접근방법을 통해 이루어진다. 즉, 가족들은 부딪히게 될 특별한 문제들에 대해서 알고, 문제를 어떻게 다룰 수 있을까에 대해 논의할 필요가 있다.
  ㉡ 가족들은 문제상황에 대해 효율적인 결정을 하기 위해서 정보를 알고 평가하는 데 도움을 필요로 한다. 그러므로, 문제해결의 접근을 통해서 가족들의 얘기치 않은 문제뿐만 아니라 기대되는 문제를 다루는 법을 배울 수 있다.
  ㉢ 문제해결은 조사, 공식화, 사정, 문제해결을 위한 기꺼움 또는 준비성의 개발, 계획, 수행, 평가의 단계를 거쳐 이루어진다.
② 건강상담
  ㉠ 상담의 일반적인 규칙
    - 상담자는 상담의뢰자에게 관심을 보이며 보호자와 같은 태도를 취해야 하고 처음부터 자신이 돕고자 하는 사람과 긴밀한 유대를 맺도록 노력하여야 한다.

- 상담자는 상담의뢰자의 문제를 바로 그 사람의 시각에서 이해하려고 노력하여야 하며 상담의뢰자 자신의 문제를 확실하게 구체화할 수 있도록 상담자가 직접 문제를 거론하며 정의내리지 않아야 한다.
- 상담자는 상담의뢰자의 감정에 대해 이해와 수용의 감정이입의 상태가 필요하며, 동정이나 애도의 태도는 필요하지 않으므로 상담의뢰자로 하여금 자신의 감정상태를 알게 하는 것이 중요하다.
- 상담자는 자신의 충고를 받아들이도록 강요해서는 안 되며, 상담의뢰자로 하여금 문제에 영향을 미치는 제반 요소들을 인식할 수 있도록 도와주고, 자신에게 가장 적합한 해결방안을 선택할 수 있도록 격려한다.
- 상담자는 상담의뢰자의 특별한 승인 없이는 그 사람의 비밀을 누설해서는 안 된다.
- 상담의뢰자가 적절한 결정을 하는데 필요한 각종 정보와 자료를 제공한다.

ⓒ 상담의 과정요소
- 경청 : 상담과정에서 경청은 적극적인 상담이 이루어지도록 하는데 기본적인 요소이므로 간호대상자가 무엇을 말하는지 혹은 말하려고 하는지 충분히 주의깊게 들을 필요가 있다.
- 시간설정 : 상담시간을 설정하여 간호사와 대상자간의 관심의 초점을 맞추도록 이끌어야 한다.
- 관심표명 : 간호사가 편안한 자세, 비언어적 표현 등으로 대상자의 문제에 관심이 있음을 보여주어야 한다.
- 반복 : 대상자가 처한 입장을 명확히 하며 말하려고 하는 의도가 무엇인지를 진실로 표현하고, 그 자신의 문제를 더욱 규명하도록 돕고자 대상자의 진술을 재언급하거나 반복한다.
- 질문 : 대상자의 문제에 대해 충분히 숙고할 수 있도록 그 처한 상황, 영향을 미치는 여러 요인들을 검토하고, 대안들을 찾아내기 위한 하나의 방법이다.
- 안심 : 대상자의 자신감을 강화하거나 도움의 중요성을 확신시킴으로써 문제를 스스로 해결할 수 있다는 안도감을 부여한다.
- 정보제공 : 상담과정의 한 부분으로써 상담자가 전공분야에 관한 정보를 주는데, 결정을 내려 주는 것이 아니라 대상자가 결정을 내릴 수 있는 뒷받침이 되도록 하는 데 있다는 점을 유의해야 하며 정보는 정확하고 신뢰적이어야 한다.

ⓒ 추후관리 : 대상자가 상담 이후에 결과가 어떠한지를 전화로 보고할 수 있고, 간호사가 상담의 결과가 긍정적인지 부정적인지를 파악하기 위한 방문 등이 필수적이다.

③ 보건교육
ⓙ 가족교육시 고려할 점 : 가족을 대상으로 보건교육을 하는 간호사들이 직면하는 현실적인 문제는 가족과 가정간호기관의 자원에 영향을 주는 것이다.
- 간호사는 새로운 대처기술을 배우는 것이 궁극적으로 현존하는 문제의 해결에 어떻게 도움이 되는가를 가족들이 깨달을 수 있도록 도와야 한다.
- 가족의 자원은 주어진 시점에서 매우 제한적이어서 교육과 학습이 상대적으로 덜 중요하게 보일 수 있으므로 간호사는 가족이 다른 문제에 대한 해결책을 찾는 것을 돕고 자원에 대한 지식을 더해줌으로써 학습의 장해요인을 제거할 필요가 있다.
- 가족에게 교육을 제공할 수 있는 시간과 전문성의 제약에 대한 한계는 간호기록에 명확하게 가족교육을 위해 수행한 활동내용과 그러한 중재로 인해 얻어진 결과를 기록하는 것을 통해 해결한다.
- 가족간호를 수행할 간호사는 가족교육에 관한 보수교육을 받는 것이 필요하다.

ⓛ **가족교육을 위한 교육과정의 활용**
- 사정 : 초기의 사정을 위해서 서로 편리한 시간에 면담을 할 수 있도록 계획하는 것이 중요한데, 초기의 면담은 사정과 계획을 위한 기초자료를 제공해줄 뿐만 아니라 가족과 간호사가 서로 잘 알게 되고, 교육·학습과정을 위한 신뢰를 형성하는 데에 도움이 된다.
- 교육적 진단 : 교육적 진단은 현존하는 건강문제의 관리에 대한 지식이나 기술, 또는 동기에 있어서의 구체적인 취약점을 규명하는 것이고 이러한 진단은 가족을 돕고자 하는 수용가능한 목적과 목표를 설정하기 위한 기초로서 활용된다.
- 계획 : 계획단계에서는 가족과 간호사가 함께 학습목표를 설정하고, 각 가족 구성원의 요구에 따른 적절한 전략을 개발하여야 하며 학습자 중심의 목표는 곧 평가의 근거로 사용될 수 있다.
- 수행 : 간호사와 가족이 학습전략을 수행할 때 관심을 갖고 있는 모든 사람이 무엇이 일어나고 있는가를 인식하는 것이 중요하다.
- 평가
  - 과에 대한 평가 : 계획된 목표를 실현했는가의 여부에 기초를 둔다.
  - 정에 대한 평가 : 수행전략이 얼마나 잘 실행되었는가를 보는 것이다.

ⓒ **가족교육을 위한 학습방법**
- 시범 : 이론과 아울러 시각적으로 볼 수 있는 실물을 사용하거나 실제장면을 만들어 지도하는 교육방법으로 현실적으로 실천을 가능하게 하는 효과적인 방법이다.
- 사례연구 : 사례연구는 실제적 사실과 사건에 근거하여 문제를 해결할 수 있는 능력을 키우는 데 도움이 되고 다른 가족이 직면한 문제를 읽고 들음으로써 대상가족의 문제를 스스로 어떻게 해결해 갈 것인가를 생각할 수 있다.
- 가족집담회 : 가족집담회는 참여가족들이 이전에 있었던 문제를 깊이 조사하기보다는 가능한 문제들을 다루기 위한 양자택일의 방법을 배울 수 있도록 고안된 것으로 한 가족이나 여러 가족의 구성원으로 이루어질 수 있으며 집단이 작을 때 가장 효과적이다.
- 역할극 : 역할극은 강의와 토의에 보충적으로 사용될 수 있는 효과적인 교육방법이다. 행동적인 경험을 해봄으로써 문제해결을 위한 방법으로 활용되는 데 흉내내기, 사회극, 극화들을 통해 행해질 수 있으며 가족들이 참여할 수 있는 경험적 학습방법이다.
- 어린이가 있는 가족에서는 인형극, 우화, 속담, 노래 등을 이용하는 것이 효과적이다.

④ **직접적인 간호제공** … 직접적인 간호활동은 드레싱 교환, 도뇨관 삽입, 활력증상 측정 등 간호사의 전문적인 기술로 직접적이고 기술적인 간호행위이다.
- ⓝ 가족의 건강증진을 촉진하는 간호활동보다는 만성질환자의 가정간호에서 더욱 요구가 많아질 것이며 이러한 중재활동에서 기기나 기구가 필요한 경우가 있다.
- ⓛ 보건교육이나 상담, 의뢰활동도 직접적인 간호활동들이다.

⑤ **의뢰** … 의뢰는 간호사의 중요한 역할로 복합적인 가족의 건강문제나 위기시에 여러 전문인의 도움이 필요할 때 하는 행위이다.
- ⓝ 간호사는 여러 기관이나 시설 또는 인력에 대한 정보를 가지고 필요시 적절히 활용한다.

ⓒ 기관이나 시설의 설립목적, 이용절차, 수혜대상자, 의뢰시의 구비서류, 담당자 이름·주소·전화번호 등의 정보와 목록을 구비하여야 한다.

ⓒ 경우에 따라서는 의뢰서를 요청하는 경우도 있으므로 의뢰서와 구비서류 등을 사전에 준비해 두는 것이 필요하다.

ⓔ 타 기관이나 시설에 의뢰하고자 할 때에는 사전에 가족에게 알리고 동의가 필요하다.

ⓜ 가족 구성원이나 가족이 의뢰되어 서비스를 받은 경우에는 효과를 평가한다.

⑥ **가족의 자원 강화** … 가족이 가진 자원에 대한 강화는 가족간호중재의 한 영역으로, 가족의 자원은 경제적·물리적인 것과 인력도 포함한다.

ⓐ **경제적인 자원**: 경제적인 자원의 적절성 여부는 가족 구성원의 소득의 총액과 지출, 가족 구성원의 앓고 있는 질병의 종류와 이용 가능한 의료기관의 접근도, 의료비용, 의료보험에서의 지원 또는 충당범위에 따라 달라진다. 이러한 가족자원의 적절성 여부는 간호사에 의해 1차적인 사정이 이루어지나 나라에 따라서는 사회사업가에게 의뢰되어 파악되기도 한다.

ⓑ **물리적인 자원**: 건강한 가정환경을 유지하며 특히 환자가 있는 가족의 경우에는 적절한 기구나 물품의 조달이 필수적이다. 경우에 따라서는 가족이 가지고 있는 기구나 기기를 재구성 또는 재배치하거나 변형하여 사용할 수도 있다. 물리적인 시설의 설치나 재배치는 집단에서의 안전하고 자유스런 이동, 개인위생, 안정된 수면, 절족동물 매개에 의한 감염병 예방, 안전한 상수와 음식공급을 위해 필요하다.

ⓒ **인적 자원**: 가족이나 가족 구성원의 건강을 돌보는데 중요한 요소이며 가족 구성원, 가족 구성원간의 관계, 건강행위와 돌보는 기술에 대한 지식과 기술, 문제해결능력 등도 자원이 된다.

⑦ **스트레스 관리** … 어떤 가족은 스트레스에 효과적으로 대처하나, 또 어떤 가족은 위기를 겪게 되거나 비조직화되기도 한다.

ⓐ Boss(1987)는 가족의 가치가 운명론적인가 승부욕이 있는가에 따라 어떻게 가족이 대처할 것인가에 중요한 영향을 미친다고 하였다. 승부욕이 있는 가족은 상황을 조절하고 통제할 수 있으며 그래서 어떤 활동을 취할 가능성이 높다. 능동적인 전략은 수동적인 접근보다 더 효과적이라고 가정한다.

ⓑ Curran(1985)은 건강한 가족은 스트레스를 취약점으로 보지 않고 정상적인 자극으로 받아들인다고 본다. 이 가족은 잘 적응하여 갈등해결과 창의적인 대처기술을 발달시킨다.

ⓒ 모든 가족은 자아실현의 가능성과 건강을 유지·증진시킬 수 있는 잠재력을 갖고 있으므로 간호사는 정보를 제공하여 바람직한 방향으로 행동수정과 생활양식의 변화를 촉진시킴으로써 안녕상태에 이르도록 도울 수 있다.

ⓓ 스트레스 관리에 있어서 첫 단계는 스트레스를 인식하고 예방하며 미리 예측하고 피할 수 있는 스트레스원을 제거하는 것이다. 개별적인 스트레스를 효과적으로 감소시키는 방법으로는 이완요법, 회상요법, 음악요법, 적절한 영양, 약물과 알코올의 최소한 사용, 바이오피드백(biofeedback)이 있다.

❷ 평가

(1) 평가의 방법과 시기

① 평가의 방법

　㉠ 평가는 간호사 이외에도 동료, 상급자 또는 타 보건전문인과의 상담, 자문 등을 통해 할 수도 있다. 동료, 상급자 또는 타 전문인에게 자문을 받아 평가함으로써 간호과정의 진행에서 부족한 부분을 검토하는 데 도움이 된다.

　㉡ 간호기록지 중 요약지는 가족의 간호과정을 체계적으로 평가하여 확인하는 하나의 과정이다.

　㉢ 미국의 경우에는 제3자인 의료보험회사에서 간호비용을 지불하므로 평가를 시행하기도 한다. 그리고 계약관계인 경우에는 가족이 변화의 필요성을 인정하여 지속적으로 간호사의 도움을 필요로 할 때에는 재계약하여 관계를 지속한다.

② 평가의 시기

　㉠ 사업을 제공하는 기관에 따라서 정책적으로 평가시기를 정하기도 한다. 기관의 정해진 규정이 없다 해도 정기적인 평가시기를 정하여 제공된 사업의 결과를 측정하고 요약·정리하는 것이 중요하다. 만일 평가가 없다면 치료적인 또는 문제해결을 위한 간호과정이 불필요하게 지연되며 가족건강 향상의 역효과를 초래하게 될 것이다.

　㉡ 평가는 시기에 따라 중간평가와 최종평가로 구분하며, 중간평가나 최종평가의 시기는 간호기관에 따라 달라진다.

(2) 평가의 내용

① 목표가 설정될 때부터 어떻게 평가할 것인지를 결정해야 한다. 그래서 잘 설정된 목표진술은 평가를 위한 가능성을 그 자체가 가지고 있다.

② 평가를 용이하게 하기 위해서는 목표진술부터 측정가능한 용어로 진술하는 것이 바람직하다.

③ 가족 전체의 변화인 가족의 결속력이나 책임의 공유, 가족 구성원 개인의 불안, 변화된 역할의 만족 등의 사회심리적인 변수는 질문을 통해 가족의 구술적인 표현을 직접 들어 측정하거나 가족 구성원들간의 상호작용을 관찰하여 측정·평가할 수 있다.

④ 이미 개발되어 신뢰도와 타당도가 검증된 간단한 도구를 이용하는 설문지법을 사용함으로써 객관적인 평가를 할 수도 있다.

⑤ 우리나라의 간호실무에서 가족을 대상으로 하는 실무는 주로 지역사회간호에서 이루어지고 있다. 보건소의 경우에 정기적인 중간평가는 월별, 분기별로 이루어지며 종합평가는 연말에 이루어진다.

최근 기출문제 분석

2020. 6. 13. 제1회 지방직

1 김씨 가계도(genogram)에 대한 설명으로 옳지 않은 것은?

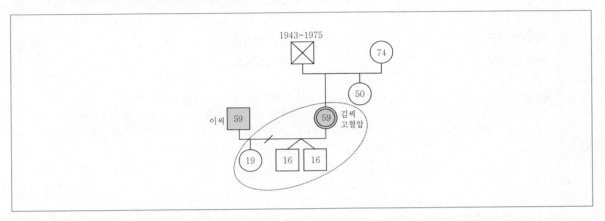

① 김씨는 남편과 이혼한 상태이다.　② 김씨의 아버지는 사망한 상태이다.

③ 김씨의 자녀는 2남 1녀이다.　④ 김씨의 두 아들은 쌍둥이이다.

TIP ① 김씨는 남편과 별거 상태이다.

2020. 6. 13. 제1회 지방직

2 Smilkstein이 개발한 가족기능 평가도구(Family APGAR)의 평가영역이 아닌 것은?

① 가족의 적응 능력(adaptation)　② 가족 간의 성숙도(growth)

③ 가족 간의 애정 정도(affection)　④ 가족이 가진 자원의 크기(resource)

TIP 가족기능 영역 5가지 평가항목
　㉠ 가족의 적응능력(Adaptation) : 가족위기 때 문제 해결을 위한 내·외적 가족자원 활용 능력의 정도
　㉡ 가족 간의 동료의식 정도(Partnership) : 가족 구성원끼리 동반자 관계에서 의사결정을 하고 서로 지지하는 정도
　㉢ 가족 간의 성숙도(Growth) : 가족 구성원 간의 상호지지와 지도를 통한 신체적·정서적 충만감을 달성하는 정도
　㉣ 가족 간의 애정 정도(Affection) : 가족 구성원 간의 돌봄과 애정적 관계
　㉤ 문제해결(Resolve) : 가족 구성원들이 다른 구성원의 신체적·정서적 지지를 위해 서로 시간을 내어주는 정도

Answer 1.① 2.④

3 〈보기〉에서 설명하는 가족건강사정도구로 가장 옳은 것은?

보기

가족 중 가장 취약한 구성원을 중심으로 부모형제관계, 친척관계, 친구와 직장동료 등 이웃관계, 그 외 지역사회와의 관계를 그려봄으로써 취약 가족구성원의 가족 하위체계뿐만 아니라 가족 외부체계와의 상호작용을 파악할 수 있다.

① 외부체계도　　　　　　　　　　② 사회지지도

③ 가족밀착도　　　　　　　　　　④ 가계도

> **TIP** ① 외부체계도: 가족과 외부와의 다양한 상호작용을 한눈에 파악할 수 있도록 한 것이다.
> ③ 가족밀착도: 가족을 이해함에 있어 가족의 구조뿐만 아니라 구조를 구성하고 있는 관계의 본질을 파악한다.
> ④ 가계도: 가족구조도로 가족 전체의 구성과 구조를 한눈에 볼 수 있도록 고안된 그림(도식화)으로 3세대 이상에 걸친 가족 구성원에 관한 정보와 그들 간의 관계를 도표로 기록하는 방법이다.

4 만성질환 환자를 둔 가족의 역할갈등을 해결하기 위하여, 가족구성원 간의 상호작용, 친밀감 정도 및 단절관계를 가장 잘 파악할 수 있는 사정도구는?

① 가족구조도　　　　　　　　　　② 가족밀착도

③ 외부체계도　　　　　　　　　　④ 사회지지도

> **TIP** 가족사정도구

구분	특징
가족구조도	3대 이상의 가족구성원 정보 파악
가족밀착도	현재 동거하고 있는 가족구성원들 간의 밀착관계와 상호관계 이해
외부체계도	다양한 외부체계와 가족구성원과의 관계를 나타냄
사회지지도	가족의 내외적 상호작용을 나타냄. 취약구성원을 중심으로 가족과 외부체계와의 관계를 파악할 수 있음
가족연대기	가족의 역사 중 가장 중요한 사건들을 순서대로 기술함. 건강 관련 사건 파악

Answer 3.② 4.②

5 다음 글에서 청소년의 약물남용 예방교육에 적용된 보건교육 방법은?

> 청소년들이 실제 상황 속의 약물남용자를 직접 연기함으로써 약물남용 상황을 분석하여 해결방안을 모색하고, 교육자는 청소년의 가치관이나 태도변화가 일어날 수 있도록 하였다.

① 시범　　　　　　　　　　　　② 역할극
③ 심포지엄　　　　　　　　　　④ 브레인스토밍

> **TIP** ② 역할극은 학습자가 실제 상황 속 인물로 등장하여 그 상황을 분석하고 해결방안을 모색한다.

6 가족이 경험할 수 있는 문제와 각 단계에서 있을 수 있는 문제 상황에 대한 효율적인 결정을 하기 위하여 정보를 알고 평가하는 데 도움을 주며, 이에 대처할 수 있는 능력을 키워주는 것으로, 가족들이 문제에 부딪혔을 때 쉽게 적응 할 수 있도록 하는 간호수행 방법은?

① 조정　　　　　　　　　　　　② 계약
③ 의뢰　　　　　　　　　　　　④ 예측적 안내

> **TIP** 문제는 예측적 안내에 대한 설명이다. 예측적 안내의 핵심은 가족들이 경험할 수 있는 문제들을 예측하여 대처할 수 있는 능력을 키우는 것에 있다.
>
> ※ 간호수행 … 수립된 간호계획을 실시하는 것으로 가족 지지, 교육 및 상담, 간호활동 수행 등이 있다.
>
> ㉠ 예측적 안내 : 가족들이 경험할 수 있는 문제들을 예측하여 대처할 수 있는 능력을 키움
> ㉡ 가족 건강상담 : 자신의 문제인식, 해결방안을 찾음
> ㉢ 가족 건강교육(보건교육) : 시범, 사례연구, 가족 집담회, 역할극
> ㉣ 직접 간호 제공 : 전문지식에 근거한 간호 행위 제공
> ㉤ 의뢰 : 복합적 문제 발생 시, 여러 전문인력의 도움 필요 시
> ㉥ 가족의 자원 강화 : 경제적, 물리적, 인적 자원의 재배치 및 지지 강화
> ㉦ 스트레스 관리

7 보건소 방문간호사가 최근 당뇨를 진단받은 세대주의 가정을 방문하여 〈보기〉와 같은 자료를 수집하였다. 이를 활용하여 가족밀착도를 작성하고자 할 때, 가장 옳은 것은?

───────────── 보기 ─────────────

가족구성원 : 세대주(남편) : 55세, 회사원, 당뇨
배우자(아내) : 50세, 가정주부
아들 : 26세, 학생, 알레르기성 비염
딸 : 24세, 학생

취약점을 가지고 있는 구성원 : 세대주

가족밀착도 : 남편 – 아내 : 서로 친밀한 관계
아버지 – 아들 : 친밀감이 약한 관계
아버지 – 딸 : 매우 밀착된 관계
어머니 – 아들 : 갈등이 심한 관계
어머니 – 딸 : 서로 친밀한 관계
아들 – 딸 : 갈등이 있는 관계

① 세대주는 ○로 표시하였다.
② 세대주를 중심에 배치하였다.
③ 기호 안에 가족 내 위치와 나이를 기록하였다.
④ 아버지와 아들과의 관계는 점선으로 표시하였다.

TIP 주어진 〈보기〉를 바탕으로 가족밀착도를 작성하면 다음과 같다.

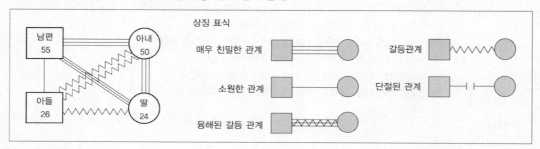

① 세대주는 남편으로 □로 표시한다.
② 가족밀착도는 누구 하나를 중심으로 하기보다는 가족 구성원을 동등하게 분산하여 배치한다.
④ 아버니와 아들의 관계는 친밀감이 약한 관계로 실선 한 줄로 표시한다.

Answer 7.③

8 방문간호사가 K씨 가족을 방문하여 가족간호사정을 실시하였다. 다음의 사정도구에 대한 설명으로 옳은 것은?

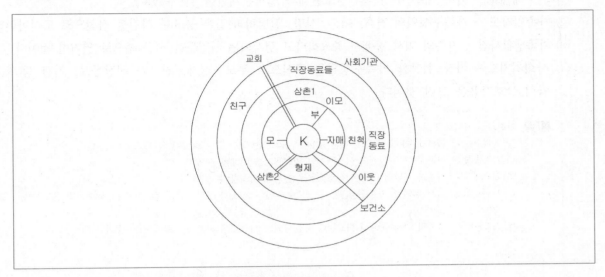

① K씨와 가족 내·외부 간의 지지 정도를 확인할 수 있다.
② K씨의 가족과 외부체계 간의 자원 흐름을 파악할 수 있다.
③ K씨의 가족구성원 간의 상호관계와 친밀도를 도식화한 것이다.
④ K씨의 가족구성원의 구조를 한눈에 볼 수 있도록 도식화한 것이다.

> **TIP** 제시된 사정도구는 사회지지도로, 가장 취약한 가족구성원을 중심으로 부모·형제, 친구와 직장동료, 기관 등 외부와의 상호작용을 그린 것이다.
> ② 외부체계도
> ③ 가족밀착도
> ④ 가족구조도

Answer 8.①

9 가족간호 사정도구에 대한 설명으로 옳은 것은?

① 외부체계도 – 가족 내부 구성원의 상호관계와 밀착관계만을 알 수 있다.

② 가족밀착도 – 가족구성원의 결혼, 이혼, 사망, 질병력과 같은 중요한 사건을 점선으로 도식화한다.

③ 가족생활사건 – 가족의 역사 중에서 중요하다고 생각되는 사건들을 시간 순으로 열거한 것이다.

④ 사회지지도 – 가장 취약한 가족구성원을 중심으로 부모ㆍ형제, 친구와 직장동료, 기관 등 외부와의 상호작용을 그린 것이다

TIP 가족간호 사정도구

　　㉠ 가족구조도(가계도) : 가족구성원의 결혼, 이혼, 사망, 질병력과 같은 중요한 사건을 도식화한다.

　　㉡ 가족밀착도 : 가족 내부 구성원의 상호관계와 밀착관계를 이해할 수 있다.

　　㉢ 외부체계도 : 가족과 외부의 다양한 상호작용을 한눈에 파악할 수 있다.

　　㉣ 사회지지도 : 가장 취약한 가족구성원을 중심으로 부모ㆍ형제, 친구와 직장동료, 기관 등 외부와의 상호작용을 그린 것이다.

　　㉤ 가족연대기 : 가족의 역사 중에서 중요하다고 생각되는 사건들을 시간 순으로 열거한 것이다.

10 가족 사정 방법에 대한 설명으로 옳은 것은?

① 가족 참여를 배제하여 객관성을 유지한다.

② 취약한 가구원은 사회지지도의 가장 바깥 원에 표시한다.

③ 가구원의 개인별 문제에 초점을 맞춘다.

④ 가족의 다양성과 변화성에 대해 인식을 가지고 접근한다.

TIP ① 가족이 사정에서부터 전 간호 과정에 참여한다.

　　② 취약한 가구원은 사회지지도의 가장 안쪽 원에 표시한다.

　　③ 가구원의 개인별 문제보다 가족 전체에 초점을 맞춘다.

Answer 9.④ 10.④

11 다음의 내용을 사정하려 할 때, 가장 적절한 사정도구는?

> 조손가족으로 당뇨병을 가지고 있는 74세 할머니의 건강 문제와 가사 역할부담 문제를 해결하기 위해 가족 지지 자원의 실태와 가족 중재에 활용할 수 있는 지지 체계를 파악하고자 한다.

① 가계도
② 가족연대기
③ 가족밀착도
④ 사회지지도

> **TIP** ④ 가족 중 가장 취약한 구성원을 중심으로 부모형제관계, 친척관계, 친구와 직장동료 등 이웃관계, 그 외의 지역사회와의 관계를 그려봄으로써, 취약가족 구성원의 가족하위체계뿐만 아니라 가족 외부체계와의 상호작용을 파악할 수 있다.

Answer 11.④

출제 예상 문제

1 다음 중 가족간호의 방법수행을 위해 필요한 간호수단으로 옳은 것은?

① 집단교육, 클리닉 활동, 보건교육

② 상담, 직접간호 제공, 가정방문

③ 가정방문, 직접간호 제공, 클리닉 활동

④ 가정방문, 집단교육, 클리닉 활동

TIP 가족간호의 수단
ⓐ 목표달성을 위한 방법 : 보건교육, 직접간호의 제공 등이 있다.
ⓑ 방법수행을 위한 수단 : 클리닉 활동, 집단교육, 가정방문 등이 있다.

2 다음 중 가족간호사정의 보조적 도구로서 가구원 중 취약하거나 우선적으로 간호중재가 필요한 가족에 대한 지지정도와 외부사회의 상호작용을 사정할 수 있는 것은?

① 외부체계도   ② 사회지지도

③ 가족밀착도   ④ 가족구조도

TIP 사회지지도 … 가족 구성원 중 가장 취약한 가족을 중심으로 부모형제 · 친척관계 및 이웃관계, 지역사회와의 관계를 그려서 그 구성원의 가족하위체계 이외에 외부체계와의 상호작용을 파악하는 것이다. 이는 가족 지지체계의 이해를 통해 가족중재에도 활용이 가능하다.

Answer 1.④ 2.②

3 가계도에 대한 설명으로 옳은 것은?

① 가족 구성원의 스트레스원을 알 수 있다.
② 가족 구성원 개인의 질환과 중요 사건의 관련성을 알 수 있다.
③ 가족 외부체계와의 상호작용을 알 수 있다.
④ 가족의 구조를 알 수 있다.

> **TIP** ① 외부체계도 ② 가족연대기 ③ 사회지지도

4 다음 중 지역사회간호사가 사회복지사에게서 독거노인에 대한 정보를 수집하였을 경우의 방법은?

① 지도자 면담 ② 2차 자료
③ 참여관찰 ④ 기존자료분석

> **TIP** 2차적인 자료
> ㉠ 가족에 관련된 중요한 타인, 보건 및 사회기관의 직원, 가족의 주치의, 성직자, 건강기록지 등 다양한 자료원으로부터 가족에 관한 정보를 얻을 수 있다.
> ㉡ 자료를 이용하고자 할 때는 가족의 구두 또는 서면 동의를 받는 것이 필요한데, 이는 간호사가 가족의 비밀을 지킬 의무이며 치료적인 관계에서 신뢰감을 증진하는 방법이다.
> ㉢ 2차적인 자료는 정확하게 대상자가 지각한 내용이기보다는 제3자가 가족을 보는 지각정도를 나타낸다.
> ㉣ 중요한 타인, 가족의 주치의, 보건 및 사회기관의 직원, 성직자 등에서 자료를 얻을 수 있다.

5 다음 중 가족치료접근법의 대상으로 옳은 것은?

① 가족 구성원으로서의 개인 ② 유기적인 전체로서의 가족
③ 가족과 접근하는 지역사회 ④ 가족 구성원 중 의사결정권자

> **TIP** 가족간호를 할 때 치료접근 대상은 통합적인 가족이어야 한다.

Answer 3.④ 4.② 5.②

지역사회간호

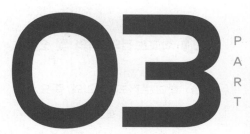

03 PART

학교간호

01 학교보건과 학교간호

01 학교보건

❶ 학교보건의 의의 및 인력

(1) 학교보건의 정의와 중요성

① **학교보건의 정의** … 학교의 구성원인 학생 및 교직원과 그 가족, 나아가 지역사회를 대상으로 학생, 가족, 교직원 및 보건의료 전문가가 참여하여 보건서비스와 환경기능의 수준을 향상시켜 질병을 예방하고 증진시켜 안녕상태에 이르도록 하는 포괄적인 건강사업으로 보건학의 한 영역이다.

② **학교보건의 중요성**

　㉠ 학생기의 건강상태는 당시의 학습에 영향을 미칠 뿐만 아니라 생애 전과정의 질적 생활을 좌우한다. 특히 근래 급격히 증가하며 주요 사망원인이 되는 만성질환은 생활습관과 밀접히 관련된다.

　㉡ 학교는 교육뿐만 아니라 여러 방면으로 지역사회의 중심체적인 역할을 하고 있다.

　㉢ 학교는 집단적인 관리가 가능하므로 보건교육의 대상으로서 가장 효과적이며, 그들을 통하여 교육을 받지 못한 학부모에게까지 건강지식이나 정보를 전할 수 있기 때문에 파급효과가 크다.

　㉣ 교직원은 그 지역사회의 지도적 입장에 있고 항상 보호자와 접촉하고 있다.

　㉤ 기타 보건사업 추진에 있어 여러모로 유리한 조건을 내포하고 있다.

(2) 학교보건의 인력

① **보건교사** … 학교 내에서 학교보건을 담당하는 자로서 학생 및 교직원에 대한 건강진단실시의 준비와 실시에 관한 협조, 학교보건계획의 수립, 학교 환경위생의 유지관리 및 개선에 관한 사항, 기타 학교의 보건관리 등의 업무를 수행한다.

② **학교의 · 학교약사** … 대부분 촉탁의사나 약사로서 학교장이 위촉하며 학교의에는 한의사도 포함된다. 학교보건계획의 수립에 관한 자문, 학생 및 교직원에 대한 건강진단과 건강평가, 각종 질병의 예방처치 및 보건지도, 기타 학교보건관리에 관한 지도 등의 업무를 수행한다.

③ **영양사** … 1979년 국가공무원법에 의해 정규 보건직 공무원으로 임명되어 학교급식 업무를 담당하고 있는 자를 말한다.

④ **행정관계인** … 보건복지부장관, 교육구청장, 서울특별시장, 시·도지사, 학교의 설립경영자, 학교장 등이 이에 속한다.

❷ 학교보건교육

(1) 학교보건교육의 양성

① **개인건강지도** … 교사, 보건교사, 학교의 등과 부모는 학생과 직접 접촉하며 개인적인 보건지도의 기회를 많이 갖게 된다. 보건교육도 일반교육과 마찬가지로 집단교육보다는 개인지도가 더욱 효과적이다.

② **일상경험을 통한 수시 보건교육** … 학교시설환경, 학교급식, 신체검사, 체육 등과 같이 매일의 학교생활을 통하여 수시로 이루어지는 비공식적인 보건교육이 있다.

③ **계통적 보건교육** … 보건과목 또는 특별 보건과정을 통해 교육한다.

(2) 학교보건교육의 계획

① 보건교육의 계획은 종합적인 전 학업과정 작성에 있어서 그 일부분을 차지한다.

② 보건교육계획은 전직원의 책무이다.

③ 계획생활에 학생을 참여시켜야 한다.

④ 학교에 있어서의 보건교육계획은 학교와 지역사회의 종합적인 전체 보건사업계획의 일부분으로서 이루어져야 한다.

⑤ 지역사회로부터 협조를 얻도록 한다.

⑥ 계획은 계속적이어야 하며, 주도적 역할이 있어야 한다.

⑦ 계획은 행동적인 결과를 가져와야 한다.

02 학교간호

❶ 학교간호의 개념

(1) 목적

학교간호는 보건교사의 지식과 기술로 이루어지는 간호를 학교에 제공함으로써 학교가 그들의 건강을 스스로 관리하는 능력을 향상시키는 것이다. 즉, 학교간호의 대상은 학교이며 여기에 간호제공과 보건교육 그리고 관리라는 간호행위를 통하여 학교가 그 건강문제를 스스로 해결하는 능력을 향상시키도록 하는 데에 학교간호의 목적이 있다.

(2) 보건교사의 역할

보건교사는 학교간호의 대상인 학교에 접근하기 위하여 간호과정을 적용하며, 간호행위를 위해서는 간호수단을 동원한다. 또한 보건교사는 학교가 스스로 건강관리기능을 향상시키는 과정, 즉 기능지표를 개발한다.

(3) 학교간호체계

보건교사가 학교를 담당하여 학교간호사업을 하는 데에는 체계를 이룬다. 학교, 자원, 보건교사가 투입되어 학교간호과정을 거쳐 학교간호의 목적에 도달하게 된다.

(4) 학교보건 전문 인력의 직무

보건교사	학교장
• 학교보건계획의 수립 • 학교 환경위생의 유지 관리 및 개선에 관한 사항 • 학생과 교직원에 대한 건강진단의 준비와 실시에 관한 협조 • 각종 질병의 예방처치 및 보건지도 • 학생과 교직원의 건강관찰과 학교의사의 건강상담, 건강평가 등의 실시에 관한 협조 • 신체가 허약한 학생에 대한 보건지도 • 보건지도를 위한 학생가정 방문 • 교사의 보건교육 협조와 필요시의 보건교육 • 보건실의 시설, 설비 및 약품 등의 관리 • 보건교육자료의 수집 관리 • 학생건강기록부의 관리 • 의료행위 −외상 등 흔히 볼 수 있는 환자의 치료 −응급을 요하는 자에 대한 응급처치 −부상과 질병의 악화를 방지하기 위한 처치 −건강진단결과 발견된 질병자의 요양지도 및 관리 −의료행위에 따르는 약품투여	• 공기정화설비 및 미세먼지 측정기기 설치 • 학교시설의 환경위생과 식품위생 유지관리 • 학생 및 교직원의 건강검사 실시 및 건강검사기록 작성 관리 • 감염병에 감염, 감염된 것으로 의심, 감염될 우려가 있는 학생 및 교직원에 대하여 등교중지시킬 수 있음 • 학생의 신체발달 및 체력증진, 질병의 치료와 예방, 음주, 흡연과 약물 오남용의 예방, 성교육, 정신건강 증진 등을 위하여 보건교육을 실시하고 필요한 조치 • 매년 교직원 대상으로 심폐소생술 등 응급처치에 관한 교육 실시 • 초·중학교의 장 : 학생 입학일로부터 90일 이내에 예방접종 완료여부 검사 • 건강검사결과에 대한 치료 및 예방조치 • 학생의 안전관리 • 교직원의 보건관리 • 감염병 예방과 학교의 보건에 필요할 때에 휴업할 수 있음

❷ 학교간호과정

(1) 간호사정

① **자료수집방법** … 건강기록부, 일지, 공문서 등 기존자료와 관찰, 집단토의, 설문지법 등을 통한 새로운 자료를 수집한다.

② **자료수집내용**

   ㉠ **특성**
   • 인구통계 : 학생 및 교직원의 수, 연령, 성별, 이동상태, 결석률 등을 파악한다.
   • 학교환경
   −물리적 환경 : 학교시설인 의자, 책상, 건물, 시설의 설비와 학교의 부지, 학생들의 통학거리, 주변환경, 급수원, 토질, 높이 및 방향, 학교건물의 위치, 면적, 출입구, 지하실, 옥상의 이용, 복도, 계단, 교실, 상수 및 하수시설, 쓰레기 처리, 화장실, 운동장, 수영장 등의 위생적 시설이 이에 속한다.
   −사회적 환경 : 행정체계, 학부모의 교육 정도, 지역사회와의 조직체계 등이 이에 속한다.
   • 학교 외 환경 : 정화구역을 설정하고 이용가능한 지역사회 자원을 파악한다.

- 학교보건사업의 실태 : 보건실 이용률, 예방접종률, 보건교육횟수, 학교급식실태 등 보건교사와 학생의 상호작용 정도를 파악한다.
  ㉡ 건강수준 : 신입생들의 건강과 예방접종상태에 대한 자료 기록지를 학부모로부터 수집하여 그 후 계속 주기적으로 수집, 최신 정보로 보완한다. 또한 건강행위를 파악하기 위하여 흡연 및 약물복용상태, 식습관, 취미활동 등을 확인한다.

    📢TIP **유병률**

    ㉠ 보건통계를 위해 필요하다.

    ㉡ $유병률 = \dfrac{현존하는\ 환자수}{연간\ 중앙인구} \times 1,000$

  ㉢ **자원**
  - 인적 자원 : 보건교사, 학교의, 학교약사, 교직원, 학부모 등의 자원을 파악한다.
  - 물적 자원 : 시설물, 기구 · 도구, 자료, 재정, 시간, 지역사회 지원체계 등을 파악한다.

(2) 간호진단

자료분석을 통해 파악된 학교간호문제를 관련있는 것끼리 묶어 문제의 중요성, 인구집단에 영향하는 정도, 법적 의무사항 여부, 자원 동원가능성, 실천가능성 등을 고려하여 간호진단을 내린다.

(3) 간호계획

① **목표** … 관련성, 실현가능성, 관찰가능성, 측정가능성, 정확성 등의 조건을 갖추어 장소, 대상, 문제, 시기, 범위를 포함하여 기술되어야 한다.

② **방법 및 수단**
  ㉠ 보건실활동, 방문 및 의뢰활동, 상담, 집단지도, 매체활용 등 여러 수단 중에서 간호계획에 적절한 방법 및 수단을 선택한다.
  ㉡ 방법 및 수단을 선택하는 절차
  - 목표달성을 위한 서로 다른 방법 및 수단을 찾는다.
  - 문제해결을 위해 요구되는 자원과 이용가능한 자원을 조정한다.
  - 가장 최선의 방법 및 수단을 선택한다.
  - 구체적인 활동(방법 및 수단)을 기술한다.

③ **수행 및 평가계획** … 누가, 무엇을, 언제, 어떻게, 어디서 할 것인지가 기술되어야 한다.

(4) 간호수행

① **직접간호수행** … 응급처치, 상담, 보건교육실시, 예방접종, 신체검사 등 간호사 면허증 소지자인 보건교사만이 실시할 수 있는 전문가로서의 역할을 한다.

② **간접간호수행** … 예산작성, 기록, 보고, 통계자료 정리 등 조정자, 감시자, 지도감독자의 역할을 한다.

(5) 간호평가

① 학교간호의 평가대상 및 기준을 선정한다.

② 자료를 수집한다.

③ 계획과 실적을 비교한다.

④ 결과분석을 통해 학교간호사업의 가치를 판단한다.

⑤ 재계획을 실시한다.

❸ 교육부 학생 감염병 예방 위기대응 매뉴얼(2016)

(1) 목적 및 배경

① **목적** … 감염병 위협으로부터 학생과 교직원을 보호하고 정상적인 학교기능을 유지함을 목적으로 한다.

② **목표**
　㉠ 학생과 교직원의 감염병 이환을 예방한다.
　㉡ 학교 내 감염병을 조기 발견하고 사후 조치를 신속히 함으로써 유행 확산을 방지한다.
　㉢ 학교 내 감염병 유행 시 체계적으로 대응함으로써 학교기능을 유지하고 지역사회 전파를 차단한다.

[평상시 학생 감염병 발생 단계]

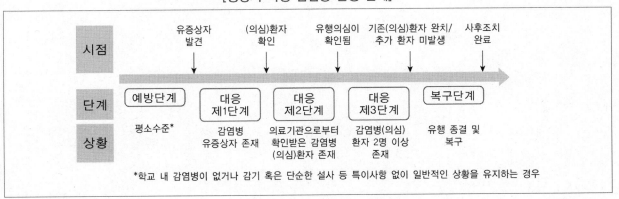

(2) 매뉴얼의 활용

① 학교 내 감염병 조기 발견 및 확산 방지를 위한 조직적 대응

② 국가위기 상황에 따른 체계적 대응

③ 학생 빈발 감염병 정보 제공

④ 감염병 예방 교육, 학교 환경 개선 등의 활동

[대응관계의 기간 및 후속조치]

단계	상황	시작 시점	종료 시점		후속 조치
대응 제1단계	감영병 유증상자 존재	유증상자 발견	의료기관 진료 결과 감염병 (의심)환자 발생을 확인	⇒	대응 제2단계
			감염병이 아닌 것으로 확인	⇒	예방단계
대응 제2단계	의료기관으로부터 확인받은 감염병 (의심)환자 존재	의료기관 진료 결과 감염병 (의심)환자 발생을 확인	추가 (의심)환자 발생 확인을 통해 유행의심 기준을 충족	⇒	대응 제3단계
			기존 (의심)환자가 완치되고 추가 (의심)환자가 미발생	⇒	예방단계
대응 제3단계	감염병 (의심)환자 2명 이상 존재	추가 (의심)환자 발생 확인을 통해 유행의심 기준 충족	기존의 모든 (의심)환자가 완치되고 추가 (의심)환자가 미발생	⇒	복구단계

[감염병으로 인한 국가위기 단계별 학교 및 교육행정기관 대응]

단계		판단기준	학교 내 발생 가능성	대응
예방		• 평상시	없음	• 일반적 대비 • 대응체계 구축
국가 위기 단계	관심 (Blue)	• 해외 신종 감염병 발생 (세계보건기구 : '국제 공중보건 위기상황' 선포)	없음	• 감염병 발생 동향 파악 • 구체적 대응 방안 검토
		• 국내의 원인불명 · 재출현 감염병 발생	산발적	• 구체적 대응 방안 검토 • 징후 감시 활동(필요시)
	주의 (Yellow)	• 해외 신종 감염병의 국내 유입 및 제한적 전파 (세계보건기구 : '감염병 주의보' 발령) • 국내에서 원인불명 · 재출현 감염병의 제한적 전파	해당지역	• 구체적 대응 방안 마련 • 유관기관 협조체계 가동 • 환자발생 지역에 대한 감시 및 대 응 실시
	경계 (Orange)	• 해외 신종 감염병의 국내 유입 후 추가 전파 에 따른 지역사회 전파 • 국내 원인불명 · 재출현 감염병의 추가 전파에 따른 지역 전파	해당지역	• 대응체제 가동 • 유관기관 협조체계 강화 • 환자발생 지역에 대한 감시 · 및 대 응 강화
	심각 (Red)	• 해외 신종 감염병의 전국적 확산 징후 • 국내 원인불명 · 재출현 감염병의 전국적 확산 징후	전국적	• 대응역량 총동원 • 범정부적 협조체계 강화 • 전국으로 감시 및 대응 강화 확대
복구		• 유행 종료	산발적	• 평가 및 보완 • 복구 • 감시 활동 유지

최근 기출문제 분석

2020. 6. 13. 제2회 서울특별시

1 「학교보건법」에 근거한 학교의 장의 업무로 가장 옳지 않은 것은?

① 학생 건강검사 결과 질병에 감염된 학생에 대하여 질병의 치료에 필요한 조치를 하여야 한다.

② 학생 정신건강 상태를 검사한 결과 필요하면 해당학생에 대해 의료기관을 연계하여야 한다.

③ 안전사고를 예방하기 위하여 학생에 대한 안전교육 및 그 밖에 필요한 조치를 하여야 한다.

④ 학생이 새로 입학한 날로부터 180일 이내에 시장·군수 또는 구청장에게 예방접종증명서를 발급받아 예방접종을 모두 받았는지를 검사한 후 이를 교육정보시스템에 기록하여야 한다.

> **TIP** ④ 학교보건법 제10조 … 초등학교와 중학교의 장은 학생이 새로 입학한 날부터 90일 이내에 시장·군수 또는 구청장에게 예방접종증명서를 발급받아 예방접종을 모두 받았는지를 검사한 후 이를 교육정보시스템에 기록하여야 한다.

Answer 1.④

≣ 출제 예상 문제

1 다음 중 학교보건법상 보건교사의 업무가 아닌 것은?

① 학교보건계획의 수립

② 보건지도를 위한 학생가정의 방문

③ 학교환경위생의 유지관리 및 개선에 관한 사항

④ 학생 및 교직원의 건강진단과 건강평가

....

TIP ④ 학교의사의 업무에 해당한다.

2 다음 중 학교 보건교사가 가장 먼저 해결해야 할 문제는?

① 1학년 중 홍역에 걸린 학생이 5명이다.

② 2학년 중 비만인 학생이 100명이다.

③ 고지혈증에 걸린 3학년 학생이 50명이다.

④ 비만학생이 70명이다.

....

TIP 우선순위를 결정할 때는 파급효과가 얼마나 큰 문제인지 확인하여야 하는데, 홍역은 학교 내에서 파급효과가 크기 때문에 가장 먼저 해결해야 할 문제이다.

3 학교보건업무의 계획 및 감독과 행정상의 1차적 책임자는?

① 보건교사   ② 시·군·구청장

③ 학교장   ④ 학교의사

....

TIP 학교의 보건업무계획을 하고 감독을 맡는 행정의 1차적 책임자는 학교장이다.

Answer 1.④ 2.① 3.③

4 다음 중 학교보건에 관한 설명으로 옳지 않은 것은?

① 보건교사 자격기준에서는 반드시 1년간의 인턴십이 요구된다.

② 학생과 교직원의 1차 건강관리는 보건교사에 의해 수행되는 것이 효과적이다.

③ 학교의가 1차적으로 모든 학생의 건강상태를 검진하는 것은 보건업무 효과면에서도 생산적이지 못하다.

④ 담임교사가 건강을 관찰할 수 있도록 체계화시킨 관찰양식이 있어야 한다.

⋯⋯

TIP ① 보건교사 2급의 자격은 '대학의 간호학과 졸업자 혹은 전문대학의 간호과 졸업자로서, 재학 중 소정의 교직학점을 취득하고 간호사 면허를 취득한 자'이다. 따라서 반드시 1년간의 인턴십이 요구되는 것은 아니다.

5 학교간호사정시 보건실 이용률, 예방접종률, 보건횟수 등을 통하여 파악할 수 있는 내용은?

① 학교환경요소   ② 학교보건사업의 실태

③ 학교간호수단 및 방법   ④ 학교보건사업을 위한 자원 동원가능성

⋯⋯

TIP 학교보건사업의 실태를 파악하기 위해 보건실 이용률, 예방접종률, 보건횟수 등이 이용된다.

6 학교보건사업을 평가하려 할 때 일반적으로 가장 먼저 평가해야 하는 것은?

① 사업의 효율   ② 사업의 진행

③ 목표달성 정도   ④ 투입된 노력

⋯⋯

TIP 학교보건사업을 평가할 때 시행 완료된 사업의 효율을 가장 먼저 평가해야 한다.

7 다음 중 구강보건교육사업에 대한 지침으로 옳지 않은 것은?

① 반복적 교육이 중요하다.

② 칫솔질 방법에 대한 교육에 중점을 두어야 한다.

③ 기본적이고 중요한 사업이므로 강제성을 가져야 한다.

④ 학교치과의, 지역사회인사, 보호자 등의 협력을 얻는다.

Answer 4.① 5.② 6.① 7.③

8 지역사회조직 중 학교보건시설의 개선·정비 등을 연구·협의하는 곳은?

① 지역사회 보건위원회   ② 학교보건위원회

③ 지역사회 보건사업 자문위원회   ④ 체육심의위원회

9 학교에서 건강평가를 시행한 결과 다음과 같은 간호문제가 사정되었다. 이 중에서 간호의 우선순위가 가장 높은 것은?

① 7명의 폐결핵 이환자   ② 2명의 홍역 이환자

③ 8명의 어린이 당뇨병   ④ 12명의 시력장애 아동

10 학교간호의 개념을 진술하고자 할 때 학교간호행위와 학교간호의 목표 사이에 상호작용은 무엇을 통하여 이루어지는가?

① 학교간호수단   ② 학교간호과정

③ 학교간호제공   ④ 학교보건교육

Answer 8.② 9.② 10.①

11 다음 중 간호문제의 우선순위를 정할 때 가장 우선시되는 것은?

① 수량의 부족으로 학교 앞 공동우물을 이용한다.
② 학부모들의 보건지식 정도가 낮다.
③ 학생들의 수두발생률이 높다.
④ 신입생 부모들의 학교보건에 관한 관심이 낮다.

⬛TIP ③ 수두가 감염성이 높으므로 우선시하여 간호수행을 전개해야 한다.

12 학교지역사회 건강진단을 실시함에 있어서 학교지역사회의 구성물에 대한 자료를 수집하려고 한다. 이를 위한 자료로 적절한 것은?

① 학교보건예산
② 학교 내의 위해요인이 되는 환경
③ 교지, 교사, 의자와 책상 등에 관한 상태
④ 학생 및 교직원의 연령, 성별, 이동상태

⬛TIP 학교지역사회의 구성물에 대한 자료를 수집할 때는 학교의 구성원의 상황, 이동상태 등을 파악하여야 한다.

13 다음 중 학교보건사업의 구강보건 내용에 속하는 것을 모두 고른 것은?

㉠ 이닦기 시범교육 ㉡ 구강문제의 조기발견
㉢ 산성식품 제한 ㉣ 발견된 구강결함의 교정
㉤ 당질 섭취제한을 위한 교육

① ㉠㉡㉢㉣
② ㉠㉡㉢㉤
③ ㉠㉡㉣㉤
④ ㉠㉢㉣㉤

⬛TIP ㉣ 건강평가 후 구강결함이 발견되면 타 의료기관에 의뢰하여 치료할 수 있게 한다.

Answer 11.③ 12.④ 13.②

14 학교보건사업의 내용과 범위의 정도는 학교의 특성에 따라 영향을 받는다. 주요 요인에 해당하는 것을 모두 고른 것은?

> ㉠ 보건교사의 능력　　　　　　　　　　㉡ 학교의 지리적 조건
> ㉢ 학교행정가의 학교보건사업에 대한 인지　㉣ 학교인구의 건강요구
> ㉤ 학교보건 자원의 정도

① ㉠㉡㉢㉣　　　　　　　　　　② ㉠㉡㉣㉤
③ ㉠㉢㉣㉤　　　　　　　　　　④ ㉡㉢㉣㉤

TIP ㉡ 학교의 지리적 조건은 학교보건사업과는 관계가 적다.

15 보건교육의 내용선정시 고려되어야 하는 사항끼리 연결된 것은?

> ㉠ 대상자의 요구　　　　　　　　㉡ 대상자의 사회문화적 배경
> ㉢ 대상자의 관심　　　　　　　　㉣ 대상자의 학력 및 지식정도

① ㉠㉡　　　　　　　　　　② ㉠㉡㉣
③ ㉠㉢㉣　　　　　　　　　　④ ㉠㉡㉢㉣

TIP 보건교육시 고려할 점
㉠ 대상자의 연령
㉡ 대상자의 학력 · 지식정도
㉢ 대상자의 요구
㉣ 대상자의 관심
㉤ 대상자의 사회문화적 배경
㉥ 대상자의 수

Answer　14.③　15.④

02 학교건강관리와 환경관리

01 학교건강관리

❶ 건강검사

(1) 건강검사의 실시

① 학교의 장은 학교보건법의 규정에 의한 건강검사를 원활하게 실시하기 위하여 건강검사에 필요한 소요예산을 포함한 구체적인 건강검사 실시계획을 매년 3월 31일까지 수립하여야 한다.

② 건강검사는 신체의 발달상황, 신체의 능력, 건강조사, 정신건강 상태 검사 및 건강검진으로 구분한다.

③ 신체의 발달상황, 신체의 능력, 건강조사 및 정신건강 상태 검사는 해당 학교의 장이 실시하고, 건강검진은 「건강검진기본법」의 규정에 의한 검진기관에서 실시한다.

④ 건강검진을 실시하는 학생에 대한 신체의 발달상황 및 건강조사는 검진기관에서 실시하되, 건강조사는 문진표의 작성으로 갈음할 수 있다.

(2) 건강검사 내용

① 신체의 발달상황에 대한 검사항목 및 방법

　　㉠ 신체의 발달상황은 키와 몸무게를 측정한다.

　　㉡ 신체의 발달상황에 대한 검사항목 및 검사방법

검사항목	측정단위	검사방법
키	센티미터 (cm)	㉠ 검사대상자의 자세 • 신발을 벗은 상태에서 발꿈치를 붙일 것 • 등·엉덩이 및 발꿈치를 측정대에 붙일 것 • 똑바로 서서 두 팔을 몸 옆에 자연스럽게 붙일 것 • 눈과 귀는 수평인 상태를 유지할 것 ㉡ 검사자는 검사대상자의 발바닥부터 머리끝까지의 높이를 측정

몸무게	킬로그램(kg)	옷을 입고 측정한 경우 옷의 무게를 뺄 것

비만도	–	㉠ 비만도는 체질량지수(BMI, Body Mass Index : kg/m^2)와 표준체중에 의한 상대체중으로 각각 산출한다.
		㉡ 표기방법
		• 학생의 신장과 체중을 이용하여 계산된 체질량지수를 성별, 나이별 체질량지수 백분위수 도표에 대비하여 다음과 같이 판정하여 표기한다.
		  1) 체질량지수 백분위수 도표의 85 이상 95 미만인 경우 : 과체중
		  2) 체질량지수 백분위수 도표의 95 이상인 경우 : 비만
		  3) 성인 비만기준인 체질량지수 $25kg/m^3$ 이상인 경우는 백분위수와 무관하게 비만
		  4) 체질량지수 백분위수 도표의 5 미만인 경우 : 저체중
		  5) 1)부터 4)까지에 해당되지 않는 경우 : 정상
		• 표준체중에 의한 상대체중으로 산출된 비만도는 다음과 같이 판정하여 표기한다.
		  1) 몸무게가 키에 대한 표준체중보다 20퍼센트 이상 30퍼센트 미만 무거운 경우 : 경도비만
		  2) 몸무게가 키에 대한 표준체중보다 30퍼센트 이상 50퍼센트 미만 무거운 경우 : 중등도비만
		  3) 몸무게가 키에 대한 표준체중보다 50퍼센트 이상 무거운 경우 : 고도비만

② **건강조사** … 건강조사는 예방접종 및 병력, 식생활 및 비만, 위생관리, 신체활동, 학교생활 및 가정생활, 텔레비전·인터넷 및 음란물의 이용, 안전의식, 학교폭력, 흡연·음주 및 약물의 사용, 성의식, 사회성 및 정신건강, 건강상담 등에 대하여 실시한다.

③ **건강검진** … 건강검진은 근·골격 및 척추, 눈·귀, 콧병·목병·피부병, 구강, 기관능력, 병리검사 등에 대하여 검사 또는 진단하여야 한다.

④ **신체의 능력검사**

  ㉠ **대상** : 초등학교 제5학년 및 제6학년 학생과 중학교 및 고등학교 학생에 대하여 실시하되 심장질환 등 신체허약자와 지체부자유자에 대하여는 실시하지 아니할 수 있다.

  ㉡ **방법** : 왕복오래달리기, 오래달리기-걷기, 스텝검사, 앉아윗몸앞으로굽히기, 종합유연성검사, 팔굽혀펴기(남), 무릎대고팔굽혀펴기(여), 윗몸말아올리기, 악력, 50미터달리기, 제자리멀리뛰기, 체질량지수(BMI) 등을 검사한다.

❷ 예방 · 치료사업

(1) 예방사업

① 예방접종 완료 여부의 검사

　㉠ 초등학교와 중학교의 장은 학생이 새로 입학한 날부터 90일 이내에 시장 · 군수 또는 구청장에게 「감염병의 예방 및 관리에 관한 법률」에 따른 예방접종증명서를 발급받아 예방접종을 모두 받았는지를 검사한 후 이를 교육정보시스템에 기록하여야 한다.

　㉡ 초등학교와 중학교의 장은 검사결과 예방접종을 모두 받지 못한 입학생에게는 필요한 예방접종을 받도록 지도하여야 하며, 필요하면 관할 보건소장에게 예방접종 지원 등의 협조를 요청할 수 있다.

② 감염병 예방접종의 시행 ⋯ 시장 · 군수 또는 구청장이 「감염병의 예방 및 관리에 관한 법률」에 따라 학교의 학생 또는 교직원에게 감염병의 정기 또는 임시 예방접종을 할 때에는 그 학교의 학교의사 또는 보건교사(간호사 면허를 가진 보건교사로 한정)를 접종요원으로 위촉하여 그들로 하여금 접종하게 할 수 있다.

(2) 치료사업

① 치료 및 예방조치

　㉠ 학교의 장은 건강검사의 결과 질병에 감염되었거나 감염될 우려가 있는 학생에 대하여 질병의 치료 및 예방에 필요한 조치를 하여야 한다.

　㉡ 학교의 장은 학생에 대하여 정신건강 상태를 검사한 결과 필요하면 학생 정신건강 증진을 위한 다음의 조치를 하여야 한다.

　　• 학생 · 학부모 · 교직원에 대한 정신건강 증진 및 이해 교육
　　• 해당 학생에 대한 상담 및 관리
　　• 해당 학생에 대한 전문상담기관 또는 의료기관 연계
　　• 그 밖에 학생 정신건강 증진을 위하여 필요한 조치

　㉢ 교육감은 검사비, 치료비 등 조치에 필요한 비용을 지원할 수 있다.

② 질병의 예방

　㉠ 등교 중지 : 학교의 장은 건강검사의 결과나 의사의 진단 결과 감염병에 감염되었거나 감염된 것으로 의심되거나 감염될 우려가 있는 학생 및 교직원에 대하여 대통령령으로 정하는 바에 따라 등교를 중지시킬 수 있다.

　㉡ 질병의 예방 : 감독청의 장은 감염병 예방과 학교의 보건에 필요하면 해당 학교의 휴업 또는 휴교를 명할 수 있으며, 학교의 장은 필요할 때에 휴업할 수 있다.

02 학교환경관리

❶ 교내환경관리

(1) 교사 내 환경

① 목적…학교교사 내 환기·채광·온습도·미세분진 및 소음 등 환경위생을 적정기준으로 유지·관리함으로써 학생 및 교직원의 건강을 보호·증진하기 위해서이다.

② 온습도
 ㉠ 실내온도는 섭씨 18도 이상 28도 이하로 하되, 난방온도는 섭씨 18도 이상 20도 이하, 냉방온도는 섭씨 26도 이상 28도 이하로 한다.
 ㉡ 비교습도는 30% 이상 80% 이하로 한다.

③ 환기
 ㉠ 오염된 실내공기를 희석 혹은 배제하기 위하여 신선한 공기와 교환하는 것을 말하며, 교실 내의 학생 수와 공기오염 물질의 양에 따라서 환기량과 환기횟수가 결정된다.
 ㉡ 환기용 창 등을 수시로 개방하거나 기계환기설비를 수시로 가동하여 1인당 환기량이 시간당 $21.6m^3$ 이상이 되도록 하여야 한다.

④ 채광과 조명
 ㉠ 채광(자연조명)
  • 직사광선을 포함하지 아니하는 천공광에 의한 옥외 수평조도와 실내조도와의 비가 평균 5% 이상으로 하되, 최소 2% 미만이 되지 아니하도록 한다.
  • 최대조도와 최소조도의 비율이 10대 1을 넘지 아니하도록 한다.
  • 교실 바깥의 반사물로부터 눈부심이 발생되지 아니하도록 한다.
 ㉡ 조도(인공조명)
  • 교실의 조명도는 책상면을 기준으로 300LUX 이상이 되도록 한다.
  • 최대조도와 최소조도의 비율이 3대 1을 넘지 아니하도록 한다.
  • 인공조명에 의한 눈부심이 발생되지 아니하도록 한다.

⑤ 소음
 ㉠ 소음은 학생들의 정신집중을 방해하여 학습능률을 저해시키고 피로와 두통을 유발하는 등 교육활동에 직접적인 영향을 준다.
 ㉡ 교사 내의 소음은 55dB(A) 이하로 하여야 한다.

(2) 교사 외 환경

① 교지 … 각급 학교의 교지는 교사용 대지와 체육장의 면적을 합한 용지로서 교사의 안전·방음·환기·채광·소방·배수 및 학생의 통학에 지장이 없는 곳에 위치하여야 한다.

② 교사 … 각급 학교의 교사(교실, 도서실 등 교수·학습활동에 직·간접적으로 필요한 시설물을 말함)는 교수·학습에 적합하여야 하고, 그 내부환경은 학교보건법에 의한 환경위생 및 식품위생의 유지·관리에 관한 기준에 적합하여야 한다.

③ 식수

ㄱ 급수시설 설치
- 상수도 또는 마을상수도에 의하여 먹는 물을 공급하는 경우에는 저수조를 경유하지 아니하고 직접 수도꼭지에 연결하여 공급하여야 한다. 다만, 직접 수도꼭지에 연결하기가 곤란한 경우에는 제외한다.
- 지하수 등에 의하여 먹는 물을 공급하는 경우에는 저수조 등의 시설을 경유하여야 한다.

ㄴ 급수시설관리
- 급수시설·설비는 항상 위생적으로 관리하여야 하며, 저수조는 매월 1회 이상 정기점검과 연 2회 이상 청소를 실시하여야 한다.
- 지하수 등을 먹는 물로 사용하는 경우에는 원수의 수질 안정성 확보를 위하여 노력하여야 하며, 정기적으로 소독을 실시하여야 한다.

ㄷ 먹는 물의 공급 등 학생 및 교직원에게 공급하는 먹는 물은 먹는물관리법에 의한 수질기준에 적합한 물을 제공하되, 가급적 끓여서 제공하여야 한다.

ㄹ 지하수 등의 수질검사 : 상수도 또는 마을상수도 외에 지하수 등에 의하여 공급하는 먹는 물에 대하여는 먹는물관리법에 의한 먹는 물 수질검사기관의 수질검사를 먹는물 수질기준 및 검사 등에 관한 규칙에 준하여 실시하여야 한다.

④ 화장실

ㄱ 화장실의 설치기준
- 화장실은 남자용과 여자용으로 구분하여 설치하되, 학생 및 교직원이 쉽고 편리하게 이용할 수 있도록 필요한 면적과 변기수를 확보하여야 한다.
- 대변기 및 소변기는 수세식으로 하여야 한다. 다만, 상·하수도시설의 미비 또는 수질오염 등의 이유로 인하여 수세식 화장실을 설치하기 어려운 경우에는 제외한다.
- 출입구는 남자용과 여자용이 구분되도록 따로 설치하여야 한다.
- 대변기의 칸막이 안에는 소지품을 두거나 옷을 걸 수 있는 설비를 하여야 한다.
- 화장실 안에는 손 씻는 시설과 소독시설 등을 갖춰야 한다.

ㄴ 화장실의 유지·관리기준
- 항상 청결이 유지되도록 청소하고 위생적으로 관리하여야 한다.
- 악취의 발산과 쥐 및 파리·모기 등 해로운 벌레의 발생·번식을 방지하도록 화장실의 내부 및 외부를 4월부터 9월까지는 주 3회 이상, 10월부터 다음해 3월까지는 주 1회 이상 소독을 실시하여야 한다.

❷ 교육환경보호구역

(1) 교육환경보호구역의 설정

① 교육감은 학교경계 또는 학교설립예정지 경계로부터 직선거리 200미터의 범위 안의 지역을 다음의 구분에 따라 교육환경보호구역으로 설정·고시하여야 한다.
  ㉠ **절대보호구역** : 학교출입문으로부터 직선거리로 50미터까지인 지역(학교설립예정지의 경우 학교경계로부터 직선거리 50미터까지인 지역)
  ㉡ **상대보호구역** : 학교경계등으로부터 직선거리로 200미터까지인 지역 중 절대보호구역을 제외한 지역

② 학교설립예정지를 결정·고시한 자나 학교설립을 인가한 자는 학교설립예정지가 확정되면 지체 없이 관할 교육감에게 그 사실을 통보하여야 한다.

③ 교육감은 학교설립예정지가 통보된 날부터 30일 이내에 교육환경보호구역을 설정·고시하여야 한다.

(2) 교육환경보호구역에서의 금지행위 등

누구든지 학생의 보건·위생, 안전, 학습과 교육환경 보호를 위하여 교육환경보호구역에서는 다음의 어느 하나에 해당하는 행위 및 시설을 하여서는 아니 된다. 다만, 상대보호구역에서는 ⑭부터 ㉙까지에 규정된 행위 및 시설 중 교육감이나 교육감이 위임한 자가 지역위원회의 심의를 거쳐 학습과 교육환경에 나쁜 영향을 주지 아니한다고 인정하는 행위 및 시설은 제외한다.

① 「대기환경보전법」에 따른 배출허용기준을 초과하여 대기오염물질을 배출하는 시설

② 「물환경보전법」에 따른 배출허용기준을 초과하여 수질오염물질을 배출하는 시설과 폐수종말처리시설

③ 「가축분뇨의 관리 및 이용에 관한 법률」에 따른 배출시설, 처리시설 및 공공처리시설

④ 「하수도법」에 따른 분뇨처리시설

⑤ 「악취방지법」에 따른 배출허용기준을 초과하여 악취를 배출하는 시설

⑥ 「소음·진동관리법」에 따른 배출허용기준을 초과하여 소음·진동을 배출하는 시설

⑦ 「폐기물관리법」에 따른 폐기물처리시설

⑧ 「가축전염병 예방법」에 따른 가축 사체, 오염물건 및 수입금지 물건의 소각·매몰지

⑨ 「장사 등에 관한 법률」에 따른 화장시설·봉안시설 및 자연장지(사설자연장지 중 개인·가족자연장지와 종중·문중자연장지는 제외)

⑩ 「축산물 위생관리법」에 따른 도축업 시설

⑪ 「축산법」에 따른 가축시장

⑫ 「영화 및 비디오물의 진흥에 관한 법률」의 제한상영관

⑬ 「청소년 보호법」의 전기통신설비를 갖추고 불특정한 사람들 사이의 음성대화 또는 화상대화를 매개하는 것을 주된 목적으로 하는 영업에 해당하는 업소와 불특정한 사람 사이의 신체적인 접촉 또는 은밀한 부분의 노출 등 성적 행위가 이루어지거나 이와 유사한 행위가 이루어질 우려가 있는 서비스를 제공하는 영업으로서 청소년보호위원회가 결정하고 여성가족부장관이 고시한 것, 청소년유해매체물 및 청소년유해약물등을 제작·생산·유통하는 영업 등 청소년의 출입과 고용이 청소년에게 유해하다고 인정되는 영업으로서 대통령령으로 정하는 기준에 따라 청소년보호위원회가 결정하고 여성가족부장관이 고시한 것 및 청소년유해매체물 및 청소년유해약물등을 제작·생산·유통하는 영업 등 청소년의 고용이 청소년에게 유해하다고 인정되는 영업으로서 대통령령으로 정하는 기준에 따라 청소년보호위원회가 결정하고 여성가족부장관이 고시한 것에 따라 여성가족부장관이 고시한 영업에 해당하는 업소

⑭ 「고압가스 안전관리법」에 따른 고압가스, 「도시가스사업법」에 따른 도시가스 또는 「액화석유가스의 안전관리 및 사업법」에 따른 액화석유가스의 제조, 충전 및 저장하는 시설(규모, 용도 및 학습과 학교보건위생에 대한 영향 등을 고려하여 대통령령으로 정하는 시설의 전부 또는 일부는 제외)

⑮ 「폐기물관리법」에 따른 폐기물을 수집·보관·처분하는 장소(규모, 용도, 기간 및 학습과 학교보건위생에 대한 영향 등을 고려하여 대통령령으로 정하는 장소는 제외)

⑯ 「총포·도검·화약류 등의 안전관리에 관한 법률」에 따른 총포 또는 화약류의 제조소 및 저장소

⑰ 「감염병의 예방 및 관리에 관한 법률」에 따른 격리소·요양소 또는 진료소

⑱ 「담배사업법」에 의한 지정소매인, 그 밖에 담배를 판매하는 자가 설치하는 담배자동판매기(「유아교육법」에 따른 유치원 및 「고등교육법」에 따른 학교의 교육환경보호구역은 제외)

⑲ 「게임산업진흥에 관한 법률」에 따른 게임제공업, 인터넷컴퓨터게임시설제공업 및 복합유통게임제공업(「유아교육법」에 따른 유치원 및 「고등교육법」에 따른 학교의 교육환경보호구역은 제외)

⑳ 「게임산업진흥에 관한 법률」에 따라 제공되는 게임물 시설(「고등교육법」에 따른 학교의 교육환경보호구역은 제외)

㉑ 「체육시설의 설치·이용에 관한 법률」에 따른 체육시설 중 당구장, 무도학원 및 무도장(「유아교육법」에 따른 유치원, 「초·중등교육법」에 따른 초등학교, 「초·중등교육법」에 따라 초등학교 과정만을 운영하는 대안학교 및 「고등교육법」에 따른 학교의 교육환경보호구역은 제외)

㉒ 「한국마사회법」에 따른 경마장 및 장외발매소, 「경륜·경정법」에 따른 경주장 및 장외매장

㉓ 「사행행위 등 규제 및 처벌 특례법」에 따른 사행행위영업

㉔ 「음악산업진흥에 관한 법률」에 따른 노래연습장업(「유아교육법」에 따른 유치원 및 「고등교육법」에 따른 학교의 교육환경보호구역은 제외)

㉕ 「영화 및 비디오물의 진흥에 관한 법률」에 비디오물감상실업 및 복합영상물제공업의 시설(「유아교육법」에 따른 유치원 및 「고등교육법」에 따른 학교의 교육환경보호구역은 제외)

㉖ 「식품위생법」에 따른 식품접객업 중 단란주점영업 및 유흥주점영업

㉗ 「공중위생관리법」에 따른 숙박업 및 「관광진흥법」에 따른 호텔업(「국제회의산업 육성에 관한 법률」에 따른 국제회의시설에 부속된 숙박시설은 제외)

㉘ 「청소년 보호법」에 해당하는 회비 등을 받거나 유료로 만화를 빌려 주는 만화대여업(「유아교육법」에 따른 유치원 및 「고등교육법」에 따른 학교의 교육환경보호구역은 제외)

㉙ 「화학물질관리법」에 따른 사고대비물질의 취급시설 중 대통령령으로 정하는 수량 이상으로 취급하는 시설

≣ 최근 기출문제 분석 ≣

2020. 6. 13. 제1회 지방직

1 교육부의 「학생 감염병 예방·위기대응 매뉴얼(2016)」에 따르면, 평상시 학교에서 감염병 유증상자를 처음 발견하여 감염병 여부를 확인하는 시점까지의 단계는?

① 예방 단계

② 대응 제1단계

③ 대응 제2단계

④ 대응 제3단계

TIP 대응단계의 기간 및 후속조치

단계	상황	시작 시점	종료 시점	후속 조치
대응 제1단계	감염병 유증상자 존재	유증상자 발견	의료기관 진료 결과 감염병(의심) 환자 발생을 확인	→ 대응 제2단계
			감염병이 아닌 것으로 확인	→ 예방단계
대응 제2단계	의료기관으로부터 확인 받은 감염병 (의심)환자 존재	의료기관 진료 결과 감염병 (의심)환자 발생을 확인	추가 (의심)환자 발생 확인을 통해 유행의심 기준을 충족	→ 대응 제3단계
			기존 (의심)환자가 완치되고 추가 (의심)환자가 미발생	→ 예방단계
대응 제3단계	감염병 (의심)환자 2명 이상 존재	추가 (의심)환자 발생 확인을 통해 유행의심 기준 충족	기존의 모든 (의심)환자가 완치되고 추가 (의심)환자가 미발생	→ 복구단계

Answer 1.②

2 학교보건법령상 학교 환경위생 기준을 충족하지 못한 것은?

① 소음 : 40dB(교사 내)

② 인공조명 : 150lux(교실 책상면 기준)

③ 비교습도 : 50%

④ 이산화탄소 : 550ppm(교실)

> **TIP** ② 교실의 조명도는 책상면을 기준으로 300룩스 이상이 되도록 할 것
> ① 교사 내의 소음은 55dB(A) 이하로 할 것
> ③ 비교습도는 30퍼센트 이상 80퍼센트 이하로 할 것
> ④ 이산화탄소 1,000ppm(모든 교실)

3 학교에서 수두 환자가 발생하였을 경우 학교장이 취해야 할 조치로 적절하지 않은 것은?

① 감독청에 즉시 보고한다.

② 관할 보건소에 즉시 신고한다.

③ 환자에게 등교 중지를 명한다.

④ 감염 여부를 확인하기 위해 가검물을 채취하고, 유행규모를 파악한다.

> **TIP** ④ 보건교육을 실시하고, 추가 환자에 대해 파악해야 한다.

Answer 2.② 3.④

출제 예상 문제

1 다음 중 절대보호구역의 범위는?

① 학교출입문으로부터 50m

② 학교출입문으로부터 100m

③ 학교출입문으로부터 150m

④ 학교출입문으로부터 200m

TIP 절대보호구역은 학교출입문으로부터 직선거리로 50m까지의 지역으로 한다.

2 건강검사의 표본학교로 지정된 학교의 장은 학생에 대하여 실시한 건강검사의 결과를 언제까지 교육감에게 보고해야 하는가?

① 4월 말

② 5월 말

③ 7월 말

④ 11월 말

TIP 건강검사의 표본학교로 지정된 학교의 장은 건강검사의 결과를 검사연도의 11월 30일까지 관할교육장을 거쳐 교육감에게 각각 보고해야 한다.

3 다음 중 도서실이나 실험실, 강의실에 적당한 조도로 옳은 것은?

① 100 ~ 150Lux

② 150 ~ 200Lux

③ 300 ~ 400Lux

④ 400 ~ 500Lux

TIP 강의실, 실험실, 사무실, 공작실, 학습하는 교실, 도서실, 흑판 등의 적당한 조도는 360Lux이다.
　　※ 교실의 밝기
　　　㉠ 최저 300Lux
　　　㉡ 표준 400Lux
　　　㉢ 최고 600Lux

Answer 1.① 2.④ 3.③

4 냉난방이 필요한 실내온도로 옳은 것은?

① 5℃ 미만일 때 난방, 26℃ 이상일 때 냉방

② 5℃ 미만일 때 난방, 30℃ 이상일 때 냉방

③ 10℃ 미만일 때 난방, 26℃ 이상일 때 냉방

④ 10℃ 미만일 때 난방, 30℃ 이상일 때 냉방

TIP 하절기에는 26℃ 이상일 때 냉방을, 동절기에는 10℃ 미만일 때 난방을 실행한다.

5 감염병이 크게 유행할 때에는 휴교조치를 취할 수 있다. 휴교조치를 취하는 조건으로 옳은 것끼리 연결된 것은?

> ㉠ 보건교사의 판단
> ㉡ 감염원의 규명에도 불구하고 환자가 계속 발생할 때
> ㉢ 감염원이 교내 접촉이라는 증거가 있을 때
> ㉣ 휴교가 전염에 폭로될 가능성을 감소시킨다는 이유가 될 때

① ㉠㉡㉢

② ㉠㉡㉣

③ ㉠㉢㉣

④ ㉡㉢㉣

TIP ㉠ 학교장이 상부관청에 연락을 취하는 동시에 학교의의 의견을 들어 휴교조치를 할 수 있다.

Answer 4.③ 5.④

지역사회간호

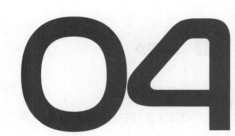

04 PART

산업간호

01 산업간호와 산업보건

01 산업간호의 발전

❶ 산업간호

(1) 산업간호의 개념

① **국제노동기구(ILO)의 정의** … 모든 직업인의 육체적 · 정신적 · 사회적인 복지를 최고도로 유지 · 증진시키기 위하여 근로자들이 건강한 시민으로 높은 작업능률을 유지하면서 오랜기간 동안 일할 수 있고, 생산성을 높이기 위하여 근로방법과 생활조건을 어떻게 정비해 갈 것인가를 연구하는 과학이며 기술이다.

② **세계보건기구(WHO)의 정의** … 산업사회의 주 구성요소인 근로자들의 건강을 유지 · 증진하며, 질병 및 사고를 예방하여 산업체의 기본목표인 생산성을 높인다는 것을 의미한다.

③ **일반적 정의** … 근로자의 신체적 · 정신적 · 사회적 건강을 고도로 유지 · 증진하기 위하여 산업공동체를 대상으로 근로자의 건강관리, 산업위생관리, 보건교육을 1차 보건의료 수준에서 제공함으로써 산업체의 자기건강 관리능력(self care ability)을 적정기능 수준까지 향상시키는 목표를 달성하고자 하는 과학적 실천이다.

(2) 산업간호의 목표

① 모든 직업에 종사하는 근로자들의 신체적 · 정신적 · 사회적 안녕상태를 최고도로 유지 · 증진 · 복구시킨다.

② 산업장의 위험으로부터 근로자를 보호한다.

③ **미국산업간호협회(AAOHN)의 정의** … 직업병을 예방하고 인식 · 치료하며 보건재활 환경과 인간관계, 보건교육과 상담분야에서의 지식과 기술을 적용하는데 있다.

(3) 산업간호대상

① 산업공동체의 경제 내부에 있는 신체적·정신적·사회적 존재로서의 근로자들을 대상으로 한다.

② 물리적·화학적·생물학적인 작업환경들을 포함한다.

③ 산업체를 구성하고 있는 근로자와 환경들간의 상호작용 및 공정과정을 대상으로 한다.

④ 생산품도 산업간호대상에 포함시킨다.

(4) 산업간호수단

건강력, 사정, 질병감시, 행정관리, 건강관리실 운영, 작업장 순회 및 방문, 상담 및 면접, 의뢰 및 자원활용, 집단지도, 매체활용 등의 수단이 이용된다.

(5) 산업간호과정

산업간호는 일반적으로 산업체의 건강진단→산업간호사의 직무에 대한 지침 및 법규 확인→사업의 우선순위 설정→목적설정→목적달성을 위한 방법 및 수단 선택→집행계획 및 평가계획 수립→수행→평가 및 재계획의 과정을 거친다.

(6) 산업간호활동

근로자의 건강문제나 산업환경 위생문제 중 산업체에서 흔히 발생하는 문제들인 근로자 건강관리, 산업위생관리, 보건교육 등을 포괄적으로 처리하는 1차 보건의료활동을 한다.

(7) 산업간호의 방향

① **산업간호사의 지위 강화** … 산업간호사의 위상과 사업장 내의 지위확보 및 영향력이 강화되어야 한다.

② **환경변화에 대처**
　㉠ **고령근로자와 여성근로자의 증가** : 여성근로자의 건강문제 및 만성질환관리에 대처하여야 한다.
　㉡ 3차 산업의 비중의 증가에 따른 신종 사업장의 특성을 파악해야 한다.

③ **건강증진사업 및 예방사업** … 질적인 삶의 차원 향상을 위하여 생활양식의 개선을 위한 건강증진사업과 새로운 종류의 전염성 질환 예방사업을 추진한다.

④ **전문적 역량강화** … 증가하는 유해물질과 신종 유해물질이 근로자의 건강에 미치는 영향 등에 대한 신속한 지식과 정보수집, 직업병 조기발견과 작업환경관리를 위한 전문적 역할을 강화한다.

⑤ **체계적 운영** … 산업장 내에서의 건강관찰, 건강진단, 사후관리의 과정을 체계적으로 운영할 수 있는 능력을 소지한다.

⑥ **근로자의 참여보장** … 산업간호사업 추진에 있어서 근로자의 참여를 보장하는 구체적인 전략을 확보한다.

❷ 산업간호사

(1) 산업간호사의 역할 및 기능

① **팀요원 역할** … 산업근로자를 직업적으로 안전하게 하기 위한 안전대책에 관한 위원회의 일원으로 다른 요원들과 하나의 팀이 되어 기능을 한다.

② **상담자 역할** … 산업근로자의 신체적 · 정신적 · 정서적 문제뿐만 아니라 근로자 집단 내에서 사회적 건강문제에 대해서도 상담한다.

③ **촉진자 역할** … 산업근로자들이 그들의 건강문제를 스스로 해결할 수 있는 적정기능 수준의 개발을 위한 동기조성 및 근로자들이 당면한 근로환경의 개선을 위한 능동적 접근행동의 촉진적 역할을 한다.

④ **교육자 역할**
　㉠ 산업장의 안전교육사업의 중요성을 고용주에게 설명하여 안전교육사업이 개발되도록 한다.
　㉡ 근로자의 안전수칙과 실천을 개발하기 위한 교육을 실시한다.
　㉢ 안전보호기구의 성능유지 및 착용을 장려한다.
　㉣ 근로자 개인 및 집단의 건강증진에 관한 교육을 실시한다.
　㉤ 작업조건, 환경과 관련된 직업성 질환예방을 위한 교육을 실시한다.

⑤ **정보수집자 및 보존자 역할** … 산업간호사는 계속적인 정보수집망을 설치하여 근로자의 직업병 및 상해의 원인이 되는 정보를 수집하고 보존한다.

⑥ **의뢰자 역할** … 산업장의 건강 및 복지를 위한 기관과 유대를 강화하여 근로자들의 건강과 복지를 위하여 근로자들을 적합한 기관으로 의뢰하는 역할을 한다. 산업재해 및 직업병 보상보험에 있어서 근로자들의 건강과 복지를 위하여 근로자들을 의뢰한다.

(2) 산업간호사의 보수교육

산업간호사는 산업보건 분야의 건강문제를 직접 해결하고 산업근로자 및 가족, 산업장의 의료요원 등을 대상으로 상담 혹은 자문하며 이들과의 관계를 협동적으로 이끌 수 있는 유능한 조직관리자로서 역할을 수행할 수 있도록 매년 1회 이상 계속적인 보수교육을 받고 있다. 교육시간은 8시간 이상으로 한다.

02 산업보건

❶ 산업보건사업

(1) 우리나라 산업보건

① 1950~1970년대

  ㉠ 1953년 산업보건에 관한 법령인 근로기준법이 제정되었고, 1960년대에는 산업보건관리의 법적인 기초가 구성되었다.

  ㉡ 산업보건의 실질적인 활동은 대한석탄공사에서 시작되었으며, 1962년 광산에서 일하는 규폐환자에 대한 진단과 재해, 작업환경과 작업적성에 관한 조사연구를 하던 연구원들이 가톨릭의과대학 내에 산업의학 연구소를 설립하였다.

  ㉢ 1963년 산업보건관리규칙에 의하여 처음으로 사업장의 보건관리자와 의료요원들에 의한 산업보건교육이 실시됨을 계기로 대한산업보건협회가 창립되었고, 1971년 우리나라에서 처음으로 산재병원이 설립되었다.

  ㉣ 1977년 산재보상보험기금으로 근로복지공사가 발족되었고, 같은 해 시작된 직장의료보험제도는 산재보상보험제도와 아울러 근로자의 상병치료와 의료보건 향상을 위한 획기적인 전기를 마련하였다.

② 1980년대 이후 … 1980년대에 들어와 노동청이 노동부로 승격되었고, 산업안전보건법이 제정되었으며 한국산업안전공단, 산업의학회, 산업위생학회, 산업간호학회 등이 설립되었다.

(2) 산업보건의 정의

① 개념 … 노동으로 인한 인간의 건강 및 작업환경의 문제를 자연과학적 지식에 바탕을 두고, 사회보건학적 측면에서 문제해결에 접근하는 분야이다.

② 목표

  ㉠ 모든 직업에 있어서 근로자의 육체적·정신적·사회적 건강을 유지·증진시키고, 작업조건에 기인하는 질병을 예방하여 건강에 위험한 작업으로부터 근로자를 보호한다.

  ㉡ 생리적·심리적으로 적합한 작업환경에 근로자를 배치하고 취업시킨다.

③ 간호대상 … 산업보건에서의 간호대상은 근로자, 작업환경, 근로자와 작업환경과의 상호작용이다.

❷ 보건관리 대행사업

(1) 보건관리 대행사업의 정의

① **개념** ⋯ 상시 근로자 300인 미만을 사용하는 사업 및 벽지로서 고용노동부장관이 정하는 지역에 소재하고 있는 사업장을 대상으로 산업안전보건법상의 보건관리에 대한 사업주의 의무사항을 산업보건사업 전문기관이 사업장의 보건관리 업무를 위탁받아 지도 및 지원해 주는 것을 말한다.

② **목표** ⋯ 산업재해를 예방하고 사업장에 쾌적한 작업환경을 조성함으로써 근로자의 안전과 보건을 유지·증진하는 데 있다.

(2) 보건관리 대행사업의 수행

① **수행방법** ⋯ 작업장 순회 점검지도, 작업환경 측정결과 및 건강진단 실시결과의 사후관리지도, 건강상담, 직업병 발생 원인조사 및 대책수립, 산업보건위원회의 참석 등이다.

② **업무내용**
  ㉠ 초기 방문시
    • 사업장 내 대행업무 관리자에게 보건관리 대행사업의 취지 및 목적, 수행할 보건관리 업무내용을 설명한다.
    • 사업장의 보건관리 현황을 파악하고 관련 서류를 검토한다.
    • 작업공정도 및 사업장의 위생시설 등의 파악을 위해 작업장을 순시한다.
    • 점검결과와 조치사항에 대하여 사업장 대행업무 관리자에게 설명하고, 보건관리 상태, 업무수행내용, 구체적인 개선의견 등의 내용을 포함한 보고서를 작성하여 사업주에게 제출한다.
  ㉡ 정기 방문시
    • 근로자 및 사업장의 보건관리 현황에 대한 점검을 한다.
    • 작업환경측정의 계획 및 건강진단 계획을 수립하고 실시결과를 확인·지도한다.
    • 건강상담과 보건교육을 실시한다.
    • 보건업무를 기록, 작성하고 보고 및 관리한다.

(3) 보건관리전문기관의 인력·시설·장비기준

① **수탁하려는 사업장 또는 근로자의 수가 100개소 이하 또는 1만 명 이하인 경우**
  ㉠ 인력기준
    • 다음의 어느 하나에 해당하는 의사 1명 이상
    ─「의료법」에 따른 직업환경의학과 전문의 또는 직업환경의학과 레지던트 4년차의 수련과정에 있는 사람
    ─「의료법」에 따른 예방의학과 전문의(환경 및 산업보건 전공)
    ─직업환경의학 관련 기관의 직업환경의학 분야에서 또는 사업장의 전임 보건관리자로서 4년 이상 실무나 연구업무에 종사한 의사. 다만, 임상의학과 전문의 자격자는 직업환경의학 분야에서 2년간의 실무나 연구업무에 종사한 것으로 인정한다.

- 「의료법」에 따른 간호사 2명 이상
- 산업보건지도사나 산업위생관리기술사 1명 이상 또는 산업위생관리기사 자격 취득 후 산업보건 실무경력이 5년 이상인 사람 1명 이상
- 산업위생관리산업기사 이상인 사람 1명 이상

ⓛ **시설기준** : 사무실(건강상담실 · 보건교육실 포함)

ⓒ **장비기준**
- 작업환경관리장비
  - 분진 · 유기용제 · 특정 화학물질 · 유해가스 등을 채취하기 위한 개인용 시료채취기 세트
  - 검지관 가스 · 증기농도 측정기 세트
  - 주파수분석이 가능한 소음측정기
  - 흑구 · 습구온도지수(WBGT) 산출이 가능한 온열조건 측정기 및 조도계
  - 직독식 유해가스농도측정기(산소 포함)
  - 국소배기시설 성능시험장비 : 스모크테스터, 청음기 또는 청음봉, 절연저항계, 표면온도계 또는 초자온도계, 정압 프로브가 달린 열선풍속계, 회전계(R.P.M측정기) 또는 이와 같은 수준 이상의 성능을 가진 장비
- 건강관리장비
  - 혈당검사용 간이검사기
  - 혈압계

② 수탁하려는 사업장 또는 근로자의 수가 101개소 이상 또는 10,001명 이상인 경우 규정하는 인력을 추가로 갖추어야 한다.

③ 사업장수에 따른 인력기준과 근로자수에 따른 인력기준이 서로 다른 경우에는 그 중 더 중요한 기준에 따라야 한다.

❸ 산업보건의 조직

(1) 한국산업안전보건공단

산업재해예방 기술의 연구개발, 산업안전에 관한 정보 및 자료를 수집 · 제공하는 법정단체로서, 산업안전에 관한 교육, 사업장 안전진단 및 점검, 산업재해 예방시설의 설치 및 운영, 산업안전에 관한 국제협력, 산업안전에 관하여 고용고용노동부장관과 기타 중앙행정기관의 장이 수락하는 사업 등을 수행한다.

(2) 대한산업보건협회

쾌적한 작업환경의 조성 및 직업병 예방과 근로자의 건강을 유지 · 증진하기 위한 목적으로 설립된 비영리기관으로 산업재해 또는 사고의 발생원인 규명, 작업환경측정, 보건관리대행, 근로자 건강진단 및 보건교육지원 등 산업위생과 관련한 제반적인 업무를 수행한다.

(3) 대한산업안전협회

근로자의 권익을 보호하고 근로자로 하여금 새로운 정보와 신기술을 습득하게 하여 사업장의 자율안전관리 정착을 지원함으로써 근로자의 직무수행능력 향상에 기여함을 목적으로 하며, 산업재해예방을 위한 제반업무를 효율적으로 수행하는 비영리법인이다.

(4) 직업건강협회

직업건강에 관계되는 학술연구 및 기술개발에 기하여 사업장 근로자의 건강증진을 도모함으로써 국가산업발전에 기여함을 목적으로 하며, 보건관리자·보건관리 전문기관 종사자에 대한 교육훈련에 관한 사업, 직업건강과 관련된 홍보에 관한 사항, 직업건강 기술개발 및 지도에 관한 사항, 직업건강과 관련된 학술연구에 관한 사항, 직업건강 업무관련 제도개선 및 정책에 대한 건의, 직업건강사업의 국제교류에 관한 사항, 사업장 근로자의 건강증진에 관한 사업 등을 수행한다.

[산업보건공공조직]

고용노동부	노동에 관한 전반적인 업무관장
산업안전보건공단	• 산업재해예방에 관한 사업을 효율적으로 수행 • 사업주의 재해예방 활동을 촉진
근로복지공단	• 산업재해보상보험법에 의거 • 근로자의 업무상 재해를 신속, 공정하게 보상
근로자 건강센터	보건관리자 선임의무가 없는 50인 미만의 소규모사업장 근로자의 건강을 체계적으로 보호, 관리하기 위해 산업재해보상보험 기금으로 운영함

> **TIP** 산업장 보건관리서비스 제공체계
> ㉠ 전임보건관리자 배치 : 상시 근로자 300인 이상 대규모사업장
> ㉡ 보건관리업무 위탁 : 상시 근로자 300명 미만을 사용하는 사업 또는 외딴곳으로서 고용노동부 장관이 정하는 지역에 소재한 사업장은 보건관리전문기관에 보건관리를 위탁할 수 있도록 한다.
> ㉢ 소규모 사업장 보건관리 : 상시근로자 50인 미만의 소규모 사업장은 보건관리자 선임의무가 없다.

출제 예상 문제

1 산업체에서 근로자 건강관리, 산업위생관리, 보건교육 등의 역할을 한 1차 보건의료의 활동은?

① 산업간호
② 근로자간호
③ 회사간호
④ 지역사회간호

....

TIP 산업간호 … 근로자의 신체적·정신적·사회적 건강을 유지·증진시키기 위해 산업체를 대상으로 근로자의 건강관리, 산업위생관리, 보건교육을 1차 보건의료의 수준에서 제공하는 과학적 실천이다.

2 다음 중 산업보건간호사의 주된 역할은?

① 직업병 진단
② 사고방지교육
③ 유해환경 감시
④ 구급처치

....

TIP 교육자의 기능이 가장 중요시된다.
※ 산업보건간호사의 역할
ⓐ 팀요원 역할
ⓑ 상담자 역할
ⓒ 촉진자 역할
ⓓ 교육자 역할
ⓔ 정보수집자 및 보존자 역할
ⓕ 의뢰자 역할

Answer 1.① 2.②

3 다음 중 근로자에 대한 산업보건행정의 주관기관으로 옳은 것은?

① 고용노동부　　　　　　　　　　② 환경부

③ 보건복지부　　　　　　　　　　④ 기획재정부

TIP 근로자에 대한 산업보건행정은 고용노동부에서 주관한다.

4 정규신체검사를 수행하는 것은 산업간호사의 어떤 역할에 해당하는가?

① 촉진자　　　　　　　　　　　　② 상담자

③ 팀요원　　　　　　　　　　　　④ 직접간호 제공자

TIP 검사수행을 하거나 교육을 하는 것은 직접간호 제공자의 역할이다.

5 다음 중 산업간호사로서 직접간호 제공의 내용으로 옳은 것끼리 묶인 것은?

> ㉠ 근로자의 상병 및 결근에 대한 감독
> ㉡ 2차 보건의료에 의한 의사의 처방에 따른 처치 및 간호
> ㉢ 응급처치 및 간호
> ㉣ 정규신체검사, 특수검사 운영·실시

① ㉠㉡㉢　　　　　　　　　　　② ㉠㉡㉢㉣

③ ㉠㉡㉣　　　　　　　　　　　④ ㉡㉢㉣

TIP 직접간호 제공자로서의 기능
　㉠ 응급처치 및 간호
　㉡ 1차 의료제공
　㉢ 2차 보건의료에 의한 의사의 처방에 따른 처치 및 간호
　㉣ 정기신체검사, 특수신체검사 운영·실시
　㉤ 근로자의 상병 및 결근에 대한 감독

Answer 3.① 4.④ 5.②

6 다음 중 산업장의 안전을 위한 민간조직단체가 아닌 것은?

① 근로복지공단   ② 대한산업보건협회

③ 대한산업안전협회   ④ 한국산업간호협회

TIP 우리나라 산업보건분야의 공공기관
  ⊙ 노동부 근로복지공단
  ⓒ 산업안전공단
  ⓒ 지방행정조직

7 다음 중 산업간호사가 산업간호사업 수행단계에서 이루게 되는 간호업무가 아닌 것은?

① 건강진단   ② 건강사정

③ 예방 및 추후관리   ④ 보건교육

TIP ② 건강사정은 수행하기 전 사정단계에서 이루어져야 한다.

8 산업간호사의 역할 중 직접간호 제공자로서의 기능이라 할 수 없는 것은?

① 응급처치 및 간호

② 산업간호사업의 계획수립

③ 2차 보건의료에 의한 의사의 처방에 따른 처치 및 간호

④ 근로자의 상병 및 결근에 대한 감독과 가정간호 제공

TIP ② 산업보건조직의 관리자로서의 기능이다.

Answer 6.① 7.② 8.②

9 산업간호사의 기능에 해당하는 것끼리 짝지어진 것은?

> ㉠ 건강상담　　　　　　　　　㉡ 통계작성 및 보고서 기록보관
> ㉢ 고용인의 인사관리　　　　　㉣ 직업병의 예방 및 관리
> ㉤ 건강관리실의 관리 및 응급처치

① ㉠㉡㉢㉣　　　　　　　　　② ㉠㉡㉢㉤
③ ㉠㉡㉣㉤　　　　　　　　　④ ㉠㉢㉣㉤

TIP ㉢ 고용인의 인사관리는 사업주의 역할이다.

10 산업간호사의 역할 중 대변자에 대한 설명으로 옳은 것끼리 묶인 것은?

> ㉠ 근로자의 건강문제에 대하여 상담한다.
> ㉡ 근로자의 건강상태를 산업장의 책임자에게 설명한다.
> ㉢ 근로자가 의사의 진료를 필요로 하는 경우 의사에게 근로자의 건강상태를 설명한다.
> ㉣ 근로자를 직업적으로 안전하게 하기 위해 조직의 일원이 된다.

① ㉠㉡　　　　　　　　　　② ㉠㉢
③ ㉡㉢　　　　　　　　　　④ ㉡㉣

TIP 산업간호사의 대변자 역할
　㉠ 근로자의 건강상태를 산업장의 책임자에게 설명한다.
　㉡ 근로자가 의사의 진료와 치료를 필요로 할 때 의뢰와 동시에 근로자의 건강상태를 설명한다.

11 근로자에게 보건교육을 시킬 때 가장 효과적인 방법은?

① 매체활용   ② 집단지도

③ 개별상담   ④ 가정방문

> **TIP** 집단지도는 교육효과가 좋으며 시간과 비용이 적게 든다.

12 산업보건간호사가 산업장의 환경보존 및 안전을 위하여 타 부서의 인력 및 업무를 조정하는 일을 했다면 다음 중 어느 역할을 한 것인가?

① 산업보건조직 관리자   ② 팀요원

③ 촉진자   ④ 직접간호 제공자

> **TIP** 산업보건조직 관리자로서의 기능
> ㉠ 산업근로자의 건강에 관련된 산업보건정책의 수립에 참여한다.
> ㉡ 직업적 건강문제발생의 예방을 위해 근로자 및 관계요원을 지휘한다.
> ㉢ 산업간호사업의 계획을 수립한다.
> ㉣ 행정적 보고서 작성 및 관리를 한다.
> ㉤ 근로자의 건강유지 및 증진을 위한 제반사업을 계획하고 수행을 지휘하여 평가한다.
> ㉥ 산업장의 건강을 위한 보조원, 자원봉사원과 응급처치요원의 조직, 훈련·감독을 한다.
> ㉦ 직업적 상해나 질병을 초래한 사항을 분석·평가하여 산업장의 책임자에게 고하고 앞으로 상해나 재앙의 예방을 위하여 근로자 및 환경을 통제한다.
> ㉧ 산업장 내의 건강관리실을 운영한다.
> ㉨ 산업장의 환경보건 및 안전을 위하여 타 부서의 인력 및 업무를 조정한다.

13 우리나라 산업보건사업에 대한 설명으로 옳지 않은 것은?

① 산업보건사업에서 사업주는 책임이 없으므로 제외되었다.

② 1981년 산업안전보건법이 제정되었다.

③ 우리나라 산업보건사업은 1970년대까지 근로기준법에 의해 시행되어 왔다.

④ 사업장의 안전보건관리체계를 강화하여 안전보건 관리책임자를 중심으로 시행되었다.

TIP 우리나라 산업보건사업

ⓐ 1981년 산업안전보건법이 제정되어 비로소 구체화되었다.

ⓑ 근로기준법은 1962년에 제정되어 산업안전보건법이 제정되기 전까지 사용되었다.

ⓒ 산업보건사업은 사업주의 역할이 중요시된다. 즉 안전보건 관리책임자를 고용하여 근로자의 건강을 관리하는 것이다.

14 산업장 간호사가 근로자를 대상으로 실시하는 보건교육내용으로 적합하지 않은 것은?

① 정기건강진단의 필요성 교육

② 근로자의 건강과 안전보장 책임

③ 근로자의 근무시간 조절

④ 유해물질과 신체장애의 원인규명

TIP ③ 근로자의 근무시간 조절은 사업주의 역할이다.

15 다음 중 산업 1차 보건의료사업의 접근전략에 대한 설명으로 옳지 않은 것은?

① 사업대상 근로자 및 산업장에 대한 건강평가 연구로 건강상태의 변화, 건강관리능력의 변화 등을 파악하고 재계획에 반영한다.

② 산업 1차 보건의료사업을 규명한다.

③ 제공된 사업은 주기적으로 평가할 필요가 없다.

④ 인력의 재교육을 통해 사업수준을 향상시킨다.

TIP ③ 제공된 사업은 주기적이고 계속적으로 사정·평가하여 표준화시킨다.

Answer 13.① 14.③ 15.③

⊒02 작업환경의 유해물질과 건강

01 작업환경 유해요인

① 화학적 유해요인

(1) 물리적 성상에 의한 분류

① **기체(gas)와 증기(vapor)** … 기체는 25℃, 760mmHg(1기압)에서 가스상태로 있는 물질이고, 증기는 같은 조건에서 액체 또는 고체상태로 있는 물질이다.

② **입상물질(particulate matters)** … 연무질, 먼지, 안개, 흄, 미스트, 스모그, 연기 등이 있다.

(2) 화학적 성상에 의한 분류

① **자극제** … 피부 및 점막에 작용하여 부식 또는 수포를 형성하며 고농도일 때는 호흡정지를 일으킨다. 구강에는 치아산식증, 눈에는 결막염·각막염 또는 안구를 부식시킨다.

　㉠ **상기도 점막 자극제** : 알데히드, 알카리성 먼지와 미스트, 암모니아, 크롬산, 산화에틸렌, 염화수소, 불화수소, 아황산가스 등이 이에 속한다.

　㉡ **상기도 점막 및 폐조직 자극제** : 염소, 브롬, 불소, 요오드, 염소산화물, 염화시안, 브롬화시안, 디에틸 및 황산염, 황염화물, 3염화인, 5염화인, 오존 등이 이에 속한다.

　㉢ **종말기관지 및 폐포 점막 자극제** : 이산화질소, 3염화비소, 포스겐 등이 이에 속하며, 수용성이 낮으므로 상기도에서 종말기관지까지 이를 수 있다.

② **질식제** … 혈액 및 조직 중 산소결핍을 일으키고 탄산가스와 분압을 증가시키는 물질이다.

　㉠ **무산소성 무산소병** : 대기층의 산소가 생리적으로 비활성인 기체로 대치되거나 회석되어 폐 또는 혈액에 산소가 공급되지 않아서 결과적으로 혈중의 산소분압이 떨어져 조직세포의 호흡작용을 할 수 없게 되며, 에탄, 헬륨, 수소, 질소, 일산화탄소 등이 이에 속한다.

　㉡ **빈혈성 무산소병** : 혈액 내 적혈구 중의 혈색소가 산소운반능력을 완전히 또는 부분적으로 상실한 것을 말하며, 비소, 일산화탄소, 아닐린, 톨루엔이 이에 속한다.

ⓒ **조직독성 무산소병** : 조직에서의 산화대사작용에 필요한 세포 내 촉매체의 작용을 저해하거나 완전히 차단하여 세포 내에서의 산소이용이 이루어지지 않는 것이며, 사이노젠, 질산화물 등이 이에 속한다.

③ **마취제와 진통제** … 단순 마취작용이며 전신중독을 일으키지 않는다.

④ **전신독** … 1인 이상의 내장에 기질적인 손상을 입히는 것으로 대다수의 할로겐화 탄화수소이다.

⑤ **감작물질** … 항원·항체반응을 일으켜서 알레르기성 반응을 일으킬 수 있는 물질은 대개 완전 또는 불완전 단백질이다. 이들 반응의 산물로서 체내에 히스타민이 유리되고, 리아진 항체인 IgE 또는 항원에 대한 보체결합물과 침강항체인 IgG, IgM이 형성된다.

⑥ **기타 입상물질** … 전신독에 속하지 않는 입상물질로서 유리, 규산 등의 조직의 섬유화를 일으키는 분진, 비활성 분진, 단백질 분해효소 등이다.

❷ 물리적 유해요인

(1) 고온폭로에 의한 장애 및 예방

① **고온폭로에 의한 장애**

ⓐ **신체적인 장애** : 고온·다습의 환경에서 심한 근육작업이나 운동을 할 경우 잘 발생하는 급격한 장애를 총칭하여 열중증이라 하며 열경련, 열탈진, 열사병 또는 일사병 등이 있다. 이들 증세는 보통 중복되어 나타나며 확실하게 구별하기 어렵다.

ⓑ **심리적인 장애** : 짜증, 지각력과 사고력 감퇴, 생산활동에 있어서 생산량 감소, 불량품 증가, 재해발생률 증가 및 결근율이 높아진다. 이런 현상은 고온에 대한 생리적 현상(체내열 생산을 줄이려는 활동정체, 근육이완, 식욕부진 및 체열방출을 촉진시키기 위한 노출된 피부표면면적의 증가)과 고온환경을 기피하는 태도와 복합적으로 나타난다.

② **고온장애에 대한 예방**

ⓐ **최적온도** : 생리적으로 체온조절이 가장 원활하게 이루어지고 감각적으로 쾌적한 온도범위, 즉 최적온도를 유지하도록 환경을 관리한다.

ⓑ **고온작업의 허용기준** : 최적온도를 유지하기에 현실적으로 어려운 작업환경(용광로, 가열로, 보일러 시설 등)에서는 생리적인 면에서 하루 8시간 작업을 계속하더라도 신체적으로 아무런 장애를 일으키지 않는 고온작업의 허용온도기준이 마련되어야 한다.

ⓒ **고온작업조건의 허용한계** : 직장온도(항문측정온도) 38.3℃(101cm^3), 심박수 125beats/min[단, 단시간 폭로될 때는 직장온도 38.9℃(102cm^3), 심박수 160 ~ 170beats/min]이다.

> 🔊 **작업시간의 적정화**
> 고온작업의 환경온도 허용기준을 지키기 어려울 땐 작업시간을 조정해야 한다. 미국의 난방 및 환기공학회에서 정한 고온환경에서 허용폭로시간은 맥박수 125beats/min, 항문측정온도 38.3℃의 생리적 부담을 기준으로 하고 있다.

③ 보건관리

    ㉠ 적성에 적합한 인사배치와 고온순화한다.

    ㉡ 수분과 식염을 공급한다.

    ㉢ 방열보호구를 착용하도록 한다.

(2) 유해광선

① **자외선**(100 ~ 400μm)

    ㉠ **발생원** : 저압수은등, 태양등, 흑광등, 고압수은증기, 고압카세논등, 카본등, 프라스마토취, 용접아크등에서 발생한다.

    ㉡ **생물학적 작용**

      • 피부 : 자외선 조사 후 2 ~ 3시간이면 홍반이 생기고 색소가 침착되며 비타민 D가 형성된다. 또한 살균작용(254 ~ 280nm)도 한다. 과도한 조사 후에는 모세혈관의 투과성이 증가되고 조직의 부종과 수포가 형성된다.

      • 눈 : 전기용접공이나 자외선 살균취급자에게 급성 각막염을 일으킨다. 눈물이 나고 결막이 충혈되며 눈이 아프고, 수 시간 후 각막·결막에 염증이 생기며 심하면 각막표면의 궤양, 수포형성, 혼탁 각막 및 안검의 부종, 안검 경련이 일어난다. 노년에 백내장의 위험이 있다.

    ㉢ **예방** : 전기용접시에는 검은색 보조안경, 차광안경을 착용하고 피부에는 보호의복과 보호용 크림을 바른다.

② **적외선**(760 ~ 6,000μm)

    ㉠ **발생원** : 주로 고열물체에서 발생한다.

    ㉡ **생물학적 작용** : 주로 열작용으로 조사된 국소의 피부를 덥히고 혈류를 통해 전신을 가온한다. 15,000Å 이상의 파장을 가진 적외선은 피부와 눈을 투과하지 못하나 7,500 ~ 13,000Å의 적외선은 피하 1.5 ~ 4.0cm까지의 조직을 투과하며 국소혈관의 확장, 혈액순환 촉진 및 진통작용을 나타낸다.

    ㉢ **예방** : 방열장치, 방열복, 황색계통의 보호안경 등을 착용한다.

③ **가시광선** ··· 강하면 망막에 장애를 일으키고 시세포를 자극하여 광각과 색각이 된다.

(3) 소음

① **소음성 난청** ··· 내이의 corti 기관이 신경말단의 손상으로 청력이 저하되는 것이다.

    ㉠ 100dB이 넘는 소음에는 일시적 청력손실이 발생할 수 있으며 소음 수준이 높을수록, 폭로시간이 길수록, 고주파일수록 유해하다.

    ㉡ **난청 여부의 평가** : audiometer, audiogram으로 표시하여 평가한다.

    ㉢ **작업환경의 측정** : 작업환경 측정시에는 지시소음계를 사용하며 측정가능범위는 20 ~ 150dB, 20 ~ 2,000cps까지 가능하다.

② **생체반응** ··· 혈압이 상승하고, 맥박수가 증가하며, 호흡이 억제되고, 근육의 긴장도가 증가하는 등 자율신경계와 관련된 증상이 나타난다.

③ 예방 … 공장위치를 설계할 때 작업장의 격리, 작업공정의 변화, 소음원을 제거·억제하고 방음벽, 흡음설치, 귀마개, 귀덮개(2,000cps에서 20dB 이상, 4,000cps에서 25dB 이상의 음을 가려야 함) 등을 한다.

(4) 진동

① 발생원

㉠ 국소진동 : 어느 계, 장치 등의 한정된 범위의 장소에서 생기는 진동. 병타기, 착암기, 연마기, 자동식톱 등의 진동공구를 사용할 때 발생한다.

㉡ 전신진동 : 차량, 선박, 항공기 등 진동물체 상에 있어서 일어섰다 앉았다 혹은 신체를 기대거나 하는 상태로 발이나 둔부 등에서 진동이 전반되어 신체 전체가 흔들려 움직이는 조건하에서의 진동. 지지구조물을 통해 발생한다.

② 발생결과

㉠ 국소진동(Raynaud현상) : 작업자 손가락에 있는 말초혈관의 폐색, 순환장애로 수지가 창백하고 통증을 느끼며(dead finger 또는 white finger라고도 함), 무릎 등 관절이 비특이성 관절염을 일으키기도 한다.

㉡ 전신진동 : 시력 저하, 피부로부터 열발산 촉진, 혈액순환 촉진 또는 억제, 장기에 진동을 주어 위장장애 등을 유발한다.

③ 예방

㉠ 국소진동에 대한 대책 : 진동공구를 개선해서 진동 자체를 감소시키고, 가볍고 강한 압력이 불필요하게 만들며, 14℃ 이하에서는 보온을 하고 작업시간을 단축한다.

㉡ 전신진동에 대한 대책 : 진동의 원인제거, 전파경로 차단, 완충장치, 작업시간 단축, 보건교육 등이 필요하다.

(5) 이상기압

① 고압환경과 장애

㉠ 기계적 장애(1차적 압력현상) : 생체강과 환경간의 압력 차이에 의한 울혈, 부종, 출혈, 통증, 불쾌감과 같은 장애이다.

㉡ 화학적 장애(2차적 압력현상) : 호기 중의 공기성분 중 산소, 이산화탄소, 질소의 분압 상승으로 생체 내 유입되는 가스의 증가에 의한 장애이다.

② 감압과정 환경과 장애

㉠ 증상 : 높은 기압에서 감압하는 과정에서 너무 급격히 감압할 때 혈액과 조직에 용해되어 있던 질소가 산소나 이산화탄소와 함께 체외로 배출되지 않고 혈중으로 유입되어 기포를 형성하여 순환장애와 조직 손상을 일으키는 것이다. 통증성 관절장애, 중증 합병증으로 마비가 나타날 수 있으며 잠수부, 공군비행사 등에서 비감염성 골괴사가 나타난다.

ⓛ **예방** : 단계적 감압, 고압폭로시간의 단축, 감압 후 적당한 운동으로 혈액순환 촉진, 감압 후 산소공급, 고압작업시 질소를 헬륨으로 대치한 공기 흡입, 고압작업시 고지질·알코올 섭취를 금하는 것 등이다.

③ **저압환경과 장애** … 고공에서 비행업무에 종사하는 사람에게는 산소부족이 문제가 되며, 통증성 관절장애, 질식양 증상, 신경장애, 공기전색, 항공치통, 항공이염, 항공부비감염, 기타 급성고산병, 폐수종의 위험이 있다.

(6) 중금속 중독

① 납중독

구분	유기연	무기연
종류	4메틸연, 4에틸연	금속연(pb), 연의 산화물, 연의 염류
경로	피부	호흡기, 소화기
장해	• 조혈기능장애 : 적혈구 수명단축 • heme의 생합성 과정에 장애 : 혈색소의 합성방해, 골수에서 망상 적혈구 증가, 용혈성 빈혈증	
예방	호흡기를 통한 연호흡 및 소화기를 통한 연섭취를 방지, 작업공정 밀폐, 배기장치 설치	

② 수은중독

ⓐ **경로** : 흡입경로는 주로 수은증기가 기도를 통해 흡수되는데, 80%는 폐포에서 흡수되고, 경구섭취일 경우에는 소화관 점막에서 0.01%를 흡수한다. 금속수은은 피부에서도 흡수한다.

ⓑ **장해**
• 급성 중독 : 근육마비, 통증, 창백, 구토, 설사, 혈변 등이 나타난다.
• 만성 중독 : 구역질, 변비 등의 위장역, 근육마비, 전신장애, 환각, 두통, 빈혈 등이 나타난다.

ⓒ **급성 중독시 치료** : 계란의 흰자를 먹여 수은과 단백질을 결합시켜 침전시킨다.

③ 크롬중독 … 부식작용과 산화작용 때문에 인체에 유해하다.

ⓐ **경로** : 6가 크롬은 피부를 통해 쉽게 흡수된다.

ⓑ **장해**
• 급성 중독 : 심한 신장장애와 과뇨증을 일으키고, 진전되면 무뇨증을 일으켜 요독증으로 짧으면 1~2일, 길면 8~10일 안에 사망한다.
• 만성 중독 : 코 및 폐·위장점막에 병변을 일으키고, 장기간 폭로시 기침, 두통, 호흡곤란, 흉통, 발열, 체중감소, 구토 등이 나타난다.

ⓒ **치료** : 크롬화합물을 먹었을 때는 우유, 비타민 C를 섭취하고, 호흡기로 흡입한 경우에는 빨리 병원을 찾는다.

ⓓ **예방** : 작업장 환경을 관리하고, 고무장갑·장화·앞치마를 착용하며, 피부보호용 크림을 바르고 비중격 점막에는 바셀린을 바른다.

④ 카드뮴중독

　㉠ 경로 : 호흡기, 소화기를 통해 침해한다.

　㉡ 장해

　　• 급성 중독 : 구토, 설사, 급성 위장염, 두통, 근육통, 복통, 체중감소, 착색뇨, 간 및 신장의 기능장애가 나타
난다.

　　• 만성 중독 : 신장장애, 만성 폐쇄성 호흡기질환 및 폐기종, 골격계장애, 심혈관장애 등을 일으킨다.

　㉢ 예방 및 치료 : 확진 후에는 신장이나 폐를 검사하고, 카드뮴 흄이나 카드뮴 금속의 먼지를 $0.05mg/m^2$
이하로 유지하며, 작업장 내에는 음식물 반입을 금지한다.

⑤ 베릴륨중독

　㉠ 경로 : 호흡기, 위장관, 피부를 통해 흡수된다.

　㉡ 장해 : 인후염, 기관지염, 폐부종 등을 일으키고 피부접촉시에는 피부염, 피하육아종, 육아종성 변화를
일으킨다.

　㉢ 예방 및 치료 : 베릴륨 분진이나 흄이 발생되는 작업은 필히 밀폐되어야 하고 환기장치가 필요하며, 보
호장갑 및 보호안경을 착용해야 한다.

(7) VDT 증후군

① 개념 … 단말기(VDT ; Visual Display Terminal)는 정보시대의 발전에 따라 사용이 급증되는 기기로 사용자
의 시선이 CRT 화면에 오랫동안 노출되고 키보드를 장시간 사용하여 생기는 건강질환을 말한다.

② 증상 … 눈의 증상(안정피로), 근육계 증상(경견완증후군), 정신신경계 증상 등이 있으며 피부증상과 임신 ·
출산에 관한 문제가 논의대상이 되고 있다.

02 유해물질관리

1 호흡기 유해물질관리

(1) 호흡기 유해물질의 종류

① 공기 중의 유해물질은 호흡기를 통해 들어가는 일이 가장 많으며, 폐로 흡수되는 유해물질의 형태는 가스,
휘발성 물질의 증기 및 분진이다.

② 상기도 점막제는 물에 잘 녹는 물질로 알데히드, 알칼리성 먼지, 아황산가스 등이며 상기도 점막 및 폐조직 자극제는 물에 대한 용해도가 중등도인 물질로 염소, 브롬, 불소, 요오드 등이다. 종말기관지 및 폐포점막 자극제는 물에 잘 녹지 않는 물질로 이산화질소, 포스겐 등이 이에 속한다.

③ 진폐증을 일으키는 분진은 유리규산, 규산화합물, 알루미늄 및 화합물 등이며, 유기용제 중독을 일으키는 것은 벤젠, 클로로포름, 메탄올, 이황화탄소, 에틸에테르 등이다.

④ 중금속은 고열시 흄의 형태로 들어오며, 중금속 중독을 유발하는 것은 납, 수은, 크롬, 카드뮴 등이다.

> **TIP** 라돈
>
> ㉠ 라돈은 지각의 암석 중에 들어있는 우라늄이 몇 단계의 방사성붕괴 과정을 거친 후 생성되는 무색, 무취, 무미의 기체로 지구상 어디에나 존재하는 자연방사능 물질이다.
>
> ㉡ 실내에 존재하는 라돈의 80 ~ 90%는 토양이나 지반의 암석에서 발생된 라돈 기체가 건물바닥이나 벽의 갈라진 틈을 통해 들어오거나 건축자재에 들어있는 라듐 등으로부터 발생하고, 지하수에 녹아 있는 라돈이 실내로 유입되기도 한다.
>
> ㉢ 라돈의 전체 인체노출경로 중 약 95%가 실내공기를 호흡할 때 노출되는 것이며, 이 밖에 라돈이 들어 있는 지하수를 사용할 때 노출될 수 있다.
>
> ㉣ 호흡을 통해 인체에 흡입된 라돈과 라돈자손은 붕괴를 일으키면서 α선을 방출한다. 방출된 α선은 폐조직을 파괴한다. 지속적으로 라돈에 노출되는 경우 폐암을 유발하게 된다. 세계보건기구는 라돈을 흡연 다음으로 폐암 발병원인의 3 ~ 14% 차지한다고 보고하고 있으며 일반적으로 같은 농도의 라돈에 노출된 경우 흡연자가 비흡연자에 비해 훨씬 높다.

(2) 관리

① 독성이 적은 물질로 대체하거나 작업공정 및 환경개선을 한다.

② 환기, 국소 배기장치를 설치하고 호흡용 보호구를 착용한다.

③ 근로자 교육을 하고 작업장의 청결을 위해 정리정돈을 한다.

❷ 피부 유해물질관리

(1) 피부 유해물질의 종류

① 기체인 유해물질은 피부를 통해 흡수되기도 하며, 기체 이외의 친수성 물질이나 지방친화성 물질은 땀이나 피지에 녹아 국소적인 피부장애를 일으켜 흡수성을 증가시키고 한선 및 피지선에 있는 모세혈관으로부터 흡수되어 전신장애를 일으킨다.

② 주로 피부를 통해 흡수되는 유해물질로는 유기용제, DDT, PCB, 유기인 등 지용성 물질을 들 수 있다.

(2) 관리

① 작업공정을 완전 폐쇄식 설비로 자동화하는 것이 가장 좋으나 현실적으로 불가능할 경우에는 환기, 배기, 차폐설비를 효과적으로 배치한다.

② 분진작업은 가능한 한 습윤상태로 조작하며 분쇄기는 뚜껑이 있는 것을 사용한다.

③ 덜 해로운 물질로 대체하고 개인위생시설을 구비하는 등 작업환경을 개선한다.

④ 개인보호구를 착용하고 보호크림을 발라 작업 중 자극물질이 직접 피부에 닿는 것을 막는다.

⑤ 근로자 교육을 한다.

최근 기출문제 분석

2020. 6. 13. 제1회 지방직

1 다음 글에서 설명하는 「산업재해보상보험법」상 보험급여는?

> 업무상 사유로 부상을 당하거나 질병에 걸린 근로자에게 요양으로 취업하지 못한 기간에 대하여 지급
> 하되, 1일당 지급액은 평균임금의 100분의 70에 상당하는 금액으로 한다. 다만, 취업하지 못한 기간이
> 3일 이내이면 지급하지 아니한다.

① 요양급여
② 장해급여
③ 간병급여
④ 휴업급여

> **TIP** 산업재해보상보험법 제52조 … 휴업급여는 업무상 사유로 부상을 당하거나 질병에 걸린 근로자에게 요양으로 취업하지
> 못한 기간에 대하여 지급하되, 1일당 지급액은 평균임금의 100분의 70에 상당하는 금액으로 한다. 다만, 취업하지 못
> 한 기간이 3일 이내이면 지급하지 아니한다.

2020. 6. 13. 제2회 서울특별시

2 작업환경 관리의 기본원리 중 대치에 해당하는 것은?

① 교대근무를 실시하도록 한다.
② 페인트를 분무하던 것을 전기이용 흡착식 분무로 한다.
③ 개인용 위생보호구를 착용하도록 한다.
④ 인화물질이 든 탱크 사이에 도랑을 파서 제방을 만든다.

> **TIP** 작업환경 관리의 기본원리
> ㉠ 대치: 변경의 의미로써 공정변경, 시설변경, 물질변경 등이 있다.
> ㉡ 격리: 작업장과 유해인자 사이에 물체, 거리, 시간 등을 격리하는 원리이다.
> ㉢ 환기: 오염된 공기를 작업장으로부터 제거하고 신선한 공기로 치환하는 원리이다.
> ㉣ 교육 및 훈련: 관리자, 기술자, 감독자, 작업자를 교육·훈련하여 관리하는 원리이다.
> ㉤ 작업환경의 정비

Answer 1.④ 2.②

3 〈보기〉에서 설명하는 작업환경에서의 건강장애로 가장 옳은 것은?

───────── 보기 ─────────

옥외 작업환경에서 격심한 육체노동을 지속하는 경우 일어나는 현상이다. 중추성 체온조절 기능장애로서, 체온 방출 장애가 나타나 체내에 열이 축적되고 뇌막혈관의 충혈과 뇌 내 온도 상승에 의해 발생한다. 땀을 흘리지 못하여 체온이 41~43℃까지 급격히 상승하여 혼수상태에 이를 수 있으며, 피부 건조가 나타나게 된다.

① 열피로(heat exhaustion) 　　② 열경련(heat cramp)

③ 열사병(heat stroke) 　　　　④ 열실신(heat syncope)

> **TIP** 열사병(heat stroke) … 고온, 다습한 환경에 노출될 때 갑자기 발생해 심각한 체온조절장애를 일으킨다. 중추신경계통의 장해, 전신의 땀이 배출되지 않음으로 인해 체온상승(직장온도 40도 이상) 등을 일으키며, 생명을 잃기도 한다. 태양광선에 의한 열사병은 일사병이라고도 하며 우발적이거나 예기치 않게 혹심한 고온 조건에 노출될 경우 잘 발생한다. 열사병은 체온조절중추의 장애가 원인이므로 체온을 낮추기 위해 옷을 벗기고 찬물로 몸을 닦는다.

4 〈보기〉에서 설명하는 실내오염 물질은?

───────── 보기 ─────────

• 지각의 암석 중에 들어있는 우라늄이 방사성 붕괴 과정을 거친 후 생성되는 무색, 무취, 무미의 기체임

• 토양과 인접한 단독주택이나 바닥과 벽 등에 균열이 많은 오래된 건축물에 많이 존재함

• 전체 인체노출 경로 중 95%는 실내 공기를 호흡할 때 노출되는 것임

• 지속적으로 노출되면 폐암을 유발함

① 라돈 　　　　　　　　② 오존

③ 폼알데하이드 　　　　④ 트리클로로에틸렌

> **TIP** 라돈(radon, Rn)은 방사선을 내는 원자번호 86번의 원소이다. 색, 냄새, 맛이 없는 기체로 공기보다 약 8배 무겁다. 라돈은 지각을 구성하는 암석이나 토양 중에 천연적으로 존재하는 우라늄(238U)과 토륨(232Th)의 방사성 붕괴에 의해서 만들어진 라듐(226Ra)이 붕괴했을 때에 생성된다. 폐암의 원인 중 하나이다.

Answer 3.③ 4.①

5 다음 사례에서 설명하는 고온장해와 보건관리자의 처치를 옳게 짝지은 것은?

> 40세의 건설업 근로자 A씨는 38℃의 덥고 습한 환경에서 장시간 일하던 중 심한 어지러움증을 호소
> 하면서 쓰러졌다. 발한은 거의 없고 피부가 건조하였으며 심부체온은 41.5℃였다.

① 열경련 – 말초혈관의 혈액 저류가 원인이므로 염분이 없는 수분을 충분하게 공급한다.
② 열피로 – 고온에 의한 만성 체력소모가 원인이므로 따뜻한 커피를 마시지 않도록 한다.
③ 열쇠약 – 지나친 발한에 의한 염분소실이 원인이므로 시원한 곳에 눕히고 충분한 수분을 공급한다.
④ 열사병 – 체온조절중추의 장애가 원인이므로 체온을 낮추기 위해 옷을 벗기고 찬물로 몸을 닦는다.

> **TIP** 열사병(Heat Stroke) … 고온, 다습한 환경에 노출될 때 갑자기 발생해 심각한 체온조절장애를 일으킨다. 중추신경계통
> 의 장해, 전신의 땀이 배출되지 않음으로 인해 체온상승(직장온도 40도 이상) 등을 일으키며, 생명을 잃기도 한다. 태
> 양광선에 의한 열사병은 일사병이라고도 하며 우발적이거나 예기치 않게 혹심한 고온 조건에 노출될 경우 잘 발생한
> 다. 열사병은 체온조절중추의 장애가 원인이므로 체온을 낮추기 위해 옷을 벗기고 찬물로 몸을 닦는다.

6 다음 글에서 설명하는 작업환경관리의 기본 원리는?

> 유해 화학 물질을 다루기 위해 원격조정용 장치를 설치하였다.

① 격리   ② 대치
③ 환기   ④ 개인보호구

> **TIP** 작업환경관리의 기본 원리
> ㉠ 대치 : 변경의 의미로써 공정변경, 시설변경, 물질변경 등이 있다.
> ㉡ 격리 : 작업장과 유해인자 사이에 물체, 거리, 시간 등을 격리하는 원리이다.
> ㉢ 환기 : 오염된 공기를 작업장으로부터 제거하고 신선한 공기로 치환하는 원리이다.
> ㉣ 교육 및 훈련 : 관리자, 기술자, 감독자, 작업자를 교육·훈련하여 관리하는 원리이다.
> ㉤ 작업환경의 정비

Answer 5.④ 6.①

7 산업장에서 근무 중인 A씨가 아래와 같은 증상을 호소하였다면 의심되는 중독은?

> • 수면장애와 피로감　　　　　　　• 손 처짐(wrist drop)을 동반한 팔과 손의 마비
> • 근육통과 식욕부진　　　　　　　• 빈혈

① 납 중독　　　　　　　　　　　　② 크롬 중독
③ 수은 중독　　　　　　　　　　　④ 카드뮴 중독

> **TIP** 제시된 증상은 납(Pb)에 중독되었을 때 나타나는 증상이다.
> ② 크롬 중독은 자극 피부염, 코 뚫림 따위를 일으키며 폐암의 원인이 되기도 한다.
> ③ 수은 중독의 증상으로는 혓바늘, 수전증, 얼굴 떨림, 무감각증, 기억장애 등이 있다.
> ④ 카드뮴 중독은 경구적 노출의 경우, 위장점막을 강하게 자극하고 오심, 구토, 복통, 설사를 일으키며, 호흡기계를 통한 노출은 폐기종, 신장애, 단백뇨 증상을 보인다.

8 감압병(Decompression sickness)에 대한 설명으로 옳지 않은 것은?

① 급격한 감압 시 발생한다.
② 감압 과정에서 형성된 기포가 혈액 순환을 방해하거나 국소 조직을 파괴한다.
③ 피부소양증, 근골격계 통증, 운동장해 등 다양한 증상을 나타낸다.
④ 치료 방법으로 재가압질소요법을 사용한다.

> **TIP** 재가압요법 … 대기압보다 높은 기압 환경을 만들어 100%의 산소를 일정 시간 동안 계속 흡입하게 하는 고압산소치료요법

Answer 7.① 8.④

출제 예상 문제

1 산업환경 조사결과 부적당하다고 판단되었을 때 1차적으로 취할 수 있는 조치로 옳은 것은?

① 보호구 착용
② 보건교육
③ 환경개선
④ 작업시간의 단축

> **TIP** 산업간호사는 부적합한 환경개선을 위해 무엇보다 노력해야 한다.

2 다음 중 산업보건에 가장 적합한 조명도는?

① 10 ~ 70Lux
② 80 ~ 120Lux
③ 200 ~ 300Lux
④ 300 ~ 350Lux

> **TIP** 각 장소의 조명기준
> ㉠ 복도, 창고 : 60Lux
> ㉡ 산업장 : 80 ~ 120Lux
> ㉢ 체육실, 휴게실, 강당 : 240Lux
> ㉣ 강의실, 사무실 등 : 360Lux

Answer 1.③ 2.②

3 다음 중 자외선이 인체에 미치는 영향으로 옳은 것은?

> ㉠ 피부홍반 및 색소침착 ㉡ 지나친 발한에 의한 탈수 및 염분소실
> ㉢ 결막염 및 백내장 ㉣ 신진대사 및 적혈구 생성촉진

① ㉠㉡ ② ㉠㉢

③ ㉢㉣ ④ ㉡㉢㉣

TIP 자외선이 인체에 미치는 영향
㉠ 피부에 작용해 피부암을 일으킬 수 있다.
㉡ 급성각막염을 일으킬 가능성이 있고 나이가 많을수록 백내장이 일어날 수 있다.

4 다음 중 규폐증과 관계있는 작업장소에 해당하는 것을 모두 고른 것은?

> ㉠ 채석장 ㉡ 대장간
> ㉢ 유리공장 ㉣ 탄광

① ㉠㉡㉢ ② ㉠㉡㉢㉣

③ ㉠㉡㉣ ④ ㉡㉢㉣

TIP 규폐증 … 먼지의 흡입으로 폐조직에 이물반응에 의한 결정형성, 섬유증식이 일어나는 진폐증의 한 종류로서 만성 섬유증식을 일으키며 납중독, 벤젠중독과 함께 3대 직업병이다.
채광업, 채석업, 요업, 연마업, 야금업, 규산 사용의 화학공업 등의 직업을 가진 사람에게 나타난다.

Answer 3.② 4.②

03 건강진단과 직업병

01 근로자 건강진단

❶ 일반건강진단

(1) 정의

상시 사용하는 근로자의 건강관리를 위하여 사업주가 주기적으로 실시하는 건강진단을 말한다.

(2) 실시

① **실시기관** … 사업주는 일반건강진단을 지방노동관서의 장이 지정하는 의료기관(특수건강진단기관) 또는 국민 건강보험법에 의한 건강진단을 실시하는 기관에서 실시하여야 한다.

② **실시시기**

ㄱ 사업주는 상시 사용하는 근로자 중 사무직에 종사하는 근로자(공장 또는 공사현장과 동일한 구내에 있 지 아니한 사무실에서 서무·인사·경리·판매·설계 등의 사무업무에 종사하는 근로자를 말하며, 판매 업무 등에 직접 종사하는 근로자를 제외함)에 대하여는 2년에 1회 이상, 그 밖의 근로자에 대하여는 1 년에 1회 이상 일반건강진단을 실시하여야 한다.

ㄴ 다만, 사업주가 다음에 해당하는 건강진단을 실시한 경우에는 그 건강진단을 받은 근로자에 대하여 일 반건강진단을 실시한 것으로 본다.

• 국민건강보험법에 의한 건강검진
• 항공법에 의한 신체검사
• 학교보건법에 의한 신체검사
• 진폐의 예방과 진폐근로자의 보호 등에 관한 법률에 의한 정기건강진단
• 선원법에 의한 건강진단
• 그 밖의 일반건강진단의 검사항목을 모두 포함하여 실시한 건강진단

③ 검사항목 및 실시방법

　　㉠ 일반건강진단의 제1차 검사항목은 다음과 같다.
　　　• 과거병력, 작업경력 및 자각 · 타각증상(시진 · 촉진 · 청진 및 문진)
　　　• 혈압 · 혈당 · 요당 · 요단백 및 빈혈검사
　　　• 체중 · 시력 및 청력
　　　• 흉부방사선 간접촬영
　　　• 혈청 지 · 오 · 티 및 지 · 피 · 티, 감마 지 · 티 · 피 및 총 콜레스테롤
　　㉡ 제1차 검사항목 중 혈당 · 총 콜레스테롤 및 감마 지 · 티 · 피는 고용노동부장관이 따로 정하는 근로자에 대하여 실시한다.
　　㉢ 검사결과 질병의 확진이 곤란한 경우에는 제2차 건강진단을 받아야 하며, 제2차 건강진단의 범위 · 검사항목 · 방법 및 시기 등은 고용노동부장관이 따로 정한다.
　　㉣ 건강진단의 검사방법 기타 필요한 사항은 고용노동부장관이 따로 정한다.

2 특수건강진단

(1) 정의

특수건강진단대상 유해인자에 노출되는 업무에 종사하는 근로자 및 근로자 건강진단 실시결과 직업병 유소견자로 판정받은 후 작업전환을 하거나 작업장소를 변경하고, 직업병 유소견 판정의 원인이 된 유해인자에 대한 건강진단이 필요하다는 의사의 소견이 있는 근로자의 건강관리를 위하여 사업주가 실시하는 건강진단을 말한다.

(2) 실시

① 실시기관 … 지방노동관서의 장이 지정하는 의료기관에서 실시하여야 한다.

② 실시시기

　　㉠ 사업주는 특수건강진단 대상업무에 종사하는 근로자에 대하여는 특수건강진단 대상 유해인자별로 정한 시기 및 주기에 따라 특수건강진단을 실시하여야 한다.
　　㉡ 다만, 사업주가 다음에 해당하는 건강진단을 실시한 경우에는 그 근로자에 대하여는 당해 유해인자에 대한 특수건강진단을 실시한 것으로 본다.
　　　• 원자력법에 의한 건강진단(방사선에 한함)
　　　• 진폐의 예방과 진폐근로자의 보호 등에 관한 법률에 의한 정기건강진단(광물성 분진에 한함)
　　　• 진단용 방사선 발생장치의 안전관리 규칙에 의한 건강진단(방사선에 한함)
　　　• 그 밖의 특수건강진단의 검사항목을 모두 포함하여 실시한 건강진단(해당하는 유해인자에 한함)

ⓒ 사업주는 근로자 건강진단 실시결과 직업병 유소견자로 판정받은 후 작업전환을 하거나 작업장소를 변경하고, 직업병 유소견 판정의 원인이 된 유해인자에 대한 건강진단이 필요하다는 의사의 소견이 있는 근로자에 대하여는 직업병 유소견자 발생의 원인이 된 유해인자에 대하여 당해 근로자를 진단한 의사가 필요하다고 인정하는 시기에 특수건강진단을 실시하여야 한다.

③ 검사항목
　ⓐ 특수건강진단의 검사항목은 1차 검사항목과 2차 검사항목으로 구분한다.
　ⓑ 1차 검사항목은 특수건강진단의 대상이 되는 근로자 모두에 대하여 실시한다.
　ⓒ 2차 검사항목은 1차 검사항목에 대한 검사결과 건강수준의 평가가 곤란한 자에 대하여 실시하되, 당해 유해인자에 대한 근로자의 노출정도·과거병력 등을 고려하여 필요하다고 인정하는 경우에는 2차 검사항목의 일부 또는 전부를 1차 검사항목 검사시에 추가하여 실시할 수 있다.

③ 배치 전 건강진단과 수시건강진단

(1) 정의

① 배치 전 건강진단 … 특수건강진단 대상업무에 종사할 근로자에 대하여 배치예정업무에 대한 적합성 평가를 위하여 사업주가 실시하는 건강진단을 말한다.

② 수시건강진단 … 특수건강진단 대상업무로 인하여 해당 유해인자에 의한 직업성 천식·직업성 피부염 기타 건강장해를 의심하게 하는 증상을 보이거나 의학적 소견이 있는 근로자에 대하여 사업주가 실시하는 건강진단을 말한다.

(2) 실시

① 실시기관 … 지방노동관서의 장이 지정하는 의료기관에서 실시하여야 한다.

② 실시시기
　ⓐ 배치 전 건강진단
　　• 사업주는 특수건강진단 대상업무에 근로자를 배치하고자 하는 때에는 당해 작업에 배치하기 전에 배치 전 건강진단을 실시하여야 하고, 특수건강진단기관에 당해 근로자가 담당할 업무나 배치하고자 하는 작업장의 특수건강진단 대상 유해인자 등 관련 정보를 미리 알려주어야 한다.
　　• 다만, 다음에 해당하는 경우에는 배치 전 건강진단을 실시하지 아니할 수 있다.
　　－다른 사업장에서 당해 유해인자에 대한 배치 전 건강진단을 받았거나 배치 전 건강진단의 필수검사항목을 모두 포함하는 특수건강진단·수시건강진단 또는 임시건강진단을 받고 6월이 경과하지 아니한 근로자로서 건강진단결과를 기재한 서류(건강진단개인표) 또는 그 사본을 제출한 근로자

－당해 사업장에서 당해 유해인자에 대한 배치 전 건강진단을 받았거나 배치 전 건강진단의 필수검사항목을 모두 포함하는 특수건강진단·수시건강진단 또는 임시건강진단을 받고 6월이 경과하지 아니한 근로자

ⓛ 수시건강진단 : 사업주는 특수건강진단 대상업무에 종사하는 근로자가 특수건강진단 대상 유해인자에 의한 직업성 천식·직업성 피부염 기타 건강장해를 의심하게 하는 증상을 보이거나 의학적 소견이 있는 경우 당해 근로자의 신속한 건강관리를 위하여 고용노동부장관이 정하는 바에 따라 수시건강진단을 실시하여야 한다.

③ 검사항목
　ⓣ 특수건강진단의 검사항목은 1차 검사항목과 2차 검사항목으로 구분한다.
　ⓛ 1차 검사항목은 특수건강진단의 대상이 되는 근로자 모두에 대하여 실시한다.
　ⓒ 2차 검사항목은 1차 검사항목에 대한 검사결과 건강수준의 평가가 곤란한 자에 대하여 실시하되, 당해 유해인자에 대한 근로자의 노출정도·과거병력 등을 고려하여 필요하다고 인정하는 경우에는 2차 검사항목의 일부 또는 전부를 1차 검사항목 검사시에 추가하여 실시할 수 있다.

❹ 임시건강진단

(1) 정의

① 동일 부서에 근무하는 근로자 또는 동일한 유해인자에 노출되는 근로자에게 유사한 질병의 자각 및 타각증상이 발생한 경우에 특수건강진단 대상 유해인자 기타 유해인자에 의한 중독의 여부, 질병의 이환 여부 또는 질병의 발생원인 등을 확인하기 위하여 지방노동관서의 장의 명령에 따라 사업주가 실시하는 건강진단을 말한다.

② 직업병 유소견자가 발생하거나 다수 발생할 우려가 있는 경우 또는 기타 지방노동관서의 장이 필요하다고 판단하는 경우에 특수건강진단 대상 유해인자 기타 유해인자에 의한 중독의 여부, 질병의 이환 여부 또는 질병의 발생원인 등을 확인하기 위하여 지방노동관서의 장의 명령에 따라 사업주가 실시하는 건강진단을 말한다.

(2) 검사항목

임시건강진단의 검사항목은 특수건강진단의 검사항목 중 전부 또는 일부와 건강진단 담당의사가 필요하다고 인정하는 검사항목으로 한다.

TIP 근로자 건강진단 종류 중 '채용시 건강진단' 실시의무는 다음과 같은 이유로 인해 산업보건법 시행규칙 일부 개정(2005. 10. 7)으로 폐지되었다.

ⓐ 이미 채용된 근로자에 대하여 유해부서 배치 여부를 판단하기 위하여 사업주가 실시하는 채용시 건강진단이 오히려 사업주가 질병이 있는 자의 고용기회를 제한하는 채용 신체검사로 잘못 활용되는 문제점이 있다.

ⓑ 사업주에게 부과된 채용시 건강진단 실시의무를 폐지하였다.

ⓒ 채용시 건강진단을 통한 고용기회의 제한 및 규제가 해소될 것으로 기대된다.

❺ 근로자 건강진단 실시기준에서의 건강관리구분, 사후관리내용 및 업무수행 적합여부 판정

(1) 건강관리구분 판정

① A … 건강관리상 사후관리가 필요 없는 근로자(건강한 근로자)

② C_1 … 직업성 질병으로 진전될 우려가 있어 추적검사 등 관찰이 필요한 근로자(직업병 요관찰자)

③ C_2 … 일반 질병으로 진전될 우려가 있어 추적관찰이 필요한 근로자(일반 질병 요관찰자)

④ D_1 … 직업성 질병의 소견을 보여 사후관리가 필요한 근로자(직업병 유소견자)

⑤ D_2 … 일반 질병의 소견을 보여 사후관리가 필요한 근로자(일반 질병 유소견자)

⑥ R … 건강진단 1차 검사결과 건강수준의 평가가 곤란하거나 질병이 의심되는 근로자(제2차 건강진단 대상자)

⑦ U … 2차 건강진단대상임을 통보하고 30일을 경과하여 해당 검사가 이루어지지 않아 건강관리구분을 판정할 수 없는 근로자, U로 분류한 경우에는 해당 근로자의 퇴직, 기한 내 미실시 등 2차 건강진단의 해당 검사가 이루어지지 않은 사유를 산업안전보건법 시행규칙 제105조제3항에 따른 건강진단결과표의 사후관리소견서 검진소견란에 기재하여야 한다.

(2) 야간작업 특수건강진단 건강관리구분 판정

① A … 건강관리상 사후관리가 필요 없는 근로자(건강한 근로자)

② C_N … 질병으로 진전될 우려가 있어 야간작업 시 추적관찰이 필요한 근로자(질병 요관찰자)

③ D_N … 질병의 소견을 보여 야간작업 시 사후관리가 필요한 근로자(질병 유소견자)

④ R … 건강진단 1차 검사결과 건강수준의 평가가 곤란하거나 질병이 의심되는 근로자(제2차 건강진단 대상자)

⑤ U … 2차 건강진단대상임을 통보하고 30일을 경과하여 해당 검사가 이루어지지 않아 건강관리구분을 판정할 수 없는 근로자, U로 분류한 경우에는 당 근로자의 퇴직, 기한 내 미실시 등 2차 건강진단의 해당 검사가 이루어지지 않은 사유를 산업안전보건법 시행규칙 제105조제3항에 따른 건강진단결과표의 사루관리소견서 검진소견란에 기재하여야 한다.

(3) 사후관리조치 판정

구분	사후관리조치 내용 [사후관리조치 내용은 한 근로자에 대하여 중복하여 판정할 수 있음]
0	필요 없음
1	건강상담(　　　　　　　　　　　) [생활습관 관리 등 구체적으로 내용 기술]
2	보호구지급 및 착용지도 (　　　　　　　　　　　)
3	추적검사 (　　　　　　　　)검사항목에 대하여 20　년　월　일경에 추적검사가 필요 [건강진단의사가 직업병 요관찰자, 직업병 유소견자 또는 야간작업 요관찰자, 야간작업 유소견자에 대하여 추적검사 판정을 하는 경우에는 사업주는 반드시 건강진단의사가 지정한 검사항목에 대하여 지정한 시기에 추적검사를 실시하여야 함]
4	근무 중 (　　　　)에 대하여 치료
5	근로시간 단축(　　　　　　　　　)
6	작업전환(　　　　　　　　　)
7	근로제한 및 금지 (　　　　　　　　　)
8	산재요양신청서 직접 작성 등 해당 근로자에 대한 직업병확진의뢰 안내 [직업병 유소견자 중 요양 또는 보상이 필요하다고 판단되는 근로자에 대하여는 건강진단을 한 의사가 반드시 직접 산재요양신청서를 작성하여 해당 근로자로 하여금 근로복지공단 관할지사에 산재요양신청을 할 수 있도록 안내하여야 함]
9	기타 (　　　　　　　　　) [교대근무 일정 조정, 야간작업 중 사이잠 제공, 정밀업무적합성평가 의뢰 등 구체적으로 내용 기술]

(4) 업무수행 적합여부 판정

① 가 … 건강관리상 현재의 조건하에서 작업이 가능한 경우

② 나 … 일정한 조건(환경개선, 보호구착용, 건강진단주기의 단축 등)하에서 현재의 작업이 가능한 경우

③ 다 … 건강장해가 우려되어 한시적으로 현재의 작업을 할 수 없는 경우(건강상 또는 근로조건상의 문제가 해결된 후 작업복귀 가능)

④ 라 … 건강장해의 악화 또는 영구적인 장해의 발생이 우려되어 현재의 작업을 해서는 안되는 경우

02 직업병

❶ 산업보건 통계

(1) 의의

① 질병발생이나 재해발생의 증감은 그 문제의 심각성에 대한 관심을 불러일으키게 된다.

② 보건통계는 계획수립과 방침결정에 도움이 된다.

③ 효과판정에 도움을 준다.

④ 원인규명의 자료가 됨으로써 다음 행동의 길잡이가 되게 한다.

> **TIP** 기록의 종류
> ㉠ 개인건강기록카드 : 건강진단개인표, 개인진료기록표
> ㉡ 집단건강기록카드 : 건강진단결과표, 의무기록일지
> ㉢ 특수카드 : 재해기록표, 재해통계표

(2) 통계의 유형

① **질병통계**

㉠ 발생률 $= \dfrac{\text{특정기간 중에 발생한 발병수}}{\text{동일기간 중에 근로자수}}$

㉡ 유병률 $= \dfrac{\text{특정기간 중에 존재하는 환자수}}{\text{동일기간 중의 평균 근로자수}}$

㉢ 근로자 1인당 평균 이병일수 $= \dfrac{\text{특정기간 중의 총 이병일수}}{\text{동기간 중 1회 이상 이병한 환자수}}$

㉣ 시간손실률 $= \dfrac{\text{특정기간 중에 발생한 질병의 총 시간수}}{\text{동기간 중 위험에 폭로된 총 시간수}}$

② **재해통계**

㉠ 도수율(Frequency rate) : 위험에 노출된 단위시간당 재해가 얼마나 발생했는가를 보는 것이다.

$$\text{도수율} = \dfrac{\text{재해건수}}{\text{연 근로시간수}} \times 1,000,000$$

ⓛ 강도율(Severity rate) : 위험에 노출된 시간에 따라 얼마나 강한 손상이 발생했는가를 보는 비율이다.

$$강도율 = \frac{손실작업일수}{연\ 근로시간수} \times 1,000$$

ⓒ 평균손실일수 : 재해건수당 평균 작업손실규모가 어느 정도인가를 나타내는 지표이다.

$$평균손실일수 = \frac{손실작업일수}{재해건수} \times 1,000$$

ⓔ 건수율 : 1년 동안에 노동자 1,000명당 몇 명이 재해를 입었는가를 표시하는 것으로, 총 연근로자수 또는
근로일수가 거의 비슷한 공장 내에서는 각 직장별 비교에 있어서 편리하지만 근로시간 또는 근로일수가
다른 경우에는 도수율이 편리하다(일상적으로 1년 단위로 계산하고 단위시간은 1,000시간임).

$$건수율 = \frac{재해건수}{평균\ 작업자수} \times 1,000$$

③ 작업동태 통계

ⓐ $결근도수율 = \dfrac{특정기간\ 중\ 총결근건수}{동기간\ 중\ 평균\ 재적인원수} \times 1,000$

ⓛ $1인\ 평균\ 결근일수 = \dfrac{특정기간\ 중\ 총\ 결근일수}{동기간\ 중\ 평균\ 재적인원수}$

ⓒ $1건\ 평균\ 결근일수 = \dfrac{특정기간중\ 총\ 결근일수}{동기간중\ 결근건수}$

ⓔ $결근일수\ 백분율 = \dfrac{특정기간\ 중\ 총\ 결근일(시간)수}{동기간\ 중\ 소정\ 연노동일(시간)수} \times 100$

❷ 산업피로와 직업병

(1) 산업피로

① 정의

ⓐ 수면이나 휴식으로 회복되는 생리적 현상이 과로 등으로 건강이 회복되지 않고 피로가 누적되는 것을
의미한다.

ⓛ 정신적·육체적·신경적인 노동부하에 반응하는 생체의 태도이다.

ⓒ 노동생산성과 직결된다.

ⓔ 잠재적인 기능수준, 작업수행능력이 저하된다.

② 산업피로요인

    ㉠ 내적 요인 : 성, 연령, 숙련도와 작업적성, 작업숙련도, 작업적응성 등이 있다.

    ㉡ 외적 요인 : 작업부하, 노동시간, 인간관계 등이 있다.

③ 산업피로 판정법

    ㉠ 생리적 : 순환기능, 호흡, 청력, 시력, 뇌파검사 등을 실시한다.

    ㉡ 생화학적 : 혈액의 농도, 뇨단백측정, 혈액응고시간 검사 등을 실시한다.

    ㉢ 심리적 : 행동기록 검사, 피부전기반사(GSR) 등을 실시한다.

④ 산업피로의 대책

    ㉠ 근로자 측면 : 근로자의 적성별로 재배치하고 휴식 · 운동 권장, 음료수, 영양관리, 수면을 할 수 있어야 한다.

    ㉡ 환경 측면 : 작업환경의 위생적 관리, 휴식시간 적정배분, 작업방법 및 자세를 합리화하여야 한다.

(2) 직업병

① 정의

    ㉠ 특정직업에 종사함으로써 생기는 질병으로 오랜 직업생활로 건강장애가 축적되어 발생하는 직업성 질병과 재해로 생기는 재해성 질병이 있다.

    ㉡ 산업재해는 급격히 생기며 직업병은 만성적으로 오는 특징이 있다.

② 발생요인

    ㉠ 환경요인

      • 분진 : 진폐증, 규폐증 등의 질환이 나타날 수 있다.

      • 조명 : 조명부족으로 근시, 피로가 나타난다.

      • 온도 · 습도 : 열경련증, 열사병 등의 직업병이 발생한다.

      • 가스중독 : 중독증상(발열, 구토, 의식상실 등)이 나타난다.

      • 소음 : 직업성 난청이 발생한다.

    ㉡ 작업요인

      • 작업자세 : 부적절한 작업자세로 인해 정맥류, 디스크, 신경통 등이 발생할 수 있다.

      • 근육운동 : 과도한 근육사용으로 근육통, 관절염, 건초염 등이 나타날 수 있다.

      • 정신작업 : 신경증, 불면증, 위장(소화계)질환이 생긴다.

03 산업재해

❶ 산업재해의 개념

(1) 정의

작업장에서 사고로 인해 발생하는 부상, 사망, 장해 또는 질병과 장기간 유해작업이나 유해요인에 의하여 발생한 직업병을 의미한다.

(2) 원인

① **직접원인** ··· 재해를 일으키는 물체 또는 행위 그 자체

② 간접원인

    ⊙ 인적요인 : 작업자가 작업 순서나 규칙을 준수하지 않거나 부주의하여 일어나는 경우가 전체 재해의 75~80% 차지한다.

    ⓒ 물적요인 : 불안전한 시설물, 부적절한 공구, 불량한 작업환경들, 불적절한 온도, 습도, 조명, 소음 등

    ⓒ 관리적 요인 : 부적절한 작업 규칙이나 순서, 과다한 업무량 및 속도의 요구, 야간 근로, 연장 근무 등

❷ 산업재해 통계지표

(1) 재해율

근로자 수 100명당 발생하는 재해자 수의 비율

(2) 건수율

근로자 1,000명당 재해발생건수

(3) 도수율

① 연 근로시간 100만 시간당 재해발생건수

② 재해발생 상황을 파악하기 위한 표준적인 지표로 순수한 재해빈도나 건수를 파악하는 데 도움을 준다.

(4) 강도율

① 근로시간 합계 1,000시간당 재해로 인한 근로손실일수

② 재해로 인한 손상의 정도와 재해의 규모를 나타낸다.

③ 재해예방의 4원칙

(1) 손실우연의 원칙

사고와 상해 정도 사이에는 어느 정도 우연의 확률이 존재한다는 것으로 예측이 어렵다.

> 🔊 **TIP** **하인리히 법칙** ⋯ 대형사고가 발생하기 전에는 그와 관련된 수많은 경미한 사고, 징후들이 존재한다는 것을 산업재해를 분석하여 밝힌 법칙

(2) 원인연계의 원칙

사고와 그 원인과의 사이에는 필연적인 인과관계가 있다.

(3) 예방가능의 원칙

천재지변과는 달리 예방가능하므로 사전대책에 중점을 두어야 한다.

(4) 대책선정의 원칙

안전사고의 예방은 기술적 대책, 교육적 대책, 관리적 대책이 필요하다.

❹ 「산업재해보상보험법」 상의 재해보상

종류	지급사유	급여수준
요양급여	업무상 재해로 인한 부상 질병에 걸린 경우	요양비 전액 -단 요양기간 4일 이상 시 적용
휴업급여	업무상 재해로 요양하여 휴업한 기간	1일당 평균급여의 70% -단 4일 이상 휴업 시 적용
장해급여	업무상 재해로 인한 부상 질병 치유 후에도 장해가 남는 경우	장해등급에 따라 장애보상연금 또는 장해보상일시금으로 지급한다.
간병급여	요양급여를 받은 자가 치료 후 의학적으로 상시 또는 수시 간병이 필요시	간병 받은 기간의 간병료에 준함
유족급여	업무상 재해로 사망하였을 때 유족이 청구하는 경우	유족보상연금 또는 유족보상일시금으로 지급
상병보상연금	요양급여를 받은 자가 요양 개시 후 2년이 경과한 후에도 치유되지 않고 중증요양상태의 정도가 지급사유에 해당하는 경우	중증요양상태 등급에 따라 지급
직업재활 급여	장해급여를 받은 자 중 취업을 원하여 직업훈련이 필요한 자	직업훈련비용, 직업훈련수당, 직장복귀지원금, 직장적응훈련비, 재활운동비
장의비	업무상 재해로 사망하였을 때 그 장제를 실행한 사람에게 지급	평균임금의 120일분

최근 기출문제 분석

2019. 6. 15. 제2회 서울특별시

1 어떤 사업장에서 근로자 건강진단을 실시하여 다음과 같은 결과가 나왔다. 이에 대한 설명으로 가장 옳은 것은?

건강관리구분		단위(명)
A		2,000
C	C_1	200
	C_2	300
D	D_1	20
	D_2	150
계		2,670

① 일반 질병으로 진전될 우려가 있어 추적관찰이 필요한 근로자는 300명이다.

② 직업성 질병의 소견을 보여 사후관리가 필요한 근로자는 200명이다.

③ 일반 질병의 소견을 보여 사후관리가 필요한 근로자는 20명이다.

④ 직업성 질병의 소견을 보여 사후관리가 필요한 근로자는 150명이다.

TIP 건강관리구분 판정

건강관리구분			기준
A		정상자	건강관리상 사후관리가 불필요
C	C_1	직업성 질병 요관찰자	직업성 질병으로 진전될 우려가 있어 추적조사 등 관찰이 필요
	C_2	일반 질병 요관찰자	일반 질병으로 진전될 우려가 있어 추적관찰이 필요
D	D_1	직업성 질병 유소견자	직업성 질병의 소견이 있어 사후관리가 필요
	D_2	일반 질병 유소견자	일반 질병의 소견이 있어 사후관리가 필요

Answer 1.①

2 다음은 1년간의 K사업장 현황이다. 강도율(severity rate)은?

> • 근로자수 : 1,000명   • 재해건수 : 20건
> • 재해자수 : 20명   • 근로시간수 : 2,000,000시간
> • 손실작업일수 : 1,000일

① 0.5   ② 1
③ 10   ④ 20

> **TIP** 강도율은 재해발생률을 표시하는 방법 중 하나로, 재해규모의 정도를 표시한다. 1,000 노동시간당의 노동손실일수를
> 나타낸 것으로, '총근로손실일수 ÷ 총근로시간수 × 1,000'으로 산출한다.
> 따라서 K사업장의 강도율은 1,000 ÷ 2,000,000 × 1,000 = 0.5이다.

3 다음 글에서 업무수행 적합여부 판정구분에 해당하는 것은?

> 분진이 심한 사업장에서 근무 중인 근로자가 건강진단결과 폐질환 유소견자로 발견되어 업무수행 적합
> 여부를 평가한 결과 '다'로 판정되었다.

① 건강관리상 현재의 조건하에서 작업이 가능한 경우
② 일정한 조건(환경개선, 보호구착용, 건강진단주기의 단축 등)하에서 현재의 작업이 가능한 경우
③ 건강장해의 악화 또는 영구적인 장해의 발생이 우려되어 현재의 작업을 해서는 안되는 경우
④ 건강장해가 우려되어 한시적으로 현재의 작업을 할 수 없는 경우(건강상 또는 근로조건상의 문
　제가 해결된 후 작업복귀 가능)

> **TIP** 업무수행 적합여부 판정구분

구분	판정
가	건강관리상 현재의 조건하에서 작업이 가능한 경우
나	일정한 조건(환경개선, 보호구착용, 건강진단주기의 단축 등) 하에서 현재의 작업이 가능한 경우
다	건강장해가 우려되어 한시적으로 현재의 작업을 할 수 없는 경우(건강상 또는 근로조건상의 문제가 해결된 후 작업복귀 가능)
라	건강장해의 악화 또는 영구적인 장해의 발생이 우려되어 현재의 작업을 해서는 안 되는 경우

Answer   2.① 3.④

4 「산업안전보건법 시행규칙」상 다음에서 설명하는 것은?

> 특수건강진단대상업무로 인하여 해당 유해인자에 의한 직업성 천식, 직업성 피부염, 그 밖에 건강장해를 의심하게 하는 증상을 보이거나 의학적 소견이 있는 근로자에 대하여 사업주가 실시하는 건강진단

① 임시건강진단　　　　　　　　　　② 수시건강진단
③ 특수건강진단　　　　　　　　　　④ 배치전건강진단

TIP 제시된 내용은 산업안전보건법 시행규칙 제98조(정의)에서 규정하고 있는 수시건강진단에 대한 설명이다.
　① 임시건강진단 : 다음 각 목의 어느 하나에 해당하는 경우에 특수건강진단 대상 유해인자 또는 그 밖의 유해인자에 의한 중독 여부, 질병에 걸렸는지 여부 또는 질병의 발생 원인 등을 확인하기 위하여 법 제43조 제2항에 따른 지방고용노동관서의 장의 명령에 따라 사업주가 실시하는 건강진단을 말한다.
　　• 같은 부서에 근무하는 근로자 또는 같은 유해인자에 노출되는 근로자에게 유사한 질병의 자각·타각증상이 발생한 경우
　　• 직업병 유소견자가 발생하거나 여러 명이 발생할 우려가 있는 경우
　　• 그 밖에 지방고용노동관서의 장이 필요하다고 판단하는 경우
　③ 특수건강진단 : 다음 각 목의 어느 하나에 해당하는 근로자의 건강관리를 위하여 사업주가 실시하는 건강진단을 말한다.
　　• 특수건강진단 대상 유해인자에 노출되는 업무에 종사하는 근로자
　　• 근로자건강진단 실시 결과 직업병 유소견자로 판정받은 후 작업 전환을 하거나 작업장소를 변경하고, 직업병 유소견 판정의 원인이 된 유해인자에 대한 건강진단이 필요하다는 의사의 소견이 있는 근로자
　④ 배치전건강진단 : 특수건강진단대상업무에 종사할 근로자에 대하여 배치 예정업무에 대한 적합성 평가를 위하여 사업주가 실시하는 건강진단을 말한다.

Answer 4.②

5 「산업안전보건법 시행규칙」상 근로자 일반건강진단의 실시 횟수가 옳게 짝지어진 것은?

사무직 종사 근로자	그 밖의 근로자
① 1년에 1회 이상	1년에 1회 이상
② 1년에 1회 이상	1년에 2회 이상
③ 2년에 1회 이상	1년에 1회 이상
④ 2년에 1회 이상	1년에 2회 이상

> **TIP** 사업주는 상시 사용하는 근로자 중 <u>사무직에 종사하는 근로자</u>(공장 또는 공사현장과 같은 구역에 있지 아니한 사무실에 서 서무·인사·경리·판매·설계 등의 사무업무에 종사하는 근로자를 말하며, 판매업무 등에 직접 종사하는 근로자는 제외)에 대해서는 <u>2년에 1회 이상</u>, <u>그 밖의 근로자에 대해서는 1년에 1회 이상</u> 일반건강진단을 실시하여야 한다〈산업안 전보건법 시행규칙 제99조(건강진단의 실시 시기 등) 제1항〉.

6 다음 중 산업재해를 파악하는 지표에 대한 설명으로 옳지 않은 것은?

① 천인율은 근로자 1,000명당 재해로 인한 사망자 수의 비율을 의미한다.
② 도수율은 1,000,000근로시간당 재해발생 건수를 의미한다.
③ 사망만인율은 근로자 10,000명당 재해로 인한 사망자수의 비율을 의미한다.
④ 강도율은 1,000근로시간당 재해로 인한 근로 손실일수를 의미한다.

> **TIP** ① 천인율은 연 근로시간 1,000시간당 발생한 근로손실일수를 구하여 재해의 강도를 나타내는 통계를 말한다.

Answer 5.③ 6.①

출제 예상 문제

1 산업재해를 나타내는 도수율과 강도율의 분모로 옳은 것은?

① 재해건수

② 평균 재적인원수

③ 연 근로시간수

④ 평균 근로자수

TIP 산업재해지표

㉠ 도수율 $= \dfrac{\text{재해건수}}{\text{연 근로시간수}} \times 1{,}000{,}000$

㉡ 강도율 $= \dfrac{\text{손실작업일수}}{\text{연 근로시간수}} \times 1{,}000$

2 산업장 근로자를 대상으로 한 건강검진에서 직업병 소견이 있어 사후관리가 필요한 판정결과는?

① A

② C1

③ D1

④ R

TIP 건강관리 구분

구분	내용
A	건강자 또는 경미한 이상소견이 있는 자
C1	직업성 질병으로 진전될 우려가 있어 추적검사 등 관찰이 필요한 자(요관찰자)
C2	일반질병으로 진전될 우려가 있어 추적관찰이 필요한 자(요관찰자)
D1	직업성 질병의 소견이 있는 자(직업병 유소견자)
D2	일반질병의 소견이 있는 자(일반질병 유소견자)
R	일반건강진단에서 질환의심자(제2차 건강진단대상)

Answer 1.③ 2.③

3 다음 중 건강진단에 대한 설명으로 옳지 않은 것은?

① 일반건강진단 : 상시 사용하는 근로자의 건강관리는 위하여 주기적으로 실시

② 특수건강진단 : 직업병 유소견자가 발생하거나 여러 명이 발생할 우려가 있는 경우 실시

③ 배치 전 건강진단 : 특수건강진단 대상 유해인자에 노출되는 업무에 종사할 근로자에 대하여 배치 예정업무에 대한 적합성 평가를 위한 건강진단

④ 수시건강진단 : 특수건강진단 대상 유해인자에 노출되는 업무로 인하여 직업성 천식·피부염 등의 증상을 보이는 근로자에게 실시

TIP 특수건강진단〈산업안전보건법 시행규칙 제98조 제2호〉 … 다음 중 어느 하나에 해당하는 근로자의 건강관리를 위하여 사업주가 실시하는 건강진단을 말한다.
ⓐ 특수건강진단 대상 유해인자에 노출되는 업무에 종사하는 근로자
ⓑ 근로자건강진단 실시 결과 직업병 유소견자로 판정받은 후 작업 전환을 하거나 작업장소를 변경하고 직업병 유소견 판정의 원인이 된 유해인자에 대한 건강진단이 필요하다는 의사의 소견이 있는 근로자

4 산업통계 중 질병통계를 나타낼 때 쓰이는 것은?

① 결근도수율   ② 강도율
③ 유병률   ④ 도수율

TIP ① 작업동태 통계 ②④ 재해통계

5 다음 중 근로자 건강검진판단 'C'는 무엇을 뜻하는가?

① 질환자   ② 건강자
③ 직업병 유소견자   ④ 직업병 요관찰자

TIP C는 C_1, C_2로 구분되는 데 C_1은 직업성 질병으로 진전될 우려가 있어 추적검사 등 관찰이 필요한 자(요관찰자)이고 C_2는 일반질병으로 진전될 우려가 있어 추적관찰이 필요한 자이다.

Answer 3.② 4.③ 5.④

6 다음 중 만성질환의 집단검사 시 갖추어야 될 요건으로 옳은 것은?

> ㉠ 질환의 초기발견이 가능해야 한다.
> ㉡ 조기치료시 질환예방이 가능해야 한다.
> ㉢ 질환의 발견 후 치료와 관리에 대한 계획이 있어야 한다.
> ㉣ 가격이 저렴해야 한다.

① ㉠㉡㉢   ② ㉠㉢
③ ㉡㉣   ④ ㉠㉡㉢㉣

TIP 집단검진의 조건
　　㉠ 정확한 검진방법이어야 한다.
　　㉡ 검사에 대해 거부감이 있으면 안 되고 비용이 저렴해야 한다.
　　㉢ 그 질병이 흔해 여러 사람에게 효과가 있어야 한다.
　　㉣ 조기진단이 가능해야 한다.
　　㉤ 조기발견시 효과적인 치료방법이 있어야 한다.

7 산업현장에서 사고율에 영향을 주는 주된 요인이 아닌 것은?

① 직업종류   ② 경험도
③ 성격구조   ④ 산업현장규모

TIP 산업현장의 사고율은 경험도, 성격구조, 직업종류, 연령, 성별 등이 영향을 끼친다.

8 다음 직업병 중 잠함병의 원인과 관계되는 것은?

① 가압   ② 감압

③ 고열   ④ 비교습도

TIP 감압증(잠함병)

    ⊙ 발생원인 : 고기압 환경에서 저기압 환경으로 갑자기 감압하면 질소가스가 체외로 배출되지 못하고 체내에서 기포가 되어 이들 기포가 순환장애와 조직손상을 초래한다.

    ⓒ 증상 : 관절통, 근육통, 흉통, 호흡곤란, 중추신경마비, 소양감, 골괴사 등의 증상이 발생한다.

9 다음 중 산업재해 평가와 관련없는 것은?

① 건수율   ② 강도율

③ 평균손실일수   ④ 이환율

TIP 산업재해통계 종류 … 도수율, 강도율, 평균손실일수, 전수율

10 직업병에 대한 설명으로 옳은 것은?

① 특수한 작업에서 특이하게 발생하는 질병이다.

② 일상적 작업에서 발생하는 상해만을 지칭한다.

③ 직장에서 방치할 수 없는 특수질환을 말한다.

④ 직장에서 흔히 발생하는 질병이다.

TIP 일반적으로 직업병이란 직업의 종류에 따라 그 직종이 가지고 있는 특정한 이유로 그 직업에 종사하는 사람들에게만 발생하는 특정의 질환을 말한다.

Answer   8.②   9.④   10.①

11 다음 중 산업피로의 대책으로 옳은 것은?

> ㉠ 피로징후의 조기발견과 조치　　　㉡ 노동시간 조정
> ㉢ 휴식, 휴양의 확보　　　　　　　　㉣ 작업환경의 개선

① ㉠㉡㉢　　　　　　　　　　　　② ㉠㉡㉢㉣
③ ㉠㉢㉣　　　　　　　　　　　　④ ㉡㉢㉣

TIP 산업피로의 대책
　㉠ 노동시간의 조정
　㉡ 휴식, 휴양의 확보
　㉢ 피로징후의 조기발견과 조치
　㉣ 작업공간, 작업방식, 작업환경의 개선

12 다음 중 산업피로에 영향을 주는 요인끼리 짝지어진 것은?

> ㉠ 심리적 요인　　　　　　　　　　㉡ 작업장의 불청결
> ㉢ 부당보수　　　　　　　　　　　　㉣ 신체적 적합성 여부와 건강부족

① ㉠㉡㉢　　　　　　　　　　　　② ㉠㉡㉣
③ ㉠㉢㉣　　　　　　　　　　　　④ ㉡㉢㉣

TIP ㉢ 부당보수는 산업피로의 원인으로 볼 수 없다.

13 1,000,000 작업시간 중에 발생되는 재해건수로 표시되는 것은?

① 도수율　　　　　　　　　　　　② 강도율
③ 이환율　　　　　　　　　　　　④ 건수율

TIP 도수율 $= \dfrac{\text{재해건수}}{\text{연 근로시간수}} \times 1,000,000$

Answer 11.② 12.② 13.①

14 다음 중 산업재해의 사고발생과 생산력 감퇴의 주요 요인은?

① 의무직의 부재 ② 보건교육의 미실시
③ 적절치 못한 응급처리 ④ 산업피로

TIP 산업피로는 정신적·육체적·신경적인 노동부하에 반응하는 생체의 태도로 회복되지 않고 축적되는 피로로 인해 생산성이 저해되고 재해와 질병의 원인이 된다.

15 다음 중 직업병의 특징으로만 묶인 것은?

㉠ 전염성이 있다. ㉡ 예방이 가능하다. ㉢ 만성의 결과를 거친다. ㉣ 특수검사진으로 판정이 가능하다.

① ㉠㉡㉢ ② ㉠㉡㉣
③ ㉠㉢㉣ ④ ㉡㉢㉣

TIP ㉠ 직업병은 대개 만성질환으로 전염성을 가진 것은 없다.

16 근로자 건강관리의 주된 내용으로만 묶인 것은?

㉠ 건강진단 ㉡ 응급처치 및 치료 ㉢ 근로자의 처우개선 ㉣ 건강상태에 대한 기록 ㉤ 다음 사업을 위한 재계획

① ㉠㉡㉢ ② ㉠㉡㉢㉣
③ ㉠㉡㉣ ④ ㉠㉡㉣㉤

TIP 근로자의 건강관리는 직접간호 제공과 사업계획 정립의 2가지로 대변될 수 있다.

Answer 14.④ 15.④ 16.④

17 다음 중 연 근로시간에 대한 손실작업일수를 나타내는 것은?

① 강도율　　　　　　　　　　　　② 도수율

③ 평균손실일수　　　　　　　　　④ 결근율

TIP 강도율 $= \dfrac{\text{손실작업일수}}{\text{연 근로시간수}} \times 1{,}000$

18 다음 중 산업재해를 예방하기 위한 방법에 해당하지 않는 것은?

① 공장과 설비에 대한 태도　　　　② 산업장의 규모파악

③ 작업자에 대한 적성배치　　　　　④ 안전에 관한 교육훈련

TIP 산업재해 예방방법
　㉠ 안전교육
　㉡ 작업자의 재배치
　㉢ 공장, 설비에 대한 태도변화
　㉣ 안전시설의 확충 등

19 다음 중 1차 예방사업에 속하는 것은?

㉠ 근로자 건강상태파악　　　　㉡ 직업병 치료
㉢ 작업장 환경측정　　　　　　㉣ 정기적 건강진단

① ㉠㉡㉣　　　　　　　　　　　② ㉠㉢㉣

③ ㉡㉢㉣　　　　　　　　　　　④ ㉢㉣

TIP ㉡ 2차 예방사업이다.

Answer 17.① 18.② 19.②

지역사회간호

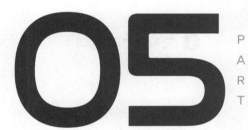

05 PART

모자보건

01 모자보건관리

01 모자보건의 이해

❶ 모자보건의 정의

(1) 모자보건

① 모성의 생명과 건강을 보호하고 건전한 자녀의 출산과 양육을 도모함으로써 국민보건 향상에 이바지함을 목적으로 임산부 또는 영유아에게 전문적인 의료봉사를 통한 신체적·정신적 건강을 유지하게 하는 사업을 말한다.

② 모자보건이라 함은 넓은 의미로는 출산할 수 있을 때부터 폐경기에 이르는 모든 여성과 18세까지의 미성년자의 보건을 말하나 좁은 의미로는 임신·분만·산욕기에 있는 임산부 및 출생부터 6세까지의 미취학 아동, 즉 영유아 및 학령전기 아동을 대상으로 하는 보건사업이다.

(2) 임산부

임신 중에 있거나 분만 후 6개월 미만의 여자를 가리킨다.

(3) 모성

① **협의** … 임신·분만·출산 후 6개월 미만 또는 1년 미만의 여자를 가리킨다.

② **광의** … 출산할 수 있을 때부터 폐경기에 이르는 모든 여자를 가리킨다.

③ 모성이란 임산부와 가임기 여성을 말한다〈모자보건법 제2조 제2호〉.

(4) 영유아

① **협의** … 생후부터 미취학 아동까지를 의미한다.

② **광의** … 생후부터 15 ~ 18세까지의 미성년자를 말한다.

③ 영유아란 출생 후 6년 미만인 사람을 말한다〈모자보건법 제2조 제3호〉.

(5) 신생아

출생 후 28일 미만의 영유아를 신생아라 한다.

② 모자보건의 대상

(1) 모성인구

① 협의 ··· 임신, 분만, 산욕기, 수유기의 여성을 의미한다.

② 광의 ··· 초경에서 폐경에 이르는 모든 여성을 의미한다.

(2) 아동인구

① 협의 ··· 미취학 아동을 의미한다.

② 광의 ··· 출생에서 사춘기에 이르는 남자 · 여자를 의미한다.

02 모자보건사업

① 모자보건사업의 목적 및 특징

(1) 목적

① 지역사회 건강수준을 증진시키는 방법의 하나로서 모성건강을 유지해야 한다.

② 임신과 분만에 수반하는 합병증의 발생위험과 신생아 사망률을 줄인다.

③ 불임증을 예방하고 치료하며, 다음 임신에 대한 준비를 한다.

(2) 범위

근로여성의 건강관리, 폐경기관리, 신생아 및 영유아 관리, 학동기와 사춘기 보건관리, 출산 조절, 가족계획 상담 및 지도, 임산부의 산전관리, 분만관리, 산후 관리, 임신의 준비, 결혼 전 건강상담과 임신 계획 등이 포함된다.

(3) 특징

① 모자보건 대상 인구는 전체 인구의 50 ~ 55% 범위로 광범위하다.

② 적은 비용으로 지역사회 건강증진에 기여하며, 지속적인 건강관리와 질병예방에 힘쓰는 예방사업에 효과적이다.

③ 다음 세대의 인구자질에 영향을 준다.

❷ 모자보건사업의 역사

(1) 외국의 경우

① Hippocrates(B.C. 460 ~ 370) … 어린이에게 관심이 필요함을 강조하였고 특히 기침, 구토, 불면을 지적하였다.

② 영국 헨리 8세(1421) … 신생아 등록제도를 시작하여 생정통계의 시작이 되었다.

③ 17세기 영국 … 성 빈센트가 육아, 무의탁여인 보호사업을 시작하였다.

④ 18세기 영국 … 의사인 John & Jeorge Amstrong 형제가 치료적 사업, 예방적인 사업을 수행하였다.

⑤ 19세기 ~ 20세기 초 … 1891년 '사회과학협회'에서 영아사망에 대한 사회조사를 실시하였다.

⑥ 위의 시기에 뉴욕에는 어린이를 위한 우유보급소가 설치되고 영국, 스코틀랜드에는 영아복지센터, 어머니교실이 개설되었다. 점차 방문간호 쪽으로 변하며 정부가 관심을 가지기 시작하였다.

(2) 우리나라의 경우

① 1923년 … 선교사인 로선복과 한신광의 어머니교실, 산전진찰, 두유급식소 등이 모자보건사업의 시작이라고 볼 수 있다.

② 1960년 … 경제개발 5개년 계획과 가족계획사업으로 모자보건사업이 뒷전으로 밀려나게 되었다.

③ 1979년 … 정부와 세계은행 간의 인구차관사업이 체결되었다.

④ 1989년 … 의료보험 확대실시로 산전, 분만, 산후관리가 병·의원에서 주로 이루어짐에 따라 보건소, 모자보건센터에서의 모자보건사업의 변화가 요구되었다.

최근 기출문제 분석

2017. 12. 16. 지방직 추가선발

1 2016년도 신생아 및 영아 사망 수를 나타낸 표에서 알파인덱스(α –index)를 비교할 때, 건강수준이 가장 높은 경우는?

사망 수(명) \ 구분	A	B	C	D
신생아 사망 수	5	5	10	10
영아 사망 수	10	6	15	11

① A　　　　　　　　　　　　　　② B
③ C　　　　　　　　　　　　　　④ D

> **TIP** α–index는 생후 1년 미만의 사망수(영아 사망수)를 생후 28일 미만의 사망수(신생아 사망수)로 나눈 값이다. 유아 사망의 원인이 선천적 원인만이라면 값은 1에 가깝다. 따라서 D의 건강수준이 가장 높다.

2014. 6. 21. 제1회 지방직

2 「모자보건법 시행령」상 모자보건사업에 관한 기본계획 수립 시에 포함되어야 할 사항을 모두 고른 것은?

> ㉠ 임산부 · 영유아 및 미숙아 등에 대한 보건관리와 보건지도
> ㉡ 인구조절에 관한 지원 및 규제
> ㉢ 모자보건에 관한 교육 · 홍보 및 연구
> ㉣ 모자보건에 관한 정보의 수집 및 관리

① ㉠　　　　　　　　　　　　　　② ㉠㉡
③ ㉡㉢　　　　　　　　　　　　　④ ㉠㉡㉢㉣

> **TIP** 모자보건법 시행령 제2조(모자보건사업에 관한 기본계획의 수립) … 모자보건법 제5조 제1항에 따라 보건복지부장관이 수립하는 모자보건사업에 관한 기본계획에는 다음의 사항이 포함되어야 한다.
> ㉠ 임산부 · 영유아 및 미숙아 등에 대한 보건관리와 보건지도
> ㉡ 인구조절에 관한 지원 및 규제
> ㉢ 모자보건에 관한 교육 · 홍보 및 연구
> ㉣ 모자보건에 관한 정보의 수집 및 관리

Answer 1.④ 2.④

출제 예상 문제

1 다음 중 협의의 모성에 해당하는 것은?

① 임신·분만·출산 후 6개월 미만 또는 1년 미만의 여자

② 출산할 수 있을 때부터 폐경기에 이르는 모든 여자

③ 임신 중에 있는 여자

④ 산욕기·수유기의 여자

TIP 모성
　㉠ 협의: 임신·분만·출산 후 6개월 미만 또는 1년 미만의 여자
　㉡ 광의: 출산할 수 있을 때부터 폐경기에 이르는 모든 여자

2 다음 중 모자보건사업에 해당되는 것으로 옳은 것은?

㉠ 예방접종	㉡ 산전, 산후관리
㉢ 분만관리와 응급처치에 관한 사항	㉣ 가족건강에 관한 교육 및 관리증진

① ㉠㉡㉢

② ㉠㉢

③ ㉡㉣

④ ㉠㉡㉢㉣

TIP 모자보건사업의 내용
　㉠ 임신의 준비: 결혼 전 건강상담 및 임신계획
　㉡ 임산부의 산전, 분만 및 산후관리
　㉢ 출산조절
　㉣ 신생아 및 영유아 관리
　㉤ 학령기 및 사춘기 보건관리
　㉥ 근로여성 건강관리
　㉦ 가족계획 상담 및 지도
　㉧ 폐경기 여성관리

Answer 1.① 2.④

3 다음 중 어느 지역의 남자 흡연율 56%, 음주율 50%, 비만율 26%일 때 흡연율을 감소시키기 위해 금연사업을 실시하였다면 사업 후에 자료를 비교하기 위한 조사방식으로 옳은 것은?

① 납세인구조사   ② 표본조사

③ 상주인구조사   ④ 전수조사

TIP ① 관계가 없다.

③④ 경제적인 비용과 시간이 많이 소요되어 타당하지 않다.

※ 표본조사
   ㉠ 특수목적으로 한정된 내용의 통계자료를 수집할 때 사용한다.
   ㉡ 표본의 대표성을 확보해야 하고 센서스 조사시 표본선정을 1~5% 범위 내에서 함께 실시하기도 한다.

4 다음 중 신생아사망률을 나타낸 것은?

① $\dfrac{\text{그 해 동안의 생후 28일 미만의 영아 사망수}}{\text{그 해의 출생수}} \times 1,000$

② $\dfrac{\text{신생아 사망수}}{\text{총 신생아수}} \times 1,000$

③ $\dfrac{\text{같은 해의 영아 사망수}}{\text{1년 동안의 신생아 사망수}} \times 1,000$

④ $\dfrac{\text{같은 해의 출생 후 1년 이내에 사망한 영아수}}{\text{특정연도의 1년간의 출생수}} \times 1,000$

TIP 신생아사망률은 초생아사망률과 함께 연기된 사산으로 선천적 원인이 지배적이며, 예방이 불가능하다. 보건상태가 향상될수록 영아사망률과 신생아사망률의 차이가 감소한다.

Answer 3.② 4.①

5 다음의 ( ) 안에 해당하는 것으로 옳은 것은?

$$\text{모성사망률} = \frac{\text{임신 · 분만 · 산욕 합병증으로 사망한 부인수}}{(\qquad)} \times 1,000$$

① 부인사망수   ② 총 출생수

③ 영아사망수   ④ 중앙인구

TIP 모성사망률이란 그 해 총 출생수 중에 임신 · 분만 · 산욕 합병증으로 사망한 여성수를 말한다.

6 다음 중 모자보건관리를 통한 장애와 예방 중 2차적 예방법으로 옳은 것은?

① 정신박약아의 특수처리

② 장애아의 물리치료방법

③ 출생 이후 장애가 될 수 있는 질병 및 상해와 사고요인을 예방

④ 장애정도의 악화 예방

TIP 2차 예방이란 질병을 조기발견하고 치료하며 사고 · 상해요인을 예방하는 것을 포함한다.

Answer 5.② 6.③

O2 모성 · 영유아보건사업

01 모성보건사업

❶ 모자보건사업의 내용과 간호과정

(1) 내용

① **임신 전 관리** … 임신 전 관리는 모성보건사업에 있어서 첫 단계로서, 신체검사, 병력조사, 신체적 불구상태 교정, 영양상태 지도, 혼전 지도, 혈청검사(매독), 부모의 역할과 책임에 대한 교육, 발달단계 상담 등의 일을 한다. 임신 전 관리의 목적은 임신, 분만 등을 순조롭게 할 수 있는 쾌적의 건강상태를 유지할 수 있도록 도와주는 것이다.

② **산전 관리**

　㉠ **정의** : 임신 중인 모성을 대상으로 한 건강관리로 모성, 태아 및 신생아의 건강을 보호하고 유지 · 증진하도록 정기적으로 검사와 진찰을 받는 것이다.

　㉡ **처음 방문시 사정내용** : 일반적 병력, 월경력, 임신 및 출산력, 현재의 임신상태를 묻는다.

　㉢ **신체검사** : 혈압, 체중, 자궁저의 높이, 태아심음, 태위, 자궁경부상태 등을 검사한다.

　㉣ **임상검사** : 혈액형, Rh인자, 소변검사, 혈액검사(CBG), 매독혈청검사(VDRL), 자궁경부 스미어(Smear), 흉부 X선 촬영 등을 한다.

　㉤ **보건교육** : 임신에 따른 불편감, 이상상태, 일상생활에서의 주의점 등에 대해 설명한다.

　㉥ **산후의 방문계획** : 첫 주에는 매일, 그 후 2주일째, 4주일째 각각 한 번씩 방문한다.

③ **분만간호**

　㉠ 분만준비에 대하여 산모와 가족을 교육하고 준비된 물품을 확인한다.

　㉡ 분만시작을 아는 방법, 처치방법, 의사나 간호사 및 조산사를 부르는 시간 혹은 병원에 가는 시간 등을 가족과 산모에게 지도한다.

　㉢ 직접분만 개조 및 분만을 개조하러 온 의사나 조산사와 협력한다.

　㉣ 분만 직후 산모와 아기에게 간호를 제공한다.

　㉤ 산후출혈, 제대출혈, 아기 눈의 상태 등을 포함한 산모와 아기의 증후와 증상을 관찰하여 필요한 조치를 한다.

④ 산욕기 간호

　㉠ 정의 : 산욕기(산후 6 ～ 8주까지) 동안 임신과 분만으로 인하여 변화되었던 여성 성기와 그 부속기관이 완전히 임신 전 상태로 회복되는 것을 돕는 간호를 말한다.

　㉡ 가족간호인을 선정하여 산모 및 신생아 간호법을 시범해 보여주고 또한 가족간호인의 간호를 감독한다.

　㉢ 산후 6주에 진찰을 받아야만 하는 이유를 설명하여 진찰을 꼭 받도록 한다.

　㉣ 전수유기간을 통하여 건강관리를 받도록 도와준다.

(2) 지역사회 간호과정

① 산전, 분만, 산욕기에 있는 임산부를 찾아내어 모성실에 등록시키고 그들의 간호요구를 파악한다. 특히, 분만 전에 있는 임산부를 조기발견하여 이들의 건강문제를 파악하고 간호요구를 규명한다.

② 이들의 간호요구를 분석하여 구체적 간호방법, 시간계획, 업무분담, 예산 등 간호계획을 수립한다.

③ 계획에 따라 개업의원, 조산소, 병원 등에 의뢰하고 서로 협력한다.

④ 모성을 간호하는데 필요한 업무를 가족, 지역사회간호사 등이 분담하고 가족이 책임을 다하도록 교육한다.

⑤ 모성이 요구하는 기본적인 간호를 제공한다.

⑥ 가족 중의 한 사람을 교육하여 모성간호에 협력하도록 한다.

⑦ 계획대로 수행하도록 진행사항을 감독한다.

⑧ 제공된 간호에 대하여 평가한다.

> 📢TIP **인공임신중절수술의 허용한계**
>
> ㉠ 의사는 다음의 어느 하나에 해당되는 경우에만 본인과 배우자(사실상의 혼인관계에 있는 사람 포함)의 동의를 받아 인공임신중절수술을 할 수 있다.
>
> • 본인이나 배우자가 대통령령으로 정하는 우생학적(優生學的) 또는 유전학적 정신장애나 신체질환(연골무형성증, 낭성섬유증 및 그 밖의 유전성 질환으로서 그 질환이 태아에 미치는 위험성이 높은 질환)이 있는 경우
>
> • 본인이나 배우자가 대통령령으로 정하는 전염성 질환(풍진, 톡소플라즈마증 및 그 밖에 의학적으로 태아에 미치는 위험성이 높은 전염성 질환)이 있는 경우
>
> • 강간 또는 준강간(準强姦)에 의하여 임신된 경우
>
> • 법률상 혼인할 수 없는 혈족 또는 인척 간에 임신된 경우
>
> • 임신의 지속이 보건의학적 이유로 모체의 건강을 심각하게 해치고 있거나 해칠 우려가 있는 경우
>
> ㉡ 인공임신중절수술은 임신 24주 이내인 사람만 할 수 있다.
>
> ㉢ 배우자의 사망·실종·행방불명, 그 밖에 부득이한 사유로 동의를 받을 수 없으면 본인의 동의만으로 그 수술을 할 수 있다.
>
> ㉣ 본인이나 배우자가 심신장애로 의사표시를 할 수 없을 때에는 그 친권자나 후견인의 동의로, 친권자나 후견인이 없을 때에는 부양의무자의 동의로 각각 그 동의를 갈음할 수 있다.

② 산후조리업

(1) 개념

① 산후조리업이라 함은 산후조리 및 요양 등에 필요한 인력과 시설을 갖춘 곳(산후조리원)에서 분만 직후의 임산부 또는 출생 직후의 영유아에게 급식·요양 그 밖의 일상생활에 필요한 편의를 제공하는 업을 말한다.

② 산후조리는 출산 후 이완되고 불균형한 신체적·정신적 상태를 임신 전의 상태로 회복시키고 산후후유증을 예방하는 것이다.

③ 산후후유증으로는 냉증, 비만, 월경불순, 기미, 골다공증, 관절염, 신경통 등을 들 수 있다.

(2) 산후조리업의 운영

① **신고** … 산후조리업을 하고자 하는 자는 산후조리원의 운영에 필요한 간호사 또는 간호조무사 등의 인력과 시설을 갖추고 시장·군수·구청장에게 신고하여야 한다.

② **산후조리업자의 준수사항** … 산후조리업자는 임산부, 영유아의 건강 및 위생관리와 위해방지 등을 위하여 다음의 사항을 지켜야 한다.

    ㉠ 보건복지부령이 정하는 바에 따라 건강기록부를 비치하여 임산부와 영유아의 건강상태를 기록하고 이를 관리하여야 한다.

    ㉡ 감염 또는 질병을 예방하기 위하여 소독 등 필요한 조치를 취해야 한다.

    ㉢ 임산부 또는 영유아에게 감염 또는 질병이 의심되거나 발생하는 때에는 즉시 의료기관으로 이송하는 등 필요한 조치를 취해야 한다.

③ **건강진단** … 산후조리업에 종사하는 자는 건강진단을 받아야 하며, 산후조리업자는 건강진단을 받지 아니한 자와 타인에게 위해를 끼칠 우려가 있는 질병이 있는 자로 하여금 산후조리업에 종사하도록 하여서는 아니 된다.

④ **산후조리 교육**

    ㉠ 산후조리업자는 보건복지부령이 정하는 바에 따라 감염예방 등에 관한 교육을 정기적으로 받아야 하며, 산후조리업의 신고를 하고자 하는 자도 미리 교육을 받아야 한다.

    ㉡ 다만, 질병이나 부상으로 입원 중인 경우 등 부득이한 사유로 신고 전에 교육을 받을 수 없는 경우에는 보건복지부령이 정하는 바에 따라 당해 산후조리업을 개시한 후 교육을 받아야 한다.

⑤ 산후조리업자는 산후조리업을 영위하기 위하여 명칭을 사용함에 있어서 '산후조리원'이라는 문자를 사용하여야 하며, 모자보건법에 따라 개설된 산후조리원이 아니면 산후조리원 또는 이와 유사한 명칭을 사용하지 못한다.

02 영유아보건사업

❶ 영유아보건사업의 정의와 기본 목적

(1) 정의

① 영유아보건사업은 영유아에게 전문적인 의료봉사를 함으로써 신체적·정신적 건강을 유지하게 하는 사업을 말한다.

② 영유아의 건강관리는 임신 및 태아발육 기간으로부터 시작된다.

③ 영유아의 건강관리는 모자보건관리사업의 3대 요소 중 하나를 차지한다.

④ 모자보건법에서는 영유아를 출생 후 6세 미만의 자로, 한부모가족지원법에서의 아동은 18세 미만(취학 중인 때에는 22세 미만)의 자로 정하고 있다.

(2) 기본 목적

① 건강한 어린이를 건강하게 유지한다.

② 육아에 관해서 부모를 돕고 상담을 한다.

③ 질병예방과 질병의 조기발견 및 건강문제 발견에 그 목적이 있다.

❷ 영유아보건관리

(1) 건강진단

① 영유아의 건강관리를 위해 보건소에 내소·등록한 영유아에 대하여 건강기록부를 작성하여 주기적으로 영유아건강관리를 해야 하는데, 이는 생후 아기의 발육상태 또는 질병 여부를 확인하기 위함이다.

② 신생아 및 영아기의 정기건강진단 실시기준
　　㉠ 1개월까지는 2주에 1회 실시한다.
　　㉡ 1~6개월까지는 4주에 1회 실시한다.
　　㉢ 7~12개월까지는 2개월에 1회 실시한다.
　　㉣ 13~30개월까지는 3개월에 1회 실시한다.

③ 영유아건강진단 내용

　㉠ 성장발달사정 : 사정도구는 특이성과 민감성이 높을수록 바람직한 도구이며, 현실의 적용가능성, 보건소의 역량, 사업대상자의 수와 관련되어 있다. 복잡하고 시간이 많이 걸리는 도구를 사용할수록 이상발견의 가능성은 높은 반면, 많은 대상자에게 실시하기가 어렵고 사정하는데 걸리는 시간이 많이 요구되며, 전문적 기술을 요한다.

　㉡ 신체검진
　　• 영아 : 키, 몸무게, 가슴둘레, 머리둘레, 팔둘레 등을 검진한다.
　　• 유아 : 키, 몸무게, 가슴둘레, 팔둘레, 시력, 청력, 운동기능, 언어, 수면, 대·소변 가리기, 영유아심리검사 등을 한다.

　㉢ 임상병리검사 : 소변검사(당, 단백, 잠혈), 혈액검사(헤모글로빈, 헤마토크릿), B형 간염 등이 있다.

　㉣ 상담교육
　　• 주기적 건강평가로 신체발달 이상이나 성장발육 부진아 및 과체중아를 선별한다.
　　• 고위험 영유아를 의뢰한다.
　　• 흔한 질병 및 증상의 응급처치에 관한 정보를 제공한다.
　　• 목욕, 의복과 기저귀, 운동과 수면, 놀이와 장난감, 장난감의 선택, 사고예방, 배변·배뇨훈련, 영유아 정신건강 등에 관해 상담 및 교육한다.

(2) 예방접종

① 예방접종 전후의 주의사항

　㉠ 접종 전날 목욕시키고 접종 당일의 목욕은 하지 않는다.
　㉡ 고열일 경우 예방접종을 미룬다.
　㉢ 청결한 의복을 입혀서 데리고 온다.
　㉣ 영유아의 건강상태를 잘 아는 보호자가 데리고 온다.
　㉤ 건강상태가 좋을 때 오전 중에 접종한다.
　㉥ 귀가 후 심하게 보채고 울거나 구토·고열증상이 있을 때는 의사의 진찰을 받는다.
　㉦ 접종 당일과 다음날은 과격한 운동을 삼간다.
　㉧ 모자보건수첩을 지참한다.

② 예방접종의 종류

　㉠ BCG(결핵예방백신)
　　• 접종시기 : 생후 4주 이내에 접종한다.
　　• 접종방법
　　-피내주사 : WHO에서는 비용이 저렴하고 정확한 양을 접종할 수 있는 피내접종을 표준접종으로 권장하고 있으며 우리나라도 피내접종을 정부에서 시행하는 국가결핵관리사업의 표준접종방법으로 사용하고 있다.
　　-다천자 접종법 : 피내주사에 비해 국소 이상반응의 빈도가 낮으나 투여되는 용량이 정확하지 않아 접종량을 제어할 수 없고, 시술자에 따라 결과에 차이가 있을 수 있다.

ⓛ B형 간염
- 생후 0, 1, 6개월 또는 0, 1, 2개월 일정으로 접종한다.
- 모(母)가 B형 간염 보균자인 경우에는 B형 간염 면역글로블린(HBIG)과 B형 간염 1차 접종을 생후 12시간 이내에 각각 접종한다.

ⓒ DTaP(디프테리아, 파상풍, 백일해)
- 기초접종 : 생후 2, 4, 6개월에 실시한다.
- 추가접종 : 생후 15 ~ 18개월, 만 4 ~ 6세, 만 11 ~ 12세에 실시한다.

ⓔ Td(파상풍, 디프테리아)
- 접종대상 : 모든 아동을 대상으로 한다.
- 접종시기 : 만 11 ~ 12세에 접종을 실시한다.

ⓜ IPV(주사용 폴리오)
- 기초접종 : 생후 2, 4, 6개월에 실시한다.
- 추가접종 : 만 4 ~ 6세에 실시한다.

ⓗ MMR(홍역, 유행성 이하선염, 풍진)
- 기초접종 : 생후 12 ~ 15개월에 실시한다.
- 추가접종 : 만 4 ~ 6세에 실시한다.

ⓢ 수두 : 생후 12 ~ 15개월에 실시한다.

ⓞ 일본뇌염
- 접종대상 : 만 1 ~ 12세의 소아이다.
- 접종시기
  - 기초접종 : 생후 12개월에 1주 간격으로 2회 접종을 하고 다음해에 1회 접종을 한다.
  - 추가접종 : 만 6세, 만 12세에 실시한다.

(3) 구강관리

① 구강관리의 목적 … 영유아보건에서의 구강보건은 구강의 기형을 조기에 발견하여 건강한 치아를 유지할 수 있도록 하기 위해서이다.

② 유치와 영구치
ⓐ 유치 : 20개로 출생 후 2년 반이 되면 이가 다 나온다.
ⓑ 영구치 : 32개로 6 ~ 8세부터 유치인 내절치가 빠지고 영구치가 솟아 나온다. 제2대 구치는 12 ~ 14세 때 나오며, 제3대 구치는 기간에 차이가 많아 17 ~ 30세 사이에 나온다. 6세 때에 나오는 제1대 구치는 치주모형에 기본이 되는 치아이므로 잘 보존해야 한다.

③ 충치예방
ⓐ 치아가 나면서부터 충치균에 노출되므로 수유 후에는 보리차를 마시게 하거나 젖은 거즈를 손가락에 감아 부드럽게 닦아 준다.

ⓛ 생후 2년부터는 올바른 칫솔사용법을 교육한다.

ⓒ 건강한 치아유지를 위한 식이 등을 교육한다.

ⓡ 정기적인 치과의사의 진찰을 받아 구강질환의 조기발견 및 치료가 이루어지도록 한다.

ⓜ 치근조직보호와 특히 충치예방에 주력하여 부모를 교육한다.

ⓑ 불소를 상수도 학교급수에 주입하여(0.7ppm 정도) 식수로 사용하거나 불소정제, 불소시럽을 복용하기도 하며 식염, 우유, 소맥분 등에 첨가하여 섭취한다.

ⓢ 전문가가 2% 불화소다용액을 치아에 도포(3세, 7세, 10세, 13세에 1주 간격으로 4번씩 면봉을 이용하여 치아표면에 도포)하는 불소도포법과 불소치약, 불소용액 양치법으로 도포하기도 한다. 도포 전에는 치아표면을 깨끗이 하고 건조시켜야 한다.

(4) 영양관리

① **영양관리의 목적** … 유아기는 신체적·정신적 발육이 왕성한 시기로서 장래의 체격 및 체질, 식생활의 기초가 형성되는 시기이다. 유아기 때의 식습관은 평생의 건강을 좌우하며, 영유아기의 영양관리가 성인기 건강으로 이어진다. 유아는 소화능력도 미숙하고 식습관의 기초를 형성하는 시기임을 고려하여야 한다.

② **이유식** … 이유식은 모유나 분유 같은 액체형 식사에서 고형 식사로 바뀌어 가는 시기에 주는 영양보충식이다.

ⓐ **이유식 시작** : 백일 이후 체중이 약 6 ~ 7kg(출생시의 2배) 정도 되었을 때 시작하는 것이 좋다.

ⓑ **이유식의 보관방법**

• 냉장실에 보관할 때는 음식을 잘 밀봉한다.

• 냉동실에 보관할 때는 1회용 용기 등 오목한 홈이 있는 용기를 이용한다.

• 얼릴 때는 우선 얼음 그릇에 넣어서 얼린 다음 꺼내어 비닐봉지나 랩에 1회분씩 넣어 보관한다.

• 얼렸던 아기 음식은 냉장실에서 해동하고 지나치게 오랫동안 조리하지 않아야 된다.

ⓒ **이유시 주의점**

• 수유시간을 규칙적(4시간 간격)으로 습관화하도록 한다.

• 같은 시간, 같은 장소에서 규칙적으로 먹인다.

• 새로운 식품을 줄 때에는 일주일의 간격을 두고 처음에는 1 ~ 2숟가락으로 시작하며, 조금씩 몇 번에 나누어서 먹인다.

• 이유식은 소화기능이 활발한 오전 중이나 수유와 수유 사이에 아기의 기분이 좋을 때 준다.

• 1일 2종류 이상 새로운 음식을 먹이지 않도록 한다.

• 설탕이나 소금을 과다하게 첨가하지 않고 조리는 단순하고 자극성이 없는 부드러운 방법을 이용한다.

• 먹기 싫어할 때는 강제로 먹이지 말고 기다린다.

• 스푼이나 컵을 이용하여 삼키는 능력을 개발시킨다.

최근 기출문제 분석

2019. 6. 15. 제2회 서울특별시

1 임신 22주인 산모 A씨는 톡소플라즈마증으로 진단받았다. A씨가 취할 수 있는 행위로 가장 옳은 것은?

① 법적으로 인공임신중절수술 허용기간이 지나 임신을 유지하여야 한다.

② 인공임신중절수술 허용기간은 지났지만 톡소플라즈마증은 태아에 미치는 위험이 높기 때문에 본인과 배우자 동의하에 인공임신중절수술을 할 수 있다.

③ 인공임신중절수술을 할 수 있는 기간이지만 톡소플라즈마증은 태아에 미치는 위험이 낮기 때문에 임신을 유지하여야 한다.

④ 인공임신중절수술을 할 수 있는 기간이고 톡소플라즈마증은 태아에 미치는 위험이 높기 때문에 본인과 배우자 동의하에 인공임신중절수술을 할 수 있다.

> **TIP** 톡소플라스마증은 충의 일종인 톡소포자충(Toxoplasma gondii)의 감염에 의해 일어나며, 여성이 임신 중에 감염될 경우 유산과 불임을 포함하여 태아에 이상을 유발할 수 있는 인수공통 전염병이다. 임신 22주는 인공임신중절수술을 할 수 있는 기간이므로 톡소플라즈마증 진단을 받았다면 인공임신중절수술을 할 수 있다.

Answer 1.④

출제 예상 문제

1 MMR 접종시기로 옳은 것은?

① 생후 1개월
② 생후 2, 4, 6개월
③ 생후 12 ~ 15개월
④ 만 1세

TIP MMR의 1차 접종은 생후 12 ~ 15개월에 실시하며, 추가접종은 만 4 ~ 6세에 실시한다.

2 다음 중 모자보건법에서 영유아 기준으로 옳은 것은?

① 출생 후 28일 미만
② 출생 후 3년까지
③ 출생 후 6년 미만
④ 출생 후 10년 미만

TIP 영유아
㉠ 협의 : 출생 후 6년 미만의 미취학 아동까지를 말한다(모자보건법의 기준).
㉡ 광의 : 생후부터 15 ~ 18세까지의 미성년자를 말한다.

3 임산부의 산전관리시 체중의 측정을 정기적으로 하는 이유는?

① 태아의 발육상태를 알아보기 위해서이다.
② 임산부의 건강상태를 측정하기 위해서이다.
③ 양수과다증을 조기에 발견하기 위해서이다.
④ 임신중독증을 조기에 발견하기 위해서이다.

TIP 임산부의 산전관리시 체중의 측정을 정기적으로 하는 이유는 임신중독증을 조기에 발견하기 위함이다.

Answer 1.③ 2.③ 3.④

4 다음 중 신생아 기준으로 옳은 것은?

① 생후 1주일　　　　　　　　　② 생후 28일 미만

③ 생후 3개월　　　　　　　　　④ 생후 1년

TIP 신생아 … 출생 후 28일 미만의 영유아를 말한다.

5 다음 중 1년 이내에 실시해야만 하는 예방접종으로 묶인 것은?

⊙ 콜레라	ⓒ B형 간염
ⓒ DTaP	ⓔ 일본뇌염

① ⊙ⓒ　　　　　　　　　　　　② ⊙ⓔ

③ ⓒⓒ　　　　　　　　　　　　④ ⓒⓔ

TIP 1년 이내에 실시하는 예방접종
　⊙ BCG
　ⓒ DTaP
　ⓒ IPV.
　ⓔ B형 간염

6 임신소모(pregnancy wastage) 중에서 가장 치명적인 것은?

① 간질　　　　　　　　　　　　② 사고

③ 인공유산　　　　　　　　　　④ 출생시 손상

TIP 임신소모 … 임신의 결과가 정상적이지 못하고 태아 또는 영아에게 불리한 결과를 초래하는 모든 경우를 말한다.

Answer　4.②　5.③　6.③

7 영아를 대상으로 하는 기본 · 추가 예방접종시기가 나라마다 다른 이유는?

① 의학수준의 차이　　　　　　　② 경제수준의 차이

③ 보건법의 차이　　　　　　　　④ 질병의 유행 양상의 차이

TIP 각 나라마다 유행하는 질병이 다르기 때문에 추가 접종시기가 다르다.

8 건강한 임산부에게 필요한 1일 철분권장량은?

① 10 ～ 30mg　　　　　　　　　② 30 ～ 60mg

③ 100 ～ 120mg　　　　　　　　④ 150 ～ 200mg

TIP 임산부의 1일 철분권장량은 18mg + 30 ～ 60mg이다.

9 다음 중 영유아 클리닉과 관계없는 것은?

① 건강상담　　　　　　　　　　② 예방접종

③ 철분투여　　　　　　　　　　④ 성장발달의 측정

TIP ③ 산모 클리닉의 주요 업무 중 하나는 산모에게 부족해지기 쉬운 철분의 섭취를 권장하는 것이다.

Answer 7.④ 8.② 9.③

10 임신 4주된 산부가 모성실을 방문하였을 때 간호사가 취해야 할 업무가 아닌 것은?

① 혈청검사　　　　　　　　　　② 소변검사
③ 혈압측정　　　　　　　　　　④ 체중측정

TIP ① 임신 전 관리내용이다.
　　※ 산전 관리내용
　　　㉠ 흉부 X선 촬영, 심전도, 결핵 유무 확인
　　　㉡ 혈압측정
　　　㉢ 소변검사(단백뇨, 당뇨, 임신반응 검사)
　　　㉣ 혈액검사(ABO, RH, 매독반응 검사)
　　　㉤ 체중증가 확인

11 일반적으로 아동의 질병양상에 영향을 미치는 주요 요소를 모두 고른 것은?

㉠ 가족의 교육수준	㉡ 가족의 태도
㉢ 경제상태	㉣ 부모의 직업
㉤ 법률	

① ㉠㉡㉢　　　　　　　　　　② ㉠㉡㉣
③ ㉠㉢㉣　　　　　　　　　　④ ㉢㉣㉤

TIP 아동의 질병양상에 영향을 미치는 주요 요인 … 교육수준, 가족의 태도, 주거환경, 경제상태, 부모의 가치관

12 다음 중 영아보건사업의 대상끼리 짝지어진 것은?

㉠ 출생아	㉡ 영아
㉢ 유아	㉣ 신생아
㉤ 학령아	

① ㉠㉡㉢　　　　　　　　　　② ㉠㉡㉣
③ ㉠㉣　　　　　　　　　　　④ ㉡㉣

Answer　10.① 11.① 12.②

TIP 영아보건사업의 대상은 출생아, 신생아, 영아(생후 1년까지)이다.

13 출생시나 생후 1일된 아기의 사망 주요 원인은?

① 질식   ② 출생시 손상

③ 미숙아   ④ 기형

TIP 신생아의 사망원인의 1위는 미숙아, 2위는 선천성 기형이다.

14 아동기 때에 정상적으로 자라는가의 여부를 가장 간단하게 나타내 주는 지표로 옳은 것은?

① 지능발달   ② 행동발달

③ 언어발달   ④ 단위개월별 체중증가

TIP 성장은 아동의 신체의 크기가 증가하는 것으로 아동의 정상발육 여부를 판단하는 기준이 된다.

15 일반적으로 문제시되는 우리나라 모성보건사업의 내용이 아닌 것은?

① 가족계획과 모자보건사업이 이원화되어서 혼선을 빚고 있다.

② 보건지소에 분만시설 부재로 안정분만율이 낮다.

③ 국가의 재정적 후원이 거의 없다.

④ 모자보건 전담요원제도가 없다.

TIP 우리나라 모성보건사업은 국가의 재정적 후원으로 보건소, 보건지소를 통하여 이루어지고 있으나 모자보건을 전담하는 요원이 많지 않아 어려움을 겪고 있다.

Answer   13.③   14.④   15.③

지역사회간호

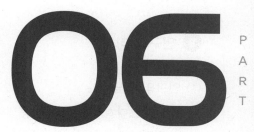

06

인구와 가족계획

01 인구
02 가족계획

01 인구

01 인구통계

❶ 인구의 이해

(1) 인구의 개념

① 인구란 포괄적 개념으로 시공간 공동체를 의미하며, 지구 전체 혹은 정치·경제·지리적으로 구분되어 있는 일정지역에 살고 있는 주민의 집단을 말한다.

② 인종(유전 공동체), 국민(국적 공동체), 민족(문화 공동체)의 의미와 구분되어야 한다.

(2) 인구의 구분

① 이론적 인구

   ㉠ 폐쇄인구 : 인구의 이동이 없고 출생과 사망에 의해서만 변동되는 인구로 가장 기본적인 인구이다.

   ㉡ 개방인구 : 인구이동에 의한 인구증가가 있는 경우이다.

   ㉢ 안정인구 : 인구이동이 없는 폐쇄인구의 특수한 경우로 연령별 사망률과 연령별 출생률이 같아서 연령별 구조 및 인구의 자연증가율이 일정하다.

   ㉣ 정지인구 : 출생률과 사망률이 같아 자연증가가 일어나지 않는 경우, 생명표의 기초이론을 제공함으로써 인구분석에 가장 기초적인 개념이다.

   ㉤ 적정인구 : 인구의 과잉을 식량에만 국한할 것이 아니라 생활수준에 둠으로써 주어진 여건 속에서 최대의 생산성을 유지하여 최고의 생활수준을 유지할 수 있는 인구이다.

② 실제적 인구

   ㉠ 현재인구 : 어떤 특정한 시점에서 현존하고 있는 인구집단을 모든 지역의 인구로 간주하였을 때의 인구이다.

   ㉡ 상주인구 : 특정한 관찰시각에 있어 특정한 지역에 거주하고 있는 인구집단이다.

ⓒ **법적 인구** : 특정한 관찰시각에 있어 어떤 법적 관계에 입각하여 특정한 인간집단을 특정지역에 귀속시
킨 인구이다. 선거법에 의한 유권자 인구, 조세법에 의한 납세 인구 등이 이에 해당한다.

ⓔ **종업지 인구** : 어떤 일에 종사하고 있는 장소를 결부시켜 분류한 인구이다.

❷ 통계

(1) 자료

① **센서스(Census)** … 5년 또는 10년의 간격을 두고 실시하며 어떤 한 시점에서 일정지역에 거주하거나 머물
러 있는 사람 모두에 대한 특정의 정보를 개인단위로 수집하는 정기적인 조사이다.

② **신고자료** … 일정한 기간에 나타난 출생, 사망, 결혼, 이혼, 이주에 관한 내용을 당사자나 혹은 관련자가 일
정한 양식에 따라 등록한 자료이다.

③ **표본조사** … 특수한 목적의 한정된 통계자료를 수집하고자 할 때 이용된다.

(2) 측정지표

① **출생**

ⓐ **정의(WHO)** : 출생이란 임신기간에 관계없이 수태에 의한 생성물이 그 모체로부터 완전히 만출 또는 적
출되는 것으로서 수태에 의한 생성물이 이러한 분리 후 탯줄의 절단이나 태반의 부착 여하에 관계없이
호흡을 하거나 심장의 고동, 탯줄의 박동, 수의근의 명확한 운동과 같은 생명의 증거를 나타내는 출산
의 각 생성물이다.

📢**TIP** 출생지수

ⓐ 조출생률 $= \dfrac{\text{연간 총 출생아수}}{\text{연 중앙인구}} \times 1,000$

ⓑ 일반출산율 $= \dfrac{\text{연간 총 출생아수}}{\text{가임여성인구}(15 \sim 49\text{세}, \ 15 \sim 44\text{세})}$

ⓒ 연령별 출산율 $= \dfrac{\text{그 연령군에서의 연간 출생수}}{\text{어떤 연령군의 가임여성인구}} \times 1,000$

ⓓ 모아비 $= \dfrac{0 \sim 4\text{세 인구}}{\text{가임여성인구}(15 \sim 49\text{세}, \ 15 \sim 44\text{세})} \times 1,000$

ⓔ 재생산율 : 한 여성이 일생동안 여아를 몇 명 낳는가를 나타낸 것이다.

ⓕ 합계출산율 : 한 명의 여자가 일생동안 총 몇 명의 아이를 낳는가를 나타낸 것이며, 연령별(15 ~ 49세) 출
산율을 합쳐서 산출한다.

ⓖ 차별출산력 : 사회 · 경제적 배경에 따른 출산율 차이(교육수준, 경제상태, 지역, 인종, 종교별 출산율 비교)
를 나타낸다.

ⓗ 출산 순위별 출산율 $= \dfrac{\text{출산한 순위별 출생아수}}{15 \sim 19\text{세 여자인구}}$

ⓛ 출생에 영향을 미치는 요인
- 생물학적 요인 : 남녀 모두 생식능력(가임력)을 가져야 한다.
- 사회문화적 요인
- 혼인연령 : 혼인연령이 낮아질수록 출산력이 높다.
- 자녀수에 대한 가치관이다.
- 결혼의 안정성이다.
- 피임과 인공유산이다.

② 사망

㉠ 정의 : 인구의 잠재적 성장속도 및 인구구조 유형을 결정짓는 인간사회에 있어서 중요한 요인이다.

📢 TIP 사망지수

㉠ 조사망률 $= \dfrac{\text{연간 총 사망수}}{\text{연 중앙인구}} \times 1,000$

㉡ 연령별 사망률 $= \dfrac{\text{그 연령군의 연간 총 사망수}}{\text{어떤 연령군의 연 중앙인구}} \times 1,000$

㉢ 영아사망률 $= \dfrac{\text{영아기 사망수}}{\text{어떤 연도 출생수}} \times 1,000$

㉣ 보정영아 사망률 $= \dfrac{\text{그 기간 내 출생아 중 영아기 사망수}}{\text{어떤 기간 내 출생수}} \times 1,000$

㉤ 신생아사망률 $= \dfrac{\text{생후 28일 이내의 사망수}}{\text{어떤 연도 출생수}} \times 1,000$

㉥ 영아 후기 사망률 $= \dfrac{\text{생후 28일 이후1년 미만의 사망수}}{\text{어떤 연도 출생수}} \times 1,000$

㉦ 주산기 사망률 $= \dfrac{\text{임신 28주 이후의 사산아수 + 생후 7일 이내의 신생아사망수}}{\text{어떤 연도 출생수}} \times 1,000$

㉧ 사산율 $= \dfrac{\text{연간 사산수}}{\text{연간 출생수}} \times 1,000$

㉨ 모성사망률 $= \dfrac{\text{임신 · 분만 · 산욕 합병증으로 인한 모성사망수}}{\text{어떤 연도 출생수}} \times 1,000$

㉩ 출생사망비(인구동태지수) $= \dfrac{\text{그 기간의 출생수}}{\text{어떤 기간의 사망수}} \times 1,000$

㉪ 비례사망지수 $= \dfrac{\text{그 해 50세 이상의 사망수}}{\text{연간 총 사망수}} \times 1,000$

ⓛ 사망에 영향을 미치는 요인
- 남녀의 성, 연령, 보건의료혜택, 경제수준, 종교 등 생물학적 · 사회 · 경제 · 문화적 요인들이 있다.
- 선진국의 경우 선천적 기형, 출생 상해 등 내생적 원인과 만성 퇴행성 질환, 간경화, 당뇨 등이 주요 사망요 인이다.
- 개발도상국의 경우 불결한 환경, 부적절한 의료시설 등 외생적 원인과 전염성 질환 등이 주요 사망요인이다.

02 인구이론과 인구구조

❶ 인구이론

(1) 맬서스주의

① 인구는 기하급수적으로 증가하지만, 식량은 산술급수적으로 증가한다는 것을 전제하였다.

② 인구증가가 빈곤·악덕 등 사회악의 원인이 되므로 식량에 맞도록 인구를 억제해야 한다고 주장하였다.

(2) 신맬서스주의

인구증가 억제를 위해 산아제한 또는 수태조절의 필요성을 주장하는 입장이다.

(3) 인구변천이론

① 제1기 ··· 다산다사(多産多死)로 출생률과 사망률이 모두 높은 상태이다. 현재 세계인구의 5분의 1이 이 시기에 있다고 본다. 인구증가가 낮은 단계로 고잠재적 성장단계이다.

② 제2기 ··· 다산소사(多産小死)로 공업화에 도달하여 사망률이 낮아지고 출생률이 높은 상태 또는 출생률보다 사망률이 느린 속도로 떨어지는 상태이다. 현재 세계인구의 3분의 5가 이 시기에 있다고 본다. 인구가 급증하는 단계로 과도기적 성장단계이다.

③ 제3기 ··· 소산소사(少産少死)로 인구의 급속한 증가를 거친 이후에 나타난다. 즉 사망률과 출생률이 모두 낮은 상태로 인구증가가 낮은 안정단계로 인구감소의 시작단계이다. 현재 세계인구의 5분의 1이 이 시기에 있는 것으로 본다.

❷ 인구구조

(1) 성구조

① 남성 성비 ··· 보통 여자 100명에 대한 남자의 수를 나타낸다.

② 1차 성비 ··· 태아의 성비를 나타내는 것으로 항상 남자가 여자보다 많다.

③ 2차 성비 ··· 출생시의 성비로 1차 성비와 마찬가지로 항상 남자가 여자보다 많다. 또, 장래인구를 추정하는데 좋은 자료가 된다.

④ **3차 성비** … 현재 인구의 성비를 나타낸다.
　㉠ 0 ~ 4세 : 남자가 여자보다 많다.
　㉡ 50 ~ 54세 : 남녀의 성비가 균형을 이룬다.
　㉢ 고령 : 남자보다 여자가 많아진다.

> **TIP** 성비에 직접적인 영향을 주는 요인
> 사망률의 수준, 사망률의 남녀별차이, 인구이동 등이 있다.

(2) 연령구조

① 연령구조는 인구의 출생, 사망, 인구이동에 의해서 결정된다.

② 연령구조를 보는데 가장 흔히 사용되는 지수는 중위연령으로, 이는 전체 인구가 연령별로 분포되어 있을 때 양분되는 점의 연령을 말한다.

③ 인구의 출생률과 사망률이 높아질수록 중위연령은 낮아지며, 출생률과 사망률이 낮아질수록 중위연령은 높아진다.

(3) 부양비

① **개념** … 인구의 사회·경제적 구성을 나타내는 지표로서, 생산능력을 가진 인구와 생산능력이 없는 어린이와 노인인구의 비를 말하는 것이다.

② **총 부양비** … 총 부양비가 높을수록 경제적 투자능력이 상대적으로 떨어져 경제발전에 어려움이 많다.

> **TIP** 부양비지수
> ㉠ 총 부양비 $= \dfrac{0 \sim 14세\ 인구 + 65세\ 이상\ 인구}{15 \sim 64세\ 인구} \times 100$
> ㉡ 유년부양비 $= \dfrac{0 \sim 14세\ 인구}{15 \sim 64세\ 인구} \times 100$
> ㉢ 노년부양비 $= \dfrac{65세\ 이상\ 인구}{15 \sim 64세\ 인구} \times 100$

(4) 노령화지수

노인인구의 증가에 따른 노령화 정도를 나타낸다.

$$노령화지수 = \frac{65세\ 이상\ 인구}{0 \sim 14세\ 인구} \times 100$$

> **TIP** 고령화 사회
> 65세 이상의 인구가 총 인구의 7% 이상을 차지하는 사회를 말한다.

(5) 인구구조의 유형

① **인구구성** … 인구동태에 관여하는 출생, 사망 및 이주에 의하여 어느 시점에서의 지역주민의 성별, 연령별 인구가 어떻게 되는지 나타낸 것이다.

    ㉠ 한 인구집단에서의 병명·연령별 특성을 일목요연하게 나타낸다.

    ㉡ 두 개 이상의 인구집단간의 인구학적 특성차이를 쉽게 구분할 수 있다.

② **구성의 형태**

    ㉠ **피라미드형**

- 다산다사형(발전형)이다.
- 0 ~ 14세 인구가 50세 이상 인구의 2배가 넘는다.
- 저개발 국가, 1960년 이전 우리나라의 유형이다.
- 고출생률, 고사망률의 형태이다.

    ㉡ **종형**

- 선진국형으로 출생률과 사망률이 모두 낮다.
- 0 ~ 14세 인구가 50세 이상 인구의 2배와 같다.
- 인구가 정지(자연증가율 ≒ 0)되어 정지인구 구조와 비슷하다.
- 노인인구의 비중이 커져 노인문제가 야기된다.

    ㉢ **항아리형**

- 인구가 감소하는 유형(감퇴형)이다.
- 0 ~ 14세 인구가 50세 이상 인구의 2배가 못 된다.
- 출생률이 사망률보다 낮다.
- 저출생률, 저사망률의 형태이다.
- 산업사회로 진행되면서 많이 나타나는 유형이다.

    ㉣ **별형**

- 도시형(유입형)이다.
- 15 ~ 49세 인구가 전체 인구의 50%를 차지한다.
- 생산연령 인구비율이 높다.

    ㉤ **호로형**

- 농촌형(유출형)이다.
- 15 ~ 49세 인구가 전체 인구의 50% 미만이다.
- 노동력 부족현상이 나타난다.
- 청장년층의 유출에 의한 출산력 저하로 유년층의 비율이 낮다.

≡ 최근 기출문제 분석 ≡

2019. 6. 15. 제2회 서울특별시

1 〈보기〉의 (   ) 안에 들어갈 말은?

─────── 보기 ───────

모성사망 측정을 위해 개발된 지표 중 가장 많이 사용되는 지표인 모성사망비는 해당 연도 (   ) 10 만 명당 해당 연도 임신, 분만, 산욕으로 인한 모성사망의 수로 산출한다.

① 여성
② 출생아
③ 사망 여성
④ 가임기 여성

TIP 모성사망비는 해당 연도의 출생아 수에 대하여 동일 연도 임신기간 동안 사망한 여성 전체수를 나타낸 값이다. 모성사 망률은 해당 연도의 가임기 여성 수에 대하여 동일 연도 임신기간 동안 사망한 여성 전체수를 나타낸 값이다.

Answer 1.②

2 **사망 관련 통계지표에 대한 설명으로 옳은 것은?**

① 비례사망지수는 특정 연도 전체 사망자 중 특정 원인으로 인한 사망자 비율을 산출하는 지표이다.

② α -index는 특정 연도의 신생아 사망수를 영아 사망수로 나눈 값으로 신생아 건강관리사업의 기초자료로 유용하다.

③ 치명률은 어떤 질병이 생명에 영향을 주는 위험도를 보여주는 지표로 일정 기간 동안 특정 질병에 이환된 자 중 그 질병에 의해 사망한 자를 비율로 나타낸 것이다.

④ 모성사망비는 해당 연도에 사망한 총 여성 수 중 같은 해 임신 · 분만 · 산욕 합병증으로 사망한 모성수 비율을 산출하는 지표이다.

TIP ① 비례사망지수(PMI, Proportional Mortality indicator)는 연간 총 사망수에 대한 50세 이상의 사망자수를 퍼센트(%)로 표시한 지수이다.

② α - index는 생후 1년 미만의 사망 수(영아사망 수)를 생후 28일 미만의 사망 수(신생아사망 수)로 나눈 값이다. α - index의 값이 1에 가까울수록 유아사망의 원인이 선천적인 것이므로 그 지역의 보건의료수준이 높은 것을 의미한다. 값이 클수록 신생아기 이후의 영아사망이 크기 때문에 영아 사망에 대한 예방 대책이 필요하다.

④ 모성사망비는 해당 연도의 출생아 수에 대하여 동일 연도 임신기간 동안 사망한 여성 전체수를 나타낸 값이다. 모성사망률은 해당 연도의 가임기 여성 수에 대하여 동일 연도 임신기간 동안 사망한 여성 전체수를 나타낸 값이다.

Answer 2.③

3 다음과 같은 연령별 내국인 인구를 가진 지역사회의 인구구조에 대한 설명으로 가장 옳은 것은?

연령(세)	인원(명)
0 ~ 14	200
15 ~ 24	200
25 ~ 34	150
35 ~ 44	200
45 ~ 54	250
55 ~ 64	200
65 ~ 74	150
75세 이상	150
계	1,500

① 고령사회이다.

② 노년부양비는 50.0%이다.

③ 노령화지수는 150.0%이다.

④ 유년부양비는 50.0%이다.

TIP ③ 노령화지수 $= \dfrac{\text{고령(65세 이상) 인구}}{\text{유소년(14세 이하) 인구}} \times 100 = \dfrac{300}{200} \times 100 = 150\%$

① 유엔은 고령인구 비율이 7%를 넘으면 고령화사회, 14%를 넘으면 고령사회, 20% 이상이면 초고령사회로 분류한다.

해당 지역사회는 고령인구가 전체인구의 $\dfrac{300}{1,500} \times 100 = 20\%$로 초고령사회이다.

② 노년부양비 $= \dfrac{\text{고령(65세 이상) 인구}}{\text{생산가능인구(15~64세)}} \times 100 = \dfrac{300}{1,000} \times 100 = 30\%$

④ 유년부양비 $= \dfrac{\text{유년층(0~14세) 인구}}{\text{생산가능인구(15~64세)}} \times 100 = \dfrac{200}{1,000} \times 100 = 20\%$

Answer 3.③

4 다음의 인구 현황 표에 따라 산출한 지표에 대한 설명으로 옳은 것은?

구분(세)	인구 수(명)
0 ~ 14	200
15 ~ 49	300
50 ~ 64	200
65 ~ 74	200
75 이상	100
계	1,000

① 노령화 지수는 30으로 유년인구 100명에 대해 노년인구가 30명임을 뜻한다.

② 노인인구 구성 비율은 20%로 총인구 100명에 대해 노인인구가 20명임을 뜻한다.

③ 노년부양비는 60으로 생산가능인구 100명이 노년인구 60명을 부양한다는 뜻이다.

④ 유년부양비는 20으로 생산가능인구 100명이 유년인구 20명을 부양한다는 뜻이다.

TIP

③ 노년부양비 $= \dfrac{65세\ 이상\ 인구수}{15{\sim}64세\ 인구수} \times 100 = \dfrac{300}{500} \times 100 = 60$으로 생산가능인구 100명이 노년인구 60명을 부양한다는 뜻이다.

① 노령화 지수 $= \dfrac{65세\ 이상\ 인구수}{0{\sim}14세\ 인구수} \times 100 = \dfrac{300}{200} \times 100 = 150$으로 유년인구 100명에 대해 노년인구가 150명임을 뜻한다.

② 노인인구 구성 비율 $= \dfrac{65세\ 이상\ 인구수}{전체\ 인구} \times 100 = \dfrac{300}{1,000} \times 100 = 30\%$로 총인구 100명에 대해 노인인구가 30명임을 뜻한다. → 초고령 사회

④ 유년부양비는 $\dfrac{0{\sim}14세\ 인구수}{15{\sim}64세\ 인구수} \times 100 = \dfrac{200}{500} \times 100 = 40$으로 생산가능인구 100명이 유년인구 40명을 부양한다는 뜻이다.

Answer 4.③

5 다음 글에서 설명하는 지표는?

> • 한 여성이 현재의 출산력이 계속된다는 가정 하에서 가임 기간 동안 몇 명의 여자 아이를 출산하는
> 가를 나타낸 값이다.
> • 단, 태어난 여자 아이가 가임 연령에 도달할 때까지의 생존율은 고려하지 않는다.

① 합계출산율   ② 총재생산율

③ 순재생산율   ④ 유배우출산율

     TIP 제시된 내용은 총재생산율에 대한 설명이다.

6 다음 A지역의 성비유형 및 성비는?

> 2016년 A지역에 남아 90명과 여아 100명이 출생하였다.

① 1차 성비, $\frac{90}{100} \times 100$ ② 1차 성비, $\frac{100}{90} \times 100$

③ 2차 성비, $\frac{90}{100} \times 100$ ④ 2차 성비, $\frac{100}{90} \times 100$

     TIP 출생 시 성비는 2차 성비로 $\frac{남아}{여아} \times 100 = \frac{90}{100} \times 100 = 90\%$ 이다.

Answer 5.② 6.③

7 모자보건사업의 지표에 대한 설명으로 옳은 것은?

① α-index는 해당 연도의 영아사망수와 모성사망수의 비를 나타낸 값이다.

② 영아사망률은 해당 연도의 출생아 수 1,000명에 대하여 동일 기간에 발생한 1세 미만의 사망아 수를 나타낸 값이다.

③ 주산기사망률은 해당 연도의 총 출생아 수에 대하여 동일 기간의 임신 12주 이후의 태아 사망수와 생후 28일 미만의 신생아 사망수를 나타낸 값이다.

④ 모성사망률은 해당 연도의 출생아 수에 대하여 동일 연도 임신기간 동안 사망한 여성 전체수를 나타낸 값이다.

> **TIP** ① α-index는 생후 1년 미만의 사망수(영아사망수)를 생후 28일 미만의 사망수(신생아사망수)로 나눈 값이다. 유아사망의 원인이 선천적 원인만이라면 값은 1에 가깝다.
> ③ 주산기사망률은 임신 28주 이후의 후기 사산수와 생후 7일 이내의 사망자 수를 나타내는 지표이다.
> ④ 모성사망비에 대한 설명이다. 모성사망률은 해당 연도의 가임기 여성 수에 대하여 동일 연도 임신기간 동안 사망한 여성 전체수를 나타낸 값이다.
> ※ 모성사망비와 모성사망률
> ㉠ 모성사망비(출생아 10만 명당) : (모성사망자 수/출생아수)×100,000
> ㉡ 모성사망률(가임기 여성 10만 명당) : (모성사망자 수/가임기 여성 수)×100,000

8 아래의 인구통계 자료로 알 수 있는 지역 A의 특성은?

지역 A의 인구통계 자료	• α-index : 1.03 • 유소년 부양비 : 18.9 • 노령화지수 : 376.1 • 경제활동연령인구비율 : 52.7

① 노인 부양에 대한 사회적 대책과 전략이 요구된다.

② 지역사회의 영아사망 및 모성사망 감소에 대한 요구가 높다.

③ 고출생 저사망으로 인한 인구억제 및 가족계획 정책이 요구된다.

④ 근대화 과정의 초기로서 사망률 저하를 위한 환경개선사업이 요구된다.

> **TIP** 경제활동연령인구비율에 비해 노령화지수가 매우 높다. 따라서 노인 부양에 대한 사회적 대책과 전략이 요구된다.

Answer 7.② 8.①

9 **인구통계지표에 대한 설명으로 옳은 것은?**

① 세계보건기구(WHO)는 주산기사망률, 비례사망지수와 영아사망률을 국가 간 건강수준을 비교할 수 있는 지표로 제시하고 있다.

② 주산기사망률은 연간 출생아 수 중 생후 7일 이내의 사망자 수를 나타내는 지표로서 그 값이 클수록 해당지역의 건강수준이 낮음을 의미한다.

③ 비례사망지수는 연간 총사망자 수 중 50세 이상 사망자 수를 표시한 지수로서 그 값이 클수록 해당지역의 건강수준이 높음을 의미한다.

④ 영아사망률은 영아사망과 신생아사망을 비교하는 지표로서 그 값이 1에 가까울수록 해당지역의 건강수준이 높음을 의미한다.

> **TIP** ① 세계보건기구(WHO)는 영아사망률, 건강수명, 비례사망지수를 국가 간 건강수준을 비교할 수 있는 지표를 제시하고 있다.
> ② 주산기사망률은 임신 28주 이후의 후기 사산수와 생후 7일 이내의 사망자 수를 나타내는 지표이다.
> ④ 영아사망률은 출생 후 1년 안에 사망한 영아의 사망자 수를 나타내는 지표이다.

Answer 9.③

출제 예상 문제

1 인구구조를 조사한 결과 0 ~ 14세의 인구가 50세 이상 인구의 두 배가 되지 못했을 경우 이것의 의미는 무엇인가?

① 출생률은 낮고 사망률은 높다.

② 생산활동의 인구가 높다.

③ 출생률, 사망률이 모두 낮아 인구가 감소 중이다.

④ 출생률도 높고 사망률도 높다.

TIP 항아리형

㉠ 인구가 감소하는 유형(감퇴형)이다.

㉡ 0 ~ 14세 인구가 50세 이상 인구의 2배가 못 된다.

㉢ 출생률이 사망률보다 낮다.

㉣ 저출생률, 저사망률이 나타난다.

㉤ 산업사회로 진행되면서 많이 나타난다.

2 다음 중 감퇴기의 인구구조모형은?

① 피라미드형   ② 별형

③ 종형   ④ 항아리형

TIP 항아리형 … 인구가 감소하는 유형(감퇴형)이다.

Answer 1.③ 2.④

3 다음 중 인구구조모형에서 별형의 의미로 옳지 않은 것은?

① 도시형이다.　　　　　　　　② 15 ~ 49세가 전체의 50% 이상이다.

③ 유입형이다.　　　　　　　　④ 발전형이다.

TIP ④ 피라미드형이다.

※ 별형

　㉠ 도시형(유입형)이다.

　㉡ 15 ~ 49세의 인구비율은 전체의 50% 이상을 차지한다.

　㉢ 생산연령 인구비율이 높다.

4 다음 중 고령화 사회의 기준으로 옳은 것은?

① 노년부양비　　　　　　　　② 노령화 지수

③ 노인사망률　　　　　　　　④ 노인인구 구성비

TIP 고령화 사회 … 총 인구 중에서 65세의 인구가 총 인구의 7% 이상인 사회를 말한다.

5 성비에 대한 내용으로 옳은 것은?

① 남자 100명에 대한 인구이다.　　② 1차는 태아의 성비이다.

③ 2차는 현재의 성비이다.　　　　④ 1, 2차 성비는 여자가 많다.

TIP 성비

　㉠ 남성 성비 : 보통 여자 100명에 대한 남자의 수를 말한다.

　㉡ 1차 성비 : 태아의 성비를 나타내는 것으로 항상 남자가 여자보다 많다.

　㉢ 2차 성비 : 출생시 성비로 1차 성비와 마찬가지로 항상 남자가 많다.

　㉣ 3차 성비 : 현재 인구의 성비를 나타낸다.

6 노인인구 증가에 따른 사회 경제적 특성으로 옳지 않은 것은?

① 노년 부양비가 증가한다.

② 우리나라 노인인구가 2010년에는 감소할 것이다.

③ 노령화 지수는 점차 가속화되고 있다.

④ 부양비는 농촌보다 도시에서 더 낮다.

TIP ② 우리나라의 노인인구는 지속적으로 증가할 것이라고 예상된다.

7 인구구조에 가장 큰 영향을 미치는 요소로 옳은 것은?

① 유병률　　　　　　　　　② 사망률

③ 인구유출　　　　　　　　④ 출산율

TIP 우리나라에서 인구구조에 가장 큰 영향을 미치는 요소는 출산율이다.

8 한 국가의 인구구조에 영향을 미치는 요소로만 묶인 것은?

㉠ 출생	㉡ 사망
㉢ 혼인	㉣ 이혼
㉤ 이민	㉥ 인구유입

① ㉠㉡㉢

② ㉠㉡㉤㉥

③ ㉢㉣㉤㉥

④ ㉢㉣㉥

TIP 출생, 사망, 이민, 인구유입 등은 인구구조에 영향을 미친다.

Answer 6.② 7.④ 8.②

9 14세 이하의 인구가 50세 이상 인구의 2배와 같다면 이 인구의 가까운 장래는?

① 인구가 증가한다.
② 인구가 감소한다.
③ 인구가 정지된다.
④ 피라미드형 인구구조가 된다.

TIP 14세 이하의 인구가 50세 이상 인구의 2배와 같은 경우는 인구구조모형 중 종형을 나타낸다. 종형은 출생률과 사망률이 모두 낮은 선진국형이다.

10 한 여자가 일생동안 평균 몇 명의 자녀를 낳는가를 나타내는 지수는?

① 합계출산율   ② 일반출산율
③ 유배우출산율   ④ 조출산율

TIP 합계출산율(총출산율) … 연령별(15 ~ 49세) 출산율을 합쳐서 산출하며 한 여자가 일생동안 몇 명의 아이를 낳는지 나타내는 지수이다.

11 다음 중 인구동태의 자료가 아닌 것은?

① 출생   ② 사망
③ 인구구조   ④ 혼인

TIP 인구동태란 출생과 사망으로 인한 인구변화와 혼인과 이혼으로 인한 변화를 포함한다.

Answer 9.③ 10.① 11.③

12 '순 재생산율 = 1'이라는 것과 관련이 있는 것은?

① 인구가 증가한다.

② 인구가 감소한다.

③ 여자인구가 감소한다.

④ 안정인구일 경우 증가율이 0이 된다.

TIP 순 재생산율 = 합계출산율 $\times \dfrac{\text{여아 출생률}}{\text{총 출생수}} \times \dfrac{\text{가임 연령시 생존수}}{\text{영아 출생수}}$ 로써, 순 재생산율이 1 이상이면 확대 재생산으로 인구증가, 1 이하이면 축소 재생산으로 인구감소를 나타낸다.

13 인구성장의 단계 중 소산소사의 특징이 있으며, 인구가 정지상태에 머물게 되는 시기는?

① 감퇴기　　　　　　　　　　　② 저위 정지기

③ 고위 정지기　　　　　　　　　④ 후기 확장기

TIP 종형 … 소산소사형으로 인구증가가 정지되어 저위 정지기이고 주로 선진국의 인구구조가 이에 속한다.
　　※ 인구성장의 단계
　　　㉠ 초기 확장기 : 고출산율과 저사망률
　　　㉡ 감퇴기 : 저출산율과 저사망률
　　　㉢ 고위 정지기 : 고출산율과 고사망률

14 다음 빈칸에 들어갈 말이 차례로 짝지어진 것은?

인구의 자연증가란 (　　　)인구 － (　　　)인구이다.

① 연초, 연말　　　　　　　　　② 출생, 사망

③ 자연, 사회　　　　　　　　　④ 전입, 전출

TIP 인구의 자연증가 = 출생인구 － 사망인구

Answer 12.④　13.②　14.②

15 인구증가로 야기되는 부작용에 대한 설명으로 옳지 않은 것은?

① 정치·사회적 불안이 가중된다.　　② 부양비가 증가한다.

③ 인구가 질적으로 역도태된다.　　④ 도시와 농촌 간의 격차가 감소된다.

TIP　인구증가의 부작용
　　ⓐ 경제발전의 둔화　　　　　ⓑ 주요 발전계획에 대한 잠식
　　ⓒ 식량, 기타 에너지 자원 고갈　ⓓ 학령기 아동 급증
　　ⓔ 취업인구 증대　　　　　ⓕ 도시문제 증가
　　ⓖ 의료부담의 증가　　　　　ⓗ 정치·사회적 불안
　　ⓘ 부양비 증가

16 남녀의 성비가 같아지는 성비가 있는 것은?

① 제1차 성비　　　　　　　② 제2차 성비

③ 제3차 성비　　　　　　　④ 제4차 성비

TIP　남녀의 성비
　　ⓐ 1차·2차 성비 : 항상 남자가 여자보다 많다.
　　ⓑ 3차 성비 : 연령층이 증가함에 따라 차이가 줄어들어 50~54세의 연령층에서는 균형을 이룬다.

17 인구정책 중에서 인구의 조정정책에 포함되지 않는 것은?

① 주택사업　　　　　　　　② 인구분산정책

③ 출산조절사업　　　　　　④ 보건사업

TIP　인구정책의 종류
　　ⓐ 인구억제정책(가족계획)
　　ⓑ 인구분산정책
　　ⓒ 해외 이주사업정책
　　ⓓ 보건사업정책

Answer　15.④　16.③　17.①

18 다음 중 인구변동이 비교적 적은 인구구조에 해당하는 형태로 옳은 것은?

① 별형 ② 호로형

③ 피라미드형 ④ 종형

19 다음 ( ) 안에 들어갈 내용은?

$$모아비 = \frac{0 \sim 4세\ 인구}{(\qquad)} \times 1,000$$

① 한 해의 총 출생수

② 가임연령의 부인수

③ 가임연령 부인 중 기혼자수

④ 임신 · 분만 · 산욕기의 부인수

Answer 18.④ 19.②

02 가족계획

01 가족계획사업

❶ 가족계획사업의 개념 및 역사

(1) 가족계획사업의 개념

① 부부가 그들의 자녀에 대한 출산계획(출산시기, 간격, 자녀수)을 수립하여 건강한 자녀의 출산과 양육을 결정하고 모성 및 가족의 건강을 향상시키기 위한 사업이다.

② '가족'이라는 사회단위를 유지·발전시키는데 필요한 자체적인 계획은 물론 가족과 연계성을 갖는 사회생활의 종합적인 계획을 포괄한다.

> 📢**TIP** 가족계획사업의 필요성
> 가족계획은 모자보건, 여성해방, 경제생활수준의 향상과 개선 및 윤리·도덕적 측면에서 필요하다.

(2) 가족계획사업의 역사

① 1939년 영국에서 가족계획(family planning)이란 용어를 처음 사용하였으며, 미국에서는 1942년 계획된 부모기(planned parenthood)라는 용어를 사용하였다.

② 1914년 산아제한연맹이 창립되었다.

③ **수태조절의 창시자**(Magaret Sanger) … 1916년에 뉴욕에 시술소를 설치하여 수태조절사업을 시작하였다.

④ 제2차 세계대전 이후 국제가족계획연맹이 창설되었고 1961년에 한국이 정회원국으로 가입하였다.

② 우리나라의 가족계획사업

(1) 제1차(1961 ~ 1965)

당시 합계출산율 6.0%, 인구증가율 3%로 '가족계획'이라는 새로운 단어를 국민에게 우선 주지시키는 것이 필요한 시기였으며, 다남다복(多男多福)의 전통관념을 타파하기 위해 숫자를 제한할 수 없었다.

(2) 제2차(1966 ~ 1970)

3자녀를 3살 터울로 낳아 35세 내에 단산하자는 내용의 '3 · 3 · 35'라는 슬로건을 내세운 시기로 비로소 자녀 수를 제한하게 되었다. 주로 인구문제의 인식을 높이고, 모자보건과 자녀교육, 노후문제 해결에 역점을 두었으며 먹는 피임약이 보급되기도 하였다.

(3) 제3차(1971 ~ 1976)

"딸 · 아들 구별말고 둘만 낳아 잘 기르자."고 하는 표어 아래 가족계획협회의 둘만 낳자는 운동을 정부에서 받아들였고, 근본적으로 해결해야 할 문제가 남아선호 사상이었음을 알게 된 시기였다. 난관수술이 보급되기 시작하였으며 정부에서는 불임수술에 역점을 두기 시작하였다.

(4) 제4차(1977 ~ 1981)

타인에 의해서가 아닌 스스로 생활안정에 목표를 두고 가족계획을 세워야 한다는 의식을 불어넣기 시작한 시기였다.

(5) 제5차(1982 ~ 1986)

하나 낳기 운동을 통해 하나씩만 낳는 것을 강요하기보다는 암암리에 운동을 전개하여 57%의 실천율을 가져왔다.

(6) 제6차(1987 ~ 1991)

그동안의 인구증가 억제측면에서 물량위주의 양적인 사업에 치중하였던 것과는 달리 인구의 자질향상을 고려한 가족계획사업으로 방향이 전환된 시기였다.

(7) 제7차(1992 ~ 1996)

인구증가율이 둔화되고 선진국형의 저출산시대에 진입하게 된 시기로 가족계획사업의 전환기를 맞게 되었다. 인구, 가족계획, 성, 모자보건 등과 관련된 교육, 지도, 홍보, 상담 등을 통한 프로그램 개발에 역점을 두고 각 지역별 여건에 적합한 가족계획사업을 개발 · 실시함으로써 가족계획사업의 질적 향상을 꾀하고 국민보건 향상에 이바지하였다.

02 가족계획방법

① 일시적 피임방법

(1) 복합경구피임약

① 효과 … 피임효과의 우수성이 가장 크고, 월경시 출혈량의 현저한 감소와 자궁경관 점액의 탁도가 증가하고, 자궁수축의 강도를 감소시키므로 여성 상부 생식기 감염과 골반의 염증질환, 각종 유방질환을 감소시킨다. 아울러 류마티스 관절염이 경감되는 효과도 있다.

② 부작용 및 대책

증상	대책
반점	30세 이하의 부인에게 나타났을 땐 의사와 상담
무월경	프로게스틴이 강한 피임약이나 더 강한 에스트로겐 피임약으로 교체
수분 저류로 인한 주기적 체중증가	에스트로겐 0 ~ 50mcg 사용
기름기 있는 피부나 두피, 여드름	• 낮은 농도의 프로게스틴 • 남성호르몬 피임약 및 50mcg의 에스트로겐 피임약 사용
발모증	에스트로겐이 50mcg 이하인 낮은 온도의 남성호르몬 피임약을 사용
고혈압	• 에스트로겐 50mcg 이하의 피임약을 사용 • 3 ~ 6개월간 고혈압 치료 후 프로게스틴 단독 경구피임약으로 대체
기타	의사와 상담

③ 금기대상자

   ㉠ 혈전성 색전증, 뇌졸중 또는 뇌졸중 병력이 있는 자는 절대적으로 사용을 금해야 한다.

   ㉡ 현재 간기능 상태가 나쁘거나 간에 선종 또는 병력이 있는 자는 절대적으로 사용을 금해야 한다.

   ㉢ 생식기나 유방의 암 또는 병력이 있는 자는 절대적으로 사용을 금해야 한다.

   ㉣ 임신이 의심될 때에는 상대적으로 사용을 금해야 한다.

④ 선택방법

   ㉠ 절대적 금기사항 이외일 때는 에스트로겐이 함유되지 않은 프로게스틴 단독 경구피임제를 권장한다. 에스트로겐을 함유한 복합경구피임약을 사용하기 시작할 때는 50mcg나 그 이하인 약제를 사용한다.

   ㉡ 경구피임약을 투여할 때는 처음 방문시 3개월분을 주고 그 후에는 피임약의 위험한 증상을 살피면서 6개월분씩 준다.

⑤ **투약방법** … 경구피임약제에는 한 주기분의 21정과 28정짜리가 있는데, 약리작용은 같고 먹는 방법이 다를 뿐이다. 28정짜리는 월경시작 후 5일째 되는 날 1알을 먹기 시작하여 매일 정해진 시간에 1알씩 복용하고 이전의 약이 끝나면 그 다음날부터 새로운 포장약을 시작하면 된다. 21정짜리는 처음부터 21알까지의 성분이 여성호르몬이 포함되어 있는 것이 같고 21일 이후 7알의 영양제가 없을 뿐이다. 먹는 방법은 21알을 다 먹은 후 7일간(월경일)쉬고 제8일째부터 다시 21알짜리를 시작한다. 복용 도중 1일분을 잊어버렸을 때는 생각난 즉시 복용하고 그 당일분은 정해진 시간에 복용한다.

⑥ **투약량의 변경을 요하는 증상**

㉠ 초기 또는 후기의 반점 형성이 나타나게 되는데 매일 정확한 시간에 투여할 때 조절될 수 있다.

㉡ 에스트로겐이 20mcg과 50mcg인 경우 난관타계출혈과 반점 형성률이 더 높은 것으로 나타났다.

㉢ 에스트로겐이 50mcg 또는 50mcg 이하의 피임약 복용시 나타나는 반점 형성은 잠재적 문제이며, 2～3개월 후 프로게스틴의 함량이 더 높은 복합경구피임약으로 교체할 필요가 있다. 이때는 의사에게 의뢰한다.

⑦ **피임약 사용자의 관리**

㉠ 1년간 피임약 복용 후 아무 문제가 없는 부인이 계속 사용하기를 원할 때는 6개월분을 배부하며 2년간 복용 후 계속 사용하기를 원할 때는 1년분을 배부한다. 왜냐하면 피임약이 떨어질 때 중단율이 제일 높기 때문이다.

㉡ 위험한 5가지 신호인 심한 복통, 흉통이나 숨가쁨, 두통, 눈이 침침하거나 섬광, 눈이 보이지 않거나 하는 증상이나 다리의 심한 동통이 있을 때는 혈전증의 위험이 크므로 복용을 중단하고 속히 의료기관을 방문하도록 교육한다.

㉢ 피임약을 구입하려고 방문할 때마다 사용자로부터 명백하고 요약된 정보를 수집해 놓는다.

TIP 호르몬의 작용기전

㉠ 에스트로겐의 피임 작용기전

• 배란억제 : 에스트로겐이 시상하부와 뇌하수체, 난포자극호르몬과 황체화호르몬을 억제함으로써 배란이 억제된다. 에스트로겐의 함유량이 50mcg 또는 그 이하인 복합체일 때 배란억제효과는 90～98%이며 프로게스테론의 강한 피임효과 때문에 피임효과는 100%에 가깝게 된다.

• 착상억제 : 수정된 난자는 고농도의 에스트로겐에 의해 착상이 억제된다. 왜냐하면 수정에서 착상까지 기간이 6～7일이 걸리는데, 성교 후에 고농도의 에스트로겐이 주어지면 자궁의 progestation을 방해하고 정상적 분비기전을 변화시키며 밀집된 세포질 부위에 심한 부종을 일으키기 때문이다.

• 난자수송의 가속화 : 동물실험에서 에스트로겐이 난자수송을 가속화하는 것으로 나타났다. 그러나 이러한 가속화가 에스트로겐 피임에 유의한 기전은 아니라고 주장하는 학자도 있다.

• 황체의 퇴행 : 성교 후에 주어진 고농도의 에스트로겐은 황체를 파괴하여 혈중 내 프로게스테론의 농도를 감소시킴으로서 정상적인 착상과 태반부착을 방지한다.

㉡ 프로게스테론의 피임 작용기전

• 저항성 경관 점액 형성 : 프로게스틴 사용 후 자궁경관의 점액의 변화가 나타나는데 정자의 이동을 방해하고 정자가 경관 점액을 통과하는 능력을 감소시킨다. 점액의 특성은 양이 적고 탁하며 세포모양으로 fernning과 spinnbarkeit를 감소시킨다.

- 정자의 가수분해효소 활성화 : 정자가 난자를 둘러싼 막을 침투하기 위해 필요한 가수분해효소는 난관과 자궁에서 활성화되어 원형질막의 안정성을 떨어뜨려 장자의 표면을 변화시킨다. 그러나 이러한 활성화는 프로게스테론이 우세한 조건하에서는 억제된다.
- 난자수송의 약화 : 수송 전에 투여된 프로게스틴은 난자수송을 약화시킨다. 프로게스틴이 함유된 피임제를 사용한 경우, 이러한 난자수송의 약화로 인하여 자궁 외 착상의 빈도가 높게 된다.
- 착상억제 : 배란 전에 프로게스틴을 투여하면 착상이 억제된다. 프로게스틴을 사용하면 난포자극호르몬과 황체호르몬의 최고점에 변화를 일으켜 심지어 배란이 일어날 때 황체에 의해 프로게스틴 생성이 감소되어 착상이 억제된다. 프로게스틴을 장기간 투여하면 위촉성 자궁내막으로 변하게 된다.
- 배란억제 : 배란은 시상하부 – 뇌하수체 – 난소 기능에의 미세한 장애와 프로게스틴에 의해 생성된 난포자극호르몬과 황체호르몬의 중간 주기의 수정에 의해 억제된다.

(2) 자궁 내 장치(IUD)

① 작용
ㄱ 자궁 내 장치는 배낭포의 용해 또는 국소적 이물 염증성 반응을 일으킨다.
ㄴ 착상을 억제하는 프로스타글란딘의 국소적 생성을 증가시킨다.
ㄷ 자궁 내 장치에 감긴 구리는 아연이온과 경쟁한다. 아연은 carbonic anhydrase와 alkakine phosphatase 활동을 억제하며, 구리는 에스트로겐 흡수를 방해하여 에스트로겐의 자궁내막에 대한 세포 내 효과를 억제한다.
ㄹ 착상을 방해하는 프로게스틴이 함유된 자궁 내 장치는 자궁내막증과 분비의 성숙과정을 방해한다.
ㅁ 자궁내막에 착상된 배낭포를 기계적으로 추출한다.
ㅂ 난관 내에 있는 난자의 운동성을 증가시킨다.
ㅅ 정자의 자궁강내 통과를 방해한다.

② 크기와 강도
ㄱ 크기가 작을수록 출혈·통증 등의 부작용이 줄어들고, 반면 임신과 배출가능성이 높아진다.
ㄴ 강도가 높을수록 배출가능성이 낮고 통증과 출혈가능성이 높아진다.

③ 부작용
ㄱ 주요 부작용
- 자궁의 감염가능성이 있다.
- 자궁 외 임신율이 증가할 수 있다.
- 골반염증성 질환으로 인한 반흔으로 불임의 원인이 된다.

ㄴ 경미한 부작용
- 자연배출의 가능성이 있다.
- 경구용 피임약에 비해 월경시 동통과 경련, 출혈이 심하다.
- 질분비물이 증가한다.
- 월경주기 사이에 반점 형성 또는 착색이 있고 월경 동안에 월경량이 증가하고 기간이 연장될 수 있다.

④ 장·단점
   ㉠ 장점
   • 효과가 경구피임약 다음으로 좋고 국가적인 가족계획사업과 같은 대규모의 사업에 적절하다.
   • 한번 삽입하면 반영구적이며, 성생활과 사용이 무관하고 비용이 적게 든다.
   ㉡ 단점 : 국소적인 부작용과 가끔 장기의 감염이나 자궁천공의 우려가 있다.

⑤ **금기대상자**··· 임신 중인 자, 생식기 암에 걸린 자, 성병 기왕력이 있는 자, 난관에 감염 또는 재발위험이 있는 자, 원인 모르는 질 출혈이 있는 자, 자궁 선천성 기형자, 심한 빈혈자, 선천성 심장질환자의 경우에는 사용을 금한다.

(3) 콘돔

① **사용방법**··· 임시피임법 중 유일하게 남성이 사용하는 피임기구로 현재 사용되는 것은 고무제품으로 1회 사용한다. 남자의 음경에 씌워 정자가 질 내에 사정되는 것을 방지하는 방법이다.

② **효과**··· 콘돔은 발기된 음경에 꼭 맞아서 사정액 통과를 막는 역할을 한다. 콘돔의 피임효율은 매 성교시마다 사용법을 잘 지킬 경우 평균 96% 정도로 매우 높은 편이다.

③ **금기대상자**··· 콘돔 고무에 알레르기 질환이 있거나 콘돔 사용시 발기가 유지되지 않는 자는 사용할 수 없다.

④ 장·단점
   ㉠ 장점
   • 경제적 피임방법이다.
   • 성교로 전염되는 감염병의 예방이 가능하다.
   • 경관암을 예방할 수 있다.
   • 쉽게 구입이 가능하다.
   • 부작용이 없다.
   • 성교자체나 체위에 관계없이 사용가능하다.
   ㉡ 단점
   • 성감을 해치는 경우가 있다.
   • 질에 남아있을 수 있다.
   • 장기 사용할 때 외상으로 인한 질염을 일으킬 가능성이 있다.

(4) 자연출산 조절법

① **기초체온법**··· 건강인이 잠을 깨었을 때의 안전상태에서 잰 체온을 기초체온이라 한다. 배란 직후 24 ~ 72시간은 눈에 띄게 체온이 상승하므로 배란기를 파악하여 임신을 방지할 수 있으며, 기초체온을 3 ~ 4개월 기록하여 배란기를 파악할 수도 있다.

② **점액법** … 수태기간을 파악하는데 자궁경관에서 배출되는 점액을 확인함으로써 배란기를 알 수 있다. 배란기의 점분은 염분성분이 적고 에스트로겐의 농도가 높으므로 계란 흰자와 같은 색깔과 점성을 나타낸다. 기초체온법을 병행 실시하면 안전하다.

③ **월경력 이용법**

　㉠ **가정**
　　• 배란은 차기 월경일 전 14일(±2일)에 생긴다.
　　• 정자는 2 ~ 3일간의 생명력이 있다.
　　• 난자는 24시간 생존이 가능하다.

　㉡ **방법**
　　• 출혈이 시작된 첫 날부터 기록하여 월경력 중 가장 주기가 짧은 기간에서 18일을 빼고 긴 기간에서 11일을 뺀 날짜를 계산한다.
　　• 이 기간이 월경시작일 후에 수태가능기간이므로 이 기간에 피임법을 택하거나 성관계를 피한다.

　㉢ **기타**
　　• 월경주기에 대한 기록이 되어 있는 달력이 필요하다.
　　• 매 월경기간은 적어도 최근 8개월 ~ 1년까지의 월경력을 파악해야 한다.

(5) 살정제

① **개념**
　㉠ 정자의 운동성을 약화시키거나 정자가 경관에 들어가기 전 죽이는 약품이다.
　㉡ 성교 5 ~ 10분 전에 질 안에 넣고 성교 이후 6 ~ 8시간 후에 질세척을 해야 하며 더 일찍 하는 경우에는 효과가 없다.
　㉢ 콘돔이나 다이아프램을 겸해서 사용하면 좋다.

② **금기대상자** … 살정제 발포, 젤리, 크림에 알레르기가 있는 자나 발포제를 사용할 수 없는 신체적 불구자는 사용할 수 없다.

③ **부작용**
　㉠ 알레르기가 일어날 수 있다.
　㉡ 좌약이 녹지 않거나 발포제의 발포가 제대로 안 되는 경우 피임에 실패한다.

(6) 다이아프램, 경관캡

① **기전** … 성교 전에 검지와 엄지를 사용하여 질내에 삽입하여 경관을 씌워 정자가 경관으로 들어가지 못하게 하는 방법이다. 피임효과를 높이기 위해 살정제 크림, 젤리를 발라 사용한다.

② **효과** … 100명이 1년간 사용한 경우 임신율은 2 ~ 17명이다.

③ 금기대상자 … 고무나 살정제에 알레르기가 있는 자나 반복적 요도감염이 있는 자는 사용할 수 없으며, 크기를 정할 의사가 없거나 정확히 지시를 받을 시간이 없을 때나 사용자가 사용불능일 때에도 불가능하다.

④ 부작용

　　㉠ 너무 오래 삽입된 상태에서 악취가 난다

　　㉡ monilia vaginitis에 감염될 우려가 있다.

　　㉢ 방광염에 걸릴 수 있다.

　　㉣ 살정제로 인한 자극이 있다.

　　㉤ 고무나 살정제에 알레르기 반응을 일으킬 수 있다.

⑤ 장 · 단점

　　㉠ 장점

　　　• 월경기간 중에도 사용이 가능하다.

　　　• 성병의 전파를 예방할 수 있다.

　　　• 부작용이 없고 피임효과가 좋다.

　　㉡ 단점

　　　• 비용이 비싸다.

　　　• 여성의 생식구조의 이해가 필요하다.

　　　• 사용 전 골반계측을 받아 크기를 정해야 한다.

❷ 영구적 피임방법

(1) 남성불임술(정관절제술)

① 개념 … 정자의 통로인 정관을 막아 고환에서 계속 만들어지는 정자가 배출하지 못하게 하는 수술로서 성생활에 아무런 지장이 없다.

② 장 · 단점

　　㉠ 장점

　　　• 피임효과가 정확하다.

　　　• 수술이 간단하고 복원이 가능하다.

　　　• 국소마취로 하는 간단한 수술이기 때문에 작은 시설의 병, 의원, 외래에서도 시술가능하다.

　　㉡ 단점

　　　• 터울조절에 활용이 불가하다.

　　　• 자연복원으로 인한 임신가능성이 있다.

③ 부작용

  ⊙ 동통과 음낭의 혈반, 혈류, 감염, 충만성 고환염, 후발성 정관절제술 증후군 등이 나타날 수 있다.

  ⓛ 피임효과는 정확하나 1% 미만의 실패가 있다.

④ 기타

  ⊙ 격한 운동은 2 ~ 3일간 피하도록 한다.

  ⓛ 시술 후 성관계는 5 ~ 7일 후에 시작한다.

  ⓒ 정관절제술 후 6회까지는 정액 속에 임신시킬 수 있는 정자가 나오므로 12회까지는 피임을 해야 한다.

  ⓔ 항생제 복용은 수술 후 3일간 계속한다.

  ⓜ 음낭 고정은 수술 후 1주일간 지지대 같은 거고대로 거상·고정한다.

(2) 여성불임술(복강경불임술)

① 개념 … 난자의 통로인 난관의 조작으로 정자와 난자의 수정을 방지하는 피임법이다. 현재 복강경난관불임술이 가장 많이 사용되고 있으나 질식방법, 자궁경부를 통하는 방법 등도 있다.

② 장·단점

  ⊙ 장점

    • 수술이 간단하여 외래로 할 수 있고 반흔이 남지 않는다.

    • 실패율이 낮고 회복이 빠르다.

  ⓛ 단점 : 고가의 장비가 필요하다.

③ 금기대상자 … 비만자, 탈장이 있는 자, 급성 또는 만성 골반 내 염증이 있는 자, 기왕의 개복술에 의한 광범위한 복부 반흔이 있는 자, 골반 및 장 유착이 의심되는 자는 사용할 수 없다.

④ 기타

  ⊙ 수술 후 2 ~ 3시간에 귀가할 수 있고 항생제가 필요없다.

  ⓛ 2 ~ 3일 후부터 샤워, 성교, 가사 등이 가능하다.

  ⓒ 수술 후 1주일 이후에 추후진찰이 필요하다.

출제 예상 문제

1 자궁 내 장치의 금기사항에 해당하지 않는 것은?

① 심한 빈혈증

② 혈전성 정맥염

③ 선천성 기형

④ 임신 중

TIP ② 경구피임약의 절대적 금기사항에 해당한다.

2 경구피임약 복용 후의 부작용으로 옳지 않은 것은?

① 골반 내 염증

② 오심

③ 유방압통

④ 체중증가

TIP ① 경구피임약의 장기간(적어도 2년 이상) 복용시 염증성 질환의 예방효과가 있다.

3 가족계획의 필요성으로 옳지 않은 것은?

① 모자보건

② 경제생활수준의 후퇴

③ 윤리 · 도덕적 측면

④ 여성해방

TIP 가족계획은 모자보건, 여성해방, 경제생활수준의 향상과 개선, 윤리 및 도덕적 측면에서 필요하다.

Answer 1.② 2.① 3.②

4 경구피임약의 복용방법으로 알맞은 것은?

① 임신 중

② 월경 시작 후 3일 째

③ 월경 시작 후 5일째

④ 월경 시작 후 7일 째

TIP 경구피임약은 월경 시작 후 5일째부터 복용한다.

5 결혼한 부부의 불임원인 중 남성측 요인은 40%에 해당된다. 그 요인에 해당하지 않는 것은?

① 임질

② 폐결핵

③ 요도질환

④ 정낭선의 감염

TIP 남성측 불임원인 … 임질, 요도질환, 정낭선의 이상, 정자수 감소 등이 있다.

6 가족계획의 지도내용에 속하지 않는 것은?

① 불임교정

② 초산시기

③ 출산계절

④ 임신상태

TIP ④ 임신기에는 모자보건사업에 의해 산전관리를 시행한다.

7 인구정책 중에서 인구조정을 위한 출산조절에 해당되는 것은?

① 이민사업

② 인구분산정책

③ 가족계획사업

④ 식량정책

TIP 가족계획사업 … 개인적으로는 부부가 그들의 자녀에 대한 출산계획, 즉 출산시기, 간격, 자녀수를 결정하여 가족건강을 향상하고자 함이고, 정책적으로는 인위적으로 인구조정을 위한 사업으로 시행된다.

Answer 4.③ 5.② 6.④ 7.③

8 자궁 내 장치가 가장 빠지기 쉬운 때는?

① 과도한 운동 중　　　　　　　② 월경 중
③ 월경 직후 2 ~ 3일간　　　　　④ 월경 직전 2 ~ 3일간

TIP 월경 중 월경혈과 함께 배출되는 경우가 있다.

9 피임방법 중 가장 효과가 확실한 것은?

① 경구피임약　　　　　　　　② 살정제
③ 주기이용법　　　　　　　　④ 자궁 내 장치

TIP 피임법 중 가장 효과가 확실한 것은 복합경구용 피임약이고 그 다음으로는 자궁 내 장치이다.

10 인공유산의 부작용에 해당하는 것을 모두 고르면?

㉠ 요통	㉡ 복부통증
㉢ 출혈	㉣ 허약함

① ㉠㉡　　　　　　　　　　② ㉠㉡㉢
③ ㉠㉡㉢㉣　　　　　　　　④ ㉠㉢

TIP 인공유산의 부작용 … 요통, 출혈, 월경불순, 재임신의 어려움, 복부통증, 무력, 허약함 등이 있다.

Answer 8.② 9.① 10.③

11 다음 중 경구피임약의 가장 많은 부작용은?

① 두통
② 허약감
③ 과소월경
④ 체중저하

TIP 경구피임약의 가장 큰 부작용은 과소월경이다.

12 가족계획을 실시함에 있어서 지역사회간호사의 역할이 아닌 것은?

① 가족계획사업에 관련된 연구자
② 가족계획사업에 관련된 보조자
③ 가족계획사업에 관련된 건강관리자
④ 일상전문가

TIP 지역사회간호사는 가족계획사업의 연구자, 건강관리자, 조언자의 역할을 한다.

13 다음 중 경구피임제의 주성분은?

① 프로게스테론
② HCG
③ FSH
④ 에스트로겐

TIP 피임약은 프로게스테론과 소량의 에스트로겐으로 되어 있다.

Answer 11.③ 12.② 13.①

14 다음 중 경구피임약을 복용하여도 무방한 경우는?

① 월경이 불규칙한 부인
② 정맥류나 혈전증
③ 생식기에 급성질환 및 종양이 있는 부인
④ 내분비 질환

TIP ① 부인암 등 월경이 불규칙했던 경우에는 오히려 규칙적으로 된다.
 ※ 경구피임제의 복용제한
  ㉠ 현재 또는 과거에 간질환, 정맥류, 혈전증
  ㉡ 내분비 질환
  ㉢ 생리적으로 성숙되지 않은 소녀

15 다음 중 정관절제술의 장점이 아닌 것은?

① 피임효과가 정확하다.　　　② 수술방법이 간단하다.
③ 수술시간이 짧다.　　　　　④ 정관에 퇴행성 변화를 일으킨다.

TIP 정관절제술의 장점
  ㉠ 수술이 간단하다.
  ㉡ 복원이 가능하다.
  ㉢ 피임효과가 정확하다.

Answer 14.① 15.④

지역사회간호

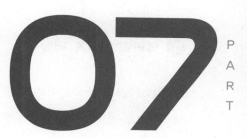

07 PART

역학 및 질병관리

01 역학

01 역학의 이해

❶ 역학의 개념과 역할

(1) 역학(Epidemiology)의 개념

어원적으로 역학은 인간집단에 발생하는 건강문제를 다루는 학문으로써, 의역하자면 인간집단을 대상으로 출생부터 사망의 과정을 다루는 모든 생리적 상태와 질병·결손·불능과 같은 이상상태의 빈도와 분포를 관찰하고, 그와 관련된 요인을 규명하여 건강문제의 효율적인 관리와 예방법을 개발하는 학문이다.

(2) 역학의 역할

① 기술적 역할 … 특수 및 환경이 서로 다른 인구집단에서 문제사건이 발생하여 끝날 때까지의 경과인 자연사, 건강수준과 질병양상, 인구동태 등에서 나타나는 특성, 즉 건강문제의 자연사를 기술하고, 또 건강문제가 어떤 집단에서 더 발생하는지 집단별 발생규모와 빈도를 측정, 관찰하고 역학적 해석을 붙여 기술한다.

② 원인규명의 역할 … 잘 알려져 있지 않은 질병의 원인과 전파기전을 밝혀냄으로써 백신개발 등을 가능하게 하고 전파를 차단할 수 있으며, 잘 알려진 질병의 경우에도 그 유행의 발생원인을 찾아냄으로써 만연으로 인한 손실을 방지할 수 있다.

③ 연구전략 개발의 역할 … 사람의 건강에 영향을 전혀 미치지 않으면서 특정요인의 존재나 부재가 건강에 미치는 영향을 명백히 증명할 수 있는 인과관계 규명에 필요한 과학적인 방법을 개발한다.

④ 질병 또는 유행발생의 감시역할 … 질병이나 이상상태의 발생분포에 대하여 항상 정밀히 감시함으로써 그 만연 규모에 대한 예측을 가능하게 한다.

⑤ 보건사업평가의 역할 … 보건사업의 필요도, 새로운 사업설계, 진행사업의 과정과 효율성, 사업성과로 얻어진 효과 등에 관하여 평가한다.

❷ 역학의 내용

(1) 질병발생의 3대 요인

① 병원체요인

　　㉠ **특이성과 항원성** : 병원체의 특이성은 화학적 구성성분과 형태에 따라 분류하며 이 화학적 구성성분과 형태가 항원성을 결정한다.

　　㉡ **병원체의 양** : 감염이나 발병에 큰 영향을 미치며 장티푸스, 콜레라 등과 같은 수인성 감염병은 소량의 병원체가 침입해도 감염이 잘 일어나게 된다.

　　㉢ **감염력** : 병원체가 숙주에 침입하여 알맞은 기관에 자리잡아 증식하는 능력을 말하며, 감염을 성공시키는데 필요한 최저 병원체의 수가 감염력이다.

　　　• 감염력 측정은 현성 감염과 불현성 감염을 모두 포함한다.

　　　• 항체형성 여부로 감염을 판단하기 때문에 직접 측정이 불가능하다.

　　　• 간접적으로 이차발병률을 통해 감염력을 측정할 수 있다.

　　㉣ **발병력**(병원력) : 병원체가 임상적으로 질병을 일으키는 능력을 말한다.

　　　• 감염된 숙주 중 현성 감염을 나타내는 수준을 말한다.

　　　• 질병보균자 : 감염되었으나 뚜렷한 임상적 증상과 징후가 없어 전파차단의 필요성을 깨닫지 못하여 다른 숙주에게 위험이므로 통제적 관점에서 중요하다.

　　㉤ **기타** : 건강문제 발생에 직접 원인이 되는 기타 병원체 요인으로 독력과 외계에서의 생존능력 등이 있다.

　　　• 독력은 발병된 증상의 심각한 정도를 나타내는 미생물의 능력으로, 현성 감염으로 인한 사망이나 후유증이 나타나는 정도를 말한다.

　　　• 질병의 가장 심각한 결과는 사망이며 독력을 평가하는 지표는 치명률이다.

② 숙주요인

　　㉠ 어떤 특정한 감염균의 침입을 받았을 때 그에 대한 감수성이나 저항력에 따라서 발병 여부가 결정된다.

　　㉡ 숙주는 연령, 성, 인종, 일반적인 건강상태, 가족력 등에 따라 병원체에 대한 감수성이나 저항성에 차이를 지닌다.

　　㉢ 관습, 습관, 문화와 같은 인간행동은 병원체에 폭로되는 기회, 병원체의 전파로, 전파방법 및 개인의 질병예방과 치료에 큰 영향을 미친다.

③ 환경요인

　　㉠ **생물학적 환경요인** : 병원체의 발생 및 전파과정에 관여하는 인간 주위의 모든 동식물이다.

　　㉡ **물리적 환경요인** : 기후, 기압, 습도, 지리, 지질, 광선, 열, 상수, 하수 등이다.

　　㉢ **사회·경제적 환경요인** : 관습이나 직업문명에 따라서 병원체요인에 접촉하는 기회가 달라지는데, 경제수준이 낮을 때는 영양장애, 주거환경의 불량, 의료비 지출의 감소로 질병발생의 감수성이 높아지며 의료사회제도에 따라 보건의료의 혜택을 받는 정도가 달라지므로 질병발생과 밀접한 관계가 성립된다.

질병의 발생은 병원체요인만으로 성립되는 것이 아니라 숙주와 환경과의 상호작용에 의해서 성립된다.
ⓐ 병원체요인 : 어떤 집단의 다수를 침범하기에 충분한 양과 질의 병원체요인이 있어야 한다.
ⓑ 숙주 : 어떤 집단의 다수가 발병에 필요한 양과 질의 충분한 병원체요인을 받아들여야 한다.
ⓒ 환경 : 병원체요인과 인간집단 양자간의 상호작용에 영향을 줄 수 있는 환경이어야 한다.

(2) 질병의 단계

① 1단계(전 발병기) … 질병발생에 유리한 요인이 존재하고 있으나 발병하지 않는 상태를 말한다. 예컨대 좋지 못한 식습관, 수면부족으로 인한 피로 등은 감기발병에 유리한 위험요인이 된다.

② 2단계(발병기)

ⓐ **질병전구기(전 증상기)** : 발병초기로 질병의 증상은 없다.

ⓑ **발병의 초기** : 정밀한 임상검사로 발견될 수 있는 증상이 있다.

③ 3단계(중화기) … 해부학적이나 기능적 변화가 심하여 인식할 수 있는 증상과 증후를 나타내는 시기이다. 이 시기에는 완전히 회복될 수 있고 불능이나 결합, 사망의 결과를 가져올 수도 있다.

02 역학조사와 역학적 상사 측정

❶ 역학조사 계획 및 연구방법

(1) 역학조사 계획

① 연구과제를 선정한다.

② 문헌을 고찰한다.

③ 연구과제에 따른 가설을 설정한다.

④ 계획을 세운다.

⑤ 역학조사를 수행한다.

⑥ 연구결과를 분석하고 해석한다.

(2) 역학조사 연구방법

① 기술역학

  ㉠ 개념 : 건강 수준, 질병양상에 대해 있는 그대로의 상황을 관찰·기록한다. 이것은 건강문제의 특성이 무엇이고, 얼마나, 언제, 어디에서, 누구에게 발생하는지 알기 위한 과정이다.

  ㉡ 기본적 기법 : 발생한 사건을 단순하게 세어서 관찰집단 전체에서의 비율로 계산하여 사건이 발생한 대상자의 인적 속성·시간적 속성·자연적 속성별 빈도와 비율에 따라 분류하며, 각 변수별로 나타나는 분포의 차이가 유의한 것인지 통계적 검증방법을 이용한다.

② 분석역학

  ㉠ 개념 : 분석역학은 기술역학적 연구에서 얻은 정보를 기초로 세운 가설을 검증하기 위해 수행하는 연구이다.

  ㉡ 환자·대조군 연구 : 이미 특정질병에 걸려 있는 환자군을 선정하고 각각의 환자와 짝지어질 수 있는 그 질병에 걸려 있지 않은 대조군을 선정하여, 이 두 소집단이 원인이라고 의심되는 요인에 폭로되었던 비율의 차이를 통계적으로 검증하여 폭로요인과 질병발생과의 연관성을 판단한다.

  ㉢ 코호트 연구(Cohort study)

   • 코호트 : 같은 특성을 지닌 집단을 말하는 것으로, 2000년 출생 코호트라고 하면 2000년에 태어난 인구를 의미한다.

   • 건강한 사람을 대상으로 조사하고자 하는 여러 특성을 지닌 소집단으로 나누어 시간이 경과함에 따라 달라지는 각 집단에서의 질병발생률을 비교·관찰하는 방법이다.

   • 대상 코호트는 조사하려는 질병이 발생하기 이전의 특성에 따라 확정되며, 이 집단 중에 발생하는 질병빈도를 일정 기간 관찰함으로써 그 발생에 영향을 주리라고 의심되는 요인에 대한 폭로 유무가 코호트 선정의 기준이 된다.

   • 영국의 의사집단을 대상으로 한 흡연과 폐암연구가 전형적인 코호트 연구에 해당한다.

  ㉣ 단면연구 : 한 시점에서 한 모집단에 대한 유병조사라는 관점은 기술역학과 유사하나, 구체적인 가설을 증명하고 특정한 질병과 특정한 속성과의 관계를 유추하기 위하여 모집단을 대표할 수 있는 표본인구를 추출하여 정확한 방법으로 조사, 분석, 검증하게 되는 관점이 다르다.

③ 실험역학 … 일반적으로 역학적 연구에서의 마지막 단계의 연구로써, 질병의 원인이나 건강증진, 질병예방 등에 관여하는 요인을 인위적으로 변동시켜보고 이로 인한 영향을 분석하는 방법으로 목적에 따라 예방적 실험, 치료적 실험, 중재실험으로 구분된다. 객관적 연구결과를 얻기 위해서는 반드시 실험군과 대조군이 설정되어야 하며, 이중 맹검법(double blind method)을 사용하여야 한다.

④ 작전역학 … 보건의료 서비스의 향상을 목적으로 하는 지역사회 보건의료사업 운영에 관한 계통적인 연구방법이다. 보건사업의 효과를 목적달성 여부에 따라 평가하며, 연구영역으로는 사업의 운영과정에 관한 연구, 투자에 비해 얻어진 결과의 경제성, 사업의 수용 또는 거부와 관련된 요인 규명, 보건문제의 해결을 위한 효율적 접근법 등이 있다.

⑤ **이론역학** … 일반화된 가정에 따라 설정한 여러 가지 역학적 현상을 수리적 또는 통계적인 모델을 적용하여 그 적합성을 검정하고, 실제로 나타난 결과와 비교해 봄으로써 역학현상의 일반화와 그 전제된 가정들이 얼마나 타당한가를 보는 방법이다.

⑥ **자료원**
 ㉠ **인구센서스 및 인구동태자료** : 인구 및 주택센서스 자료, 출생·사망·혼인·이혼 등에 관한 자료 등으로, 보건통계를 산출하는데 분모로 쓰이는 모집단 추출이 가능하다.
 ㉡ **상병자료** : 전반적인 상병양상 파악에 도움이 되며, 보건의료인력 및 시설 추정을 가능하게 하는 보건기획에 필수적인 자료이다. 예컨대 법정감염병 신고자료, 특정질병 등록자료, 국민건강 조사자료, 특수집단 상병자료 등이다.

⑦ **측정의 오차문제**
 ㉠ **관측자 오차** : 관측자의 기술적 능력 및 주관적 판단에 의해서 발생하는 오차이다.
 ㉡ **피조사자 오차** : 조사대상자의 실수 및 오답 때문에 생기는 오차를 말한다.
 ㉢ **확률오차** : 측정을 반복할 때 특별한 이유없이 우연히 발생하는 오차이다.
 ㉣ **계통오차** : 측정하는 사람이나 계기에 따라서 한쪽으로 항상 치우친 결과가 나타나는 오차이다.

⑧ **검사법이 구비해야 할 조건**
 ㉠ **타당도(정확도)**
 • **민감도** : 해당 질환자에게 검사법을 실시한 결과 양성으로 나타나는 비율을 말한다.
 • **특이도** : 해당 질환에 걸려 있지 않은 사람에게 검사법을 적용시켰을 때 결과가 음성으로 나타나는 비율을 말한다.
 • **예측도** : 그 검사법이 질병이라고 판정한 사람들 중에서 실제로 그 질병을 가진 사람들의 비율을 말한다.
 ㉡ **신뢰도(재현성)** : 정밀성을 말하며, 동일대상을 동일방법으로 측정할 때 얼마나 일관성을 가지고 일치하느냐를 결정하는 것이다. 즉, 오차의 정도에 따라서 신뢰도가 높다·낮다로 표현할 수 있다.

❷ 역학적 상사 측정

(1) 비율

단위인구, 성, 연령, 직업과 같은 소규모 집단별로 사건의 빈도를 표시한 것으로 분자, 분모, 인구 또는 분모의 단위, 시간, 지역에 관한 5개 항목이 명시되어야 한다.

① **유병률** … 어떤 시점, 또는 일정 기간 동안에 특정 시점 또는 기간의 인구 중 존재하는 환자의 비율을 말한다.
 ㉠ **시점유병률** : 특정 시점에서 인구질병 또는 질병을 가진 환자수의 크기를 단위인구로 표시한 것을 말한다.
 ㉡ **기간유병률** : 일정 기간의 인구 중에 존재하는 환자수의 크기를 단위인구로 표시한 것을 말한다.

② **발생률** … 일정 기간에 새로 발생한 환자수를 단위인구로 표시한 것을 말하며, 질병에 걸릴 확률 또는 위험도를 직접 추정가능하게 하는 측정이다.

③ **발병률** … 어떤 집단이 한정된 기간에 한해서만 어떤 질병에 걸릴 위험에 놓여 있을 때 전체 인구 중 특정 집단 내에 새로 발병한 총수의 비율을 말한다.

④ **이차발병률** … 발단환자를 가진 가구의 감수성이 있는 가구원 중 이 병원체의 최장 잠복기간 내에 환자와 접촉하여 질병으로 진전된 환자의 비율을 말한다.

> **TIP** 유병률과 발생률과의 관계
> 발생률이 높으면 기간유병률은 높아지고, 발생률이 낮으면 유병률은 낮아진다.

(2) 비

① **성비** … 여자 한 사람에 대하여 남자가 몇 명이냐는 개념이다.

② **위험비** … 의심요인에 폭로된 집단에서의 질병발생률과 비폭로집단에서의 질병발생률의 대비를 나타낸 것을 말하며, 이 차이가 클수록 통계적 관련성은 크다.

③ **상대위험비**(비교위험도)
  ㉠ 특정 위험요인에 노출된 사람들의 발생률과 노출되지 않은 사람들의 발생률을 비교하는 것을 말한다.
  ㉡ 상대위험비가 클수록 노출되었던 원인이 병인으로 작용할 가능성도 커지며, 상대위험비가 1에 가까울수록 의심되는 위험요인과 질병과의 연관성은 적어진다.
  ㉢ 상대위험비 $= \dfrac{\text{위험요인에 노출된 군에서의 질병 발생률}}{\text{비노출군에서의 질병 발생률}}$

④ **교차비**(대응위험도)
  ㉠ 특정 질병이 있는 집단에서 위험요인에 노출된 사람과 그렇지 않은 사람의 비, 특정 질병이 없는 집단에서의 위험요인에 노출된 사람과 그렇지 않은 사람의 비를 구하고, 이들 두 비 간의 비를 구한 것을 말한다.
  ㉡ 평균 발생률이나 누적 발생률을 계산할 수 없는 환자-대조군 연구에서 요인과 질병과의 관계를 알고자 할 때 사용하며, 질병 발생률이 매우 드문 희귀성 질환의 경우 상대 위험비와 교차비는 비슷하다.
  ㉢ 교차비 $= \dfrac{\text{환자군에서의 특정 요인에 노출된 사람과 노출되지 않은 사람의 비}}{\text{대조군에서의 특정 요인에 노출된 사람과 노출되지 않은 사람의 비}}$
  ㉣ 결과
    • 교차비가 1보다 큰 경우 : 환자군이 대조군에 비해 위험요인에 더 많이 노출된 것으로 위험요인에 노출이 질병 발생의 원인일 가능성이 크다.
    • 교차비가 1일 경우 : 환자군과 대조군의 노출 정도가 같으며, 위험요인에 대한 노출이 질병 발생과 연관이 없다.
    • 교차비가 1보다 적을 경우 : 대조군이 환자군에 비해 위험요인에 더 많이 노출된 것으로 위험요인에 대한 노출이 질병의 예방효과를 가져온다.

⑤ **기여위험도**(귀속위험도)
  ㉠ 노출군과 비노출군의 발생률의 차이를 말하며, 특정 요인에 노출된 군에서 질병 또는 건강 관련 사건 발생 위험이 노출되지 않은 군에 비해 얼마나 더 높은가를 나타낸다.
  ㉡ 기여위험도 = 노출군에서의 발생률 - 비노출군에서의 발생률

≡ 최근 기출문제 분석 ≡

2020. 6. 13. 제1회 지방직

1 부양비에 대한 설명으로 옳은 것은?

① 유년부양비는 생산인구에 대한 0~14세 유년인구의 백분비이다.

② 노년부양비 15 %는 전체 인구 100명당 15명의 노인을 부양하고 있음을 의미한다.

③ 부양비는 경제활동인구에 대한 비경제활동인구의 백분비이다.

④ 비생산인구수가 동일할 때 생산인구수가 증가할수록 부양비가 증가한다.

> **TIP** ② 노년부양비 15%는 생산인구 100명당 15명의 노인을 부양하고 있음을 의미한다.
> ③ 부양비는 생산인구에 대한 비생산인구의 백분비이다.
> ④ 비생산인구수가 동일할 때 생산인구수가 증가할수록 부양비는 감소한다.

2020. 6. 13. 제1회 지방직

2 지역별 비례사망률에 대한 설명으로 옳지 않은 것은?

(단위 : 명)

지역	당해 연도 특정 원인별 사망자수		당해 연도 총사망자수	당해 연도 총인구수
	결핵	폐암		
A	8	16	400	10,000
B	5	10	500	8,000
C	15	18	1,000	15,000

① 폐암의 비례사망률은 A 지역이 가장 높다.

② 폐암의 비례사망률은 A 지역이 B 지역보다 2배 높다.

③ 결핵의 비례사망률은 A 지역이 가장 높다.

④ 결핵의 비례사망률은 A 지역이 C 지역보다 2배 높다.

> **TIP** ④ A 지역 결핵의 비례사망률 $\frac{8}{400} \times 100 = 2\%$
>
> C 지역 결핵의 비례사망률 $\frac{15}{1000} \times 100 = 1.5\%$
>
> 결핵의 비례사망률은 A 지역이 C 지역보다 약 1.3배 높다.

Answer 1.① 2.④

3 다음 ⊙, ⓒ에 들어갈 용어로 옳게 짝 지은 것은?

(⊙) – 감염병 일차 환자(primary case)에 노출된 감수성자 중 해당 질병의 잠복기 동안에 발병한 사람의 비율

(ⓒ) – 병원체가 현성 감염을 일으키는 능력으로, 감염된 사람 중 현성 감염자의 비율

	⊙	ⓒ
①	평균 발생률	병원력
②	평균 발생률	감염력
③	이차 발병률	병원력
④	이차 발병률	감염력

TIP ⊙ 이차발생률 : 집단의 감수성이 있는 사람들 중에서 해당 병원체의 최장잠복기내에 발병하는 환자의 비율
ⓒ 병원력
 • 병원체가 감염된 숙주에서 질병을 일으키는 힘
 • 감염된 모든 사람들에 대한 환자 수, 현성증상을 발현하게 하는 정도

Answer 3.③

4 〈보기〉와 같은 인구 구조를 가진 지역사회의 2020년 6월 13일 현재 인구 구조를 나타내는 지표 값으로 가장 옳은 것은?

보기

〈단위 : 명〉

연령(세)	남	여	계
0-14	700	900	1600
15-64	1600	1600	3200
65 이상	700	700	1400
계	3000	3200	6200

- 2020년 6월 13일 현재

① 유년부양비는 (1600/6200)×100이다.

② 노년부양비는 (1400/1600)×100이다.

③ 2차 성비는 (3200/3000)×100이다.

④ 3차 성비는 (3000/3200)×100이다.

TIP ④ 3차 성비는 현재 인구의 성비이다. 성비 $= \dfrac{남자수}{여자수} \times 100$

① 유년부양비 $= \dfrac{0 \sim 14세 인구수}{15 \sim 64세 인구수} \times 100$

② 노년부양비 $= \dfrac{65세 이상 인구수}{15 \sim 64세 인구수} \times 100$

③ 2차 성비는 출생 시의 성비이다.

Answer 4.④

5 흡연과 뇌졸중 발생의 관계를 알아보기 위해 환자-대조군 연구를 실시하여 〈보기〉와 같은 결과를 얻었다. 흡연과 뇌졸중 발생 간의 교차비(odds ratio)는?

─── 보기 ───

〈단위: 명〉

		뇌졸중		계
		유	무	
흡연	유	30	70	100
	무	10	90	100
계		40	160	200

① $(30 \times 70)/(10 \times 90)$

② $(30 \times 10)/(70 \times 90)$

③ $(30 \times 100)/(10 \times 100)$

④ $(30 \times 90)/(70 \times 10)$

> **TIP** 교차비란, 질병이 있는 경우 위험인자 유무의 비와 질병이 없는 경우 위험인자 유무의 비의 비를 말한다. 환자-대조군 연구에서 주로 사용하며, 통계분석에서 수학적인 장점이 있다.

Answer 5.④

6 규칙적 운동 미실천과 고혈압 발생과의 관련성을 알아보기 위하여 코호트 연구를 실시하여 다음과 같은 자료를 얻었다. 운동 미실천과 고혈압 발생에 대한 상대위험비는?

〈단위 : 명〉

	고혈압 발생	고혈압 없음	계
규칙적 운동 미실천	100	400	500
규칙적 운동 실천	500	2,500	3,000
계	600	2,900	3,500

① 1.15

② 1.20

③ 1.25

④ 1.30

TIP 상대위험비(relative risk) … 특정 위험요인에 노출된 사람들의 발생률과 그렇지 않은 집단 간의 발생률을 비교하는 것으로, 의심되는 요인에 폭로된 집단에서의 특정 질병 발생률을 의심되는 요인에 폭로되지 않은 집단에서의 특정 질병 발생률로 나눈 값이다.

따라서 운동 미실천과 고혈압 발생에 대한 상대위험비는

$$\frac{\frac{100}{500}}{\frac{500}{3,000}} = \frac{300,000}{250,000} = 1.2 이다.$$

7 〈보기〉는 어떠한 역학적 연구방법에 대한 설명이다. 이 연구방법에 해당하는 것은?

───────── 보기 ─────────

심뇌혈관질환의 유병을 예방하고자 비만한 대상자를 두 개의 집단으로 할당한 후 한쪽 집단에만 체중 관리를 시키고 나머지는 그대로 둔 이후에 두 집단 간의 심뇌혈관질환의 유병을 비교하였다.

① 코호트 연구
② 단면적 연구
③ 환자 - 대조군 연구
④ 실험 연구

TIP 실험이란 통제된 상황에서 한 가지 또는 그 이상의 변인을 조작하여 이에 따라 변화되는 현상을 객관적으로 관찰하는 것을 말한다. 실험 연구는 어떤 현상의 확인 내지는 존재를 증명하고, 두 이론적 변인 간의 인과관계를 확립하는 것을 주목적으로 한다. 〈보기〉에서는 심뇌혈관질환과 비만의 인과관계를 확인하기 위하여 실험군과 대조군을 비교하고 있다.
※ 실험 연구의 특징
  ㉠ 변인들 간의 인과관계를 규명할 수 있는 가장 강력한 연구방법
  ㉡ 양적연구 중 가장 숙련된 기술과 전문적 경험을 요구하는 연구
  ㉢ 실험조건의 계획적인 조작과 통제의 정도가 실험의 성패를 좌우

8 지난 1년간 한 마을에 고혈압 환자가 신규로 40명이 발생하였다. 마을 주민 중 이전에 고혈압을 진단 받은 환자는 200명이다. 마을 전체 주민이 1,000명이라면 지난 1년간 고혈압 발생률은?

① 4%   ② 5%
③ 20%   ④ 24%

TIP $발생률 = \dfrac{새로\ 발생한\ 인구수}{건강한\ 인구수} \times 100 = \dfrac{40}{1,000-200} \times 100 = 5\%$

Answer   7.④ 8.②

9 다음 그림은 A초등학교 100명의 학생 중 B형 간염 항원 양성자 15명의 발생분포이다. 4월의 B형 간염 발생률(%)은? (단, 소수점 둘째 자리에서 반올림 함)

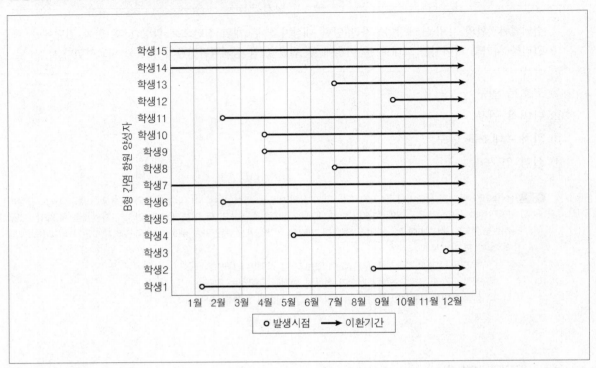

① 2.0
② 9.0
③ 2.2
④ 9.7

TIP 발생률 = $\dfrac{\text{신환환자}}{\text{중앙인구수} - \text{면역력인구수 또는 기존환자수}} \times 100$

$= \dfrac{2}{100 - 7} \times 100 ≒ 2.15$(소수점 둘째 자리에서 반올림) → 2.2

Answer 9.③

10 병원체의 감염력과 병원력에 대한 산출식으로 옳은 것은?

총감수성자(N = 1,000)

(단위 : 명)

무증상 감염자 (n = 150)	감염자(n = 250)			
	현성 감염자(n = 100)			
	경미한 증상자 (n = 70)	중증도 증상자 (n = 20)	심각한 증상자 (n = 6)	사망자 (n = 4)

① 감염력 = (100 / 250) × 100

② 감염력 = (100 / 1000) × 100

③ 병원력 = (100 / 250) × 100

④ 병원력 = (100 / 1000) × 100

TIP 감염력과 병원력

　㉠ 감염력(infectivity)

　　• 병원체가 숙주에 침입하여 숙주에 질병 혹은 면역 등의 반응을 야기하는 것

　　• 병원체가 숙주에 침입하여 감염을 일으킬 수 있는 최소량의 병원체 수

　　• 감염력 = 감염자 수 / 감수성자 수 × 100

　㉡ 병원력(pathogenicity)

　　• 병원체가 감염된 숙주에서 질병을 일으키는 힘

　　• 감염된 모든 사람들에 대한 환자 수, 현성증상을 발현하게 하는 정도

　　• 병원력 = 환자 수 / 감염자 수 × 100

Answer 10.③

11 다음 표에 제시된 대장암 선별 검사의 민감도[%]는?

구분		대장암		합계
		유	무	
대장암 선별 검사	양성	80	30	110
	음성	20	870	890
합계		100	900	1,000

① $\dfrac{80}{100} \times 100$

② $\dfrac{870}{900} \times 100$

③ $\dfrac{80}{110} \times 100$

④ $\dfrac{870}{890} \times 100$

TIP 민감도란 감별검사에서 진짜 병이 있는 사람 중에서의 검사양성자의 할합을 가리킨다.

따라서 $\dfrac{\text{검사양성자 수}}{\text{대장암 환자 수}} \times 100 = \dfrac{80}{100} \times 100 = 80\%$

12 다음 표에 제시된 전향성 코호트 연구 결과에서 위험요인의 질병발생에 대한 기여위험도(attributable risk)는?

구분		질병		합계
		유	무	
위험 요인	유	a	b	a+b
	무	c	d	c+d
합계		a+c	b+d	a+b+c+d

① $\dfrac{a}{a+b} - \dfrac{c}{c+d}$

② $\dfrac{b}{a+b} - \dfrac{d}{c+d}$

③ $\dfrac{a}{a+c} - \dfrac{b}{b+d}$

④ $\dfrac{c}{a+c} - \dfrac{d}{b+d}$

TIP 기여위험도는 위험요소에 노출된 사람의 발병률과 노출되지 않은 사람의 발병률 사이의 산술적인 수의 차이로

$\dfrac{a}{a+b} - \dfrac{c}{c+d}$ 로 구한다.

Answer 11.① 12.①

13 운동 부족과 심혈관질환 발생과의 관계를 알아보기 위해 환자—대조군 연구를 실시하였다. 아래 표와 같은 결과가 나왔을 때 운동 부족과 심혈관질환 발생 간의 교차비는 얼마인가?

그분	심혈관질환 발생(환자군)	심혈관질환 비발생(대조군)
운동 부족	120	880
운동 실시	48	952

① $(880/952)/(120/48)$

② $(120/48)/(880/952)$

③ $(120/168)/(880/1,832)$

④ $(48/1,000)/(120/1,000)$

> **TIP** 교차비란, 질병이 있는 경우 위험인자 유무의 비와 질병이 없는 경우 위험인자 유무의 비의 비를 말한다. 환자—대조군 연구에서 주로 사용하며, 통계분석에서 수학적인 장점이 있다.

14 다음 표는 역학조사를 위한 환자—대조군 연구의 결과이다. 야간근무로 인한 수면장애의 발생 가능성에 대한교차비(Odds Ratio)는?

(단위 : 명)

구분		수면장애		계
		있음	없음	
야간근무 실시여부	실시	70	10	80
	미실시	30	90	120
계		100	100	200

① 3

② 3.5

③ 7

④ 21

> **TIP** 환자—대조군 연구 … 이미 특정질병에 걸려 있는 환자군을 선정하고 각각의 환자와 짝지어질 수 있는 그 질병에 걸려 있지 않은 대조군을 선정하여, 이 두 소집단이 원인이라고 의심되는 요인에 폭로되었던 비율의 차이를 통계적으로 검증하여 폭로요인과 질병발생과의 연관성을 판단한다.
>
> | | 질병 발생 | 질병 미발생 | 전체 |
> |---|---|---|---|
> | 위험인자 있음 | P_2 | $1-P_2$ | 1 |
> | 위험인자 없음 | P_1 | $1-P_1$ | 1 |
>
> $$교차비 = \frac{\dfrac{P_2}{P_1}}{\dfrac{1-P_2}{1-P_1}} = \frac{P_2(1-P_1)}{P_1(1-P_2)} = \frac{70 \times 90}{30 \times 10} = 21$$

Answer 13.② 14.④

15 역학연구방법에 관한 설명으로 옳은 것은?

① 기술역학은 질병과 특정 노출요인에 대한 정보를 특정한 시정 또는 짧은 기간 내에 얻는 방법이다.

② 단면조사연구의 주요 변수는 인구학적 특성, 지역적 특성, 시간적 특성이다.

③ 후향적 코호트연구는 연구시작 시점 훨씬 이전으로 거슬러 올라가 '요인 노출'과 '질병 발생' 간의 관련성을 추적하는 방법이다.

④ 이중맹검법(double blind method)은 환자−대조군연구에서 정보편견을 최소화하는 방법이다.

> **TIP** ① 기술역학: 질병의 규모와 분포를 조사함으로써 질병발생의 원인에 대한 가설을 얻기 위해 시행된다.
> ② 단면조사 연구: 일정한 인구집단을 대상으로 특정한 시점이나 일정한 기간 내에 질병을 조사하고 각 질병과 그 인구집단과의 관련성을 알아보는 방법
> ④ 이중맹검법: 암시작용 등의 심리적 효과를 피해 약의 효과를 올바르게 평가하기 위하여 쓰인다.

Answer 15.③

출제 예상 문제

1 다음 중 질병발생의 역학적 3요소가 아닌 것은?

① 병원체요인
② 숙주
③ 환경
④ 유인원

......

TIP 질병발생의 역학적 3요소
ㄱ 병원체요인 : 어떤 집단의 다수를 침범하기에 충분한 양과 질의 병원체요인이 있어야 한다.
ㄴ 숙주 : 어떤 집단의 다수가 발병에 필요한 양과 질의 충분한 병원체요인을 받아들여야 한다.
ㄷ 환경 : 병원체요인과 인간집단 양자 간의 상호작용에 영향을 줄 수 있는 환경이어야 한다.

2 다음 중 역학용어에서 코호트의 의미로 옳은 것은?

① 실험군
② 경제상태가 같은 집단
③ 몇 가지 동일한 특성을 가진 집단
④ 연령이 같은 인구집단

......

TIP 코호트 연구 … 코호트란 같은 특성을 지닌 집단으로 대상 코호트는 조사하려는 질병이 발생하기 이전의 특성에 따라 확정되며, 이 집단 중에 발생하는 질병빈도를 일정 기간 관찰함으로써 그 발생에 영향을 주리라고 의심되는 요인에 대한 폭로 유무가 코호트 선정의 기준이 된다.

3 질병의 중증도를 판가름하는 데 사용하는 것 중 가장 유용한 것은?

① 유병률
② 치명률
③ 발생률
④ 2차 발병률

......

TIP 치명률 … 그 질병에 걸렸을 때 심각한 휴유증을 남기거나 사망에 이르게 할 수 있는 정도를 말하는 것으로 치명률이 높을수록 위험한 질병이라고 할 수 있다.

Answer 1.④ 2.③ 3.②

4 실제로 병이 있는 사람을 병이 있다고 판정할 수 있는 능력은?

① 유병성   ② 확률

③ 감수성   ④ 예측성

TIP 실제 질병을 가진 사람을 양성(병이 있음)으로 판단하는 것은 감수성(민감도, sensitivity)이다.

5 다음 중 역학조사에 있어서 숙주요인에 해당하지 않는 것은?

① 유전   ② 기후

③ 연령   ④ 인종

TIP 숙주요인에는 유전, 연령, 인종, 건강력 등이 포함된다.
② 기후는 환경요인이다.

6 다음 중 역학적 연구의 대상은?

① 지역사회

② 동물

③ 개인

④ 인구집단

TIP 역학의 영어 어원은 epi(위에), demos(인간), logos(학문)로 인간집단을 연구대상으로 한다.

Answer 4.③ 5.② 6.④

7 다음 중 발생률을 구하는 방법은?

① $I = \dfrac{\text{같은 기간에 새로 발생한 환자수}}{\text{특정한 기간 동안에 위험에 폭로된 인구}}$

② $I = \dfrac{\text{같은 기간에 동안에 존재하는 환자수}}{\text{일정 기간 동안의 평균인구}}$

③ $I = \dfrac{\text{같은 시점에서의 환자수}}{\text{특정 기간 동안에 위험에 폭로된 인구}}$

④ $I = \dfrac{\text{같은 기간 동안에 새로 발생한 환자수}}{\text{같은 시점에서의 환자수}}$

TIP 발생률은 특정한 기간 동안에 특정 건강문제의 감수성이 있는 인구집단 중에서 건강문제가 발생한 사람의 수이다.

8 2차 발병률에 대한 설명으로 옳은 것은?

① 한 번 감염된 자가 재차 감염된 것
② 환자와 접촉한 사람 중 잠복기간 중에 발생한 환자수
③ 감수성자 중 감염자
④ 총 감염자 중 발병자수

TIP 2차 발병률 ⋯ 최초로 발생한 환자와 접촉한 감수성자 중에서 병원체의 최장 잠복기간 동안 발병한 환자의 비율이다. 2차 발병률은 미생물의 감염력, 병원력을 측정하는 데 유용하다.

9 비교위험도에 대한 설명으로 옳은 것은?

① 폭로군에 있어서의 질병률 중 폭로에 의한 것으로 볼 수 있는 부분
② 속성을 가지고 있지 않은 사람 중에서 질병이 발생하는 비율
③ 폭로군에 있어서의 질병발생률과 비폭로군에 있어서의 질병발생률의 대비
④ 속성을 가지고 있는 사람 중에서 질병이 발생하는 비율

TIP 비교위험도(상대위험비) ⋯ 분석역학 중 코호트 연구에서 구할 수 있는 대비로서, 특정요인에 노출되지 않은 집단의 질병발생률을 기준으로 노출된 집단의 질병발생률의 대비이다.

Answer   7.① 8.② 9.③

10 다음 중 환자-대조군 연구에 대한 설명으로 옳지 않은 것은?

① 만성병과 희귀한 건강문제의 원인을 규명하는 데 적합하다.

② 미래의 환자발생에 대한 연구이다.

③ 유해요인이 건강문제 발생의 원인임을 규명하는 연구이다.

④ 결과도출이 비교적 빠른 시간 내에 가능하다.

TIP 환자 – 대조군 연구

㉠ 기술역학적 연구에서 얻은 정보를 기초로 세운 가설을 검증하기 위해 수행하는 연구이다.

㉡ 이미 특정 질병에 걸려있는 환자군을 선정하고 대조군을 설정하여 폭로요인과 질병발생과의 연관성을 판단하는 방법이다.

㉢ 만성병과 희귀한 건강문제의 원인을 규명하는 데 적합한 방법이다.

11 다음 중 비율로 설명이 불가능한 것은?

① 영유아수 대 노인의 수

② 구성비의 분모에 시간의 개념이 포함된 상태

③ 1년간 지역주민 중 고혈압 이환자수의 비율

④ 유방암 ㄴ환자 중 사망한 환자의 비율

TIP 비율(rate) … 분모와 분자의 시간과 공간의 개념이 포함된 개념으로 단위인구, 성, 연령, 직업과 같은 소규모 집단별로 사건의 빈도를 표시한 것이다.

12 다음 중 대비와 구성비에 대한 설명으로 옳은 것은?

㉠ 백분율(%)은 구성비에 해당하며 0과 1 사이의 값을 가진다.

㉡ 교차비와 성비는 대표적 대비에 해당한다.

㉢ 역학의 질병발생 원인을 규명하는 상대위험도는 대비에 해당한다.

㉣ 대비는 한 측정값을 다른 측정값으로 나눈 값이다.

① ㉠㉡㉢

② ㉠㉢㉣

③ ㉡㉢㉣

④ ㉠㉡㉢㉣

TIP 대비(ratio)와 구성비(propotion)

㉠ 대비 : 한 측정값을 다른 측정값으로 나눈 값으로 A : B 또는 A / B 의 형태로 나타내는 비례수로 비율보다 넓은 뜻을 가진다.

㉡ 구성비 : 분모에 분자가 포함되는 $\frac{A}{A+B}$의 형태를 나타내며 대표적인 것은 %로 0과 1의 사이 값을 가진다.

Answer 10.② 11.① 12.④

02 환경보건 및 재난간호

01 환경보건

❶ 환경보건의 이해

(1) 환경보건의 개념

① WHO … 인간의 신체발육, 건강 및 생존에 유해한 영향을 미칠 가능성이 있는 물리적 환경에 있어서의 모든 요소를 통제하는 것

② 환경보건법 제2조 … 환경오염과 유해화학물질 등의 환경유해인자가 사람의 건강과 생태계에 미치는 영향을 조사 · 평가하고 이를 예방 · 관리하는 것

(2) 환경보건과 국제협력

① 유엔인간환경회의(스웨덴 스톡홀름, 1972) … 환경위기에 처한 지구를 보전하는 목적으로 전 지구인이 다함께 협력하고 노력하자는 '인간환경선언' 선포

② 유엔환경개발회의(브라질 리우데자네이루, 1992) … 세계 3대 환경협약이 이루어짐
　㉠ **기후변화협약** : 기후변화의 원인이 되는 온실가스배출 억제
　㉡ **생물다양성협약** : 전 지구적 생물종 보호
　㉢ **사막화방지협약** : 무리한 개발과 오남용에 따른 사막화 방지

(3) 주요 국제환경협약

국제협약명	주요내용
람사르협약	• 국제습지조약, 물새서식지 습지보호 • 보호대상 습지 지정
스톡홀름회의	'인간환경선언' 선포
런던협약	• 해양오염 방지 협약 • 폐기물 투기에 의한 해양오염 방지를 위한 각국의 의무 규정
비엔나협약	• 오존층 파괴 원인물질의 규제
몬트리올의정서	• 오존층 파괴 물질의 규제에 관한 국제협약 • 염화불화탄소와 할론 규제
바젤협약	• 유해폐기물의 국가 간 이동 및 그 처리의 통제에 관한 협약
리우회의	• 리우선언과 의제 21 채택 • 지구온난화 방지 협약 • 생물다양성 보존 협약
사막화방지협약	• 사막화를 경험한 국가들의 사막화 방지를 통한 지구환경보호
교토의정서	• 기후변화협약에 따른 온실가스 감축목표에 관한 의정서
스톡홀롬협약	• 잔류성 유기오염물질에 관한 협약
나고야의정서	• 생물다양성협약 적용범위 내의 유전자원과 관련된 전통지식에의 접근과 자원의 이용으로 발생하는 이익공유
도하 기후변화협약	• 지구온난화를 규제 방지하기 위한 협약 • 교토의정서 합의내용을 2020년까지 8년간 연장합의
파리 기후변화협약	• 지구온난화를 규제 방지하기 위한 협약 • 2100년까지 지구온도 상승을 2도 이내로 유지

(4) 환경영향평가

① 개념 … 특정사업이 환경에 미치게 될 각종 요인들에 대해 그 부정적 영향을 제거하거나 최소화하기 위해 사전에 그 환경영향을 분석하여 검토하는 것

② 유형

종류	주요내용
전략환경영향평가	• 환경에 영향을 미치는 상위계획을 수립할 때 환경보전계획과의 부합여부 확인 및 대안의 설정·분석 등을 통하여 환경적 측면에서 해당계획의 적정성 및 입지의 타당성을 검토하는 제도
월경성(Transboundary) 환경영향평가	• 한 국가의 계획 및 사업으로 인해 주변국가에 심각한 환경적 영향이 예상될 경우 국가 간의 협약을 통해 환경영향을 정밀 검토·분석하고 평가하여 그 부정적 환경영향을 제거 또는 감소시킬 수 있는 방법을 모색하는 제도 • 국가 간 충돌과 갈등을 사전에 예방할 수 있는 방안 마련 목적
소규모 환경영향평가	• 소규모 개발사업에 대한 환경평가 • 환경보전이 필요한 지역이나 난개발이 우려되어 계획적 개발이 필요한 지역에서 개발사업을 시행할 때에 입지의 타당성과 환경에 미치는 영향을 미리 조사 예측 평가하여 환경보전방안을 마련하는 절차
건강영향평가	• 4P(정책 : Policy, 계획 : Plan, 프로그램 : Program, 프로젝트 : Project)가 인체건강에 미치는 영향을 사전에 평가하는 것 • 개발사업의 시행에 앞서 환경유해인자가 건강에 미치는 영향을 사전에 검토 및 평가하여 사업자로 하여금 적극적인 오염물질 저감대책과 모니터링계획을 수립하게 하기 위해 실시

③ 환경영향평가의 기능

정보기능	환경영향에 관한 정보를 정책결정권자, 지방자치단체 및 지역주민에게도 제공함
합의형성기능	절차를 통하여 사업에 대한 이해·설득 내지는 합의 형성을 촉진
유도기능	유용한 정보를 제공하여 친환경적인 계획안이 될 수 있도록 유도하여 환경오염을 예방하는 것
규제기능	규제제도와 연계하여 제도화 가능하게 함

❷ 환경요인과 건강

(1) 기후의 이해

① 개념

   ㉠ 온열요소 : 인체의 체온조절 작용과 밀접한 관계가 있는 4가지 기상요소로 기온, 기습, 기류, 복사열이다.

   ㉡ 기온 : 인간의 호흡선 위치인 지상으로부터 1.5m에서의 대기온도를 말한다.

   ㉢ 기습 : 대기 중에 포함된 수분의 양이며 기온에 따라 변화한다.

ⓔ 비교습도(상대습도) : 일정 온도에서 포화수증기량에 대한 함유된 수분량의 비율을 말한다.

ⓜ 기류 : 실내에서는 온도차, 실외에서는 기압차로 발생한다.

ⓗ 복사열 : 열을 전달하는 방법 중의 하나로 중간에 매개체 없이 열이 이동하는 방법이다. 발열체와의 거리에 제곱에 비례하여 온감이 감소하며 흑구온도계를 사용하여 측정한다.

(2) 대기오염물질

① 1차 오염물질

ⓒ 입자상 물질 : 먼지, 훈연, 미스트, 연기, 스모그 형태로 존재

ⓒ 가스상 물질 : 암모니아, 일산화탄소, 이산화탄소, 황산화물 등

② 2차 오염물질

ⓒ 대기 중 배출된 1차 오염물질이 태양광선의 영향을 받아 2차적으로 생긴 산화력이 강한 물질의 총칭

ⓒ 광화학적 스모그, 광화학 오염물질 등

ⓒ 오존은 강한 산화력으로 지구의 보호막 역할을 하지만 지표면에 생성되는 오존은 인체에 해로운 대기오염물질

(3) 대기오염사건 및 현황

기온역전	• 기온이 상승하여 상부기온이 하부기온보다 높아 대기가 안정되고 공기의 수직 확산이 일어나지 않는 현상
열섬현상	• 인구밀도가 높고 고층건물이 밀집되어 있는 도심지역의 평균기온이 주변지역보다 약 1~2도 더 높게 나타나는 현상 • 원인 : 대기의 성질, 도시매연, 차량 등에서 방출되는 인공열
오존층 파괴	• 오존층은 고도 20~30km에 존재하는 것으로 인체와 생태계에 유해한 태양의 자외선을 차단하는 역할 • 오존층이 파괴되면 유해 자외선이 지구에 직접 도달하여 피부암, 백내장 등을 일으킴 • 원인 : 프레온가스, 이산화탄소, 메탄가스, 산화질소 등
온실효과	• 이산화탄소, 메탄 등의 연료사용의 증가로 인해 지구를 마치 비닐하우스에 씌운 것처럼 둘러싸 지구를 더워지게 하는 현상 • 해수면 온도 상승, 엘리뇨현상, 홍수, 가뭄 기상이변 현상
산성비	• pH가 5.6 이하인 빗물

(4) 대기환경기준

① 아황산가스

② 일산화탄소

③ 이산화질소

④ 오존

⑤ 납

⑥ 벤젠

⑦ 미세먼지(PM10) … 입자의 크기가 10㎛ 이하인 먼지

⑧ 미세먼지(PM2.5) … 입자의 크기가 2.5㎛ 이하인 먼지

(5) 오존주의보 발령기준과 조치내용

구분	발령기준	조치내용
오존주의보	오존농도가 0.12ppm/h 이상일 때	• 실외운동경기 및 실외교육 자제 • 호흡기환자, 노약자, 5세 미만 어린이의 실외활동 자제
오존경보	오존농도가 0.3ppm/h 이상일 때	• 실외운동경기 및 실외교육 제한 • 호흡기환자, 노약자, 5세 미만 어린이의 실외활동 제한 • 발령지역 유치원, 학교의 실외활동 제한
중대경보	오존농도가 0.5ppm/h 이상일 때	• 실외운동경기 및 실외교육 금지 • 호흡기환자, 노약자, 5세 미만 어린이의 실외활동 중지 • 발령지역 유치원, 학교의 휴교 고려

(6) 수질오염

① 수질오염의 주요지표

용존산소	• 물 속에 녹아있는 산소의 양 • 수온이 낮을수록, 기압이 높을수록 증가 • 하천수가 오염될수록, 물 속에 염류의 농도가 높을수록 감소
생화학적 산소요구량(BOD)	• 물 속의 유기물질이 호기성 미생물에 의해 생화학적으로 부해되어 안정화되는 데 필요한 산소의 양 • BOD가 높다는 것은 수중분해가 가능한 유기물질이 많다는 것을 의미
화학적 산소요구량	• 생물화학적으로 분해가 되지 않은 폐수나 염도가 높은 해수 등 물의 오염도를 측정하기에 유용한 지표
부유물질	• 물의 탁도를 증가시킴 • 부유물질이 많을수록 용존산소를 소모하는 오염이 심한 물
세균과 대장균균	• 생물학적으로 분해 가능한 유기물질의 농도를 알 수 있는 지표 • 대장균균은 분변성 오염의 지표로 다른 미생물이나 분변의 오염 예측 가능함
질소	• 암모니아성 질소는 하수의 유기물질이 분해될 때 형성되는 것 • 수질오염의 유력한 지표 • 분변오염을 의심할 수 있음

② 수질오염 현상

부영영화	영양염류의 유입으로 과도하게 수중생물이 번식하는 현상
적조현상	빛과 영양염류의 조건이 좋을 때 식물성 플랑크톤이 단시간 내 급격히 증식하여 물의 색을 붉게 하는 현상
녹조현상	영양염류의 과다로 호수에 녹조류가 다량으로 번식하여 물빛이 녹색으로 변함 용존산소량 감소가 수질 이상을 나타냄

(7) 환경보건과 간호사의 역할

① 환경유해 요인에 노출될 위험이 높은 인구집단을 파악한다.

② 지역사회에서 환경에 대한 사정, 건강력 조사 시 환경위험에 대한 질문을 포함한다.

③ 환경유해 요인으로부터 보호를 보장받을 수 있는 환경정의에 대해 인식한다.

④ 환경상의 화학물질 노출에 대한 모니터링 결과 등 환경 건강정보를 지역사회 사정에 포함한다.

⑤ 환경노출과 증상 및 질병과의 관계를 연관지어 인식한다.

⑥ 환경보건에 관한 주제에 관해 개인, 가족, 지역사회, 인구집단 교육을 실시한다.

⑦ 지역사회 내 적절한 환경보건 자원에 의뢰한다.

02 재난간호

❶ 재난관리의 이해

(1) 재난의 개념

① 재난의 정의 … 원인, 규모에 전혀 상관없이 생활환경상 불리한 방향으로 급하게 변화하거나 막대한 인명과 재산피해로 기존의 질서와 기능이 상실되고 사회적 파급효과가 큰 현상이다.

② 재난의 특성

　㉠ 누적성 : 오랜 시간동안 누적되어 온 위험요인들이 특정 시점에서 밖으로 표출된 것이다.

　㉡ 불확실성 : 부정형이며 진화되었도 불확실한 특징이 있다.

　㉢ 상호작용성 : 상호작용에 의해 총체적으로 피해 강도, 범위가 결정된다.

　㉣ 복잡성 : 복잡한 원인들에 영향을 받는다.

③ 재난의 유형

유형	예시
자연재난	태풍, 홍수, 풍랑, 대설, 가뭄, 황사 등 자연현상으로 인해 발생하는 재해
사회재난	• 화재, 붕괴, 교통사고, 환경오염 등 대통령령으로 정하는 규모 이상의 피해 • 국가핵심기반들의 마비 • 감염병 또는 가축전염병의 확산 • 미세먼지 등으로 인한 피해 • 코로나바이러스 감염증-19, 메르스, 신종인플루엔자의 확산으로 인한 피해
해외재난	대한민국의 영역 밖에서 국민의 생명, 신체 및 재난에 피해를 주거나 줄 수 있는 재난으로 정부차원에서 대처할 필요가 있는 재난

② 재난관리단계(Petak의 분류)

단계	구분	재난관리활동
예방단계 (재해의 완화와 예방)	재난 발생 전	• 위험성 분석 및 위험지도작성 • 건축법 정비 · 제정, 재해보험 • 안전관련법 제정, 조세 유도
대비단계 (재해의 대비와 계획)		• 재난대응 계획, 비상경보체계 구축 • 통합대응체계 구축 • 비상통신망 구축 • 대응자원준비 • 교육훈련 및 연습
대응단계 (재해의 대응)	재난 발생 후	• 재난대응적용, 재해진압, 구조 구난 • 응급의료체계 운영, 대책본부 가동 • 환자 수용, 간호, 보호 및 후송 • 대량환자 발생 시 중증도에 따라 환자분류
복구단계		• 잔해물 제거, 감염 예방, 이재민 지원 • 임시거주지 마련 시설복구

≣ 최근 기출문제 분석 ≣

2020. 6. 13. 제1회 지방직

1 Petak의 재난관리 과정 중 완화 · 예방단계에 해당하는 활동은?

① 생필품 공급

② 부상자의 중증도 분류

③ 위험지도 작성

④ 이재민의 거주지 지원

> **TIP** Petak의 재난관리 과정 4단계
> ㉠ 1단계 : 재해의 완화와 예방
> • 재난관리책임기관의 장의 재난 예방조치
> • 국가기반시설의 지정 및 관리
> • 개발규제나 건축기준, 안전기준 등 법규의 마련
> • 위험성 분석 및 위험 지도 작성 등
> ㉡ 2단계 : 재해의 대비와 계획
> ㉢ 3단계 : 재해의 대응
> ㉣ 4단계 : 재해 복구

2020. 6. 13. 제2회 서울특별시

2 〈보기〉에서 설명하는 지구온난화 및 기후변화 대비 협약으로 가장 옳은 것은?

보기

2015년에 채택되었으며 지구 평균온도 상승폭을 산업화 이전 대비 2℃ 이상 상승하지 않도록 합의

---

① 몬트리올 의정서　　　　　　② 바젤협약

③ 파리협약　　　　　　　　　④ 비엔나협약

> **TIP** ① 몬트리올 의정서 : 오존층 파괴물질인 염화불화탄소(CFCs)의 생산과 사용을 규제하려는 목적에서 제정한 협약이다.
> ② 바젤협약 : 유해폐기물의 국가 간 교역통제협약이다.
> ④ 비엔나협약 : 오존층 보호를 위한 국제협약이다.

Answer 1.③　2.③

3 1952년 영국 런던에서 대기오염으로 대규모의 사상자를 발생시킨 주된 원인물질은?

① SO_2(아황산가스)

② CO_2(이산화탄소)

③ O_3(오존)

④ NO_2(이산화질소)

> **TIP** 1952년에 영국 런던에서 1만2천명이 사망하는 대기오염 사건이 있었다. '그레이트 스모그'로 알려진 런던 스모그 대기오염 사건이다. 주된 원인물질은 아황산가스였다.

Answer 3.①

출제 예상 문제

1 다음 중 환경오염의 특징으로 옳지 않은 것은?

① 피해는 직접적·순간적으로 나타난다.
② 피해의 관계가 불분명하다.
③ 피해는 광범위하게 나타난다.
④ 비특정 다수인에 의해서 비특정 다수인이 피해를 입는다.

TIP ① 환경오염의 피해는 간접적·지속적으로 나타난다.

2 다음 중 불쾌지수(Discomfort Index)를 측정하는 데 필요한 기후요소로 옳은 것은?

㉠ 기온	㉡ 기습
㉢ 기류	㉣ 복사열

① ㉠㉡
③ ㉠㉢

② ㉠㉡㉢
④ ㉡㉢㉣

TIP 불쾌지수(DI) … 미국의 기상국에서 각종 기상조건하에서 냉난방 조절장치에 소요되는 전력을 추산키 위해 제정한 것으로, 측정(℃ 눈금이용시)방법은 DI = 0.72(ta + tw) + 40.6 [ta : 건구온도(기온), tw : 습구온도(기습)]이다.

Answer 1.① 2.①

3 습도에 대한 설명으로 옳지 않은 것은?

① 40 ~ 70% 정도가 인체에 쾌적감을 준다.
② 온도가 높아질 때 습도가 낮아지면 인체에 쾌적감을 준다.
③ 정오부터 오후 2시까지의 시간의 비교습도는 최고치를 기록한다.
④ 기중습도가 높을 때 더우면 더 덥게, 추우면 더 춥게 느낀다.

....

TIP ④ 기중습도가 높을 때엔 더우면 덜 덥게, 추우면 더 춥게 느낀다.

4 상수의 인공정수 과정으로 옳은 것은?

① 침전 – 폭기 – 소독 – 여과   ② 여과 – 폭기 – 소독 – 침전
③ 소독 – 여과 – 침전 – 침사   ④ 침전 – 폭기 – 여과 – 소독

....

TIP 상수를 인공적으로 정수하는 방법은 침전 – 폭기 – 여과 – 소독의 순서에 의한다.

5 다음 중 용존산소에서 5ppm의 의미로 옳은 것은?

① 물 속의 유기물 농도가 높다.
② 분뇨에 오염된 하수이다.
③ 물고기가 살 수 있을 정도의 맑은 물이다.
④ 부유물질의 농도가 높다.

....

TIP 용존산소(Dissoved Oxygen, DO)
ⓐ 개념 : 산소가 물속에 용해되어 있는 정도를 말한다.
ⓑ WHO의 용존산소 기준 : 4 ~ 5ppm 이상이어야 한다.
ⓒ 미생물 등으로 인해 산소 소비량이 많아져 물이 오염되고, 깨끗한 물일수록 산소의 함유량이 많다.

Answer 3.④ 4.④ 5.③

6 다음 중 하수처리 방법이 아닌 것은?

① 여과

② 침전

③ 폭기

④ 매립

TIP ④ 폐기물 처리방법에 해당한다.

7 다음 중 재난 및 안전관리 기본법에 명시된 재난 중 사회적 재난에 해당하지 않는 것은?

① 환경오염 사고

② 국가핵심기반의 마비

③ 미세먼지 저감 및 관리에 관한 특별법에 따른 미세먼지 등으로 인한 피해

④ 황사에 의한 재해

TIP ④ 황사는 자연 재난에 해당된다.

※ 사회재난 … 화재·붕괴·폭발·교통사고(항공사고 및 해상사고를 포함한다)·화생방사고·환경오염사고 등으로 인하여 발생하는 대통령령으로 정하는 규모 이상의 피해와 국가핵심기반 마비, 「감염병의 예방 및 관리에 관한 법률」에 따른 감염병 또는 「가축전염병예방법」에 따른 가축전염병의 확산, 「미세먼지 저감 및 관리에 관한 특별법」에 따른 미세먼지 등으로 인한 피해

8 다음의 재난 중 그 분류가 다른 것은?

① 황사

② 미세먼지의 피해

③ 교통사고

④ 환경오염사고

TIP 재난 및 안전관리 기본법 제3조 제1호

㉠ 자연재난 : 태풍, 홍수, 호우(豪雨), 강풍, 풍랑, 해일(海溢), 대설, 낙뢰, 가뭄, 폭염, 지진, 황사(黃砂), 조류(藻類) 대발생, 조수(潮水), 화산활동, 소행성·유성체 등 자연우주물체의 추락·충돌, 그 밖에 이에 준하는 자연현상으로 인하여 발생하는 재해

㉡ 사회재난 : 화재·붕괴·폭발·교통사고(항공사고 및 해상사고를 포함한다)·화생방사고·환경오염사고 등으로 인하여 발생하는 대통령령으로 정하는 규모 이상의 피해와 국가핵심기반 마비, 「감염병의 예방 및 관리에 관한 법률」에 따른 감염병 또는 「가축전염병예방법」에 따른 가축전염병의 확산, 「미세먼지 저감 및 관리에 관한 특별법」에 따른 미세먼지 등으로 인한 피해

Answer 6.④ 7.④ 8.①

9 다음 중 긴급구조통제단을 구성 및 운영할 수 있는 자로 바른 것은?

① 소방서장, 소방본부장. 소방청장

② 소방서장, 소방본부장, 중앙소방본부장

③ 시 · 군 · 구청장, 시 · 도지사, 소방청장

④ 시 · 군 · 구청장, 시 · 도지사, 행정안부장관

TIP 재난 및 안전관리 기본법 제49조(중앙긴급구조통제단)

㉠ 긴급구조에 관한 사항의 총괄 · 조정, 긴급구조기관 및 긴급구조지원기관이 하는 긴급구조활동의 역할 분담과 지휘 · 통제를 위하여 소방청에 중앙긴급구조통제단(중앙통제단)을 둔다.

㉡ 중앙통제단의 단장은 소방청장이 된다.

㉢ 중앙통제단장은 긴급구조를 위하여 필요하면 긴급구조지원기관 간의 공조체제를 유지하기 위하여 관계 기관 · 단체의 장에게 소속 직원의 파견을 요청할 수 있다. 이 경우 요청을 받은 기관 · 단체의 장은 특별한 사유가 없으면 요청에 따라야 한다.

※ 재난 및 안전관리 기본법 제50조(지역긴급구조통제단)

㉠ 지역별 긴급구조에 관한 사항의 총괄 · 조정, 해당 지역에 소재하는 긴급구조기관 및 긴급구조지원기관 간의 역할분담과 재난현장에서의 지휘 · 통제를 위하여 시 · 도의 소방본부에 시 · 도긴급구조통제단을 두고, 시 · 군 · 구의 소방서에 시 · 군 · 구긴급구조통제단을 둔다.

㉡ 시 · 도긴급구조통제단과 시 · 군 · 구긴급구조통제단(지역통제단)에는 각각 단장 1명을 두되, 시 · 도긴급구조통제단의 단장은 소방본부장이 되고 시 · 군 · 구긴급구조통제단의 단장은 소방서장이 된다.

㉢ 지역통제단장은 긴급구조를 위하여 필요하면 긴급구조지원기관 간의 공조체제를 유지하기 위하여 관계 기관 · 단체의 장에게 소속 직원의 파견을 요청할 수 있다. 이 경우 요청을 받은 기관 · 단체의 장은 특별한 사유가 없으면 요청에 따라야 한다.

---

10 재난으로 인한 피해를 최소화하기 위하여 재해의 예방, 대비, 대응, 복구에 관한 정책의 개발과 집행과정을 총칭하는 것은 무엇인가?

① 재난관리   ② 위험관리

③ 안전관리   ④ 국가재난관리

TIP "재난관리"란 재난의 예방 · 대비 · 대응 및 복구를 위하여 하는 모든 활동을 말한다〈재난 및 재난관리 기본법 제3조(정의)〉.

Answer   9.①   10.①

03 질병관리

01 감염성 질환

❶ 감염성 질환의 발생과정

(1) 병원체

생물 병원체, 즉 미생물의 종류는 바이러스부터 원생동물까지 다양하다. 그러나 모든 미생물이 인간에게 감염을 일으키는 것은 아니고 그 일부만 감염을 일으킨다. 감염을 일으키는 병원체는 박테리아, 바이러스, 리케차, 원생동물(protozoa), 후생동물(metazoa), 곰팡이 등으로 구분된다.

(2) 병원소

병원체가 필요에 따라 어느 기간 머무르면서 그들 생존의 일부를 거치는 숙주를 말하며 인간, 동물, 환경이 모두 병원소가 될 수 있다. 한 병원체의 숙주가 여러 종류일 수도 있고, 홍역 바이러스처럼 인간만 병원소인 병원체도 있다.

(3) 병원소로부터 병원체의 탈출

병원체가 병원소로부터 탈출하는 경로는 호흡기, 소화기, 비뇨생식기, 기계적 탈출(병원소의 병원체를 주사기나 동물 매개체가 직접 옮겨주는 것) 등이 있다. 탈출방법은 그 다음 숙주를 침입하기 전까지 외계환경에서 생존능력에 따라 결정된다.

(4) 전파방법

탈출한 병원체가 새로운 숙주에 옮겨지는 과정이다.

(5) 새로운 숙주로의 침입

구강, 호흡기, 소화기, 비뇨생식기, 점막, 피부, 개방병소 등을 통해 일어난다.

(6) 새로운 숙주의 감수성 및 면역

병원체 양이 충분하고 침입구가 적합하며 숙주가 방어에 실패할 경우 병원체는 숙주 내에 자리잡고 생존과 증식을 성취하게 된다.

❷ 감염성 질환의 관리

(1) 감염성 질환의 예방

① **국가적 차원** ··· 온 국민을 감염성 질환으로부터 보호하기 위해 법적 조치를 취한다.

② **지역사회 차원** ··· 모든 구성원에 의한 조직적인 노력이 필요하다.

③ **개인적 차원** ··· 각 개인이 위생관념을 철저하게 가져 구강과 분변으로 연결되는 전파경로를 차단한다.

(2) 예방 및 관리의 방법

① **검역** ··· 유행지에서 들어오는 사람들을 떠난 날로부터 계산하여 병원기의 잠복기 동안 그들이 유숙하는 곳을 신고하게 하고 일정장소에 머물게 하여 감염 여부 확인 때까지 감시하는 것이다.

② **전파방지**

　　㉠ 환자와 보균자를 치료하여 병원체가 배설되는 것을 방지한다.
　　㉡ 병원체를 배설하는 환자, 보균자와 감수성이 있는 건강인이 접촉하지 못하도록 격리시킨다.
　　㉢ 숙주 밖으로 나온 병원체를 사멸시킨다.

③ **면역증강** ··· 숙주가 어떤 특정한 병원체에 대해 저항력을 가지고 있는 방어력을 면역이라고 한다. 전염성 질환의 관리에 중요한 접근법인 예방접종을 통해 면역증강이 이루어지고, 개인 및 지역사회의 면역수준을 향상시켜 전염성 질환의 침입 자체를 차단한다.

(3) 감염성 질환의 관리와 지역사회간호사의 책임

① **보건교육**

　㉠ 개인 및 집단, 교사들에게 감염병의 조기증상과 보건당국에 보고하는 것에 관하여 교육한다.

　㉡ 환자 발생시 환자의 격리가 질병유행의 예방에 중요하다는 것을 교육한다.

　㉢ 보균자로 진단될 경우 주의할 사항을 인지하도록 교육한다.

　㉣ 각종 감염병의 경로를 인식시키고 예방을 위한 개인위생에 대하여 교육한다.

② **직접간호 제공**

　㉠ **환자방** : 실온 20℃ 내외, 습도 50 ~ 60%를 유지하도록 하며, 직사광선과 소음을 방지한다.

　㉡ **안정** : 심신의 안정을 취하도록 한다.

　㉢ **청결** : 청결과 욕창예방을 위해서 부분적 혹은 전신적으로 목욕을 시킨다.

　㉣ **배변** : 의사의 지시에 따라 대변의 횟수 및 오줌량을 측정한다.

　㉤ **식이** : 급성기에 있어서는 유동식 혹은 반유동식을 취하도록 하고, 충분히 수분을 보충할 수 있도록 해준다.

　㉥ **투약** : 의사의 지시에 따라서 한다.

　㉦ **합병증 예방** : 환자의 상태와 증상을 관찰하였다가 이상이 있을 때는 즉시 의사에게 연락한다.

③ **감염병 환자 간호시의 주의사항**

　㉠ **개인위생** : 충분한 휴양과 철저한 개인위생을 실천하여 간호사 자신의 건강을 유지하도록 노력하며 자신을 스스로 방어할 수 있어야 한다.

　㉡ **청결** : 감염병 환자를 간호한 후에는 반드시 손을 씻어야 한다.

　㉢ **마스크** : 감염병 환자를 대할 때는 코와 입을 완전히 덮는 마스크를 착용한다.

　㉣ **가운착용** : 감염병 환자를 간호할 때는 가운을 입어야 하며, 환자접촉이 필요할 때마다 깨끗한 가운을 입도록 한다.

(4) 예방접종

① **개념**

　㉠ 예방접종은 감염성 질환으로부터 숙주를 보호할 뿐만 아니라 감염성 병원체의 전파를 막음으로 인해 지역사회 전체를 질병으로부터 보호하고 유행을 방지한다.

　㉡ 감염병예방법상 예방접종을 받는 것을 국민의 의무로 규정하고 있으며, 정기예방접종과 임시예방접종으로 구분한다.

　㉢ 예방접종을 실시함에 있어서는 금기사항을 유념하여 접종하여야 하며, 면역수준을 향상시킬 수 있도록 세심한 관찰과 접종 전의 문진 및 신체검진이 필요하다.

② 성인예방접종

항목	접종대상 및 접종방법	고위험군
B형 간염	모든 주민, 기본접종 3회	표면항원, 항체 음성자
파상풍	모든 주민, 추가접종(매 10년)	–
홍역/풍진	고위험군, 기본접종 1회	가임여성 중 접종력이 불확실하거나 미접종자
인플루엔자	• 65세 이하 : 고위험군, 매년 접종 • 65세 이상 : 모든 주민, 매년 접종(10, 11월)	• 심장이나 폐의 만성질환자 • 만성질환으로 입원 또는 요양소 수용자 • 당뇨 등 대사 이상자 • 만성 신부전, 빈혈, 면역저하자
폐렴	• 55세 이상 : 고위험군1, 평생 1회 접종 • 65세 이하 : 고위험군2, 평생 1회 접종 • 65세 이상 : 모든 주민, 평생 1회 접종 　(면역저하 환자의 경우 5년마다 접종)	• 집단시설 수용자 • 무비증, 호즈킨병, 임파종 • 골수증, 만성 신부전, 신증후군 • 면역억제제를 투여받는 장기이식환자
신증후 출혈열	고위험군, 기본접종 2회	• 다발지역에서 근무하는 군인과 농부 • 다발지역 : 강릉, 파주, 연천, 포천, 청원, 철원, 청주, 화천, 진천, 양주, 여주, 명주, 평창, 예천
장티푸스	60세 이하 : 고위험군, 기본접종 및 2~3년 후 추가접종	• 식품위생업소 종사자 • 집단급식소 종사자 • 불안전 급수지역 주민, 급수시설 관리자 • 어부 또는 어패류 취급자 • 과거 2년간 환자발생지역 주민
A형 간염	• 10대, 20대 : 기본 접종으로 • 30대 : 항체 검사 후 음성일 경우에만 시행함 • 40대 이후 : 추천하지 않음	

❸ 법정감염병

(1) 정의

① 감염병은 국민의 건강을 해칠 뿐만 아니라 막대한 방역대책 비용의 지출 등 경제적으로도 피해를 주어 국민생활을 위협하므로 국가적 차원에서 감염병 관리가 이루어져야 한다.

② 감염성 질병을 관리하는 대표적 법률로는 감염병의 예방 및 관리에 관한 법률이 있으며 이 법에 규정되어 있는 질병을 법정감염병이라 한다.

(2) 우리나라 법정감염병

① **감염병** … 제1급감염병, 제2급감염병, 제3급감염병, 제4급감염병, 기생충감염병, 세계보건기구 감시대상 감염병, 생물테러감염병, 성매개감염병, 인수공통감염병 및 의료관련감염병을 말한다.

② **제1급감염병**
   ㉠ 생물테러감염병 또는 치명률이 높거나 집단 발생의 우려가 커서 발생 또는 유행 즉시 신고하여야 하고, 음압격리와 같은 높은 수준의 격리가 필요한 감염병으로서 ㉡의 감염병을 말한다. 다만, 갑작스러운 국내 유입 또는 유행이 예견되어 긴급한 예방·관리가 필요하여 보건복지부장관이 지정하는 감염병을 포함한다.
   ㉡ 에볼라바이러스병, 마버그열, 라싸열, 크리미안콩고출혈열, 남아메리카출혈열, 리프트밸리열, 두창, 페스트, 탄저, 보툴리눔독소증, 야토병, 신종감염병증후군, 중증급성호흡기증후군(SARS), 중동호흡기증후군(MERS), 동물인플루엔자 인체감염증, 신종인플루엔자, 디프테리아

③ **제2급감염병**
   ㉠ 전파가능성을 고려하여 발생 또는 유행 시 24시간 이내에 신고하여야 하고, 격리가 필요한 ㉡의 감염병을 말한다. 다만, 갑작스러운 국내 유입 또는 유행이 예견되어 긴급한 예방·관리가 필요하여 보건복지부장관이 지정하는 감염병을 포함한다.
   ㉡ 결핵, 수두, 홍역, 콜레라, 장티푸스, 파라티푸스, 세균성이질, 장출혈성대장균감염증, A형간염, 백일해, 유행성이하선염, 풍진, 폴리오, 수막구균 감염증, b형헤모필루스인플루엔자, 폐렴구균 감염증, 한센병, 성홍열, 반코마이신내성황색포도알균(VRSA) 감염증, 카바페넴내성장내세균속균종(CRE) 감염증, E형간염

④ **제3급감염병**
   ㉠ 그 발생을 계속 감시할 필요가 있어 발생 또는 유행 시 24시간 이내에 신고하여야 하는 ㉡의 감염병을 말한다. 다만, 갑작스러운 국내 유입 또는 유행이 예견되어 긴급한 예방·관리가 필요하여 보건복지부장관이 지정하는 감염병을 포함한다.
   ㉡ 파상풍, B형간염, 일본뇌염, C형간염, 말라리아, 레지오넬라증, 비브리오패혈증, 발진티푸스, 발진열, 쯔쯔가무시증, 렙토스피라증, 브루셀라증, 공수병, 신증후군출혈열, 후천성면역결핍증(AIDS), 크로이츠펠트-야콥병(CJD) 및 변종크로이츠펠트-야콥병(vCJD), 황열, 뎅기열, 큐열, 웨스트나일열, 라임병, 진드기매개뇌염, 유비저, 치쿤구니야열, 중증열성혈소판감소증후군(SFTS), 지카바이러스 감염증

> **TIP** 후천성면역결핍증 예방법
> ㉠ 목적(제1조) : 이 법은 후천성면역결핍증의 예방·관리와 그 감염인의 보호·지원에 필요한 사항을 정함으로써 국민건강의 보호에 이바지함을 목적으로 한다.
> ㉡ 국가·지방자치단체 및 국민의 의무〈제3조〉
> • 국가와 지방자치단체는 후천성면역결핍증의 예방·관리와 감염인의 보호·지원을 위한 대책을 수립·시행하고 감염인에 대한 차별 및 편견의 방지와 후천성면역결핍증의 예방을 위한 교육과 홍보를 하여야 한다.
> • 국가와 지방자치단체는 국제사회와 협력하여 후천성면역결핍증의 예방과 치료를 위한 활동에 이바지하여야 한다.

- 국민은 후천성면역결핍증에 관한 올바른 지식을 가지고 예방을 위한 주의를 하여야 하며, 국가나 지방자치단체가 이 법에 따라 하는 조치에 적극 협력하여야 한다.
- 국가·지방자치단체 및 국민은 감염인의 인간으로서의 존엄과 가치를 존중하고 그 기본적 권리를 보호하며, 이 법에서 정한 사항 외의 불이익을 주거나 차별대우를 하여서는 아니 된다.
- 사용자는 근로자가 감염인이라는 이유로 근로관계에 있어서 법률에서 정한 사항 외의 불이익을 주거나 차별대우를 하여서는 아니 된다.

ⓒ 의사 또는 의료기관 등의 신고〈제5조〉
- 감염인을 진단하거나 감염인의 사체를 검안한 의사 또는 의료기관은 보건복지부령으로 정하는 바에 따라 24시간 이내에 진단·검안 사실을 관할 보건소장에게 신고하고, 감염인과 그 배우자(사실혼 관계에 있는 사람을 포함) 및 성 접촉자에게 후천성면역결핍증의 전파 방지에 필요한 사항을 알리고 이를 준수하도록 지도하여야 한다. 이 경우 가능하면 감염인의 의사(意思)를 참고하여야 한다.
- 학술연구 또는 혈액 및 혈액제제(血液製劑)에 대한 검사에 의하여 감염인을 발견한 사람이나 해당 연구 또는 검사를 한 기관의 장은 보건복지부령으로 정하는 바에 따라 24시간 이내에 질병관리청장에게 신고하여야 한다.
- 감염인이 사망한 경우 이를 처리한 의사 또는 의료기관은 보건복지부령으로 정하는 바에 따라 24시간 이내에 관할 보건소장에게 신고하여야 한다.
- 신고를 받은 보건소장은 특별자치시장·특별자치도지사·시장·군수 또는 구청장(자치구의 구청장)에게 이를 보고하여야 하고, 보고를 받은 특별자치시장·특별자치도지사는 질병관리청장에게, 시장·군수·구청장은 특별시장·광역시장 또는 도지사를 거쳐 질병관리청장에게 이를 보고하여야 한다.

ⓔ 역학조사〈제10조〉 : 보건복지부장관, 시·도지사, 시장·군수·구청장은 감염인 및 감염이 의심되는 충분한 사유가 있는 사람에 대하여 후천성면역결핍증에 관한 검진이나 전파 경로의 파악 등을 위한 역학조사를 할 수 있다.

⑤ 제4급감염병
㉠ 제1급감염병부터 제3급감염병까지의 감염병 외에 유행 여부를 조사하기 위하여 표본감시 활동이 필요한 ㉡의 감염병을 말한다.
㉡ 인플루엔자, 매독, 회충증, 편충증, 요충증, 간흡충증, 폐흡충증, 장흡충증, 수족구병, 임질, 클라미디아감염증, 연성하감, 성기단순포진, 첨규콘딜롬, 반코마이신내성장알균(VRE) 감염증, 메티실린내성황색포도알균(MRSA) 감염증, 다제내성녹농균(MRPA) 감염증, 다제내성아시네토박터바우마니균(MRAB) 감염증, 장관감염증, 급성호흡기감염증, 해외유입기생충감염증, 엔테로바이러스감염증, 사람유두종바이러스감염증

⑥ 기생충감염병 ⋯ 기생충에 감염되어 발생하는 감염병 중 보건복지부장관이 고시하는 감염병을 말한다.

⑦ 세계보건기구 감시대상 감염병 ⋯ 세계보건기구가 국제공중보건의 비상사태에 대비하기 위하여 감시대상으로 정한 질환으로서 보건복지부장관이 고시하는 감염병을 말한다.

⑧ 생물테러감염병 ⋯ 고의 또는 테러 등을 목적으로 이용된 병원체에 의하여 발생된 감염병 중 보건복지부장관이 고시하는 감염병을 말한다.

⑨ 성매개감염병 ⋯ 성 접촉을 통하여 전파되는 감염병 중 보건복지부장관이 고시하는 감염병을 말한다.

⑩ **인수공통감염병** … 동물과 사람 간에 서로 전파되는 병원체에 의하여 발생되는 감염병 중 보건복지부장관이 고시하는 감염병을 말한다.

⑪ **의료관련감염병** … 환자나 임산부 등이 의료행위를 적용받는 과정에서 발생한 감염병으로서 감시활동이 필요하여 보건복지부장관이 고시하는 감염병을 말한다.

02 비감염성 질환

❶ 비감염성 질환의 이해

(1) 비전염성 질환의 개념

① 질병발생과정의 시간적 경과의 특성에 따라 구분된 것으로 급성질환에 상반된 개념이라 할 수 있다.

② 유병기간, 즉 질병의 시작에서부터 끝나는 시기가 길다는 특성을 나타낸다.

③ 비감염성 질환의 경우 그 진행과정을 보면 처음의 어느 정도까지는 병이 회복되는 것처럼 보이나 그 정도가 깊어져 회복단계가 줄어들면서 계속적으로 병이 악화되는 방향으로 진행된다.

(2) 발생요인

① **습관성 요인** … 과식, 과주, 과다지방식 섭취로 인해 비만증이 야기되고 이는 고혈압, 당뇨병, 관상동맥성 심장병 등을 유발한다.

② **기호성 요인** … 흡연으로 인해 폐암, 기관지염, 순환기계장애 등이 유발되고, 음주로 인해 고혈압, 간경화증, 위장장애 등이 유발된다.

③ **유전적 요인** … 당뇨병, 암, 고혈압의 경우 유전성이 인정되고 있다.

④ **사회 · 경제적 요인** … 사회 · 경제적 상태에 따라 질병발생의 양상이 다르다. 즉, 부유층의 경우 유방암, 당뇨병의 발생이 많고 저소득층의 경우 자궁암, 위장암 등이 많이 발생한다.

⑤ **직업적 요인** … 매연공의 경우 폐암이 많이 발생하고, 방사선 취급자의 경우에는 피부암 등이 많이 발생하며 광부의 경우에는 규폐증이 많이 발생하는 것으로 보아 직업에 따라서도 질병발생의 양상이 다르다고 볼 수 있다.

❷ 비감염성 질환의 관리

(1) 1차 예방

비감염성 질환의 경우 1차 예방에 필요한 직접적 원인이 밝혀지지 않는 경우가 많아 그 예방이 어렵다. 현존하는 1차 예방법으로는 금연, 음주제한, 체중조절, 비전염성 질환 관리사업 등이 있다.

(2) 2차 예방

조기에 질병을 발견·치료하여 조기사망을 예방하는 것을 말하며, 대부분의 비감염성 질환의 관리는 2차 예방에 중점을 둔다.

(3) 3차 예방

질병으로 인한 불능과 조기사망을 감소시키는 것을 말하며, 지속적인 치료와 관리가 유지되도록 간호대상자를 등록관리하고 재활을 돕는 사업에 중점을 둔다.

최근 기출문제 분석

2019. 6. 15. 제2회 서울특별시

1 **제2군감염병에 속하지는 않으나, 국가예방접종에 포함된 감염병으로 옳게 짝지어진 것은?**

① 폐렴구균 – 결핵

② 결핵 – A형 간염

③ 일본뇌염 – 결핵

④ B형 헤모필루스 인플루엔자 – A형 간염

> **TIP** 국가예방접종 대상 감염병은 결핵(BCG), B형간염, 디프테리아/파상풍/백일해, 폴리오, b형헤모필루스인플루엔자, 폐렴
> 구균, 홍역/유행성이하선염/풍진, 수두, A형간염, 일본뇌염, 사람유두종바이러스, 인플루엔자, 장티푸스, 신증후군출혈열
> 등이다. 이중 제2군감염병은 디프테리아, 백일해, 파상풍, 홍역, 유행성이하선염, 풍진, 폴리오, B형간염, 일본뇌염, 수
> 두, b형헤모필루스인플루엔자, 폐렴구균이 해당한다.

2019. 6. 15. 제2회 서울특별시

2 **관할지역에서 탄저로 죽은 소가 발견되었다는 신고를 받은 읍장이 취해야 할 행동으로 가장 옳은 것은?**

① 즉시 보건소장에게 신고

② 즉시 시장·군수·구청장에게 신고

③ 즉시 보건소장에게 통보

④ 즉시 질병관리본부장에게 통보

> **TIP** 인수공통감염병의 통보〈감염병의 예방 및 관리에 관한 법률 제14조 제1항〉…「가축전염병예방법」 제11조 제1항 제2호
> 에 따라 신고를 받은 특별자치도지사(특별자치도의 동지역에 한정된다)·시장(구를 두지 아니하는 시의 시장을 말하며,
> 도농복합형태의 시에 있어서는 가축 등의 소재지가 동지역인 경우에 한정된다)·구청장(도농복합형태의 시의 구에 있
> 어서는 가축 등의 소재지가 동지역인 경우에 한정된다)·읍장 또는 면장은 같은 법에 따른 가축전염병 중 다음 각 호
> 의 어느 하나에 해당하는 감염병의 경우에는 <u>즉시 질병관리본부장에게 통보</u>하여야 한다.
> ㉠ 탄저
> ㉡ 고병원성조류인플루엔자
> ㉢ 광견병
> ㉣ 그 밖에 대통령령으로 정하는 인수공통감염병
> ※ 2020. 8. 11.부터 질병관리본부장 → 질병관리청장으로 개정되었다.

Answer 1.② 2.④

3 감염병의 예방 및 관리에 관한 법령상 감염병에 대한 설명으로 옳은 것은?

① 탄저는 국내 유입이 우려되는 해외 유행 감염병으로 제4군감염병이다.

② 간흡충증은 정기적인 조사를 통한 감시가 필요하여 보건복지부령으로 정하는 제5군감염병이다.

③ 바이러스성 출혈열은 간헐적으로 유행할 가능성이 있어 계속 그 발생을 감시하고 방역대책의 수립이 필요한 제3군감염병이다.

④ 지정감염병은 제1군감염병부터 제5군감염병까지의 감염병 외에 유행 여부를 조사하기 위하여 감시활동이 필요하여 대통령이 지정하는 감염병이다.

> **TIP** ① 탄저는 간헐적으로 유행할 가능성이 있어 계속 그 발생을 감시하고 방역대책의 수립이 필요한 감염병으로 제3군감염병이다. 단, 2020. 1. 1. 시행 기준에 따르면 탄저는 1급감염병에 해당한다.
> ③ 바이러스성 출혈열은 국내에서 새롭게 발생하였거나 발생할 우려가 있는 감염병 또는 국내 유입이 우려되는 해외 유행 감염병으로 제4군감염병이다.
> ④ 지정감염병은 제1군감염병부터 제5군감염병까지의 감염병 외에 유행 여부를 조사하기 위하여 감시활동이 필요하여 보건복지부장관이 지정하는 감염병이다.

4 모기가 매개하는 감염병이 아닌 것은?

① 황열

② 발진열

③ 뎅기열

④ 일본뇌염

> **TIP** ② 발진열은 리케차(Rickettsia typhi) 감염에 의한 급성 발열성 질환으로, 매개충의 병원소는 설치류나 야생동물이며 쥐벼룩을 매개로 주로 전파된다.

5 「후천성면역결핍증 예방법」상 후천성면역결핍증으로 사망한 사체를 검안한 의사 또는 의료기관은 이 사실을 누구에게 신고하여야 하는가?

① 보건소장

② 시 · 도지사

③ 질병관리본부장

④ 보건복지부장관

> **TIP** 감염인을 진단하거나 감염인의 사체를 검안한 의사 또는 의료기관은 보건복지부령으로 정하는 바에 따라 즉시 진단 · 검안 사실을 관할 보건소장에게 신고하고, 감염인과 그 배우자(사실혼 관계에 있는 사람을 포함한다) 및 성 접촉자에게 후천성면역결핍증의 전파 방지에 필요한 사항을 알리고 이를 준수하도록 지도하여야 한다. 이 경우 가능하면 감염인의 의사(意思)를 참고하여야 한다〈후천성면역결핍증 예방법 제5조(의사 또는 의료기관 등의 신고) 제1항〉.
> ※ 2020. 8. 11.부터 질병관리본부장 → 질병관리청장으로 개정되었다.

Answer 3.② 4.② 5.①

6 여름휴가차 바닷가에 온 40대 여성이 오징어와 조개류 등을 생식하고 다음 날 복통, 설사와 미열을 호소하며 병원을 방문하여 진료를 받았다. 이 경우 의심되는 식중독의 특징은?

① 7 ~ 8월에 주로 발생하며, 원인균은 포도상구균이다.

② 화농성질환을 가진 조리사의 식품 조리과정에서 발생한다.

③ 감염형 식중독으로 가열해서 먹을 경우 예방이 가능하다.

④ 독소형 식중독으로 신경마비성 증상이 나타나 치명률이 높다.

> **TIP** ③ 오징어와 조개류 등은 표피나 아가미, 내장 등을 충분히 세척·가열하지 않고 섭취할 경우 장염비브리오균에 감염될 수 있다.

7 「감염병의 예방 및 관리에 관한 법률」제2조 제8호에 따른 세계보건기구 감시대상 감염병만을 모두 고른 것은?

㉠ 두창	㉡ 폴리오
㉢ 중증급성호흡기증후군(SARS)	㉣ 콜레라

① ㉠㉢

② ㉠㉡㉣

③ ㉡㉢㉣

④ ㉠㉡㉢㉣

> **TIP** 「감염병의 예방 및 관리에 관한 법률」제2조 제8호에 따른 세계보건기구 감시대상 감염병의 종류는 다음 각 목과 같다.
> ㉠ 두창
> ㉡ 폴리오
> ㉢ 신종인플루엔자
> ㉣ 중증급성호흡기증후군(SARS)
> ㉤ 콜레라
> ㉥ 폐렴형 페스트
> ㉦ 황열
> ㉧ 바이러스성 출혈열
> ㉨ 웨스트나일열

Answer 6.③ 7.④

출제 예상 문제

1 다음 중 수인성 감염병의 역학적 특성으로 옳지 않은 것은?

① 급수구역과 환자발생 분포가 일치한다.

② 이환율과 치명률이 낮고 2차 발병률은 낮다.

③ 환자가 2~3일 내에 폭발적으로 발생한다.

④ 여름철에 특히 발생률이 높다.

TIP ④ 수인성 감염병이 발생하는 것과 계절은 항상 일치하는 것이 아니다.

2 홍역을 앓은 후 생기는 면역은?

① 인공능동면역   ② 선천성 면역

③ 자연능동면역   ④ 자연수동면역

TIP 자연능동면역 … 각종의 질환에 이환된 후에 면역이 형성되는 것으로 면역의 지속기간은 질환의 종류에 따라 기간이 짧을 수도, 영구면역이 될 수도 있다.

3 다음 중 만성 퇴행성 질환이 아닌 것은?

① 폐렴   ② 고혈압

③ 관상동맥성 심질환   ④ 암

TIP 만성 퇴행성 질환
ⓐ 암
ⓑ 당뇨병
ⓒ 본태성 고혈압
ⓓ 관상동맥성 심질환
ⓔ 정신장애

Answer 1.④ 2.③ 3.①

4 다음 중 모기를 매개로 한 감염성 질환으로 옳은 것은?

> ㉠ 장티푸스   ㉡ 뎅기열
> ㉢ 일본뇌염   ㉣ AIDS
> ㉤ 말라리아

① ㉠㉡㉤   ② ㉠㉢㉣
③ ㉡㉢㉤   ④ ㉡㉣㉤

TIP 매개충과 전파질병
　㉠ 이 : 발진티푸스, 재귀열
　㉡ 파리 : 장티푸스, 소아마비, 이질
　㉢ 쥐 : 살모넬라증, 렙토스피라증
　㉣ 모기 : 사상충증, 말라리아, 뎅기열, 황열, 일본뇌염
　㉤ 쥐벼룩 : 녹사병, 재귀열, 발진열
　㉥ 진드기 : 재귀열, 신증후출혈열
　㉦ 물고기 : 간흡충증

5 감염병의 예방 및 관리에 관한 법률에서 규정한 제1급감염병에 해당하는 것만을 고른 것은?

> ㉠ 페스트   ㉡ 일본뇌염
> ㉢ 탄저   ㉣ A형간염

① ㉠㉡   ② ㉠㉢
③ ㉡㉣   ④ ㉢㉣

TIP 제1급감염병
　㉠ 생물테러감염병 또는 치명률이 높거나 집단 발생의 우려가 커서 발생 또는 유행 즉시 신고하여야 하고, 음압격리와 같은 높은 수준의 격리가 필요한 감염병으로서 ㉡의 감염병을 말한다. 다만, 갑작스러운 국내 유입 또는 유행이 예견되어 긴급한 예방·관리가 필요하여 보건복지부장관이 지정하는 감염병을 포함한다.
　㉡ 에볼라바이러스병, 마버그열, 라싸열, 크리미안콩고출혈열, 남아메리카출혈열, 리프트밸리열, 두창, 페스트, 탄저, 보툴리눔독소증, 야토병, 신종감염병증후군, 중증급성호흡기증후군(SARS), 중동호흡기증후군(MERS), 동물인플루엔자 인체감염증, 신종인플루엔자, 디프테리아

Answer 4.③ 5.②

6 다음 중 세균성 이질에 대한 역학적 설명으로 옳지 않은 것은?

① 병원체 발병력이 낮다.

② 숙주에 부분적으로 면연력이 약하다.

③ 이환기간은 평균적으로 4 ~ 7일이다.

④ 병원체가 다량으로 존재한다.

TIP 임상적 특징

㉠ 대소장의 급성세균성 감염병으로 고열과 구역질, 또는 구토 · 경련성 복통 및 후중기를 동반한 설사가 특징이다.

㉡ 어린이에게 전신적 경련은 중요한 하나의 합병증일 수 있다.

㉢ 이질균에서 나오는 독소의 작용으로 구토와 수양성 설사가 일어나고 경미하거나 무증상 감염도 있다.

㉣ 이환기간이 평균 4 ~ 7일이고 수 일부터 수 주 동안 앓는다.

㉤ 전형적인 환례에서는 침습성 이질균으로 인해서 미세 농양이 뭉쳐 대변에 혈액과 점액, 고름 등이 섞여 나온다.

㉥ 세균학적 진단은 직장 면봉법이나 대변을 배양해 이질균을 분리해서 진단한다.

7 회복기 환자가 균을 배출하는 경우는?

① 백일해   ② 이질

③ 디프테리아   ④ 유행성 이하선염

TIP 다른 감염병과는 달리 디프테리아는 회복기 환자에게서도 전염이 이루어지기 때문에 특별한 주의가 필요하다.

8 다음 보균자 중 가장 관리하기 어려운 보균자는?

① 회복기 보균자   ② 잠복기 보균자

③ 건강 보균자   ④ 열성 보균자

TIP 건강 보균자는 가장 관리하기 어려운 보균자이다.

Answer 6.① 7.③ 8.③

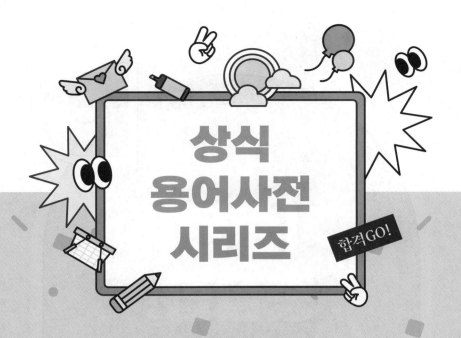

상식 용어사전 시리즈

합격GO!

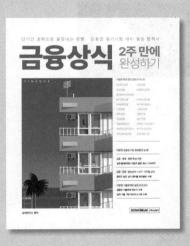

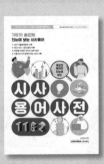

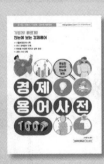

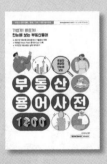

1 금융상식 2주 만에 완성하기

금융은행권, 단기간 공략으로 끝장낸다! 필기 걱정은 이제 NO! <금융상식 2주 만에 완성하기> 한 권으로 시간은 아끼고 학습효율은 높이자!

2 중요한 용어만 한눈에 보는 시사용어사전 1130

매일 접하는 각종 기사와 정보 속에서 현대인이 놓치기 쉬운, 그러나 꼭 알아야 할 최신 시사상식을 쏙쏙 뽑아 이해하기 쉽도록 정리했다!

3 중요한 용어만 한눈에 보는 경제용어사전 961

주요 경제용어는 거의 다 실었다! 경제가 쉬워지는 책, 경제용어사전!

4 중요한 용어만 한눈에 보는 부동산용어사전 1273

부동산에 대한 이해를 높이고 부동산의 개발과 활용, 투자 및 부동산 용어 학습에도 적극적으로 이용할 수 있는 부동산용어사전!

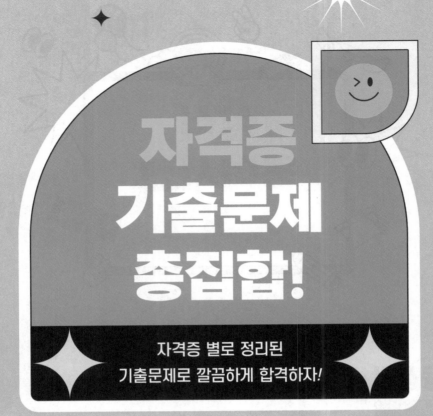

자격증 기출문제 총집합!

**자격증 별로 정리된
기출문제로 깔끔하게 합격하자!**

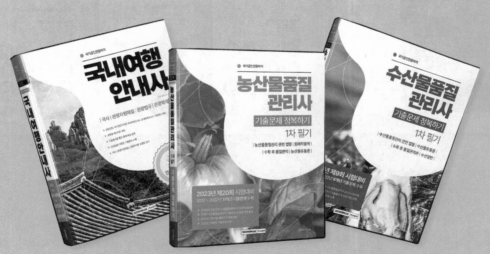

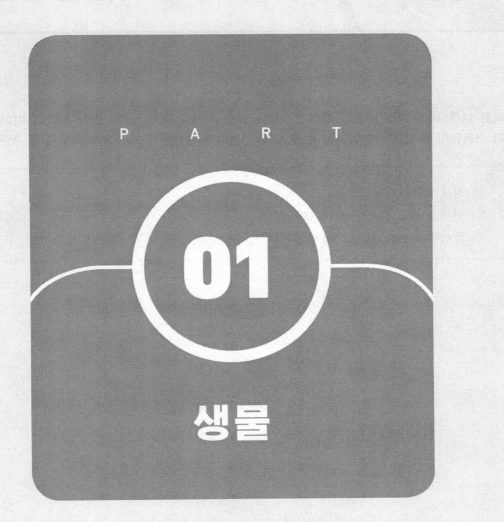

PART

01

생물

1 서로 다른 여러 개의 코돈이 동일한 아미노산을 지정할 수 있는데, 만약 하나의 아미노산을 하나의 코돈만이 지정한다면 일어날 수 없는 돌연변이의 형태를 〈보기〉에서 모두 고른 것은?

―――――――― 〈보기〉 ――――――――

　㉠ 침묵(silent) 돌연변이

　㉡ 넌센스(nonsense) 돌연변이

　㉢ 틀이동(frame shift) 돌연변이

① ㉠

② ㉡

③ ㉠, ㉢

④ ㉡, ㉢

ANSWER 1.①

1 하나의 아미노산을 지정하는 코돈은 최소 둘 이상인데, 만약 하나의 아미노산이 하나만 지정할 수 있다면 코돈의 염기 서열이 변하여 지정하고자 하는 아미노산을 지정할 수 없게 된다. 여기서 침묵 돌연변이의 경우에는 유전자가 변해도 아미노산의 변화가 전혀 없어 정상 표현형으로 나타나게 된다. 넌센스 돌연변이는 염기의 변화로 종결코돈으로 바뀌어 단백질 합성이 중단되는 경우이며 틀이동 돌연변이는 하나 또는 두 개의 염기가 삽입되거나 결손되는 것으로 아미노산 서열이 완전히 달라지게 된다. ㉡과 ㉢은 돌연변이에 의해 기존 단백질 합성이 어려운 경우로 가능한 돌연변이이지만 ㉠은 하나의 코돈이 하나의 아미노산만 지정하게 될 경우 불가능해진다.

2 어떤 사람의 혈액과 뇨액을 채취하여 각각 산성도(pH)를 측정한 결과, 혈액의 pH는 7.4이고 뇨액의 pH는 5.4인 것으로 나타났다. 혈액과 뇨액의 수소 이온(H^+) 농도에 대한 설명으로 가장 옳은 것은?

① 혈액의 수소 이온 농도가 뇨액의 수소 이온 농도보다 100배 높다.

② 혈액의 수소 이온 농도가 뇨액의 수소 이온 농도보다 100배 낮다.

③ 혈액의 수소 이온 농도가 뇨액의 수소 이온 농도보다 2배 높다.

④ 혈액의 수소 이온 농도가 뇨액의 수소 이온 농도보다 2배 낮다.

3 대장균의 DNA 복제 과정 중 지체가닥에서 나타나는 단백질의 기능에 대한 설명으로 옳은 것을 〈보기〉에서 모두 고른 것은?

─────── 〈보기〉 ───────

ㄱ DNA 연결효소(DNA ligase)는 인산이에스테르 결합(phosphodiester bond)을 촉진한다.

ㄴ DNA 프리메이스(DNA primase)는 DNA 프라이머를 만든다.

ㄷ DNA 중합효소 Ⅰ(DNA polymerase Ⅰ)은 오카자키 절편 사이의 프라이머를 제거한다.

① ㄱ

② ㄴ

③ ㄱ, ㄴ

④ ㄱ, ㄷ

ANSWER 2.② 3.④

2 pH란 수소이온 농도를 로그값으로 나타낸 것으로, 값이 1 차이 날 때마다 농도는 10배씩 차이 나게 된다. −log[수소이온]이므로 값이 작을수록 수소 이온의 농도는 높다. 따라서 혈액의 pH는 7.4, 뇨액의 pH는 5.4이므로 두 물질의 pH 차이는 2이다. 즉 수소 이온의 농도는 값이 더 작은 뇨액이 더 높고 농도 차이는 10^2인 100배 차이가 나게 된다.

3 ㄴ DNA 프리메이스는 부모 DNA를 주형으로 이용하여 RNA 프라이머를 합성한다.
지체가닥에서는 불연속적으로 DNA가 합성되므로 DNA 중합효소Ⅰ에 의해 끊어진 오카자키 절편사이의 프라이머를 제거해야 하고 끊어진 조각을 DNA 라이게이스에 의해 연결해야 한다.

4 세포호흡의 과정 중 미토콘드리아에서 일어나는 과정을 〈보기〉에서 모두 고른 것은?

〈보기〉

ⓐ 산화적 인산화　　　　　　　　ⓑ 피루브산 산화

ⓒ 해당과정　　　　　　　　　　　ⓓ 시트르산 회로

① ⓐ, ⓓ

② ⓑ, ⓒ

③ ⓐ, ⓑ, ⓓ

④ ⓐ, ⓑ, ⓒ, ⓓ

5 혈중 Na^+ 이온의 농도가 높아지게 될 경우 발생하는 호르몬 변화로 가장 옳지 않은 것은?

① 부신피질에서 코르티솔의 분비가 촉진된다.

② 심방에서 심방성 나트륨이뇨펩티드가 분비된다.

③ 부신피질에서 알도스테론의 분비가 억제된다.

④ 뇌하수체 후엽에서 바소프레신의 분비가 촉진된다.

ANSWER 4.③　5.①
- - -

4　ⓒ 해당과정은 미토콘드리아로 들어가기 전 세포질에서 일어나는 과정이다.
　　ⓐⓑⓓ 피루브산 산화 및 시트르산 회로는 미토콘드리아 내부에서 일어나며 산화적 인산화는 미토콘드리아 내막에서 일어난다.

5　① 코르티솔은 지방이나 단백질을 포도당으로 전환시켜 혈당을 높이는 호르몬으로 나트륨 이온의 변화와는 무관하다.
　　②③④심방에서 펩타이드계 호르몬인 심방성 나트륨이뇨펩타이드가 분비되어 혈중 나트륨 이온의 농도를 낮춘다. 또한 알도스테론은 혈장 내 나트륨 이온의 농도를 높이는 호르몬이므로 이 호르몬의 기능이 억제되고, 뇌하수체 후엽에서는 바소프레신 분비가 촉진되어 체내로 수분 재흡수를 촉진시키는 일이 일어나게 되었을 때 체내 나트륨 이온의 농도가 원래대로 돌아오게 된다.

6 생태계를 구성하는 화학 원소는 생물지구화학적 반응을 통해 지구의 생물권과 비생물권을 순환한다. 〈보기〉에서 인(P)의 생물지구화학적 순환에 대한 설명으로 옳은 것을 모두 고른 것은?

─── 〈보기〉 ───

㉠ 생물체에서 아미노산과 당의 주 구성 원소이다.
㉡ 생물이 이용할 수 있는 주 형태의 인은 인산염 (PO_4^{3-}) 이다.
㉢ 인이 주로 축적되어 있는 저장고는 바다에서 기원한 퇴적암이다.
㉣ 육상에서 해양으로 유입된 인은 대기로 증발하여 강수를 통해 다시 육상으로 순환한다.

① ㉠, ㉡   ② ㉠, ㉣
③ ㉡, ㉢   ④ ㉢, ㉣

7 식물의 엽록체에서 일어나는 광합성 과정에 대한 설명으로 가장 옳지 않은 것은?

① 엽록소와 같은 광합성 색소는 주로 녹색 파장의 빛을 흡수함으로써 전자를 방출한다.
② 틸라코이드 공간에서 물 분자의 광분해로 인하여 산소 분자 및 수소 이온과 더불어 전자가 생성된다.
③ 비순환 경로 전자전달계에서 이동되는 전자들은 최종적으로 $NADP^+$ 분자에 흡수된다.
④ ATP 합성효소는 수소 이온의 흐름을 통해 ADP의 인산화 과정을 촉매한다.

ANSWER 6.③ 7.①

6 ㉠ 아미노산과 당에는 C, H, O가 공통적으로 들어있고 아미노산에는 N가 추가로 포함되어 있다. 따라서 인(P)과는 무관한 물질이다.
㉣ 인은 탄소와 질소와는 다르게 대기로는 순환하지 못한다.

7 광합성 색소는 녹색을 반사하고 청자색광을 흡수하여 전자를 방출한다. 녹색으로 보이는 이유는 녹색을 반사하기 때문이다.

8 외떡잎식물과 진정쌍떡잎식물의 형질을 비교한 설명으로 가장 옳은 것은?

① 외떡잎식물의 잎맥은 보통 그물맥(망상맥)이고, 진정쌍떡잎식물의 잎맥은 보통 나란히맥(평행맥)이다.

② 외떡잎식물의 뿌리는 보통 끝뿌리(원뿌리)이고, 진정쌍떡잎식물의 뿌리는 보통 수염뿌리(원뿌리가 없음)이다.

③ 외떡잎식물의 꽃가루는 보통 구멍이 3개이고, 진정쌍떡잎식물의 꽃가루는 보통 구멍이 1개이다.

④ 외떡잎식물의 줄기는 보통 관다발조직이 흩어져 있고, 진정쌍떡잎식물의 줄기는 보통 관다발조직이 고리 모양으로 배열되어 있다.

9 내막계에 해당하지 않는 것은?

① 핵막
② 엽록체
③ 소포체
④ 리소좀

ANSWER 8.④ 9.②

8 ① 외떡잎 식물의 잎맥은 나란히맥이고 쌍떡잎 식물의 잎맥은 그물맥이다.
② 외떡잎 식물의 뿌리는 수염뿌리이고 쌍떡잎 식물의 뿌리는 끝뿌리이다.
③ 외떡잎 식물의 꽃가루는 구멍이 1개이고 쌍떡잎 식물의 꽃가루는 구멍이 3개이다.

9 핵막, 소포체, 리소좀, 골지체 등은 내막계에 속하지만, 엽록체는 세포내 공생체로 외막을 두겹 가진다.

10 혈류의 속도 및 혈압에 대한 설명으로 옳지 않은 것을 〈보기〉에서 모두 고른 것은?

〈보기〉

㉠ 동맥이나 정맥에 비해 모세혈관은 혈관의 총면적이 크기 때문에 모세혈관에서의 혈류 속도는 동맥이나 정맥에서보다 감소한다.
㉡ 혈압은 심실의 수축기와 이완기를 기준으로 측정한다.
㉢ 수축기 혈압은 동맥에서의 혈압이며 이완기 혈압은 정맥에서의 혈압이다.
㉣ 혈압의 항상성 유지를 위해 일산화질소는 혈관 수축을 유도하고 엔도텔린(endothelin)은 혈관 확장을 유도한다.

① ㉢
② ㉠, ㉡
③ ㉡, ㉢
④ ㉢, ㉣

11 동물의 면역 반응은 선천성 면역(비특이적 방어) 또는 후천성 면역(특이적 방어)으로 나눌 수 있다. 포유동물의 후천성 면역 반응에 대한 예로 가장 옳은 것은?

① 자연살생세포(natural killer cell)는 병든 세포를 인식하면 화학 물질을 분비하여 제거한다.
② 상처가 나거나 감염 발생 시 유리되는 화학 신호 물질에 의해 염증반응(inflammatory response)이 일어난다.
③ 호중구(neutrophil)는 감염조직에서 나오는 화학 신호 물질을 인식하여 미생물을 파괴한다.
④ 세포독성 T 세포(cytotoxic T cell)는 바이러스에 감염된 체세포나 종양세포를 파괴한다.

ANSWER　10.④　11.④

10 ㉢ 수축기 혈압은 심실 수축시 혈압이고 이완기 혈압은 심실 이완시 혈압이다.
　　㉣ 일산화질소는 혈관 이완을 유도하고 엔도텔린은 혈관 수축을 유도한다.

11 ① 자연 살생 세포에 의한 면역은 선천성 면역이다.
　　② 염증반응도 비만세포에서 히스타민이 방출되어 혈관 투과성이 증가하는 선천성 면역이다.
　　③ 호중구에 의한 미생물의 파괴는 식균작용으로 선천성 면역이다.

12 무척추동물의 분류에 따른 예가 잘못 연결된 것을 〈보기〉에서 모두 고른 것은?

─────────〈보기〉─────────

　　ⓐ 해면동물 – 해파리
　　ⓑ 선형동물 – 지렁이
　　ⓒ 극피동물 – 불가사리
　　ⓓ 절지동물 – 가재
　　ⓔ 연체동물 – 문어

① ⓐ, ⓑ

② ⓑ, ⓒ

③ ⓓ, ⓔ

④ ⓒ, ⓓ, ⓔ

　12 해파리는 자포동물이고 지렁이는 환형동물이다.

13 어떤 동물은 몸의 색깔을 결정하는 유전자와 날개 크기를 결정하는 유전자를 각각 한 쌍씩 가진다고 한다. 이 동물의 야생형 표현형은 회색 몸과 정상 날개이며, 돌연변이형 표현형은 검은색 몸과 흔적 날개이다. 이 동물을 대상으로 하는 〈보기〉의 유전 교배 실험 결과에 대한 분석을 가장 옳게 한 학생은?

〈보기〉

- 교배 실험 : 야생형 표현형을 나타내는 두 유전자에 대한 이형접합자 암컷과 돌연변이 표현형을 나타내는 두 유전자에 대한 동형접합자 수컷을 교배하여 다음과 같은 자손들을 얻었다.
  - 회색 몸과 정상 날개의 자손 : 156개체
  - 회색 몸과 흔적 날개의 자손 : 39개체
  - 검은색 몸과 정상 날개의 자손 : 41개체
  - 검은색 몸과 흔적 날개의 자손 : 164개체

① 갑 학생 : 검은색 몸과 정상 날개를 가지는 자손 개체들이 생성되는 이유는 감수분열 중에 교차가 발생하였기 때문이다.

② 을 학생 : 이 실험의 자손에서 나타나는 재조합 빈도는 0.2%이다.

③ 병 학생 : 몸의 색깔을 결정하는 유전자와 날개 크기를 결정하는 유전자는 서로 다른 염색체 상에 존재한다.

④ 정 학생 : 회색 몸과 정상 날개를 가지는 자손 개체는 두 유전자에 대하여 동형접합자이다.

ANSWER 13.①

13 ② 회색몸과 정상날개 자손, 검은색 몸과 흔적 날개 자손만 나올 경우 교차가 일어나지 않았다고 볼 수 있지만, 그 외의 표현형인 개체들이 나온 것으로 보아 교차가 일어났으며 재조합 빈도는 ((39+41)/156+39+41+165)×100≒20%이다.
③ 몸 색깔 결정 유전자와 날개 크기 결정 유전자는 모두 연관되어 있다.
④ 회색 몸과 정상 날개를 가지는 자손 개체는 적어도 하나의 형질에 대한 유전자는 이형접합이다.

14 〈보기〉는 선구동물과 후구동물의 배 발생 중 일부를 순서 없이 나타낸 모식도이다. 두 동물의 발생에 대한 설명으로 가장 옳은 것은?

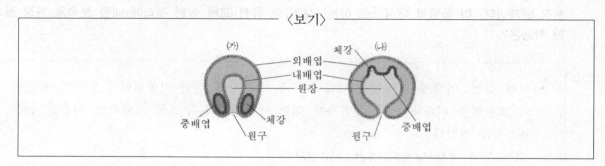

① (가)는 후구동물에 해당한다.

② (나)와 같은 발생을 하는 동물에는 극피동물과 척삭동물이 포함된다.

③ (가)의 원구는 나중에 항문으로 발달한다.

④ (가)와 (나)의 원장은 나중에 동물의 외피를 형성한다.

14 ① (가)는 선구동물에 해당하고, (나)는 후구동물에 해당한다.

③ 선구동물의 원구는 나중에 입으로 발달한다.

④ 원장은 부풀어 올라 내배엽 세포가 일부 안쪽으로 떨어져 들어오면서 텅 빈 체강이 형성되고 그 부분에 내장기관들이 놓이게 된다. 따라서 외피를 형성하지는 않는다.

15 역전사효소(reverse transcriptase)에 대한 설명으로 옳은 것을 〈보기〉에서 모두 고른 것은?

─── 〈보기〉 ───

㉠ 담배모자이크바이러스가 자신의 RNA 유전물질을 복제하기 위해 사용한다.

㉡ 유전공학적 연구에서 mRNA로부터 cDNA를 클로닝하기 위해 사용된다.

㉢ RNA를 유전물질로 사용하는 코로나바이러스 감염의 PCR 진단 검사를 위해 사용된다.

① ㉠, ㉡   ② ㉠, ㉢

③ ㉡, ㉢   ④ ㉠, ㉡, ㉢

15 역전사 효소는 RNA정보를 DNA로 옮길 때 필요한 효소로 ㉠에서 담배모자이크바이러스가 자신의 RNA를 복제하기 위해 사용하는 것은 아니다.

16 식물 세포는 구조와 기능에 따라 몇 가지 세포 유형으로 구분된다. 〈보기〉에서 주요 식물 세포 유형에 대한 설명으로 옳은 것을 모두 고른 것은?

〈보기〉

㉠ 성숙한 유세포(parenchyma cell)는 유연한 1차벽을 가지며 대부분의 물질대사를 담당한다.

㉡ 성숙한 후벽세포(sclerenchyma cell)는 두꺼운 1차벽을 가지며 지상부 어린 식물의 유연한 지지 기능을 한다.

㉢ 성숙한 후각세포(collenchyma cell) 는 두꺼운 2차벽을 가진 죽은 세포로 식물의 지지 기능을 한다.

㉣ 물과 무기염류를 운반하는 물관요소는 완성된 상태에서는 죽어 있다.

---

① ㉠, ㉡

② ㉠, ㉣

③ ㉡, ㉢

④ ㉢, ㉣

16 ㉡ 성숙한 후벽세포는 세포벽이 두껍고 목질화되어 벽공이 있는 세포로 성숙한 후에는 원형질을 잃는 세포이다. 주로 양치나 겉씨 식물에서 볼 수 있다.

　㉢ 후각세포는 성숙해도 살아있으며 얇은 1차벽으로 구성되어 유연하며 목질화되어 있지 않아 팽창과 신장이 가능하다.

17 인체의 호흡 조절 과정에 대한 설명으로 옳지 않은 것을 〈보기〉에서 모두 고른 것은?

─────── 〈보기〉 ───────

㉠ 폐의 부피 변화를 이용한 음압(negative pressure) 호흡으로 일어난다.

㉡ 불수의적으로 조절되는 호흡에서 갈비 사이근의 수축은 숨을 내쉬는 호식 과정을 일으킨다.

㉢ 주로 혈액 내의 산소 포화도를 pH 변화로 감지하여 호흡의 항상성이 조절된다.

㉣ 뇌척수액의 pH가 낮아진 것이 감지되면 이후 호흡은 증가된다.

① ㉠, ㉡

② ㉠, ㉣

③ ㉡, ㉢

④ ㉢, ㉣

18 그람음성세균에 해당하지 않는 것은?

① 스트렙토마이세스

② 클라미디아

③ 프로테오세균

④ 스피로헤타

ANSWER 17.③ 18.①

17 갈비 사이근의 수축은 숨을 들이마시는 흡식 과정을 유발하며 주로 혈액 내의 이산화탄소를 연수에서 감지해 호흡의 항상성이 조절된다.

18 스트렙토마이세스는 그람양성세균이다.

19 하디-바인베르크 평형 조건에 부합되는 가상의 한 집단 내에서, 어떤 유전병이 신생아 100명당 한 명꼴로 발생한다고 한다. 이 집단에 대한 설명으로 가장 옳은 것은? (단, 이 유전병은 하나의 유전자 좌위에서 돌연변이 대립유전자에 대해 동형접합성일 경우에만 발생한다.)

① 집단 내에서 돌연변이 대립유전자의 빈도는 1%이다.

② 구성원 중 18%는 보인자이다.

③ 구성원 중 90%는 야생형 대립유전자에 대하여 동형접합성이다.

④ 만일 집단 내에 돌연변이 대립유전자 빈도가 기존 빈도의 1/10로 감소하게 된다면, 열성 유전병의 발생 빈도는 1,000명당 한 명꼴로 나타나게 될 것이다.

20 속씨식물의 기공 개폐 조절은 다양한 기작에 의해 조절된다. 〈보기〉에서 기공 개폐 조절에 대한 설명으로 옳은 것을 모두 고른 것은?

〈보기〉

㉠ 주변 표피세포에서 공변세포로 K^+이 유입되면 기공이 닫힌다.

㉡ 공변세포에서 원형질막의 양성자 펌프가 활성화되면 기공이 열린다.

㉢ 일주기성 리듬은 기공의 개폐를 조절하는 신호 중 하나이다.

㉣ 식물 호르몬인 앱시스산(abscisic acid)은 기공의 열림을 촉진한다.

① ㉠, ㉡   ② ㉠, ㉣

③ ㉡, ㉢   ④ ㉢, ㉣

ANSWER 19.② 20.③

19 q^2이 0.01이므로 q=0.1, p=0.9이다. 즉 돌연변이 대립유전자 빈도는 0.1이고 보인자는 2pq이므로 18%이다. 야생형 대립유전자에 대해 동형접합성은 p^2으로 0.81이다. 돌연변이 대립유전자 빈도가 기존의 1/10로 감소하게 된다면 열성 유전병 발생 빈도는 10,000명당 한 명의 꼴로 나타나게 된다.

20 ㉠ 기공이 열리는 것은 칼륨이 대량으로 공변세포로 모여들게 되면 가능하다.
㉣ 앱시스산은 기공의 닫힘을 촉진하는 호르몬이다.

1 서로 다른 두 원핵세포 간에 DNA를 전달하는 방식에 해당하지 않는 것은?

① 형질 전환(transformation)

② 형질 도입(transduction)

③ 형질 주입(transfection)

④ 접합(conjugation)

1 ③ 바이러스 핵산이나 플라스미드를 진핵세포에 도입하는 것을 의미한다.
　① 세균이 주변에 있는 DNA를 획득하는 것을 의미한다.
　② 바이러스에 의해 세균에서 다른 세균으로 DNA가 옮겨지는 것을 의미한다.
　④ 세균의 세포질이 연결되면서 DNA가 복제되어 다른 세포로 전달된 후 수용세포에서 재조합을 통해 염색체를 형성하는 것을 의미한다.

2 〈보기〉의 세포 골격을 나타내는 모식도에 대한 설명으로 가장 옳은 것은?

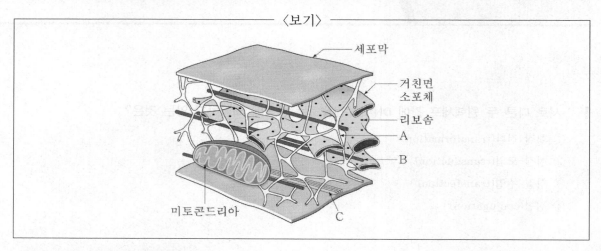

〈보기〉

세포막
거친면 소포체
리보솜
A
B
미토콘드리아
C

① 중심립은 A로 구성되어 있다.

② B는 구형단백질인 액틴으로 구성되고 모든 전핵세포에서 관찰된다.

③ C는 섬모, 편모 등을 구성하며 염색체나 세포 소기관의 이동에 관여한다.

④ B와 C는 모든 진핵세포에서 지름이 거의 일정하며 구성성분 또한 일정하다.

ANSWER 2.④

2 A : 중간섬유, B : 미세소관, C : 미세섬유

미세섬유와 미세소관은 각각 액틴 단백질과 튜불린 단백질로 구성되어 있다.

① 중심립은 미세소관으로 구성되어 있다.

② 액틴을 구성하는 것은 미세섬유로 이는 거의 모든 진핵세포의 일부분을 차지한다.

③ 편모와 섬모는 미세소관으로 구성되어 있다. 미세소관은 세포소기관과 염색체, 물질의 이동에 관여한다.

3 〈보기〉와 같이 자엽초를 이용해 식물의 특정 호르몬을 확인하는 실험을 수행하였다. 실험 결과에 대한 설명으로 가장 옳은 것은? (단, 실험은 빛이 차단된 암소에서 진행되었다.)

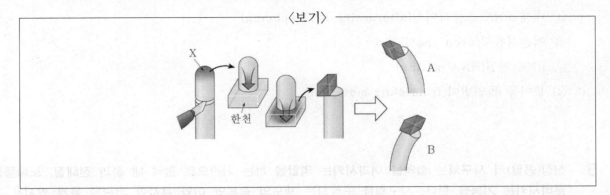

① X는 지베렐린으로 줄기 신장과 꽃가루 발달을 촉진한다. 따라서 A처럼 자랄 것이다.

② X는 에틸렌으로 어린 식물에서 줄기의 신장을 억제한다. 따라서 A처럼 자랄 것이다.

③ X는 옥신으로 낮은 농도에서 줄기의 신장을 촉진한다. 따라서 B처럼 자랄 것이다.

④ X는 시토키닌으로 뿌리의 생장과 정단우성을 조절한다. 따라서 B처럼 자랄 것이다.

---

3 옥신은 빛의 반대방향으로 이동 후 중력 방향으로 이동해 세포 생장을 촉진시키는 식물 호르몬이다. 한천이 있는 아래 방향으로 옥신이 이동해 한천이 있는 쪽의 줄기 생장이 촉진되어 세포 크기가 커지 므로 식물은 B처럼 휘어 자란다.

4 사람 세포는 약 20,000개의 유전자를 가지고 있으나 75,000~100,000개 정도의 서로 다른 단백질이 세포에서 생산된다. 이러한 현상에 가장 큰 역할을 하는 세포 내 현상으로 가장 옳은 것은?

① 대체 RNA 스플라이싱(alternative RNA splicing)

② 엑손셔플링(exon shuffling)

③ RNA 편집(RNA editing)

④ 틀이동 돌연변이(frameshift mutation)

5 신장(콩팥)의 사구체는 혈액을 여과시키는 역할을 하는 기관으로 혈액 내 물과 전해질, 노폐물을 분비시키는 기능을 한다. 사구체를 구성하는 세포의 종류와 이와 유사한 기관을 옳게 짝지은 것은?

① 단층편평상피세포 – 폐의 폐포

② 단층원주상피세포 – 위장의 내벽

③ 단층입방상피세포 – 신장의 세뇨관

④ 거짓다층섬모원주상피세포 – 호흡기 기관지

ANSWER 4.① 5.①

4 유전자 발현 동안에 한 개 유전자에서 다양한 단백질을 생성함으로써 결과적으로 유전자 발현 조절을 유발한다.

② 서로 다른 유전자간 교차로 엑손의 다양한 조합으로 형성된 유전자가 생성되는 것이다.

③ 전사 이후 특정 암호화된 정보를 바꾸는 과정이다. RNA 분자 내 뉴클레오타이드 결실, 삽입, 염기 치환을 이용해 진행된다.

④ DNA에 3의 배수가 아닌 소수 염기가 결실 또는 삽입되면서 이 유전정보가 아미노산으로 번역될 때 전혀 다른 배열로 나타나는 돌연변이를 뜻한다.

5 사구체는 단층편평상피로 구성되어 있다. 단층편평상피는 매우 얇아 물질 이동에 용이한 구조로 확산과 여과가 일어날 수 있어 심장과 혈관, 폐의 폐포 등이 이러한 형태의 세포로 구성되어 있다.

②③④ 각 기관과 세포의 연결은 옳게 되었으나 문제에서 제시한 사구체를 구성하는 세포와 다른 세포들이므로 오답이다.

6 사춘기가 막 시작된 소년이 사고로 뇌하수체의 전엽에 손상을 입었다. 소년의 황체형성호르몬(LH)은 정상 수치이나 난포자극호르몬(FSH)의 수치는 매우 낮다. 이 소년이 성년이 되었을 때 일어날 수 있는 가능성에 대한 설명으로 가장 옳은 것은?

① 정자 생산이 안 되어 불임이 될 것이다.

② 고환에서 테스토스테론을 만들지 않을 것이다.

③ 2차 성징이 일어나지 않을 것이다.

④ 성적 흥분이 일어나지 않을 것이다.

---

6 남성의 고환의 정소 세포를 자극해 정자 형성에 중요한 안드로겐 결합 단백질을 많이 만들도록 유도하는 호르몬이므로 FSH가 낮게 유지될 경우 정자 형성이 어려워진다.

7 물질대사 경로가 〈보기〉와 같을 때, F와 H의 농도가 매우 높다면 세포에서 가장 우세하게 나타나는 반응은?

〈보기〉

1) A는 B 또는 C로 전환된다.
2) B는 D로 전환된다.
3) D는 E 또는 G로 전환된다.
4) E는 F로 전환된다.
5) G는 H로 전환된다.
6) D는 A가 B로 전환되는 과정을 억제한다.
7) F는 D가 E로 전환되는 과정을 억제한다.
8) H는 D가 G로 전환되는 과정을 억제한다.

---

① A로부터 B가 전환되는 반응
② B로부터 D가 전환되는 반응
③ A로부터 C가 전환되는 반응
④ D로부터 E가 전환되는 반응

ANSWER 7.③

7 • F가 높을 경우 : D가 E로 전환이 억제되어 D의 양이 많게 유지되며 D는 A가 B로 전환되는 과정을 억제하므로 A의 양이 많게 된다. A는 B 또는 C로 전환된다.
• H가 높을 경우 : D의 양이 많게 유지되므로 같은 과정이 일어나 A는 B 또는 C로 전환되는데 B로 전환될 경우 D의 양이 많아져 E 또는 G의 양이 많아지고 F와 G가 많아지며 결국 원래 반응의 연쇄작용이 일어나고 A가 C로 전환 될 경우 반응이 종결된다.
따라서 A로부터 C가 전환되는 반응이 우세해진다.

8 tRNA 내에 존재하는 안티코돈(anticodon)은 mRNA의 코돈(codon)과 염기쌍결합을 이루어 단백질 번역에 관여한다. 특히 이노신(inosine, I)이 tRNA의 안티코돈에 존재할 경우, 코돈과 다양한 염기쌍결합이 가능하다. 만약 tRNA가 안티코돈 5′—ICC—3′을 가지고 있을 경우, mRNA에 존재하는 코돈 중 결합을 하지 못하는 코돈은?

① 5′-GGU-3′

② 5′-GGG-3′

③ 5′-GGA-3′

④ 5′-GGC-3′

9 동물의 많은 세포들이 조직, 기관, 기관계를 구성한다. 이때 이웃하는 세포들 간에는 특정 부위에서 직접적인 물리적 접촉을 통해 부착하고, 상호작용하며, 교신한다. 동물세포에서 관찰되는 연접에 대한 설명으로 가장 옳지 않은 것은?

① 밀착연접(tight junctions) : 세포 주변을 연속적으로 밀봉함으로써 세포의 용액이 표피세포를 가로질러 빠져나가는 것을 막는다.

② 데스모솜(desmosome) : 고정시키는 못처럼 작용하여 세포를 조인다. 중간섬유는 단단한 케라틴 단백질로 되어 있다.

③ 간극연접(gap junctions) : 인접한 세포 간에 세포질 통로를 제공해 준다. 구멍을 둘러싸고 있는 특정막단백질로 구성되어 있다.

④ 원형질연락사(plasmodesmata) : 인접한세포의 원형질막이 이 구조를 통해 서로 연결되어 있다.

ANSWER 8.② 9.④

8 코돈에 안티코돈이 결합하며 번역이 시작되는데, 코돈은 64개이고 이 코돈들에 대해 모두 형태가 다른 tRNA를 생성하는 것은 어려우므로 변형염기가 이 기능을 하게 된다. 대표적인 예가 이노신이다. 이노신은 A, U, C와는 결합할 수 있으나 G와는 결합할 수 없다.

9 원형질연락사는 식물 세포에서 일어나는 세포간 상호작용의 예이다.

10 생체 내 항체의 다양성을 증가시키는 요인에 해당하지 않는 것은?

① V, D, J, C로 불리는 조각유전자의 재구성을 통한 DNA 재배열(DNA rearrangement)

② 체세포 과돌연변이(somatic hypermutation)

③ 수십여 종의 다양한 V, D 조각유전자의 존재

④ 항체를 생성하는 B세포 일부가 기억 B세포로 분화

11 〈보기〉의 기투 모식도를 참고하여 생물군계를 설명한 것으로 가장 옳지 않은 것은? (단, 지역 간 이입과 이출은 없다고 가정한다.)

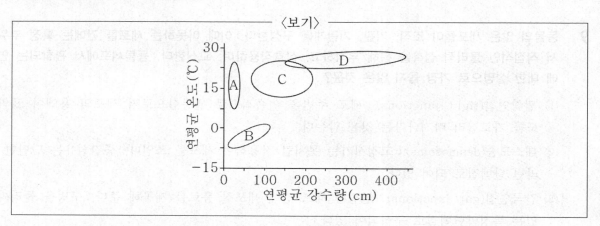

① A 지역은 기온의 일교차가 큰 편이며 선인장과 전갈 등이 대표서식 생물군이다.

② B 지역의 대표적 특징은 영구동토층이며 작은 관목, 이끼류, 지의류 등이 주로 분포한다.

③ C 지역은 강가와 시냇가를 제외하고는 거의 나무가 없어서 새들은 주로 땅에 둥지를 튼다.

④ D 지역은 다른 지역에 비해 복잡한 생물군계를 나타낸다.

ANSWER 10.④ 11.③

10 항체의 다양성을 증가시키는 방법으로는 중쇄 유전자의 VDJ 재배열, 경쇄 유전자의 VJ 재배열, P첨가, N첨가 등이 있다. B세포 일부가 기억세포로 분화하는 것은 2차 면역반응을 유도하기 위한 반응이다.

11 C 지역은 강수량도 적당하고 온도도 적당해 나무가 많이 자랄 수 있다.

12 〈보기 1〉에 제시된 순환계에 대한 〈보기 2〉의 설명으로 옳은 것을 모두 고른 것은?

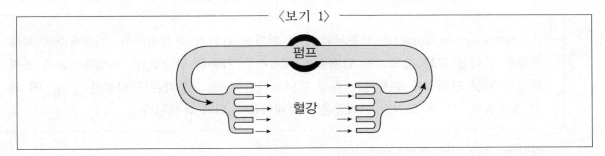

〈보기 1〉

펌프

혈강

─── 〈보기 2〉 ───

㉠ 낮은 유압을 유지해도 되므로 에너지가 절약된다.

㉡ 모세혈관망을 형성해야 하기 때문에 순환계의 형성 및 유지가 어렵다.

㉢ 혈액을 순환시키는 유압이 높아 운동성이 높은 오징어에 적합하다.

㉣ 거미는 이 순환계에서 생긴 유압을 이용하여 다리를 빠른 속도로 펼 수 있다.

① ㉠㉡

② ㉠㉣

③ ㉡㉢

④ ㉡㉣

12 〈보기 1〉은 개방 혈관계에 대한 그림으로, 이는 연체동물의 절지동물에서 주로 관찰되며 낮은 유압을 형성하므로 에너지를 절약할 수 있다는 장점이 있다. 또한 모세혈관이 없으므로 동맥을 흐르던 혈림프가 조직으로 직접 유출된다.

13 〈보기〉의 빈칸에 들어갈 단어를 순서대로 바르게 나열한 것은?

〈보기〉

프로테아좀(proteasome)은 깡통처럼 생긴 거대한 단백질 복합체로서, 스트레스에 의해 변형된 단백질 또는 쓸모없는 단백질을 제거하는 기능을 담당한다. 프로테아좀의 공격 대상이 되는 단백질에 존재하는 특정 아미노산인 ___㉠___ 이 작은 단백질인 ___㉡___ 에 의 해 표지된다. 그 후 표지된 단백질은 프로테아좀에 의해 분해된다.

① 리신(lysine), 유비퀴틴(ubiquitin)

② 글리신(glycine), 유비퀴틴(ubiquitin)

③ 리신(lysine), 열충격 단백질(heat-shock proteins)

④ 글리신(glycine), 열충격 단백질(heat-shock proteins)

14 원발암유전자(proto-oncogene)에 대한 설명으로 가장 옳은 것은?

① 정상세포에 존재하지 않는다.

② 암세포의 증식 속도를 늦춘다.

③ 과도한 활성을 가진 성장인자 단백질을 만드는 유전자이다.

④ 세포분열과 성장을 조절하는 유전자이다.

ANSWER 13.① 14.④

----

13 유비퀴틴이 붙은 단백질은 프로테아좀에 의해 분해되는데, 유비퀴틴의 C쪽 말단 도메인의 글라이신이 기질 단백질 라이신의 곁사슬에 결합함으로서 기질과 결합하게 된다.

14 원발암유전자의 돌연변이에 의해 종양유전자(oncogene)가 생긴다. 원발암유전자는 정상세포의 성장과 증식과 분화에 관여하는 유전자로, 이 유전자의 단백질 산물은 정상세포 증식신호 전달 과정에서 성장 인자, 세포주기 조절인자 등의 역할을 한다.

15 어두울 때 간상세포에서 나타나는 현상으로 가장 옳은 것은?

① 로돕신이 활성화된다.

② 글루탐산이 분비된다.

③ 과분극 된다.

④ Na^+ 통로가 닫힌다.

16 세포의 신호물질인 리간드(ligand)가 수용체에 결합하면, 2차 신호전달자(second messenger)라고 불리는 물질을 통해 외부신호가 세포 내로 확산될 수 있다. 2차 신호전달자에 해당하지 않는 것은?

① 고리형 AMP(cyclic AMP)

② G 단백질(G protein)

③ 칼슘 이온(Ca^{2+})

④ 고리형 GMP(cyclic GMP)

15 어두울 때 간상세포의 탈분극 상태가 형성되는데, 이 때 높은 농도의 cGMP가 나트륨 채널을 열게 되며 세포가 탈분극 되고 글루탐산을 내보내게 된다.

16 G 단백질은 세포 바깥에서 발생한 화학적 신호를 내부로 전달하는 역할을 한다.

※ 2차 전달자의 종류 … 고리형 AMP(cAMP), 고리형 GMP(cGMP), 칼슘 이온, 다이아실 글리세롤(DAG), 이노시톨 3인산(IP_3)

17 〈보기〉의 항체와 T 세포 수용체를 나타낸 모식도에 대한 설명으로 가장 옳은 것은?

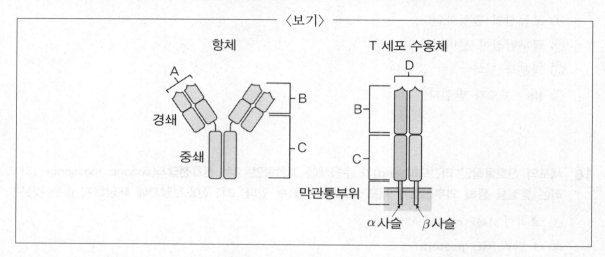

① A와 D는 모두 항원이 결합하는 부위로 특히 A는 주조직적합성복합체(MHC) 분자에 의해 제시된 항원만을 인식한다.

② 항체의 B와 C의 연결부위가 절단되면 2개의 Fab와 1개의 Fc로 분리된다.

③ C 부위는 항원과 결합하지 않기 때문에 A, B에 비해 상대적으로 변이가 적은 부위에 속한다.

④ 미성숙 T 세포와 달리 성숙된 T 세포는 항체와 유사한 방식으로 수용체를 분비한다.

Ａnswer 17.③

17 ① MHC 단백질의 도움을 받아 숙주세포에 제시된 항원 조각에만 결합하는 것은 T세포 수용체에 대한 설명이다.

② 파파인에 의해 중쇄와 경쇄 연결 부분이 절단되었을 때는 Fab 2개와 Fc 1개로 분해되지만, B와 C 연결 부위인 경쇄 부분 절단 시 Fab가 V_L, V_H, C_H1, C_L로 분해된다.

18 〈보기〉는 16개의 염기를 가진 인위적인 mRNA를 이용하여 단백질 합성 실험을 시행한 후, 그중 일부를 분석한 내용이다. 이에 대한 설명으로 가장 옳지 않은 것은?

〈보기〉

5′-AAAAAAUUUUGGGUUG-3′

펩타이드 1 : Lys—Lys—Phe—Trp—Val

펩타이드 2 : Lys—Asn—Phe—Gly—Leu

펩타이드 3 : Lys—Ile—Leu—Gly

① Asn을 지정하는 코돈(codon)은 AAU이다.

② Leu를 지정하는 코돈(codon)은 UUG이다.

③ 펩타이드 3은 세 번째 염기부터 번역된 것으로 볼 수 있다.

④ DNA 염기서열은 5′—TTTTTTAAAACCCAAC—3′이다.

19 해당과정(glycolysis)에 대한 설명으로 가장 옳지 않은 것은?

① 포도당 1분자는 2분자의 피루브산으로 산화된다.

② 해당 결과 포도당 1분자당 ATP와 NADH가 각각 2분자씩 생성된다.

③ 어떤 탄소도 이산화탄소로 방출되지 않는다.

④ 산소에 의존적으로 일어난다.

ANSWER 18.④ 19.④

18 DNA 염기 서열을 5′→3′ 방향으로 나열하면 5′–CAACCCAAAATTTTTT–3′이다.

19 해당과정은 세포질에서 포도당 1분자를 2분자의 피루브산으로 분해하는 과정으로, 산소가 없이도 일어나는 과정이다.

20 〈보기 1〉은 몇몇 생물종의 학명을 나타낸 것이다. 〈보기 2〉 학명에 대한 설명 중 옳은 것을 모두 고른 것은?

─────── 〈보기 1〉 ───────

생물종	학명
인간	*Homo sapiens* Linnaeus
산검양옻나무	*Rhus sylvestris* Siebold & Zucc.
국수나무	*Spiraea incisa* Thunb.
덤불조팝나무	*Spiraea sylvestris* Nakai

─────── 〈보기 2〉 ───────

㉠ 만약 같은 글에서 속명이 여러 번 이용된다면 인간은 <u>Homo sapiens</u>로 표기한다.

㉡ 산검양옻나무의 학명은 삼명법 표기방식으로 Siebold는 아종명을, Zucc.는 명명자를 나타낸다.

㉢ 산검양옻나무와 덤불조팝나무는 서로 다른 종이다.

㉣ 국수나무는 산검양옻나무보다 덤불조팝나무와 더 가까운 유연관계를 갖는다.

① ㉠㉡
② ㉠㉢
③ ㉡㉣
④ ㉢㉣

20 ㉢ 산검양옻나무와 더불조팝나무는 속은 같지만 종명이 다르므로 다른 종이다.

㉣ 국수나무는 덤불조팝나무와 같은 속에 속하므로 유연관계가 가장 가깝다.

㉠ 학명이 반복해 나온다면 속명을 축약해 쓸 수 있다. *H.sapiens*라고 쓰면 된다.

㉡ 이명법 표기방식으로 *Rhus*는 속명, *sylvestris*는 종명, Siebold & Zucc.은 명명자를 뜻한다.

1 지방(fat)은 글리세롤(glycerol)과 지방산으로 이루어진 지질(lipid)의 한 종류이다. 지방산은 불포화지방산(unsaturated fatty acid)과 포화지방산(saturated fatty acid)으로 나누어진다. 〈보기〉에서 불포화지방산에 대한 설명으로 옳은 것을 모두 고른 것은?

―――――――― 〈보기〉 ――――――――

㉠ 같은 수의 탄소를 가지고 있는 포화지방산보다 수소의 수가 많다.

㉡ 탄소사슬에 다중결합이 존재한다.

㉢ 불포화지방산은 상대적으로 동물보다 식물에 더 많이 존재한다.

① ㉠, ㉡

② ㉠, ㉢

③ ㉡, ㉢

④ ㉠, ㉡, ㉢

ANSWER   1.③

1 불포화 지방산은 한 개 이상의 다중 결합을 가지고 있는 지방산을 의미한다. 동물보다 식물에 많이 존재한다.

㉠ 같은 수의 탄소를 가지고 있는 포화지방산보다 다중결합을 더 가지고 있으므로 수소를 적게 가진다.

2 세포의 ㈎미토콘드리아(Mitochondria)와 ㈏엽록체에 대한 설명으로 가장 옳은 것은?

① ㈎는 동물세포에 존재하고 식물세포에는 존재하지 않는다.

② ㈎, ㈏ 모두 핵 속에 DNA가 들어 있다.

③ 간세포나 근육세포같이 에너지 소비가 큰 세포는 ㈏가 많이 들어 있다.

④ ㈎, ㈏에는 모두 DNA와 리보솜이 있어 스스로 복제하고 증식할 수 있다.

3 세포는 여러 구성성분으로 이루어져 있다. 〈보기〉에서 세포의 구성성분에 대한 설명으로 옳은 것을 모두 고른 것은?

〈보기〉

㉠ RNA는 인산기, 당, 질소함유염기로 이루어져 있다.

㉡ 이황화결합(disulfide bridge)은 단백질의 3차구조를 형성하는 데 역할을 한다.

㉢ 콜레스테롤(cholesterol)은 동물세포막의 구성성분이다.

① ㉠, ㉡

② ㉠, ㉢

③ ㉡, ㉢

④ ㉠, ㉡, ㉢

2 ㈎와 ㈏는 세포내 소기관으로 자체 DNA와 리보솜을 가져 스스로 복제 및 증식이 가능하다.

① 미토콘드리아는 세포 호흡을 담당하는 세포내 소기관으로 동물세포와 식물세포 모두에 존재한다.

② ㈎와 ㈏는 모두 세포내 소기관이므로 핵을 제외한 세포질에 존재한다. 따라서 소기관내에 자체 DNA를 가진다.

③ 간세포와 근육세포는 에너지 소비가 크므로 에너지 생산을 담당하는 미토콘드리아인 ㈎가 많이 들어있다.

3 RNA는 당, 인산, 염기로 구성된 뉴클레오타이드가 기본 단위이다. 또한 이황화결합은 단백질의 3차 구조를 형성하는 역할을 한다. 콜레스테롤은 스테로이드의 일종으로 동물세포막을 구성하며 세포막의 투과성과 유동성에 영향을 준다.

4 C$_4$ 식물에서 CO$_2$를 고정하는 효소의 기질로 가장 옳은 것은?

① 리불로오스2인산

② 3-포스포글리세르산

③ 포스포에놀피루브산

④ 글리세르알데하이드 3-인산

5 식물세포에는 설탕과 수소이온(H$^+$)을 동시에 세포막 안으로 나르는 공동수송체가 존재한다. 하지만 설탕이 세포 안에 축적되면 양성자 펌프를 이용해 수소이온을 세포 밖으로 내보낼 수 있다. 이를 근거로 설탕이 수송되는 속도를 증가시킬 수 있는 처리로 가장 옳은 것은?

① 세포 외부의 pH를 낮춘다.

② 세포 외부의 설탕 농도를 낮춘다.

③ 세포질의 pH를 낮춘다.

④ 수소이온이 막을 더 많이 투과되게 만드는 물질을 첨가한다.

ANSWER 4.③ 5.①

4 C$_4$ 식물은 탄소 고정 최초 산물이 4탄소 화합물인 식물을 의미하는데 주로 열대지방에 서식한다. 대기중의 이산화탄소는 엽육세포에서 PEP(포스포에놀피루브산)와 결합하여 옥살아세트산으로 된 후 말산을 거쳐 관다발초로 들어간다. 즉, CO$_2$를 고정하는 효소의 기질은 포스포에놀피루브산이다.

5 식물세포에서는 막에 존재하는 양성자 펌프를 이용해 수소이온을 능동수송한 후 이를 통해 설탕의 공동 수송이 일어난다. 즉 세포 외부에 수소 이온이 많다면 설탕의 공동 수송도 많이 일어나게 된다.

6 동물세포의 세포주기에 대한 설명으로 가장 옳은 것은?

① 간기 동안 DNA 복제가 일어난다.

② 핵막은 간기에 사라진다.

③ 초기 배아세포는 상피세포보다 간기가 길다.

④ DNA가 손상되면 분열기에서 세포주기가 종료된다.

7 한 사람의 근육세포와 신경세포가 다른 이유에 대한 설명으로 가장 옳지 않은 것은?

① 각 세포가 서로 다른 유전자를 발현하기 때문이다.

② 각 세포가 서로 다른 유전자 발현 조절인자를 가지고 있기 때문이다.

③ 각 세포가 서로 다른 유전암호를 사용하기 때문이다.

④ 각 세포가 서로 다른 인핸서(enhancer)가 활성화되기 때문이다.

ANSWER 6.① 7.③

6 간기 동안 DNA 복제가 일어나고 분열기에 핵막이 사라진다.
　② 핵막은 분열기에 사라진다.
　③ 초기 배아세포의 발생 과정은 간기가 매우 짧아 세포 생장이 거의 일어나지 않고 DNA 복제만 일어나야 한다.
　④ DNA 손상시 간기에서 세포주기가 종료된다.

7 한 사람의 세포내에 있는 모든 유전자는 동일하다. 각 세포에서 어떤 인핸서가 활성화되냐에 따라 유전자 발현이 조절되어 각기 다르게 발현된다. 근육세포와 신경세포는 모두 같은 유전 암호를 사용한다.

8 생명공학 기술의 발달로 유전자를 이용한 여러 물질들이 생성되는데 이때 유전자 클로닝(cloning) 기술이 많이 이용된다. 〈보기〉에서 제한효소(restriction enzyme)에 대한 설명으로 옳은 것을 모두 고른 것은?

〈보기〉

㉠ 제한효소는 제한자리(restriction site)라는 특정 염기서열을 인식한다.

㉡ 제한효소는 박테리아가 자신을 보호하기 위해 다른 생물에서 유래한 DNA를 자르는 효소이다.

㉢ 제한효소에 의해 잘라진 조각을 DNA 연결효소(ligase)로 연결할 수 있다.

① ㉠, ㉡   ② ㉠, ㉢

③ ㉡, ㉢   ④ ㉠, ㉡, ㉢

9 사람의 암조직에서 높게 발현되는 암 관련 유전자의 mRNA로부터 만들어진 cDNA에 대한 설명으로 가장 옳지 않은 것은?

① RNA와 같이 단일 가닥으로 이루어져 있다.

② 단일 가닥 RNA로부터 역전사효소에 의해 만들어진다.

③ cDNA에 인트론은 존재하지 않는다.

④ 폴리-dT(Poly-dT)로 이루어진 프라이머를 이용해 DNA 가닥이 합성된다.

ANSWER 8.④ 9.①

8 제한효소는 특정 자리 염기서열을 인식해 자른다. 박테리아는 파지 DNA가 들어왔을 때 특정 서열을 자르기 위해 제한효소를 가지는 경우가 있다. 또한 제한효소에 의해 잘라진 조각을 DNA 연결효소로 연결할 수 있다.

9 진핵세포가 DNA를 RNA로 전사하고 변형까지 마친 후 인트론이 제거되고 아데닐산 중합반응과 5'cap 형성된 후 일어나는 반응이다. 프라이머로 올리고-dT를 이용해 폴리-A tail이 프라이머와 염기쌍을 이루는 것을 이용한다. 또한 역전사효소가 작용해 프라이머가 결합한 이중가닥 분절에서 역전사가 일어나며 이와 같은 과정이 진행되면 원래 mRNA와 동일한 서열로 이루어진 두 가닥의 cDNA를 얻을 수 있다.

10 〈보기〉는 개의 털색깔을 결정하는 유전자 A와 B에 대한 자료이다. ⊙에 해당하는 것은?

〈보기〉

- 개의 털색깔은 합성된 색소(검정색 또는 갈색)가 털에 침착되면서 결정되는데, 색소 침착이 안 되면 노란색이 된다.
- 검정색 색소 합성 유전자 A는 갈색 색소 합성유전자 a에 대해 우성이다.
- 색소 침착이 되는 유전자 B는 색소 침착이 안 되는 유전자 b에 대해 우성이다.
- 색소 합성 유전자와 색소 침착 유전자는 서로 다른 염색체에 존재한다.
- 유전자형이 AaBb인 검정색 암수를 교배하여 얻은 자손의 털색깔이 노란색일 확률은 ___⊙___ 이다.

① 9/16

② 4/16

③ 3/16

④ 1/16

10 AaBb를 자가교배 했을 경우 아래 표와 같은 확률로 노란색 개체가 나오므로 확률은 4/16이다.

	AA	2Aa	aa
BB	AABB (검)	2AaBB (검)	aaBB (갈)
2Bb	2AABb (검)	4AaBb (검)	2aaBb (갈)
bb	AAbb (노)	2Aabb (노)	aabb (노)

11 성을 결정짓는 염색체에 대한 설명으로 가장 옳지 않은 것은?

① 성염색체에는 성을 결정하는 유전자 이외에도 다른 유전자가 존재한다.

② 포유류 암컷의 두 개의 X염색체 중 모계에서 유래된 X염색체가 불활성화된다.

③ X염색체가 불활성화되면 조밀한 구조로 응축된다.

④ 어떤 생물은 염색체 수에 의해 성이 결정된다.

12 바이러스에 대한 설명으로 가장 옳은 것은?

① 비로이드(viroid)는 단백질 껍질에 싸인 원형의 RNA로 단백질을 암호화하며 식물세포를 감염시킨다.

② 박테리오파지(bacteriophage)는 용원성(lysogenic) 감염 상태에서 일부 단백질을 발현하여 용균성(lytic) 감염으로 전환을 가능케 한다.

③ 프로파지(prophage)는 숙주 염색체에 삽입된 DNA이며 숙주세포 분열 시 복제되며 새로운 바이러스를 생산한다.

④ 일부 동물바이러스는 수년간 잠복감염(latent infection)을 일으키기도 하며 이 시기에 지속적으로 새로운 바이러스를 생산한다.

ANSWER 11.② 12.②

11 성세포 생성 단계에서 부계 X염색체에 표식을 남겨서 수정 이후 부계 X염색체가 자동으로 불활성화되게 만든다. 불활성 과정도 2단계에 걸쳐서 철저히 이루어진다.

12 박테리오파지 중 일부는 DNA 속으로 끼어 들어가 대장균의 증식에 따라 함께 증식하며 생활하는 '용원성 생활사'를 갖는다. 그러나 자외선을 쐬는 등 특정한 자극을 받으면 람다 파지도 T4 파지와 같이 용균성 생활사로 바뀌기도 한다.

① 비로이드는 단백질 껍질이 없다. 짧은 원형 단일가닥 RNA로 이루어진 관다발식물에 감염하는 병원성 물질이다.

③ 프로파지는 숙주세포 내부에서 활성화되기 전에 숙주세포 DNA에 삽입된 게놈 형태의 바이러스를 의미한다.

④ 잠복기간 동안은 바이러스 입자 증식은 중단되어있으나 핵산이 남아있는 상태이다.

13 비뇨계에 대한 설명으로 가장 옳지 않은 것은?

① 분비과정에서 여액에 있는 물질이 혈액으로 운반된다.

② 보우만주머니는 사구체를 둘러싸고 있다.

③ 오줌은 요관(ureter)이라 불리는 관을 통해 신장에서 나온다.

④ 사구체에서 여과가 일어난다.

14 결합조직(connective tissue)에 속하지 않는 것은?

① 뼈대근육

② 혈액

③ 지방조직

④ 뼈

13 보우만주머니는 사구체를 둘러싸고 있어 사구체의 높은 혈압에 따라 저분자 물질들이 여과되어 빠져 나올 때 그 물질들이 이동하는 곳이다. 또한 오줌은 신장에서 만들어져 요관을 통해 방광으로 이동해 배설된다.
분비과정은 혈액에 남아 있는 노폐물들이 세뇨관으로 이동하는 과정이다.

14 사람의 상피조직, 결합조직, 근육조직, 신경조직으로 나누어져 있는데 뼈대 근육은 근육 조직에 속한다.

15 사람의 면역세포에 대한 설명으로 가장 옳지 않은 것은?

① 호중구는 선천면역에 관여한다.

② 단핵구는 대식세포로 분화한다.

③ 비만세포는 히스타민을 분비한다.

④ 자연살해세포(natural killer)는 MHC Ⅱ를 발현한다.

16 혈액과 세포사이액 내 칼슘(Ca^{2+})을 적정 농도로 유지하는 것은 여러 신체기능이 정상적으로 작동하는 데 필수적이다. 〈보기〉에서 혈액 내 칼슘 농도가 높아지게 되면 나타나는 현상을 모두 고른 것은?

━━━━━━━━ 〈보기〉 ━━━━━━━━
⊙ 부갑상샘에서 칼시토닌이 분비된다.
ⓒ 뼈에서 칼슘저장이 촉진된다.
ⓒ 콩팥에서 칼슘흡수가 감소된다.

① ⊙, ⓒ
② ⊙, ⓒ
③ ⓒ, ⓒ
④ ⊙, ⓒ, ⓒ

15 선천성 면역에 해당하는 백혈구에는 단핵세포, 호중구, 호산구, 호염기구, 자연살해세포가 있다. 이 중 단핵세포는 대식세포로 발전한다. 비만세포는 히스타민을 분비해 염증반응에 대비한다. 자연살해세포는 감염된 세포나 암세포를 인식해 부착되어 해당 세포를 파손시킨다. MHC Ⅱ는 골지체에서 만들어져 외부 항원을 제시하는 것과 관련있으며 자연살생세포와는 관계가 없다.

16 혈액 내 칼슘 농도가 높아지면 갑상샘에서 칼시토닌이 분비되어 혈장으로 칼슘 이온 흡수를 억제해서 혈액 내 칼슘 농도를 줄여준다. 이 과정에서 칼슘 이온이 뼈에 저장되는 과정이 촉진되며 콩팥으로도 칼슘 흡수가 촉진된다.
⊙ 칼시토닌은 갑상샘에서 분비되는 호르몬이다.

17 엽록소 a의 복합고리구조에 포함되어 있는 금속이온은?

① Ca^{2+}

② Mg^{2+}

③ Fe^{2+}

④ Zn^{2+}

18 에너지원과 탄소원에 따른 생물의 영양방식에 대한 설명으로 가장 옳은 것은?

① 광종속영양생물은 유기물로부터 에너지를 얻는다.

② 화학독립영양생물은 유기물로부터 탄소를 얻는다.

③ 에너지원으로 빛을 이용하는 생물은 모두 CO^2를 고정한다.

④ 탄소원으로 유기물을 이용하는 생물은 종속영양생물이다.1

19 경골어류에 해당하는 것은?

① 상어

② 가오리

③ 참치

④ 홍어

_ANSWER 17.② 18.④ 19.③

17 엽록소 a 복합 고리 구조에 포함되어 있는 금속 이온은 마그네슘 이온이다.

18 탄소원으로 유기물을 사용해서 분해하며 에너지를 얻는 생물은 종속영양생물이다.

① 광종속영양생물은 빛을 통해 에너지를 얻는다.

② 화학독립영양생물은 무기물 탄소로부터 유기물 탄소를 얻는다.

③ 광종속영양생물은 에너지는 빛을 통해 얻지만 탄소의 공급원으로 이산화탄소가 아닌 유기 화합물을 사용하므로 이산화탄소를 고정하는 반응이 일어나지 않는다.

19 대부분의 어류는 경골어류에 속한다.

① 상어는 연골어류에 속한다.

② 가오리는 연골어류에 속한다.

④ 홍어는 연골어류에 속한다.

20 하디-바인베르크 평형(Hardy-Weinberg equilibrium)을 깨트리는 진화에 대한 설명으로 옳은 것을 모두 고른 것은?

<보기>

㉠ 대부분의 종에서 교배는 무작위적이지 않고 성선택(sexual selection)을 비롯해 선호도를 보이며 대립유전자는 특정 유전자형에 집중된다.
㉡ 집단의 크기가 급격히 감소할 때 많은 대립유전자가 무작위적으로 제거되는 병목현상(bottleneck)은 다시 개체번식으로 집단크기를 회복해도 유전적 다양성을 확보하지 못한다.
㉢ 돌연변이는 유전적 다양성을 증가시키며, 진화에 영향을 주기 위해서는 다세포 생물은 생식세포에 돌연변이가 나타날 때만 가능하다.
㉣ 모집단을 떠나 작은 개체군이 형성되면 개체군 내 무작위적인 대립유전자는 모집단의 대립유전자 빈도와 다를 수 있고 모집단에서 희소했던 대립유전자가 더 많이 나타나는 것을 창시자 효과(founder effect)라 한다.

① ㉠, ㉢
② ㉡, ㉣
③ ㉠, ㉡, ㉢
④ ㉠, ㉡, ㉢, ㉣

20 하디-바인베르크 평형은 멘델집단에서 유지된다. 즉 세대가 바뀌어도 대립유전자의 종류와 빈도가 변하지 않는 상태를 의미한다. 돌연변이, 자연 선택, 유전적 부동(창시자 효과, 병목 효과) 등은 이러한 유전적 평형을 깨뜨리는 요인이 된다.
㉠ 집단내 교배가 자유롭고 무작위적이지 않을 경우 하디-바인베르크 평형이 깨진다.
㉡ 병목 현상은 유전자풀 변화의 요인이므로 하디-바인베르크 평형이 깨지는 요인이 된다.
㉢ 생식 세포에 돌연변이가 생길 경우 다음 세대에 전달되므로 유전적 평형이 깨지게 된다.
㉣ 창시자 효과도 유전적 평형을 깨뜨리는 요인이다.

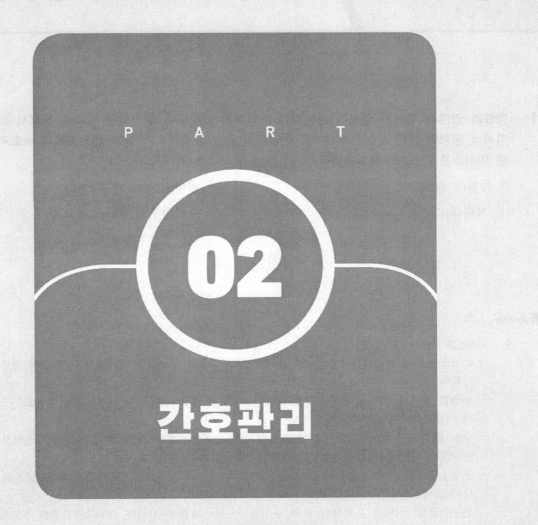

PART

02

간호관리

1 명령과 권한의 체계가 명확한 공식적인 조직에서 사용되며 일원화된 경로를 통해서 최고관리자의 지시나 명령이 말단 구성원에게까지 전달되어 권한의 집중도가 높고 의사소통의 속도가 비교적 빠른 의사소통 네트워크의 유형은?

① Y형(Y type)
② 원형(Circle Type)
③ 사슬형(Chain Type)
④ 수레바퀴형(Wheel Type)

ANSWER 1.③

1 의사소통 네트워크의 유형
ㄱ 수레바퀴형 : 집단 구성원 간에 리더가 존재하는 경우에 나타나는 형태로, 구성원들의 정보전달이 한 사람의 리더에 집중된다.
ㄴ 사슬형 : 의사소통이 공식적인 명령계통과 수직적인 경로를 통해서 이루어지는 형태로, 구성원들 간의 커뮤니케이션이 연결되지 않는다.
ㄷ Y형 : 사슬형과 수레바퀴형이 혼합된 유형으로, 수레바퀴형에서처럼 확고한 리더가 존재하지는 않지만 비교적 집단을 대표할 수 있는 인물이 있는 경우에 나타난다.
ㄹ 원형 : 구성원 간에 뚜렷한 서열이 없는 경우에 나타나는 형태로, 위원회나 태스크포스의 구성원들 사이에 이루어지는 커뮤니케이션 유형이다.
ㅁ 완전연결형 : 리더가 존재하지 않고 구성원 누구나 다른 구성원과 커뮤니케이션을 주도할 수 있는 형태로, 구성원들 간 정보교환이 완전히 이루어져 개방형이라고도 한다.

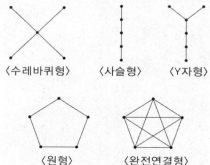

〈수레바퀴형〉　〈사슬형〉　〈Y자형〉

〈원형〉　〈완전연결형〉

2 「환자안전법」에 따른 중대한 환자안전 사건으로 의무보고의 대상에 해당하지 않는 것은?

① 성인 입원 환자가 낙상으로 손목 골절이 발생하여 입원 기간이 2일 연장되었다.

② 백혈병 치료를 받고 있는 환자에게 정맥주사제인 빈크리스틴을 척수강 내로 투여하였다.

③ 조현병을 진단받은 환자가 같은 병동에 입원해 있던 다른 환자에게 갑작스럽게 달려들어 얼굴 부위를 가격하였다.

④ 수술 시 지혈을 위해 복부 피하조직 및 자궁 부위에 두었던 거즈 패드 2개를 복부 안에 둔 채로 절개 부위를 봉합하였다.

3 개인적 차원과 비교하여, 조직적 차원의 간호사고 예방을 위한 방안으로 가장 옳은 것은?

① 간호실무 표준과 지침을 마련한다.

② 사고의 근본원인보다는 사고발생자에게 집중한다.

③ 간호실무표준을 기초로 최선의 간호를 수행한다.

④ 사소한 내용이라도 환자 및 보호자의 호소를 가볍게 넘기지 않는다.

ANSWER 2.① 3.①

2 환자안전사고의 보고 등〈환자안전법 제14조〉
  ㉠ 환자안전사고를 발생시켰거나 발생한 사실을 알게 된 또는 발생할 것이 예상된다고 판단한 보건의료인이나 환자 등 보건복지부령으로 정하는 사람은 보건복지부장관에게 그 사실을 보고할 수 있다.
  ㉡ 보건복지부령으로 정하는 일정 규모 이상의 병원급 의료기관에서 다음의 어느 하나에 해당하는 환자안전사고가 발생한 경우 그 의료기관의 장은 보건복지부장관에게 그 사실을 지체 없이 보고하여야 한다.
    • 「의료법」 제24조의2 제1항에 따라 설명하고 동의를 받은 내용과 다른 내용의 수술, 수혈, 전신마취로 환자가 사망하거나 심각한 신체적·정신적 손상을 입은 환자안전사고가 발생한 경우
    • 진료기록과 다른 의약품이 투여되거나 용량 또는 경로가 진료기록과 다르게 투여되어 환자가 사망하거나 심각한 신체적·정신적 손상을 입은 환자안전사고가 발생한 경우
    • 다른 환자나 부위의 수술로 환자안전사고가 발생한 경우
    • 의료기관 내에서 신체적 폭력으로 인해 환자가 사망하거나 심각한 신체적·정신적 손상을 입은 경우
  ㉢ ㉠에 따른 보고(이하 "자율보고"라 한다)를 환자안전사고를 발생시킨 사람이 한 경우에는 「의료법」 등 보건의료 관계 법령에 따른 행정처분을 감경하거나 면제할 수 있다.
  ㉣ 자율보고 및 ㉡에 따른 보고(이하 "의무보고"라 한다)에 포함되어야 할 사항과 보고의 방법 및 절차 등은 보건복지부령으로 정한다.

3 ② 사고의 원인이 될 만한 것들을 고치거나 제거한다.
  ③ 간호실무의 표준과 지침을 마련하여 간호사는 물론, 모든 병원 직원들이 안전에 대한 관심을 항상 가지고 이에 대한 지식과 기술을 훈련, 습득하는 것이 중요하다.
  ④ 계속적인 관찰과 감독, 교육을 통해 사고 예방에 만전을 기울인다.

4 관리이론을 시대에 따라 구분했을 때 현대적 조직관리이론에 해당하는 것은?

① 상황이론

② 인간관계론

③ 행태과학론

④ 과학적 관리론

5 직무를 종류와 내용으로 분할하여 조직구성원에게 분담시킴으로써 효과와 효율성을 도모하는 조직화의 원리는?

① 계층제의 원리

② 분업 및 전문화의 원리

③ 명령통일의 원리

④ 통솔범위의 원리

4 관리이론을 시대에 따라 구분하면 다음과 같다.

고전기(구조론적)	신고전기(인간론적)	현대기(통합론적)
• 과학적 관리론 • 관리과정론(행정관리론) • 관료제이론	• 인간관계론(동기부여이론) • 행동과학론(행태과학론) − 리더십이론 − 동기이론	• 관리과학론(계량적관리론) • 체계이론 • 상황이론

5 조직의 원리란 조직편성을 위한 규칙 및 원칙으로써 다음과 같다.

계층제의 원리	권한과 책임에 따라 직무를 등급화
통솔범위의 원리	관리직위별로 효과적으로 관리할 수 있는 사람(통솔범위)을 한계
명령통일의 원리	명령체계의 확립을 요구하는 원칙
분업, 전문화의 원리	전체를 세분화하여 유사한 것으로 분류하여 경제, 사회적 효율증대
조정의 원리	공동목표를 수행할 수 있도록 개별적 노력을 통합하여 조직의 존속을 도모함

6 시간 – 동작 분석 기술을 활용하여 모든 간호활동을 분석하고 각각의 활동에 소요된 간호시간을 측정하여 각 업무에 필요한 간호인력을 산정하는 방법은?

① 서술적 방법

② 관리공학적 방법

③ 산업공학적 방법

④ 원형평가체계 방법

7 〈보기〉에서 설명하는 환자안전 접근법으로 가장 옳은 것은?

〈보기〉

• 가시적, 잠재적 오류의 원인을 후향적으로 조사하는 방법이다.
• 수술 중 환자의 몸에 이물질이 들어간 경우에 적용될 수 있다.
• 원인 – 결과도(Fishbone Diagram)나 PDCA 등이 활용되기도 한다.

---

① 스위스 치즈 모형

② 하인리히 법칙

③ 오류유형과 영향분석

④ 근본원인분석

ANSWER 6.③ 7.④

6 간호인력 산정방법
　㉠ 서술적 방법 : 관리자의 경험을 근거로 하여 주관적으로 간호사의 수와 종류 결정
　㉡ 산업공학적 방법 : 간호업무량 분석을 통하여 간호 인력수를 결정
　㉢ 관리공학적 방법 : 환자유형에 따른 간호표준을 근거로 간호 인력수를 결정

7 환자안전 접근법 중 근본원인 분석은 후향적 접근으로 오류가 발생할 수 있는 시스템의 잠재적인 취약점과 원인을 변화시키거나 수정하여 재발하지 않도록 하는 것이며, 팀을 구성하여 문제를 정의하고, 문제를 조사하여 근접 원인을 규명한다. 프로세스를 분석하여 현재의 Flow와 이상적인 Flow를 비교하여 차이점을 개선한다.
　① 스위스 치즈모형 : 잠재적 오류를 최소화하여 인간의 행동보다는 시스템적인 변화를 추구하는 것이다.
　② 하인리히 법칙 : 대형사고가 발생하기 전 작은 사고들이 존재한다는 것이다.
　③ 오류유형과 영향분석 : 전향적 접근으로 오류발생 가능성을 예측하여 개선계획을 세우는 것이다.

8 우리나라 의료기관 인증제도에 대한 설명으로 가장 옳은 것은?

① 요양병원은 자율적으로 인증을 신청할 수 있다.

② 인증기준 충족 여부에 따른 상대평가의 성격을 가진다.

③ 병원급 이상의 의료기관을 대상으로 하며 인증유효기간은 3년이다.

④ 전문병원으로 지정을 받고자 하는 병원급 의료기관은 인증을 받아야 한다.

9 〈보기〉에 해당하는 의료의 질 구성요소로 가장 옳은 것은?

> 〈보기〉
>
> • 건강수준의 향상에 기여한다고 인정된 의료서비스의 수행 정도
> • 업무가 인간에게 미치는 영향, 목표의 적절성. 장기적 결과 등으로 산출

① 효율성(Efficiency) 　　　　② 가용성(Availability)

③ 접근성(Accessibility) 　　　④ 효과성(Effectiveness)

ANSWER 8.④ 9.④

8 의료기관인증제도란 의료기관의 의료서비스 인증을 통하여 환자 안전 수준과 의료질 향상을 위해 자발적 및 지속적 노력을 유도하기 위해 만들어진 것으로 국민에게 양질의 의료서비스를 제공하기 위해 만들어졌다. 절대평가이며 4년간 유효한 인증마크를 수여한다. 모든 의료기관이 대상이며 병원급 이상 의료기관은 자율적으로 인증신청이 가능하다. 요양병원은 의무적으로 인증을 받아야하며, 평가결과에 따라 인증등급을 받고 상급종합병원 및 전문병원 지정 등 행정적, 재정적 지원을 받을 수 있다.

9 의료의 질 구성요소

구분	내용
효과성	• 건강수준향상에 기여한다고 인정되는 의료서비스의 수행정도 • 인간주의적이며 이상적인 가치 등 올바른 산출과 관련된 개념
효율성	의료서비스가 불필요하게 소모되지 않고 활용되었는가에 대한 개념
기술수준	서비스의 기술적인 수준
접근성	시간, 거리 등 의료서비스 비용에 제한받는 정도
가용성	필요한 서비스를 제공할 수 있는 여건의 구비정도
적정성	건강개선과 비용간의 균형
합법성	윤리적원칙과 가치, 규범 등 사회 선호도에 대한 순응
지속성	시간적, 지리적 연결정도와 상관
적합성	대상인구집단 요구에 부합하는 정도
형평성	분배와 공정성을 결정하는 원칙에 대한 개념
이용자만족도	의료서비스에 대한 이용자의 판단

10 A조직에서는 팀 내의 모든 구성원을 동등하게 대해주고 서로 잘 알도록 하여 집단의 결속력을 증진시키는 방법으로 조직변화를 계획하고 있다. 이에 해당하는 조직변화의 전략으로 가장 옳은 것은?

① 학문적 전략

② 동지적 전략

③ 경험적 – 합리적 전략

④ 규범적 – 재교육적 전략

11 전문직 간 협력에 대한 설명으로 가장 옳은 것은?

① 전문직 간 협력관계 유지를 위해서는 전문직에 맞는 교육이나 연수에 참여하여 전문성을 향상시켜야 한다.

② 최근 보건의료기관은 효율적 관리를 위해 전통적 구조인 계층을 강조하여 부서별 업무를 추진하는 추세이다.

③ 전문직 간 협력은 구성원 간의 갈등을 완화하고 직무만족을 향상시키지만 보건의료비용 효과와는 관련이 없다.

④ 조직의 목표 달성을 위하여 모든 부분의 활동을 통합하는 것이다.

ANSWER 10.② 11.①

10 ② 동지적 전략 : 모든 구성원들을 동등하게 대하고 서로 잘 알도록 하여 집단의 결속력을 높여 계획적 조직변화를 유도하는 것이다.
① 학문적 전략 : 변화를 유도하기 위해 연구결과나 학문적 내용을 활용하는 것이다.
③ 경험적 – 합리적 전략 : 인간은 합리적인 사고를 한다는 가정하에 이득을 구체적으로 보여주는 전략이다.
④ 규범적 – 재교육적 전략 : 사람들은 자기가 배운 사회규범대로 행동한다는 가정하에 태도와 가치관을 고려하여 실무교육 및 인과관계 교육 등의 전략을 사용하는 것이다.

11 의료서비스가 고도로 세분화 되어가고 전문화 되어가면서 정보를 서로 공유하고 양질의 의료서비스를 제공하기 위해서 의료 전문직 간 협력에 대한 요구가 증가하고 있다. 이에 맞는 교육과 연수의 참여를 통해 전문성을 향상시켜 나가야 한다.
② 최근 보건의료기관은 효율적 관리를 위해 각 부처 시스템 연계가 아닌 의료서비스 질 및 효율성 증대를 위한 보건의료자원 통합관리를 위한 노력을 하고 있다.
③ 전문직 간 협력은 비용효과적인 보건의료체계를 달성하게 하여 보건의료비용 효과 상승과 관련이 있다.
④ 조직의 목표 달성을 위하여 모든 부분의 활동을 통합하는 건은 관리와 연관된 개념이다.

12 의료서비스는 일반제품과 달리 형태가 없기 때문에 적절한 마케팅 전략이 필요하다. 의료서비스의 소멸성을 고려한 마케팅 전략으로 가장 옳은 것은?

① 서비스의 표준 설정 및 수행

② 강한 조직 이미지 창출

③ 진료 예약 제도 실시

④ 친절하고 세심한 고객관리

13 전통적 질 관리(QA)와 비교하여 총체적 질 관리(TQM)의 특징으로 가장 옳은 것은?

① 특정범위를 벗어난 결과를 초래한 개인과 특별한 원인을 규명한다.

② 문제의 해결보다는 지속적인 질 향상에 목적을 둔다.

③ 활동범위의 참여자는 의료진으로 제한한다.

④ 환자 진료의 질 향상에 목표를 둔다.

12 간호서비스 마케팅의 특성 중 소멸성은 저장이 불가능하고, 수요 및 공급의 균형이 어려운 문제점이 있으며 이를 위해 의료 마케팅 전략으로 서비스 이용시간에 대한 정보를 제공하고 진료 예약 제도를 운영하도록 한다.

13

구분	질 관리(QA)	총체적 질 관리(TQM)
목표	환자 진료의 질 향상	환자, 고객의 모든 서비스 및 진료 질 향상
목적	• 문제해결 • 특정한 범위를 벗어난 결과를 초래한 개인과 원인 규명	• 지속적인 질 향상 • 일상적인 원인에 더욱 주목
지속적 활동	• 역치/표준 이탈 감시 • 특정 원인에 의한 이탈이 있을 경우 지속	• 지속적인 표준 개선 • 특정되거나 공통된 이탈이 있을 경우 지속

14 마약관리에 대한 설명으로 가장 옳은 것은?

① 향정신성의약품은 팀별로 일반 투약 차에 보관한다.

② 마약장의 열쇠는 수간호사가 보관하고 사용할 때 꺼내준다.

③ 마약처방전에는 정보보호차원에서 대상자의 인적사항만 간단히 기술한다.

④ 투약 중지된 마약 및 잔량도 마약대장에 기록하고 약국에 반납한다.

15 일반병동에 근무하는 일반간호사의 직무분석을 하려고 한다. 시간적 압박이 있는 상황이라 되도록 많은 간호사를 대상으로 빠르게 직무에 관한 정보를 수집하고자 할 때 가장 적절한 방법은?

① 관찰법　　　　　　　　　　② 면접법

③ 질문지법　　　　　　　　　　④ 작업표본방법

16 맥클리랜드(McClelland)의 성취동기이론을 간호실무의 인적자원관리에 적용한 사례로 가장 옳은 것은?

① 성취 욕구에 따른 업무 분담 및 배치

② 좌절 – 퇴행의 요소를 고려한 보상

③ 성과와 보상의 연계

④ 사회적 비교 과정을 고려한 대우

ANSWER　14.④　15.③　16.①

14 마약관리는 다른 약품과 별도로 반드시 마약대장과 함께 이중 잠금 장치가 되어 있는 철제 마약장에 보관하며 항상 잠겨 있어야 한다. 사용하고 남은 마약은 주사기에 뽑아서 또는 남은 앰플이나 바이알, 경구약 그대로 반납처리 해야 한다.

15 질문지법은 현장의 직무 수행자 또는 감독자에게 설문지를 배부하고 이들로 하여금 직무의 내용을 기술하게 하는 방법으로 빠르게 직무에 관한 정보를 수집할 수 있다.
① 관찰법 : 분석자가 직무 담당자의 업무 수행을 관찰하여 자료를 수집하는 방법이다.
② 면접법 : 직무 분석을 위한 자료를 직무 담당자와 직접적인 면담을 통하여 수집하는 방법으로 가장 많이 이용되는 방법이다.
④ 작업 표본방법 : 분석자가 특정기간동안 작업 중인 직원을 일정 간격을 두고 짧은 기간 동안 관찰하는 방법이다.

16 맥클리랜드의 성취동기이론은 조직 내 개인의 동기부여와 관련하여 모든 인간은 3가지 기본욕구를 가지고 있음을 제시하였으며, 성취동기 이론의 3가지 욕구는 성취욕과 권력욕, 친교욕구이다. 성취욕구는 인간이 인간다울 수 있는 가장 바람직한 욕구로 성취동기가 높을수록 성취가 가능하여 조직과 자신의 성장에 이르게 된다는 내용이다.

17 직무수행평가를 실시할 때 고려해야 할 사항으로 가장 옳은 것은?

① 구성원의 강점이 아닌 약점을 평가한다.

② 기대되는 수행 표준이나 목표를 평가 과정 중에 생성한다.

③ 1차 평가자는 피평가자와 직접적인 접촉을 하지 않는 사람으로 한다.

④ 적어도 두 사람 이상의 평가자가 한 사람의 피평가자를 평가하도록 한다.

18 거래적 리더십을 보이는 관리자 유형으로 가장 옳은 것은?

① 간호사들이 보다 창의적인 관점을 개발하도록 격려한다.

② 간호사들이 무엇을 해야 그들이 원하는 보상을 받을 수 있는지를 알려준다.

③ 간호사들이 개인적 성장을 할 수 있도록 알맞게 임무를 부여한다.

④ 간호사들에게 자신감을 심어주고 비전을 제시한다.

ANSWER 17.④ 18.②

17 직무수행평가란 구성원이 가지고 있는 능력과 근무성적, 자질 및 태도 등을 객관적으로 평가함으로 조직 내에서 구성원의 가치를 평가하는 절차이며 일정 기간에 직원들이 자신의 업무를 얼마나 잘 수행하는지에 대한 정기적, 공식적인 평가를 말한다. 직무수행평가 시 개인평가와 조직 목표를 위한 기준 사이에 적합성이 있어야 하며, 평가 업무 내용은 기대되는 수행 표준이나 목표에 직접 적용되어 사전에 결정되어야 한다. 행위적 기대는 평가자와 피평가자 서로 합의 하에 개발되어야 하며, 평가자는 평가과정을 이해하고 절차도 효과적으로 사용해야 한다. 일반적으로 피평가자의 직속 상관이 일차 고과자로서의 평가를 담당하고 평가는 약점뿐 아니라 강점에 대한 부분도 포함되어야 한다.

18 거래적 리더십은 보수적이며, 현상을 유지하게 노력한다. 현상과 너무 괴리되지 않는 목표지향성을 보이며 단기적인 전망, 기본적으로 가시적인 보상으로 동기를 부여한다. 부하들에게 즉각적이고 가시적인 보상으로 동기부여를 하며 부하들은 규칙과 관례를 따르기 좋아하는 특성이 있다. 부하들을 위해 문제를 해결하거나 해답을 찾을 수 있는 곳을 알려주며 리더는 보다 높은 산출, 더 많은 매출액, 생산원가의 절감 등 요구되는 결과의 달성을 위해 부하가 해야 할 일이 무엇인지 명확히 하도록 도움으로써 인간의 자아개념과 자존욕구를 배려한다.

19 〈보기〉에서 설명하는 인력개발 프로그램은?

<보기>
- 신규간호사가 담당할 구체적인 직무를 효과적으로 수행할 수 있도록 한다.
- 일반적으로 3 ~ 6개월까지 교육기간이 다양하다.
- 교육 내용은 간호표준, 투약 관리, 검사물 관리, 간호과정 적용, 환자교육, 인수인계, 간호기록 등이다.

① 실무교육

② 유도교육

③ 보수교육

④ 직무 오리엔테이션

20 목표관리(MBO)의 장점에 대한 설명으로 가장 옳지 않은 것은?

① 목표설정에 구성원을 참여시킨다.

② 성과에 대한 책임소재를 명확하게 해 준다.

③ 측정 가능한 성과만이 아니라 질적이고 장기적인 업무성과를 강조한다.

④ 구성원이 관리자와 협의하여 업무계획을 설정함으로써 동기부여가 된다.

ANSWER 19.④ 20.③

19 직무 오리엔테이션은 주어진 특정 업무 대한 교육훈련으로, 유도교육 후에 이루어지며 직무 오리엔테이션 후에 평가를 통해 신규 직원의 업무 수행 능력을 확인하고 그에 따라 적정하게 인력을 배치할 수 있다.

20 목표관리(MBO)는 목표에 의한 관리라고도 하며 조직의 상급관리자와 실무관리자가 협력하여 조직의 목표를 설정하고 기대되는 결과의 측면에서 각자의 책임을 규정하여 일정한 기준에 따라 구성원들의 기여도를 측정하고 평가하는 관리과정이다. 장점으로는 목표달성에 대한 구성원들의 몰입과 참여를 증진시켜 토론과 참여, 의사소통을 원활하게 할 수 있다는 것이며 이를 통해 효과적인 자기관리 및 자기통제의 기회를 제공하고 책임소재를 명확하게 한다. 성과평가를 보다 객관적으로 할 수 있으며 모든 단계에서 성과가 향상된다. 단점으로는 측정 가능한 목표를 세우는 것이 어려우며 계량화 할 수 없는 성과는 무시되는 경향이 있다. 최종목표와 중간목표의 갈등 조정에 어려움이 있으며 단기 목표를 지나치게 강조하는 측면이 있다. 또한 부서 간 지나친 경쟁을 유발해 전체 조직성과에 악영향을 미치기도 한다.

1 간호관리과정 중 기획의 특성으로 옳은 것은?

① 정적인 개념이다.

② 조직목표와 관련되어 있다.

③ 하층관리자에게 더욱 중요한 기능이다.

④ 미래지향이 아닌 현실위주의 관리를 제시한다.

2 다음에서 설명하는 간호서비스의 특성은?

- 생산과 동시에 소비가 이루어진다.
- 소비자는 서비스 제공자와 상호작용한다.
- 소비자가 실질적으로 생산과정에 참여할 수도 있다.

① 무형성   ② 이질성

③ 소멸성   ④ 비분리성

ANSWER 1.② 2.④

1 ② 조직의 목적과 목표 달성을 용이하게 한다.
① 동적인 개념이다. 계획이 정적인 개념에 속한다.
③ 최고관리자에서부터 하층관리자까지 참여할 수 있는 과정이다. 전략적 기획은 최고관리자에 의해 수행되며 전술적 기획은 중간 관리자, 운영적 기획은 하층관리자가 주관한다.
④ 미래에 수행하고자 하는 것을 목표로 하기 때문에 미래지향적이다.

2 ④ **비분리성** : 생산과 소비가 동시에 일어나며 제공자와 소비자의 분리가 어렵다. 서비스 생산에 소비자가 참여하여 직접 판매만 가능하며 대규모 생산에는 어려움이 있다.
① **무형성** : 물리적인 재화와 다르게 형태가 없이 서비스로 이루어진다.
③ **이질성** : 일정 수준 이상의 표준화가 필요하며 서비스 생성과 인도 과정에서의 가변적인 요소로 인해 발생한다.
④ **소멸성** : 저장 및 재판매가 불가능하며 수요에 따른 적절한 공급이 필요하다. 따라서 수요 변동이 심할 경우를 대비해야 한다.

3 협상의 원칙에 대한 설명으로 옳은 것은?

① 항상 승자와 패자가 있다.

② 이익을 극대화하기 위해 경쟁을 촉진한다.

③ 합의점에 도달하도록 양측이 노력해야 한다.

④ 해당 문제보다는 자신의 입장을 확고히 한다.

4 신규 간호사 대상 유도훈련(induction training)의 교육내용으로 적절한 것은?

① 인수인계 방법 ② 조직의 이념

③ 업무분담 방법 ④ 환자간호 방법

5 일반 병동에서 비품 청구 시 수량의 기준이 되는 것은?

① 간호사 수 ② 보조 인력 수

③ 입원 환자 수 ④ 병동 침상 수

6 행위별 수가제가 적용되는 간호행위는?

① 냉찜질 ② 흡입배농 및 배액처치

③ 활력징후 측정 ④ 수술환자 심호흡 교육

ANSWER 3.③ 4.② 5.④ 6.②

3 ③ 상호 간의 양보를 통해 합의점에 도달하도록 한다.
   ① 분배적 협상은 제로섬에 기초하나, 통합적 협상은 공동의 이익을 창출해 내는 협상이다.
   ② 상호이익을 강조하고, 협력을 촉진한다.
   ④ 자신의 입장 보다는 이슈에 초점을 맞춰야 한다.

4 유도훈련(induction training)은 신규 간호사에게 진행하는 예비교육 중 하나로 채용 후 약 3일가량 진행한다. 조직의 목적이나 이념, 구조, 목표, 방침 등 조직의 정보 등을 교육한다.

5 ④ 물품 관리 시 비품의 기준량은 침상 수에 따르며 소모품은 환자 수에 따라 정한다.

6 ② 경구투약, 주사, 흡인, 산소 공급, 단순 드레싱, 비위관 영양, 관장, 유치도뇨관 기능 유지, 침상목욕, 좌욕, 회음부 간호 등이 해당된다.
   ※ **행위별수가제** … 각 의료행위별 상대가치 점수에 기본 가격을 곱하여 수가를 산출하는 방식이다. 현재 우리나라 건강보험제도의 기본 지불제도로 이용되고 있다.

7 간호기록의 원칙으로만 묶인 것은?

① 정확성, 완전성, 적시성
② 적합성, 추상성, 고유성
③ 완전성, 간결성, 주관성
④ 간결성, 투명성, 추상성

8 다음에 해당하는 의료 질의 구성요소는?

> 병동에서 수술 후 제공된 간호서비스가 환자의 요구에 부합되는지를 평가한다.

① 적합성(adequacy)
② 효율성(efficiency)
③ 지속성(continuity)
④ 접근성(accessibility)

9 막스 베버(Max Weber)가 제시한 관료제 이론의 특성이 아닌 것은?

① 분업화
② 권한의 계층화
③ 비공식적 조직 강조
④ 공식적 규칙

ANSWER 7.① 8.① 9.③

7 간호기록의 원칙은 다음과 같다.

구분	내용
정확성	정확하고 올바른 표기
적합성	객관적인 기록
완전성	환자의 상태변화, 징후, 증상, 간호 등 필수 기록
적시성	간호행위 직후에 기록
간결성	간결한 기록

8 ② 효율성(efficiency) : 특정 건강수준을 획득하는 데 소모되는 자원
③ 지속성(continuity) : 의료 서비스의 시간 · 지리적 연결 정도와의 상관성
④ 접근성(accessibility) : 의료 서비스 비용에 제한을 받는 정도

9 ③ 조직 목표 수행을 위해 권위적인 구조를 강조한다.
※ 관료제(Max Weber)
  ㉠ 조직 권한 구조를 카리스마적, 전통적, 합법적 권한으로 분류
  ㉡ 인간적 요인보다 규칙과 능력 중요시
  ㉢ 계층에 따른 분업화, 전문화
  ㉣ 계급제도 형태와 그에 따른 권리 및 의무, 공식적인 시스템 강조

10 민츠버그(Mintzberg)가 제시한 관리자의 역할 중 '정보적 역할'에 해당하는 것은?

① 중요한 결정을 하기 위해 조직의 모든 자원을 할당한다.

② 법적이나 사회적으로 요구되는 상징적이고 일상적인 의무를 수행한다.

③ 외부인에게 조직의 계획, 정책, 활동, 성과 등을 알린다.

④ 조직이 예상치 못한 어려움에 당면했을 때 올바른 행동을 수행한다.

11 다음에서 설명하는 직무설계 방법은?

> 구성원이 직무를 수행하는 과정에서 성취감, 인정감 및 고차원적인 동기 요인들이 발휘되도록 설계하는 방법으로 수직적으로 직무의 깊이를 늘리는 것이다.

① 직무순환

② 직무확대

③ 직무단순화

④ 직무충실화

ANSWER 10.③ 11.④

10 ①④ 의사결정 역할
② 대인관계 역할
※ 민츠버그(Mintzberg) 관리자의 역할
  ㉠ 대인관계 역할 : 대표자, 지도자, 연결자
  ㉡ 정보관리 역할 : 감독자, 전달자, 대변자
  ㉢ 의사결정 역할 : 기업가, 문제해결자, 자원분배자, 협상자

11 ① 직무순환 : 직무를 바꾸며 다양한 과업을 수행하도록 설계하는 것이다.
② 직무확대 : 수평적 직무의 확대와 과업 및 종류 등 직무의 범위를 증가시키는 것이다.
③ 직무단순화 : 과업을 세분화, 단순화, 표준화시켜 과업의 수를 감소시키는 것이다.
※ 직무설계 방법
  ㉠ 직무단순화 : 과업을 세분화, 단순화, 표준화시켜 과업의 수를 감소시키는 것
  ㉡ 직무순환 : 직무를 바꾸며 다양한 과업을 수행하도록 설계하는 것
  ㉢ 직무확대 : 수평적 직무의 확대와 과업 및 종류 등 직무의 범위를 증가시키는 것
  ㉣ 직무충실화 : 2요인이론에 기초하여 직무내용과 환경을 설계하여 개인의 동기를 유발하는 것
  ㉤ 직무특성 모형 : 개인 간 차이에 의한 다양성에 따른 동기부여를 고려하여 직무를 설계하는 것

12 문제의 적용수준과 범위에 따른 의사결정 유형 중 전략적 의사결정에 해당하는 것은?

① 병원 간호부 목표 설정

② 연휴 기간의 근무 일정표 작성

③ 간호 사정에 따른 간호진단 작성

④ 경력 간호사와 신규 간호사의 야간 근무 배정

13 다음 상황에서 사용한 질 관리 자료 분석 도구는?

> • A 간호과장은 최근 B 병동 내 투약사고의 핵심원인을 파악하고자 한다.
> • 가장 큰 비중을 차지하는 요인부터 가장 작은 비중을 차지하는 요인 순으로 막대그래프를 만들고, 각 요인의 누적량을 연결한 꺾은선 그래프를 제시하였다.

① 흐름도(flow chart)

② 히스토그램(histogram)

③ 파레토차트(Pareto chart)

④ 원인 − 결과도(cause − effect diagram)

ANSWER 12.① 13.③

12 전략적 의사결정은 최고관리자가 적용한다. 조직의 나아갈 방향을 설정하고 조직의 목적 달성을 위해 구성원들이 능력을 발휘할 수 있도록 자원을 배분한다.
※ 관리적 의사결정 및 운영적 의사결정

구분	내용
관리적 의사결정	중간 관리자가 주관하여 자원조달, 기구관리 등에 대한 결정을 내린다. ◉ 조직 편성, 인력배치, 권한, 비용조달 등
운영적 의사결정	하층관리자가 주도하여 성과달성에 관련된 의사결정이나 단지전략수행을 위한 의사결정을 내린다.

13 ③ 파레토차트(pareto chart): 왼쪽부터 가장 큰 비중을 차지하는 요인 순으로 나열하고 누적량을 꺾은선 그래프로 나타낸다.
① 흐름도(flow chart): 업무 과정에 필요한 모든 단계를 도표로 표시한 것을 말한다.
② 히스토그램(histogram): 자료의 변동과 분포를 막대 형태로 보여준다.
④ 원인 − 결과도(cause − effect diagram): 물고기 뼈 그림이라고도 하며, 결과에 관련된 요인 분석 및 결과를 도출하는 데 이용된다.

14 간호단위 관리자가 문제해결을 위해 다음 활동에 이어서 우선적으로 수행해야 할 것은?

> 최근 병동 내 물품 관리가 원활하지 않음을 발견하고, 문제에 대한 정보, 경험, 의문점 등을 수집하였다.

① 문제를 인식한다.

② 문제 해결책이 제대로 수행되었는지 평가한다.

③ 수집된 자료를 분석하여 실제 상황에서 가용성이 높은 해결책을 선택한다.

④ 실제 해결책을 수행하고 활동에 영향을 미치는 긍정적, 부정적 요인을 확인한다.

15 환자안전을 위한 표준화된 의사소통 방식 중 SBAR의 단계를 순서대로 바르게 나열한 것은?

① 배경설명 → 사정·평가 → 상황설명 → 추천

② 상황설명 → 배경설명 → 추천 → 사정·평가

③ 사정·평가 → 상황설명 → 배경설명 → 추천

④ 상황설명 → 배경설명 → 사정·평가 → 추천

ANSWER 14.③ 15.④

14 ③ 2단계 문제의 원인과 결과 분석을 위한 자료 수집 단계로, 문제 인식 다음에 이어 우선적으로 수행되어야 하는 단계이다.
① 1단계 문제인식
② 7단계 결과 평가 단계
④ 6단계 대안 수행 단계
※ 문제해결과정
　㉠ 1단계 : 문제인식 단계
　㉡ 2단계 : 자료 수집 단계
　㉢ 3단계 : 대안제시 단계
　㉣ 4단계 : 대안평가 단계
　㉤ 5단계 : 최선책 선택 단계
　㉥ 6단계 : 대안 수행 단계
　㉦ 7단계 : 결과 평가 단계

15 상황(situation) → 배경(background) → 평가(assessment) → 요청(recommendation)으로 이루어진다.
※ SBAR단계
　㉠ S : 본인 밝히기, 환자 정보와 상태 전달
　㉡ B : V/S, 투약 등 참고 사항
　㉢ A : 본인 의견 및 결론
　㉣ R : 오더 및 요청

16 허쉬와 블랜차드(Hersey & Blanchard)의 상황대응 리더십이론을 적용할 때, A 간호사의 간호관리자에게 적합한 리더십 유형은?

> A 간호사는 간호에 대한 지식, 기술이 뛰어나며 동료들로부터 신임도 받고 있다. 하지만 간호관리자와 면담에서 자신의 간호업무 수행에 대한 자신감과 의지가 없다고 호소하고 있다.

① 지시형 리더
② 설득형 리더
③ 참여형 리더
④ 위임형 리더

17 기획의 유형 중 전술적 기획에 대한 설명으로 옳은 것은?

① 전략적 기획을 구체화하는 것이다.
② 조직의 사명과 목적을 결정하는 장기 기획이다.
③ 조직의 나아갈 방향에 대하여 의견을 통합한다.
④ 모든 기획의 기본 틀을 제공하기 위하여 가장 우선적으로 수립된다.

Aɴsᴡᴇʀ 16.③ 17.①

16 ③ 허쉬와 블랜차드(Hersey & Blanchard) 상황모형에 기초하여 참여형 리더는 의사결정 과정에서 부서와 의견을 교환하고 조정한다. A 간호사는 능력은 있지만 동기가 부족하므로 참여를 격려하여 동기를 높일 수 있는 참여형 리더십이 적합하다.
① 구체적인 업무 지시를 내리고 과업수행을 감독한다.
② 결정 사항을 설명하며 부하직원이 이해할 수 없는 부분을 이해할 수 있도록 한다.
④ 의사결정 및 책임을 부하직원에게 위임한다.
※ 구성원 성숙도에 따른 리더 유형(Hersey & Blanchard)

구분		내용
M1	능력 부족, 동기 및 자신감 부족	지시형 리더
M2	능력 부족, 동기 및 자신감 성숙	설득형 리더
M3	능력 성숙, 동기 및 자신감 부족	참여형 리더
M4	능력 성숙, 동기 및 자신감 성숙	위임형 리더

17 ① 최고관리자의 전략적 기획을 세분화하고 구체화하는 것이다.
②③④ 전략적 기획에 대한 설명이다.

18 다음에 해당하는 환자안전과 관련된 용어는?

> • 사망, 심각한 신체적·심리적 상해 또는 그러한 결과를 초래할 수 있는 위험성을 포함한 기대하지 않았던 사건
> • 발생 시 강제적(mandatory)으로 보고해야 하는 사건

① 실수
② 근접 오류
③ 잠재적 오류
④ 적신호 사건

19 기획 중 단용 계획(single – use plan)에 해당하는 것은?

① 정책
② 규칙
③ 절차
④ 프로젝트

ANSWER 18.④ 19.④

18 ④ 보기는 의료 대상자에게 장기적이고 심각한 위해를 가져온 위해사건으로 강제적 보고의 대상이 된다. 잘못된 수술이나 투약 오류 등으로 인해 심각한 장애 혹은 사망에 이를 수 있는 사건이다.
① 의도치 않게 우발적인 손상을 일으키는 행위이다.
② 의료오류가 발생하여 환자 위해 가능성이 있지만, 예방되어 위해를 가져오지 않는 사건이다.
③ 사고에 대한 근본적인 원인이 조직에 있는 경우 발생하는 오류이다.

19 ④ 단용계획에는 프로그램, 프로젝트가 해당한다.
①②③ 상용계획에 해당한다.
※ 기획의 단계

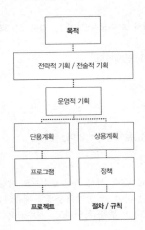

20 간호사 보수교육에 대한 설명으로 옳은 것은?

① 보수교육은 면대면 교육인 경우에만 인정된다.

② 간호대학원 재학 중에도 보수교육을 받아야 한다.

③ 간호사는 보수교육을 매년 6시간 이상 받아야 한다.

④ 간호사 보수교육의 이수는 의료법령에 명시된 의무이다.

Ａnswer 20.④

20 ④ 보수교육의 이수에 대한 내용을 「의료법」 시행규칙 제20조에 명시되어 있다.
① 명시되어 있지 않다.
② 해당 연도의 보수교육을 면제할 수 있다.
③ 8시간 이상 받아야 한다.
※ 보수교육〈의료법 시행규칙 제20조〉
　㉠ 중앙회는 법 제30조 제2항에 따라 다음의 사항이 포함된 보수교육을 매년 실시하여야 한다.
　　• 직업윤리에 관한 사항
　　• 업무 전문성 향상 및 업무 개선에 관한 사항
　　• 의료 관계 법령의 준수에 관한 사항
　　• 선진 의료기술 등의 동향 및 추세 등에 관한 사항
　　• 그 밖에 보건복지부장관이 의료인의 자질 향상을 위하여 필요하다고 인정하는 사항
　㉡ 의료인은 ㉠에 따른 보수교육을 연간 8시간 이상 이수하여야 한다.
　㉢ 보건복지부장관은 ㉠에 따른 보수교육의 내용을 평가할 수 있다.
　㉣ 각 중앙회장은 ㉠에 따른 보수교육을 다음의 기관으로 하여금 실시하게 할 수 있다.
　　• 법 제28조 제5항에 따라 설치된 지부 또는 중앙회의 정관에 따라 설치된 의학·치의학·한의학·간호학 분야
　　　별 전문학회 및 전문단체
　　• 의과대학·치과대학·한의과대학·의학전문대학원·치의학전문대학원·한의학전문대학원·간호대학 및 그 부속병원
　　• 수련병원
　　• 「한국보건복지인력개발원법」에 따른 한국보건복지인력개발원
　　• 다른 법률에 따른 보수교육 실시기관
　㉤ 각 중앙회장은 의료인이 ㉣의 다른 법률에 따른 보수교육 실시기관에서 보수교육을 받은 경우 그 교육이수 시
　　간의 전부 또는 일부를 보수교육 이수시간으로 인정할 수 있다.
　㉥ 다음의 어느 하나에 해당하는 사람에 대하여는 해당 연도의 보수교육을 면제한다.
　　• 전공의
　　• 의과대학·치과대학·한의과대학·간호대학의 대학원 재학생
　　• 영 제8조에 따라 면허증을 발급받은 신규 면허취득자
　　• 보건복지부장관이 보수교육을 받을 필요가 없다고 인정하는 사람
　㉦ 다음의 어느 하나에 해당하는 사람에 대하여는 해당 연도의 보수교육을 유예할 수 있다.
　　• 해당 연도에 6개월 이상 환자진료 업무에 종사하지 아니한 사람
　　• 보건복지부장관이 보수교육을 받기가 곤란하다고 인정하는 사람
　㉧ ㉥ 또는 ㉦에 따라 보수교육이 면제 또는 유예되는 사람은 해당 연도의 보수교육 실시 전에 보수교육 면제·유예 신
　　청서에 보수교육 면제 또는 유예 대상자임을 증명할 수 있는 서류를 첨부하여 각 중앙회장에게 제출하여야 한다.
　㉨ ㉧에 따른 신청을 받은 각 중앙회장은 보수교육 면제 또는 유예 대상자 여부를 확인하고, 보수교육 면제 또는
　　유예 대상자에게 보수교육 면제·유예 확인서를 교부하여야 한다.

1 A보건소의 보건소장은 보건인력들의 효과적인 인력 배치를 위해 〈보기〉와 같은 인력배치 원칙을 준용하였다. 〈보기〉의 설명에 해당하는 인력배치의 원칙으로 가장 옳은 것은?

〈보기〉

보건소의 목적을 효율적으로 달성하고 보건소 내 구성원들의 능력과 잠재력을 최대한으로 발휘할 수 있도록 구성원들의 능력과 직무의 특성을 동시에 고려하여 적합성을 최대화하도록 노력하였다.

① 균형의 원칙
② 적재적소의 원칙
③ 능력주의의 원칙
④ 인재육성의 원칙

ANSWER 1.②

1 ② 적재적소의 원칙 : 개인이 가진 능력과 성격 등을 고려하여 최적의 직위에 구성원을 배치하고 능력을 발휘하게 하는 것을 말한다.
① 균형의 원칙 : 전체와 개인의 조화, 즉 모든 구성원들에 대한 평등한 적재적소 및 직장 전체의 적재적소를 고려하는 것을 말한다.
③ 능력주의의 원칙 : 개인이 가진 능력을 발휘할 수 있도록 영역을 제공하고 만족할 수 있는 보상을 제공한다.
④ 인재육성의 원칙 : 구성원들을 성장시키기 위한 방법으로, 구성원 당사자의 의욕과 욕망을 고려한다.

2 직무평가(job evaluation) 방법 중 서열법의 장점으로 가장 옳은 것은?

① 직무의 등급을 신속하게 매길 수 있다.

② 직무 간의 차이를 구체적으로 밝혀주고 쉽게 이해할 수 있게 하므로 조직 내의 지위와 급료문제를 쉽게 납득시킬 수 있다.

③ 직무의 상대적 차등을 명확하게 제시할 수 있다.

④ 일단 측정척도를 설정해 놓으면 타 직무를 평가할 때 용이하게 이용될 수 있다.

3 FOCUS 간호기록에 대한 설명으로 가장 옳은 것은?

① 주관적 자료 객관적 자료, 사정, 계획에 대한 사항으로 문제중심기록이다.

② 환자중심의 기록으로 환자의 현재 상태, 앞으로의 목표, 중재결과 등에 초점을 맞추고 있다.

③ 간호과정의 문제, 중재, 평가에 초점을 맞추는 것으로 상례기록과 경과기록으로 구성된다.

④ 시간의 경과에 따라 정보를 서술하는 방법으로 정보 중심 기록과 관계가 있다.

ANSWER 2.① 3.②

2 서열법 … 피평정자를 최고부터 최저까지 상대 서열을 결정하는 방법이다. 두 사람씩 짝을 지어 비교하는 쌍대비교법과 평정요소별로 표준 인물을 선정하여 그 기준으로 평가하는 대인비교법이 있다. 평가가 쉽고 서열에 의해 관대화 및 중심화 경향을 없앨 수 있으나, 규모가 작은 집단에서만 적용이 가능하다.

3 ② FOCUS 간호기록은 Data, Action, Response로 구성되며 환자의 현재 상태, 목표, 간호중재 결과 등에 초점을 맞춘 환자중심 기록이다.
① SOAP 기록에 대한 설명이다.
③ PIE 기록에 대한 설명이다.
④ 서술 기록에 대한 설명이다.

4 〈보기〉에서 설명하는 진료비 지불제도로 가장 옳은 것은?

> 〈보기〉
> • 가능한 한 많은 서비스를 제공하고 인센티브를 받으려는 것을 피할 수 있다.
> • 전체적인 의료비용의 감소를 유도하고 진료비 심사로 인한 마찰이 감소하게 된다.
> • 의료의 질이 낮아질 수 있다.
> • 질병군 진료 특성을 반영하였다.

① 상대가치수가제
② 행위별수가제
③ 일당수가제
④ 포괄수가제

5 JCI(Joint Commission International)에서 요구하는 환자 안전 목표에 대한 설명으로 가장 옳지 않은 것은?

① 환자를 정확하게 확인하라.
② 정확한 위치, 정확한 시술, 정확한 수술을 제공하라.
③ 자살예방교육을 시행하라.
④ 의사소통의 효과를 향상시켜라.

Aɴꜱᴡᴇʀ 4.④ 5.③

4 ① **상대가치수가제**: 제공되는 간호 행위의 강도와 소요 시간을 적용하는 방식이다. 직접간호비는 간호활동에 구체적으로 소요된 비용으로 직접간호시간을 측정하여 산정하며 간접간호비는 서비스의 뒷받침이 되는 비용을 말한다.
② **행위별수가제**: 제공한 진료내용과 서비스 양에 따라 항목별 의료비가 책정되는 사후결정방식이다. 의료서비스 양과 질이 확대되나 의료 행위가 병원의 수입과 직결되어 과잉진료의 우려가 있다.
③ **일당수가제**: 입원 혹은 외래방문 1일당 정해진 일정액의 수가를 산정하는 방식이다.

5 JCI(Joint Commission International) … 국제의료기관평가위원회는 미국 의료기관의 의료수준을 평가하기 위한 국제기구이다. 전 세계를 대상으로, 환자의 치료 전 과정을 11개 분야로 평가한다. JCI가 권고하는 환자 안전 원칙은 ▲ 정확한 환자 확인 ▲ 정확한 위치, 정확한 시술, 정확한 수술 제공 ▲ 효과적인 의사소통 ▲ 고주의 약물의 안전 향상 ▲ 낙상 위험 감소 ▲ 병원감염 위험 감소 등이 있다.

6 조직구조의 구성요인에 대한 설명으로 가장 옳은 것은?

① 단순하며 반복적으로 수행하는 직무일수록 공식화가 어렵다.

② 대규모 조직일수록 집권화 경향이 높다.

③ 직무의 특성이 획일적이고 일상적일 경우 집권화의 경향이 높다.

④ 지리적 분산의 정도가 커질수록 조직의 복잡성은 감소한다.

7 간호관리 기능 중 조정에 대한 설명으로 가장 옳지 않은 것은?

① 조정은 구성원의 자발적 참여가 기반이 된다.

② 업무과정과 산출을 표준화하는 것은 효과적인 조정 방법이다.

③ 조직의 공통목표를 달성하기 위하여 구성원이 해야 할 업무를 체계적으로 분담하는 과정이다.

④ 비공식적 의사소통을 통해 조직구성원 간의 개별적 조정이 이루어진다.

6 ① 단순하고 반복적이고 일상적인 업무일수록 공식화가 높아진다.
② 대규모 조직일수록 분권화 경향이 높다.
④ 지리적 분산이 커질수록 조직구도의 복잡성은 증가한다.

7 ① 상급자가 하급자의 업무에 대해 책임을 지고 행동을 지도 및 감독하는 방식이다.
② 업무과정과 업무결과를 표준화하며, 불가능할 경우 업무자 기술 표준화, 즉 수행자의 표준화된 훈련을 통해 조정한다.
③ 조정은 조직의 공통목표 달성을 위해 구성원들이 행동을 통일하고 질서 있게 배열하는 것을 말한다.
④ 상호조정, 즉 위계적 질서에 있지 않은 구성원 간의 비공식적 의사소통으로 조정이 이루어 진다.

8 〈보기〉의 A병원 간호부에서 적용한 관리이론에 대한 설명으로 가장 옳은 것은?

〈보기〉

• 간호부의 생산성 즉, 효율성과 효과성을 극대화하기 위해 간호부 조직의 공식적인 시스템을 강조한다.
• 각 간호단위별 업무표준절차 및 규범을 명확히 설정하여 문서화한다.
• 각 개인의 전문적 능력(직무성과, 승진 시험 등)에 입각하여 간호부 인사제도를 마련한다.
• 간호부의 각 직급별 업무 책임범위, 결재 등의 의사 결정권한 등을 명확하게 규정화한다.

---

① 행정관리론   ② 과학적관리론

③ 관료제이론   ④ 인간관계론

9 의료의 질 향상을 위한 방법으로 조직성과에 대한 평가가 필요하다. 성과평가의 방법인 균형성과표 관점에 대한 설명으로 가장 옳은 것은?

① 고객 관점의 성과지표는 의료손익, 환자 1인당 수익, 투자 수익률, 직원 1인당 수익, 수익 증가율 등이다.

② 재무적 관점의 성과지표는 고객만족도 조사, 모니터링 접수, 초진율, 외부 의뢰환자 비율, 일평균 환자수 등이다.

③ 프로세스 관점의 성과지표는 재원일수, 병상가동률, 예약부도율, 외래 진료대기, 초진 예약대기, 검사 소요 시간 등이다.

④ 학습과 성장 관점의 성과목표는 연구실적, 의료의 질, 효율성, 시간관리 등이다.

ANSWER 8.③ 9.③

8 ① **행정관리론** : 페이욜에 의한 고전적 관리이론으로 광범위하며 관리자의 기능을 기획·조직·조정(통제)·지휘로 구분한다. 조직을 관리하는 관리자의 역할에 중점을 둔다.
  ② **과학적관리론** : 테일러에 의한 고전적 관리이론으로 상의하달형 의사전달체계를 구축하였으며 전문화·분업화 원리에 따른 기계적 능률성을 강조한다. 인센티브제와 같은 성과에 합당한 보상 제시하며 효율성과 생산성 증대를 목표로 한다.
  ④ **인간관계론** : 메이요-호손 연구에 의한 신고전적 관리이론으로 인간의 사회·심리적 욕구가 충족되어 동기화되면 생산성이 높아진다는 이론이다. 원활한 의사소통, 근로자의 의사결정 참여 증대에 민주적 리더십의 중요성을 부각한다.

9 ③ 조직 내 투입요소를 산출요소로 변환시키며 프로세스 품질과 원가 등을 측정 지표로 삼는다.
  ① 고객을 기업가치 창출 원천으로 여기며 환자 비율, 시장점유율, 고객만족도 등을 측정 지표로 삼는다.
  ② 매출이나 수익성 측면에서 측정하며 투자수익률, 경제적 부가가치, 손익 등을 측정 지표로 삼는다.
  ④ 직원, 시스템, 조직 역량별로 미래 장기적인 성장 및 가치 창조를 위한 능력 개발을 목표로 한다.

10 〈보기〉에서 설명하는 활동방법으로 가장 옳은 것은?

> 〈보기〉
> • 각 집단이 경쟁하며 의사결정 결과를 비교, 평가하는 과정에서 의사결정 능력을 향상시키기 위해 실시하는 방법이다.
> • 몇 개의 집단으로 나누어 각 집단에게 동일한 문제를 제공한 후 각 집단별로 문제를 해결하도록 한다.

① 감수성훈련 ② 비즈니스게임법
③ 인바스켓기법 ④ 브레인스토밍

11 〈보기〉의 이론에 대한 설명으로 가장 옳은 것은?

> 〈보기〉
> 팔로워십은 켈리(Kelly)가 주장한 이론으로 리더와 상호보완적인 차원에서 팔로워가 조직의 목표 달성을 위해 역량을 키워나가고 적극적인 참여를 통해서 주어진 역할에 최선을 다하는 과정으로 볼 수 있다.

① 실무형은 리더를 비판하지 않고 리더가 지시하는 일은 잘 수행하지만 그 이상의 모험을 하지 않는 유형이다.
② 수동형은 독립적이고 비판적인 사고를 하지만 적극적으로 역할 수행을 하지 않는 유형이다.
③ 소외형은 독립적이고 비판적인 사고가 미흡하여 리더의 판단에 의존하고 리더의 권위에 순종하지만 열심히 참여하는 유형이다.
④ 순응형은 깊이 생각하지 않고 열심히 참여하지 않는 유형으로 팔로워십의 진정한 의미를 새롭게 배워야하는 유형이다.

ANSWER 10.② 11.①

10 ① 감수성훈련 : 관리자의 능력개발을 위해 사용되는 방법으로, 외부환경과 차단시킨 상태에서 스스로를 돌아보며 자신의 경험을 공유하고 비판함으로써 타인에 대한 이해와 감수성을 높인다. 전인격적인 통찰 학습으로 태도변화를 유도한다.
③ 인바스켓기법 : 관리자의 의사결정 능력을 향상시키기 위한 모의훈련이다. 실제 상황과 비슷하게 설정한 후 문제해결 능력이나 계획 능력을 향상시킨다. 발생 가능한 여러 문제를 쪽지에 적어 바구니 속에 넣고 그중 하나를 꺼내 조직의 기존 자원을 활용하여 문제를 해결하도록 유도한다.
④ 브레인스토밍 : 자유로운 분위기 속에서 진행되며 아이디어를 모아 합의하고 수정하는 과정을 거친다. 집단의 합의를 중시하며 짧은 시간에 많은 양의 아이디어를 도출할 수 있다. 조직 구성원들의 창의성을 증진하는 데 목적이 있다.

11 ② 수동형은 깊이 생각하지 않고 열심히 참여하지 않는다. 팔로워십의 진정한 의미를 새롭게 배워야 하는 유형이다.
③ 소외형은 독립적이고 비판적인 사고를 하지만 적극적으로 역할수행을 하지 않는다.
④ 순응형은 독립적이고 비판적인 사고가 미흡하여 리더의 판단에 지나치게 의존하려는 경향이 있지만 역할수행에 열심히 참여하는 유형이다.

12 동기부여이론 중 아담스(Adams)의 공정성 이론에 근거하여 자신이 비교대상보다 과소 보상을 받는다고 인식할 때 지각된 불공정성을 감소시키기 위해 취하는 행동으로 가장 옳지 않은 것은?

① 자신의 업무량을 줄인다.

② 비교대상을 바꾼다.

③ 타부서로의 이동을 건의하거나, 결근 및 이직을 고려하면서 그 상황을 벗어나려고 한다.

④ '내가 더 중요하고 가치 있는 일을 했으니까'하고 위안한다.

13 〈보기〉에 제시된 조직에 대한 설명으로 가장 옳은 것은?

〈보기〉

A병원 간호부는 최근 중환자실의 욕창발생률이 증가 하는 것을 개선하기 위한 임시조직을 구성하였다. 해당 조직은 중환자실 소속 간호사 2인, 환자안전팀 소속 직원 1인, 욕창전문간호사 1인을 선발하여 구성되었다. 해당 조직에서는 간호사를 대상으로 욕창교육을 수행하고 자세 변경 수행여부를 감시하고 관리하였다. 이를 통해 A병원 중환자실의 전반적 욕창발생률은 직전 분기 대비 50% 수준으로 감소하였고 이후 해당 조직은 해산하였다.

① 분업과 전문화가 이루어져 조직의 효율적인 관리가 가능한 조직이다.

② 전문적인 지식이나 기술이 있는 구성원을 활용하여 최고관리자를 보좌하는 조직이다.

③ 기능조직과 직계조직의 결합으로 이루어지고, 이원적 권한체계로 인해 팀 목표와 전체 목표 사이에 차이가 발생할 수 있다.

④ 환경변화에 적응성이 높고, 팀의 목표가 명확하고 조직의 기동성과 유연성이 크다.

---

12 ④ 비교대상이 더 열심히 일하거나 많은 일을 해서 더 많은 보상을 받는다고 생각하거나 자신의 업무가 더 중요하므로 다른 사람들보다 보상을 더 많이 받아도 된다고 생각한다.

※ 공정성이론 … 노력의 결과인 보상을 동일조건에 있는 타인과 비교했을 때, 자신이 느끼는 공정성에 따라 행동동기에 영향을 받는다. 공정성을 느끼면 동기부여가 되어 생산성이 향상되지만 불공정성을 느낄 경우 조직이탈이나 동기 · 생산성 감소 등을 초래한다.

13 ④ 프로젝트 조직에 대한 설명이다. 목적이 분명하고 조직에 기동성을 부여하여 업무를 신속하고 정확하게 효과적으로 수행할 수 있다. 환경변화에 민감하게 반응하여 다양한 영역에 활용할 수 있으나 한시적인 조직으로 추진 업무의 일관성을 유지하기 어렵다.

① 라인 조직에 대한 설명이다. 소규모 조직에 적합하며 권한과 책임의 한계가 분명하다. 다만 조직의 경직화로 환경변화에 신속히 적응함에는 어려움이 있다.

② 라인-스텝 조직에 대한 설명이다. 구성원의 전문적인 지식과 경험을 활용하여 최고관리자의 부담을 경감할 수 있다.

③ 매트릭스 조직에 대한 설명이다. 조직의 유연성을 제고한다. 이원적 권한체계로 인해 권력 갈등이 생길 수 있다.

14 예산수립 방법 중 영기준예산제(zero-based budget)의 장점으로 가장 옳은 것은?

① 예산편성에 관한 전문지식이 없어도 가능하므로 구성원의 참여가 활성화될 수 있다.

② 자원을 매우 효율적으로 사용할 수 있어 예산 낭비를 줄일 수 있다.

③ 실행하기 간단하고 신속한 예산편성이 가능하다.

④ 예산수립 과정에서 의사소통이 활발해지고 우선순위를 정할 수 있어 업무량이 줄어든다.

15 간호서비스 마케팅에서 서비스의 특성에 따른 마케팅 전략에 대한 설명으로 가장 옳은 것은?

① 무형성의 마케팅 전략은 무형적 단서를 강조하고 구매 전 의사소통에 관여한다.

② 비분리성의 마케팅 전략은 서비스 제공 시 고객이 개입하고 고객의 선발과 훈련을 강조한다.

③ 소멸성의 마케팅 전략은 수요와 공급 간의 균형과 조화를 유지하고, 비수기의 수요에 대비하는 것이 중요하다.

④ 이질성의 마케팅 전략은 서비스 제공 과정을 포괄적이고 다양화하는 것이 중요하다.

14 영기준예산제(zero-based budge) ··· 전년도 예산을 기준으로 하지 않고 새롭게 예산을 편성하는 방법이다. 우선순위를 고려하여 자원을 효율적으로 사용할 수 있고 구성원들이 예산관리에 참여하여 의사소통이 활발해진다. 그러나 각 부서별로 예산 편성을 위해 이익을 부풀리는 경향이 있으며 해마다 존재 유무에 부담을 느낀다.

※ 점진적 예산제도 ··· 간단하고 신속하게 예산을 수립할 수 있으며 전문 지식이 필요하지 않다. 우선순위가 고려되지 않아 비효율적이다.

15 ① 무형성의 마케팅 전략은 뚜렷한 실체가 없어 서비스를 제공받기 전에는 실체를 파악하기 어렵다. 가격 설정 기준이 모호하다. 고객과의 접촉 빈도를 높이며 브랜드 이미지 구축을 강화해야 한다.

② 비분리성의 마케팅 전략은 생산과 소비가 동시에 발생하는 것으로 서비스 생산 과정에 소비자가 참여한다. 서비스 접점에 대한 관리를 강화해야 한다.

④ 이질성의 마케팅 전략은 서비스의 질과 내용, 과정이 일정하지 않고 통제가 어렵다. 서비스의 표준화 및 개별화가 필요하다.

16 간호의 질관리를 위한 접근방식에 대한 설명으로 가장 옳지 않은 것은?

① 과정적 접근방식의 평가기준으로 환자와의 관계에서 비롯되는 간호제공자의 행위, 태도, 치료적인 상호 작용 등이 있다.

② 결과적 접근방식은 환자 주변의 상황 및 환경적인 부분에 대한 정확한 측정이 가능하다.

③ 구조적 접근방식은 물적 자원과 인적자원 확보를 위한 비용이 많이 든다.

④ 과정적 접근방식은 정확한 간호표준이 없는 경우 평가가 어려운 단점이 있다.

17 간호사고는 간호행위 과정에서 환자에게 예상외의 원치 않은 인신상의 불상사가 야기된 경우를 총칭하는 것이다. 조직적 대응 방안에 대한 설명으로 가장 옳지 않은 것은?

① 간호과오는 피할 수 있다는 인식을 가지며, 간호사는 간호과오에 대해서 책임을 지고 간호과오 사례를 공유하여 다시 발생하지 않도록 개선하여야 한다.

② 문제의 원인을 발견하기 위해서 적극적으로 자료를 수집하고 원인을 분석한다.

③ 관리자는 간호사가 병원을 위하여 잘못한 사실을 감추어야 할 책임이 있다는 가정을 주어서는 안된다.

④ 간호사고 시 누가 환자와 보호자에게 사실을 말하고, 추후 치료와 비용부담 등을 결정할 것인지에 대한 규정을 만든다.

Aɴsᴡᴇʀ 16.② 17.①

16 결과적 접근방식은 간호 수행 후 환자 만족도, 사망률, 유병률, 감염률 등 간호 결과를 측정한다. 측정에 시간이 많이 걸리고 적정한 측정 시기를 정하기 어렵다.

※ 구조적 접근법 및 과정적 접근법

구조적 접근법	과정적 접근법
• 간호 수행 환경이나 구조, 수단 등을 평가한다. • 의료 제공에 필요한 인적·물적·재정적 자원 측면에서 부합하는지 평가한다. • 과정적, 결과적 접근법과 함께 사용한다.	• 간호사가 환자와 상호작용하는 간호활동을 평가한다. • 직무중심적 경향이 크다.

17 조직적 대응 시 간호실무의 표준과 지침을 마련하고 관련 법적 의무에 대한 교육을 강화한다. 효과적인 사건보고 및 의사소통 체계를 마련한다.

18 〈보기〉에 제시된 병동에서 관리공학적 산정방법에 따른 하루 간호사 수(간호단위 근무 간호사 실수)는?

> 〈보기〉
>
> • 병상수 = 40개
> • 환자수 = 35명
> • 간호단위 총 직접간호시간 = 78시간
> • 간호단위 총 간접간호시간 = 50시간
> • 간호사 1인 하루 평균 근무시간 = 8시간
> • 간호사 부담률 = 100%
> ※ 단, 간호사의 근무시간 내에 수행하는 휴식, 식사시간 등 개인시간은 산정에서 제외함.

① 8명   ② 12명
③ 16명   ④ 20명

18 간호단위 근무 간호사 실수 $= \dfrac{\text{간호단위 총 업무량(직접간호시간 + 간접간호시간)}}{8\text{시간(하루 평균 근무시간)}}$

$$= \frac{128}{8}$$
$$= 16(\text{명})$$

19 도나베디안(Donabedian)에 의한 보건의료의 질(quality) 구성요소 중 적정성(optimality)에 대한 설명으로 가장 옳은 것은?

① 건강 개선과 그 건강 개선을 위한 비용 간의 균형. 즉, 비용에 대한 상대적인 보건의료서비스 효과 및 편익

② 보건의료서비스 제공 시 자원이 불필요하게 소모되지 않고 효율적으로 활용되었는지의 정도

③ 보건의료의 분배와 주민에 대한 혜택에서의 공정성을 결정하는 원칙에 대한 순응

④ 보건의료서비스가 기대되는 결과를 나타내는 능력으로 건강수준의 향상에 기여한다고 인정된 보건의료서비스 결과의 산출정도

Answer 19.①

19 ② 효율성에 대한 설명이다.
③ 형평성에 대한 설명이다.
④ 효과성에 대한 설명이다.
※ 보건의료의 질 구성요소
　㉠ 효과성 : 기대되는 의료서비스 결과의 산출 정도로 건강수준의 향상
　㉡ 효율성 : 최소한의 자원을 투입하여 최대의 건강수준을 얻을 수 있는 정도로 자원의 불필요한 소모 정도
　㉢ 기술수준 : 의료서비스의 기술적인 수준
　㉣ 접근성 : 서비스 이용에 제한을 받는 정도
　㉤ 가용성 : 서비스 제공 여건의 구비 정도
　㉥ 적정성 : 건강 개선과 건강 개선을 얻는 비용 간의 균형 정도
　㉦ 합법성 : 의료서비스가 윤리적 원칙, 가치, 규범 등에 부합하는 정도
　㉧ 지속성 : 의료서비스 간 시간적·지리적으로 연결되는 정도
　㉨ 적합성 : 건강 요구에 부합하는 정도
　㉩ 형평성 : 보건의료의 분배와 주민에 대한 혜택에서의 공정성
　㉪ 이용자만족도 : 의료서비스에 대한 만족도

20 〈보기〉에서 설명하는 의사결정도구로 가장 옳은 것은?

> 〈보기〉
>
> 정규 직원 채용에 따른 비용과 원내 기존 직원 배치에 따르는 비용을 비교하여, 증가된 업무처리를 위해 정규 임금을 지불하는 정규 직원을 채용하거나 간호단위의 간호사에게 초과근무 수당을 지급하는 방법 중 한 가지를 선택하는 것이다.

① 의사결정격자
② 주경로기법
③ 명목집단기법
④ 의사결정나무

ANSWER 20.④

20 의사결정나무 … 의사결정자가 선택할 수 있는 대안과 결과를 나뭇가지 모양으로 나타낸 양적의사결정도구이다. 단기나 중기 기획, 의사결정에 적절하며 최소 두 개 이상의 대안들로 시작한다. 특정한 문제에 대해 가능한 대안과 결과, 위험 및 정보 요구도 등을 확인할 수 있다.

1 과학적 관리론과 인간관계론에 대한 설명으로 옳은 것은?

① 과학적 관리론보다 인간관계론이 공식 조직구조를 더 강조한다.

② 과학적 관리론보다 인간관계론이 노동 효율성을 더 강조한다.

③ 과학적 관리론과 인간관계론 모두 조직 외부환경을 강조한다.

④ 과학적 관리론보다 인간관계론이 인간의 심리·사회적 측면을 강조한다.

ANSWER 1.④

1 과학적 관리론

과학적 관리론	인간관계론
• 과업의 분업화	• 사회·심리적 환경이 생산성 향상에 더 많이 영향미침
• 권한의 계층화	• 개인의 동기유발
• 공식 조직구조 강조	• 집단행동에 대한 연구의 기초로 비공식적 조직의 중요성 강조
• 규칙과 절차의 정형화	
• 비개인성	• 사회인을 강조
• 능력에 기초한 경력개발	• 직무만족과 생산성관련성

2 조직이 분권화될수록 기대할 수 있는 효과는?

① 구성원의 창의성과 능동성을 높일 수 있다.

② 조직 전체의 통합적 업무 조정이 용이하다.

③ 업무의 중복과 비용 낭비를 줄일 수 있다.

④ 최고관리자의 리더십 발휘가 용이하다.

3 다음에서 설명하는 의료인의 의무는?

> • 환자의 자율성 존중 원칙을 바탕으로 한다.
> • 이 의무를 위반할 경우 전단적 의료(unauthorized medical care)에 해당한다.

① 기록의무

② 설명 및 동의의무

③ 확인의무

④ 비밀유지의무

ANSWER 2.① 3.②

2 조직의 분업화의 장·단점

장점	단점
• 조직의 목표달성을 위한 능률적 수단 • 전문화에 의해서 업무를 창의적이고 능률적으로 수행할 수 있고 전문가가 될 수 있다. • 업무를 습득하는데 걸리는 시간과 비용을 단축할 수 있다. • 업무를 단순화시키고 기계화가 가능하다.	• 조직 속에서 근무하는 개인의 업무수행에 대한 흥미를 상실할 수 있다. • 지나친 분업은 조직 내의 각 단위 간의 조정을 어렵게 한다. • 더 많은 비용이 소요될 수 있다. • 지루함, 피로, 스트레스, 생산성 감소, 품질저하, 결근율·이직률 증가

②③④ 계층제의 장점

3 전단적 의료란 의료인이 어떤 위험성이 있는 의료행위를 실시하기 전에 환자로부터 동의를 얻지 않고 의료행위를 시행하는 것으로 불법행위이며 민형사상 책임을 진다.

4 간호서비스의 과정적 측면을 평가하는 지표는?

① 환자 확인 절차 준수율 ② 수술 후 합병증 발생률

③ 자가간호 실천율 ④ 질병군별 재원일수

5 간호전달체계 유형에 대한 설명으로 옳지 않은 것은?

① 팀간호 방법 : 비전문직 인력을 포함해 팀이 구성되며 팀 내 의사소통이 중요하다.

② 기능적 분담방법 : 총체적 간호가 이루어지지 않아 환자와 간호사의 만족도가 낮다.

③ 일차간호 방법 : 환자 입원부터 퇴원까지 일차간호사가 담당하므로 책임 소재가 분명하다.

④ 사례관리 : 1명의 간호사가 1~2명의 환자를 담당하여 필요한 모든 간호서비스를 제공한다.

Answer 4.① 5.④

4 과정적 접근
- 의료제공자와 환자 간에, 또는 의료서비스 진행과정에 일어나는 행위에 관한 것으로 환자에 대한 태도까지 포함하여 의료의 질 향상을 위한 주제를 선정하고 진료표준을 설정하여 이를 충족하는 지를 조사한다.
- 과정적 접근방법 요소
- 간호행위 : 의사소통, 간호기술의 숙련성, 간호사의 태도
- 간호부서와 타 부서와의 상호작용
- 조직의 관리와 지도성
- 의료서비스 진행과정에 일어나는 행위
- 환자에 대한 태도
- 간호기록, 환자 간호계획, 교육실시
- 진단과정, 진료과정, 수술과정, 간호과정, 투약과정 등

5 간호전달체계 유형
- ㉠ 전인간호방법/사례방법 : 가장 오래된 간호전달체계로, 간호사가 각자에게 할당된 환자의 요구를 충족시키기 위해 모든 책임을 담당한다.
- ㉡ 기능적 간호방법 : 간호인력 별로 특정 업무를 배정하여 그 업무만을 기능적으로 수행하도록 하는 방법으로, 환자가 필요로 하는 간호를 총체적으로 수행하는 것과는 거리가 멀다.
- ㉢ 팀간호방법 : 보조 인력들이 정규 간호사의 지시 아래 환자간호에 참여하는 것으로, 간호사는 팀 리더로서 팀에 할당된 모든 환자의 상태와 요구를 알아야 하며 간호대상자의 개별적인 간호 계획을 수립한다.
- ㉣ 일차간호방법 : 일차 간호사는 한 명 이상의 환자를 입원 혹은 치료 시작부터 퇴원 혹은 치료를 마칠 때까지 24시간 내내 환자 간호의 책임을 담당한다.
- ㉤ 사례관리방법 : 환자가 최적의 기간 내에 기대하는 결과에 도달할 수 있도록 고안된 건강관리체계로 모든 의료팀원의 노력을 통합하여 환자의 목표를 달성하는 데 초점을 두는 방법이다.

6 페이율(Fayol)의 행정관리론에서 제시한 관리 원칙만을 모두 고른 것은?

> ㉠ 질서의 원칙
> ㉡ 고용안정의 원칙
> ㉢ 통솔 범위의 원칙
> ㉣ 지휘 통일의 원칙
> ㉤ 조직 이익 우선의 원칙

① ㉠, ㉡, ㉢
② ㉠, ㉢, ㉣
③ ㉠, ㉡, ㉣, ㉤
④ ㉡, ㉢, ㉣, ㉤

ANSWER 6.③

6 페이율의 행정관리론 관리원칙
　① 분업의 원칙 : 전문화는 산출량을 증가 시킨다.
　② 권한-책임의 원칙 : 명령할 수 있는 권리와 복종하게 만드는 파워
　③ 규율의 원칙 : 규율은 모든 비즈니스에서 중요하며 규율이 없이는 어떠한 기업도 번영할 수 없다.
　④ 명령일원화의 원칙 : 어떤 행위에 있어서도 종업원은 오직 한 사람의 상관으로부터 명령을 받아야 한다.
　⑤ 지휘일원화의 원칙 : 목표를 갖는 일련의 업무활동은 한 사람의 관리자가 한 가지 계획으로 지휘해야
　　한다.
　⑥ 공동의 이익에 대한 개인의 이익 종속의 원칙 : 종업원이나 개인의 이익이 조직 전체의 이익에 우선하
　　지 않아야 한다.
　⑦ 공정한 보수의 원칙 : 보상은 고용주나 종업원 모두에게 공정하고 만족해야만 한다.
　⑧ 권한 집중화의 원칙 : 종업원의 역할을 중시하는 것은 분권화이고 종업원의 역할을 중시하지 않는 것
　　은 집권화이다.
　⑨ 계층조직의 원칙 : 최고경영자로부터 가장 낮은 층의 종업원에 이르는 모든 계층에는 명령과 보고가
　　이루어지도록 연결되어 있어야 한다.
　⑩ 질서의 원칙 : 사물에는 그것이 있어야 할 장소가 있으므로 사물을 있어야 할 장소에 두어야 하며
　　사람에게도 있어야 할 자리가 있으므로 있어야 할 자리에 위치시켜야 한다.
　⑪ 공정의 원칙 : 경영자들은 종업원을 친절하고 공평하게 대해야 한다.
　⑫ 고용안정의 원칙 : 종업원의 이직을 감소시키는 것은 효율적이고 비용을 절감시킨다.
　⑬ 창의성의 원칙 : 모든 수준에서 종업원들이 계획하고 수행하는 것을 허용해야 한다.
　⑭ 종업원 단결의 원칙 : 팀의 사기를 높이는 것은 조직 내의 조화와 통일을 강화한다.

7 데밍(Deming)의 PDCA 사이클 중 문제해결을 위해 변화 계획을 소규모로 시범 적용하여 검증하는 단계는?

① Plan

② Do

③ Check

④ Act

7 PDCA cycle

① 계획(Plan)
- ㉠ 현재 수행하고 있는 업무 향상을 위해 무엇이 잘못되어 있는지 발견
- ㉡ 문제를 기회로 인식
- ㉢ 문제 해결을 위한 변화 계획을 세우는 단계
- ㉣ 문제를 정의하여 현재 상태와 목표 상태와의 차이를 확인하는 단계
- ㉤ 과정을 연구하고 어떤 변화를 통해서 질을 향상시킬 수 있을지 결정하는 단계

② 시행(Do)
- ㉠ 변화를 검증하는 단계
- ㉡ 실험을 하거나 변화를 일으키는 단계
- ㉢ 일상 업무의 혼란을 최소화하기 위한 소규모의 시범적용단계

③ 평가(Check)
- ㉠ 선별된 변화업무 프로세스를 검토
- ㉡ 변화수행을 관찰하는 단계
- ㉢ 결과를 관찰
- ㉣ 시간의 경과에 따라 제시된 해결책이 가져온 효과를 모니터링

④ 개선(Act)
- ㉠ 변화로부터 최대의 이익을 얻고자 수행하는 단계
- ㉡ 소규모 시범 적용단계에서 획득한 결과를 기초로 수행과정을 결정하고 일상 업무 활동이 되도록 적용
- ㉢ 어떤 교훈을 얻었는지 알아보고 필요하면 환경을 변화시켜 실험을 반복함
- ㉣ 부작용을 관찰, 실행과 확인단계에서 효과가 입증된 변화를 공식화함
- ㉤ 성공적인 경우 : 확대적용하여 수행
- ㉥ 비성공적인 경우 : 새로운 계획을 세우는 단계부터 사이클을 단계적으로 다시 수행함

8 다음 표는 동기부여 이론 간 유사한 욕구나 관점을 비교한 것이다. ㈎~㈑에 들어갈 말로 옳은 것은?

욕구단계이론(Maslow)	성취동기이론(McClelland)	XY 이론(McGregor)
자아실현 욕구	㈎	
존경 욕구	㈏	㈐
사회적 욕구	친화 욕구	
안전 욕구		㈑
생리적 욕구		

	㈎	㈏	㈐	㈑
①	권력욕구	성취욕구	X 이론	Y 이론
②	성취욕구	권력욕구	X 이론	Y 이론
③	성장욕구	권력욕구	Y 이론	X 이론
④	성취욕구	권력욕구	Y 이론	X 이론

9 「한국간호사 윤리강령」상 '전문가로서의 간호사 의무' 영역에 해당하는 항목은?

① 대상자 보호　　　　　　　　② 건강 환경 구현
③ 안전한 간호 제공　　　　　　④ 관계 윤리 준수

ANSWER 8.④ 9.③

8 욕구단계이론, ERG이론, 2요인이론, 성취동기이론, X-Y이론의 비교

욕구단계이론Maslow	ERG이론(Aldefer)	동기-위생이론(Herzberg)	성취동기이론(Mcclelland)	X-Y 이론(McGregar)
자아실현욕구	성장	동기요인	성취욕구	Y이론
존경욕구			권력욕구	
소속과 애정욕구	관계		친화욕구	
안전욕구		위생요인		X이론
생리적 욕구	생존			

9 2013년 7월 개정된 한국 간호사 윤리강령 중 전문가로서의 간호사 의무는 간호표준 준수, 교육과 연구, 전문적 활동, 정의와 신뢰의 증진, 안전한 간호제공, 건강 및 품위 유지이다.

10 직무분석을 위한 정보수집 방법에 대한 설명으로 옳은 것은?

① 관찰법 : 직무 수행자가 매일 자신의 직무를 관찰하여 기록한다.

② 면접법 : 직무 수행자에게 설문지를 배포하여 직무 요건을 조사한다.

③ 중요사건법 : 직무 수행자가 매일 작업일지에 직무 내용을 작성한다.

④ 작업표본방법 : 직무 분석자가 전체 직무 활동 중 일부 작업을 표본 선정하여 관찰한다.

11 「의료법」 제60조의3에 따라 설치·운영하는 간호인력 취업교육센터의 명시된 업무가 아닌 것은?

① 유휴 및 이직 간호인력의 취업교육 지원

② 우수한 간호사의 확보와 적절한 공급을 위한 기본시책 수립

③ 지역별, 의료기관별 간호인력 확보에 관한 현황 조사

④ 간호인력의 지속적인 근무를 위한 경력개발 지원

10 ① 질문지법 : 현장의 직무수행자 또는 감독자에게 설문지를 배부하여 직무의 내용을 기술하게 하는 방법
   ② 관찰법 : 분석자가 직무담당자의 업무수행을 관찰하여 자료를 수집하는 방법으로 작업정보를 얻는데 가장 효과적인 방법
   ③ 면접법 : 직문분석을 위한 자료를 직무담당자와의 직접적인 면담을 통해 수집하는 방법
   ④ 중요사건방법 : 성공적인 직무수행에 결정적인 역할을 한 사건이나 사례를 중심으로 분석하는 방법
   ⑤ 작업표본방법 : 분석자가 특정기간동안 작업중인 직원을 일정한 간격을 두고 짧은 기간동안 관찰하는 방법
   ⑥ 요소분석법 : 직무의 공통점들을 중심으로 직무의 군을 찾아내어 직무를 분석하는 방법
   ⑦ 자가보고법(자가일기법) : 일종의 일기 형식으로 직무의 내용을 기술하여 보고하는 방법
   ⑧ 작업기록법(작업일지법) : 직무수행자가 매일 작성하는 작업일지나 메모사항을 가지고 해당 직무에 대한 정보를 수집하는 방법

11 간호인력 취업교육센터 설치 및 운영〈의료법 제60조의3〉
   보건복지부장관은 간호·간병통합서비스 제공·확대 및 간호인력의 원활한 수급을 위해 다음 각호 업무를 수행하는 간호인력 취업교육센터를 지역별로 설치·운영할 수 있다.
   • 지역별, 의료기관별 간호인력 확보에 관한 현황 조사
   • 간호학을 전공하는 대학이나 전문대학 졸업예정자와 신규 간호인력에 대한 취업교육 지원
   • 유휴 및 이직 간호인력의 취업교육 지원
   • 간호인력의 취업교육 지원을 위하여 보건복지부령으로 정하는 사항

12 마케팅 믹스 전략의 예로 옳지 않은 것은?

① 제품·서비스 전략 – 예비 부부를 대상으로 건강검진패키지 개발

② 유통 전략 – 대면으로 이루어지던 미숙아 부모 교육을 비대면으로 전환

③ 촉진 전략 – 간호·간병통합서비스에 대한 지하철 광고

④ 가격 전략 – 가정의 달 5월에 건강검진서비스를 받은 노인에게 사은품 지급 행사

ANSWER 12.④

12 마케팅 믹스의 구성요소 및 전략

　① 제품(Product)

　　㉠ 새로운 종류와 유형의 간호서비스 개발

　　㉡ 암센터, 재활센터, 당일수술센터, 전문화된 상급 간호서비스

　② 가격(Price)

　　㉠ 기존 가격의 조정 : 가치비용의 분석

　　㉡ 가격의 차별화

　　㉢ 새로운 가격의 개발 : 개별화된 간호서비스

　③ 유통(Place)

　　㉠ 물리적 접근성 : 장소의 다양화, 원격진료

　　㉡ 정보적 접근성 : 상담, 설명, 조언

　　㉢ 시간적 접근성 : 대기시간, 예약, 야간진료

　　㉣ 의료전달체계의 개선

　④ 촉진(Promotion)

　　㉠ 이미지 제고 및 향상 : 친절함, 책임감, 전문적인 인상

　　㉡ 소비자 만족 : 고객접점

　　㉢ 홍보 및 광고 : 표적시장, 매체선정

　　㉣ 보호자 없는 병동의 운영

13 다음에서 설명하는 권력 유형은?

> A 간호팀장은 공정하고 성실한 업무처리와 상대방을 배려하는 인간관계로 평소에 팀은 물론 간호부 내에서도 간호사들의 존경을 받는다.

① 강압적 권력
② 합법적 권력
③ 준거적 권력
④ 전문적 권력

14 다음에서 설명하는 격리 방법이 모두 요구되는 질병은?

> • 의료인은 환자 병실에 들어갈 때 수술용 마스크를 착용한다.
> • 코호트 격리를 한 경우에 병상 간 거리는 1m 이상 유지한다.
> • 환자가 병실 밖으로 이동하는 경우 나가기 전에 손위생을 수행한다.

① 수두
② 홍역
③ 백일해
④ B형 간염

ANSWER 13.③ 14.③

13 권력의 유형

준거적 권력	• 사람이 가지고 있는 특별한 자질에 기반을 둔 권력 • 다른 사람들이 호감과 존경심을 갖고 닮으려고 할 때 생기는 권력
전문적 권력	• 사람이 가지고 있는 전문성, 기술 등에 기반을 둔 권력 • 특정 분야나 상황에 대하여 높은 지식을 가지고 있다고 느낄 때 생기는 권력
정보적 권력	• 권력행사자가 유용한 정보에 쉽게 접근할 수 있거나 희소가치의 중요성이 있는 정보를 소유하고 있다는 사실에 기반을 둔 권력
연결적 권력	• 중요한 인물이나 조직 내의 영향력이 있는 사람과 연결될 수 있다고 생각하는 것에 기반을 둔 권력
보상적 권력	• 타인이 원하는 것을 보상해 줄 수 있는 능력에서 기인하는 권력 • 다른 사람에게 가치가 있다고 인정되는 상이나 보답을 할 수 있는 능력
강압적 권력	• 해고·징계 등과 같은 벌을 줄 수 있는 데 기인한 권력
합법적 권력	• 권력수용자가 권력자의 권력행사를 인정하고 추종해야 할 의무가 있다고 생각하는 것을 바탕으로 하는 권력 • 지위에 기반을 둔 권력

14 공기전파주의 질환 : 홍역, 수두, 폐결핵
비말전파주의 : 디프테리아, 백일해, 아데노바이러스, 인플루엔자, 풍진, 이하선염
접촉전파주의 : 다제내성균, VRE, MRSA, C difficile, 로타바이러스

15 다음은 의료법인 재무상태표이다. ㈎~㈐에 들어갈 말로 바르게 연결한 것은?

(단위 : 천원)

차변		대변	
유동(㈎)	450,000	유동(㈏)	150,000
비유동(㈎)	300,000	비유동(㈏)	200,000
		(㈐)	400,000
총계	750,000	총계	750,000

	㈎	㈏	㈐		㈎	㈏	㈐
①	자산	자본	부채	②	자산	부채	자본
③	자본	자산	부채	④	자본	부채	자산

16 터크만(Tuckman)의 팀 발전 과정을 순서대로 바르게 나열한 것은?

① 형성기 – 갈등기 – 규범기 – 성취기 – 해체기

② 형성기 – 성취기 – 규범기 – 갈등기 – 해체기

③ 형성기 – 규범기 – 갈등기 – 성취기 – 해체기

④ 형성기 – 갈등기 – 성취기 – 규범기 – 해체기

Answer 15.② 16.①

15 재무상태표(계정식)

차변			대변		
과목		금액	과목		금액
자산			부채		
	유동자산	450,000		유동부채	150,000
	비유동자산	300,000		비유동부채	200,000
			자본		400,000
자산총계		750,000	부채 및 자본총계		750,000

16 터크만 팀(team) 발전 과정(팀 빌딩단계)

① 팀 구성하기

② 팀 목표 설정 및 활동규칙설정

③ 팀원의 역할과 책임규정

④ 팀워크(팀활동)의 촉진

⑤ 팀 성과확인과 동기유지

17 다음 상황에서 브룸(Vroom)의 기대이론에 따른 기대감과 수단성의 수준은?

> A 간호사는 질 향상(QI) 팀 리더를 맡게 된다면 최고의 성과를 거둘 자신이 있으나, 이 성과가 본인이 기대하는 승진평가에 영향을 주지 않을 것으로 판단하여 리더 역할 맡는 것을 주저하고 있다.

기대감	수단성
① 높음	높음
② 높음	낮음
③ 낮음	높음
④ 낮음	낮음

18 만츠와 심스(Manz & Sims)의 셀프리더십을 훈련하기 위한 인지전략은?

① 자기 스스로 목표를 설정하고 우선순위를 결정하여 실행한다.

② 바람직한 행동을 하도록 업무 환경에 단서(cues)를 배치한다.

③ 어려운 상황을 장애물이 아닌 기회로 인식하는 건설적 사고 습관을 갖는다.

④ 과업을 성공적으로 수행했을 때 자신이 가치있게 여기는 보상을 스스로 제공한다.

Aɴsᴡᴇʀ 17.② 18.③

17 브룸(Vroom)의 기대이론 … 개인적 유의성 또는 사회적 가치들에 기초한 선호도에 의해 인간이 동기부여 된다고 보고 인간이 기본적으로 어떤 행동을 할 경향은 기대감·수단성·유의성에 의해 동기부여가 된다는 이론이다.
ㄱ 기대감 : 일정한 노력을 하면 필요한 성과수준 달성할 수 있으리라 믿는 가능성
ㄴ 수단성 : 일정수준의 성과를 달성하면 보상을 얻을 수 있다는 가능성
ㄷ 유의성 : 노력의 결과로 예상되는 보상에 대해 개인이 느끼는 매력정도
ㄹ 보상 : 일과 조직에 대한 개인의 관점, 일의 성취에 대한 기대
ㅁ 행동패턴 : 행동대안과 기대하는 결과 및 중요성을 비교 평가한 후 가장 확률이 높은 행동대안을 선택

18 ①②④ 행동전략
※ 셀프리더십 인지전략 : 자연적 보상을 통한 자기존중과 건설적인 사고패턴의 관리
 • 스스로의 과업재설계 : 자신의 직무에서 자연적 보상 수준을 높이기 위해 자신의 업무내용과 수행방법을 스스로 재설계하는 것
 • 직무의 상황 재설계 : 직무환경을 재설계하거나 직무 시간이나 장소를 변경하여 환경에서 발생하는 자연적 보상을 높이는 것
 • 건설적 사고 : 어려운 상황을 만났을 때 이를 장애물로 보기보다는 기회로 인식하는 긍정적이고 건설적인 사고 습관을 갖는 것

19 설명으로 옳지 않은 것은?

① 의무보고 대상인 환자안전사고가 발생한 경우, 그 의료기관의 장이 보고하여야 한다.

② 진료기록과 다른 의약품이 투여되어 환자에게 경미한 신체적 손상이 발생한 경우, 자율보고할 수 있다.

③ 의무보고 대상인 환자안전사고를 지체없이 보고한 경우, 보건의료 관계 법령에 따른 행정처분을 감경할 수 있다.

④ 다른 부위의 수술로 환자안전사고가 발생한 경우, 심각한 신체적·정신적 손상의 발생 여부와 관계없이 의무보고한다.

ANSWER 19.③

19 환자안전사고의 보고〈환자안전법 제14조〉

① 환자안전사고를 발생시켰거나 발생한 사실을 알게 된 또는 발생할 것이 예상된다고 판단한 보건의료인이나 환자 등 보건복지부령으로 정하는 사람은 보건복지부장관에게 그 사실을 보고할 수 있다.

② 보건복지부령으로 정하는 일정 규모 이상의 병원급 의료기관에서 다음 각 호의 어느 하나에 해당하는 환자안전사고가 발생한 경우 그 의료기관의 장은 보건복지부장관에게 그 사실을 지체 없이 보고하여야 한다.

  ㉠ 설명하고 동의를 받은 내용과 다른 내용의 수술, 수혈, 전신마취로 환자가 사망하거나 심각한 신체적·정신적 손상을 입은 환자안전사고가 발생한 경우

  ㉡ 진료기록과 다른 의약품이 투여되거나 용량 또는 경로가 진료기록과 다르게 투여되어 환자가 사망하거나 심각한 신체적·정신적 손상을 입은 환자안전사고가 발생한 경우

  ㉢ 다른 환자나 부위의 수술로 환자안전사고가 발생한 경우

  ㉣ 의료기관 내에서 신체적 폭력으로 인해 환자가 사망하거나 심각한 신체적·정신적 손상을 입은 경우

③ 제1항에 따른 "자율보고"를 환자안전사고를 발생시킨 사람이 한 경우에는 「의료법」 등 보건의료 관계 법령에 따른 행정처분을 감경하거나 면제할 수 있다.

④ 자율보고 및 제2항에 따른 "의무보고"에 포함되어야 할 사항과 보고의 방법 및 절차 등은 보건복지부령으로 정한다.

※ 환자안전사고를 발생시킨 사람이 자율보고를 한 경우에 「의료법」 등 보건의료 관계 법령에 따른 행정처분을 감경하거나 면제할 수 있다고 규정하고 있으나, 의무보고 수행에 따른 행정처분 감경 및 면제는 해당사항 없음

20 「개인정보 보호 가이드라인」상 의료기관에서 인터넷이나 전화를 통한 진료·검사 예약 시 개인정보 처리 기준으로 옳지 않은 것은?

① 인터넷으로 수집한 주민등록번호는 암호화하여야 한다.

② 단순예약(시간약속)을 위한 주민등록번호 수집은 원칙적으로 허용되지 않는다.

③ 전화를 통하여 필요한 개인정보를 수집할 때 통화내용은 녹취할 수 없다.

④ 진료 목적일 경우에는 만 14세 미만 아동에게 법정대리인의 동의없이 개인정보를 수집할 수 있다.

1 〈보기〉에서 설명하는 간호전달체계는?

〈보기〉

- 서비스의 질과 비용효과적인 결과를 증진시키며 개인의 요구를 충족시키고자 도입되었다.
- 매니지드 케어 모델이 대표적이다.
- 표준진료지침(critical pathway) 등의 도구를 활용한다.

---

① 팀간호

② 모듈간호

③ 일차간호

④ 사례관리

Answer 1.④

1 ① 팀간호방법 : 보조 인력들이 정규 간호사의 지시 아래 환자간호에 참여하는 것으로, 간호사는 팀 리더로서 팀에 할당된 모든 환자의 상태와 요구를 알아야 하며 간호대상자의 개별적인 간호 계획을 수립한다.

② 모듈간호방법 : 팀 간호를 정련하고 향상시키기 위해 개발된 방법으로 2~3명의 간호사가 환자들이 입원하여 퇴원할 때까지 모든 간호를 담당한다. 팀을 작게 유지함으로써 간호계획 수립과 조정활동에 전문직 간호사가 더 많이 관여가 가능하며, 팀원들 간의 의사소통에 소요되는 시간을 줄여 환자의 직접간호에 더 많은 시간을 할애한다.

③ 일차간호방법 : 일차 간호사는 한 명 이상의 환자를 입원 혹은 치료 시작부터 퇴원 혹은 치료를 마칠 때까지 24시간 내내 환자 간호의 책임을 담당한다.

④ 사례관리방법 : 환자가 최적의 기간 내에 기대하는 결과에 도달할 수 있도록 고안된 건강관리체계로 모든 의료팀원의 노력을 통합하여 환자의 목표를 달성하는 데 초점을 두는 방법이다.

2 〈보기〉의 간호조직이 적용한 관리 이론에 대한 설명으로 가장 옳은 것은?

> 〈보기〉
>
> 간호부는 간호업무에 따라 간호사를 배치하는 기능적 간호분담방법을 간호전달체계에 적용하여 업무를 단순화·분업화하여 운영하고 있다.

① 직접 혹은 간접간호활동에 소요되는 시간을 측정하여 간호인력 산정에 적용하는 간호업무량 분석의 기초가 된 이론이다.

② 관리의 기능을 기획, 조직, 지휘, 조정, 통제로 제시하였다.

③ 인간관계에 초점을 맞춘 이론이다.

④ 지나치게 인간적 요소를 강조하여 '조직없는 인간'이라는 비판을 받았다.

3 직장 내 훈련(on-the job training)으로 가장 옳은 것은?

① 대학원 강의를 원내에서 원격교육으로 이수하였다.

② 전문교육기관의 전문강사로부터 CS향상전략 교육을 수강했다.

③ 프리셉터로부터 암환자의 화학약물요법 간호실무기술을 배웠다.

④ 투석환자간호의 최신 경향이라는 8시간의 보수교육을 수강하였다.

Answer 2.① 3.③

2 간호업무를 업무에 따라 기능적 분담방법으로 나누어서 단순화, 분업화를 운영하였으므로 이는 과학적 관리론에 해당한다. 과학적 관리론은 분업화에 기초를 두어 효율성에 기초를 둔다.

3 직장 내 교육훈련은 임상에서 프리셉터를 이용한 교육이다. 직장 외 교육훈련은 연수원 교육, 전문위탁 교육, 보수교육이 해당한다.

4 〈보기〉의 간호조직에서 사용한 인적자원 확보 방법으로 가장 옳은 것은?

> 〈보기〉
>
> 지원자를 여러 명씩 그룹으로 나누어 특정 문제에 대해 자유토론하게 하고, 토론 과정에서 지원자들의
> 현재 행동 및 잠재적 행동을 파악한다.

① 정형적 면접   ② 스트레스 면접

③ 패널 면접   ④ 집단 면접

5 조직의 집단의사결정에 대한 설명으로 가장 옳은 것은?

① 의사결정에 참여한 구성원들의 의사결정에 대한 수용성이 높다.

② 의사결정에 대한 책임소재가 명확하다.

③ 의사결정에 대한 시간과 비용이 절약된다.

④ 개인의 편견이나 특성이 의사결정에 많은 영향을 준다.

ANSWER 4.④ 5.①

4 ① 정형적 면접 : 표준면접. 면접자가 기본적으로 조직의 경영이념, 전략, 지원자의 배경, 지식, 태도
등의 아주 세분되고 상세한 질문문항을 준비하여 질문하는 형태
② 스트레스 면접 : 지원자에게 자극적 질문을 함으로써 감정의 안정성과 인내에 대한 평가를 위해 실시
③ 패널 면접 : 다수의 면접자가 한 명의 지원자를 상대로 질문하는 면접방식
④ 집단 면접 : 집단별로 특정 문제에 대해 자유토론을 할 수 있는 기회를 부여하고 토론과정에서 개별
적으로 적격 여부를 심사판정하는 유형이다.

5 집단적 의사결정의 특징
㉠ 의사결정의 질 : 다양한 조직구성원들에 의하여 더 많은 정보와 지식을 활용할 수 있으므로 여러 가
지 대안과 접근을 고려할 수 있다.
㉡ 결정사항의 수용성 : 집단구성원들이 의사결정에 참여하는 집단의사결정은 결정된 사항에 대한 구성
원들의 이해와 수용가능성을 증대시켜 준다.
㉢ 의사결정의 정확성 : 여러 대안에 대해 충분히 평가할 수 있고 여러 사람들이 참여함으로써 좋은 아
이디어에 대해 다양한 관점으로 바라볼 수 있다.

6 〈보기〉에서 설명하는 환자의 권리는?

> 〈보기〉
> • 환자는 진료와 관련된 신체상·건강상의 비밀과 사생활의 비밀을 침해받지 아니한다.
> • 의료인과 의료기관은 환자의 동의를 받거나 범죄 수사 등 법률에서 정한 경우 외에는 비밀을 누설·발표하지 못한다.

① 진료받을 권리
② 알권리 및 자기결정권
③ 비밀을 보호받을 권리
④ 상담·조정을 신청할 권리

7 낙상 발생 감소를 위한 지속적 질 관리 활동을 기획하고 있다. 1년 동안 수행해야 하는 활동을 시간에 따라 막대 형태로 나타내어 관리자가 진행 중인 업무나 프로젝트를 시각적으로 쉽게 파악할 수 있도록 도와 주는 기획방법으로 가장 옳은 것은?

① PERT(program evaluation and review technique)
② 간트차트(Gantt chart)
③ 의사결정나무(decision tree)
④ 브레인스토밍(brainstorming)

ANSWER 6.③ 7.②

6 환자의 권리〈의료법 시행규칙 별표1〉
① 진료받을 권리 : 환자는 자신의 건강보호와 증진을 위하여 적절한 보건의료서비스를 받을 권리를 갖고, 성별·나이·종교·신분 및 경제적 사정 등을 이유로 건강에 관한 권리를 침해받지 아니하며, 의료인은 정당한 사유 없이 진료를 거부하지 못한다.
② 알권리 및 자기결정권 : 환자는 담당 의사·간호사 등으로부터 질병 상태, 치료 방법, 의학적 연구 대상 여부, 장기이식 여부, 부작용 등 예상 결과 및 진료 비용에 관하여 충분한 설명을 듣고 자세히 물어볼 수 있으며, 이에 관한 동의 여부를 결정할 권리를 가진다.
③ 비밀을 보호받을 권리 : 환자는 진료와 관련된 신체상·건강상의 비밀과 사생활의 비밀을 침해받지 아니하며, 의료인과 의료기관은 환자의 동의를 받거나 범죄 수사 등 법률에서 정한 경우 외에는 비밀을 누설·발표하지 못한다.
④ 상담·조정을 신청할 권리 : 환자는 의료서비스 관련 분쟁이 발생한 경우, 한국의료분쟁조정중재원 등에 상담 및 조정 신청을 할 수 있다.

7 간트차트 : 프로젝트 일정관리를 위한 수평막대 형태의 도구로서 각 업무별로 일정의 시작과 끝을 그래픽으로 표시하여 전체 일정을 한 눈에 볼 수 있는 관리방법이다. 수평축은 시간, 수직축은 예정된 활동의 목록, 막대는 계획과 실제 업무의 진행을 비교하여 시각적으로 보여주는 표이다.

8 〈보기〉에 해당하는 대학병원 5년 차 간호사에게 허츠버그의 이론에 따라 동기요인을 충족시킨 것으로 가장 옳은 것은?

<보기>

- 대학원 진학을 희망한다.
- 동료애가 부족하다고 생각한다.
- 타 병원보다 급여가 적다.
- 경력 간호사를 위한 복지정책이 미흡하다.

① 대학원 진학의 기회를 제공하고 근무표를 조정해 준다.
② 동료들 간에 친교활동을 위해 동아리 지원비를 책정 한다.
③ 본 병원의 급여 정책을 비교 분석하여 알리고 비전을 제시한다.
④ 경력에 따른 복지혜택의 요구도를 수렴하여 전략을 수립한다.

8 허츠버그 동기부여 증진방안 : 직무재설계, 개인의 임파워먼트 증진, 다양한 내·외적 보상시스템 개발, 성과 보상의 합치 프로그램 마련, 인사관리제도의 개선, 임금체계 개발

9 〈보기〉의 간호조직에서 제공한 보상의 종류로 가장 옳은 것은?

> 〈보기〉
> 간호조직에서는 직원의 근속연수, 학력, 연령 등을 기준으로 임금을 차별화하는 제도를 도입해서 운영하고 있다.

① 성과급제도
② 직능급제도
③ 연공급제도
④ 직무급제도

10 A대학병원 간호부는 5년 이상의 경력 간호사를 대상으로 희망 부서에서 근무하도록 하고 2년 뒤에 다시 원래 부서로 복귀를 희망할 때 가능하도록 하였다. 이러한 직무설계 방법의 장점에 대한 설명으로 가장 옳은 것은?

① 조직의 생산성이 높아진다.
② 다른 기능을 개발할 기회를 제공한다.
③ 간호업무를 기능적으로 분담시킨다.
④ 약간의 훈련과 기술로 과업을 수행할 수 있다.

ANSWER 9.③ 10.②

9 ① 성과급제도 : 개인이나 집단이 수행한 작업성과나 능률에 대한 평가를 실시하여 그 결과에 따라 지급하는 보수
② 직능급제도 : 직원들이 보유한 직무수행능력을 기준으로 임금을 결정하는 제도. 능력주의 임금관리 실현으로 유능한 인재유지가 가능하며 직원의 성장욕구를 충족시킬 수 있다.
③ 연공급제도 : 직원의 근속년수를 기준으로 임금을 지급하는 제도. 연공에 따라 숙련도가 상승한다는 전제를 바탕으로 임금을 결정
④ 직무급제도 : 해당 조직에 존재하는 직무들을 평가하여 상대적 가치에 따라 임금을 결정하는 제도 (그 직무가 조직에서 얼마나 중요한지, 어려운지, 직무를 수행하는 작업환경이 어떠한가 등에 따라 직무의 가치를 산정하게 됨)

10 경력개발 : 개인의 경력목표를 설정하고 이를 달성하기 위해 경력계획을 수립하여 조직의 욕구와 개인의 욕구가 일치될 수 있도록 각 개인의 경력을 개발하는 활동이다.

11 브루스 터크만(Bruce Tuckman)의 '터크만 모델(Tuckman model)'에서 팀의 형성기에 대한 설명으로 가장 옳은 것은?

① 구성원 간의 갈등과 혼란이 빈번하게 발생하고, 리더의 팀 운영 방식에 대해 불만을 갖는 팀 구성원이 생기기도 한다.

② 팀 구성원 개개인의 역할이 불분명하고, 팀 구성원은 리더에 대한 의존도가 높다.

③ 팀 구성원 사이에서 공동의 목표에 대한 공감대가 형성된다.

④ 팀 내에 문제가 발생해도 스스로 해결할 수 있는 힘이 있다.

12 〈보기〉를 확인하기 위한 질 향상 분석방법으로 가장 옳은 것은?

> 〈보기〉
> 병동에서 근무시간대와 낙상 건수는 관계가 있는가?

① 인과 관계도(fishbone diagram)

② 산점도(scatter diagram)

③ 파레토 차트(Pareto chart)

④ 흐름도(flow chart)

ANSWER 11.② 12.②

11 터크만 팀 발전모델
형성기 : 팀이 처음 구성되는 단계 팀을 형성
- 서로 알게 되며 프로젝트에 대해 이해하는 단계
- 팀 방향성 정립단계
- 목표를 설정하거나 이해
- 관계를 형성하는 단계
- 집단의 목적, 구조, 리더십 등에 대한 불확실성이 높은 단계

12 산점도 : 두 변수들 간의 상관관계를 확인하는 데 사용하는 것으로 X축에 독립변수를, Y축에 종속변수를 두어 각 변수 값이 흩어져 있는 양상을 보고 상관관계를 파악한다.
근무시간대와 낙상건수의 관계를 보는 것으로 이는 산점도에 해당한다.

13 〈보기〉의 사례에서 일반적으로 지켜야 할 감염관리 지침으로 가장 옳은 것은?

<hr>

〈보기〉

MRSA로 확인된 A 환자가 충수절제술 시행 후 병실로 이동하려 한다. 해당 병동에는 1인실이 없는 상황이다.

<hr>

① 환자간호 시 반드시 N95 마스크와 장갑을 착용한다.

② A환자가 사용한 물품은 일반의료폐기물과 함께 배출한다.

③ 다인실 병실 중 MRSA 코호트 격리가 가능한 병실로 안내한다.

④ 음압이 유지되는 1인실 격리가 필요하므로 타 병동으로 전동한다.

Ａɴsᴡᴇʀ 13.③

13 MRSA 접촉주의 감염관리시 준수사항

  ㉠ 독방이나 코호트 격리, 할 수 없을 경우(격리를 위해 이동 시 상태 악화가 예상될 경우) : 감염관리 전문가에게 의뢰

  ㉡ 환자 침상카드와 환자차트에 접촉주의 표지를 부착, Caution 등록 시행함

  ㉢ 격리시 출입 시 혈액, 체액, 기타 오염된 물품, 손상된 피부, 점막접촉이 예상되는 경우 장갑을 착용함

  ㉣ 환자 처치 전후 손 씻기, 오염된 장갑으로 환자나 기구를 만지지 않는다.

  ㉤ 환자 병실에서 나오기 전에 반드시 손을 씻거나 손 소독제를 사용한다.

  ㉥ 환자 처치시 가운이나 비닐 앞치마 착용하고 처치 후 환자 병실을 떠나기 전에 가운을 벗고 손 씻기를 하고 나온다.

  ㉦ 마스크는 정기적으로 착용할 필요가 없고 호흡기 분비물이 튈 가능성이 있는 경우 착용한다.

  ㉧ 환자 이동을 가능한 한 제한, 이동 시에는 주위 환경을 오염시키지 않도록 주의한다.

  ㉨ 격리실에 의료폐기물함을 두고 의료폐기물을 함께 수거한다.

  ㉩ 린넨이랑 가운은 주변 환경을 오염시키지 않도록 사용 후 오염 세탁물함에 분리수거한다.

14 안전한 약품관리방법에 대한 설명으로 가장 옳은 것은?

① A간호사는 개봉 전 인슐린 주사제에 환자명 바코드를 부착하고 실온에 보관하였다.

② B 간호사는 사용중단된 nifedipine capsule을 비품약으로 분류하여 보관하였다.

③ C 간호사는 근무 시작 전 응급카트 약물의 종류와 개수가 정확한지 매번 확인하였다.

④ D 간호사는 마약장의 열쇠와 잠금장치를 같은 근무번 간호사에게만 알려주어 사용할 수 있게 하였다.

15 「의료법 시행규칙」 제15조(진료기록부 등의 보존)에서 제시하고 있는 의무기록 유형별 보존기간으로 옳지 않은 것은?

① 환자 명부 : 5년

② 수술기록 : 5년

③ 간호기록부 : 5년

④ 진료기록부 : 10년

ANSWER 14.③ 15.②

14 약품관리방법
㉠ 인슐린, 백신, 좌약, 혼합액은 냉장고에서 4℃ 정도에 보관한다.
㉡ 인슐린 펜타입은 환자의 bin에 보관가능하다.
㉢ 차광을 요하는 약품은 차광용 비닐을 씌어 보관한다.
㉣ 항생제, 일반주사제, 수액은 실온에서 투약카드나 약품장에 보관한다.
㉤ 유효기간을 엄수하고 정기적으로 유효기간을 점검하고 확인한다.
㉥ 투약오류를 범하기 쉬운 약품은 보관에 주의한다.
㉦ 마약과 향정신성약물은 반드시 마약대장과 함께 이중잠금장치가 된 철제마약장에 보관해야 하며 마약장은 항상 잠겨 있어야 한다.
㉧ 마약장은 항상 이중으로 잠그고 열쇠는 간호관리자나 선임간호사가 관리하며 마약 외에 다른 것은 보관하지 않는다.
㉨ 마약장의 열쇠는 각 근무조의 담당간호사 간에 직접 인수인계하고 일일 재고관리를 한다.
㉩ 마약류 수령은 인편으로 사용 직전에 하며 비품약을 사용한 경우 가능한 한 해당 근무내에 채워 놓는다.

15 수술기록 보존기간 : 10년

16 기획의 계층화 단계 중 〈보기〉에 해당하는 것은?

> 〈보기〉
>
> 조직의 목표를 성취하기 위한 행동의 지침이 되며 구성원들의 활동 범위를 알려준다. 예를 들어 승진 대상자의 선정, 승진대상자 선정을 위한 기초자료 분석, 면접 등 간호활동을 위한 범위와 허용 수준을 정하고 그에 따른 행동방침을 정하는 과정이다.

① 목적　　　　　　　　　　　② 철학

③ 정책　　　　　　　　　　　④ 규칙

17 라인-스태프 조직에 대한 설명으로 가장 옳은 것은?

① 책임과 권한의 한계가 명확하다.

② 조직구조가 단순하여 신규 직원이 조직을 이해하기 쉽다.

③ 환경의 변화에 능동적으로 대처하기 어렵다.

④ 종합적인 의사결정을 위해 전문적인 지식과 경험을 활용할 수 있다.

Answer 16.③　17.④

16 기획의 계층화
　① 비전 : 조직의 바람직한 미래상으로 조직의 성장목표와 사업활동 영역이 명시된 것이다. 조직구성원의 변화노력을 한 방향으로 모으기 위한 것이다.
　② 목적 : 조직의 목적을 명확히 설정하는 것으로 기획의 첫 번째 순서이다. 조기의 사회적 존재 이유로서 조직의 사명을 명시한 것으로 광범위하고 일반적인 진술이다.
　③ 철학 : 조직의 목적을 성취하기 위해 조직구성원을 움직이게 하는 신념과 가치체계를 진술한 것이다.
　④ 정책 조직의 철학과 목표로부터 도출되며 조직의 목표를 달성하기 위한 방법을 제시하고 목표를 행동화하기 위한 과정 및 활동범위를 알려주는 포괄적인 지침이다.
　⑤ 규칙 : 조직구성원들이 특별한 상황에서 해야 할 것과 금지해야 할 것을 알려주는 명확한 지침으로 비융통적이다.
17 라인-스태프 조직 : 조직이 대규모화되고 업무내용이 복잡해지면서 관리자의 업무를 지원, 조언해 주는 기능이 설치된 조직이다. 스태프 조직을 통해 전문적인 조언, 조력 기능으로 도움을 받을 수 있다.

18 〈보기〉에 해당하는 환자안전의 개념은?

> 〈보기〉
>
> A 간호사가 KCl 10mL(20mEq)를 정맥 내 투여해야하는 NPO 환자에게 KCl 20mL(40mEq)를 정맥 내 투여하려고 하였다. 이때 이상하게 여기던 B 간호사가 행위를 사전에 중단시키고 의사처방을 재확인한 뒤 정확한 용량으로 투약하였다.

① 위해사건   ② 근접오류

③ 적신호사건   ④ 근본원인분석

19 질 관리 접근방법 중 결과적 접근방법으로 가장 옳은 것은?

① 간호절차 마련   ② 정책이나 규정 구비

③ 환자에 대한 태도   ④ 병원 감염률

ANSWER 18.② 19.④

18 근접오류 : 의료가 발생하여 환자에 대한 위해의 가능성이 있을 수 있지만 회복조치에 의해서 원하지 않는 결과가 예방된 경우, 즉 환자에게 위해를 가져오지 않은 사건이다.

19 결과적 접근방법

  ㉠ 결과적 접근방법의 개념

  • 환자의 건강상태가 간호서비스를 제공받은 이후에 간호중재에 의해 얼마나 변화되었는지에 따른 최종 결과를 평가하는 방법으로 간호의 질을 정확히 측정할 수 있다.

  • 간호서비스를 제공받은 이후의 환자 또는 대상자에게 나타난 건강상태의 변화를 평가하는 방법이다.

  • 건강을 구성하는 제반요소, 즉 신체적 요소 이외의 사회적 요소와 심리적 요소도 전부 고려된다.

  ㉡ 결과적 접근방법의 평가기준

  • 사망, 불편감의 정도, 문제해결, 증상조절 등을 포함하는 건강과 질병수준, 치료계획의 순응유무, 건강유지능력 정도, 생리적·사회적·심리적 기능을 포함하는 기능적 능력, 환자만족도, 진료비용, 자가간호 지식 및 기술의 변화, 사고나 합병증 또는 감염과 같은 바람직하지 못한 사건발생 등이 있다.

  • 예를 들면 사망률, 이환율, 만족도, 건강상태, 자가간호 등이 있는데 최근에는 좀 더 민감한 요소로 낙상률, 감염률, 욕창 발생률, 신체억제법의 사용률 등도 포함하고 있다.

20 피들러의 상황적합이론에서 리더십의 유효성을 결정하는 상황 조절 변수에 해당하지 않는 것은?

① 부하의 능력과 의지 정도

② 리더에게 부여된 공식적인 영향력 정도

③ 구성원들이 리더를 신뢰하고 존경하는 정도

④ 과업의 목표가 분명하고 달성 수단이 명백한 정도

20 상황적합이론의 상황적 매개변수 : 리더와 구성원 간의 관계, 과업구조, 리더의 직위권한이라는 3가지 상황적 매개변수 간의 조합의 리더에 대한 상황의 호의성을 결정한다. 리더가 처한 상황의 호의성이 높을수록 리더십 유효성이 커진다.

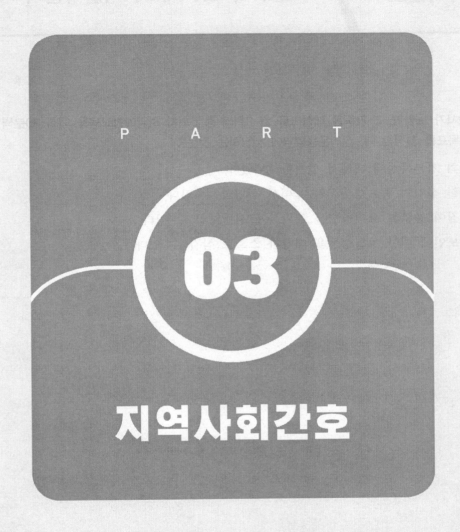

PART

03

지역사회간호

1 방문간호사가 노인과 그 가족을 대상으로 월 2회씩 총 6회차 허약예방교육을 매회 30분씩 계획하고 있다. 학습목표를 설정할 때, 심리운동영역에 해당하는 것은?

① 허약의 기본특성에 대해서 열거할 수 있다.

② 단백질 섭취의 중요성을 3가지 이상 설명할 수 있다.

③ 단백질이 풍부한 요리방법을 정확하게 시범보일 수 있다.

④ 허약노인에 대한 차별행동을 대상자 스스로 삼갈 수 있다.

Ａnswer 1.③

....

1 ①② 인지 영역

④ 정의 영역

※ Bloom의 학습 목표 분류

㉠ **인지 영역** : 지식의 증가와 그 정보를 이용하는 능력의 증가를 보이는 것을 말한다.

㉡ **정의 영역**(정서학습) : 느낌이나 정서의 내면화가 이루어지면서 대상자의 성격과 가치체계가 통합되는 것을 의미한다.

㉢ **심리운동영역**(심동적 학습) : 지식이 늘어남에 따라 신체적 반응을 나타내는 것으로 신경 및 근육의 조정을 필요로 하는 기술을 발휘하는 것을 말한다.

2 〈보기〉에서 ㈎와 ㈏에 해당하는 내용을 옳게 짝지은 것은?

> 〈보기〉
>
> ㈎은/는 가족 내 가장 취약한 가구원을 중심으로 가족 내부뿐 아니라 외부와의 상호작용을 확인할 수 있는 도구이다. 이를 작성하려면 가족 구성원과 외부체계가 포함되는 다섯 개의 원을 이용하는데 두 번째 원에는 ㈏을/를 표시한다.

	㈎	㈏
①	사회지지도	동거가족
②	외부체계도	직계가족
③	외부체계도	동거가족
④	사회지지도	직계가족

3 모자보건지표 중 한 명의 여성이 가임기간(15 ～ 49세) 동안 낳을 것으로 예상되는 평균 출생아 수에 해당하는 것은?

① 총재생산율 ② 순재생산율
③ 합계출산율 ④ 일반출산율

ANSWER 2.① 3.③

2 사회지지도는 가족 중 가장 취약한 구성원을 중심으로 가족 내 부모, 형제, 친척 및 친구, 직장동료와 이웃 등의 지역사회의지지 정도와 상호작용을 파악할 수 있는 도구이다. 작성 시 가족을 면담하여 우선적 간호중재가 제공되어야하는 취약한 가족구성원을 선정하고 다섯 개의 원을 그린 후 가장 안쪽에는 선정된 가족구성원을 그리고, 두 번째 원에는 동거가족, 세 번째 원에는 친척, 네 번째 원에는 이웃과 친구 또는 직장동료, 다섯 번째 원에는 선정된 가족 구성원과 관련 있는 지역사회 자원을 그린다. 관계가 친밀할 경우 두 개의 선으로 지지선을 그리고, 물질적 지지와 정서적 지지는 서로 다른 색깔로 구분하며, 지지의 방향은 화살표를 활용하여 작성할 수 있다.

3 합계출산율은 가임여성(19 ～ 45세) 1명이 평생 동안 낳을 것으로 예상되는 출생아수를 나타낸 지표로서 연령별 출산율의 총합이며, 출산력의 수준을 나타내는 대표적 지표이다.
  ① **총재생산율** : 한 세대의 가임여성과 다음세대의 가임여성을 직접 비교함으로 인구성장의 잠재적 개념을 측정하는 개념이다.
  ② **순재생산율** : 어느 세대의 어머니가 된 여자의 수에 대한 다음세대에 어머니가 될 여자의 수의 비율에 각각 임신할 수 있는 동안 사망으로 감소되는 것을 반영한 비율이다.
  ④ **일반출산율** : 특정 1년간의 총출생아수를 해당 연도의 15 ～ 49세(가임기간) 여자 연앙인구로 나눈 수치이다.

4 의료기관에서 시행되는 가정간호사업과 보건소 방문건강관리사업, 노인장기요양보험제도에 의한 방문간호사업에 대한 설명으로 가장 옳지 않은 것은?

① 보건소 방문건강관리사업은 「지역보건법」을 법적근거로 한다.

② 장기요양등급 판정 결과 5등급인 자는 보건소 방문건강관리사업의 대상자이다.

③ 간호사가 노인장기요양보험에서 제공하는 방문간호를 실시하였을 때 수가산정 기준은 1회 방문당 급여제공시간에 따라 정해진다.

④ 의료기관 가정간호사업의 서비스 제공자는 가정전문간호사이다.

5 〈보기〉에서 설명하는 지역사회 기능으로 가장 옳은 것은?

〈보기〉
- 사회를 구성하는 조직원 간에 관련된 기능으로, 지역사회가 유지되기 위하여 사회의 구성원 사이에 서로가 믿음과 신뢰를 바탕으로 상호 존중한다.
- 구성원 상호 간 결속력과 사명감이 필요하며 주민 공동의 문제해결을 위하여 공동으로 노력하는 활동이 포함된다.
---

① 경제적 기능
② 사회화 기능
③ 사회통제 기능
④ 사회통합 기능

ANSWER   4.②   5.④

4   ② 보건소 방문건강관리사업의 대상자는 건강관리서비스 이용이 어려운 사회, 문화, 경제적 건강취약계층 및 65세 이상 독거노인, 75세 이상 노인부부 가구 중심이며 모든 서비스는 기초생활수급자 및 차상위계층을 우선적으로 제공하며 노인장기요양등급판정자는 제외한다.

   ※ **노인장기요양보험제도** … 2008년 7월 1일부터 시행되기 시작하였으며, 노인 본인이나 돌보는 가족들의 소득수준과 상관없이 65세 이상의 노인 또는 64세 이하라도 치매, 중풍, 파킨슨병 등 노인성 질병으로 6개월 이상 기간 동안 혼자서 일상생활을 수행하기 어려운 사람은 누구나 급여대상이 된다. 장기요양인정 신청은 건강보험가입자(피부양자포함)인 경우 자동적으로 장기요양보험 대상이 되므로 별도의 가입절차는 필요하지 않다. 수급자가 받을 수 있는 급여의 종류로는 재가급여(방문간호, 방문요양, 방문목욕, 주·야간 보호, 단기보호, 기타 재가급여)와 시설급여, 특별현금급여가 있다.

5   ① **경제적 기능**: 필요한 재화나 서비스를 생산·분배·소비하는 과정과 관련된 기능이다.

   ② **사회화 기능**: 사회가 향유하는 지식과 사회적 가치 등을 지역사회 구성원들에게 전달하는 기능이다.

   ③ **사회통제 기능**: 지역사회가 구성원들에게 사회 규범에 순응하도록 하는 기능이다.

   ※ **지역사회의 기능** … 사회화 기능, 사회통제의 기능, 경제적 기능, 사회통합 또는 참여의 기능, 상부상조의 기능, 건강한 지역사회 기능으로 구분할 수 있다. 이중 사회통합 또는 참여의 기능은 지역사회 유지를 위해 지역사회의 결속력과 사기를 높이고 주민의 공동문제를 해결하기 위해 공동 노력하는 활동들이 포함된다.

6 서울특별시 D구는 PRECEDE – PROCEED 모형에 근거하여 성인인구집단의 비만예방을 위한 건강증진사업을 계획하고자 한다. 교육 및 생태학적 사정단계에서 교육 전략 구성을 위해 건강행위에 영향을 주는 요인 중 가능요인(Enabling Factors)으로 활용할 수 있는 지표로 가장 옳은 것은?

① 비만 유발요인에 대한 지식정도

② 신체활동을 격려해주는 가족의 지지

③ 과일과 채소 섭취를 증가시킬 수 있는 자신감

④ 집에서 가까운 지불가능한 운동센터의 개수

7 지역사회간호사가 방문간호 대상자에게 오렘(Orem)의 자가간호이론을 적용하고자 할 때 〈보기〉에서 대상자의 간호요구는?

〈보기〉

김 씨(71세, 여성)는 독거노인으로 6개월 전 고혈압 진단을 받아 혈압약을 처방받았다. 현재 혈압이 180/100mmHg, 체질량지수(BMI)가 25이며, 가끔씩 두통과 어지러움을 호소하고 있으나, 증상이 있을 때만 약을 복용하고 있으며, 식이요법이나 운동 등을 실천하지 않고 있다.

① 일반적 자가간호요구

② 발달적 자가간호요구

③ 보상체계적 자가간호요구

④ 건강이탈 자가간호요구

ANSWER 6.④ 7.④

6 Green의 PRECEDE – PROCEED모형은 대상자 중심이 아니라 지역사회 전체를 대상으로 건강 및 건강행위, 사회적 생태학적 여러 측면들이 중요한 요소임을 강조하고 있다. 이중 3단계 교육적, 생태학적 사정 단계에서는 보건교육 내용을 설정하기 위한 단계인데 이때 성향(소인)요인과 촉진(가능)요인, 강화요인을 살펴본다. 가능요인이란 건강행위 수행을 가능하게 도와주는 요인으로서 보건의료 및 지역사회 자원의 이용가능성과 접근성, 시간적 여유, 개인의 기술과 개인 및 지역사회의 자원이 포함된다. 활용할 수 있는 지표로는 자원에서는 보건의료시설과 인력, 학교, 비용, 거리, 이용 가능한 교통수단과 사용가능한 시간이 있으며, 기술에서는 신체운동, 휴식요법, 의료기기 사용 등이 있다.

7 ④ 건강이탈 자가간호요구 : 질병이나 상해 시 요구되는 것으로 자아상의 정립, 일상생활 과정의 변화, 건강이탈로 인한 치료에 대처하거나 새로운 생활의 적응과 관련되어 나타나는 요구이다.
① 일반적 자가간호요구 : 인간의 기본적인 욕구를 충족시키는 행동이다.
② 발달적 자가간호요구 : 인간의 발달과정과 생의 주기의 다양한 단계(임신, 출생, 가족사망 등)에서 특정하게 필요로 하는 자가간호요구이다.
③ 보상체계적 자가간호요구 : 간호사가 전적으로 환자를 위해 모든 것을 도와주는 전체적 보상체계와 부분적으로 자가간호를 시행해주는 부분적 보상체계가 있다.
※ 오렘(Orem)의 자가간호 이론 … 대상자인 인간을 생물학적, 사회적, 상징적으로 기능하는 하나의 통합된 개체로서 자기간호라는 행동 형태를 계속적인 자기유지와 자기조절을 수행하는 자기간호 요구를 지닌 자가간호 행위자로 보았다.

8 치명률이 높거나 집단 발생의 우려가 커서 발생 또는 유행 즉시 신고하여야 하고, 음압격리와 같은 높은 수준의 격리가 필요한 감염병에 해당하지 않는 것은?

① 두창

② 탄저

③ 유행성이하선염

④ 중증급성호흡기증후군(SARS)

9 세균성 식중독은 감염형과 독소형으로 분류된다. 감염형 식중독의 특징에 대한 설명으로 가장 옳은 것은?

① 잠복기가 비교적 길다

② 균이 사멸해도 발생할 수 있다.

③ 식품을 가열처리해도 예방효과가 낮다.

④ 세균이 증가할 때 발생하는 체외독소에 의해 발생한다.

ANSWER 8.③ 9.①

8 제1급감염병 … 생물테러감염병 또는 치명률이 높거나 집단 발생의 우려가 커서 발생 또는 유행 즉시 신고하여야 하고, 음압격리와 같은 높은 수준의 격리가 필요한 감염병으로서 두창, 탄저, 중중급성호흡기증후군(SARS), 에볼라바이러스병, 디프테리아, 신종인플루엔자 등이 있다.

③ 유행성 이하선염은 제2급감염병으로 전파가능성을 고려하여 발생 또는 유행 시 24시간 이내에 신고하여야 하고, 격리가 필요한 감염병으로 결핵, 수두, 홍역, 콜레라, 장티푸스, 파라티푸스, 세균성이질, 유행성이하선염, 풍진 등이 포함된다.

9 ① 잠복기는 평균 16시간 이상이다.

②③ 75℃로 가열 후 바로 섭취할 수 있으며 저온 저장으로 미생물 생육을 억제할 수 있다.

④ 식품과 섭취한 미생물이 체내에서 증식되어 발생한다.

※ **독소형 식중독** … 세균의 독소로 오염된 음식물을 섭취할 경우 잠복기가 1 ~ 6시간이며, 세균을 섭취한 후 체내에서 독소가 만들어지는 경우는 8 ~ 16시간이다. 독소형 식중독의 원인균은 황색포도상 구균, 바실루스세레우스균, 웰치균 등이고 감염형 식중독의 원인균은 병원성 대장균, 장염비브리오균, 살모넬라균, 시겔라균 등이 있다.

10 서울특별시 A구에서 노인인구를 위한 2022년도 신체활동증진사업 계획을 수립하고자 한다. 투입 – 산출모형에 따른 사업의 목표설정에서 산출목표에 해당하는 것은?

① A구 보건소 노인운동교실의 연간 참가인원을 1,200명으로 한다.

② A구 노인인구의 걷기실천율이 52%에서 60%로 증가한다.

③ A구 보건소 노인운동교실 공간설치로 예산 7,500천 원을 편성한다.

④ A구 노인인구의 중간강도 신체활동실천율이 43%에서 48%로 증가한다.

11 MAPP(Mobilizing for Action Planning and Partnership)모형을 활용하여 지역사회보건사업을 기획할 때 2단계에 해당하는 것은?

① 목표와 전략을 수립한다.   ② 전략적 이슈를 확인한다.

③ 비전을 설정한다.   ④ 지역사회 건강상태를 사정한다.

ANSWER 10.① 11.③

10 투입 – 산출모형에 따른 목표 분류
ㄱ **투입 목표**: 인력, 시설, 예산, 정보 등
ㄴ **산출 목표**: 이용건수, 사업건수, 교육건수 등
ㄹ **결과 목표**: 지식, 태도, 행동 변화, 수명 연장, 사망률 저하, 삶의 질 향상 등

11 ① 5단계
② 4단계
④ 3단계
※ MAPP모형의 단계

구분	내용
1단계	기획 성공을 위한 조직화 및 협력 체계 개발
2단계	비전 설정
3단계	• 지역사회 건강수준 사정 • 지역사회 핵심 주제 및 장점 사정 • 지역사회보건체계 사정 • 변화의 역량 사정
4단계	전략적 이슈 사정
5단계	목표와 전략 설정
6단계	순환적 수행

12 앤더슨(Anderson)이 제시하는 보건정책과정 중 정책당국이 심각성을 인정하여 해결해야 하는 정책문제를 선정하는 단계에 해당하는 것은?

① 정책의제 형성   ② 정책결정

③ 정책집행   ④ 정책평가

13 재난 관련 위험을 예방하고 위험 및 관련 재해로 인한 악영향을 최소화하기 위한 재난 단계의 활동에 해당하는 것은?

① 임시대피소 마련   ② 중증도 분류 진료소 설치

③ 심리적 지지 프로그램   ④ 안전점검 및 안전교육

ANSWER 12.① 13.④

12 Anderson의 보건정책과정

구분		내용
1단계	문제정의와 정책의제 형성	정책문제를 선정
2단계	정책 형성	실현가능한 대안들을 발전
3단계	정책 채택	권위있는 기관이 의결하거나 합법성을 부여
4단계	정책 집행	정부의 행정기구가 결정된 정책을 실행에 옮기는 단계
5단계	정책 평가	효과적이었는가에 대한 판단 및 성공이나 실패 원인을 파악하는 단계

13 재난과 관련된 위험을 예방하고, 위험 및 관련 재해로 인한 영향을 최소화하기 위한 재난 단계의 활동은 예방 및 완화 단계에 해당된다.
① 대비 및 준비 단계
② 대응 단계
③ 복구단계
※ 재난의 단계별 간호실무

단계	내용
예방 및 완화	위기 감지 및 원인 제거 활동
대비 및 준비	• 비상훈련 및 자원 비축 • 전문 요원 양성 • 안전문화 의식 고취 및 대피소 지정 • 재난대책위원회 참여 및 재난신고체계 확립 • 병원 재난계획 준비 및 지속적인 훈련
대응	• 진료소 설치 및 운영 • 중등도 분류 • 응급처치 급성스트레스 반응 및 감염 관리
복구	• 요구도 사정 • 심리적지지 • 이재민 집단 구호

14 검사방법의 타당도 지표에 대한 설명으로 가장 옳은 것은?

① 민감도는 해당 질병이 있는 사람의 검사 결과가 양성으로 나타나는 경우를 말한다.

② 특이도는 해당 질병이 없는 사람의 검사 결과가 양성으로 나타나는 경우를 말한다.

③ 위양성률은 질병이 없는 사람의 검사 결과가 음성으로 나타나는 경우를 말한다.

④ 위음성률은 질병이 있는 사람의 검사 결과가 양성으로 나타나는 경우를 말한다.

15 일차보건의료의 접근에 대하여 세계보건기구(WHO)가 제시한 필수요소(4A)로 가장 옳지 않은 것은?

① 수용 가능한 방법

② 최상의 의료서비스 제도

③ 지역주민의 참여

④ 쉽게 이용할 수 있는 높은 접근성

14 ② 특이도 : 질병에 걸리지 않은 사람이 음성으로 나올 확률을 의미한다.
   ③ 위양성률 : 질병이 없는 사람이 양성으로 나올 확률을 의미한다.
   ④ 위음성률 : 질병이 있는 사람이 음성으로 나올 확률을 의미한다.
   ※ 타당도(정확도) … 검사법이 진단하고자 하는 질병의 유무를 얼마나 정확하게 측정하는가를 의미한다.

15 ① Acceptable
   ③ Active
   ④ Accessible
   ※ 세계보건기구(WHO)가 제시한 일차보건의료의 접근법 필수요소(4A)
      ㉠ Accessible : 접근 용이성
      ㉡ Acceptable : 수용가능성
      ㉢ Active : 적극적인 주민참여
      ㉣ Affordable : 지불부담능력

16 산업장 간호사가 작업장에서 보호구 착용을 하지 않고 유기용제에 노출되어 의식을 잃고 쓰러진 근로자를 발견하였을 때 적절한 응급처치로 가장 옳지 않은 것은?

① 유기용제가 묻은 옷을 벗긴다.

② 따뜻한 물이나 음료를 제공한다.

③ 근로자를 작업장 밖으로 옮긴다.

④ 호흡이 멎었을 때는 인공호흡을 실시한다.

17 상수도의 정수과정 중 완속여과법과 급속여과법에 대한 설명으로 가장 옳은 것은?

① 완속여과법은 보통침전법 후 사용되는 방법이다.

② 급속여과법은 사면대치의 청소방법을 사용한다.

③ 완속여과법은 여과 면적이 좁을 때 적당한 방법이다.

④ 급속여과법은 건설비는 많이 드나 경상비는 적게 든다.

ANSWER 16.② 17.①

16 ② 유기용제 노출에 의해 의식을 잃고 쓰러진 경우에는 물이나 음료제공을 금지한다.

※ 그 외 유기용제 노출에 의한 응급처치

ㄱ 유해물질이 있는 작업 장소로부터 환자를 옮겨 맑은 공기를 마실 수 있도록 한다.

ㄴ 호흡이 멈추지 않도록 지속적인 인공호흡을 한다.

ㄷ 의식장해가 있을 때에는 산소흡입을 시켜야하며, 이를 위해서는 급성중독을 일으킬 수 있는 밀폐작업장의 경우 응급용산소공급 장치를 비치하는 것이 좋다.

ㄹ 용제가 묻은 의복을 벗긴다.

ㅁ 환자에게 체온 유지를 위해 담요를 덮는 등 보온과 안정에 유의한다.

ㅂ 의식이 있는 환자에게는 따뜻한 물이나 커피를 마시게 한다.

17 ① 물의 정수과정은 침전 - 폭기 - 여과 - 소독의 과정을 거친다. 이중 여과에서 완속여과법(보통침전법)과 급속여과법(약품 침전법)을 거치게 된다.

※ 완속여과법과 급속여과법

ㄱ 완속여과법(보통침전법) : 유속을 늦추고 색도 및 탁도, 세균수를 감소시킨다.

ㄴ 급속여과법(약품침전법) : 황산알미늄을 가하여 응집하여 고속침전을 하는 방법이다.

18 질병발생의 역학적 인과관계가 있다고 확정 짓는 조건으로 가장 옳은 것은?

① 요인에 대한 결과가 다른 집단에서는 다른 경향을 나타낸다.

② 어떤 요인이 특정 질병에만 관련을 보인다.

③ 원인적 요인이 우연히 일어날 수 있는 확률이 높다.

④ 질병요인의 노출을 제거했을 때 질병발생 위험이 증가한다.

19 제5차 국민건강증진종합계획(Health Plan 2030)에 제시된 인구집단별 건강관리의 대상과 대표지표를 옳게 짝지은 것은?

① 영유아 : 손상 사망률

② 근로자 : 연간 평균 노동시간

③ 노인 : 치매환자 등록률

④ 여성 : 비만 유병률

ANSWER 18.② 19.②

18 ① 다른 집단에서도 일정한 결과가 관찰된다.

③ 요인 노출과 질병 발생과의 시간적 선후관계가 있다

④ 노출감소나 소멸은 질병위험을 감소한다.

※ 원인적 연관성의 확정조건

   ㉠ 요인 노출과 질병발생과의 시간적 선후관계가 있다.

   ㉡ 연관성의 강도 : 비교위험도 또는 교차비로 측정 가능하다.

   ㉢ 용량 반응관계 : 노출량이 증가할수록 질병위험도 증가한다.

   ㉣ 결과의 반복성 : 다른 연구와 다른 집단에서도 일정한 결과가 관찰된다.

   ㉤ 기존 지식과의 일치도

   ㉥ 생물학적 개연성 : 동물실험으로 증명된다.

   ㉦ 노출중단 : 노출감소나 소멸은 질병위험을 감소시킨다.

   ㉧ 연관성의 특이성 : 한 요인이 특정질병에만 연관성을 보이는 경우이다.

19 제5차 국민건강증진종합계획(HP2030) 인구집단별 건강관리 대상과 대표지표

대상	대표지표
영유아	영아사망률
아동 · 청소년	고등학교 남학생/여학생 현재흡연율
여성	모성사망비
노인	노인 남성/여성의 주관적 건강인지율
장애인	성인 장애인 건강검진 수검률
근로자	연간 평균 노동시간
군인	군 장병 흡연율

20 「학교보건법 시행령」에서 명시한 보건교사의 직무를 〈보기〉에서 모두 고른 것은?

〈보기〉

㉠ 각종 질병의 예방처치 및 보건지도
㉡ 건강진단결과 발견된 질병자의 요양지도 및 관리
㉢ 응급을 요하는 자에 대한 응급처치
㉣ 학생과 교직원의 건강진단과 건강평가

① ㉠㉡

② ㉢㉣

③ ㉠㉡㉢

④ ㉠㉡㉢㉣

20 학교에 두는 보건교사의 직무〈학교보건법 시행령 제23조 제4항 제3호〉
　㉠ 학교보건계획의 수립
　㉡ 학교 환경위생의 유지 · 관리 및 개선에 관한 사항
　㉢ 학생과 교직원에 대한 건강진단의 준비와 실시에 관한 협조
　㉣ 각종 질병의 예방처치 및 보건지도
　㉤ 학생과 교직원의 건강관찰과 학교의사의 건강상담, 건강평가 등의 실시에 관한 협조
　㉥ 신체가 허약한 학생에 대한 보건지도
　㉦ 보건지도를 위한 학생가정 방문
　㉧ 교사의 보건교육 협조와 필요시의 보건교육
　㉨ 보건실의 시설 · 설비 및 약품 등의 관리
　㉩ 보건교육자료의 수집 · 관리
　㉪ 학생건강기록부의 관리
　㉫ 다음의 의료행위(간호사 면허를 가진 사람만 해당한다)
　　• 외상 등 흔히 볼 수 있는 환자의 치료
　　• 응급을 요하는 자에 대한 응급처치
　　• 부상과 질병의 악화를 방지하기 위한 처치
　　• 건강진단결과 발견된 질병자의 요양지도 및 관리
　　• 위의 의료행위에 따르는 의약품 투여
　㉬ 그 밖에 학교의 보건관리

1 학습내용을 조직하는 일반적인 원리로 옳은 것은?

① 어려운 것에서 쉬운 것으로

② 구체적인 것에서 추상적인 것으로

③ 거리가 먼 것에서 직접적인 것으로

④ 모르는 것에서 알고 있는 것으로

ANSWER 1.②

1 ① 쉬운 것에서 어려운 것으로
   ③ 가까운 것에서 먼 것으로
   ④ 아는 것에서 모르는 것으로
   ※ 보건교육 계획 시 학습내용 조직법
     ㉠ 아는 것에서 모르는 것으로
     ㉡ 구체적인 것에서 추상적인 것으로
     ㉢ 쉬운 것에서 어려운 것으로
     ㉣ 전체적인 것에서 세부적인 것으로
     ㉤ 단순한 것에서 복잡한 것으로
     ㉥ 가까운 것에서 먼 것으로

2 세계보건기구(WHO)의 가족생활주기(family life cycle)에서 첫 자녀 독립부터 막내 자녀 독립까지의 시기에 해당하는 발달 단계는?

① 형성기(formation)

② 해체기(dissolution)

③ 축소기(contraction)

④ 확대완료기(completed extension)

3 모성사망비의 분모로 옳은 것은?

① 당해 연도의 중앙 인구

② 당해 연도의 출생아 수

③ 당해 연도의 모성 사망 수

④ 당해 연도의 15~49세 가임기 여성 수

ANSWER 2.③ 3.②

2 WHO는 첫 자녀의 독립부터 모든 자녀의 독립을 축소기라고 정의한다.
① 결혼부터 첫 자녀 출생까지를 일컫는다.
② 배우자가 사망한 후 혼자 남는 시기를 일컫는다.
④ 모든 차녀의 출생부터 첫 자녀의 독립까지를 일컫는다.
※ WHO와 듀발(Duvall)의 가족생활주기

WHO	듀발(Duvall)
㉠ 형성기 : 결혼부터 첫 자녀 출생까지	㉠ 신혼기 : 결혼부터 첫 자녀 출생까지
㉡ 확대기 : 첫 자녀 출생부터 막내 자녀 출생까지	㉡ 양육기 : 첫 자녀 출생부터 30개월까지
㉢ 확대완료기 : 모든 자녀 출생 완료부터 첫 자녀의 독립까지	㉢ 학령전기 : 첫 자녀 30개월부터 6세까지
㉣ 축소기 : 첫 자녀 독립부터 모든 자녀 독립까지	㉣ 학령기 : 첫 자녀 6세부터 13세까지
㉤ 해체기 : 배우자가 사망한 후 혼자 남는 시기	㉤ 청소년기 : 첫 자녀 13세부터 20세까지
	㉥ 진수기 : 첫 자녀의 독립부터 모든 자녀 독립까지
	㉦ 중년기 : 모든 자녀 독립부터 부부의 은퇴까지
	㉧ 노년기 : 부부의 은퇴 후 사망

3 ② 모성사망은 임신 또는 관련으로 인해 임신 중 또는 분만 후 42일(6주) 이내에 사망한 것으로 모성건강지표로 쓰인다. 모성사망비는 당해 연도 출생아 10만 명당 임신, 분만, 산욕으로 인한 모성사망의 수로 산출하며, 출생아수를 분모로 한다.

$$모성사망비 = \frac{당해\ 연도\ 임신 \cdot 분만 \cdot 산욕으로\ 인한\ 모성\ 사망\ 수}{당해\ 연도\ 출생아\ 수} \times 100,000$$

4 다음에서 설명하는 가족사정도구는?

- 가족구성원 전체를 둘러싼 외부환경과 가족구성원 사이의 상호작용을 명료하게 파악할 수 있다.
- 가족에게 유용하거나 스트레스·갈등이 있는 외부체계를 파악할 수 있다.

---

① 가계도

② 생태도

③ 가족밀착도

④ 사회지지도

5 제5차 국민건강증진종합계획(health plan 2030)에서 '건강생활실천' 분과의 중점과제가 아닌 것은?

① 비만

② 영양

③ 절주

④ 구강건강

Aₙₛwₑᵣ 4.② 5.①

4 ② **생태도(외부체계도)** : 외부환경과 가족구성원 간의 다양한 상호작용을 한눈에 파악할 수 있으며 가족에게 유용한 체계나 스트레스 및 갈등이 발생하는 외부체계를 파악할 수 있다. 교류의 정도, 스트레스 등을 나타낸다.
　① **가계도** : 가족 구성원의 전체 구조를 한눈에 볼 수 있다. 부부를 중심으로 가족구성원의 관계를 기록한다. 일반적으로 이혼이나 별거, 사망 등을 기입하며 동거가족은 점선으로 표기한다.
　③ **가족밀착도** : 동거 중인 가족구성원 간의 상호관계 및 밀착관계를 도식화한 것이다. 전체적인 상호작용을 쉽게 파악할 수 있으며 점선이 아닌 실선으로 표기한다.
　④ **사회지지도** : 가족구성원 중 가장 취약한 구성원을 중심으로 친구, 이웃, 직장동료 등 지역사회 관계를 나타낸다. 가족 하위체계와 외부환경과의 상호작용을 파악할 수 있다.

5 ① 비감염성질환 예방관리의 중점과제로, 비만을 포함하여 암, 심뇌혈관질환, 손상 등이 있다.
　※ **건강생활실천분야의 중점과제** … 금연, 절주, 신체활동, 영양, 구강건강

6 **다음에서 설명하는 로이(Roy) 적응이론의 자극 유형은?**

> • 현재 상태에 영향을 미치는 개인의 신념, 태도, 성격, 과거 경험 등과 같은 특성을 의미한다.
> • 인간 행동에 간접적으로 영향을 미치는 요인이며, 대부분 측정이 어렵다.

① 초점자극

② 연관자극

③ 잔여자극

④ 조절자극

6 ① 주변인과의 갈등 등 변화가 요구되는 즉각적이면서도 직접적인 사건을 말한다.
② 근심걱정, 불안 등 현재 상태에서 영향을 주며 측정될 수 있는 자극으로, 초점자극에 의해 유발된다.
④ 호르몬 반응 등 생리적인 양상과 관련되어 무의식적으로 나타나는 기전을 조절자극이 아닌 조절기전이라고 한다.
※ 로이(Roy)의 적응이론 과정

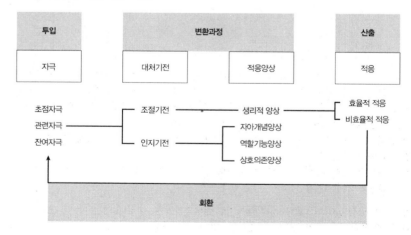

7 다음에 해당하는 자료는?

> • 유해 화학물질을 제조·수입하려는 자가 해당 물질에 대한 유해성 평가결과를 근거로 작성한 자료
> • 화학제품에 대한 정보, 구성 성분의 명칭 및 함유량, 유해성·위험성, 취급 및 저장 방법 등에 관한 자료

① 물질안전보건자료
② 노출평가분석자료
③ 산업재해평가자료
④ 작업환경측정자료

8 동일한 유해인자에 노출된 근로자들에게 유사한 질병의 증상이 발생하여 고용노동부장관의 명령으로 실시하는 건강진단은?

① 임시건강진단
② 일반건강진단
③ 특수건강진단
④ 배치전건강진단

ANSWER 7.① 8.①

7 ① 물질안전보건자료(MSDS)은 화학물질 또는 이를 포함한 혼합물을 제조 및 수입하려는 자가 해당 물질에 대한 유해성 평가결과를 근거로 작성한 자료이다. 대상 물질을 양도 혹은 제공하는 자는 양도 혹은 제공받는 자에게 물질안전보건자료를 제공해야 한다. 물질안전보건자료는 제품명, 화학물질의 명칭 및 함유량, 안전 및 보건상의 취급주의사항, 건강 및 환경에 대한 유해성·물리적 위험성, 물리·화학적 특성 등 고용노동부령으로 정하는 사항으로 구성되어야 한다.

8 ① **임시건강진단** : 당해 근로자 본인 또는 동료 근로자들의 건강보호를 강구하기 위하여 실시한다. 동일 부서에 근무하는 근로자나 동일 유해인자에 노출되는 근로자에게 유사한 증상이 발생하는 경우, 집단발병이 우려되는 경우에 유해인자에 의한 중독, 질병의 이환 여부, 원인 등을 파악하기 위해서 고용노동부장관의 명령으로 사업주가 실시한다.
② **일반건강진단** : 일정한 주기로 모든 근로자에게 실시하는 건강진단이다.
③ **특수건강진단** : 유기용제 등 화학물질 취급자, 소음 및 광물성분진·목재분진 취급자, 석면분지 및 면분진을 포함한 그 외 취급자를 대상으로 직업성 질환을 조기에 발견하여 관리 또는 치료를 위해 실시한다.
④ **배치전건강진단** : 특수건강진단을 받아야 하는 대상이거나 법정 유해인자에 노출될 수 있는 부서로 배치될 시 실시하는 진단이다.

9 다음 제정 목적을 갖는 법률은?

> 보건의료에 관한 국민의 권리·의무와 국가 및 지방자치단체의 책임을 정하고 보건의료의 수요와 공급에 관한 기본적인 사항을 규정함으로써 보건의료의 발전과 국민의 보건 및 복지의 증진에 이바지함

① 「보건의료기본법」
② 「지역보건법」
③ 「공공보건의료에 관한 법률」
④ 「농어촌 등 보건의료를 위한 특별조치법」

10 다음에서 설명하는 사회인지이론의 구성개념은?

> • 행동을 성공적으로 수행할 수 있다는 신념을 말한다.
> • 수행경험, 대리경험, 언어적인 설득을 통해 높일 수 있다.

① 자기조절   ② 결과기대
③ 대리강화   ④ 자기효능감

---

9 ② 보건소 등 지역보건의료기관의 설치·운영에 관한 사항과 보건의료 관련 기관·단체와의 연계·협력을 통하여 지역보건의료기관의 기능을 효과적으로 수행하는 데 필요한 사항을 규정함으로써 지역보건의료정책을 효율적으로 추진하여 지역주민의 건강 증진에 이바지함을 목적으로 한다.
③ 공공보건의료의 기본적인 사항을 정하여 국민에게 양질의 공공보건의료를 효과적으로 제공함으로써 국민보건의 향상에 이바지함을 목적으로 한다.
④ 농어촌 등 보건의료 취약지역의 주민 등에게 보건의료를 효율적으로 제공함으로써 국민이 고르게 의료혜택을 받게 하고 국민의 보건을 향상시키는 데에 이바지함을 목적으로 한다.

10 ④ **자기효능감** : 주어진 행동을 성공적으로 할 수 있다는 개인의 신념으로 행위변화 시 우선적으로 필요한 구성이다. 수행경험, 대리경험, 언어적 설득, 생리적 상태에 대한 인식 등에 영향을 받는다.
① **자기조절** : 자신을 관찰하고 목표 행동을 분명히 한다. 행동의 기준을 정하고 그 기준에 따라 행동을 통제한다.
② **결과기대** : 어떠한 행동이 특정 행동을 야기할 것이라는 기대이다.
③ **대리강화** : 관찰학습, 자기규제행동 등이 환경의 영향하에서 이루어지는 것을 말한다.

11 지역보건법령상 지역보건의료계획에 대한 설명으로 옳은 것은?

① 시·도와 시·군·구에서 5년마다 계획을 수립한다.

② 보건복지부장관은 계획 시행에 필요한 경우에 보건의료 관련기관에 인력·기술 및 재정을 지원한다.

③ 보건복지부에서 심의를 받은 뒤 지방자치단체 의회에 보고하고 재심의를 받는다.

④ 시·도지사가 수립하는 계획은 의료기관 병상의 수요·공급에 관한 사항을 포함하여야 한다.

11 ① 시·도와 시·군·구에서 지역주민의 건강 증진을 위하여 지역보건의료계획을 4년마다 수립한다.
② 시·도지사 또는 시장·군수·구청장은 지역보건의료계획을 시행하는 데에 필요하다고 인정하는 경우에는 보건의료 관련기관·단체 등에 인력·기술 및 재정 지원을 할 수 있다.
③ 관할 시·군·구의 지역보건의료계획을 받은 시·도지사는 해당 위원회의 심의를 거쳐 시·도의 지역보건의료계획을 수립한 후 해당 시·도의회에 보고하고 보건복지부장관에게 제출하여야 한다.
※ 지역보건의료계획 세부 내용〈지역보건법 시행령 제4조 제1항〉
　㉠ 지역보건의료계획의 달성 목표
　㉡ 지역현황과 전망
　㉢ 지역보건의료기관과 보건의료 관련기관·단체 간의 기능 분담 및 발전 방향
　㉣ 보건소의 기능 및 업무의 추진계획과 추진현황
　㉤ 지역보건의료기관의 인력·시설 등 자원 확충 및 정비 계획
　㉥ 취약계층의 건강관리 및 지역주민의 건강 상태 격차 해소를 위한 추진계획
　㉦ 지역보건의료와 사회복지사업 사이의 연계성 확보 계획
　㉧ 의료기관의 병상(病床)의 수요·공급
　㉨ 정신질환 등의 치료를 위한 전문치료시설의 수요·공급
　㉩ 특별자치시·특별자치도·시·군·구 지역보건의료기관의 설치·운영 지원
　㉪ 시·군·구 지역보건의료기관 인력의 교육훈련
　㉫ 지역보건의료기관과 보건의료 관련기관·단체 간의 협력·연계
　㉬ 그 밖에 시·도지사 및 특별자치시장·특별자치도지사가 지역보건의료계획을 수립함에 있어서 필요하다고 인정하는 사항

12 지역사회 건강사정을 위해 보건소 간호사가 마을 부녀회장을 심층 면담했을 때, 이에 해당하는 자료수집 방법과 자료의 특성을 옳게 짝 지은 것은?

	자료수집 방법	자료 특성
①	직접법	양적 자료
②	직접법	질적 자료
③	간접법	양적 자료
④	간접법	질적 자료

13 다음 내용에 근거하여 SWOT 분석 시 보건소 간호사가 세워야 할 전략은?

• 보건소 의료 인력의 지식수준과 기술적 역량이 높다.
• 지역사회에 신종감염병이 갑자기 급속도로 확산되고 있다.

① 약점 – 기회(WO) 전략

② 약점 – 위협(WT) 전략

③ 강점 – 기회(SO) 전략

④ 강점 – 위협(ST) 전략

Answer 12.② 13.④

12 ② 지역사회의 공식 혹은 비공식 지역 지도자와의 면담을 통해 자료를 수집하는 방법을 직접법이라고 하며, 통계자료가 아닌 면담을 통해 문자, 영상, 음성 등으로 기록된 자료로 질적 자료가 된다.

13 ④ 강점 – 위협(ST) 전략 : 다각화 전략으로 위협을 최소화하고 내부 강점을 사용하는 전략이다. 따라서 보건소 의료 인력의 높은 지식수준과 기술적 역량으로 지역사회에 급속도로 확산되고 있는 신종감염병에 대응하는 전략은 강점 – 위협(ST)이다.
① 약점 – 기회(WO) 전략 : 약점을 최소화하기 위해 외부의 기회를 활용하는 전략이다.
② 약점 – 위협(WT) 전략 : 외부의 위협을 피하고 내부 약점을 최소화하는 전략이다.
③ 강점 – 기회(SO) 전략 : 내부의 강점으로 외부의 기회를 극대화하는 전략이다.

14 Holmes와 Rahe의 '생의 변화 질문지(life change questionnaire)'를 이용한 가족사정방법에 대한 설명으로 옳은 것은?

① 가족과 가족구성원에게 발생했던 주요 사건을 시간 흐름에 따라 순서대로 기술한다.

② 최근 1년 동안 가족이 경험한 사건들을 생의 사건단위로 합산하여 질병 발생 가능성을 예측한다.

③ 가족이 문제를 해결하는 자가관리능력과 가족기능수준을 파악할 수 있다.

④ 가족의 발달 단계, 구조요인, 기능요인, 대처요인 등에 대한 면담 결과를 기록한다.

15 금연 사업에서 사회생태학적 모형(social ecological model)에 따른 수준별 중재의 예로 옳지 않은 것은?

① 개인 수준 – 금연 멘토링 시행

② 조직 수준 – 금연 사업장 운영

③ 지역사회 수준 – 금연 캠페인 시행

④ 정책 수준 – 담뱃세 인상

16 감염성 질병의 예방과 관리를 위해 숙주의 감수성을 감소시키는 방법은?

① 예방접종 실시

② 병원소의 검역 실시

③ 환경위생 관리 강화

④ 감염병의 격리 기간 연장

ANSWER 14.② 15.① 16.①

14 ① 가족연대기
③ 가족기능평가도구
④ 가족구조도
※ **생의 변화 질문지** … 가족 구성원들이 경험하는 표준화된 사건 목록에 점수를 부여하여 질병을 앓을 위험이 있는 구성원을 파악하기 위한 도구이다. 홀름(Holmes), 라에(Rahe), 마쓰다(Masuda) 등에 의해 개발되었으며 경험한 사건의 변화 척도로 스트레스를 측정할 수 있다. 경험한 사건 단위가 높을수록 질병에 대한 감수성이 높다.

15 ① 개인 수준에서는 개인에게 영향을 줄 수 있는 변수 즉, 지식, 민감도, 태도, 신념, 연령, 자존감 등이 해당된다.
※ **사회생태학적 모델**
㉠ **개인 수준** : 개인에게 영향을 주는 변수(지식, 민감도, 태도, 신념, 연령, 자존감 등)
㉡ **개인 간 수준** : 동질감을 가질 수 있고 지지해주는 가족, 친구 등(공식 혹은 비공식적 사회관계망)
㉢ **조직 수준** : 조직 구성원의 행동에 영향을 미치는 조직 내 문화, 환경 등
㉣ **지역사회 수준** : 규범 및 지역사회 환경 등
㉤ **정책 수준** : 개인의 건강에 영향을 주는 정책 등

16 예방 및 관리를 위해 숙주의 감수성을 감소시키는 방법으로는 건강증진을 위한 예방접종, 식이관리, 보건교육, 예방적 치료, 개인위생 등이 실시되어야 한다.

17 다음에서 건강형평성 수준을 판단하기 위해 활용할 수 있는 지표만을 모두 고르면?

㉠ 지역별 암 발생률
㉡ 소득수준별 건강수명
㉢ 직업유형별 심뇌혈관 유병률
㉣ 교육수준별 유산소운동 실천율

① ㉠㉢

② ㉠㉡㉣

③ ㉡㉢㉣

④ ㉠㉡㉢㉣

17 ④ 보기는 제5차 국민건강증진종합계획(HP2030)에 대한 내용이다. HP2030은 보편적인 건강수준의 향상과 건강형평성을 제고하기 위한 정책으로, 세부사업 및 성과지표 선정 시 성별 분리지표를 설정하고 소득, 지역 등 사회적 결정요인에 따른 격차 감소를 고려한다. 중점과제별 대표 지표는 다음과 같다.

구분	내용	구분	내용
금연	• 성인남성 현재흡연율(연령표준화) • 성인여성 현재흡연율(연령표준화)	감염병 위기 대비대응	MMR 완전접종률
금주	• 성인남성 고위험음주율(연령표준화) • 성인여성 고위험음주율(연령표준화)	기후 변화성 질환	기후보건영향평가 평가체계 구축 및 운영
영양	식품 안정성 확보 가구분율	영유아	영아사망률(출생아 1천 명당)
신체활동	• 성인남성 유산소 신체활동실천율(연령표준화) • 성인여성 유산소 신체활동실천율(연령표준화)	아동· 청소년	• 고등학교 남학생 현재흡연율 • 고등학교 여학생 현재흡연율
구강건강	영구치(12세) 우식 경험률(연령표준화)	여성	모성사망비(출생아 10만 명당)
자살예방	• 자살사망률(인구 10만 명당) • 남성 자살사망률(인구 10만 명당) • 여성 자살사망률 8.9명 5.7명(인구 10만 명당)	노인	• 노인 남성의 주관적 건강인지율 • 노인 여성의 주관적 건강인지율
치매	치매안심센터의 치매환자 등록·관리율(전국 평균)	장애인	성인 장애인 건강검진 수검률
중독	알코올 사용 장애 정신건강 서비스 이용률	근로자	연간 평균 노동시간
지역사회 정신건강	정신건강 서비스 이용률	군인	군 장병 흡연율
암	• 성인남성(20 ~ 74세) 암 발생률(인구 10만 명당, 연령표준화) • 성인여성(20 ~ 74세) 암 발생률(인구 10만 명당, 연령표준화	건강정보 이해력제 고	• 성인남성 적절한 건강정보이해능력 수준 • 성인여성 적절한 건강정보이해능력 수준
심뇌혈관 질환	• 성인남성 고혈압 유병률(연령표준화) • 성인여성 고혈압 유병률(연령표준화) • 성인남성 당뇨병 유병률(연령표준화) • 성인여성 당뇨병 유병률(연령표준화) • 급성 심근경색증 환자의 발병 후 3시간 미만 • 응급실 도착 비율	손상	손상사망률(인구 10만 명당)
비만	• 성인남성 비만 유병률(연령표준화) • 성인여성 비만 유병률(연령표준화)	감염병 예방 및 관리	신고 결핵 신환자율 (인구 10만 명당)

18 검사 도구의 민감도가 일정하고 특이도가 낮아질 때, 증가하는 것은?

① 진양성률

② 가양성률

③ 가음성률

④ 진음성률

19 다음에 해당하는 역학 연구 방법은?

> 흡연과 폐암 발생의 관계를 밝히기 위해, 2000년에 35 ~ 69세 성인 100만 명을 연구 대상자로 선정한 후 2020년까지 추적 관찰하였다. 그 결과 흡연자는 비흡연자보다 폐암 발생률이 8배 높았다.

① 단면조사 연구

② 실험 연구

③ 코호트 연구

④ 환자 – 대조군 연구

ANSWER 18.② 19.③

18 ② 민감도는 질병에 걸린 환자의 검사결과가 양성으로 나타나는 정도를 말한다. 진양성이 많고 가음성률이 적어야 높아진다. 특이도는 질병에 걸리지 않은 환자의 검사결과가 음성으로 나올 확률을 말한다. 따라서 민감도가 일정하고 특이도가 낮아질 때 가양성률이 증가한다.
  ※ **가양성률** … 질병에 걸리지 않았는데 양성으로 진달될 확률을 말한다.

19 ③ **코호트연구(전향적 연구)** : 질환에 걸리지 않은 건강군을 모집단으로 하여 유해요인 집단과 나누어 장기간 관찰한 후 위험요인과 질병 발생의 상관관계를 연구한다.
  ① **단면조사 연구** : 일정 인구집단을 대상으로 조사 시점 혹은 단기간에 질병 유무 및 요인의 유무를 동시에 조사한다. 만성기관지염이나 각종 정신질환을 연구할 때 사용되는 방법이다.
  ② **실험 연구** : 관련 요인에 대한 의도적인 중재 후 대상자의 건강문제의 변화를 측정한다.
  ④ **환자 – 대조군 연구(후향적 연구)** : 질병에 걸린 환자군과 질병에 걸리지 않은 대조군을 선정하여 질병 발생 요인과 원인관계를 규명한다. 현재 환자군이 과거에 어떤 요인에 노출되었는지 조사한다.

20 (가), (나)에 들어갈 용어로 옳게 짝 지은 것은?

(가)	– 조사 시점에 해당 지역에 주소를 둔 인구
(나)	– 조사 시점에 해당 지역에 실제로 존재하는 인구

	(가)	(나)
①	상주 인구	현재 인구
②	현재 인구	상주 인구
③	종업지 인구	상주 인구
④	현재 인구	종업지 인구

ANSWER 20.①

20 ① 귀속 인구(실제적 인구)는 시간 및 지역 등의 속성으로 분류하여 도시계획 등의 정책 기초자료로 활용한다.

구분	내용
상주 인구	거주지를 중심으로 조사 시점에 해당 지역에 거주하고 있는 인구집단을 모두 그 지역의 인구로 간주한다.
현재 인구	조사 시점에 현존하고 있는 인구 집단을 모두 그 지역의 인구로 간주한다.
법적 인구	법에 입각하여 조사 시점에 특정한 집단을 그 지역에 귀속시킨 인구로 간주한다. 예 「선거법」에 따른 유권자 인구

1 1920년대 전국 각지의 선교회에서 본격적인 간호사업이 시작되었다. 태화여자관에 보건사업부를 설치하여 보건 사업을 이끌었던 인물과 중심사업으로 옳게 짝지은 것은?

① 로젠버거(Rosenberger), 모자보건사업

② 페베(Pheobe), 방문간호사업

③ 윌리엄 라스본(William Rathbone), 구역간호사업

④ 릴리안 왈드(Lillian Wald), 통합보건간호사업

---

1 ① 1923년에 로젠버거(Rosenberger)와 한신광이 태화여자관에 보건사업부를 설치하여 모자보건사업 중심으로 임산부 위생, 아동 위생지도 등 감염병 예방과 환경위생사업을 실시했다.
② 페베(Pheobe)는 최초의 지역사회 가정방문 간호사이다.
③ 윌리엄 라스본(William Rathbone)은 1895년 영국에서 최초로 비종교적 방문간호사업을 실시했으며 1859년에 구역공중보건간호협회를 조직했다.
④ 릴리안 왈드(Lillian Wald)는 1893년 미국 빈민구호소에서 방문간호사업을 시작하였으며 1912년 공중보건간호사회를 발족하여 지역사회 중심의 보건 간호사 조직을 구성했다.

2 〈보기〉에서 설명하고 있는 지역사회간호사의 역할로 가장 옳은 것은?

> 〈보기〉
>
> A시 지역사회간호사는 복합적인 건강문제를 가진 기초 생활 수급권자의 문제해결을 위하여 다학제적 팀 구성원 간의 협력적 활동을 계획하고 모니터링하였다. 보건소의 여러 가지 사업을 통합적으로 분석하여 서비스 제공에 중복, 결핍이 없는지를 확인하였다.

① 상담자(counselor)　　　　　　　　② 변화촉진자(facilitator)

③ 옹호자(advocator)　　　　　　　　④ 조정자(coordinator)

3 〈보기〉는 인구변천단계에 대한 그림이다. (A)~(D)에 해당하는 단계로 가장 옳은 것은?

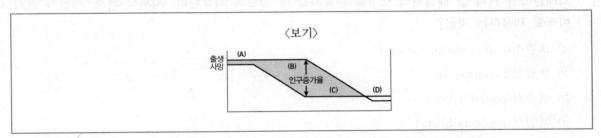

① (A) - 저위정지기　　　　　　　　② (B) - 과도기적 성장단계

③ (C) - 고잠재적 성장단계　　　　　④ (D) - 확장기

---

2 ④ 조정자(coordinator) : 건강관리 전달 중심 역할이다. 대상자에게 중복되는 서비스나 불충분한 서비스가 이루어지고 있는지를 확인하고 조정하여 대상자에게 충족되는 최선의 서비스가 제공되도록 한다.
　① 상담자(counselor) : 대상자 중심의 역할이다. 전문적인 지식과 기술을 바탕으로 대상자가 자신의 건강문제를 이해하고 해결과정을 알도록 상담한다.
　② 변화촉진자(facilitator) : 인간 중심의 역할이다. 대상자의 행동이 바람직한 방향으로 변화할 수 있도록 동기를 부여하고 촉진한다. 대상자의 의사결정과정에 영향력을 행사한다.
　③ 옹호자(advocator) : 대상자 중심의 역할이다. 대상자가 자신의 이익을 위한 활동과 권리를 주장할 수 있도록 대상자의 입장을 대변한다.

3 ② 과도기적 성장단계 : Thompson 분류 2단계에 해당한다. 다산소사형으로 인구폭증이 일어나는 단계이다.
　① 저위정지기 : Blacker 분류 4단계에 해당한다. 출생률과 사망률이 최저에 달하는 인구증가 정지형이다.
　③ 고잠재적 성장단계 : Thompson 분류 1단계에 해당한다. 다산다사형으로 출생률과 사망률이 모두 높다.
　④ 확장기 : Blacker 분류 2, 3단계에 해당한다. 고출생률·저사망률 시기인 초기 확장기와 저출생률·저사망률 시기인 후기 확장기로 구분할 수 있다.

4 보건소 방문건강관리사업의 대상자 군 분류별 관리 내용으로 가장 옳은 것은?

① 정기관리군은 6개월마다 1회 이상 방문한다.

② 집중관리군은 3개월 이내 8회 이상 방문한다.

③ 자기역량지원군은 9개월마다 1회 이상 방문한다.

④ 건강관리지원군은 6개월 이내 8회 이상 방문한다.

5 사례관리의 원칙 중 대상자의 요구를 충족시킬 수 있도록 사후관리, 지지적 체계, 재평가 등의 서비스를 제공하는 것은?

① 포괄성(comprehensiveness)

② 통합성(integration)

③ 연속성(continuity)

④ 책임성(responsibility)

6 〈보기〉에 해당하는 보건교육 방법은?

> 〈보기〉
>
> A보건소 간호사가 소수의 보건교육 대상자들에게 교육목표를 제시하고 교육지침을 알려준 다음, 대상자 스스로 자료를 수집하고 교육내용을 찾아서 자신의 건강문제를 이해하고, 해결방안을 찾아가도록 하였다.

① 플립러닝   ③ 블렌디드 러닝
② 시뮬레이션   ④ 프로젝트 학습

7 우리나라 감염병 위기경보 단계 중 〈보기〉에 해당하는 단계는?

> 〈보기〉
>
> • 국내 유입된 해외 신종감염병의 제한적 전파
> • 국내 원인불명 · 재출현 감염병의 지역사회 전파

① 관심(Blue) 단계   ③ 경계(Orange) 단계
② 주의(Yellow) 단계   ④ 심각(Red) 단계

ANSWER 6.④ 7.③

6 ④ 프로젝트 학습 : 실제 상황에서 목적 달성하기 위한 활동으로, 문제중심의 학습법이다. 학습목표 달성을 위해 대상자 스스로 계획하고 수행하게 하여 학습에 대한 동기 유발 및 자주성과 책임감이 개발된다.
　　① 플립러닝 : 온라인 선행학습 후 오프라인 강의를 통해 토론을 진행하는 학습법이다.
　　② 시뮬레이션 : 실제와 유사한 환경에서 중요한 요소를 선별하여 실제 상황에 적용할 수 있는 능력을 향상시킨다.
　　③ 블렌디드 러닝 : 오프라인 수업에서 온라인 자료(채점 관리 프로그램, 영상 자료 등)를 사용하는 등 다양한 형태가 가능한 온 · 오프라인 혼합형 학습법이다.

7 ① 관심(Blue) 단계 : 해외에 신종감염병이 발생했으나 국내엔 유입되지 않은 상태이다.
　　② 주의(Yellow) 단계 : 해외 신종감염병이 국내에 유입되었으나 유행하지 않은 상태이다.
　　③ 경계(Orange) 단계 : 국가 위기경보 단계에서 해외 신종감염병이 국내 유입 후 지역사회에 전파된 상태이다.
　　④ 심각(Red) 단계 : 해외 신종감염병이 전국적으로 전파된 상태이다.

8 〈보기〉의 방법으로 수행한 연구방법으로 가장 옳은 것은?

> 〈보기〉
>
> 연구자는 다른 지역에 비해 A지역에서 높은 백혈병 유병률을 보이고 있음을 알고 관련요인을 파악하고자 하였다. 이에, 연구자는 백혈병 환자 30명을 선정하고, 환자와 동일한 특성을 지니었으나 백혈병이 없는 사람들 30명을 선정하여 관련요인을 비교하는 연구를 하였다. 연구결과 방사선 노출여부가 백혈병에 영향을 미침을 확인하였다.

① 위험요인의 노출수준을 정확히 측정할 수 있다.

② 연구대상자의 기억력에 의존하므로 정보편견의 위험이 크다.

③ 장기간 자료를 수집하기 때문에 비용이 많이 든다.

④ 한 번에 대상 집단의 건강문제 양상과 규모를 파악할 수 있다.

ANSWER 8.②
----

8   ② 〈보기〉는 환자 – 대조군 연구 특성을 나타낸다. 정보편견의 위험이 있는 것은 환자 – 대조군 연구의 단점이다.
　　①③ 코호트 연구
　　④ 단면조사연구

9 프라이(Fry)의 보건의료체계 분류방식 중 〈보기〉에서 제시한 유형의 특징으로 가장 옳은 것은?

〈보기〉

• 국민보건 서비스형, 무료 의료서비스, 예방의학 강조
• 정치적으로는 자유민주주의를 채택하고 사회적으로는 사회보장을 중요시하는 국가에서 채택한다. 이 제도의 특징은 주로 정부에 의해 의료서비스가 포괄적으로 제공되고, 보건기획 및 보건의료자원의 효율적인 활용을 통해 의료서비스가 공평하게 무상으로 제공된다.

① 의료서비스의 균등성과 포괄성이 보장된다.
② 의료의 형평성과 효율성이 낮다.
③ 의료서비스의 질적 수준이 가장 높다.
④ 의료인에게 의료의 내용과 범위에 대한 재량권이 많다.

10 우리나라 국민건강보험제도에 대한 설명으로 가장 옳은 것은?

① 국내에 거주하는 모든 국민이 적용대상이다.
② 모든 가입자의 균등한 부담으로 재원을 조성한다.
③ 모든 가입자에게 보험료 부담 수준과 관계없이 균등한 급여를 제공한다.
④ 모든 직장가입자는 가입자와 사용자가 각각 보험금의 10분의 30씩 부담한다.

ANSWER 9.① 10.③

9 ② 의료의 형평성과 효율성은 높다.
③ 의료서비스의 질적수준이 가장 높은 것은 자유방임형이다.
④ 자유방임형일 때 해당된다.
※ 프라이(Fry)의 보건의료체계 분류 특징

자유방임형	사회보장형	사회주의형
• 대한민국, 미국, 프랑스 등 • 자유로운 의료기관 선택권 보장 • 높은 의료서비스 질과 의료기술의 발달 • 최소한의 정부개입으로 민간이 주도	• 영국 등 • 보건의료의 공공성 구현 • 조세에 의한 의료서비스 무료제공 (균등성) • 정부와 사회의 주도	• 북한, 중국 등 • 형평성 보장 • 의료인 사기저하로 인한 의료 질 저하 • 국가주도

10 ① 건강보험과 의료급여로 구분되므로 모든 국민이 적용대상이 되지 않는다.
② 가입자 보험료는 차등부담이다.
④ 사립학교의 교원은 본인 50%, 학교 30%, 국가 20%씩 부담한다.

11 지역사회간호과정 중 〈보기〉에서 설명하는 지역사회 사정 유형으로 가장 옳은 것은?

〈보기〉

- 지역사회 특정 부분에 초점을 두고 실시한다.
- 다양한 영역에 대한 사정을 실시한다.
- 정태성보다는 역동성을 고려하여 실시한다.
- 어디에 중심을 둘 것인지에 따라 다양하게 정보를 수집할 수 있다.

① 포괄적 사정   ② 친밀화 사정

③ 문제 중심 사정   ④ 하위체계 사정

12 〈보기〉의 호 안에 들어갈 수로 옳은 것은?

〈보기〉

모성사망 측정을 위해 개발된 지표 중 가장 많이 사용되는 지표인 모성사망비는 특정 연도 출생아 (   )
명당 같은 해 임신, 분만, 산욕으로 인한 모성사망자 수로 표시된다.

① 100   ② 1,000

③ 10,000   ④ 10,000

ANSWER 11.④ 12.④

11 ④ 하위체계 사정 : 지역사회의 특정 부분(하위체계)에 초점을 두고 다양한 영역에 한정적으로 조사하는
방법이다.
① 포괄적 사정 : 방법론에 근거하여 1차 자료를 생성하고 지역사회에 관련된 자료 전부를 찾아낸다.
② 친밀화 사정 : 사업장이나 정부기관 등 직접 시찰하며 자원을 파악하는 방법으로 일정량의 자료를
직접 수집한다.
③ 문제 중심 사정 : 아동보호, 노인보건 등 지역사회의 중요 문제에 초점을 두고 사정하는 방법이다.
전체 지역 사회와 관련되므로 하위체계 사정과는 상이하다.

12 모성사망비 … 모성사망 측정의 대표적인 지표로 해당 연도 출생아 10만 명당 임신, 분만 산욕으로 인
한 모성사망의 수로 산출한다.

13 〈보기〉에서 설명하고 있는 이론으로 가장 옳은 것은?

> 〈보기〉
>
> • 사회인지이론 및 기대 가치이론을 기초로 개발되었다.
> • 건강행위에 영향을 미치는 요인을 개인의 특성과 경험, 행위와 관련된 인지와 감정으로 설명한다.
> • 질병예방행동에 그치지 않고 건강을 강화하는 행위까지 확장되고 전 생애에 걸쳐 적용할 수 있다.

① PRECEDE-PROCEED 모형

② 건강증진 모형

③ 법이론적 모형

④ 합리적 행위이론

---

13 ① PRECEDE-PROCEED 모형 : 교육·생태학적 접근을 통한 포괄적 기획모형이다. 사회적 진단, 역학적 진단과 행위 및 환경적 진단, 교육 및 조직·행태학적 진단, 행정·정책적 진단, 수행, 과정평가, 영향평가, 결과평가의 단계를 거친다.

③ 범이론적 모형 : 행위변화의 단계 과정을 핵심으로 개인과 집단이 문제를 어떻게 수정하고 긍정적인 행위를 선택하는지에 대한 변화를 설명한다. 각 단계마다 서로 다른 중재를 요구한다. 계획 전 단계, 계획단계, 준비단계, 실행단계, 유지단계, 종결단계를 거친다.

④ 합리적 행위이론 : 인간 행위의 직접적인 결정 요인은 행위 의도이며 태도와 주관적 규범에 의해 결정된다는 이론이다.

14 〈보기〉 유형의 가족건강사정도구에 대한 설명으로 가장 옳은 것은?

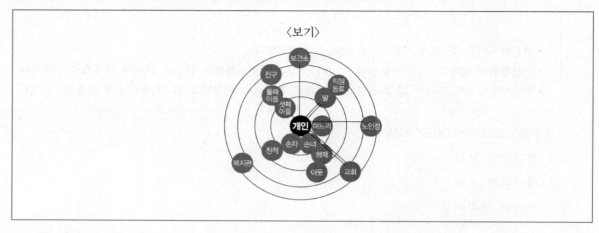

① 가족의 적응력, 협력성, 성장성, 애정성 등을 확인할 수 있다.

② 가족 구성원들과 외부체계와의 접촉, 지지, 스트레스를 파악할 수 있다.

③ 가족 구성원 중 한 명을 중심으로 가족, 친척, 이웃 및 지역사회의 지지를 파악할 수 있다.

④ 가족에 대한 정보를 도식화하여 가족의 질병력 및 상호관계를 확인할 수 있다.

Answer 14.③

14 ③ 〈보기〉의 유형은 사회지지도이다. 사회지지도는 가족 중 가장 취약한 구성원을 중심으로 지역사회
관계를 그린다. 선을 이용하여 지지 정도를 표시하고 소원한 경우에는 선을 그리지 않는다. 보통은
1개, 친밀한 경우는 2개의 선을 그린다.
① 가족밀착도에 대한 설명이다.
② 외부체계도에 대한 설명이다.
④ 가계도에 대한 설명이다.

15 〈보기〉의 사례에서 나타나는 노인장기요양 급여의 종류는?

> 〈보기〉
>
> 노인장기요양 인정자인 갑(甲)씨는 자신의 집에 방문하여 자신의 신체활동과 가사를 지원하는 급여를 신청하였다.

① 방문요양　　　　　　　　　　　　② 방문간호
③ 단기보호　　　　　　　　　　　　④ 노인요양공동생활가정

16 노년기 발달단계와 이를 고려한 보건교육기법으로 가장 옳은 것은?

① 지각능력이 저하되므로 시청각 자료를 지양한다.
② 기억 증강을 위하여 토론과 강의 중심으로 교육한다.
③ 테스트에 대한 불안감이 감소하므로 교육 중간 개별 질문을 한다.
④ 이전에 가지고 있던 상징이나 단어로 인해 새로운 학습에 혼돈이 있는 점을 고려한다.

ANSWER　15.①　16.④

15 ② 방문간호 : 간호사 등이 방문간호지시에 따라 가정에 방문하여 간호를 제공한다.
　　③ 단기보호 : 일정 기간 동안 신체활동 지원 및 교육·훈련 등을 제공한다.
　　④ 노인요양공동생활가정 : 10인 미만의 대상자를 보호할 수 있는 비교적 정원이 작은 곳이다.
　　※ 재가 급여의 종류
　　　　㉠ 방문요양 : 장기요양요원이 대상자 가정 등을 방문하여 신체활동 및 가사활동을 지원한다.
　　　　㉡ 방문간호 : 간호사 등이 방문간호지시에 따라 가정에 방문하여 간호를 제공한다.
　　　　㉢ 방문 목욕 : 목욕설비를 갖춘 장비를 이용하여 대상자 가정 등에 방문하여 목욕을 제공한다.
　　　　㉣ 주야간 보호 : 일정 시간 동안 신체활동 지원 및 교육·훈련 등을 제공한다.
　　　　㉤ 단기보호 : 일정 기간 동안 신체활동 지원 및 교육·훈련 등을 제공한다.

16 ① 지각능력이 저하되므로 빨강, 검정, 진회색 등의 시청각 자료를 더욱 활용해야 한다.
　　② 기억 증강을 위해 치매를 예방하는 프로그램(인지건강 프로그램 등)을 활용해야 한다.
　　③ 불안감이 증가하므로 질문을 삼간다.

17 PATCH 모형에 대한 설명으로 가장 옳지 않은 것은?

① 건강증진과 질병예방 프로그램을 기획하기 위해 사용된다.

② 집단 및 지역사회 수준의 보건사업 기획 모형이다.

③ 3단계에서 중요성과 변화가능성을 기준으로 건강문제 우선순위를 선정한다.

④ 1단계에서 가장 먼저 대상 지역의 건강문제에 관한 자료를 수집하고 분석한다.

18 〈보기〉는 유방 자가검진(BSE) 결과와 유방조직 검사 결과이다. 옳은 것은?

〈보기〉

BSE 결과	유방조직 검사결과		계
	양성	음성	
양성	45	15	60
음성	5	155	160
계	50	170	220

① 특이도 − 5/160

③ 양성 예측도 − 45/220

② 민감도 − 45/50

④ 음성 예측도 − 155/170

ANSWER 17.④ 18.②

17 PATCH 모형 … 미국 질병관리본부의 보건사업 기획 지침서로 개발된 기획모형이다. 집단과 지역사회 수준의 보건사업 기획모형이다. 1단계 지역사회 조직화, 2단계 자료 수집 및 자료 분석, 3단계 건강문제 우선순위 설정, 4단계 포괄절 수행전략, 5단계 평가 과정을 거친다.

18 ① 특이도 : 질환에 걸리지 않은 사람에게 검사결과 음성으로 진단할 확률을 말하므로 155/170가 되어야 한다.

③ 양성예측도 : 검사결과가 양성인 사람이 실제 질환자일 수 있는 확률이므로 45/60가 되어야 한다.

④ 음성예측도 : 검사결과가 음성인 사람이 비질환자일 수 있는 확률이므로 155/160가 되어야 한다.

19 〈보기〉에서 지역사회 간호사업의 평가절차를 순서대로 나열한 것은?

〈보기〉

ㄱ 평가자료 수집
ㄴ 재계획 수립
ㄷ 설정된 목표와 현재 상태의 비교
ㄹ 평가대상 및 기준 결정
ㅁ 목표도달 정도의 판단과 분석

① ㄱ → ㄷ → ㄹ → ㅁ → ㄴ
② ㄱ → ㄹ → ㄷ → ㅁ → ㄴ
③ ㄹ → ㄱ → ㄷ → ㅁ → ㄴ
④ ㄹ → ㄷ → ㄴ → ㅁ → ㄱ

20 중재수레바퀴 모델 중 〈보기〉에 해당하는 중재활동으로 가장 옳은 것은?

〈보기〉

A구는 경제소득이 높은 도시지역이다. 간호사는 A구의 b동이 보건의료서비스 접근성이 낮은 곳이라는 것을 주목하고, b동 주민센터에 방문간호사 배치를 늘려 보건 의료서비스가 필요한 취약인구집단을 확인하고, 정보를 제공하고자 하였다.

① 사례관리
② 스크리닝
③ 아웃리치
④ 의뢰 및 추후관리

---

19 'ㄹ 평가대상 및 기준 결정 → ㄱ 평가자료수집 → ㄷ 설정된 목표와 현재 상태의 비교 → ㅁ 목표도달 정도의 판단과 분석 → ㄴ 재계획 수립' 순으로 진행된다.

20 ③ 아웃리치 : 보건의료 서비스에 대한 접근성이 낮은 위험군이나 관심 인구집단에게 건강문제의 원인 및 문제해결 방법 등을 제공하는 것을 말한다.
① 사례관리 : 서비스를 조정하여 체계적으로 제공함으로써 중복이나 누락을 방지하고 지역사회 역량을 최적화하는 것을 말한다.
② 스트리닝 : 건강위험요인이나 증상이 없는 질병 상태의 개인을 찾는 것을 말한다.
④ 의뢰 및 추후관리 : 실제적, 잠재적 문제를 예방 또는 해결에 필요한 자원을 찾아 개인이나 가족, 집단, 전체 등이 활용할 수 있게 도움을 준다.
※ **중재수레바퀴모델** … 가정간호 학교보건 산업간호 등의 지역사회 간호영역의 200여 개 실무 시나리오에서 공통점 17개 중재를 선정하여 개인 및 집단, 전체에 적용되는 것이다.

1 가족 사정의 기본적인 원칙으로 옳은 것은?

① 가족의 문제점뿐만 아니라 강점도 동시에 사정한다.

② 정상 가족이라는 고정적 관점으로 가족 문제를 규명한다.

③ 가족구성원 중 한 명으로부터 자료를 수집하여 일관성을 유지한다.

④ 지역사회간호사가 사정단계부터 가족의 문제점과 중재 방법을 주도적으로 제시한다.

2 오타와 헌장에서 제시한 건강증진의 활동 영역 중 개인의 기술 개발(develop personal skills)의 예로 적절한 것은?

① 다중이용시설을 금연구역으로 지정하고 지도 단속하였다.

② 금연 의지가 있는 사람들을 모아 동아리를 만들어 지지하였다.

③ 청소년을 대상으로 흡연 권유를 거절하는 방법을 교육하였다.

④ 청소년에 대한 담배판매금지법을 만들어 시행하였다.

ANSWER 1.① 2.③

1 ② 고정관점을 가지면 안 된다.
③ 이중적인 정보가 있으므로 가족 구성원 모두에게 사정해야 한다.
④ 가족과 상의해야 한다.

2 ①④ 건강지향적인 공공정책 수립
② 지역사회의 활동 강화
※ 오타와 헌장 건강증진 5개 활동영역
  ㉠ 건강지향적인 공공정책 수립
  ㉡ 지원적인 환경조성
  ㉢ 지역사회의 활동 강화
  ㉣ 개인의 건강기술 개발
  ㉤ 보건의료서비스의 방향 재설정

3 보건소에서 과체중 중년 여성을 대상으로 8주간의 운동프로그램을 실시하였다. 간호과정의 사정단계 내용으로 옳은 것은?

① 체중감소율을 4주, 6주, 8주 후에 각각 평가하기로 하였다.

② 과체중 중년 여성이 다른 지역에 비해 얼마나 많은지 비교하였다.

③ 지역사회간호사가 운동프로그램을 실시하였다.

④ '프로그램 참여자의 20%가 체중이 감소한다'로 목표를 설정하였다.

ANSWER 3.②

3 ①④ 계획단계
 ③ 수행단계
 ※ **지역사회 간호과정**
  ㉠ **사정**: 자료 수집 및 분석, 건강문제 도출
  ㉡ **진단**: 간호문제 도출 진단의 분류체계 우선순위 설정
  ㉢ **계획**: 목표설정 및 수단 선택, 수행계획 및 평가계획
  ㉣ **수행**: 사업의 수행
  ㉤ **평가**: 평가 및 피드백

4 다음에서 설명하는 「감염병의 예방 및 관리에 관한 법률」상 감염병은?

> • 전파가능성을 고려하여 발생 또는 유행 시 24시간 이내에 신고하여야 하고, 격리가 필요한 감염병을 말한다. 다만, 갑작스러운 국내 유입 또는 유행이 예견되어 긴급한 예방·관리가 필요하여 질병관리청장이 보건복지부장관과 협의하여 지정하는 감염병을 포함한다.
> • 결핵, 수두, 홍역, 콜레라, 장티푸스 등을 포함한다.

① 제1급감염병

② 제2급감염병

③ 제3급감염병

④ 제4급감염병

ANSWER 4.②

4 ① **제1급감염병**: 생물테러감염병 또는 치명률이 높거나 집단 발생의 우려가 커서 발생 또는 유행 즉시 신고하여야 하고, 음압격리와 같은 높은 수준의 격리가 필요한 감염병으로서, 에볼라바이러스병, 마버그열, 라싸열, 크리미안콩고출혈열, 남아메리카출혈열, 리프트밸리열, 두창, 페스트, 탄저, 보툴리눔독소증, 야토병, 신종감염병증후군, 중증급성호흡기증후군(SARS), 중동호흡기증후군(MERS), 동물인플루엔자 인체감염증, 신종인플루엔자, 디프테리아를 말한다.

③ **제3급감염병**: 그 발생을 계속 감시할 필요가 있어 발생 또는 유행 시 24시간 이내에 신고하여야 하는 감염병을 말한다. 다만, 갑작스러운 국내 유입 또는 유행이 예견되어 긴급한 예방·관리가 필요하여 질병관리청장이 보건복지부장관과 협의하여 지정하는 감염병을 포함한다. 파상풍(破傷風), B형간염, 일본뇌염, C형간염, 말라리아, 레지오넬라증, 비브리오패혈증, 발진티푸스, 발진열(發疹熱), 쯔쯔가무시증, 렙토스피라증, 브루셀라증, 공수병(恐水病), 신증후군출혈열(腎症侯群出血熱), 후천성면역결핍증(AIDS), 크로이츠펠트-야콥병(CJD) 및 변종크로이츠펠트-야콥병(vCJD), 황열, 뎅기열, 큐열(Q熱), 웨스트나일열, 라임병, 진드기매개뇌염, 유비저(類鼻疽), 치쿤구니야열, 중증열성혈소판감소증후군(SFTS), 지카바이러스 감염증이 있다.

④ **제4급감염병**: 제1급감염병부터 제3급감염병까지의 감염병 외에 유행 여부를 조사하기 위하여 표본감시 활동이 필요한 감염병으로, 인플루엔자, 매독(梅毒), 회충증, 편충증, 요충증, 간흡충증, 폐흡충증, 장흡충증, 수족구병, 임질, 클라미디아감염증, 연성하감, 성기단순포진, 첨규콘딜롬, 반코마이신내성장알균(VRE) 감염증, 메티실린내성황색포도알균(MRSA) 감염증, 다제내성녹농균(MRPA) 감염증, 다제내성아시네토박터바우마니균(MRAB) 감염증, 장관감염증, 급성호흡기감염증, 해외유입기생충감염증, 엔테로바이러스감염증, 사람유두종바이러스 감염증이 있다.

5 다음 사례에서 가장 의심되는 식중독은?

> - 지역사회 주민들이 회식 2 ~ 4시간 후 복통, 오심, 구토와 설사 등의 증상이 집단으로 발생하였으나, 38℃ 이상의 고열과 연하곤란, 시력저하 등의 신경계 증상은 보이지 않았다.
> - 역학조사 결과 음식물 중 어패류 등 수산물은 없었고, 회식을 준비했던 조리사의 손가락에 화농성 상처가 있는 것으로 확인되었다.

① 살모넬라 식중독

② 보툴리누스 식중독

③ 장염 비브리오 식중독

④ (황색)포도상구균 식중독

6 다음 내용은 가이거와 다비드하이저(Giger & Davidhizar)가 개발한 횡문화사정 모형(Transcultural Assessment Model)에서 어떤 문화현상을 사정한 것인가?

> - 억양과 발음을 확인한다.
> - 침묵을 사용하는 경향을 파악한다.
> - 터치하였을 때 불편감을 느끼는 정도를 파악한다.

① 환경통제

② 사회조직

③ 의사소통

④ 생물학적 차이

ANSWER 5.④ 6.③

5 ① 살모넬라 식중독 : 살모넬라균에 오염된 식품을 먹음으로써 일어나는 식중독. 급성 위장염의 증상을 보이며, 심하면 구역질, 구토, 설사, 쇠약감, 고열 등이 나타난다.
  ② 보툴리누스 식중독 : 공기가 차단된 상태에서 비위생적으로 처리된 식품을 두었을 경우에 보툴리누스균이 증식하는데, 이러한 식품을 먹었을 때 발생한다. 메스꺼움, 구토, 복통, 설사 등을 나타나며 발열은 나타나지 않는다.
  ③ 장염 비브리오 식중독 : 세균 식중독. 생선류나 조개류를 여름철에 날것으로 먹으면 12 ~ 24시간 뒤에 발생한다. 복통, 구토, 설사, 미열 등의 증상을 나타낸다.

6 ① 환경통제 : 내외적 통제위 척도를 사정한다.
  ② 사회조직 : 결혼 유무나 현재 건강 상태를 사정한다.
  ③ 생물학적 차이 : 일반적인 신체 사정을 시행한다.
  ※ 횡문화사정 모형(Transcultural Assessment Model)의 요소
   ㉠ 의사소통 : 목소리 특징, 침묵 사용, 억양과 발음 확인, 의사소통 시 터치 사정
   ㉡ 공간 : 편안한 정도 사정
   ㉢ 사회조직 : 건강 상태 사정
   ㉣ 시간 : 과거·현재·미래 중심, 시간에 관련된 사정
   ㉤ 환경통제 : 내외적 통제위 척도 사정
   ㉥ 생물학적 차이 : 일반적인 신체 사정

7 다음 설명에 해당하는 지표는?

> 지역 간 사망률 수준을 비교할 때 각 지역의 인구학적 특성의 차이가 사망률 수준에 영향을 미칠 수 있다. 이를 보정하기 위해 두 집단 간의 인구학적 특성의 차이를 통제하고 같은 조건으로 만들어 각 지역별로 한 개의 객관적 측정치를 산출한다.

① 조사망률
② 연령별사망률
③ 비례사망지수
④ 표준화사망률

8 진료비 지불제도의 장·단점에 대한 설명으로 옳은 것은?

① 총액계약제는 보험자와 의사단체 간의 계약 체결이 용이하나 과소진료의 가능성이 있다.
② 포괄수가제는 양질의 의료서비스가 제공되나 진료비 청구 방법이 복잡하다.
③ 인두제는 예방보다 치료중심의 의료서비스가 제공되나 의사가 중증질병 환자의 등록을 기피하는 경향이 높다.
④ 행위별수가제는 양질의 의료서비스가 제공되나 과잉진료로 의료비 증가가 우려된다.

ANSWER 7.④ 8.④
....

7 ① **조사망률**: 보통사망률이라고도 한다. 조사망률이 높으면 개도국, 낮으면 선진국이라고 할 수 있으나 그 나라의 건강 수준 외에 인구 성별이나 연령 등 인구학적 특성 차이에 의한 영향을 받으므로 인구집단의 사망수준을 비교하는 데 한계가 있다.
　② **연령별사망률**: 한 해 동안 발생한 특정 연령의 사망자수를 해당 연도의 특정 연령군의 연중앙인구로 나눈 수치를 일컫는다.
　③ **비례사망지수**: 같은 해에 발생한 50세 이상 사망자수를 토대로 구한 수치이다. 값이 클수록 그 지역의 건강수준이 좋다는 것을 의미한다.

8 ②④ 행위별 수가제의 경우 양질의 의료서비스가 제공된다.
　① 과소진료의 가능성이 있으나 보험자와 의사단체 간 계약 체결이 혼란스럽고 복잡하다.
　③ 치료보다 예방 중심의 서비스가 제공된다.

9 PATCH(Planned Approach to Community Health) 모형의 단계를 순서대로 바르게 나열한 것은?

> ㉠ 자료수집과 분석
> ㉡ 우선순위 선정
> ㉢ 지역사회 조직화(동원)
> ㉣ 포괄적인 중재안 개발
> ㉤ 평가

① ㉠→㉡→㉢→㉣→㉤
② ㉠→㉢→㉡→㉣→㉤
③ ㉢→㉠→㉡→㉣→㉤
④ ㉢→㉠→㉣→㉡→㉤

10 건강생활지원센터에 대한 설명으로 옳지 않은 것은?

① 「보건의료기본법」에 근거하여 설치한다.
② 읍·면·동(보건소가 설치된 읍·면·동은 제외)마다 1개씩 설치할 수 있다.
③ 센터장은 보건소장의 지휘·감독을 받아 건강생활지원센터의 업무를 관장한다.
④ 지역주민의 만성질환 예방 및 건강한 생활습관 형성을 지원한다.

Aɴsᴡᴇʀ 9.③ 10.①

9 PATCH 모형 … 미국 질병관리본부의 보건사업 기획 지침서로 개발된 기획모형이다. 집단과 지역사회 수준의 보건사업 기획모형이다. 1단계 지역사회 조직화, 2단계 자료 수집 및 자료 분석, 3단계 건강문제 우선순위 설정, 4단계 포괄적 수행전략, 5단계 평가 과정을 거친다.

10 ① 「지역보건법」에 근거하여 설치한다.
   ※ **건강생활지원센터** … 거주지 가까운 곳에서 전문가에게 건강 상담과 통합 건강증진서비스를 받을 수 있는 건강증진 전담기관으로, 건강상담과 건강증진 프로그램을 제공한다. 초기 슬로건은 "아쉽다 건강관리, 아! 쉽다 건강관리"이다.

11 「지역보건법」상 보건소의 기능 및 업무에 해당하는 것만을 모두 고르면?

> ㉠ 정신건강증진 및 생명존중에 관한 사항
> ㉡ 감염병의 예방 및 관리
> ㉢ 모성과 영유아의 건강 유지·증진
> ㉣ 난임의 예방 및 관리

① ㉠

② ㉡, ㉢

③ ㉠, ㉡, ㉢

④ ㉠, ㉡, ㉢, ㉣

11 보건소의 기능 및 업무〈지역보건법 제11조 제1항〉

㉠ 건강 친화적인 지역사회 여건의 조성

㉡ 지역보건의료정책의 기획, 조사·연구 및 평가

㉢ 보건의료인 및 「보건의료기본법」 제3조 제4호에 따른 보건의료기관 등에 대한 지도·관리·육성과 국민보건 향상을 위한 지도·관리

㉣ 보건의료 관련기관·단체, 학교, 직장 등과의 협력체계 구축

㉤ 지역주민의 건강증진 및 질병예방·관리를 위한 다음의 지역보건의료서비스의 제공

• 국민건강증진·구강건강·영양관리사업 및 보건교육

• 감염병의 예방 및 관리

• 모성과 영유아의 건강유지·증진

• 여성·노인·장애인 등 보건의료 취약계층의 건강유지·증진

• 정신건강증진 및 생명존중에 관한 사항

• 지역주민에 대한 진료, 건강검진 및 만성질환 등의 질병관리에 관한 사항

• 가정 및 사회복지시설 등을 방문하여 행하는 보건의료 및 건강관리사업

• 난임의 예방 및 관리

12 A 산업체의 1년간 재해 관련 통계수치가 다음과 같을 때, 도수율(빈도율)은?

- 연 근로시간 수 : 100,000
- 재해자 수 : 10
- 재해 건수 : 4
- 근로손실일수 : 40

---

① 0.4

② 10

③ 40

④ 100

13 보건사업 기획에서 사용되는 NIBP(Needs Impact Based Planning)의 우선순위 결정 기준은?

① 건강문제의 크기와 건강문제의 심각성

② 건강문제의 크기와 해결방법의 효과

③ 건강문제의 중요성과 자원이용 가능성

④ 건강문제의 중요성과 주민의 관심도

ANSWER 12.③ 13.②

12 도수율 $= \dfrac{\text{재해건수}}{\text{근로시간수}} \times 1{,}000{,}000$

$= \dfrac{4}{100{,}000} \times 1{,}000{,}000$

$= 40$

13 NIBP(Needs Impact Based Planning) … 보건사업기획 과정으로 건강문제의 크기와 문제해결 방법의 효과를 기준으로 우선순위를 결정하며 CLEAR(지역사회 역량, 적법성, 효율성, 수용성, 자원이용가능성으로 판단하는 수행가능성)으로 보완한다.

14 B 지역의 지난 1년간 사망 관련 통계가 다음과 같을 때, α-index 값은?

구분	사망자 수(명)
생후 28일 미만	10
생후 28일부터 1년 미만	20

① $\dfrac{10}{20}$

② $\dfrac{20}{10}$

③ $\dfrac{10}{30}$

④ $\dfrac{30}{10}$

14 출생 ~ 28일(4주) = 신생아 사망률, 출생 ~ 1년 = 영아사망률 이므로

α-index = $\dfrac{영아사망수}{신생아사망수}$

= $\dfrac{30}{10}$

15 지역사회간호사가 PRECEDE-PROCEED 모형을 적용하여 만성질환과 관련된 건강행위에 영향을 주는 소인요인, 가능요인, 강화요인을 사정하였다면 이에 해당하는 진단(사정)단계는?

① 사회적 진단

② 역학적 진단

③ 교육 및 생태학적 진단

④ 행정적, 정책적 진단 및 중재설계

15

- ㉠ 1단계(사회적 진단)
  - 삶의 질에 영향을 미치는 사회적 요인 규명(건강문제 제외)
  - 객관적 사정 : 환경지표(대기환경), 사회적지표(실업률), 지역사회 관련한 대중매체 등
  - 주관적 사정 : 주민의 반응·적응 정도
- ㉡ 2단계(역학적 진단) : 건강문제 규명, 생활양식 및 환경요인
- ㉢ 3단계(교육생태학적 진단)
  - 보건교육 프로그램 설정
  - 성향요인 : 지식이나 태도, 신념, 가치관 등 행위의 근거나 동기를 부여하는 인지·정서적 요인
  - 촉진요인 : 자원의 이용 가능성, 접근성, 기술 등 건강행위 수행을 가능하게 도와주는 요인
  - 강화요인 : 보상이나 칭찬, 처벌과 같이 긍정·부정적인 반응으로 행위를 지속시키거나 중단시키는 요인
- ㉣ 4단계(행정·정책적 진단) : PRECEDE에서 PROCEED로 진행되는 단계로, 건강증진 프로그램으로 전환시키기 위해 행정·정책적 사정이나 진단이 요구된다.
- ㉤ 5단계(실행) : 프로그램 개발 및 방안을 마련하여 수행하는 단계
- ㉥ 6단계(과정 평가) : 프로그램 실행이 제대로 잘 이루어졌는지 평가(단기 평가)
- ㉦ 7단계(영향 평가) : 행동, 환경적 요인의 변화와 성향·촉진·강화요인의 변화 평가
- ㉧ 8단계(결과 평가) : 초기에 사정된 건강상태와 삶의 질 변화 평가(장기 평가)

16 SWOT분석에서 강점-위협전략(ST전략)에 해당하는 것은?

① 불리한 환경을 극복하기 위한 신사업 개발

② 위협을 회피하기 위한 사업의 축소

③ 내부조직의 역량 강화를 위한 혁신 및 구조조정

④ 공격적인 사업영역 확대

17 지역사회간호의 역사적 사건들을 이른 것부터 순서대로 바르게 나열한 것은?

> ㉠ 「학교보건법」 제정
> ㉡ 「농어촌 등 보건의료를 위한 특별조치법」 제정
> ㉢ 전 국민 의료보험(현 국민건강보험) 시행
> ㉣ 노인장기요양보험제도 시행

① ㉠ → ㉡ → ㉢ → ㉣

② ㉠ → ㉡ → ㉣ → ㉢

③ ㉡ → ㉠ → ㉢ → ㉣

④ ㉡ → ㉠ → ㉣ → ㉢

ANSWER 16.① 17.①

16 ① 다각화 전략으로 위협을 최소화하고 내부 강점을 사용하는 전략이다. 따라서 불리한 환경 극복을 위한 신사업 개발은 강점-위협(ST)이다.
② 외부의 위협을 피하고 내부 약점을 최소화하는 약점-위협(WT) 전략이다.
③ 약점을 최소화하기 위해 외부의 기회를 활용하는 약점-기회(WO) 전략이다.
④ 내부의 강점으로 외부의 기회를 극대화하는 강점-기회(SO) 전략 이다.

17 1967년 「학교보건법」 제정 → 1980년 「농어촌 등 보건의료를 위한 특별조치법」 제정 → 1989년 전 국민 의료보험(현 국민건강보험) 시행 → 2008년 노인장기요양보험제도 시행(2007년 제정)이므로 '㉠ → ㉡ → ㉢ → ㉣' 순으로 나열해야 한다.

18 근로자의 업무상 재해에 대한 신속·공정한 보상과 재해근로자의 재활 및 사회복귀를 촉진하기 위한 보험시설 운영 등을 주요 목적으로 하는 기관은?

① 근로자건강센터

② 대한산업보건협회

③ 근로복지공단

④ 한국산업안전보건공단

ANSWER 18.③

18 ① 근로자건강센터: 건강관리가 취약한 50인 미만 소규모 사업장 노동자의 건강관리를 위해 설치되어 직종별 유해요인 파악을 통한 전문 건강상담 등 다양한 건강 서비스를 지원하는 기관이다.

② 대한산업보건협회: 근로자 중심으로 1963년에 설립한 비영리기관이다. 건강진단, 쾌적한 작업환경 조성을 위한 작업환경측정과 근로자 건강을 관리하는 보건관리대행 업무를 수행하고 있다.

④ 한국산업안전보건공단: 산업재해 예방기술의 연구·개발과 보급, 산업안전보건 기술지도 및 교육, 안전·보건진단 등 산업재해 예방에 관한 사업을 수행하는 기관이다.

19 지역사회간호사가 고혈압관리 프로그램의 교육목표를 '대상자들은 정상혈압의 범위를 말할 수 있다'로 설정한다면 이는 블룸(Bloom)이 제시한 교육을 통한 변화영역 중 어느 영역에 해당하는가?

① 인지적 영역(cognitive domain)

② 정의적 영역(affective domain)

③ 심동적 영역(psychomotor domain)

④ 생리적 영역(physiological domain)

19 ① 인지적 영역(cognitive domain) : 복잡성의 원칙(점점 복잡하고 어려운 지식으로 위계구분)에 따르며 지식, 이해, 적용, 분석, 종합, 평가 능력으로 구분된다. 질문은 인지적 영역 중 지식에 해당된다.

② 정의적 영역(affective domain) : 내면화의 원칙(이상향과 동일시하는 과정)에 따르며 감수, 반응, 가치화, 조직화, 인격화로 구분된다.

③ 심동적 영역(psychomotor domain) : 기능의 일상화 원칙에 따르며 지각, 태세, 유도반응, 기계화, 복합외현반응, 적응, 독창성으로 구분된다.

④ 생리적 영역(physiological domain) : 블룸(Bloom)의 교육목표에 해당되지 않는다.

※ 블룸(Bloom)의 교육목표

구분	내용
인지적 영역 (cognitive domain)	• 지식 : 사실이나 개념, 원리, 방법 등 이미 배운 내용을 기억하고 재생하는 능력 • 이해 : 지식을 바탕으로 의미를 파악하는 능력 • 적용 : 이미 배운 내용을 적용하여 해결하는 능력 • 분석 : 상호 간 조직 원리를 분석하고 발견하는 능력 • 종합 : 여러 가지 요소나 부분을 새로운 의미 체계가 성립되게 하는 능력 • 평가 : 주어진 자료의 가치를 판단하는 능력
정의적 영역 (affective domain)	• 감수 : 자극이나 활동에 주의를 기울이고 수용하는 능력 • 반응 : 자극이나 활동에 적극적으로 참여하고 만족을 얻는 능력 • 가치화 : 특정한 대상 혹은 활동 가치를 추구하여 행동으로 나타내는 능력 • 조직화 : 서로 다른 가치들을 비교 · 종합하여 일관된 체계를 형성하는 능력 • 인격화 : 일관성 있게 내면화되어 인격의 일부가 된 상태
심동적 영역 (psychomotor domain)	• 지각 : 주변 자극을 지각하고 해석하여 환경에 대처하는 능력 • 태세 : 행위를 위해 준비하는 단계 • 유도 반응 : 복잡한 기능을 배우는 초기 단계 • 기계화 : 습득된 행동이 습관이 되고 신뢰와 효율을 증진시키는 단계 • 복합외현반응 : 최소한의 에너지로 신속하고 부드럽게 행동하는 단계 • 적응 : 숙달된 행위를 수정시키거나 변화시키는 단계

20 고도비만인 C 씨가 가족들에게 "저 오늘부터 비만 탈출하겠습니다."라고 선언하는 것은 범이론 모형(Transtheoretical Model : TTM)의 어떤 변화과정에 해당하는가?

① 자기 해방(self liberation)

② 의식 고취(consciousness raising)

③ 자기 재평가(self reevaluation)

④ 사회적 해방(social liberation)

20 ① 자기 해방(self liberation) : 스스로에게 행동 변화의 의지와 능력을 주위에 말하고 다니는 것을 말한다.
② 의식 고취(consciousness raising) : 행위 변화에 도움을 주는 정보나 조언 등을 찾아 습득하여 인식을 개선하는 것을 말한다.
③ 자기 재평가(self reevaluation) : 스스로를 인지·정서적으로 비교평가하며 동기 부여하는 것을 말한다.
④ 사회적 해방(social liberation) : 사회규범이 자신을 지지한다고 인식하며 사회적 장치를 발견하거나 대안을 제공하는 것을 말한다.
※ **범이론모형** … 개인별로 상이한 변화단계에 따라 차별화된 보건교육 필요성을 강조하는 이론이다. 계획이전단계(전숙고) → 계획 단계(숙고) → 준비 단계(준비) → 행동 단계(실행) → 유지 단계(유지) → 종료 단계(종료)를 거친다.

과정	내용
의식 고취	행위 변화에 도움을 주는 정보나 조언 등을 찾아 습득하여 인식을 개선하는 것
극적해소	부정적인 정서 해소와 이후에 나타나는 감정을 경험하고 표출하여 해소하는 것
환경 재평가	개인의 특정한 행동이 주변인에게 미치는 영향을 평가하고 인식하는 것
자기 재평가	스스로를 인지·정서적으로 비교평가하며 동기 부여하는 것
자기 해방	스스로에게 행동 변화의 의지와 능력을 주위에 말하고 다니는 것
역조건 형성	문제행동을 대처하는 건강한 행동을 학습하는 것
지원관계 형성	긍정적인 변화에 대한 지지와 관심, 신뢰, 라포형성, 작업 동맹 등
강화관리	개인의 변화 노력에 대한 적절한 보상을 제공하는 것
자극통제	문제행동을 촉진시키는 요인을 통제하거나 피하는 것
사회적 해방	사회규범이 자신을 지지한다고 인식하며 사회적 장치를 발견하거나 대안을 제공하는 것

1 A 지역의 노년부양비(%)는?

연령(세)	A 지역 주민 수(명)
0~14	100
15~64	320
65 이상	80

① 16

② 20

③ 25

④ 30

2 고혈압관리프로그램을 평가할 경우 평가도구의 신뢰도를 확보하기 위한 질문은?

① 혈압계를 동일인에게 반복 사용할 때 일정한 값을 갖는가

② 설문항목이 응답하기에 수월한가

③ 혈압계 구입비용이 경제적인가

④ 설문지는 고혈압관리 목표를 제대로 측정하고 있는가

Aɴsᴡᴇʀ 1.③ 2.①

1 노년부양비 = 65세 이상 인구수 / 15~64세 인구 수 × 100

2 신뢰도 … 평가도구가 믿을 만한가? 즉 측정하고자 하는 내용을 정확하게, 오차 없이 측정할 수 있는가를 말한다.

3 다음에 해당하는 근로자의 건강관리구분은?

> 직업성 질병으로 진전될 우려가 있어 추적검사 등 관찰이 필요한 근로자

① C_1 ② C_2

③ D_1 ④ D_2

4 다음에 해당하는 근로자 건강진단은?

> • 근로자는 법적 유해인자에 노출된 작업을 하고 있다.
> • 근로자는 직업성 천식 증상을 호소하였다.
> • 이에 사업주는 건강진단 실시를 계획하고 있다.

① 수시건강진단   ② 일반건강진단

③ 임시건강진단   ④ 배치전건강진단

ANSWER 3.① 4.①

3 근로자 건강관리구분

건강관리구분		의미
A	건강인(정상)	건강관리상 사후관리가 필요없는 자
C_1	직업병 요관찰자	직업성 질병으로 진전될 우려가 있어 추적검사 등 관찰이 필요한 자
C_2	일반질병 요관찰자	일반질병으로 진전될 우려가 있어 추적관찰이 필요한자
D_1	직업병 유소견자	직업성 질병의 소견을 보여 사후관리가 필요한 자
D_2	일반질병 유소견자	일반질병의 소견을 보여 사후관리가 필요한 자
R	제2차 건강진단 대상자	일반건강진단에서의 질환의심자
U	판정 불가	퇴직 등의 사유로 건강관리구분을 판정할 수 없는 근로자

4 수시건강진단 … 급성으로 발병하거나 정기적 건강진단으로는 발견하기 어려운 직업성 질환을 조기진단하기 위해 시행함
  ㉠ 대상자 : 특수 건강진단 대상업무로 인하여 유해인자에 의한 직업성 천식, 직업성 피부염, 그 밖에 건강장애를 의심하게 하는 증상을 보이거나 의학적 소견이 있는 근로자
  ㉡ 실시 항목
   • 특수 건강진단 대상 유행인자 : 특수 건강진단 항목에 준함
   • 직업성 천식, 직업성 피부질환

5 지역사회에서 활동하고 있는 인력과 법적근거를 바르게 연결한 것은?

① 보건진료 전담공무원 − 「지역보건법」　　② 보건관리자 − 「의료급여법」

③ 보건교육사 − 「국민건강증진법」　　④ 가정전문간호사 − 「노인복지법」

6 다음에서 설명하는 개념은?

> 감수성이 있는 집단에서 감염성이 있는 한 명의 환자가 감염가능기간 동안 직접 감염시키는 평균 인원 수

① 발생률　　　　　　　　　　　② 집단면역

③ 유병률　　　　　　　　　　　④ 기본감염재생산수

7 우리나라 사회보험이 아닌 것은?

① 노인장기요양보험　　　　　　② 의료급여

③ 국민연금　　　　　　　　　　④ 산업재해보상보험

ANSWER 5.③ 6.④ 7.②

5 ① 보건진료 전담공무원 : 농어촌 보건의료를 위한 특별조치법
② 보건관리자 : 산업안전보건법
④ 가정전문간호사 : 의료법

6 ① 발생률 : 질병에 걸릴 확률 혹은 위험도를 직접 추정 가능하게 하는 측정
② 집단면역 : 지역사회 혹은 집단에 병원체가 침입하여 전파하는 것에 대한 집단의 저항성을 나타내는 지표
③ 유병률 : 어떤 시점 혹은 일정기간 동안에 특정 시점 혹은 기간의 인구 중 존재하는 환자의 비율
④ 기본감염재생산수 : 한 인구집단 내에서 특정 개인으로부터 다른 개인으로 질병이 확대되어 나가는 잠재력

7 사회보험의 종류

소득보장	의료보장	노인요양
산재보험 연금보험 고용보험 상병수당	건강보험 산재보험	노인장기요양보험

8 다음 ㈎에 들어갈 장기요양서비스는?

> • 장기요양등급을 인정받은 A 노인은 치매를 앓고 있으며 종일 신체활동 및 가사활동의 지지가 필요하다.
> • A 노인을 부양하고 있는 아들부부가 3일간 집을 비워야 하는 상황이다.
> • 이 기간 동안 A 노인을 돌볼 다른 가족이 없어 아들 부부는 ⎡ ㈎ ⎤를(을) 이용하고자 한다.

① 방문요양

② 주 · 야간보호

③ 단기보호

④ 방문간호

9 지역사회간호활동 중 2차 예방에 대한 설명으로 옳은 것은?

① 보건교사가 여성 청소년의 자궁경부암 예방접종률을 높이기 위해 가정통신문 발송

② 보건소 간호사가 결핵환자에게 규칙적인 결핵약 복용 지도

③ 방문건강관리 전담공무원이 재가 뇌졸중 환자의 재활을 위해 운동요법 교육

④ 보건소 간호사가 지역주민을 대상으로 흡연이 신체에 미치는 영향에 대해 교육

ANSWER 8.③ 9.②

8 노인장기요양보험법

① 방문요양 : 장기요양요원이 수급자의 가정 등을 방문하여 신체활동 및 가사활동 등을 지원하는 장기 요양 급여

② 주 · 야간보호 : 하루 중 일정한 시간동안 장기요양기관에 보호하여 신체활동 지원 및 심신기능의 유지 향상을 위한 교육, 훈련 등을 제공하는 장기요양급여

③ 단기보호 : 일정기간 동안 장기요양기관에 보호하여 신체활동 지원 및 심신기능의 유지 향상을 위한 교육, 훈련 등을 제공하는 장기요양급여

④ 방문간호 : 수급자의 가정 등을 방문하여 간호, 진료의 보조, 요양에 관한 상담 또는 구강위생 등을 제공하는 장기요양급여

9 지역사회 간호활동

㉠ 1차 예방 : 건강유지 및 증진, 질병예방을 목표로 하는 환경위생 및 보존, 식수보존, 주거환경, 식품 관리, 예방접종, 영양개선 등의 활동

㉡ 2차 예방 : 질병의 조기발견 및 조기치료를 목표로 질병의 전구기 · 잠복기의 증상 등의 사정과 병원을 중심으로 하는 환자간호를 제공

㉢ 3차 예방 : 기능의 극대화, 재활을 목표로 하는 치료를 통한 기능회복 및 장애의 최소화를 위한 활동

10 다음에 해당하는 역학적 연구방법은?

> • 초등학교에서 식중독 증상을 보이는 학생군과 식중독 증상을 보이지 않는 학생군을 나누어 선정한다.
> • 식중독 유발 의심요인을 조사하고, 식중독 유발 의심요인과 식중독 발생과의 관계를 교차비(odds ratio)를 산출하여 파악한다.

① 코호트 연구　　　　　　　　　　② 실험역학 연구
③ 기술역학 연구　　　　　　　　　　④ 환자－대조군 연구

11 다음은 오마하(Omaha) 문제분류체계의 수준에 따른 사례이다. ㈎에 들어갈 용어는?

영역	문제	㈎	증상/징후
생리적	전염성 상태	지역사회, 실제적	감염 발열 양성의 감별검사

① 초점　　　　　　　　　　　　　　② 판단
③ 구성요소　　　　　　　　　　　　④ 수정인자

Aɴsᴡᴇʀ 10.④　11.④

10 ① 코호트 연구 : 같은 특성을 지닌 집단을 말하는 것으로, 건강한 사람을 대상으로 조사하고자 하는 여러 특성을 지닌 소집단으로 나누어 시간이 경과함에 따라 달라지는 각 집단에서의 질병발생률을 비교·관찰하는 방법
② 실험역학 연구 : 일반적으로 역학적 연구에서의 마지막 단계의 연구로써, 질병의 원인이나 건강증진, 질병예방 등에 관여하는 요인을 인위적으로 변동시켜보고 이로 인한 영향을 분석하는 방법
③ 기술역학 연구 : 건강 수준, 질병양상에 대해 있는 그대로의 상황을 관찰·기록한다. 발생한 사건을 단순하게 세어서 관찰집단 전체에서의 비율로 계산하여 사건이 발생한 대상자의 인적 속성·시간적 속성·자연적 속성별 빈도와 비율에 따라 분류하며, 각 변수별로 나타나는 분포의 차이가 유의한 것인지 통계적 검증방법을 이용
④ 환자－대조군 연구 : 연구하고자 하는 이환된 집단과 질병이 없는 군을 선정하여 질병발생과 관련이 있다고 의심되는 요인들과 질병발생과의 원인관계를 규명하는 연구방법

11 오마하 문제분류체계
① 1단계 : 영역분류(4영역)　　② 2단계 : 문제(42개)
③ 3단계 : 수정인자　　　　　　④ 4단계 : 증상/징후(378개)

12 다음에 해당하는 학습이론은?

> 채소를 먹으면 어머니에게 보상을 받았던 학습경험을 통해 편식을 하는 아동이 자발적으로 채소를 먹게 되었다.

① 구성주의 학습이론
② 인지주의 학습이론
③ 인본주의 학습이론
④ 행동주의 학습이론

12 ① 구성주의 학습이론 : 자신의 개인적인 경험에 근거해서 독특하고 개인적인 해석을 내리는 능동적이며 개인적인 과정을 의미하는 학습이론. 지식이란 인간이 처한 상황의 맥락 안에서 사전 경험에 의해 개개인의 마음에 재구성하는 것이라고 주장한다.
② 인지주의 학습이론 : 학습이란 학습자가 기억 속에서 학습사태에서 일어나는 여러 가지 사상에 관한 정보를 보존하고 조직하는 인지구조를 형성함으로써 일어나는 현상이다. 학습은 본질적으로 내적인 사고과정의 변화이기에 개인이 환경으로부터 받은 자극이나 정보를 어떻게 지각하고 해석하고 저장하는가에 관심을 둔다.
③ 인본주의 학습이론 : 심리학에 근본을 두고 있으며 학습은 개인이 주위 환경과의 능동적인 상호작용을 통하여 자아성장과 자아실현을 이루는 과정이다. 학습자가 자발적인 사람이기 때문에 교육자의 역할은 학습자의 요청에 반응하는 것이며 교사는 촉진자, 조력자, 격려자가 되어야 한다.
④ 행동주의 학습이론 : 학습은 환경에서 일어나는 행위변화가 관찰되는 상황에서 새로운 건강습관이 결정될 때 이루어진다. 주위 사람들의 어떤 행동이나 그 결과에 대해 격려나 보상 및 처벌을 주느냐에 따라 행동의 지속이나 소멸이 나타난다.

13 재난관리를 위해 대피소 운영, 비상의료지원, 중증도 분류가 이루어지는 단계는?

① 예방단계
② 대비단계
③ 대응단계
④ 복구단계

14 교육중심 비만예방관리사업 시 보건사업평가 유형에 따른 내용으로 옳은 것은?

① 구조평가 : 투입된 인력의 종류와 수, 교육 횟수, 교육실의 넓이
② 과정평가 : 교육 내용의 질, 교육 일정 준수, 사업 참여율
③ 적합성평가 : 사업 만족도, 목표 달성도, 교육 인력의 전문성
④ 결과평가 : 비만율 변화 정도, 사업 예산 규모, 사업 요구도의 크기

ANSWER 13.③ 14.②

13 Petak의 4단계 재난과정

예방 및 완화단계	• 어떠한 위험이 있는지를 살펴보고 위험이 발견되었을 때 어떻게 할 것인가를 결정하는 것이다. • 위험지도의 작성이나 위험 요인을 줄여 재난발생의 가능성을 낮추는 프로그램을 수행하는 단계
대비단계	• 재난발생 가능성이 높은 경우 비상시에 대비한 계획을 수립하거나 재난사태 발생에 대한 대응능력을 유지하는 과정이다. • 즉 비상시 효과적인 대응을 하기위해 취해지는 준비활동이다.
대응단계	• 재난발생 직전 도중 직후에 인명을 구조하고 재난피해를 최소화하여 복구효과를 증진시키기 위한 단계로 가장 중요한 과정이다. • 재해에 의해 나타나는 문제에 대한 즉각적인 조치를 하는 시기이다.
복구단계	• 재해의 모든 측면이 회복되는 단계 • 영향을 받은 지역은 물리적, 환경적, 경제적, 사회적 안정이 어느 정도 성취되는 시기이다.

14 Donabedian 3가지 평가범주

투입평가(구조평가)	장소, 기구, 도구, 물품, 인력, 예산
진행평가(과정평가)	• 대상자의 적절성 • 프로그램 참여율 • 교재의 적절성
결과평가	• 효과(지식변화, 행위변화, 사업목표 달성) • 효율 : 사업으로 인해 변화된 결과 • 대상자 및 간호사의 만족도

15 다음에서 설명하는 지역사회 간호활동은?

> • 목표를 향하여 계획대로 진행되고 있는지 관련 기록을 감사한다.
> • 도구소독법, 물품의 비축, 상병자 간호, 보건교육 등 업무가 원활하게 수행되는지 관찰한다.
> • 지역사회 주민들과의 대화를 통해 주민의 요구와 사업이 부합되는지 파악한다.

① 조   ② 옹호

③ 감독   ④ 사례관리

16 가족사정도구에 대한 설명으로 옳은 것은?

① 가계도 : 3대 이상에 걸친 가족구성원에 관한 정보와 이들의 관계를 도표로 기록하는 방법으로 복잡한 가족 형태를 한눈에 볼 수 있다.

② 가족밀착도 : 가족과 이웃, 외부 기관 등과의 상호관계와 밀착 정도를 도식화한 것이다.

③ 사회지지도 : 가족 중 부부를 중심으로 부모, 형제, 친척, 친구, 직장 동료와 이웃 및 지역사회의 지지 정도와 상호작용을 파악할 수 있다.

④ 가족생활사건 : 가족의 역사 중에서 가족에게 영향을 주었다고 생각되는 중요한 사건들을 순서대로 열거하고, 가족에게 미친 영향을 파악하는 것이다.

ANSWER **15**.③ **16**.①

15 지역사회 간호사의 관리자(감독) 역할 … 가족의 간호를 감독하며 업무량을 관리하고 건강관리실, 보건실을 운영하거나 지역사회보건계획을 수립하고 있다.

16 가족사정도구
　ⓒ 가족구조도(가계도) : 3세대 이상에 걸친 가족구성원에 관한 정보와 그들 간의 관계를 도표로 기록하여 복잡한 가족유형의 형태를 한눈에 볼 수 있도록 한 도구로 가계도를 그리는 방법
　ⓒ 가족밀착도 : 현재 동거하고 있는 가족구성원들 간의 밀착관계와 상호관계를 이해하는 데 도움
　ⓒ 외부체계도 : 가족관계와 외부체계와의 관계를 그림으로 나타내는 도구로 가족의 에너지 유출과 유입을 관찰할 수 있고 가족구성원들에게 영향을 미치는 스트레스원을 찾는 데 도움을 준다.
　ⓔ 가족연대기 : 가족의 역사 중에서 개인에게 영향을 주었다고 생각되는 중요한 사건을 순서대로 열거한 것으로 개인의 질환과 중요한 사건의 관련성을 추구하려 할 때 사용한다.
　ⓜ 가족생활 사건 : 가족이 최근에 경험한 일상사건의 수를 표준화한 가족생활 사건도구를 사용하여 가족에게 일어나는 문제가 스트레스와 관련된 문제인지, 특정한 스트레스에 잘못된 대처로 인하여 더욱 악화되고 있는지의 여부를 확인하는데 사용된다.

17 위암 조기발견을 위한 위내시경 검사의 특이도에 대한 설명으로 옳은 것은?

① 위암이 없는 검사자 중 위내시경 검사에서 음성으로 나온 사람의 비율

② 위암이 있는 검사자 중 위내시경 검사에서 양성으로 나온 사람의 비율

③ 위내시경 검사에서 음성인 사람 중 위암이 없는 사람의 비율

④ 위내시경 검사에서 양성인 사람 중 위암이 있는 사람의 비율

18 다음에서 설명하는 보건사업기획 모형은?

> • 보건사업전략이 생태학적인 여러 차원에 단계적으로 영향을 주도록 고안되었다.
> • 질병이나 사고에 대한 위험요인과 예방방법이 알려져 있고 우선순위가 정해져 있을 때 적합한 방법이다.

① PATCH (planned approach to community health)

② MATCH (multi-level approach to community health)

③ MAPP (mobilizing for action through planning and partnerships)

④ NIBP (needs/impact-based planning)

19 다음에 해당하는 오렘(Orem) 이론의 자가간호요구는?

> 당뇨로 진단받아 투약 중인 대상자가 식후 혈당이 420 mg/dl였고, 합병증 예방 및 식이조절에 대하여 궁금해 하고 있다.

① 생리적 자가간호요구 　　　② 건강이탈 자가간호요구

③ 발달적 자가간호요구 　　　④ 일반적 자가간호요구

20 행위별수가제에 대한 설명으로 옳은 것은?

① 진료비 청구 절차가 간소하다.

② 치료보다 예방적 서비스 제공을 유도한다.

③ 양질의 의료 행위를 촉진한다.

④ 의료비 억제효과가 크다.

Answer 19.② 20.③

19 오렘의 자가간호요구
　㉠ 일반적 자가간호요구 : 인간의 기본적인 욕구를 충족시키는 행동으로 공기, 물, 음식섭취, 배설, 활동과 휴식, 고립과 사회적 사회작용, 생명과 위험으로부터의 예방, 정상적인 삶 등의 자가간호요구
　㉡ 발달적 자가간호요구 : 인간의 발달과정과 생의 주기의 다양한 단계동안 생기는 임신, 미숙아 출생, 가족 사망 등과 같이 성장발달과 관련된 상황에서 필요로 하는 자가간호 요구를 의미한다.
　㉢ 건강이탈시 자가간호요구 : 질병이나 상해 등으로 개인의 자가간호 능력이 영구적, 일시적으로 손상되었을 때 인간은 자가간호 제공자에게 환자로 위치가 바뀌는 데 이때 필요한 의학적 치료를 가지고 참여하는 것

20 행위별수가제 … 의사의 진료행위마다 일정한 값을 정하여 진료비를 결정하는 것으로 가장 흔한 방식
　㉠ 장점 : 의사의 재량권이 커지고 양질의 서비스를 충분히 제공할 수 있다.
　㉡ 단점
　　• 과잉진료, 의료남용의 우려
　　• 의료비 상승우려
　　• 행정적으로 복잡함
　　• 의료인, 보험자 간의 마찰요인
　　• 보건의료 수준과 자원이 지역적, 사회 계층적으로 불균등 분포

1 UN의 지속가능개발목표(Sustainable Development Goals : SDGs)에 대한 설명으로 가장 옳은 것은?

① 2000년 유엔 새천년 정상회의에서 제시된 목표이다.

② 제시된 의제(agenda)는 개도국에만 해당되어 보편성이 부족하다.

③ 경제·사회 문제에 국한되어 환경이나 사회 발전에 대한 변혁성이 부족하다.

④ 정부와 시민사회, 민간기업 등 모든 이해관계자들이 참여하는 파트너십을 강조한다.

2 우리나라 노인장기요양보험제도에 대한 설명으로 가장 옳은 것은?

① 노인장기요양보험사업의 보험자는 보건복지부이다.

② 치매진단을 받은 45세 장기요양보험 가입자는 요양인정 신청을 할 수 없다.

③ 장기요양급여는 시설급여와 현금급여를 우선적으로 제공하여야 한다.

④ 국민건강보험공단은 장기요양보험료와 건강보험료를 각각의 독립회계로 관리하여야 한다.

ANSWER 1.④ 2.④

1 UN 지속가능개발목표
- 2015년 UN 총회에서 UN의 후속 의제로 2030년까지 추진해야 할 지속가능발전목표로 17개 목표를 발표하였다.
- 구성 : 17개 목표 + 169개 세부목표
- 보편성 : 개도국 중심이나 선진국도 대상
- 변혁성 : 경제성장, 기후변화 등 경제, 사회, 환경, 통합고려
- 포용성 : 정부, 시민사회, 민간기업 등 모든 이해관계자 참여

2 노인장기요양보험
- ㉠ 대상자 : 65세 이상의 노인 또는 65세 미만의 자로서 치매, 뇌혈관성 질환 등 대통령령으로 정하는 노인성 질병을 가진자
- ㉡ 장기요양급여는 재가급여를 우선적으로 제공한다.
- ㉢ 공단은 장기요양보험료와 건강보험료를 구분하여 고지하여야 한다.
- ㉣ 보험자는 국민건강보험공단이다.

3 진료비 지불제도에 대한 설명으로 가장 옳지 않은 것은?

① 포괄수가제는 경영과 진료의 효율화를 가져오고, 과잉진료와 의료서비스 오남용을 억제한다.

② 행위별수가제는 환자에게 양질의 고급 의료서비스 제공이 가능하고, 신의료기술 및 신약개발 등에 기여한다.

③ 인두제는 과잉진료 및 과잉청구가 발생하고, 결과적으로 국민의료비가 증가한다.

④ 봉급제는 서비스의 양이나 제공받는 사람의 수에 관계없이 일정한 기간에 따라 보상받는 방식으로 진료의 질적 수준 저하가 초래된다.

4 보건사업의 우선순위 결정방법 중 PATCH(Planned Approach To Community Health)에서 사용된 평가기준으로 옳은 것은?

① 문제의 수용성, 적법성

② 문제의 해결가능성, 심각도

③ 문제의 크기, 사업의 추정효과

④ 문제의 중요성, 변화 가능성

ANSWER 3.③ 4.④

3 ③의 내용은 행위별수가제에 대한 설명이다.

※ 인두제 … 의사에게 등록된 환자 또는 사람 수에 따라서 진료비가 지불되는 방법

장점	• 진료의 계속성이 증대되어 비용이 상대적으로 저렴하며 예방에 치중하게 된다. • 행정적 업무절차가 간편하다.
단점	• 환자의 선택권이 제한 • 서비스 양을 최소화하는 경향이 있다. • 환자의 후송, 의뢰가 증가한다.

4 PATCH(Planned Approach To Community Health) … 1980년대 미국 CDC(질병관리본부)에서 건강증진 및 질병예방 프로그램의 계획 및 수행을 위해 개발한 것으로 지역사회 단위의 건강문제 우선순위 확인, 건강문제 목표설정, 특정 인구집단의 보건요구도 측정에 활용한다. 우선순위를 설정하는 평가기준은 건강문제의 중요성과 변화 가능성이다.

5 〈보기〉에 해당하는 법률은?

> 〈보기〉
>
> 이 법은 보건소 등 지역보건의료기관의 설치·운영에 관한 사항과 보건의료 관련기관·단체와의 연계·협력을 통하여 지역보건의료기관의 기능을 효과적으로 수행하는 데 필요한 사항을 규정함으로써 지역보건의료정책을 효율적으로 추진하여 지역주민의 건강 증진에 이바지함을 목적으로 한다.

① 「보건의료기본법」
② 「지역보건법」
③ 「의료법」
④ 「농어촌 등 보건의료를 위한 특별조치법」

6 우리나라의 가정간호사업에 대한 설명으로 가장 옳지 않은 것은?

① 「지역보건법」을 근거로 전문간호사에 의해 제공된다.
② 국민건강보험을 재원으로 민간 및 국공립 의료기관이 운영한다.
③ 입원대체서비스로 환자와 가족의 편의성을 고려하고 의료비 부담을 경감시키기 위함이다.
④ 산모 및 신생아, 수술 후 조기퇴원환자, 뇌혈관질환 등 만성질환자, 주치의가 의뢰한 환자 등을 대상으로 한다.

Ａnswer 5.② 6.①

5 지역보건법 … 보건소 설치·운영에 관한 규정과 목적에 대한 내용이 해당된다.

6 가정간호사업은 의료법을 근거로 전문간호사에 의해 제공된다.

7 뉴만(Neuman B.)의 건강관리체계이론에서 〈보기〉가 설명하는 개념으로 가장 옳은 것은?

〈보기〉

- 신체의 면역체계를 예로 들 수 있음
- 기본구조를 둘러싸고 있는 몇 개의 점선원
- 효과적으로 작동하면 대상체계는 유지되나 비효과적으로 작동하면 사망할 수 있음
- 대상자가 스트레스원에 저항하여 기본구조를 지킬 수 있도록 돕는 자원이나 내적요인

① 저항선   ② 정상방어선
③ 유연방어선   ④ 에너지 자원

8 알마아타 선언에서 제시한 일차보건의료 서비스의 내용으로 가장 옳은 것은?

① 공공주택 공급사업   ② 백혈병 치료제 공급사업
③ 심뇌혈관질환 관리사업   ④ 지역사회 건강문제 예방교육

Aɴsᴡᴇʀ 7.① 8.④

7 뉴만의 건강관리체계이론

기본구조	• 인간이 생존하기 위한 필수적인 구조 • 모든 개체가 공통적으로 가지고 있는 요소 • 정상체온의 범위, 유전인자의 구조, 신체기관의 구조
저항선	• 기본구조를 보호하는 최후의 요인 • 신체의 면역체계 • 스트레스원에 의하여 무너지게 되면 기본구조가 손상받게 된다. • 생명이나 존재에 위협을 받게 된다. • 저항선 파괴 시 증상이 발현된다.
정상방어선	• 한 대상체계가 오랫동안 유지해 온 평형상태로서 어떤 외적인 자극이나 스트레스원에 대해 나타나는 정상적 반응의 범위를 말한다. • 개인이 가지고 있는 지식, 태도, 문제해결능력, 대처능력, 발달단계와 같은 행위적 요소와 신체상태, 유전적 요인 등 변수들의 복합물이라 할 수 있다.
유연방어선	• 환경과 상호작용하여 시시각각으로 변하는 역동적 구조 • 외부자극이나 변화에 대하여 신속하게 축소되거나 확장되는 것 • 대처함으로써 스트레스원이 유연방어선을 거쳐 정상방어선까지 침범하지 못하도록 완충역할을 한다.

8 알마아타 선언 일차보건의료 서비스 내용은 일차 보건의료이므로 예방교육이 해당된다.

9 사회생태학적 모형에서 제시하는 건강결정요인 중, 〈보기〉에 해당하는 것은?

〈보기〉
개인이 소속된 학교나 직장에서의 구성원의 행동을 제약하거나 조장하는 규칙이나 규제

① 개인 요인(Intrapersonal factors)
② 개인 간 요인(Interpersonal factors)
③ 조직 요인(Institutional factors)
④ 지역사회 요인(Community factors)

10 지역사회 간호문제를 파악하기 위한 자료수집 방법 중 직접법에 해당하는 것은?

① 인구센서스 자료를 통해 지역의 인구증가율 정도를 파악하였다.
② 공공기관의 보고서를 통해 지역의 복지기관의 유형과 수를 파악하였다.
③ 지역의 행사, 의식에 참여하여 주민들의 규범이나 권력구조를 파악하였다.
④ 지역 내 의료기관 통계자료를 통해 병원 입원 및 외래환자의 상병 유형을 파악하였다.

Answer 9.③ 10.③

9 사회생태학적 모형

개인적 차원전략	개인의 지식, 믿음, 태도, 기질을 변화시키기 위해 교육, 상담, 유인제공 등의 전략 사용
개인 간 수준의 전략	가족, 친구, 직장동료, 이웃 등 개인에게 영향을 미칠 수 있는 사람들을 함께 관리함 멘토활용, 동료활용, 자조집단 활용
조직차원의 전략	개별 학교나 직장과 같은 조직에 대한 접근은 조직개발이론과 조직관계 이론에 근거를 두고 수행함
지역차원의 전략	건강박람회, 걷기대회, 홍보, 사회마케팅, 환경개선, 규범 개선

10 2차 자료(간접정보 수집)수집 방법 … 공공기관의 보고서, 통계자료, 회의록, 조사자료, 건강기록 등이 해당된다.

11 〈보기〉는 특정 연도의 A, B 국가의 연령대별 사망현황이다. 이에 대한 해석으로 가장 옳은 것은?

〈보기〉

〈단위 : 명〉

연령(세)	A 국가	B 국가
0~9	30	30
10~19	40	50
20~29	120	100
30~39	200	150
40~49	150	120
50~59	300	300
60세 이상	360	450
총 사망자 수	1,200	1,200

① A 국가의 비례사망지수는 0.625이다.
② B 국가의 건강수준은 A 국가보다 높다.
③ A 국가와 B 국가의 비례사망지수는 모두 0.5 미만이다.
④ 비례사망지수가 낮을수록 건강수준이 높은 것을 의미한다.

12 감염성 질환에서 해당 병원체의 감염력 및 전염력을 측정하는 데 가장 유용한 지표는?

① 발생률
② 유병률
③ 일차발병률
④ 이차발병률

ANSWER 11.② 12.④

11 비례사망지수 … 연간 총 사망수에 대한 50세 이상의 사망자수를 퍼센트(%)로 표시한 지수. 즉 비례사망지수가 낮다는 것은 일찍 사망하는 사람이 많다는 것을 의미하기 때문에 결국 건강수준이 낮다는 것을 의미한다.
• A 국가 비례사망지수 : 660/1200 × 1000 = 550
• B 국가 비례사망지수 : 750/1200 × 1000 = 625
즉 건강수준은 B국가가 A국가 보다 높다는 것을 의미한다.

12 2차발병률 … 발단 환자를 가진 가구의 감수성이 있는 가구원 중에서 이 병원체의 최장 잠복기간 내에 환자와 접촉하여 질병으로 진전된 환자의 비율

13 〈보기〉에서 설명하는 계획된 행위이론의 구성개념으로 가장 옳은 것은?

> 〈보기〉
>
> 최근 당뇨 진단을 받은 환자에게 의사가 당뇨식이를 실천할 것을 권유하였고, 환자는 의사의 권고를 수용하고 따르려 한다.

① 태도

② 행위신념

③ 주관적 규범

④ 지각된 행위통제

14 산업재해 통계지표로 옳은 것은?

① 강도율=(손실노동일수/연근로시간수)×1,000

② 도수율=(재해건수/상시근로자수)×1,000

③ 건수율=(재해건수/연근로시간수)×1,000,000

④ 평균작업손실일수=작업손실일수/연근로시간수

ANSWER 13.③ 14.①

13 계획된 행위이론 … 개인의 의지와 행동에 영향을 주는 개인이 통제할 수 없는 요인들을 설명하려고 합리적 행위이론에 행동통제 인식을 추가했다. 개인의 특정 행동은 그 행동을 하겠다는 의도에 의해 결정되며 의도에 영향을 미치는 핵심요인은 행동에 대한 태도, 주관적 근거, 행동 통제 인식이다.

14

도수율	재해건수 / 연 근로시간 수 × 1,000,000
강도율	손실작업일수 / 연 근로시간 수 × 1,000
건수율	재해건수 / 평균 실근로자 수 × 1,000
평균작업손실일수	작업손실 일수 / 재해건수 × 1,000

15 국제간호협의회(International Council of Nurses: ICN)에서 제시한 간호사의 재난간호역량 중 〈보기〉에 있는 영역을 포함하는 것은?

〈보기〉

지역사회 관리, 개인과 가족 관리, 심리적 관리, 취약인구집단 관리

① 예방 역량

② 대비 역량

③ 대응 역량

④ 복구/재활 역량

15 재난관리단계별 간호활동

재난관리단계	간호실무
예방/완화단계	• 위기 감지 및 원인 제거활동
대비/준비 단계	• 비상훈련, 자원비출 • 안전문화의식 고취, 대피소 지정 • 전문요원의 양성 • 재난대책위원회 참여, 재난신고체계 확립 • 병원 재난계획 준비 및 지속적인 훈련
대응단계	• 현장 진료소 설치 운영 • 중증도 분류 • 현장진료소에서의 응급처치 • 병원의 재난대응 • 급성스트레스반응 관리 • 감염관리
복구단계	• 요구도 사정 • 이재민에 대한 집단구호 • 구호요원의 소진 예방 • 심리적 지지

16 흡연과 폐암과의 인과관계를 추정하기 위해 코호트 연구를 실시하여 〈보기〉와 같은 결과를 얻었다. 흡연으로 인한 폐암의 상대위험비(relative risk)는?

〈보기〉

〈단위 : 명〉

흡연 여부	폐암발생 여부 계		계
	○	×	
○	100	900	1,000
×	10	990	1,000
계	110	1,890	2,000

① $(100/10)/(900/990)$

② $(100/1,000)/(10/1,000)$

③ $(100/900)/(10/990)$

④ $(100/110)/(900/1,890)$

16 상대위험비(비교위험도)

㉠ 특정 위험요인에 노출된 사람들의 발생률과 노출되지 않은 사람들의 발생률을 비교하는 것을 말한다.

㉡ 상대위험비가 클수록 노출되었던 원인이 병인으로 작용할 가능성도 커지며, 상대위험비가 1에 가까울수록 의심되는 위험요인과 질병과의 연관성은 적어진다.

㉢ 상대위험비 $= \dfrac{\text{위험요인에 노출된군에서의 질병 발생률}}{\text{비노출군에서의 질병 발생률}}$

17 제5차 국민건강증진종합계획(Health Plan 2030)에 해당하는 내용을 〈보기〉에서 모두 고른 것은?

〈보기〉

㉠ 적용대상을 [온 국민]에서 [모든 사람]으로 확대하였다.

㉡ 총괄목표는 건강수명연장과 건강형평성 제고이다.

㉢ 정신건강관리가 새로운 분과(사업영역)로 설정되어 자살예방, 치매, 중독, 지역사회 정신건강 등의 중점과제가 포함되었다.

㉣ 국가와 지역사회의 정책수립에서 주요 건강요인인 경제적 수준 향상을 사업의 기본원칙으로 한다.

① ㉠, ㉡

② ㉡, ㉢

③ ㉠, ㉡, ㉢

④ ㉡, ㉢, ㉣

ANSWER 17.③

17 국민건강증진종합계획(Health plan 2030) 기본틀

① 모든 사람이 평생건강을 누리는 사회

② 모든 사람: 성, 계층, 지역 간 건강형평성 확보, 적용대상을 모든 사람으로 확대

③ 평생 건강을 누리는 사회: 출생부터 노년까지 전 생애주기에 걸친 건강권 보장, 정부를 포함한 사회 전체를 포괄함

④ 주제: 건강수명 연장, 건강형평성 제고

⑤ 원칙

  ㉠ 국가와 지역사회의 모든 정책 수립에 건강을 우선적으로 반영한다.

  ㉡ 보편적인 건강수준의 향상과 건강형평성 제고를 함께 추진한다.

  ㉢ 모든 생애과정과 생활터에 적용한다.

  ㉣ 건강친화적인 환경을 구축한다.

  ㉤ 누구나 참여하여 함께 만들고 누릴 수 있도록 한다.

  ㉥ 관련된 모든 부문이 연계하고 협력한다.

⑥ 6개 영역

  ㉠ 건강생활 실천

  ㉡ 정신건강 관리

  ㉢ 비감염성질환 예방관리

  ㉣ 감염 및 환경성질환 예방관리

  ㉤ 인구집단별 건강관리

  ㉥ 건강친화적 환경구축

18 지역사회 주민을 대상으로 고혈압관리사업을 하고 있다. 평가를 위해서 '대상자의 프로그램 만족도'를 평가하였다면, 이에 해당하는 것은?

① 구조평가
② 과정평가
③ 결과평가
④ 산출평가

18 Donabedian 3가지 평가범주

투입평가(구조평가)	• 장소, 기구, 도구, 물품, 인력, 예산
진행평가(과정평가)	• 대상자의 적절성 • 프로그램 만족도 • 프로그램 참여율 • 교재의 적절성
결과평가(영향평가)	• 효과(지식변화, 행위변화, 사업목표 달성) • 효율 : 사업으로 인해 변화된 결과 • 대상자 및 간호사의 만족도

19 「학교건강검사규칙」상 건강검진의 내용으로 가장 옳지 않은 것은?

① 척추는 척추옆굽음증(척추측만증)을 검사한다.

② 고등학교 1학년 여학생은 혈액검사 중 혈색소검사를 한다.

③ 시력측정은 안경 등으로 시력을 교정한 경우에는 교정시력을 검사한다.

④ 초등학교 4학년과 중학교 1학년 및 고등학교 1학년 학생 중 비만인 학생은 허리둘레와 혈압을 검사한다.

ANSWER 19.④

19 건강검진 항목 및 방법

검진항목		검진방법
척추		척추옆굽음증(척추측만증 검사)
눈	시력측정	– 공인시력표에 의한 검사 – 오른쪽과 왼쪽의 눈을 각각 구별하여 검사 – 안경 등으로 시력을 교정한 경우에는 교정시력을 검사
	안질환	결막염, 눈썹찔림증, 사시 등 검사
귀	청력	– 청력계 등에 의한 검사 – 오른쪽과 왼쪽의 귀를 각각 구별하여 검사
	귓병	중이염, 바깥귀길염(외이도염) 등 검사
콧병		코곁굴염(부비동염), 비염 등 검사
목병		편도선비대 · 목부위림프절비대 · 갑상샘비대 등 검사
피부병		아토피성피부염, 전염성피부염 등 검사
구강	치아상태	충치, 충치발생위험치아, 결손치아(영구치로 한정) 검사
	구강상태	치주질환(잇몸병) · 구내염 및 연조직질환, 부정교합, 구강위생상태 등 검사
병리검사 등	소변	요컵 또는 시험관 등을 이용하여 신선한 요를 채취하며, 시험지를 사용하여 측정(요단백 · 요잠혈 검사)
	혈액	1회용 주사기나 진공시험관으로 채혈하여 다음의 검사 ⊙[1] 혈당(식전에 측정), 총콜레스테롤, 고밀도지단백(HDL) 콜레스테롤, 중성지방, 저밀도지단백(LDL) 콜레스테롤 및 간 세포 효소(AST-ALT) ⓛ[2] 혈색소
	결핵[3]	흉부 X-선 촬영 및 판독
	혈압	혈압계에 의한 수축기 및 이완기 혈압
허리둘레[1]		줄자를 이용하여 측정
그 밖의 사항		위 항목 외에 담당의사가 필요하다고 판단하여 추가하는 항목(검진비용이 추가되지 않는 경우로 한정)

※ 특정항목 검사 대상
  1) 초등학교 4학년, 중학교 1학년, 고등학교 1학년 학생 중 비만인 학생
  2) 고등학교 1학년 여학생
  3) 중학교 1학년, 고등학교 1학년 학생

20 예방접종을 통해 집단의 면역수준이 높아져 주변 사람들이 감염병에 걸릴 가능성이 감소하는 현상을 설명하는 보건의료서비스의 사회경제적 특성으로 가장 옳은 것은?

① 외부효과

② 의사유인 수요

③ 수요와 치료의 확실성

④ 노동집약적 대인서비스

ANSWER 20.①

20 보건의료서비스의 사회경제적 특성
  ㉠ 생활필수품으로서의 보건의료
  ㉡ 비영리성
  ㉢ 소비자 무지(정보의 비대칭성)
  ㉣ 질병(의료수요)의 불확실성, 불규칙성
  ㉤ 치료 및 산출의 불확실성
  ㉥ 수요와 공급의 시간적 불일치
  ㉦ 경쟁제한(공급의 독점성 및 비탄력성)
  ㉧ 공공재적 성격
  ㉨ 외부효과 : 각 개인의 자의적 행동이 타인에게 파급되는 좋은 혹은 나쁜 효과로서의 결과를 말함
    (예 : 예방접종, 치료를 통한 감염성 질환에 면역이 되는 경우)
  ㉪ 우량재(가치재)
  ㉫ 소비적 요소와 투자적 요소의 혼재
  ㉬ 노동집약적인 인적 서비스
  ㉭ 공동생산물로서의 보건의료와 교육